薬局製剤業務指針
（薬局製造販売医薬品）

第 6 版

第 一 部
薬局製剤指針編

日本薬剤師会　編

薬事日報社

第 6 版 序

　薬局製造販売医薬品（以下、薬局製剤）の製造販売は、処方箋調剤とともに、薬局固有の業務というべきものであり、薬局薬剤師の職能を発揮する上で非常に有効な地位を占めてきた。

　本会では、薬局製剤を取り扱うための解説書として、昭和53年9月に本書「薬局製剤業務指針」の第1版を発刊した。昭和54年10月の薬事法改正に伴い、昭和55年10月には厚生省薬務局において「薬局製剤指針」が制定され、薬局製剤に関する承認許可手続きは薬局製剤指針に基づく一括申請方法に簡素化されることとなった。これを受け、昭和55年12月、本会では本書を薬局製剤指針に準拠して大幅な改定を行い「薬局製剤業務指針新訂版（第2版）」として発刊した。

　その後、2回の追補発行を経て、昭和63年6月に第3版を、平成4年8月に第3版追補を、平成8年6月に第4版を、そして平成21年8月に第5版を発刊して今日に至っている。この間にも、日本薬局方の改正、薬事法改正に伴う医薬品、医療機器等の品質、有効性及び安全性の確保等に関する法律・同法施行令・同法施行規則の施行等により、薬局製剤指針の改正、使用上の注意の改訂等が加えられてきた。長い薬局製剤の歴史の中では、平成21年6月の薬事法施行規則の改正は、薬局製剤が新たに「薬局医薬品」として規定されるなど、薬局製剤の制度やそのあり方を考える上で、非常に重要な転換点と言っても過言ではない。

　このような背景から、今般、最新の法規・通知等に則した内容とすべく本書を全面的に見直し、「薬局製剤業務指針第6版」として発刊することとした。

　平成26年度末の「薬事関係業態数調」（厚生労働省医薬・生活衛生局）によると、薬局製造販売医薬品の製造販売業の許可を受けている薬局数は約6,700軒と、一般用医薬品の充実や有効性の高いスイッチOTCの誕生等により、その効果的な活用を考える上では、必ずしも十分な体制とはいいがたいが、その一方で、薬局製剤は、原料の取り揃え、品質管理、製造、販売、情報提供から販売後の使用状況の確認に至るまで、全過程に薬剤師が直接に関わる医薬品であり、「薬剤師の顔が見える医薬品」として、薬剤師と地域住民との信頼関係を構築する上で効果的な医薬品と言える。現在、薬局製剤に取り組んでおられる薬局はもちろん、まだ取り扱い経験のない薬局においても、この機会に積極的に取り組まれることを願ってやまない。

　最後に、本書の改訂にご指導・ご高配を賜った厚生労働省医薬・生活衛生局、長年にわたり本書の改訂にご尽力いただいた薬局製剤・漢方委員会委員各位、試験法の作成にご協力いただ

いた試験検査センター委員会委員各位、並びに編集にご協力いただいた薬事日報社に深く御礼申し上げる。

2016 年 8 月

公益社団法人　日 本 薬 剤 師 会

会 長 山 本 信 夫

第 一 版 序

　薬局における医薬品の製造は調剤及び医薬品の販売と共に，薬局三大業務の一つとして数えられ，極めて重要な地位を占めるにいたっている。

　当会ではその製造品目，なかんずく日本薬局方外医薬品の充実について予てから努力を傾注してきたが，昭和33年に，いわゆる「薬局製剤47処方」の制定を見ることができ，その後幾多の部分修正，品目追加等の改訂があり，昭和52年6月1日付の改訂を以って，日本薬局方医薬品134品目（第一部13品目，第二部121品目）並びに日本薬局方外医薬品104処方（通称薬局製剤125処方）が認められ面目を一新したことは周知の通りである。

　当会ではこの改訂と同時に「125処方の規格および試験方法」等，会員が製造品目の追加，変更等を行うための関係書類を作成してきたが，このたびこの薬局製剤に対する歴史的な考察をも含めた解説書を上梓するに至った。

　本書は「調剤指針」をはじめとする指針シリーズの一環として，上述の通り，薬局製剤のおいたち，各品目，各処方の解説が網羅されており，薬局製剤にたずさわる薬剤師はもとより，薬学生諸君も含め広く活用されることを期待する。

　本書の編集にあたっては各々の部分における専門家，実務経験者等の協力を得て，十分な検討を加えたが，なお不備な点もあろうかと思われるので各位のご批判，ご意見をいただければ幸いである。

　終りに編さんに終始ご指導，ご協力を賜った東北大学名誉教授小沢光先生はじめ，関係各位，製作面で協力いただいた薬事日報社に深甚の謝意を表する。

　昭和53年7月

社団法人　日 本 薬 剤 師 会

会　長　石 館 守 三

常務理事　佐 谷 圭 一

編 集 （平成28年6月1日）

日本薬剤師会　薬局製剤・漢方委員会

担当副会長	乾　　英　夫
主担当理事	藤　原　英　憲
副担当理事	明　石　文　吾
副担当理事	渡　邉　和　久
委　員　長	三　上　正　利
副委員長	竹　中　佳代子
委　　　員	傳　野　肇　子
委　　　員	岩　浪　　登
委　　　員	袴　塚　高　志
委　　　員	八　木　多佳子
委　　　員	山　田　陽　城
委　　　員	廣　橋　義　和
委　　　員	真　鍋　励次郎
委　　　員	高　階　豊　晴

本 書 の 構 成

1．本書は，第一部「薬局製剤指針編」，第二部「解説編」，第三部「使用上の注意編」の3分冊で構成されている。

2．第一部は，「都道府県知事が行う薬事法の規定による品目ごとの承認に係る医薬品の有効成分を指定する件の一部改正及び薬局製剤指針の一部改正について（通知)」（平成18年5月10日付け薬食発第0510001号)，「薬事法施行令第三条第三号の規定に基づき厚生労働大臣の指定する医薬品の有効成分の一部改正及び薬局製剤指針の一部改正について（通知)」（平成21年1月27日付け薬食発第0127003号)，「医薬品，医療機器等の品質，有効性及び安全性の確保等に関する法律施行令第3条の規定に基づき厚生労働大臣の指定する医薬品の有効成分の一部を改正する件について」（平成27年3月31日付け薬食発0331第1号）及び「医薬品，医療機器等の品質，有効性及び安全性の確保等に関する法律施行令第3条の規定に基づき厚生労働大臣の指定する医薬品の有効成分の一部を改正する件について」（平成28年3月28日付け薬生発0328第8号）を収録し，開局者が承認・認可を受けるために必要な「薬局製剤指針」が中心となっている。

3．第一部の医薬品各条は，承認対象品目429品目を掲載するとともに，各品目ごとに，「成分及び分量又は本質」，「製造方法」，「用法及び用量」，「効能又は効果」，「貯蔵方法及び有効期間」及び「規格及び試験方法」に関する承認基準を定めてある。

　なお，第一部は，厚生労働省の「薬局製剤指針」に従って作成しているが，指針上，一部旧局方名と新局方名が混在している部分等がある。

　これらについては，第二部「解説編」に参考資料を掲載したので，参照されたい。

4．第二部は，総論，医薬品各条解説及び付録より成り，薬局製剤の解説，資料編となっている。

　総論では，薬局製剤に係る実務を法規面と一般的な製造方法に分けて解説した。

　医薬品各条解説では，薬局製剤として認められている429品目のうち，漢方薬を除く184品目について，品目ごとに解説した。

　利用方法については，はじめに凡例を設けたので，そこを参照されたい。

　付録では，薬局製剤に関する質疑応答集及び関係通知集を収録した。

5．第三部「使用上の注意編」は，各品目ごとに作製し，調剤原料を除く420品目について掲載した。

6．第一部，第二部，第三部の総目次は，第二部「解説編」に付した。

目　　次

都道府県知事が行う薬事法の規定による品目ごとの承認に係る医薬品の有効成分を指定する件の一部改正及び薬局製剤指針の一部改正について（通知） ……………………………xiv

薬事法施行令第三条第三号の規定に基づき厚生労働大臣の指定する医薬品の有効成分の一部改正及び薬局製剤指針の一部改正について（通知） ……………………………………………………………xv

医薬品，医療機器等の品質，有効性及び安全性の確保等に関する法律施行令第3条の規定に基づき厚生労働大臣の指定する医薬品の有効成分の一部を改正する件について（通知） ………xvi

医薬品，医療機器等の品質，有効性及び安全性の確保等に関する法律施行令第3条の規定に基づき厚生労働大臣の指定する医薬品の有効成分の一部を改正する件について（通知） ……xxxix

通　　則

医薬品各条

1　催眠鎮静薬1—①（催眠剤1号A）… 1

2　催眠鎮静薬2—①（鎮静剤1号A）… 2

3　催眠鎮静薬3—①（催眠剤2号A）… 4

4　鎮暈薬1—①（よい止め1号）……… 6

5　解熱鎮痛薬1—②（解熱鎮痛剤1号A） ……………………………………7

6　解熱鎮痛薬2—③（解熱鎮痛剤8号A） ………………………………… 9

7　解熱鎮痛薬4—②（解熱鎮痛剤9号） ………………………………………11

8　かぜ薬1—②（感冒剤1号A）………13

9　かぜ薬6—①（こども感冒剤1号A） ………………………………………16

10　解熱鎮痛薬6—②（解熱鎮痛剤5号A） ………………………………………19

11　解熱鎮痛薬7—①（解熱鎮痛剤2号

A） ………………………………………20

12　解熱鎮痛薬8—①（解熱鎮痛剤3号A） ………………………………………23

13　解熱鎮痛薬9—①（解熱鎮痛剤4号A） ………………………………………25

14　かぜ薬7—①（こども感冒剤2号A） ………………………………………27

15　かぜ薬3—③（感冒剤3号A）………29

16　かぜ薬2—①（感冒剤9号A）………33

17　かぜ薬9（感冒剤2号A）……………36

18　かぜ薬4—②（感冒剤12号A）……40

19　かぜ薬5—②（感冒剤13号A）……44

20　眼科用薬1—①（硫酸亜鉛点眼液）…48

21　耳鼻科用薬1—②（ナファゾリン・クロルフェニラミン液A）……………49

22　抗ヒスタミン薬1—②（アレルギー用剤4号）………………………………51

23　抗ヒスタミン薬2—①（アレルギー用剤3号）………………………………52

24　抗ヒスタミン薬3—②（鼻炎散1号A） ………………………………………53

25　抗ヒスタミン薬4—①（アレルギー用剤2号A）……………………………56

26　抗ヒスタミン薬5—②（鼻炎散2号A） ………………………………………59

27　欠番………………………………………63

28　鎮咳去痰薬1—①（鎮咳去痰剤1号） ………………………………………64

29　鎮咳去痰薬2—①（鎮咳去痰剤10号） ………………………………………66

30　鎮咳去痰薬3—①（鎮咳去痰剤11号） ………………………………………67

31　鎮咳去痰薬4—②（鎮咳去痰剤13号） ………………………………………69

32　鎮咳去痰薬5―②(鎮咳去痰剤14号)‥‥‥‥‥‥‥‥‥‥‥‥‥71

33　鎮咳去痰薬6―①(鎮咳去痰剤6号)‥‥‥‥‥‥‥‥‥‥‥‥‥‥72

34　鎮咳去痰薬7―①(鎮咳去痰剤7号)‥‥‥‥‥‥‥‥‥‥‥‥‥‥73

35　鎮咳去痰薬8―①(鎮咳去痰剤8号)‥‥‥‥‥‥‥‥‥‥‥‥‥‥76

36　鎮咳去痰薬9―①(鎮咳去痰剤9号)‥‥‥‥‥‥‥‥‥‥‥‥‥‥77

37　鎮咳去痰薬10―①(鎮咳去痰剤3号A)‥‥‥‥‥‥‥‥‥‥‥‥‥78

38　鎮咳去痰薬11―①(鎮咳去痰剤2号A)‥‥‥‥‥‥‥‥‥‥‥‥‥80

39　鎮咳去痰薬12―③(鎮咳去痰剤5号B)‥‥‥‥‥‥‥‥‥‥‥‥‥82

40　欠番‥‥‥‥‥‥‥‥‥‥‥‥84

41　鎮咳去痰薬14―①(アンモニア・ウイキョウ精)‥‥‥‥‥‥‥‥‥‥85

42　吸入剤1(吸入剤1号)‥‥‥‥‥‥86

43　吸入剤2(吸入剤2号)‥‥‥‥‥‥87

44　歯科口腔用薬1(ピオクタニン液)‥‥88

45　歯科口腔用薬2(ミョウバン水)‥‥‥‥89

46　歯科口腔用薬3―①(複方ヨード・グリセリン)‥‥‥‥‥‥‥‥‥‥90

47　歯科口腔用薬4(プロテイン銀液)‥91

48　歯科口腔用薬5(ジブカイン・アネスタミン液)‥‥‥‥‥‥‥‥‥‥92

49　胃腸薬1―①(複方ロートエキス・ジアスターゼ散)‥‥‥‥‥‥‥‥94

50　胃腸薬2―②(胃腸鎮痛剤2号A)‥96

51　胃腸薬3―②(胃腸鎮痛剤3号A)‥98

52　胃腸薬4―②(胃腸鎮痛剤4号A)‥‥‥‥‥‥‥‥‥‥‥‥‥‥‥100

53　胃腸薬5―①(健胃消化剤1号A)‥‥‥‥‥‥‥‥‥‥‥‥‥‥‥101

54　胃腸薬6―②(胃腸鎮痛剤5号A)‥‥‥‥‥‥‥‥‥‥‥‥‥‥‥102

55　胃腸薬7―①(センブリ・重曹散)‥‥‥‥‥‥‥‥‥‥‥‥‥‥‥103

56　胃腸薬8―②(胃腸鎮痛剤6号A)‥‥‥‥‥‥‥‥‥‥‥‥‥‥‥104

57　胃腸薬9―①(塩酸リモナーデ)‥105

58　胃腸薬10―②(胃腸鎮痛剤7号A)‥‥‥‥‥‥‥‥‥‥‥‥‥‥‥106

59　胃腸薬11―①(胃腸鎮痛剤1号)‥107

60　胃腸薬12―②(健胃剤2号A)‥‥‥108

61　胃腸薬13(便秘薬)‥‥‥‥‥‥‥‥110

62　胃腸薬14(複方ダイオウ・センナ散)‥‥‥‥‥‥‥‥‥‥‥‥‥111

63　欠番‥‥‥‥‥‥‥‥‥‥‥‥‥112

64　胃腸薬16(硫酸マグネシウム水)‥113

65　胃腸薬17―①(便秘薬2号)‥‥‥‥114

66　胃腸薬18―①(下痢止め5号)‥‥‥115

67　胃腸薬19―②(下痢止め6号A)‥116

68　胃腸薬20(下痢止め3号)‥‥‥‥118

69　胃腸薬21(下痢止め4号)‥‥‥‥120

70　胃腸薬22(オウバク・タンナルビン・ビスマス散)‥‥‥‥‥‥‥‥121

71　胃腸薬23―①(健胃剤1号)‥‥‥‥122

72　胃腸薬24―③(健胃消化剤3号B)‥‥‥‥‥‥‥‥‥‥‥‥‥‥‥123

73　胃腸薬25―②(健胃消化剤4号A)‥‥‥‥‥‥‥‥‥‥‥‥‥‥‥125

74　胃腸薬26―①(複方ジアスターゼ・重曹散)‥‥‥‥‥‥‥‥‥‥126

75　胃腸薬27―②(健胃消化剤5号A)‥‥‥‥‥‥‥‥‥‥‥‥‥‥‥127

76　胃腸薬28―①(ロートエキス・重曹・ケイ酸アルミ散)‥‥‥‥‥‥‥128

77　胃腸薬29―①(複方ロートエキス・水酸化アルミ散)‥‥‥‥‥‥‥‥129

78　胃腸薬30―①(ロートエキス散)‥131

79　胃腸薬31―②(健胃剤3号A)‥‥‥132

80　胃腸薬32―②(ガジュツ・三黄散)‥‥‥‥‥‥‥‥‥‥‥‥‥‥‥133

81　胃腸薬33(トウヒシロップ)‥‥‥‥135

82　胃腸薬34―①(制酸剤1号)‥‥‥‥136

83　胃腸薬35―①(制酸剤2号)‥‥‥‥137

84　胃腸薬36―①(制酸剤3号)‥‥‥‥138

85　胃腸薬37―①(制酸剤4号)‥‥‥‥140

86　胃腸薬38―①(整腸剤1号)‥‥‥‥141

87　外用痔疾用薬1(ヘモ坐剤1号)‥142

88　外用痔疾用薬2(ヘモ坐剤2号)‥144

目次　ix

89　外用痔疾用薬3（ヘモ軟膏1号）…146

90　外皮用薬1（塩化ベンザルコニウム液）…………………………………150

91　外皮用薬2（塩化ベンゼトニウム液）…………………………………151

92　外皮用薬3（アクリノール液）……152

93　外皮用薬4（マーキュロクロム液）153

94　外皮用薬5（クレゾール水）………154

95　外皮用薬6（希ヨードチンキ）……155

96　外皮用薬7（消毒用エタノール）…156

97　外皮用薬8—②（アクリノール・ハネー）…………………………………157

98　外皮用薬9—①（塩化アルミニウム・ベンザルコニウム液）……………158

99　外皮用薬10（ピオクタニン・Z・W軟膏）…………………………………160

100　外皮用薬11—①（A・E・P軟膏）…………………………………………161

101　外皮用薬12（アクリノール・チンク油）…………………………………162

102　外皮用薬13（複方アクリノール・チンク油）………………………………163

103　外皮用薬14—①（コーチ・Hクリーム）…………………………………164

104　外皮用薬15（R・M軟膏）…………165

105　外皮用薬16—①（スルフ・Z軟膏）…………………………………………166

106　外皮用薬17（アクリノール・亜鉛華軟膏）…………………………………167

107　外皮用薬18—①（複方サリチル酸メチル精）………………………………168

108　外皮用薬19（複方ヨード・トウガラシ精）…………………………………170

109　外皮用薬20—②（コーチ・C・P・V軟膏）………………………………171

110　外皮用薬21—①（パップ用複方オウバク散）………………………………173

111　外皮用薬22—②（U20・ローション）…………………………………………175

112　外皮用薬23（GL・P・Z液）……176

113　外皮用薬24—①（フェノール・亜鉛華リニメント）……………………177

114　外皮用薬25—①（ジフェンヒドラミン・フェノール・亜鉛華リニメント）178

115　外皮用薬26（チンク油）…………180

116　外皮用薬27—①（B・D液）………181

117　外皮用薬28（亜鉛華軟膏）…………183

118　外皮用薬29—①（A・E・Z・P軟膏）…………………………………………184

119　外皮用薬30—③（インドメタシン1％外用液）……………………………185

120　外皮用薬31—①（コーチ・M軟膏）…………………………………………187

121　外皮用薬32—①（コーチ・V軟膏）…………………………………………188

122　外皮用薬33—①（コーチ・グリチ・M軟膏）………………………………189

123　外皮用薬34—①（コーチ・Z・GT・V軟膏）……………………………191

124　外皮用薬35—①（コーチ・Z・Hクリーム）………………………………192

125　外皮用薬36—①（ヒドロコルチゾン・ジフェンヒドラミン軟膏）………193

126　外皮用薬37—①（B・Z・Aクリーム）…………………………………………195

127　外皮用薬38—①（B・Z・M軟膏）…………………………………………196

128　外皮用薬39（チンク油・Z軟膏）…197

129　外皮用薬40—②（トルナフタート液）…………………………………………198

130　外皮用薬41—②（ハクセン・P軟膏）…………………………………………199

131　外皮用薬42—①（R・D・Z軟膏）…………………………………………201

132　外皮用薬43—②（コーチ・グリチ・Hクリーム）…………………………202

133　外皮用薬44（亜鉛華デンプン）……204

134　外皮用薬45（サリチル・ミョウバン散）…………………………………………205

135　外皮用薬46（サリチ・レゾルシン液）…………………………………………206

136　外皮用薬47（複方チアントール・サリチル酸液）…………………………207

137　外皮用薬48（サリチル酸精）………208

138　外皮用薬49（複方サリチル酸精）…209

139　外皮用薬50—①（ヨード・サリチル
　　　酸・フェノール精A）……………210

140　外皮用薬51—①（サリチ・V軟膏）
　　　………………………………………213

141　外皮用薬52（イオウ・サリチル酸・
　　　チアントール軟膏）………………214

142　外皮用薬53—①（ハクセン・V軟
　　　膏）……………………………………215

143　外皮用薬54—①（ハクセン・Z軟
　　　膏）……………………………………217

144　外皮用薬55—①（クロトリマゾー
　　　ル・M軟膏）………………………218

145　外皮用薬56（複方ベンゼトニウム・
　　　タルク散）……………………………219

146　外皮用薬57—①（グリセリンカリ
　　　液）……………………………………220

147　外皮用薬58—②（D・コーチ・Hク
　　　リーム）………………………………221

148　外皮用薬59—①（ステアリン酸・グ
　　　リセリンクリーム）………………224

149　外皮用薬60—①（コーチ・Z軟膏）
　　　………………………………………226

150　外皮用薬61—①（E・V軟膏）……227

151　外皮用薬62—①（U・E・Hクリー
　　　ム）……………………………………228

152　外皮用薬63（クロラール・サリチル
　　　酸精）…………………………………229

153　外皮用薬64—①（トウガラシ・サリ
　　　チル酸精）……………………………230

154　外皮用薬65（サリチル酸・フェノー
　　　ル軟膏）………………………………232

155　外皮用薬66（イオウ・カンフルロー
　　　ション）………………………………233

156　外皮用薬67—①（U・Hクリーム）
　　　………………………………………234

157　外皮用薬68—③（インドメタシン1
　　　%・M軟膏）…………………………235

158　外皮用薬69—②（デキサメタゾン・
　　　C・P・V軟膏）……………………237

159　外皮用薬70—②（デキサメタゾン・
　　　Hクリーム）…………………………239

160　外皮用薬71—①（皮膚消毒液）……240

161　鎮暈薬2—①（よい止め2号）……241

162　駆虫薬1—①（カイニン酸・サント
　　　ニン散）………………………………243

163　駆虫薬2—①（サントニン散）……244

164　ビタミン主薬製剤6（混合ビタミン
　　　剤5号）………………………………245

165　その他1—①（内用皮膚剤1号A）
　　　………………………………………247

166　かぜ薬8—①（感冒剤14号A）……249

167　解熱鎮痛薬10（解熱鎮痛剤6号）…251

168　解熱鎮痛薬10—①（解熱鎮痛剤6号
　　　カプセル）……………………………252

169　解熱鎮痛薬11—①（解熱鎮痛剤7号
　　　A）………………………………………254

170　ビタミン主薬製剤1—①（混合ビタ
　　　ミン剤2号A）………………………256

171　ビタミン主薬製剤2—①（混合ビタ
　　　ミン剤3号A）………………………259

172　ビタミン主薬製剤3—①（混合ビタ
　　　ミン剤1号）…………………………262

173　ビタミン主薬製剤4—①（混合ビタ
　　　ミン剤4号）…………………………265

174　ビタミン主薬製剤5—①（ニンジ
　　　ン・E散）……………………………268

175　かぜ薬10（感冒剤15号A）………270

176　抗ヒスタミン薬6（クロルフェニラ
　　　ミン・カルシウム散）………………274

177　鎮咳去痰薬15（鎮咳剤15号）……275

178　歯科口腔用薬6（アズレンうがい薬）
　　　………………………………………277

179　歯科口腔用薬7（ポビドンヨード・
　　　グリセリン液）………………………279

180　胃腸薬39（便秘薬3号）……………280

181　外皮用薬72（GT・Z・Aクリーム）
　　　………………………………………281

182　外皮用薬73（トルナフタート・サリ
　　　チ液）…………………………………282

183　外皮用薬74（クロトリマゾール・サ
　　　リチ・フェノール液）………………284

184　外皮用薬75（クロトリマゾール液）
　　　………………………………………286

目次　xi

185　外皮用薬76(D・デキサメタゾン・C・Hクリーム) ……………288
186　外皮用薬77(デキサメタゾン・E・Cローション) ………………292
187　外皮用薬78(サリチル酸・カーボン軟膏) ……………295
188　K 1(安中散料) …………297
189　K 1─①(安中散) …………299
190　K 2(胃風湯) …………301
191　K 3(胃苓湯) …………303
192　K 4(茵蔯蒿湯) …………306
193　K 5(茵蔯五苓散料) …………307
194　K 5─①(茵蔯五苓散) …………309
195　K 6(温経湯) …………311
196　K 7(温清飲) …………314
197　K 8(温胆湯) …………316
198　K 9(黄耆建中湯) …………318
199　K 10(黄芩湯) …………320
200　K 11(応鐘散料) …………322
201　K 11─①(応鐘散) …………323
202　K 12(黄連阿膠湯) …………324
203　K 13(黄連解毒湯) …………325
204　K 13─①(黄連解毒散) …………327
205　K 14(黄連湯) …………329
206　K 15(乙字湯) …………331
207　K 16(化食養脾湯) …………333
208　K 17(藿香正気散料) …………336
209　K 18(葛根黄連黄芩湯) …………339
210　K 19(葛根紅花湯) …………341
211　K 20(葛根湯) …………343
212　K 21(葛根湯加川芎辛夷) …………345
213　K 22(加味温胆湯) …………347
214　K 23(加味帰脾湯) …………350
215　K 24(加味逍遙散料) …………353
216　K 25(加味逍遙散料加川芎地黄) …355
217　K 26(乾姜人参半夏丸料) …………358
218　K 26─①(乾姜人参半夏丸) ………360
219　K 27(甘草瀉心湯) …………361
220　K 28(甘草湯) …………363
221　K 29(甘麦大棗湯) …………364
222　K 30(桔梗湯) …………366
223　K 31(帰耆建中湯) …………367

224　K 32(帰脾湯) …………369
225　K 33(芎帰膠艾湯) …………372
226　K 34(芎帰調血飲) …………374
227　K 35(芎帰調血飲第一加減) ……377
228　K 36(響声破笛丸料) …………381
229　K 36─①(響声破笛丸) …………383
230　K 37(杏蘇散料) …………385
231　K 38(苦参湯) …………388
232　K 39(駆風解毒湯) …………389
233　K 40(荊芥連翹湯) …………391
234　K 41(桂枝加黄耆湯) …………394
235　K 42(桂枝加葛根湯) …………396
236　K 43(桂枝加厚朴杏仁湯) …………398
237　K 44(桂枝加芍薬生姜人参湯) ……400
238　K 45(桂枝加芍薬大黄湯) …………402
239　K 46(桂枝加芍薬湯) …………404
240　K 47(桂枝加朮附湯) …………406
241　K 48(桂枝加竜骨牡蛎湯) …………409
242　K 49(桂枝加苓朮附湯) …………411
243　K 50(桂枝湯) …………413
244　K 51(桂枝人参湯) …………415
245　K 52(桂枝茯苓丸料) …………417
246　K 52─①(桂枝茯苓丸) …………419
247　K 53(桂枝茯苓丸料加薏苡仁) ……420
248　K 54(啓脾湯) …………422
249　K 55(荊防敗毒散料) …………424
250　K 56(桂麻各半湯) …………427
251　K 57(鶏鳴散料加茯苓) …………429
252　K 58(堅中湯) …………431
253　K 59(甲字湯) …………433
254　K 60(香砂平胃散料) …………435
255　K 61(香砂養胃湯) …………438
256　K 62(香砂六君子湯) …………441
257　K 63(香蘇散料) …………444
258　K 63─①(香蘇散) …………446
259　K 64(厚朴生姜半夏人参甘草湯) …448
260　K 65(五虎湯) …………450
261　K 66(牛膝散料) …………452
262　K 67(五積散料) …………454
263　K 68(牛車腎気丸料) …………457
264　K 69(呉茱萸湯) …………460
265　K 70(五物解毒散料) …………461

266	K 71（五淋散料）	463
267	K 72（五苓散料）	465
268	K 72―①（五苓散）	467
269	K 73（柴陥湯）	468
270	K 74（柴胡加竜骨牡蛎湯）	470
271	K 74―①（柴胡加竜骨牡蛎湯（黄芩））	472
272	K 75（柴胡桂枝乾姜湯）	474
273	K 76（柴胡桂枝湯）	476
274	K 77（柴胡清肝湯）	478
275	K 78（柴芍六君子湯）	481
276	K 79（柴朴湯）	483
277	K 80（柴苓湯）	485
278	K 81（三黄散）	488
279	K 82（三黄瀉心湯）	490
280	K 83（酸棗仁湯）	491
281	K 84（三物黄芩湯）	493
282	K 85（滋陰降火湯）	494
283	K 86（滋陰至宝湯）	497
284	K 87（紫雲膏）	500
285	K 88（四逆散料）	501
286	K 88―①（四逆散）	503
287	K 89（四君子湯）	505
288	K 90（七物降下湯）	507
289	K 91（柿蒂湯）	509
290	K 92（四物湯）	510
291	K 93（炙甘草湯）	512
292	K 94（芍薬甘草湯）	514
293	K 95（鷓鴣菜湯）	515
294	K 96（十全大補湯）	516
295	K 97（十味敗毒湯）	518
296	K 98（潤腸湯）	521
297	K 99（生姜瀉心湯）	524
298	K 100（小建中湯）	526
299	K 101（小柴胡湯）	528
300	K 101―①（小柴胡湯（竹参））	530
301	K 102（小柴胡湯加桔梗石膏）	532
302	K 103（小承気湯）	534
303	K 104（小青竜湯）	535
304	K 105（小青竜湯加石膏）	537
305	K 106（小青竜湯加杏仁石膏）	539
306	K 107（小半夏加茯苓湯）	542

307	K 108（消風散料）	543
308	K 109（升麻葛根湯）	546
309	K 110（逍遙散料）	548
310	K 111（四苓湯）	550
311	K 112（辛夷清肺湯）	551
312	K 113（参蘇飲）	553
313	K 114（神秘湯）	556
314	K 115（参苓白朮散料）	558
315	K 115―①（参苓白朮散）	561
316	K 116（清肌安蛔湯）	563
317	K 117（清暑益気湯）	565
318	K 118（清上蠲痛湯）	567
319	K 119（清上防風湯）	570
320	K 120（清心蓮子飲）	573
321	K 121（清肺湯）	575
322	K 122（折衝飲）	578
323	K 123（千金鶏鳴散料）	580
324	K 124（銭氏白朮散料）	581
325	K 125（疎経活血湯）	583
326	K 126（蘇子降気湯）	587
327	K 127（大黄甘草湯）	590
328	K 128（大黄牡丹皮湯）	591
329	K 129（大建中湯）	593
330	K 130（大柴胡湯）	595
331	K 131（大半夏湯）	597
332	K 132（竹茹温胆湯）	598
333	K 133（治打撲一方）	601
334	K 134（治頭瘡一方）	603
335	K 135（中黄膏）	605
336	K 136（調胃承気湯）	606
337	K 137（釣藤散料）	608
338	K 138（猪苓湯）	610
339	K 139（猪苓湯合四物湯）	612
340	K 140（通導散料）	614
341	K 141（桃核承気湯）	617
342	K 142（当帰飲子）	619
343	K 143（当帰建中湯）	622
344	K 144（当帰散料）	624
345	K 144―①（当帰散）	626
346	K 145（当帰四逆加呉茱萸生姜湯）	628
347	K 146（当帰四逆湯）	630
348	K 147（当帰芍薬散料）	632

目次　xiii

349	K 147—①（当帰芍薬散）	………… 635
350	K 148（当帰湯）	……………… 636
351	K 149（当帰貝母苦参丸料）	…… 639
352	K 150（独活葛根湯）	…………… 641
353	K 151（独活湯）	……………… 643
354	K 152（二朮湯）	……………… 646
355	K 153（二陳湯）	……………… 649
356	K 154（女神散料）	…………… 651
357	K 155（人参湯）	……………… 654
358	K 155—①（理中丸）	…………… 656
359	K 156（人参養栄湯）	………… 658
360	K 157（排膿散料）	…………… 661
361	K 157—①（排膿散）	…………… 662
362	K 158（排膿湯）	……………… 664
363	K 159（麦門冬湯）	…………… 666
364	K 160（八味地黄丸料）	……… 668
365	K 160—①（八味地黄丸）	……… 671
366	K 161（半夏厚朴湯）	………… 674
367	K 162（半夏瀉心湯）	………… 676
368	K 163（半夏白朮天麻湯）	…… 678
369	K 164（白虎加桂枝湯）	……… 681
370	K 165（白虎加人参湯）	……… 683
371	K 166（白虎湯）	……………… 685
372	K 167（不換金正気散料）	…… 687
373	K 168（茯苓飲）	……………… 689
374	K 169（茯苓飲加半夏）	……… 691
375	K 170（茯苓飲合半夏厚朴湯）	… 693
376	K 171（茯苓沢瀉湯）	………… 695
377	K 172（分消湯）	……………… 697
378	K 173（平胃散料）	…………… 700
379	K 174（防已黄耆湯）	………… 702
380	K 175（防已茯苓湯）	………… 704
381	K 176（防風通聖散料）	……… 706
382	K 177（補気建中湯）	………… 710
383	K 178（補中益気湯）	………… 712
384	K 179（麻黄湯）	……………… 714
385	K 180（麻杏甘石湯）	………… 716
386	K 181（麻杏薏甘湯）	………… 718
387	K 182（麻子仁丸料）	………… 720
388	K 182—①（麻子仁丸）	……… 722
389	K 183（薏苡仁湯）	…………… 724
390	K 184（抑肝散料）	…………… 726

391	K 185（抑肝散料加陳皮半夏）	…… 728
392	K 186（六君子湯）	…………… 731
393	K 187（立効散料）	…………… 733
394	K 188（竜胆瀉肝湯）	………… 735
395	K 189（苓姜朮甘湯）	………… 737
396	K 190（苓桂甘棗湯）	………… 739
397	K 191（苓桂朮甘湯）	………… 741
398	K 192（六味地黄丸料）	……… 743
399	K 192—①（六味地黄丸）	……… 745
400	K 193（黄耆桂枝五物湯）	…… 747
401	K 194（解労散料）	…………… 749
402	K 195（加味四物湯）	………… 751
403	K 196（杞菊地黄丸料）	……… 754
404	K 197（柴蘇飲）	……………… 756
405	K 198（沢瀉湯）	……………… 758
406	K 199（知柏地黄丸料）	……… 759
407	K 200（中建中湯）	…………… 761
408	K 201（当帰芍薬散料加黄耆釣藤）	763
409	K 202（当帰芍薬散料加人参）	…… 765
410	K 203（排膿散及湯）	………… 767
411	K 204（八解散料）	…………… 769
412	K 205（味麦地黄丸料）	……… 772
413	K 206（明朗飲）	……………… 774
414	K 207（抑肝散料加芍薬黄連）	…… 776
415	K 208（連珠飲）	……………… 779
416	K 209（延年半夏湯）	………… 781
417	K 210（加味解毒湯）	………… 783
418	K 211（加味平胃散料）	……… 786
419	K 212（蛇床子湯）	…………… 789
420	K 213（蒸眼一方）	…………… 791
421	K 214（椒梅湯）	……………… 793
422	K 215（秦艽羌活湯）	………… 796
423	K 216（秦艽防風湯）	………… 799

都道府県知事が行う薬事法の規定による品目ごとの
承認に係る医薬品の有効成分を指定する件の一部改正
及び薬局製剤指針の一部改正について

（平成 18 年 5 月 10 日　薬食発第 0510001 号
各都道府県知事あて　厚生労働省医薬食品局長通知）

　薬局開設者が当該薬局における設備及び器具をもって製造し，当該薬局において直接消費者に販売し，又は授与する医薬品であって，昭和 55 年 9 月 27 日厚生省告示第 169 号（以下「告示」という。）に定める有効成分以外の有効成分を含有しないもの（以下「薬局製造販売医薬品」という。）に係る承認・許可に関する取扱いについては，昭和 55 年 10 月 9 日薬発第 1337 号薬務局長通知（以下「局長通知」という。）により示されているところですが，今般，告示の一部が別添のとおり改正され，これに伴い，局長通知別添の薬局製剤指針の一部を下記 2．(1)のとおり改正することとしましたので，貴管下関係業者に対し指導方御配慮願います。

記

1　告示改正の概要
(1)　次の題名を付したこと。
　　薬事法施行令第三条第三号の規定に基づき厚生労働大臣の指定する医薬品の有効成分
(2)　血圧降下薬の項を削除したこと。
(3)　耳鼻科用薬及び鎮咳去痰薬の項の塩酸フェニルプロパノールアミンを削除し，塩酸プソイドエフェドリンを追加したこと。

2　薬局製剤指針の一部改正等
(1)　局長通知別添の「薬局製剤指針」の一部を次のように改正する。（略）
(2)　薬局製剤指針から削除することとした品目の製造販売承認を受けている薬局製造販売医薬品の製造販売業者に対しては，速やかに当該品目について昭和 46 年 6 月 29 日薬発第 588 号薬務局長通知に基づく承認整理届を提出させること。

○厚生労働省告示第 364 号
　薬事法施行令（昭和 36 年政令第 11 号）第 3 条第 3 号の規定に基づき，昭和 55 年厚生省告示第 169 号（都道府県知事が行う薬事法の規定による品目ごとの承認に係る医薬品の有効成分を指定する件）の一部を次のように改正する。
　　平成 18 年 5 月 10 日　　　　　　　　　　　　　　　　　　　　　　　厚生労働大臣　川崎　二郎
次の題名を付する。
　　　薬事法施行令第 3 条第 3 号の規定に基づき厚生労働大臣の指定する医薬品の有効成分
耳鼻科用薬の項第一目を次のように改める。
　　　　　　　　1　塩酸プソイドエフエドリン
血圧降下薬の項を削る。
鎮咳去痰薬の項第六目を次のように改める。
　　　　　　　　6　塩酸プソイドエフエドリン

薬事法施行令第三条第三号の規定に基づき
厚生労働大臣の指定する医薬品の有効成分の一部改正
及び薬局製剤指針の一部改正について

(平成 21 年 1 月 27 日　薬食発第 0127003 号)
(各都道府県知事あて　厚生労働省医薬食品局長通知)

　薬局開設者が当該薬局における設備及び器具をもって製造し，当該薬局において直接消費者に販売し，又は授与する医薬品であって，昭和 55 年 9 月 27 日厚生省告示第 169 号（以下「告示」という。）に定める有効成分以外の有効成分を含有しないもの（以下「薬局製造販売医薬品」という。）に係る承認・許可に関する取扱いについては，昭和 55 年 10 月 9 日薬発第 1337 号薬務局長通知（以下「局長通知」という。）により示されているところですが，今般，告示の一部が別添のとおり改正すること等に伴い，局長通知別添の薬局製剤指針の一部を下記 2 のとおり改正することとしましたので，貴管下関係業者に対し指導方御配慮願います。

記

1　告示改正の概要
　耳鼻科用薬の項の硝酸ナファゾリンを削除し，ナファゾリン塩酸塩を追加すること。

2　薬局製剤指針の一部改正等
⑴　局長通知別添の「薬局製剤指針」の一部を次のように改正すること。（略）
⑵　薬局製剤指針から削除することとした品目（【5】解熱鎮痛薬 1 ─①，【6】解熱鎮痛薬 2 ─②，【21】耳鼻科用薬 1 ─①，【72】胃腸薬 24 ─②，【109】外皮用薬 20 ─①，【111】外皮用薬 22 ─①，【119】外皮用薬 30 ─②，【139】外皮用薬 50，【157】外皮用薬 68 ─②，【158】外皮用薬 69 ─①）の製造販売承認を受けている薬局製造販売医薬品の製造販売者に対しては，速やかに当該品目について昭和 46 年 6 月 29 日薬発第 588 号薬務局長通知に基づく承認整理届を提出させること。
⑶　「【168】解熱鎮痛薬 10 ─①」を追加したことにより，一連番号がずれた品目（旧一連番号が「【168】解熱鎮痛薬 11 ─①」から「【385】K 192 ─①まで」）については，既承認の医薬品の旧一連番号は新一連番号に読み替えることとし，新たに製造販売承認申請の手続きを要しないこと。
⑷　製造方法欄のみを改めた品目（【4】鎮暈薬 1 ─①，【40】鎮咳去痰薬 13 ─②，【51】胃腸薬 3 ─②，【58】胃腸薬 10 ─②，【166】かぜ薬 8 ─①）に関して，承認書の製造方法欄に「薬局製剤指針による」と記載されている品目については，薬事法第 14 条第 9 項の規定による医薬品の製造販売の承認事項の一部変更の承認の申請を要しないこと。

○厚生労働省告示第 18 号
　薬事法施行令（昭和 36 年政令第 11 号）第 3 条第 3 号の規定に基づき，薬事法施行令第 3 条第 3 号の規定に基づき厚生労働大臣の指定する医薬品の有効成分（昭和 55 年厚生省告示第 169 号）の一部を次のように改正する。

　　平成 21 年 1 月 27 日

厚生労働大臣　舛添　要一

　耳鼻科用薬の項第 6 目を次のように改める。

6　ナファゾリン塩酸塩

医薬品，医療機器等の品質，有効性及び安全性の確保等に関する法律施行令第3条の規定に基づき厚生労働大臣の指定する医薬品の有効成分の一部を改正する件について

(平成27年3月31日　薬食発0331第1号
各都道府県知事あて　厚生労働省医薬食品局長通知)

　薬局開設者が当該薬局における設備及び器具をもって製造し，当該薬局において販売又は授与することができる医薬品であって，「医薬品，医療機器等の品質，有効性及び安全性の確保等に関する法律施行令第3条の規定に基づき厚生労働大臣の指定する医薬品の有効成分」（昭和55年9月27日付け厚生省告示第169号（以下「告示」という。）に定める有効成分以外の有効成分を含有しないもの（以下「薬局製造販売医薬品」という。）に係る承認・許可に関する取扱いについては，昭和55年10月9日付け薬発第1337号厚生省薬務局長通知（以下「旧局長通知」という。）により示されているところですが，今般，告示の一部を平成27年厚生労働省告示第217号をもって改正すること等に伴い，薬局製造販売医薬品の取扱いについて，下記のとおり定めたので，貴管下関係者に対し指導方御配慮願います。

　なお，本通知の発出に合わせて，旧局長通知は廃止します。

記

1　告示改正の概要

(1)　歯科口腔用薬の項にアズレンスルホン酸ナトリウム，炭酸水素ナトリウム及びポビドンヨードを追加すること。

(2)　胃腸薬の項のフェノバリンを削除すること。

(3)　外皮用薬の項に薬用炭を追加すること。

(4)　その他の項にクコシ，コウホン，ジンギョウ，センレンシ，トチュウ，ドベッコウ，ブシ（ただし，1個中アコニチンとして0.01mg以下を含有する場合に限る。），硫酸アルミニウムカリウム水和物を追加すること。

2　薬局製造販売医薬品の対象品目について

　薬局製造販売医薬品とは，薬局開設者が当該薬局における設備及び器具をもって製造し，当該薬局において販売又は授与する医薬品であって，別紙1及び別紙2に掲げる430品目が該当すること。

3　製造販売承認等について

(1)　承認の要否

　別紙1に掲げる421品目（以下「薬局製剤」という。）については都道府県知事による薬局ごとの製造販売承認を要するものであること。また，別紙2に掲げる9品目については，製造販売承認が不要であること。この場合，薬局ごとに都道府県知事にあらかじめ製造販売の届出を行う必要があること。

(2)　製造販売承認申請

　薬局製剤の製造販売承認申請書については，各都道府県において適宜，医薬品，医療機器等の品質，有効性及び安全性の確保等に関する法律施行規則（以下「施行規則」という。）様式第22を変更して差し支えないこと。

⑶　承認不要品目に係る製造販売届出

　　承認不要品目に係る薬局製剤の製造販売届書については，各都道府県において適宜，施行規則様式第 39 を変更して差し支えないこと。

4　その他

　　薬局製剤の処方等に係る指針，製造販売承認申請等の取扱等については，「薬局製造販売医薬品の取扱いについて」（平成 17 年 3 月 25 日付け薬食審査発第 0325009 号厚生労働省医薬食品局審査管理課長通知）によること。

○厚生労働省告示第 217 号

　　医薬品，医療機器等の品質，有効性及び安全性の確保等に関する法律施行令（昭和 36 年政令第 11 号）第 3 条の規定に基づき，医薬品，医療機器等の品質，有効性及び安全性の確保等に関する法律施行令第 3 条の規定に基づき厚生労働大臣の指定する医薬品の有効成分（昭和 55 年厚生省告示第 169 号）の一部を次のように改正する。

　　　平成 27 年 3 月 31 日

　　　　　　　　　　　　　　　　　　　　　　　　　　　厚生労働大臣　塩崎　恭久

歯科口腔用薬の項第 8 目を第 11 目とし，第 7 目を第 10 目とし，第 6 目を第 9 目とし，第 5 目を第 7 目とし，同目の次に次の 1 目を加える。

　　　　　　　　　8　ポビドンヨード

歯科口腔用薬の項第 4 目を第 6 目とし，第 3 目を第 4 目とし，同目の次に次の 1 目を加える。

　　　　　　　　　5　炭酸水素ナトリウム

歯科口腔用薬の項第 2 目を第 3 目とし，第 1 目を第 2 目とし，同項に第 1 目として次の 1 目を加える。

　　　　　　　　　1　アズレンスルホン酸ナトリウム

胃腸薬の項第 51 目を削り，第 52 目から第 58 目までを 1 目ずつ繰り上げる。

外皮用薬の項第 50 目を第 51 目とし，第 49 目を第 50 目とし，第 48 目を第 49 目とし，第 47 目の次に次の 1 目を加える。

　　　　　　　　　48　薬用炭

その他の項第 152 目を第 160 目とし，第 148 目から第 151 目までを 8 目ずつ繰り下げ，第 147 目を第 154 目とし，同目の次に次の 1 目を加える。

　　　　　　　　　155　硫酸アルミニウムカリウム水和物

その他の項第 146 目を第 153 目とし，第 127 目から第 145 目までを 7 目ずつ繰り下げ，第 126 目を第 132 目とし，同目の次に次の 1 目を加える。

　　　　　　　　　133　ブシ。ただし，1 個中アコニチンとして 0.01 mg 以下を含有する場合に限る。

その他の項第 125 目を第 131 目とし，第 110 目から第 124 目までを 6 目ずつ繰り下げ，第 109 目を第 113 目とし，同目の次に次の 2 目を加える。

　　　　　　　　　114　トチュウ
　　　　　　　　　115　ドベツコウ

その他の項第 108 目を第 112 目とし，第 87 目から第 107 目までを 4 目ずつ繰り下げ，第 86 目を第 89 目とし，同目の次に次の 1 目を加える。

　　　　　　　　　90　センレンシ

その他の項第 85 目を第 88 目とし，第 82 目から第 84 目までを 3 目ずつ繰り下げ，第 81 目を第 83 目

xviii

とし，同目の次に次の1目を加える。

84　ジンギョウ

その他の項第80目を第82目とし，第47目から第79目までを2目ずつ繰り下げ，第46目を第47目とし，同目の次に次の1目を加える。

48　コウホン

その他の項第45目を第46目とし，第38目から第44目までを1目ずつ繰り下げ，第37目の次に次の1目を加える。

38　クコシ

（別紙１）　製造販売承認を要する薬局製造販売医薬品

一連番号	薬局製剤指針による処方番号	一連番号	薬局製剤指針による処方番号
1	催眠鎮静薬1—①	35	鎮咳去痰薬8—①
2	催眠鎮静薬2—①	36	鎮咳去痰薬9—①
3	催眠鎮静薬3—①	37	鎮咳去痰薬10—①
4	鎮暈薬1—①	38	鎮咳去痰薬11—①
5	解熱鎮痛薬1—②	39	鎮咳去痰薬12—③
6	解熱鎮痛薬2—③	40	鎮咳去痰薬13—②
7	解熱鎮痛薬4—②	41	鎮咳去痰薬14—①
8	かぜ薬1—②	42	吸入剤1
9	かぜ薬6—①	43	吸入剤2
10	解熱鎮痛薬6—②	44	歯科口腔用薬1
11	解熱鎮痛薬7—①	45	歯科口腔用薬2
12	解熱鎮痛薬8—①	46	歯科口腔用薬3—①
13	解熱鎮痛薬9—①	47	歯科口腔用薬4
14	かぜ薬7—①	48	歯科口腔用薬5
15	かぜ薬3—③	49	胃腸薬1—①
16	かぜ薬2—①	50	胃腸薬2—②
17	かぜ薬9	51	胃腸薬3—②
18	かぜ薬4—②	52	胃腸薬4—②
19	かぜ薬5—②	53	胃腸薬5—①
20	眼科用薬1—①	54	胃腸薬6—②
21	耳鼻科用薬1—②	55	胃腸薬7—①
22	抗ヒスタミン薬1—②	56	胃腸薬8—②
23	抗ヒスタミン薬2—①	57	胃腸薬9—①
24	抗ヒスタミン薬3—②	58	胃腸薬10—②
25	抗ヒスタミン薬4—①	59	胃腸薬11—①
26	抗ヒスタミン薬5—②	60	胃腸薬12—②
27	欠番	61	胃腸薬13
28	鎮咳去痰薬1—①	62	胃腸薬14
29	鎮咳去痰薬2—①	63	欠番
30	鎮咳去痰薬3—①	64	胃腸薬16
31	鎮咳去痰薬4—②	65	胃腸薬17—①
32	鎮咳去痰薬5—②	66	胃腸薬18—①
33	鎮咳去痰薬6—①	67	胃腸薬19—②
34	鎮咳去痰薬7—①	68	胃腸薬20

一連番号	薬局製剤指針による処方番号	一連番号	薬局製剤指針による処方番号
69	胃腸薬 21	104	外皮用薬 15
70	胃腸薬 22	105	外皮用薬 16—①
71	胃腸薬 23—①	106	外皮用薬 17
72	胃腸薬 24—③	107	外皮用薬 18—①
73	胃腸薬 25—②	108	外皮用薬 19
74	胃腸薬 26—①	109	外皮用薬 20—②
75	胃腸薬 27—②	110	外皮用薬 21—①
76	胃腸薬 28—①	111	外皮用薬 22—②
77	胃腸薬 29—①	112	外皮用薬 23
78	胃腸薬 30—①	113	外皮用薬 24—①
79	胃腸薬 31—②	114	外皮用薬 25—①
80	胃腸薬 32—②	115	外皮用薬 26
81	胃腸薬 33	116	外皮用薬 27—①
82	胃腸薬 34—①	117	外皮用薬 28
83	胃腸薬 35—①	118	外皮用薬 29—①
84	胃腸薬 36—①	119	外皮用薬 30—③
85	胃腸薬 37—①	120	外皮用薬 31—①
86	胃腸薬 38—①	121	外皮用薬 32—①
87	外用痔疾用薬 1	122	外皮用薬 33—①
88	外用痔疾用薬 2	123	外皮用薬 34—①
89	外用痔疾用薬 3	124	外皮用薬 35—①
90	外皮用薬 1	125	外皮用薬 36—①
91	外皮用薬 2	126	外皮用薬 37—①
92	外皮用薬 3	127	外皮用薬 38—①
93	外皮用薬 4	128	外皮用薬 39
94	外皮用薬 5	129	外皮用薬 40—②
95	外皮用薬 6	130	外皮用薬 41—②
96	外皮用薬 7	131	外皮用薬 42—①
97	外皮用薬 8—②	132	外皮用薬 43—②
98	外皮用薬 9—①	133	外皮用薬 44
99	外皮用薬 10	134	外皮用薬 45
100	外皮用薬 11—①	135	外皮用薬 46
101	外皮用薬 12	136	外皮用薬 47
102	外皮用薬 13	137	外皮用薬 48
103	外皮用薬 14—①	138	外皮用薬 49

一連番号	薬局製剤指針による処方番号	一連番号	薬局製剤指針による処方番号
139	外皮用薬 50—①	174	ビタミン主薬製剤 5 —①
140	外皮用薬 51—①	175	かぜ薬 10
141	外皮用薬 52	176	抗ヒスタミン薬 6
142	外皮用薬 53—①	177	鎮咳去痰薬 15
143	外皮用薬 54—①	178	歯科口腔用薬 6
144	外皮用薬 55—①	179	歯科口腔用薬 7
145	外皮用薬 56	180	胃腸薬 39
146	外皮用薬 57—①	181	外皮用薬 72
147	外皮用薬 58—②	182	外皮用薬 73
148	外皮用薬 59—①	183	外皮用薬 74
149	外皮用薬 60—①	184	外皮用薬 75
150	外皮用薬 61—①	185	外皮用薬 76
151	外皮用薬 62—①	186	外皮用薬 77
152	外皮用薬 63	187	外皮用薬 78
153	外皮用薬 64—①	188	K 1
154	外皮用薬 65	189	K 1 —①
155	外皮用薬 66	190	K 2
156	外皮用薬 67—①	191	K 3
157	外皮用薬 68—③	192	K 4
158	外皮用薬 69—②	193	K 5
159	外皮用薬 70—②	194	K 5 —①
160	外皮用薬 71—①	195	K 6
161	鎮暈薬 2 —①	196	K 7
162	駆虫薬 1 —①	197	K 8
163	駆虫薬 2 —①	198	K 9
164	ビタミン主薬製剤 6	199	K 10
165	その他 1 —①	200	K 11
166	かぜ薬 8 —①	201	K 11—①
167	解熱鎮痛薬 10	202	K 12
168	解熱鎮痛薬 10—①	203	K 13
169	解熱鎮痛薬 11—①	204	K 13—①
170	ビタミン主薬製剤 1 —①	205	K 14
171	ビタミン主薬製剤 2 —①	206	K 15
172	ビタミン主薬製剤 3 —①	207	K 16
173	ビタミン主薬製剤 4 —①	208	K 17

一連番号	薬局製剤指針による処方番号	一連番号	薬局製剤指針による処方番号
209	K 18	244	K 51
210	K 19	245	K 52
211	K 20	246	K 52—①
212	K 21	247	K 53
213	K 22	248	K 54
214	K 23	249	K 55
215	K 24	250	K 56
216	K 25	251	K 57
217	K 26	252	K 58
218	K 26—①	253	K 59
219	K 27	254	K 60
220	K 28	255	K 61
221	K 29	256	K 62
222	K 30	257	K 63
223	K 31	258	K 63—①
224	K 32	259	K 64
225	K 33	260	K 65
226	K 34	261	K 66
227	K 35	262	K 67
228	K 36	263	K 68
229	K 36—①	264	K 69
230	K 37	265	K 70
231	K 38	266	K 71
232	K 39	267	K 72
233	K 40	268	K 72—①
234	K 41	269	K 73
235	K 42	270	K 74
236	K 43	271	K 74—①
237	K 44	272	K 75
238	K 45	273	K 76
239	K 46	274	K 77
240	K 47	275	K 78
241	K 48	276	K 79
242	K 49	277	K 80
243	K 50	278	K 81

一連番号	薬局製剤指針による処方番号	一連番号	薬局製剤指針による処方番号
279	K 82	314	K 115
280	K 83	315	K 115—①
281	K 84	316	K 116
282	K 85	317	K 117
283	K 86	318	K 118
284	K 87	319	K 119
285	K 88	320	K 120
286	K 88—①	321	K 121
287	K 89	322	K 122
288	K 90	323	K 123
289	K 91	324	K 124
290	K 92	325	K 125
291	K 93	326	K 126
292	K 94	327	K 127
293	K 95	328	K 128
294	K 96	329	K 129
295	K 97	330	K 130
296	K 98	331	K 131
297	K 99	332	K 132
298	K 100	333	K 133
299	K 101	334	K 134
300	K 101—①	335	K 135
301	K 102	336	K 136
302	K 103	337	K 137
303	K 104	338	K 138
304	K 105	339	K 139
305	K 106	340	K 140
306	K 107	341	K 141
307	K 108	342	K 142
308	K 109	343	K 143
309	K 110	344	K 144
310	K 111	345	K 144—①
311	K 112	346	K 145
312	K 113	347	K 146
313	K 114	348	K 147

一連番号	薬局製剤指針による処方番号	一連番号	薬局製剤指針による処方番号
349	K 147—①	384	K 179
350	K 148	385	K 180
351	K 149	386	K 181
352	K 150	387	K 182
353	K 151	388	K 182—①
354	K 152	389	K 183
355	K 153	390	K 184
356	K 154	391	K 185
357	K 155	392	K 186
358	K 155—①	393	K 187
359	K 156	394	K 188
360	K 157	395	K 189
361	K 157—①	396	K 190
362	K 158	397	K 191
363	K 159	398	K 192
364	K 160	399	K 192—①
365	K 160—①	400	K 193
366	K 161	401	K 194
367	K 162	402	K 195
368	K 163	403	K 196
369	K 164	404	K 197
370	K 165	405	K 198
371	K 166	406	K 199
372	K 167	407	K 200
373	K 168	408	K 201
374	K 169	409	K 202
375	K 170	410	K 203
376	K 171	411	K 204
377	K 172	412	K 205
378	K 173	413	K 206
379	K 174	414	K 207
380	K 175	415	K 208
381	K 176	416	K 209
382	K 177	417	K 210
383	K 178	418	K 211

一連番号	薬局製剤指針による処方番号
419	K 212
420	K 213
421	K 214
422	K 215
423	K 216

（別紙2）　製造販売承認を要しない薬局製造販売医薬品

1	日本薬局方　吸水軟膏
2	日本薬局方　親水軟膏
3	日本薬局方　精製水
4	日本薬局方　単軟膏
5	日本薬局方　白色軟膏
6	日本薬局方　ハッカ水
7	日本薬局方　マクロゴール軟膏
8	日本薬局方　加水ラノリン
9	日本薬局方　親水ワセリン

（参考）　製造販売承認を要する薬局製造販売医薬品

一連番号	薬局製剤指針による処方番号	旧一連番号	薬局製剤指針による処方番号
1	催眠鎮静薬1—①	1	催眠鎮静薬1—①
2	催眠鎮静薬2—①	2	催眠鎮静薬2—①
3	催眠鎮静薬3—①	3	催眠鎮静薬3—①
4	鎮暈薬1—①	4	鎮暈薬1—①
5	解熱鎮痛薬1—②	5	解熱鎮痛薬1—②
6	解熱鎮痛薬2—③	6	解熱鎮痛薬2—③
7	解熱鎮痛薬4—②	7	解熱鎮痛薬4—②
8	かぜ薬1—②	8	かぜ薬1—②
9	かぜ薬6—①	9	かぜ薬6—①
10	解熱鎮痛薬6—②	10	解熱鎮痛薬6—②
11	解熱鎮痛薬7—①	11	解熱鎮痛薬7—①
12	解熱鎮痛薬8—①	12	解熱鎮痛薬8—①
13	解熱鎮痛薬9—①	13	解熱鎮痛薬9—①
14	かぜ薬7—①	14	かぜ薬7—①
15	かぜ薬3—③	15	かぜ薬3—③
16	かぜ薬2—①	16	かぜ薬2—①
17	かぜ薬9	17	かぜ薬9
18	かぜ薬4—②	18	かぜ薬4—②
19	かぜ薬5—②	19	かぜ薬5—②
20	眼科用薬1—①	20	眼科用薬1—①
21	耳鼻科用薬1—②	21	耳鼻科用薬1—②
22	抗ヒスタミン薬1—②	22	抗ヒスタミン薬1—②
23	抗ヒスタミン薬2—①	23	抗ヒスタミン薬2—①
24	抗ヒスタミン薬3—②	24	抗ヒスタミン薬3—②
25	抗ヒスタミン薬4—①	25	抗ヒスタミン薬4—①
26	抗ヒスタミン薬5—②	26	抗ヒスタミン薬5—②
27	欠番	27	欠番
28	鎮咳去痰薬1—①	28	鎮咳去痰薬1—①
29	鎮咳去痰薬2—①	29	鎮咳去痰薬2—①
30	鎮咳去痰薬3—①	30	鎮咳去痰薬3—①
31	鎮咳去痰薬4—②	31	鎮咳去痰薬4—②
32	鎮咳去痰薬5—②	32	鎮咳去痰薬5—②
33	鎮咳去痰薬6—①	33	鎮咳去痰薬6—①
34	鎮咳去痰薬7—①	34	鎮咳去痰薬7—①

一連番号	薬局製剤指針による処方番号	旧一連番号	薬局製剤指針による処方番号
35	鎮咳去痰薬8—①	35	鎮咳去痰薬8—①
36	鎮咳去痰薬9—①	36	鎮咳去痰薬9—①
37	鎮咳去痰薬10—①	37	鎮咳去痰薬10—①
38	鎮咳去痰薬11—①	38	鎮咳去痰薬11—①
39	鎮咳去痰薬12—③	39	鎮咳去痰薬12—③
40	鎮咳去痰薬13—②	40	鎮咳去痰薬13—②
41	鎮咳去痰薬14—①	41	鎮咳去痰薬14—①
42	吸入剤1	42	吸入剤1
43	吸入剤2	43	吸入剤2
44	歯科口腔用薬1	44	歯科口腔用薬1
45	歯科口腔用薬2	45	歯科口腔用薬2
46	歯科口腔用薬3—①	46	歯科口腔用薬3—①
47	歯科口腔用薬4	47	歯科口腔用薬4
48	歯科口腔用薬5	48	歯科口腔用薬5
49	胃腸薬1—①	49	胃腸薬1—①
50	胃腸薬2—②	50	胃腸薬2—②
51	胃腸薬3—②	51	胃腸薬3—②
52	胃腸薬4—②	52	胃腸薬4—②
53	胃腸薬5—①	53	胃腸薬5—①
54	胃腸薬6—②	54	胃腸薬6—②
55	胃腸薬7—①	55	胃腸薬7—①
56	胃腸薬8—②	56	胃腸薬8—②
57	胃腸薬9—①	57	胃腸薬9—①
58	胃腸薬10—②	58	胃腸薬10—②
59	胃腸薬11—①	59	胃腸薬11—①
60	胃腸薬12—②	60	胃腸薬12—②
61	胃腸薬13	61	胃腸薬13
62	胃腸薬14	62	胃腸薬14
63	欠番	63	胃腸薬15
64	胃腸薬16	64	胃腸薬16
65	胃腸薬17—①	65	胃腸薬17—①
66	胃腸薬18—①	66	胃腸薬18—①
67	胃腸薬19—②	67	胃腸薬19—②
68	胃腸薬20	68	胃腸薬20
69	胃腸薬21	69	胃腸薬21

一連番号	薬局製剤指針による処方番号	旧一連番号	薬局製剤指針による処方番号
70	胃腸薬 22	70	胃腸薬 22
71	胃腸薬 23—①	71	胃腸薬 23—①
72	胃腸薬 24—③	72	胃腸薬 24—③
73	胃腸薬 25—②	73	胃腸薬 25—②
74	胃腸薬 26—①	74	胃腸薬 26—①
75	胃腸薬 27—②	75	胃腸薬 27—②
76	胃腸薬 28—①	76	胃腸薬 28—①
77	胃腸薬 29—①	77	胃腸薬 29—①
78	胃腸薬 30—①	78	胃腸薬 30—①
79	胃腸薬 31—②	79	胃腸薬 31—②
80	胃腸薬 32—②	80	胃腸薬 32—②
81	胃腸薬 33	81	胃腸薬 33
82	胃腸薬 34—①	82	胃腸薬 34—①
83	胃腸薬 35—①	83	胃腸薬 35—①
84	胃腸薬 36—①	84	胃腸薬 36—①
85	胃腸薬 37—①	85	胃腸薬 37—①
86	胃腸薬 38—①	86	胃腸薬 38—①
87	外用痔疾用薬 1	87	外用痔疾用薬 1
88	外用痔疾用薬 2	88	外用痔疾用薬 2
89	外用痔疾用薬 3	89	外用痔疾用薬 3
90	外皮用薬 1	90	外皮用薬 1
91	外皮用薬 2	91	外皮用薬 2
92	外皮用薬 3	92	外皮用薬 3
93	外皮用薬 4	93	外皮用薬 4
94	外皮用薬 5	94	外皮用薬 5
95	外皮用薬 6	95	外皮用薬 6
96	外皮用薬 7	96	外皮用薬 7
97	外皮用薬 8 —②	97	外皮用薬 8 —②
98	外皮用薬 9 —①	98	外皮用薬 9 —①
99	外皮用薬 10	99	外皮用薬 10
100	外皮用薬 11—①	100	外皮用薬 11—①
101	外皮用薬 12	101	外皮用薬 12
102	外皮用薬 13	102	外皮用薬 13
103	外皮用薬 14—①	103	外皮用薬 14—①
104	外皮用薬 15	104	外皮用薬 15

一連番号	薬局製剤指針による処方番号	旧一連番号	薬局製剤指針による処方番号

一連番号	薬局製剤指針による処方番号	旧一連番号	薬局製剤指針による処方番号
105	外皮用薬 16—①	105	外皮用薬 16—①
106	外皮用薬 17	106	外皮用薬 17
107	外皮用薬 18—①	107	外皮用薬 18—①
108	外皮用薬 19	108	外皮用薬 19
109	外皮用薬 20—②	109	外皮用薬 20—②
110	外皮用薬 21—①	110	外皮用薬 21—①
111	外皮用薬 22—②	111	外皮用薬 22—②
112	外皮用薬 23	112	外皮用薬 23
113	外皮用薬 24—①	113	外皮用薬 24—①
114	外皮用薬 25—①	114	外皮用薬 25—①
115	外皮用薬 26	115	外皮用薬 26
116	外皮用薬 27—①	116	外皮用薬 27—①
117	外皮用薬 28	117	外皮用薬 28
118	外皮用薬 29—①	118	外皮用薬 29—①
119	外皮用薬 30—③	119	外皮用薬 30—③
120	外皮用薬 31—①	120	外皮用薬 31—①
121	外皮用薬 32—①	121	外皮用薬 32—①
122	外皮用薬 33—①	122	外皮用薬 33—①
123	外皮用薬 34—①	123	外皮用薬 34—①
124	外皮用薬 35—①	124	外皮用薬 35—①
125	外皮用薬 36—①	125	外皮用薬 36—①
126	外皮用薬 37—①	126	外皮用薬 37—①
127	外皮用薬 38—①	127	外皮用薬 38—①
128	外皮用薬 39	128	外皮用薬 39
129	外皮用薬 40—②	129	外皮用薬 40—②
130	外皮用薬 41—②	130	外皮用薬 41—②
131	外皮用薬 42—①	131	外皮用薬 42—①
132	外皮用薬 43—②	132	外皮用薬 43—②
133	外皮用薬 44	133	外皮用薬 44
134	外皮用薬 45	134	外皮用薬 45
135	外皮用薬 46	135	外皮用薬 46
136	外皮用薬 47	136	外皮用薬 47
137	外皮用薬 48	137	外皮用薬 48
138	外皮用薬 49	138	外皮用薬 49
139	外皮用薬 50—①	139	外皮用薬 50—①

xxx

一連番号	薬局製剤指針による処方番号	旧一連番号	薬局製剤指針による処方番号
140	外皮用薬 51—①	140	外皮用薬 51—①
141	外皮用薬 52	141	外皮用薬 52
142	外皮用薬 53—①	142	外皮用薬 53—①
143	外皮用薬 54—①	143	外皮用薬 54—①
144	外皮用薬 55—①	144	外皮用薬 55—①
145	外皮用薬 56	145	外皮用薬 56
146	外皮用薬 57—①	146	外皮用薬 57—①
147	外皮用薬 58—②	147	外皮用薬 58—②
148	外皮用薬 59—①	148	外皮用薬 59—①
149	外皮用薬 60—①	149	外皮用薬 60—①
150	外皮用薬 61—①	150	外皮用薬 61—①
151	外皮用薬 62—①	151	外皮用薬 62—①
152	外皮用薬 63	152	外皮用薬 63
153	外皮用薬 64—①	153	外皮用薬 64—①
154	外皮用薬 65	154	外皮用薬 65
155	外皮用薬 66	155	外皮用薬 66
156	外皮用薬 67—①	156	外皮用薬 67—①
157	外皮用薬 68—③	157	外皮用薬 68—③
158	外皮用薬 69—②	158	外皮用薬 69—②
159	外皮用薬 70—②	159	外皮用薬 70—②
160	外皮用薬 71—①	160	外皮用薬 71—①
161	鎮暈薬 2—①	161	鎮暈薬 2—①
162	駆虫薬 1—①	162	駆虫薬 1—①
163	駆虫薬 2—①	163	駆虫薬 2—①
164	ビタミン主薬製剤 6	164	ビタミン主薬製剤 6
165	その他 1—①	165	その他 1—①
166	かぜ薬 8—①	166	かぜ薬 8—①
167	解熱鎮痛薬 10	167	解熱鎮痛薬 10
168	解熱鎮痛薬 10—①	168	解熱鎮痛薬 10—①
169	解熱鎮痛薬 11—①	169	解熱鎮痛薬 11—①
170	ビタミン主薬製剤 1—①	170	ビタミン主薬製剤 1—①
171	ビタミン主薬製剤 2—①	171	ビタミン主薬製剤 2—①
172	ビタミン主薬製剤 3—①	172	ビタミン主薬製剤 3—①
173	ビタミン主薬製剤 4—①	173	ビタミン主薬製剤 4—①
174	ビタミン主薬製剤 5—①	174	ビタミン主薬製剤 5—①

一連番号	薬局製剤指針による処方番号	旧一連番号	薬局製剤指針による処方番号
175	かぜ薬 10		
176	抗ヒスタミン薬 6		
177	鎮咳去痰薬 15		
178	歯科口腔用薬 6		
179	歯科口腔用薬 7		
180	胃腸薬 39		
181	外皮用薬 72		
182	外皮用薬 73		
183	外皮用薬 74		
184	外皮用薬 75		
185	外皮用薬 76		
186	外皮用薬 77		
187	外皮用薬 78		
188	K 1	175	K 1
189	K 1—①	176	K 1—①
190	K 2	177	K 2
191	K 3	178	K 3
192	K 4	179	K 4
193	K 5	180	K 5
194	K 5—①	181	K 5—①
195	K 6	182	K 6
196	K 7	183	K 7
197	K 8	184	K 8
198	K 9	185	K 9
199	K 10	186	K 10
200	K 11	187	K 11
201	K 11—①	188	K 11—①
202	K 12	189	K 12
203	K 13	190	K 13
204	K 13—①	191	K 13—①
205	K 14	192	K 14
206	K 15	193	K 15
207	K 16	194	K 16
208	K 17	195	K 17
209	K 18	196	K 18

一連番号	薬局製剤指針による処方番号	旧一連番号	薬局製剤指針による処方番号
210	K 19	197	K 19
211	K 20	198	K 20
212	K 21	199	K 21
213	K 22	200	K 22
214	K 23	201	K 23
215	K 24	202	K 24
216	K 25	203	K 25
217	K 26	204	K 26
218	K 26—①	205	K 26—①
219	K 27	206	K 27
220	K 28	207	K 28
221	K 29	208	K 29
222	K 30	209	K 30
223	K 31	210	K 31
224	K 32	211	K 32
225	K 33	212	K 33
226	K 34	213	K 34
227	K 35	214	K 35
228	K 36	215	K 36
229	K 36—①	216	K 36—①
230	K 37	217	K 37
231	K 38	218	K 38
232	K 39	219	K 39
233	K 40	220	K 40
234	K 41	221	K 41
235	K 42	222	K 42
236	K 43	223	K 43
237	K 44	224	K 44
238	K 45	225	K 45
239	K 46	226	K 46
240	K 47	227	K 47
241	K 48	228	K 48
242	K 49	229	K 49
243	K 50	230	K 50
244	K 51	231	K 51

一連番号	薬局製剤指針による処方番号	旧一連番号	薬局製剤指針による処方番号
245	K 52	232	K 52
246	K 52—①	233	K 52—①
247	K 53	234	K 53
248	K 54	235	K 54
249	K 55	236	K 55
250	K 56	237	K 56
251	K 57	238	K 57
252	K 58	239	K 58
253	K 59	240	K 59
254	K 60	241	K 60
255	K 61	242	K 61
256	K 62	243	K 62
257	K 63	244	K 63
258	K 63—①	245	K 63—①
259	K 64	246	K 64
260	K 65	247	K 65
261	K 66	248	K 66
262	K 67	249	K 67
263	K 68	250	K 68
264	K 69	251	K 69
265	K 70	252	K 70
266	K 71	253	K 71
267	K 72	254	K 72
268	K 72—①	255	K 72—①
269	K 73	256	K 73
270	K 74	257	K 74
271	K 74—①	258	K 74—①
272	K 75	259	K 75
273	K 76	260	K 76
274	K 77	261	K 77
275	K 78	262	K 78
276	K 79	263	K 79
277	K 80	264	K 80
278	K 81	265	K 81
279	K 82	266	K 82

一連番号	薬局製剤指針による処方番号	旧一連番号	薬局製剤指針による処方番号
280	K 83	267	K 83
281	K 84	268	K 84
282	K 85	269	K 85
283	K 86	270	K 86
284	K 87	271	K 87
285	K 88	272	K 88
286	K 88—①	273	K 88—①
287	K 89	274	K 89
288	K 90	275	K 90
289	K 91	276	K 91
290	K 92	277	K 92
291	K 93	278	K 93
292	K 94	279	K 94
293	K 95	280	K 95
294	K 96	281	K 96
295	K 97	282	K 97
296	K 98	283	K 98
297	K 99	284	K 99
298	K 100	285	K 100
299	K 101	286	K 101
300	K 101—①	287	K 101—①
301	K 102	288	K 102
302	K 103	289	K 103
303	K 104	290	K 104
304	K 105	291	K 105
305	K 106	292	K 106
306	K 107	293	K 107
307	K 108	294	K 108
308	K 109	295	K 109
309	K 110	296	K 110
310	K 111	297	K 111
311	K 112	298	K 112
312	K 113	299	K 113
313	K 114	300	K 114
314	K 115	301	K 115

一連番号	薬局製剤指針による処方番号	旧一連番号	薬局製剤指針による処方番号
315	K 115—①	302	K 115—①
316	K 116	303	K 116
317	K 117	304	K 117
318	K 118	305	K 118
319	K 119	306	K 119
320	K 120	307	K 120
321	K 121	308	K 121
322	K 122	309	K 122
323	K 123	310	K 123
324	K 124	311	K 124
325	K 125	312	K 125
326	K 126	313	K 126
327	K 127	314	K 127
328	K 128	315	K 128
329	K 129	316	K 129
330	K 130	317	K 130
331	K 131	318	K 131
332	K 132	319	K 132
333	K 133	320	K 133
334	K 134	321	K 134
335	K 135	322	K 135
336	K 136	323	K 136
337	K 137	324	K 137
338	K 138	325	K 138
339	K 139	326	K 139
340	K 140	327	K 140
341	K 141	328	K 141
342	K 142	329	K 142
343	K 143	330	K 143
344	K 144	331	K 144
345	K 144—①	332	K 144—①
346	K 145	333	K 145
347	K 146	334	K 146
348	K 147	335	K 147
349	K 147—①	336	K 147—①

一連番号	薬局製剤指針による処方番号	旧一連番号	薬局製剤指針による処方番号
350	K 148	337	K 148
351	K 149	338	K 149
352	K 150	339	K 150
353	K 151	340	K 151
354	K 152	341	K 152
355	K 153	342	K 153
356	K 154	343	K 154
357	K 155	344	K 155
358	K 155—①	345	K 155—①
359	K 156	346	K 156
360	K 157	347	K 157
361	K 157—①	348	K 157—①
362	K 158	349	K 158
363	K 159	350	K 159
364	K 160	351	K 160
365	K 160—①	352	K 160—①
366	K 161	353	K 161
367	K 162	354	K 162
368	K 163	355	K 163
369	K 164	356	K 164
370	K 165	357	K 165
371	K 166	358	K 166
372	K 167	359	K 167
373	K 168	360	K 168
374	K 169	361	K 169
375	K 170	362	K 170
376	K 171	363	K 171
377	K 172	364	K 172
378	K 173	365	K 173
379	K 174	366	K 174
380	K 175	367	K 175
381	K 176	368	K 176
382	K 177	369	K 177
383	K 178	370	K 178
384	K 179	371	K 179

一連番号	薬局製剤指針による処方番号	旧一連番号	薬局製剤指針による処方番号
385	K 180	372	K 180
386	K 181	373	K 181
387	K 182	374	K 182
388	K 182—①	375	K 182—①
389	K 183	376	K 183
390	K 184	377	K 184
391	K 185	378	K 185
392	K 186	379	K 186
393	K 187	380	K 187
394	K 188	381	K 188
395	K 189	382	K 189
396	K 190	383	K 190
397	K 191	384	K 191
398	K 192	385	K 192
399	K 192—①	386	K 192—①
400	K 193		
401	K 194		
402	K 195		
403	K 196		
404	K 197		
405	K 198		
406	K 199		
407	K 200		
408	K 201		
409	K 202		
410	K 203		
411	K 204		
412	K 205		
413	K 206		
414	K 207		
415	K 208		
416	K 209		
417	K 210		
418	K 211		
419	K 212		

一連番号	薬局製剤指針による処方番号
420	K 213
421	K 214
422	K 215
423	K 216

医薬品，医療機器等の品質，有効性及び安全性の確保等に関する法律施行令第 3 条の規定に基づき厚生労働大臣の指定する医薬品の有効成分の一部を改正する件について

$$\left(\begin{array}{l}\text{平成 28 年 3 月 28 日　薬生発 0328 第 8 号}\\\text{各都道府県知事あて　厚生労働省医薬・生活衛生局長通知}\end{array}\right)$$

「医薬品，医療機器等の品質，有効性及び安全性の確保等に関する法律施行令第 3 条の規定に基づき厚生労働大臣の指定する医薬品の有効成分の一部を改正する件」（平成 28 年厚生労働省告示第 96 号）が告示され，平成 28 年 3 月 28 日より適用されることとなったので，下記事項について御了知の上，貴管下関係業者に対する周知をお願いいたします。

記

1　告示の改正内容について

　　医薬品，医療機器等の品質，有効性及び安全性の確保等に関する法律施行令（以下「施行令」という。）第 3 条に規定する薬局製造販売医薬品については，施行令第 80 条第 1 項の規定に基づき，その製造販売の承認の権限が都道府県知事に委譲されているが，その委譲の範囲中，鎮咳去痰薬の項の「塩化リゾチーム」を削除したこと。

2　通知改正について

　　「医薬品，医療機器等の品質，有効性及び安全性の確保等に関する法律施行令第 3 条の規定に基づき厚生労働大臣の指定する医薬品の有効成分の一部を改正する件について」（平成 27 年 3 月 31 日付け薬食発 0331 第 1 号厚生労働省医薬食品局長通知）の記 2 を次のとおり改める。

　「2　薬局製造販売医薬品の対象品目について

　　　薬局製造販売医薬品とは，薬局開設者が当該薬局における設備及び器具をもって製造し，当該薬局において販売又は授与する医薬品であって，別紙 1 及び別紙 2 に掲げる 429 品目が該当すること。」

○厚生労働省告示第 96 号

　医薬品，医療機器等の品質，有効性及び安全性の確保等に関する法律施行令（昭和 36 年政令第 11 号）第 3 条の規定に基づき，医薬品，医療機器等の品質，有効性及び安全性の確保等に関する法律施行令第 3 条の規定に基づき厚生労働大臣の指定する医薬品の有効成分（昭和 55 年厚生省告示第 169 号）の一部を次のように改正する。

　　平成 28 年 3 月 28 日

　　　　　　　　　　　　　　　　　　　厚生労働大臣　塩崎　恭久

　鎮咳去痰薬の項第 4 目を削り，第 5 目を第 4 目とし，第 6 目から第 24 目までを 1 目ずつ繰り上げる。

（別紙１） 製造販売承認を要する薬局製造販売医薬品

一連番号	薬局製剤指針による処方番号	一連番号	薬局製剤指針による処方番号
1	催眠鎮静薬1—①	35	鎮咳去痰薬8—①
2	催眠鎮静薬2—①	36	鎮咳去痰薬9—①
3	催眠鎮静薬3—①	37	鎮咳去痰薬10—①
4	鎮暈薬1—①	38	鎮咳去痰薬11—①
5	解熱鎮痛薬1—②	39	鎮咳去痰薬12—③
6	解熱鎮痛薬2—③	40	欠番
7	解熱鎮痛薬4—②	41	鎮咳去痰薬14—①
8	かぜ薬1—②	42	吸入剤1
9	かぜ薬6—①	43	吸入剤2
10	解熱鎮痛薬6—②	44	歯科口腔用薬1
11	解熱鎮痛薬7—①	45	歯科口腔用薬2
12	解熱鎮痛薬8—①	46	歯科口腔用薬3—①
13	解熱鎮痛薬9—①	47	歯科口腔用薬4
14	かぜ薬7—①	48	歯科口腔用薬5
15	かぜ薬3—③	49	胃腸薬1—①
16	かぜ薬2—①	50	胃腸薬2—②
17	かぜ薬9	51	胃腸薬3—②
18	かぜ薬4—②	52	胃腸薬4—②
19	かぜ薬5—②	53	胃腸薬5—①
20	眼科用薬1—①	54	胃腸薬6—②
21	耳鼻科用薬1—②	55	胃腸薬7—①
22	抗ヒスタミン薬1—②	56	胃腸薬8—②
23	抗ヒスタミン薬2—①	57	胃腸薬9—①
24	抗ヒスタミン薬3—②	58	胃腸薬10—②
25	抗ヒスタミン薬4—①	59	胃腸薬11—①
26	抗ヒスタミン薬5—②	60	胃腸薬12—②
27	欠番	61	胃腸薬13
28	鎮咳去痰薬1—①	62	胃腸薬14
29	鎮咳去痰薬2—①	63	欠番
30	鎮咳去痰薬3—①	64	胃腸薬16
31	鎮咳去痰薬4—②	65	胃腸薬17—①
32	鎮咳去痰薬5—②	66	胃腸薬18—①
33	鎮咳去痰薬6—①	67	胃腸薬19—②
34	鎮咳去痰薬7—①	68	胃腸薬20

一連番号	薬局製剤指針による処方番号	一連番号	薬局製剤指針による処方番号
69	胃腸薬 21	104	外皮用薬 15
70	胃腸薬 22	105	外皮用薬 16—①
71	胃腸薬 23—①	106	外皮用薬 17
72	胃腸薬 24—③	107	外皮用薬 18—①
73	胃腸薬 25—②	108	外皮用薬 19
74	胃腸薬 26—①	109	外皮用薬 20—②
75	胃腸薬 27—②	110	外皮用薬 21—①
76	胃腸薬 28—①	111	外皮用薬 22—②
77	胃腸薬 29—①	112	外皮用薬 23
78	胃腸薬 30—①	113	外皮用薬 24—①
79	胃腸薬 31—②	114	外皮用薬 25—①
80	胃腸薬 32—②	115	外皮用薬 26
81	胃腸薬 33	116	外皮用薬 27—①
82	胃腸薬 34—①	117	外皮用薬 28
83	胃腸薬 35—①	118	外皮用薬 29—①
84	胃腸薬 36—①	119	外皮用薬 30—③
85	胃腸薬 37—①	120	外皮用薬 31—①
86	胃腸薬 38—①	121	外皮用薬 32—①
87	外用痔疾用薬 1	122	外皮用薬 33—①
88	外用痔疾用薬 2	123	外皮用薬 34—①
89	外用痔疾用薬 3	124	外皮用薬 35—①
90	外皮用薬 1	125	外皮用薬 36—①
91	外皮用薬 2	126	外皮用薬 37—①
92	外皮用薬 3	127	外皮用薬 38—①
93	外皮用薬 4	128	外皮用薬 39
94	外皮用薬 5	129	外皮用薬 40—②
95	外皮用薬 6	130	外皮用薬 41—②
96	外皮用薬 7	131	外皮用薬 42—①
97	外皮用薬 8 —②	132	外皮用薬 43—②
98	外皮用薬 9 —①	133	外皮用薬 44
99	外皮用薬 10	134	外皮用薬 45
100	外皮用薬 11—①	135	外皮用薬 46
101	外皮用薬 12	136	外皮用薬 47
102	外皮用薬 13	137	外皮用薬 48
103	外皮用薬 14—①	138	外皮用薬 49

一連番号	薬局製剤指針による処方番号	一連番号	薬局製剤指針による処方番号
139	外皮用薬 50—①	174	ビタミン主薬製剤 5 —①
140	外皮用薬 51—①	175	かぜ薬 10
141	外皮用薬 52	176	抗ヒスタミン薬 6
142	外皮用薬 53—①	177	鎮咳去痰薬 15
143	外皮用薬 54—①	178	歯科口腔用薬 6
144	外皮用薬 55—①	179	歯科口腔用薬 7
145	外皮用薬 56	180	胃腸薬 39
146	外皮用薬 57—①	181	外皮用薬 72
147	外皮用薬 58—②	182	外皮用薬 73
148	外皮用薬 59—①	183	外皮用薬 74
149	外皮用薬 60—①	184	外皮用薬 75
150	外皮用薬 61—①	185	外皮用薬 76
151	外皮用薬 62—①	186	外皮用薬 77
152	外皮用薬 63	187	外皮用薬 78
153	外皮用薬 64—①	188	K 1
154	外皮用薬 65	189	K 1 —①
155	外皮用薬 66	190	K 2
156	外皮用薬 67—①	191	K 3
157	外皮用薬 68—③	192	K 4
158	外皮用薬 69—②	193	K 5
159	外皮用薬 70—②	194	K 5 —①
160	外皮用薬 71—①	195	K 6
161	鎮暈薬 2 —①	196	K 7
162	駆虫薬 1 —①	197	K 8
163	駆虫薬 2 —①	198	K 9
164	ビタミン主薬製剤 6	199	K 10
165	その他 1 —①	200	K 11
166	かぜ薬 8 —①	201	K 11—①
167	解熱鎮痛薬 10	202	K 12
168	解熱鎮痛薬 10—①	203	K 13
169	解熱鎮痛薬 11—①	204	K 13—①
170	ビタミン主薬製剤 1 —①	205	K 14
171	ビタミン主薬製剤 2 —①	206	K 15
172	ビタミン主薬製剤 3 —①	207	K 16
173	ビタミン主薬製剤 4 —①	208	K 17

一連番号	薬局製剤指針による処方番号	一連番号	薬局製剤指針による処方番号
209	K 18	244	K 51
210	K 19	245	K 52
211	K 20	246	K 52—①
212	K 21	247	K 53
213	K 22	248	K 54
214	K 23	249	K 55
215	K 24	250	K 56
216	K 25	251	K 57
217	K 26	252	K 58
218	K 26—①	253	K 59
219	K 27	254	K 60
220	K 28	255	K 61
221	K 29	256	K 62
222	K 30	257	K 63
223	K 31	258	K 63—①
224	K 32	259	K 64
225	K 33	260	K 65
226	K 34	261	K 66
227	K 35	262	K 67
228	K 36	263	K 68
229	K 36—①	264	K 69
230	K 37	265	K 70
231	K 38	266	K 71
232	K 39	267	K 72
233	K 40	268	K 72—①
234	K 41	269	K 73
235	K 42	270	K 74
236	K 43	271	K 74—①
237	K 44	272	K 75
238	K 45	273	K 76
239	K 46	274	K 77
240	K 47	275	K 78
241	K 48	276	K 79
242	K 49	277	K 80
243	K 50	278	K 81

一連番号	薬局製剤指針による処方番号	一連番号	薬局製剤指針による処方番号
279	K 82	314	K 115
280	K 83	315	K 115—①
281	K 84	316	K 116
282	K 85	317	K 117
283	K 86	318	K 118
284	K 87	319	K 119
285	K 88	320	K 120
286	K 88—①	321	K 121
287	K 89	322	K 122
288	K 90	323	K 123
289	K 91	324	K 124
290	K 92	325	K 125
291	K 93	326	K 126
292	K 94	327	K 127
293	K 95	328	K 128
294	K 96	329	K 129
295	K 97	330	K 130
296	K 98	331	K 131
297	K 99	332	K 132
298	K 100	333	K 133
299	K 101	334	K 134
300	K 101—①	335	K 135
301	K 102	336	K 136
302	K 103	337	K 137
303	K 104	338	K 138
304	K 105	339	K 139
305	K 106	340	K 140
306	K 107	341	K 141
307	K 108	342	K 142
308	K 109	343	K 143
309	K 110	344	K 144
310	K 111	345	K 144—①
311	K 112	346	K 145
312	K 113	347	K 146
313	K 114	348	K 147

一連番号	薬局製剤指針による処方番号	一連番号	薬局製剤指針による処方番号
349	K 147—①	384	K 179
350	K 148	385	K 180
351	K 149	386	K 181
352	K 150	387	K 182
353	K 151	388	K 182—①
354	K 152	389	K 183
355	K 153	390	K 184
356	K 154	391	K 185
357	K 155	392	K 186
358	K 155—①	393	K 187
359	K 156	394	K 188
360	K 157	395	K 189
361	K 157—①	396	K 190
362	K 158	397	K 191
363	K 159	398	K 192
364	K 160	399	K 192—①
365	K 160—①	400	K 193
366	K 161	401	K 194
367	K 162	402	K 195
368	K 163	403	K 196
369	K 164	404	K 197
370	K 165	405	K 198
371	K 166	406	K 199
372	K 167	407	K 200
373	K 168	408	K 201
374	K 169	409	K 202
375	K 170	410	K 203
376	K 171	411	K 204
377	K 172	412	K 205
378	K 173	413	K 206
379	K 174	414	K 207
380	K 175	415	K 208
381	K 176	416	K 209
382	K 177	417	K 210
383	K 178	418	K 211

xlvi

一連番号	薬局製剤指針による処方番号
419	K 212
420	K 213
421	K 214
422	K 215
423	K 216

（別紙2）　製造販売承認を要しない薬局製造販売医薬品

1	日本薬局方　吸水クリーム
2	日本薬局方　親水クリーム
3	日本薬局方　精製水
4	日本薬局方　単軟膏
5	日本薬局方　白色軟膏
6	日本薬局方　ハッカ水
7	日本薬局方　マクロゴール軟膏
8	日本薬局方　加水ラノリン
9	日本薬局方　親水ワセリン

（参考）　製造販売承認を要する薬局製造販売医薬品

一連番号	薬局製剤指針による処方番号	旧一連番号	薬局製剤指針による処方番号
1	催眠鎮静薬1—①	1	催眠鎮静薬1—①
2	催眠鎮静薬2—①	2	催眠鎮静薬2—①
3	催眠鎮静薬3—①	3	催眠鎮静薬3—①
4	鎮暈薬1—①	4	鎮暈薬1—①
5	解熱鎮痛薬1—②	5	解熱鎮痛薬1—②
6	解熱鎮痛薬2—③	6	解熱鎮痛薬2—③
7	解熱鎮痛薬4—②	7	解熱鎮痛薬4—②
8	かぜ薬1—②	8	かぜ薬1—②
9	かぜ薬6—①	9	かぜ薬6—①
10	解熱鎮痛薬6—②	10	解熱鎮痛薬6—②
11	解熱鎮痛薬7—①	11	解熱鎮痛薬7—①
12	解熱鎮痛薬8—①	12	解熱鎮痛薬8—①
13	解熱鎮痛薬9—①	13	解熱鎮痛薬9—①
14	かぜ薬7—①	14	かぜ薬7—①
15	かぜ薬3—③	15	かぜ薬3—③
16	かぜ薬2—①	16	かぜ薬2—①
17	かぜ薬9	17	かぜ薬9
18	かぜ薬4—②	18	かぜ薬4—②
19	かぜ薬5—②	19	かぜ薬5—②
20	眼科用薬1—①	20	眼科用薬1—①
21	耳鼻科用薬1—②	21	耳鼻科用薬1—②
22	抗ヒスタミン薬1—②	22	抗ヒスタミン薬1—②
23	抗ヒスタミン薬2—①	23	抗ヒスタミン薬2—①
24	抗ヒスタミン薬3—②	24	抗ヒスタミン薬3—②
25	抗ヒスタミン薬4—①	25	抗ヒスタミン薬4—①
26	抗ヒスタミン薬5—②	26	抗ヒスタミン薬5—②
27	欠番	27	欠番
28	鎮咳去痰薬1—①	28	鎮咳去痰薬1—①
29	鎮咳去痰薬2—①	29	鎮咳去痰薬2—①
30	鎮咳去痰薬3—①	30	鎮咳去痰薬3—①
31	鎮咳去痰薬4—②	31	鎮咳去痰薬4—②
32	鎮咳去痰薬5—②	32	鎮咳去痰薬5—②
33	鎮咳去痰薬6—①	33	鎮咳去痰薬6—①
34	鎮咳去痰薬7—①	34	鎮咳去痰薬7—①

一連番号	薬局製剤指針による処方番号	旧一連番号	薬局製剤指針による処方番号
35	鎮咳去痰薬8—①	35	鎮咳去痰薬8—①
36	鎮咳去痰薬9—①	36	鎮咳去痰薬9—①
37	鎮咳去痰薬10—①	37	鎮咳去痰薬10—①
38	鎮咳去痰薬11—①	38	鎮咳去痰薬11—①
39	鎮咳去痰薬12—③	39	鎮咳去痰薬12—③
40	欠番	40	鎮咳去痰薬13—②
41	鎮咳去痰薬14—①	41	鎮咳去痰薬14—①
42	吸入剤1	42	吸入剤1
43	吸入剤2	43	吸入剤2
44	歯科口腔用薬1	44	歯科口腔用薬1
45	歯科口腔用薬2	45	歯科口腔用薬2
46	歯科口腔用薬3—①	46	歯科口腔用薬3—①
47	歯科口腔用薬4	47	歯科口腔用薬4
48	歯科口腔用薬5	48	歯科口腔用薬5
49	胃腸薬1—①	49	胃腸薬1—①
50	胃腸薬2—②	50	胃腸薬2—②
51	胃腸薬3—②	51	胃腸薬3—②
52	胃腸薬4—②	52	胃腸薬4—②
53	胃腸薬5—①	53	胃腸薬5—①
54	胃腸薬6—②	54	胃腸薬6—②
55	胃腸薬7—①	55	胃腸薬7—①
56	胃腸薬8—②	56	胃腸薬8—②
57	胃腸薬9—①	57	胃腸薬9—①
58	胃腸薬10—②	58	胃腸薬10—②
59	胃腸薬11—①	59	胃腸薬11—①
60	胃腸薬12—②	60	胃腸薬12—②
61	胃腸薬13	61	胃腸薬13
62	胃腸薬14	62	胃腸薬14
63	欠番	63	欠番
64	胃腸薬16	64	胃腸薬16
65	胃腸薬17—①	65	胃腸薬17—①
66	胃腸薬18—①	66	胃腸薬18—①
67	胃腸薬19—②	67	胃腸薬19—②
68	胃腸薬20	68	胃腸薬20
69	胃腸薬21	69	胃腸薬21

一連番号	薬局製剤指針による処方番号	旧一連番号	薬局製剤指針による処方番号
70	胃腸薬 22	70	胃腸薬 22
71	胃腸薬 23—①	71	胃腸薬 23—①
72	胃腸薬 24—③	72	胃腸薬 24—③
73	胃腸薬 25—②	73	胃腸薬 25—②
74	胃腸薬 26—①	74	胃腸薬 26—①
75	胃腸薬 27—②	75	胃腸薬 27—②
76	胃腸薬 28—①	76	胃腸薬 28—①
77	胃腸薬 29—①	77	胃腸薬 29—①
78	胃腸薬 30—①	78	胃腸薬 30—①
79	胃腸薬 31—②	79	胃腸薬 31—②
80	胃腸薬 32—②	80	胃腸薬 32—②
81	胃腸薬 33	81	胃腸薬 33
82	胃腸薬 34—①	82	胃腸薬 34—①
83	胃腸薬 35—①	83	胃腸薬 35—①
84	胃腸薬 36—①	84	胃腸薬 36—①
85	胃腸薬 37—①	85	胃腸薬 37—①
86	胃腸薬 38—①	86	胃腸薬 38—①
87	外用痔疾用薬 1	87	外用痔疾用薬 1
88	外用痔疾用薬 2	88	外用痔疾用薬 2
89	外用痔疾用薬 3	89	外用痔疾用薬 3
90	外皮用薬 1	90	外皮用薬 1
91	外皮用薬 2	91	外皮用薬 2
92	外皮用薬 3	92	外皮用薬 3
93	外皮用薬 4	93	外皮用薬 4
94	外皮用薬 5	94	外皮用薬 5
95	外皮用薬 6	95	外皮用薬 6
96	外皮用薬 7	96	外皮用薬 7
97	外皮用薬 8—②	97	外皮用薬 8—②
98	外皮用薬 9—①	98	外皮用薬 9—①
99	外皮用薬 10	99	外皮用薬 10
100	外皮用薬 11—①	100	外皮用薬 11—①
101	外皮用薬 12	101	外皮用薬 12
102	外皮用薬 13	102	外皮用薬 13
103	外皮用薬 14—①	103	外皮用薬 14—①
104	外皮用薬 15	104	外皮用薬 15

一連番号	薬局製剤指針による処方番号	旧一連番号	薬局製剤指針による処方番号
105	外皮用薬 16—①	105	外皮用薬 16—①
106	外皮用薬 17	106	外皮用薬 17
107	外皮用薬 18—①	107	外皮用薬 18—①
108	外皮用薬 19	108	外皮用薬 19
109	外皮用薬 20—②	109	外皮用薬 20—②
110	外皮用薬 21—①	110	外皮用薬 21—①
111	外皮用薬 22—②	111	外皮用薬 22—②
112	外皮用薬 23	112	外皮用薬 23
113	外皮用薬 24—①	113	外皮用薬 24—①
114	外皮用薬 25—①	114	外皮用薬 25—①
115	外皮用薬 26	115	外皮用薬 26
116	外皮用薬 27—①	116	外皮用薬 27—①
117	外皮用薬 28	117	外皮用薬 28
118	外皮用薬 29—①	118	外皮用薬 29—①
119	外皮用薬 30—③	119	外皮用薬 30—③
120	外皮用薬 31—①	120	外皮用薬 31—①
121	外皮用薬 32—①	121	外皮用薬 32—①
122	外皮用薬 33—①	122	外皮用薬 33—①
123	外皮用薬 34—①	123	外皮用薬 34—①
124	外皮用薬 35—①	124	外皮用薬 35—①
125	外皮用薬 36—①	125	外皮用薬 36—①
126	外皮用薬 37—①	126	外皮用薬 37—①
127	外皮用薬 38—①	127	外皮用薬 38—①
128	外皮用薬 39	128	外皮用薬 39
129	外皮用薬 40—②	129	外皮用薬 40—②
130	外皮用薬 41—②	130	外皮用薬 41—②
131	外皮用薬 42—①	131	外皮用薬 42—①
132	外皮用薬 43—②	132	外皮用薬 43—②
133	外皮用薬 44	133	外皮用薬 44
134	外皮用薬 45	134	外皮用薬 45
135	外皮用薬 46	135	外皮用薬 46
136	外皮用薬 47	136	外皮用薬 47
137	外皮用薬 48	137	外皮用薬 48
138	外皮用薬 49	138	外皮用薬 49
139	外皮用薬 50—①	139	外皮用薬 50—①

一連番号	薬局製剤指針による処方番号	旧一連番号	薬局製剤指針による処方番号
140	外皮用薬 51—①	140	外皮用薬 51—①
141	外皮用薬 52	141	外皮用薬 52
142	外皮用薬 53—①	142	外皮用薬 53—①
143	外皮用薬 54—①	143	外皮用薬 54—①
144	外皮用薬 55—①	144	外皮用薬 55—①
145	外皮用薬 56	145	外皮用薬 56
146	外皮用薬 57—①	146	外皮用薬 57—①
147	外皮用薬 58—②	147	外皮用薬 58—②
148	外皮用薬 59—①	148	外皮用薬 59—①
149	外皮用薬 60—①	149	外皮用薬 60—①
150	外皮用薬 61—①	150	外皮用薬 61—①
151	外皮用薬 62—①	151	外皮用薬 62—①
152	外皮用薬 63	152	外皮用薬 63
153	外皮用薬 64—①	153	外皮用薬 64—①
154	外皮用薬 65	154	外皮用薬 65
155	外皮用薬 66	155	外皮用薬 66
156	外皮用薬 67—①	156	外皮用薬 67—①
157	外皮用薬 68—③	157	外皮用薬 68—③
158	外皮用薬 69—②	158	外皮用薬 69—②
159	外皮用薬 70—②	159	外皮用薬 70—②
160	外皮用薬 71—①	160	外皮用薬 71—①
161	鎮暈薬 2—①	161	鎮暈薬 2—①
162	駆虫薬 1—①	162	駆虫薬 1—①
163	駆虫薬 2—①	163	駆虫薬 2—①
164	ビタミン主薬製剤 6	164	ビタミン主薬製剤 6
165	その他 1—①	165	その他 1—①
166	かぜ薬 8—①	166	かぜ薬 8—①
167	解熱鎮痛薬 10	167	解熱鎮痛薬 10
168	解熱鎮痛薬 10—①	168	解熱鎮痛薬 10—①
169	解熱鎮痛薬 11—①	169	解熱鎮痛薬 11—①
170	ビタミン主薬製剤 1—①	170	ビタミン主薬製剤 1—①
171	ビタミン主薬製剤 2—①	171	ビタミン主薬製剤 2—①
172	ビタミン主薬製剤 3—①	172	ビタミン主薬製剤 3—①
173	ビタミン主薬製剤 4—①	173	ビタミン主薬製剤 4—①
174	ビタミン主薬製剤 5—①	174	ビタミン主薬製剤 5—①

一連番号	薬局製剤指針による処方番号	旧一連番号	薬局製剤指針による処方番号
175	かぜ薬 10	175	かぜ薬 10
176	抗ヒスタミン薬 6	176	抗ヒスタミン薬 6
177	鎮咳去痰薬 15	177	鎮咳去痰薬 15
178	歯科口腔用薬 6	178	歯科口腔用薬 6
179	歯科口腔用薬 7	179	歯科口腔用薬 7
180	胃腸薬 39	180	胃腸薬 39
181	外皮用薬 72	181	外皮用薬 72
182	外皮用薬 73	182	外皮用薬 73
183	外皮用薬 74	183	外皮用薬 74
184	外皮用薬 75	184	外皮用薬 75
185	外皮用薬 76	185	外皮用薬 76
186	外皮用薬 77	186	外皮用薬 77
187	外皮用薬 78	187	外皮用薬 78
188	K 1	188	K 1
189	K 1—①	189	K 1—①
190	K 2	190	K 2
191	K 3	191	K 3
192	K 4	192	K 4
193	K 5	193	K 5
194	K 5—①	194	K 5—①
195	K 6	195	K 6
196	K 7	196	K 7
197	K 8	197	K 8
198	K 9	198	K 9
199	K 10	199	K 10
200	K 11	200	K 11
201	K 11—①	201	K 11—①
202	K 12	202	K 12
203	K 13	203	K 13
204	K 13—①	204	K 13—①
205	K 14	205	K 14
206	K 15	206	K 15
207	K 16	207	K 16
208	K 17	208	K 17
209	K 18	209	K 18

一連番号	薬局製剤指針による処方番号	旧一連番号	薬局製剤指針による処方番号
210	K 19	210	K 19
211	K 20	211	K 20
212	K 21	212	K 21
213	K 22	213	K 22
214	K 23	214	K 23
215	K 24	215	K 24
216	K 25	216	K 25
217	K 26	217	K 26
218	K 26—①	218	K 26—①
219	K 27	219	K 27
220	K 28	220	K 28
221	K 29	221	K 29
222	K 30	222	K 30
223	K 31	223	K 31
224	K 32	224	K 32
225	K 33	225	K 33
226	K 34	226	K 34
227	K 35	227	K 35
228	K 36	228	K 36
229	K 36—①	229	K 36—①
230	K 37	230	K 37
231	K 38	231	K 38
232	K 39	232	K 39
233	K 40	233	K 40
234	K 41	234	K 41
235	K 42	235	K 42
236	K 43	236	K 43
237	K 44	237	K 44
238	K 45	238	K 45
239	K 46	239	K 46
240	K 47	240	K 47
241	K 48	241	K 48
242	K 49	242	K 49
243	K 50	243	K 50
244	K 51	244	K 51

一連番号	薬局製剤指針による処方番号	旧一連番号	薬局製剤指針による処方番号
245	K 52	245	K 52
246	K 52—①	246	K 52—①
247	K 53	247	K 53
248	K 54	248	K 54
249	K 55	249	K 55
250	K 56	250	K 56
251	K 57	251	K 57
252	K 58	252	K 58
253	K 59	253	K 59
254	K 60	254	K 60
255	K 61	255	K 61
256	K 62	256	K 62
257	K 63	257	K 63
258	K 63—①	258	K 63—①
259	K 64	259	K 64
260	K 65	260	K 65
261	K 66	261	K 66
262	K 67	262	K 67
263	K 68	263	K 68
264	K 69	264	K 69
265	K 70	265	K 70
266	K 71	266	K 71
267	K 72	267	K 72
268	K 72—①	268	K 72—①
269	K 73	269	K 73
270	K 74	270	K 74
271	K 74—①	271	K 74—①
272	K 75	272	K 75
273	K 76	273	K 76
274	K 77	274	K 77
275	K 78	275	K 78
276	K 79	276	K 79
277	K 80	277	K 80
278	K 81	278	K 81
279	K 82	279	K 82

一連番号	薬局製剤指針による処方番号	旧一連番号	薬局製剤指針による処方番号
280	K 83	280	K 83
281	K 84	281	K 84
282	K 85	282	K 85
283	K 86	283	K 86
284	K 87	284	K 87
285	K 88	285	K 88
286	K 88—①	286	K 88—①
287	K 89	287	K 89
288	K 90	288	K 90
289	K 91	289	K 91
290	K 92	290	K 92
291	K 93	291	K 93
292	K 94	292	K 94
293	K 95	293	K 95
294	K 96	294	K 96
295	K 97	295	K 97
296	K 98	296	K 98
297	K 99	297	K 99
298	K 100	298	K 100
299	K 101	299	K 101
300	K 101—①	300	K 101—①
301	K 102	301	K 102
302	K 103	302	K 103
303	K 104	303	K 104
304	K 105	304	K 105
305	K 106	305	K 106
306	K 107	306	K 107
307	K 108	307	K 108
308	K 109	308	K 109
309	K 110	309	K 110
310	K 111	310	K 111
311	K 112	311	K 112
312	K 113	312	K 113
313	K 114	313	K 114
314	K 115	314	K 115

一連番号	薬局製剤指針による処方番号	旧一連番号	薬局製剤指針による処方番号

一連番号	薬局製剤指針による処方番号	旧一連番号	薬局製剤指針による処方番号
315	K 115—①	315	K 115—①
316	K 116	316	K 116
317	K 117	317	K 117
318	K 118	318	K 118
319	K 119	319	K 119
320	K 120	320	K 120
321	K 121	321	K 121
322	K 122	322	K 122
323	K 123	323	K 123
324	K 124	324	K 124
325	K 125	325	K 125
326	K 126	326	K 126
327	K 127	327	K 127
328	K 128	328	K 128
329	K 129	329	K 129
330	K 130	330	K 130
331	K 131	331	K 131
332	K 132	332	K 132
333	K 133	333	K 133
334	K 134	334	K 134
335	K 135	335	K 135
336	K 136	336	K 136
337	K 137	337	K 137
338	K 138	338	K 138
339	K 139	339	K 139
340	K 140	340	K 140
341	K 141	341	K 141
342	K 142	342	K 142
343	K 143	343	K 143
344	K 144	344	K 144
345	K 144—①	345	K 144—①
346	K 145	346	K 145
347	K 146	347	K 146
348	K 147	348	K 147
349	K 147—①	349	K 147—①

一連番号	薬局製剤指針による処方番号	旧一連番号	薬局製剤指針による処方番号

一連番号	薬局製剤指針による処方番号	旧一連番号	薬局製剤指針による処方番号
350	K 148	350	K 148
351	K 149	351	K 149
352	K 150	352	K 150
353	K 151	353	K 151
354	K 152	354	K 152
355	K 153	355	K 153
356	K 154	356	K 154
357	K 155	357	K 155
358	K 155—①	358	K 155—①
359	K 156	359	K 156
360	K 157	360	K 157
361	K 157—①	361	K 157—①
362	K 158	362	K 158
363	K 159	363	K 159
364	K 160	364	K 160
365	K 160—①	365	K 160—①
366	K 161	366	K 161
367	K 162	367	K 162
368	K 163	368	K 163
369	K 164	369	K 164
370	K 165	370	K 165
371	K 166	371	K 166
372	K 167	372	K 167
373	K 168	373	K 168
374	K 169	374	K 169
375	K 170	375	K 170
376	K 171	376	K 171
377	K 172	377	K 172
378	K 173	378	K 173
379	K 174	379	K 174
380	K 175	380	K 175
381	K 176	381	K 176
382	K 177	382	K 177
383	K 178	383	K 178
384	K 179	384	K 179

一連番号	薬局製剤指針による処方番号	旧一連番号	薬局製剤指針による処方番号
385	K 180	385	K 180
386	K 181	386	K 181
387	K 182	387	K 182
388	K 182—①	388	K 182—①
389	K 183	389	K 183
390	K 184	390	K 184
391	K 185	391	K 185
392	K 186	392	K 186
393	K 187	393	K 187
394	K 188	394	K 188
395	K 189	395	K 189
396	K 190	396	K 190
397	K 191	397	K 191
398	K 192	398	K 192
399	K 192—①	399	K 192—①
400	K 193	400	K 193
401	K 194	401	K 194
402	K 195	402	K 195
403	K 196	403	K 196
404	K 197	404	K 197
405	K 198	405	K 198
406	K 199	406	K 199
407	K 200	407	K 200
408	K 201	408	K 201
409	K 202	409	K 202
410	K 203	410	K 203
411	K 204	411	K 204
412	K 205	412	K 205
413	K 206	413	K 206
414	K 207	414	K 207
415	K 208	415	K 208
416	K 209	416	K 209
417	K 210	417	K 210
418	K 211	418	K 211
419	K 212	419	K 212

一連番号	薬局製剤指針による処方番号	旧一連番号	薬局製剤指針による処方番号
420	K 213	420	K 213
421	K 214	421	K 214
422	K 215	422	K 215
423	K 216	423	K 216

通　則

1. 本書を薬局製剤指針と称する。

2. 薬局製剤指針の医薬品とは，医薬品各条に規定するものをいう。医薬品各条の品目を特定する場合には，医薬品各条に掲げられた処方番号（例えば，催眠鎮静薬○○）を用いる。

3. 薬局製剤指針の医薬品の品質の適否は，通則及び医薬品各条の規定によって判定する。

4. 薬局製剤指針においては，別に規定するもののほか，薬局製剤の特性に応じて，日本薬局方通則，製剤総則，生薬総則及び一般試験法の規定を準用する。

5. 分包散剤にあっては，医薬品各条に定める規格及び試験方法によるほか，次の重量偏差試験に適合しなければならない。

　　重量偏差試験　本剤 20 包をとり，その重量を精密に量り，平均重量を計算するとき，この値と個々の重量との偏差（％）が 10 ％以下のときは適合とする。偏差（％）が 10 ％を超えるものがあるときは，内容物について，その重量偏差試験を行う。

　　　本剤 20 包をとり，個々の重量を精密に量る。このとき，個々の番号をひかえるなど識別して，各散剤（分包）とその重量との対応に留意する。包装を開き，内容物を小さなはけなどを用いて除去し，個々の空の包装の重量を精密に量る。個々の散剤（分包）の重量から対応する空の包装の重量を差し引いて，その散剤（分包）の内容物の重量とする。20 包について，個々の内容物の重量を求め，平均重量を計算するとき，この値と個々の重量との偏差（％）が 10 ％を超えるものが 2 包以下で，かつ 25 ％を超えるものがないときは適合とする。

6. 本書の医薬品には，原則として，各条に規定する以外の成分（安定剤，その他）を加えることができない。ただし，賦形剤及び基剤については，製剤学的な観点から適切と考えられる場合は，各条に規定する以外の成分に変更することができる。

7. 本書の医薬品に用いる原末について，その代替として倍散等を用いる場合には，原則として，各条において定める。ただし，原薬が入手困難な場合においては，この限りではない。

8. 医薬品各条の「成分及び分量又は本質」欄に記載されている配合成分の規格として，「局外規」，「局外生規」又は「薬添規」の記載があるものは，日本薬局方外医薬品規格，日本薬局方外生薬規格，医薬品添加物規格の規格に適合するものであることを意味する。

9. 医薬品各条に規定する医薬品が動物に由来するものを原料として製造されるものであるときは，別に規定する場合を除き，当該動物は，原則として，健康なものでなければならない。

10. 医薬品各条の「規格及び試験方法」において定量法に用いる標準物質は，特に規定のない限り，日本薬局方各条に適合するもの，あるいは，日本工業規格特級の試薬を用いるものとする。

医薬品各条

因薬品咨案

【 1 】 催眠鎮静薬 1 ―①

成 分 及 び 分 量 又 は 本 質	賦形剤	日本薬局方 〃	ブロモバレリル尿素	0.5 g
			デンプン，乳糖水和物又はこれらの混合物	適 量
		全　　量		1.0 g
製 造 方 法	以上をとり，散剤の製法により製する。なお，分包散剤とする場合もある。			
用 法 及 び 用 量	大人（15才以上）1回1.0 g，1日1回，就寝前に服用する。			
効 能 又 は 効 果	催　眠			
貯 蔵 方 法 及 び 有 効 期 間	密閉容器			
規格及び試験方法	別記のとおり。			
備　　　　考				

規 格 及 び 試 験 方 法

本品は定量するとき，ブロモバレリル尿素（$C_6H_{11}BrN_2O_2$：223.07）45.0〜55.0 ％を含む。

性　状　本品は白色の粉末である。

確認試験　本品0.4 gにメタノール3 mLを加えて振り混ぜた後，ろ過し，ろ液を試料溶液とする。別にブロモバレリル尿素0.2 gをメタノール3 mLに溶かし，標準溶液とする。これらの液につき，薄層クロマトグラフ法により試験を行う。試料溶液及び標準溶液5 µLずつを薄層クロマトグラフ用シリカゲル（蛍光剤入り）を用いて調製した薄層板にスポットする。次に酢酸エチル・ヘキサン混液（4：1）を展開溶媒として約10 cm展開した後，薄層板を風乾する。これに紫外線（主波長254 nm）を照射するとき，試料溶液から得たスポットは，標準溶液から得たスポットと色調及び Rf 値が等しい。

定量法　本品約0.1 gを精密に量り，メタノール30 mLを加え，10分間振り混ぜた後，内標準溶液5 mLを正確に加え，更にメタノールを加えて50 mLとする。この液をろ過し，初めのろ液10 mLを除き，次のろ液を試料溶液とする。別に定量用ブロモバレリル尿素0.05 gを精密に量り，内標準溶液5 mLを正確に加え，更にメタノールを加えて溶かし50 mLとし，標準溶液とする。試料溶液及び標準溶液10 µLにつき，次の条件で液体クロマトグラフ法により試験を行い，内標準物質のピーク面積に対するブロモバレリル尿素のピーク面積の比 Q_T 及び Q_S を求める。

ブロモバレリル尿素（$C_6H_{11}BrN_2O_2$）の量（mg）

$$=定量用ブロモバレリル尿素の量（mg）\times \frac{Q_T}{Q_S}$$

内標準溶液　パラオキシ安息香酸エチルのメタノール溶液（1→5000）

操作条件

検出器：紫外吸光光度計（測定波長：254 nm）

カラム：内径約4 mm，長さ15〜25 cmのステンレス管に5〜10 µmの液体クロマトグラフ用オクタデシルシリル化シリカゲルを充てんする。

カラム温度：40℃付近の一定温度

移動相：薄めたリン酸（1→1000）・メタノール混液（3：2）

流量：ブロモバレリル尿素の保持時間が約6分になるように調整する。

カラムの選定：標準溶液10 µLにつき，上記の条件で操作するとき，ブロモバレリル尿素，パラオキシ安息香酸エチルの順に溶出し，それぞれのピークが完全に分離するものを用いる。

【 2 】 催眠鎮静薬 2 ─①

成 分 及 び 分 量 又 は 本 質	日本薬局方	ブロモバレリル尿素	0.6 g
	賦形剤　　〃	デンプン，乳糖水和物又はこれらの混合物	適　量
	全　　　　量		3.0 g
製 造 方 法	以上をとり，散剤の製法により製する。なお，分包散剤とする場合もある。		
用 法 及 び 用 量	大人（15才以上）1回1.0 g，1日3回を限度とする。 服用間隔は4時間以上おくこと。		
効 能 又 は 効 果	鎮　静		
貯 蔵 方 法 及 び 有 効 期 間	密閉容器		
規格及び試験方法	別記のとおり。		
備　　　考			

規 格 及 び 試 験 方 法

本品は定量するとき，ブロモバレリル尿素（$C_6H_{11}BrN_2O_2$：223.07）18.0～22.0 %を含む。

性　　状　本品は白色の粉末である。

確認試験　本品1.0 gにメタノール3 mLを加えて振り混ぜた後，ろ過し，ろ液を試料溶液とする。別にブロモバレリル尿素0.2 gをメタノール3 mLに溶かし，標準溶液とする。これらの液につき，薄層クロマトグラフ法により試験を行う。試料溶液及び標準溶液5 μLずつを薄層クロマトグラフ用シリカゲル（蛍光剤入り）を用いて調製した薄層板にスポットする。次に酢酸エチル・ヘキサン混液（4：1）を展開溶媒として約10 cm展開した後，薄層板を風乾する。これに紫外線（主波長254 nm）を照射するとき，試料溶液から得たスポットは，標準溶液から得たスポットと色調及び Rf 値が等しい。

定 量 法　本品約0.25 gを精密に量り，メタノール30 mLを加え，10分間振り混ぜた後，内標準溶液5 mLを正確に加え，更にメタノールを加えて50 mLとする。この液をろ過し，初めのろ液10 mLを除き，次のろ液を試料溶液とする。別に定量用ブロモバレリル尿素0.05 gを精密に量り，内標準溶液5 mLを正確に加え，更にメタノールを加えて溶かし50 mLとし，標準溶液とする。試料溶液及び標準溶液10 μLにつき，次の条件で液体クロマトグラフ法により試験を行い，内標準物質のピーク面積に対するブロモバレリル尿素のピーク面積の比 Q_T 及び Q_S を求める。

ブロモバレリル尿素（$C_6H_{11}BrN_2O_2$）の量（mg）

$$= 定量用ブロモバレリル尿素の量（mg）\times \frac{Q_T}{Q_S}$$

内標準溶液　パラオキシ安息香酸エチルのメタノール溶液（1 → 5000）

操作条件

　　検出器：紫外吸光光度計（測定波長：254 nm）

　　カラム：内径約4 mm，長さ15～25 cmのステンレス管に5～10 μmの液体クロマトグラフ用オクタデシルシリル化シリカゲルを充てんする。

　　カラム温度：40 ℃付近の一定温度

　　移動相：薄めたリン酸（1 → 1000）・メタノール混液（3：2）

　　流量：ブロモバレリル尿素の保持時間が約6分になるように調整する。

カラムの選定：標準溶液 10 μL につき，上記の条件で操作するとき，ブロモバレリル尿素，
　　パラオキシ安息香酸エチルの順に溶出し，それぞれのピークが完全に分離するものを用
　　いる。

【 3 】 催眠鎮静薬3—①

成分及び分量又は本質	日本薬局方	タンニン酸ジフェンヒドラミン	9.0 g
	〃	ブロモバレリル尿素	50.0 g
	賦形剤　〃	デンプン，乳糖水和物又はこれらの混合物	適 量
		全　　量	100 g
製 造 方 法	以上をとり，散剤の製法により製する。ただし，分包散剤とする。		
用 法 及 び 用 量	大人（15才以上）1回1包1.0 g，1日1回，就寝前に服用する。		
効 能 又 は 効 果	催 眠		
貯 蔵 方 法 及 び 有 効 期 間	密閉容器		
規 格 及 び 試 験 方 法	別記のとおり。		
備 　 考	ジフェンヒドラミン・バレリル尿素散		

規 格 及 び 試 験 方 法

　本品は定量するとき，ジフェンヒドラミン（$C_{17}H_{21}NO$：255.36）2.2～3.2％及びブロモバレリル尿素（$C_6H_{11}BrN_2O_2$：223.07）45.0～55.0％を含む。

性　　状　本品はわずかに灰色を帯びた白色である。

確認試験　（1）　本品0.1 gに希塩酸5 mL，エタノール（95）1 mL及び水10 mLを加えて振り混ぜた後，ろ過する。ろ液に水酸化ナトリウム試液10 mL及びクロロホルム10 mLを加えて抽出する。クロロホルム層を分取し，ブロモフェノールブルー試液1 mLを加えて振り混ぜるとき，クロロホルム層は黄色を呈する（タンニン酸ジフェンヒドラミン）。

（2）　本品0.02 gにジエチルエーテル10 mLを加えて振り混ぜ，ろ過する。ろ液を水浴上で蒸発乾固し，残留物を水酸化ナトリウム試液2 mLに溶かし，ジメチルグリオキシム・チオセミカルバジド試液5 mLを加えて水浴中で30分間加熱するとき，液は赤色を呈する（ブロモバレリル尿素）。

（3）　本品0.3 gにメタノール5 mLを加えて振り混ぜた後，ろ過し，ろ液を試料溶液とする。別にブロモバレリル尿素0.15 g及びタンニン酸ジフェンヒドラミン0.03 gをそれぞれメタノール5 mLに溶かし，標準溶液(1)及び標準溶液(2)とする。これらの液につき，薄層クロマトグラフ法により試験を行う。試料溶液及び標準溶液5 μLずつを薄層クロマトグラフ用シリカゲル（蛍光剤入り）を用いて調製した薄層板にスポットする。次に酢酸エチル・エタノール（99.5）・アンモニア水（28）混液（50：5：1）を展開溶媒として約10 cm展開した後，薄層板を風乾する。これに紫外線（主波長：254 nm）を照射するとき，試料溶液から得た3個のスポットの Rf 値は，標準溶液(1)及び標準溶液(2)から得たそれぞれのスポットの Rf 値に等しい。また，この薄層板に噴霧用ドラーゲンドルフ試液を均等に噴霧するとき，標準溶液(2)から得たスポット及びそれに対応する位置の試料溶液から得たスポットは，だいだい色を呈する。

定 量 法　（1）　本品約0.5 gを精密に量り，メタノール30 mLを加え，10分間振り混ぜた後，内標準溶液5 mLを正確に加え，更にメタノールを加えて50 mLとする。この液をろ過し，初めのろ液10 mLを除き，次のろ液を試料溶液とする。別に定量用タンニン酸ジフェンヒドラミンを105℃で5時間乾燥し，その約0.045 gを精密に量り，内標準溶液5 mLを正確に加え，更にメタノールを加えて溶かし50 mLとし，標準溶液とする。試料溶液及び標準溶液10 μLにつき，次の条件で液体クロ

マトグラフ法により試験を行い，内標準物質のピーク面積に対するタンニン酸ジフェンヒドラミンのピーク面積の比 Q_T 及び Q_S を求める。

タンニン酸ジフェンヒドラミンの量（mg）

$$= 定量用タンニン酸ジフェンヒドラミンの量（mg）\times \frac{Q_T}{Q_S}$$

内標準溶液　パラオキシ安息香酸ヘプチルのメタノール溶液（1 → 200）

操作条件

検出器：紫外吸光光度計（測定波長：230 nm）

カラム：内径約 4 mm，長さ 15～25 cm のステンレス管に 5～10 μm の液体クロマトグラフ用オクタデシルシリル化シリカゲルを充てんする。

カラム温度：40 ℃付近の一定温度

移動相：ドデシル硫酸ナトリウム 5 g を薄めたリン酸（1 → 1000）に溶かして 1000 mL とする。この液 250 mL にメタノール 750 mL を加える。

流　量：タンニン酸ジフェンヒドラミンの保持時間が約 6 分になるように調整する。

カラムの選定：標準溶液 10 μL につき，上記の条件で操作するとき，タンニン酸ジフェンヒドラミン，パラオキシ安息香酸ヘプチルの順に溶出し，それぞれのピークが完全に分離するものを用いる。

（2）　本品約 0.1 g を精密に量り，メタノール 30 mL を加え，10 分間振り混ぜた後，内標準溶液 5 mL を正確に加え，更にメタノールを加えて 50 mL とする。この液をろ過し，初めのろ液 10 mL を除き，次のろ液を試料溶液とする。別に定量用ブロモバレリル尿素を 80 ℃で2 時間乾燥し，その約 0.05 g を精密に量り，内標準溶液 5 mL を正確に加え，更にメタノールを加えて溶かし 50 mL とし，標準溶液とする。試料溶液及び標準溶液 10 μL につき，次の条件で液体クロマトグラフ法により試験を行い，内標準物質のピーク面積に対するブロモバレリル尿素のピーク面積の比 Q_T 及び Q_S を求める。

ブロモバレリル尿素（$C_6H_{11}BrN_2O_2$）の量（mg）

$$= 定量用ブロモバレリル尿素の量（mg）\times \frac{Q_T}{Q_S}$$

内標準溶液　パラオキシ安息香酸エチルのメタノール溶液（1 → 5000）

操作条件

検出器：紫外吸光光度計（測定波長：254 nm）

カラム：内径約 4 mm，長さ 15～25 cm のステンレス管に 5～10 μm の液体クロマトグラフ用オクタデシルシリル化シリカゲルを充てんする。

カラム温度：40 ℃付近の一定温度

移動相：薄めたリン酸（1 → 1000）・メタノール混液（55：45）

流　量：ブロモバレリル尿素の保持時間が約 6 分になるように調整する。

カラムの選定：標準溶液 10 μL につき，上記の条件で操作するとき，ブロモバレリル尿素，パラオキシ安息香酸エチルの順に溶出し，それぞれのピークが完全に分離するものを用いる。

【 4 】 鎮暈薬 1 ―①

成分及び分量又は本質	日本薬局方	ジフェニドール塩酸塩	0.025 g
	〃	ブロモバレリル尿素	0.2 g
	〃	l-メントール	0.03 g
	〃	炭酸水素ナトリウム	1.0 g
	賦形剤　〃	デンプン，乳糖水和物又はこれらの混合物	適　量
		全　　量	2.0 g
製　造　方　法	以上をとり，散剤の製法により製する。ただし，分包製剤とする。ジフェニドール塩酸塩に替えて，ジフェニドール塩酸塩散10%を用いてもよい。		
用法及び用量	1回量を次のとおりとし，乗物酔いの予防には乗車船30分前に服用する。ただし，追加服用する場合は，4時間以上の間をおいて服用する。なお，1日の服用回数は3回までとする。 大人（15才以上）1包2.0 g，11才以上15才未満　大人の⅔，7才以上11才未満　大人の½，3才以上7才未満　大人の⅓		
効能又は効果	乗物酔いによるめまい・吐き気・頭痛の予防及び緩和		
貯蔵方法及び有効期間	遮光した密閉容器		
規格及び試験方法	別記のとおり。		
備　　　　考			

規格及び試験方法

性　　状　本品は白色の粉末で，ハッカのにおいがある。

確認試験　（1）　本品2.0 gにメタノール5 mLを加えて振り混ぜた後，ろ過し，ろ液を試料溶液とする。別にジフェニドール塩酸塩0.025 g及びブロモバレリル尿素0.2 gをそれぞれメタノール5 mLに溶かし，標準溶液(1)及び標準溶液(2)とする。これらの液につき，薄層クロマトグラフ法により試験を行う。試料溶液及び標準溶液10 μLずつを薄層クロマトグラフ用シリカゲル（蛍光剤入り）を用いて調製した薄層板にスポットする。次に酢酸エチル・メタノール・酢酸（100）混液（10：10：1）を展開溶媒として約10 cm展開した後，薄層板を風乾する。これに紫外線（主波長254 nm）を照射するとき，試料溶液から得た2個のスポットは，標準溶液(1)及び標準溶液(2)から得たスポットと色調及びRf値が等しい。

（2）　本品1 gに石油エーテル10 mLを加えて振り混ぜた後，ろ過する。ろ液を蒸発乾固し，残留物にエタノール（95）5 mLを加えた後，硫酸3 mLを加えて振り混ぜるとき，液は黄赤色を呈する（l-メントール）。

（3）　本品1 gに希塩酸3 mLを加えるとき，発泡する（炭酸水素ナトリウム）。

【 5 】 解熱鎮痛薬 1 —②

成分及び分量又は本質	日本薬局方	アセトアミノフェン	0.9 g
	〃	ケイヒ末	0.3 g
	〃	ショウキョウ末	0.1 g
	〃	カンゾウ末	0.3 g
賦形剤	〃	デンプン，乳糖水和物又はこれらの混合物	適 量
		全 量	3.0 g
製 造 方 法	以上をとり，散剤の製法により製する。ただし，分包散剤とする。		
用 法 及 び 用 量	1回量を次のとおりとし，1日3回を限度とする。なるべく空腹時をさけて服用する。服用間隔は4時間以上おくこと。 大人（15才以上）1包1.0 g，11才以上15才未満　大人の⅔		
効 能 又 は 効 果	○頭痛・歯痛・抜歯後の疼痛・咽喉痛・耳痛・関節痛・神経痛・腰痛・筋肉痛・肩こり痛・打撲痛・骨折痛・ねんざ痛・月経痛（生理痛）・外傷痛の鎮痛 ○悪寒・発熱時の解熱		
貯蔵方法及び有効期間	密閉容器		
規格及び試験方法	別記のとおり。		
備　　　　考			

規 格 及 び 試 験 方 法

　　本品は定量するとき，アセトアミノフェン（$C_8H_9NO_2$：151.17）27～33 ％を含む。

性　　状　本品は淡褐色の粉末で，特異なにおいがある。

確認試験　（1）　本品0.1 gにメタノール5 mLを加えて振り混ぜた後，ろ過し，ろ液を試料溶液とする。別にアセトアミノフェン0.03 gをそれぞれメタノール5 mLに溶かし，標準溶液とする。これらの液につき，薄層クロマトグラフ法により試験を行う。試料溶液及び標準溶液5 μLずつを薄層クロマトグラフ用シリカゲル（蛍光剤入り）を用いて調製した薄層板にスポットする。次に酢酸エチル・ヘキサン混液（4：1）を展開溶媒として約10 cm展開した後，薄層板を風乾する。これに紫外線（主波長254 nm）を照射するとき，試料溶液から得たスポットは，標準溶液から得たスポットと色調及びRf値が等しい。

（2）　本品3.0 gにジエチルエーテル20 mLを加えて振り混ぜた後，ろ過し，ろ液を蒸発乾固する。残留物をジエチルエーテル2 mLに溶かし，試料溶液とする。別にケイヒ末0.3 gをとり，試料溶液と同様に操作し，標準溶液とする。これらの液につき，薄層クロマトグラフ法により試験を行う。試料溶液及び標準溶液10 μLを薄層クロマトグラフ用シリカゲルを用いて調製した薄層板にスポットする。次にヘキサン・クロロホルム・酢酸エチル混液（4：4：1）を展開溶媒とし約10 cm展開した後，薄層板を風乾する。これに2,4-ジニトロフェニルヒドラジン試液を均一に噴霧するとき，試料溶液から得た数個のスポットのうち1個のスポットは，標準溶液から得た黄だいだい色のスポットと色調及びRf値が等しい。

（3）　本品6.0 gにメタノール20 mLを加えて振り混ぜた後，遠心分離する。上澄液を除き，残留物にジエチルエーテル30 mLを加えて振り混ぜた後，遠心分離する。上澄液を蒸発乾固し，残留物をジエチルエーテル2 mLに溶かし，試料溶液とする。別にショウキョウ末0.5 gにジエチルエーテ

8

ル5 mL を加えて振り混ぜた後，ろ過し，ろ液を標準溶液とする。これらの液につき，薄層クロマトグラフ法により試験を行う。試料溶液及び標準溶液 10 μL を薄層クロマトグラフ用シリカゲルを用いて調製した薄層板にスポットする。次にクロロホルム・アセトン混液（5：1）を展開溶媒とし約 10 cm 展開した後，薄層板を風乾する。これにバニリン・硫酸溶液*を均等に噴霧し，105℃で5分間加熱するとき，試料溶液から得た数個のスポットのうち1個のスポットは，標準溶液から得た紫色の主スポットと色調及び *Rf* 値が等しい。

　　　［注］*バニリン・硫酸溶液：バニリン 0.5 g にメタノール 25 mL 及び希硫酸 25 mL を加える。

（4）　本品 1.0 g にメタノール 5 mL を加えて振り混ぜた後，ろ過し，ろ液を試料溶液とする。別にグリチルリチン酸 5 mg をメタノール 10 mL に溶かし，標準溶液とする。これらの液につき，薄層クロマトグラフ法により試験を行う。試料溶液及び標準溶液 5 μL ずつを薄層クロマトグラフ用シリカゲル（蛍光剤入り）を用いて調製した薄層板にスポットする。次に 1-ブタノール・水・酢酸（100）混液（7：2：1）を展開溶媒とし約 10 cm 展開した後，薄層板を風乾する。これに紫外線（主波長 254 nm）を照射するとき，試料溶液から得た数個のスポットのうち1個のスポットは，標準溶液から得た暗紫色のスポットと色調及び *Rf* 値が等しい。

定 量 法　本品約 0.05 g を精密に量り，メタノール 30 mL を加えて 10 分間振り混ぜた後，内標準溶液 5 mL を正確に加え，更にメタノールを加えて 50 mL とし，ろ過する。初めのろ液 10 mL を除き，次のろ液を試料溶液とする。別に定量用アセトアミノフェン約 0.015 g を精密に量り，内標準溶液 5 mL を正確に加え，更にメタノールを加えて 50 mL とし，標準溶液とする。試料溶液及び標準溶液 10 μL につき，次の条件で液体クロマトグラフ法により試験を行い，内標準物質のピーク面積に対するアセトアミノフェンのピーク面積の比 Q_T 及び Q_S を求める。

アセトアミノフェン（$C_8H_9NO_2$）の量（mg）

$$=定量用アセトアミノフェンの量（mg）\times \frac{Q_T}{Q_S}$$

内標準溶液　パラオキシ安息香酸のメタノール溶液（1 → 1000）
操作条件
　　検出器：紫外吸光光度計（測定波長：275 nm）
　　カラム：内径約 4 mm，長さ 15〜25 cm のステンレス管に 5〜10 μm の液体クロマトグラフ用オクタデシルシリル化シリカゲルを充てんする。
　　カラム温度：40℃
　　移動相：薄めたリン酸（1 → 1000）・アセトニトリル混液（93：7）
　　流量：パラオキシ安息香酸の保持時間が約 10 分になるように調整する。
　　カラムの選定：標準溶液 10 μL につき，上記の条件で操作するとき，アセトアミノフェン，パラオキシ安息香酸の順に溶出し，それぞれのピークが完全に分離するものを用いる。

【 6 】 解熱鎮痛薬 2 ─③

成 分 及 び 分 量又 は 本 質	日本薬局方	アセトアミノフェン	0.9 g
	〃	カンゾウ末	0.5 g
	〃	シャクヤク末	0.5 g
	賦形剤 〃	デンプン, 乳糖水和物又はこれらの混合物	適 量
		全 量	3.0 g
製 造 方 法	以上をとり, 散剤の製法により製する。ただし, 分包散剤とする。		
用 法 及 び 用 量	1回量を次のとおりとし, 1日2回を限度とする。なるべく空腹時をさけて服用する。服用間隔は6時間以上おくこと。 大人 (15才以上) 1包1.5 g, 11才以上15才未満 大人の⅔		
効 能 又 は 効 果	○頭痛・歯痛・抜歯後の疼痛・咽喉痛・耳痛・関節痛・神経痛・腰痛・筋肉痛・肩こり痛・打撲痛・骨折痛・ねんざ痛・月経痛 (生理痛)・外傷痛の鎮痛 ○悪寒・発熱時の解熱		
貯 蔵 方 法 及 び有 効 期 間	密閉容器		
規格及び試験方法	別記のとおり。		
備 考			

規 格 及 び 試 験 方 法

本品は定量するとき, アセトアミノフェン ($C_8H_9NO_2$：151.17) 27～33 %を含む。

性 状 本品は淡褐色の粉末で, 特異なにおいがある。

確認試験 （1） 本品0.1 gにメタノール5 mLを加えて振り混ぜた後, ろ過し, ろ液を試料溶液とする。別にアセトアミノフェン0.03 gをそれぞれメタノール5 mLに溶かし, 標準溶液とする。これらの液につき, 薄層クロマトグラフ法により試験を行う。試料溶液及び標準溶液5 μLずつを薄層クロマトグラフ用シリカゲル（蛍光剤入り）を用いて調製した薄層板にスポットする。次に酢酸エチル・ヘキサン混液 （4：1）を展開溶媒として約10 cm展開した後, 薄層板を風乾する。これに紫外線（主波長254 nm）を照射するとき, 試料溶液から得たスポットは, 標準溶液から得たスポットと色調及び Rf 値が等しい。

（2） 本品1.0 gにメタノール5 mLを加えて振り混ぜた後, ろ過し, ろ液を試料溶液とする。別にグリチルリチン酸5 mgをメタノール10 mLに溶かし, 標準溶液とする。これらの液につき, 薄層クロマトグラフ法により試験を行う。試料溶液及び標準溶液5 μLずつを薄層クロマトグラフ用シリカゲル（蛍光剤入り）を用いて調製した薄層板にスポットする。次に1-ブタノール・水・酢酸 (100)混液 （7：2：1）を展開溶媒とし約10 cm展開した後, 薄層板を風乾する。これに紫外線（主波長254 nm）を照射するとき, 試料溶液から得た数個のスポットのうち1個のスポットは, 標準溶液から得たスポットと色調及び Rf 値が等しい。

（3） 本品0.6 gにメタノール10 mLを加えて水浴上で10分間加温し, 冷後, ろ過する。ろ液を蒸発乾固し, 残留物にメタノール1 mLを加えて溶かし, 試料溶液とする。別にシャクヤク末0.1 gにメタノール10 mLを加え, 試料溶液と同様に操作し, 標準溶液とする。これらの液につき, 薄層クロマトグラフ法により試験を行う。試料溶液及び標準溶液5 μLずつを薄層クロマトグラフ用シリカゲル（蛍光剤入り）を用いて調製した薄層板にスポットする。次にクロロホルム・メタノール・水混

液（26：14：5）の下層を展開溶媒として約 10 cm 展開した後，薄層板を風乾する。これに 4-メトキシベンズアルデヒド・硫酸試液を均等に噴霧し，105℃で 5 分間加熱するとき，試料溶液から得た数個のスポットのうち 1 個のスポットは，標準溶液から得た赤紫色のスポットと色調及び *Rf* 値が等しい。

定 量 法 本品約 0.05 g を精密に量り，メタノール 30 mL を加えて 10 分間振り混ぜた後，内標準溶液 5 mL を正確に加え，更にメタノールを加えて 50 mL とし，ろ過する。初めのろ液 10 mL を除き，次のろ液を試料溶液とする。別に定量用アセトアミノフェン約 0.015 g を精密に量り，内標準溶液 5 mL を正確に加え，更にメタノールを加えて 50 mL とし，標準溶液とする。試料溶液及び標準溶液 10 µL につき，次の条件で液体クロマトグラフ法により試験を行い，内標準物質のピーク面積に対するアセトアミノフェンのピーク面積の比 Q_T 及び Q_S を求める。

アセトアミノフェン（$C_8H_9NO_2$）の量（mg）

$$= 定量用アセトアミノフェンの量（mg）× \frac{Q_T}{Q_S}$$

内標準溶液 パラオキシ安息香酸のメタノール溶液（1 → 1000）

操作条件

検出器：紫外吸光光度計（測定波長：275 nm）

カラム：内径約 4 mm，長さ 15〜25 cm のステンレス管に 5〜10 µm の液体クロマトグラフ用オクタデシルシリル化シリカゲルを充てんする。

カラム温度：40℃

移動相：薄めたリン酸（1 → 1000）・アセトニトリル混液（93：7）

流量：パラオキシ安息香酸の保持時間が約 10 分になるように調整する。

カラムの選定：標準溶液 10 µL につき，上記の条件で操作するとき，アセトアミノフェン，パラオキシ安息香酸の順に溶出し，それぞれのピークが完全に分離するものを用いる。

【 7 】 解熱鎮痛薬4─②

成 分 及 び 分 量 又 は 本 質	日本薬局方	アスピリン	0.5 g
	〃	エテンザミド	1.0 g
	〃	アセトアミノフェン	0.4 g
	賦形剤 〃	デンプン，乳糖水和物又はこれらの混合物	適 量
		全 量	3.0 g
製 造 方 法	以上をとり，散剤の製法により製する。ただし，分包散剤とする。		
用 法 及 び 用 量	1回量を次のとおりとし，1日3回を限度とする。なるべく空腹時をさけて服用する。服用間隔は4時間以上おくこと。 大人（15才以上）1包1.0 g		
効 能 又 は 効 果	○頭痛・歯痛・抜歯後の疼痛・咽喉痛・耳痛・関節痛・神経痛・腰痛・筋肉痛・肩こり痛・打撲痛・骨折痛・ねんざ痛・月経痛（生理痛）・外傷痛の鎮痛 ○悪寒・発熱時の解熱		
貯 蔵 方 法 及 び 有 効 期 間	遮光した密閉容器		
規格及び試験方法	別記のとおり。		
備 考			

規 格 及 び 試 験 方 法

　　本品は定量するとき，アスピリン（$C_9H_8O_4$：180.16）15.0〜18.3 ％，エテンザミド（$C_9H_{11}NO_2$：165.19）30.0〜36.7 ％及びアセトアミノフェン（$C_8H_9NO_2$：151.17）12.0〜14.7 ％を含む。

性　　状　本品は白色の粉末である。

確認試験　本品0.15 gにメタノール5 mLを加えて振り混ぜた後，ろ過し，ろ液を試料溶液とする。別にアスピリン0.025 g，エテンザミド0.05 g及びアセトアミノフェン0.02 gをそれぞれメタノール5 mLに溶かし，標準溶液(1)，標準溶液(2)，標準溶液(3)とする。これらの液につき，薄層クロマトグラフ法により試験を行う。試料溶液及び標準溶液5 μLずつを薄層クロマトグラフ用シリカゲル（蛍光剤入り）を用いて調製した薄層板にスポットする。次に酢酸クロロホルム・メタノール・水・酢酸（100）混液（26：14：4：1）の下層を展開溶媒として約10 cm展開した後，薄層板を風乾する。これに紫外線（主波長254 nm）を照射するとき，試料溶液から得た3個のスポットは，標準溶液(1)，標準溶液(2)及び標準溶液(3)から得たそれぞれのスポットと色調及び Rf 値が等しい。

定量法　本品約0.15 gを精密に量り，メタノール30 mLを加え，10分間振り混ぜた後，内標準溶液5 mLを正確に加え，更にメタノールを加えて50 mLとし，ろ過する。初めのろ液10 mLを除き，次のろ液を試料溶液とする。別に定量用アスピリン約0.025 g，エテンザミド約0.05 g及びアセトアミノフェン約0.02 gを精密に量り，内標準溶液5 mLを正確に加え，更にメタノールを加えて溶かし50 mLとし，標準溶液とする。試料溶液及び標準溶液10 μLにつき，次の条件で液体クロマトグラフ法により試験を行い，内標準物質のピーク面積に対するアスピリン，エテンザミド及びアセトアミノフェンのピーク面積の比 Q_{Ta}，Q_{Tb}，Q_{Tc}，Q_{Sa}，Q_{Sb} 及び Q_{Sc} を求める。

　　　　　アスピリン（$C_9H_8O_4$）の量（mg）

$$= 定量用アスピリンの量（mg）\times \frac{Q_{Ta}}{Q_{Sa}}$$

エテンザミド（C$_9$H$_{11}$NO$_2$）の量（mg）

$$=定量用エテンザミドの量（mg）\times\frac{Q_{Tb}}{Q_{Sb}}$$

アセトアミノフェン（C$_8$H$_9$NO$_2$）の量（mg）

$$=定量用アセトアミノフェンの量（mg）\times\frac{Q_{Tc}}{Q_{Sc}}$$

内標準溶液　サリチルアミドのメタノール溶液（1 → 250）

操作条件

検出器：紫外吸光光度計（測定波長：230 nm）

カラム：内径約 4 mm，長さ 15～25 cm のステンレス管に 5～10 μm の液体クロマトグラフ用オクタデシルシリル化シリカゲルを充てんする。

カラム温度：40℃

移動相：薄めたリン酸（1 → 1000）・メタノール混液（7：3）

流量：サリチルアミドの保持時間が約 7 分になるように調整する。

カラムの選定：標準溶液 10 μL につき，上記の条件で操作するとき，アセトアミノフェン，サリチルアミド，アスピリン，エテンザミドの順に溶出し，それぞれのピークが完全に分離するものを用いる。

【 8 】 かぜ薬1—②

成 分 及 び 分 量 又 は 本 質	日本薬局方	アスピリン	0.75 g
	〃	アセトアミノフェン	0.45 g
	〃	カフェイン水和物	0.15 g
	〃	クロルフェニラミンマレイン酸塩	0.0075 g
	賦形剤 〃	デンプン，乳糖水和物又はこれらの混合物	適 量
		全 量	3.0 g
製 造 方 法	以上をとり，散剤の製法により製する。ただし，分包散剤とする。クロルフェニラミンマレイン酸塩に替えて，クロルフェニラミンマレイン酸塩散1％を用いてもよい。		
用 法 及 び 用 量	1回量を次のとおりとし，1日3回，食後服用する。 大人（15才以上）1包1.0 g		
効 能 又 は 効 果	かぜの諸症状（鼻水，鼻づまり，くしゃみ，のどの痛み，悪寒，発熱，頭痛，関節の痛み，筋肉の痛み）の緩和		
貯 蔵 方 法 及 び 有 効 期 間	遮光した密閉容器		
規格及び試験方法	別記のとおり。		
備 考			

規 格 及 び 試 験 方 法

　本品は定量するとき，アスピリン（$C_9H_8O_4$：180.16）22.5〜27.5 ％，アセトアミノフェン（$C_8H_9NO_2$：151.17）13.5〜16.5 ％，カフェイン水和物（$C_8H_{10}N_4O_2 \cdot H_2O$：212.21）4.5〜5.5 ％及びクロルフェニラミンマレイン酸塩（$C_{16}H_{19}ClN_2 \cdot C_4H_4O_4$：390.87）0.23〜0.28 ％を含む。

性　　状　本品は白色の粉末である。

確認試験　（1）　本品0.1 gにメタノール5 mLを加えて振り混ぜた後，ろ過し，ろ液を試料溶液とする。別にアスピリン0.025 g，アセトアミノフェン0.015 g及びカフェイン水和物0.01 gをそれぞれメタノール5 mL，5 mL及び10 mLに溶かし，標準溶液(1)，標準溶液(2)及び標準溶液(3)とする。これらの液につき，薄層クロマトグラフ法により試験を行う。試料溶液及び標準溶液5 μLずつを薄層クロマトグラフ用シリカゲル（蛍光剤入り）を用いて調製した薄層板にスポットする。次に酢酸エチル・ヘキサン・酢酸(100)混液（10：5：1）を展開溶媒として約10 cm展開した後，薄層板を風乾する。これに紫外線（主波長254 nm）を照射するとき，試料溶液から得た3個のスポットは，標準溶液(1)，標準溶液(2)及び標準溶液(3)から得たそれぞれのスポットと色調及び*Rf*値が等しい。

（2）　本品0.5 gにクロロホルム5 mLを加えて振り混ぜた後，ろ過し，ろ液を試料溶液とする。別にクロルフェニラミンマレイン酸塩5 mgをクロロホルム20 mLに溶かし，標準溶液とする。これらの液につき，薄層クロマトグラフ法により試験を行う。試料溶液及び標準溶液5 μLずつを薄層クロマトグラフ用シリカゲルを用いて調製した薄層板にスポットする。次に酢酸エチル・エタノール（95）・アンモニア水（28）混液（15：5：1）を展開溶媒として約10 cm展開した後，薄層板を風乾する。この薄層板に噴霧用ドラーゲンドルフ試液を均等に噴霧するとき，試料溶液から得たスポットは，標準溶液から得た黄赤色のスポットと色調及び*Rf*値が等しい。

定量法　（1）　本品約0.2 gを精密に量り，メタノール30 mLを加え，10分間振り混ぜた後，内標

準溶液 5 mL を正確に加え，更にメタノールを加えて 50 mL とする。この液をろ過し，初めのろ液 10 mL を除き，次のろ液を試料溶液とする。別に定量用アスピリン約 0.05 g を精密に量り，内標準溶液 5 mL を正確に加え，更にメタノールを加えて溶かし 50 mL とし，標準溶液とする。試料溶液及び標準溶液 10 μL につき，次の条件で液体クロマトグラフ法により試験を行い，内標準物質のピーク面積に対するアスピリンのピーク面積の比 Q_T 及び Q_S を求める。

アスピリン（$C_9H_8O_4$）の量（mg）

$$= 定量用アスピリンの量（mg）\times\frac{Q_T}{Q_S}$$

内標準溶液　パラオキシ安息香酸メチルのメタノール溶液（1 → 2000）

操作条件

検出器：紫外吸光光度計（測定波長：254 nm）

カラム：内径約 4 mm，長さ 15～25 cm のステンレス管に 5～10 μm の液体クロマトグラフ用オクタデシルシリル化シリカゲルを充てんする。

カラム温度：40 ℃付近の一定温度

移動相：薄めたリン酸（1 → 1000）・メタノール混液（65：35）

流量：アスピリンの保持時間が約 7 分になるように調整する。

カラムの選定：標準溶液 10 μL につき，上記の条件で操作するとき，アスピリン，パラオキシ安息香酸メチルの順に溶出し，それぞれのピークが完全に分離するものを用いる。

（2）　本品約 0.1 g を精密に量り，メタノール 30 mL を加え，10 分間振り混ぜた後，内標準溶液 5 mL を正確に加え，更にメタノールを加えて 50 mL とする。この液をろ過し，初めのろ液 10 mL を除き，次のろ液を試料溶液とする。別に定量用アセトアミノフェン約 0.15 g 及び定量用カフェイン水和物約 0.05 g をそれぞれ精密に量り，メタノールに溶かし，正確に 50 mL とする。この液 5 mL を正確に量り，内標準溶液 5 mL を正確に加え，更にメタノールを加えて 50 mL とし，標準溶液とする。試料溶液及び標準溶液 10 μL につき，次の条件で液体クロマトグラフ法により試験を行い，内標準物質のピーク面積に対するアセトアミノフェン及びカフェイン水和物のピーク面積の比 Q_{Ta}, Q_{Tb}, Q_{Sa} 及び Q_{Sb} を求める。

アセトアミノフェン（$C_8H_9NO_2$）の量（mg）

$$= 定量用アセトアミノフェンの量（mg）\times\frac{Q_{Ta}}{Q_{Sa}}\times\frac{1}{10}$$

カフェイン水和物（$C_8H_{10}N_4O_2・H_2O$）の量（mg）

$$= 定量用カフェイン水和物の量（mg）\times\frac{Q_{Tb}}{Q_{Sb}}\times\frac{1}{10}$$

内標準溶液　パラオキシ安息香酸のメタノール溶液（1 → 1000）

操作条件

検出器：紫外吸光光度計（測定波長：275 nm）

カラム：内径約 4 mm，長さ 15～25 cm のステンレス管に 5～10 μm のオクタデシルシリル化シリカゲルを充てんする。

カラム温度：40 ℃付近の一定温度

移動相：薄めたリン酸（1 → 1000）・アセトニトリル混液（93：7）

流量：アセトアミノフェンの保持時間が約 5 分になるように調整する。

カラムの選定：標準溶液 10 μL につき，上記の条件で操作するとき，アセトアミノフェン，パラオキシ安息香酸，カフェイン水和物の順に溶出し，それぞれのピークが完全に分離

するものを用いる。

（3）　本品約 0.6 g を精密に量り，薄めたアセトニトリル（1 → 2）30 mL を加え，10 分間振り混ぜた後，内標準溶液 5 mL を正確に加え，更に薄めたアセトニトリル（1 → 2）を加えて 50 mL とする。この液をろ過し，初めのろ液 10 mL を除き，次のろ液を試料溶液とする。別に定量用塩クロルフェニラミンマレイン酸塩約 0.03 g を精密に量り，薄めたアセトニトリル（1 → 2）に溶かし，正確に 100 mL とする。この液 5 mL を正確に量り，内標準溶液 5 mL を正確に加え，更に薄めたアセトニトリル（1 → 2）を加えて 50 mL とし，標準溶液とする。試料溶液及び標準溶液 10 μL につき，次の条件で液体クロマトグラフ法により試験を行い，内標準物質のピーク面積に対するクロルフェニラミンマレイン酸塩のピーク面積の比 Q_T 及び Q_S を求める。

クロルフェニラミンマレイン酸塩（$C_{16}H_{19}ClN_2 \cdot C_4H_4O_4$）の量（mg）

$$= 定量用クロルフェニラミンマレイン酸塩の量（mg）\times \frac{Q_T}{Q_S} \times \frac{1}{20}$$

内標準溶液　パラオキシ安息香酸イソアミルの薄めたアセトニトリル（1 → 2）溶液（1 → 15000）
操作条件

　　検出器：紫外吸光光度計（測定波長：260 nm）

　　カラム：内径約 4 mm，長さ 15～25 cm のステンレス管に 5～10 μm の液体クロマトグラフ用
　　　　　　オクタデシルシリル化シリカゲルを充てんする。

　　カラム温度：40℃付近の一定温度

　　移動相：ドデシル硫酸ナトリウム 2.0 g を薄めたリン酸（1 → 1000）1000 mL に溶かす。この
　　　　　　液 500 mL にアセトニトリル 500 mL を加える。

　　流量：クロルフェニラミンマレイン酸塩の保持時間が約 7 分になるように調整する。

　　カラムの選定：標準溶液 10 μL につき，上記の条件で操作するとき，クロルフェニラミンマ
　　　　　　レイン酸塩，パラオキシ安息香酸イソアミルの順に溶出し，それぞれのピークが完全に
　　　　　　分離するものを用いる。

【 9 】 かぜ薬6─①

成分及び分量又は本質	日本薬局方	クロルフェニラミンマレイン酸塩	0.00375 g
	〃	アセトアミノフェン	0.45 g
	〃	カフェイン水和物	0.075 g
	賦形剤　〃	白糖，乳糖水和物又はこれらの混合物	適　量
		全　　　量	3.0 g
製 造 方 法	以上をとり，散剤の製法により製する。ただし，分包散剤とする。クロルフェニラミンマレイン酸塩に替えて，クロルフェニラミンマレイン酸塩散1％を用いてもよい。		
用 法 及 び 用 量	1回量を次のとおりとし，1日3回，食後服用する。 7才以上11才未満　1包1.0 g，3才以上7才未満　1包の⅔，1才以上3才未満　1包の½		
効 能 又 は 効 果	かぜの諸症状（鼻水，鼻づまり，くしゃみ，のどの痛み，悪寒，発熱，頭痛，関節の痛み，筋肉の痛み）の緩和		
貯 蔵 方 法 及 び 有 効 期 間	遮光した密閉容器		
規格及び試験方法	別記のとおり。		
備 　　　 考			

規 格 及 び 試 験 方 法

　本品は定量するとき，クロルフェニラミンマレイン酸塩（$C_{16}H_{19}ClN_2 \cdot C_4H_4O_4 : 390.87$）0.11～0.14％，アセトアミノフェン（$C_8H_9NO_2 : 151.17$）13.5～16.5％及びカフェイン水和物（$C_8H_{10}N_4O_2 \cdot H_2O : 212.21$）2.25～2.75％を含む。

性　　状　本品は白色の粉末である。

確認試験　（1）　本品1 gにメタノール5 mLを加えて振り混ぜた後，ろ過し，ろ液を試料溶液とする。別にクロルフェニラミンマレイン酸塩5 mgをメタノール20 mLに溶かし，標準溶液とする。これらの液につき，薄層クロマトグラフ法により試験を行う。試料溶液及び標準溶液5 μLずつを薄層クロマトグラフ用シリカゲルを用いて調製した薄層板にスポットする。次に酢酸エチル・エタノール（95）・アンモニア水（28）混液（15：5：1）を展開溶媒として約10 cm展開した後，薄層板を風乾する。この薄層板に噴霧用ドラーゲンドルフ試液を均等に噴霧するとき，試料溶液から得た主スポットは，標準溶液から得た黄赤色のスポットと色調及びRf値が等しい。

（2）　本品0.2 gにメタノール5 mLを加えて振り混ぜた後，ろ過し，ろ液を試料溶液とする。別にアセトアミノフェン0.03 g及びカフェイン水和物5 mgをそれぞれメタノール5 mLに溶かし，標準溶液(1)及び標準溶液(2)とする。これらの液につき，薄層クロマトグラフ法により試験を行う。試料溶液及び標準溶液5 μLずつを薄層クロマトグラフ用シリカゲル（蛍光剤入り）を用いて調製した薄層板にスポットする。次に酢酸エチル・ヘキサン混液（4：1）を展開溶媒として約10 cm展開した後，薄層板を風乾する。これに紫外線（主波長254 nm）を照射するとき，試料溶液から得た2個のスポットは，標準溶液(1)及び標準溶液(2)から得たそれぞれのスポットと色調及びRf値が等しい。

定 量 法　（1）　本品約1.2 gを精密に量り，薄めたアセトニトリル（1→2）30 mLを加え，10分間振り混ぜた後，内標準溶液5 mLを正確に加え，更に薄めたアセトニトリル（1→2）を加えて50

mL とし，ろ過する。初めのろ液 10 mL を除き，次のろ液を試料溶液とする。別に定量用クロルフェニラミンマレイン酸塩約 0.015 g を精密に量り，薄めたアセトニトリル（1→2）を加えて溶かし正確に 50 mL とする。この液 5 mL を正確に量り，内標準溶液 5 mL を正確に加え，更に薄めたアセトニトリル（1→2）を加えて 50 mL とし，標準溶液とする。試料溶液及び標準溶液 10 μL につき，次の条件で液体クロマトグラフ法により試験を行い，内標準物質のピーク面積に対するクロルフェニラミンマレイン酸塩のピーク面積の比 Q_T 及び Q_S を求める。

クロルフェニラミンマレイン酸塩の量（$C_{16}H_{19}ClN_2 \cdot C_4H_4O_4$）の量（mg）

$$= 定量用クロルフェニラミンマレイン酸の量（mg）\times \frac{Q_T}{Q_S} \times \frac{1}{10}$$

内標準溶液　パラオキシ安息香酸イソアミルの薄めたアセトニトリル（1→2）溶液（1→15000）

操作条件

　検出器：紫外吸光光度計（測定波長：260 nm）

　カラム：内径約 4 mm，長さ 15～25 cm のステンレス管に 5～10 μm の液体クロマトグラフ用オクタデシルシリル化シリカゲルを充てんする。

　カラム温度：40 ℃

　移動相：ドデシル硫酸ナトリウム 2.0 g を薄めたリン酸（1→1000）1000 mL に溶かす。この液 500 mL にアセトニトリル 500 mL を加える。

　流量：パラオキシ安息香酸イソアミルの保持時間が約 8 分になるように調整する。

　カラムの選定：標準溶液 10 μL につき，上記の条件で操作するとき，クロルフェニラミンマレイン酸塩，パラオキシ安息香酸イソアミルの順に溶出し，それぞれのピークが完全に分離するものを用いる。

（2）　本品約 0.1 g を精密に量り，メタノール 30 mL を加えて 10 分間振り混ぜた後，内標準溶液 5 mL を正確に加え，更にメタノールを加えて 50 mL とし，ろ過する。初めのろ液 10 mL を除き，次のろ液を試料溶液とする。別に定量用アセトアミノフェン約 0.15 g 及び定量用カフェイン水和物約 0.025 g を精密に量り，内標準溶液 5 mL を正確に加え，更にメタノールを加えて 50 mL とし，標準溶液とする。試料溶液及び標準溶液 10 μL につき，次の条件で液体クロマトグラフ法により試験を行い，内標準物質のピーク面積に対するアセトアミノフェン，カフェイン水和物のピーク面積の比 Q_{Ta}，Q_{Tb}，Q_{Sa} 及び Q_{Sb} を求める。

アセトアミノフェン（$C_8H_9NO_2$）の量（mg）

$$= 定量用アセトアミノフェンの量（mg）\times \frac{Q_{Ta}}{Q_{Sa}} \times \frac{1}{10}$$

カフェイン水和物（$C_8H_{10}N_4O_2 \cdot H_2O$）の量（mg）

$$= 定量用カフェイン水和物の量（mg）\times \frac{Q_{Tb}}{Q_{Sb}} \times \frac{1}{10}$$

内標準溶液　パラオキシ安息香酸エチルのメタノール溶液（1→1500）

操作条件

　検出器：紫外吸光光度計（測定波長：275 nm）

　カラム：内径約 4 mm，長さ 15～25 cm のステンレス管に 5～10 μm の液体クロマトグラフ用オクタデシルシリル化シリカゲルを充てんする。

　カラム温度：40 ℃

　移動相：薄めたリン酸（1→1000）・アセトニトリル混液（93：7）

　流量：パラオキシ安息香酸の保持時間が約 10 分になるように調整する。

18

カラムの選定：標準溶液 10 μL につき，上記の条件で操作するとき，アセトアミノフェン，パラ
オキシ安息香酸エチルの順に溶出し，それぞれのピークが完全に分離するものを用いる。

【 10 】 解熱鎮痛薬6 ―②

成分及び分量 又は本質	日本薬局方	イソプロピルアンチピリン	0.15 g
	〃	エテンザミド	0.25 g
	〃	カフェイン水和物	0.05 g
	賦形剤 〃	デンプン，乳糖水和物又はこれらの混合物	適 量
		全 量	1.0 g
製 造 方 法	以上をとり，散剤の製法により製する。ただし，分包散剤とする。		
用 法 及 び 用 量	大人（15才以上）1回1包1.0 g，1日3回を限度とする。 なるべく空腹時をさけて服用する。服用間隔は4時間以上おくこと。		
効 能 又 は 効 果	○頭痛・歯痛・抜歯後の疼痛・咽喉痛・耳痛・関節痛・神経痛・腰痛・筋肉痛・肩 　こり痛・打撲痛・骨折痛・ねんざ痛・月経痛（生理痛）・外傷痛の鎮痛 ○悪寒・発熱時の解熱		
貯 蔵 方 法 及 び 有 効 期 間	密閉容器		
規格及び試験方法	別記のとおり。		
備 考			

規 格 及 び 試 験 方 法

性 状 本品は白色の粉末で，味はわずかに苦い。

確認試験 本品0.2 gにメタノール10 mLを加えて振り混ぜた後，ろ過し，ろ液を試料溶液とする。別にイソプロピルアンチピリン0.015 g，エテンザミド0.025 g，カフェイン水和物5 mgをそれぞれメタノール5 mLに溶かして，標準溶液(1)，標準溶液(2)及び標準溶液(3)とする。これらの液につき，薄層クロマトグラフ法により試験を行う。試料溶液及び標準溶液5 μLずつを薄層クロマトグラフ用シリカゲル（蛍光剤入り）を用いて調製した薄層板にスポットする。次にクロロホルム・アセトン・アンモニア水（28）混液（30：5：1）を展開溶媒として約10 cm展開した後，薄層板を風乾する。これに紫外線（主波長254 nm）を照射するとき，試料溶液から得た3個のスポットは，標準溶液(1)，標準溶液(2)及び標準溶液(3)から得たそれぞれのスポットと色調及びRfが等しい。

【 11 】 解熱鎮痛薬 7 ―①

成分及び分量 又 は 本 質	日本薬局方	アセトアミノフェン	0.68 g
	〃	エテンザミド	1.02 g
	〃	カフェイン水和物	0.25 g
	〃	ブロモバレリル尿素	0.6 g
	賦形剤 〃	デンプン，乳糖水和物又はこれらの混合物	適 量
		全 量	4.5 g
製 造 方 法	以上をとり，散剤の製法により製する。ただし，分包散剤とする。		
用 法 及 び 用 量	1回量を次のとおりとし，1日3回を限度とする。なるべく空腹時をさけて服用する。服用間隔は4時間以上おくこと。 大人（15才以上）1包1.5 g，11才以上15才未満　大人の⅔，7才以上11才未満 大人の½，3才以上7才未満　大人の⅓，1才以上3才未満　大人の¼		
効 能 又 は 効 果	○頭痛・歯痛・抜歯後の疼痛・咽喉痛・耳痛・関節痛・神経痛・腰痛・筋肉痛・肩 　こり痛・打撲痛・骨折痛・ねんざ痛・月経痛（生理痛）・外傷痛の鎮痛 ○悪寒・発熱時の解熱		
貯 蔵 方 法 及 び 有 効 期 間	遮光した密閉容器		
規格及び試験方法	別記のとおり。		
備　　　　考			

規 格 及 び 試 験 方 法

　　本品は定量するとき，アセトアミノフェン（$C_8H_9NO_2$：151.17）13.6〜16.6 %，エテンザミド（$C_9H_{11}NO_2$：165.19）20.4〜24.9 %，カフェイン水和物（$C_8H_{10}N_4O_2 \cdot H_2O$：212.21）5.0〜6.1 %及びブロモバレリル尿素（$C_6H_{11}BrN_2O_2$：223.07）12.0〜14.7 %を含む。

性　状　本品は白色の粉末である。

確認試験　本品0.3 gにメタノール5 mLを加えて振り混ぜた後，ろ過し，ろ液を試料溶液とする。別にアセトアミノフェン0.04 g，エテンザミド0.07 g，カフェイン水和物0.02 g及びブロモバレリル尿素0.04 gをそれぞれメタノール5 mLに溶かし，標準溶液(1)，標準溶液(2)，標準溶液(3)及び標準溶液(4)とする。これらの液につき，薄層クロマトグラフ法により試験を行う。試料溶液及び標準溶液5 μLずつを薄層クロマトグラフ用シリカゲル（蛍光剤入り）を用いて調製した薄層板にスポットする。次に酢酸エチル・ヘキサン混液（4：1）を展開溶媒として約10 cm展開した後，薄層板を風乾する。これに紫外線（主波長254 nm）を照射するとき，試料溶液から得た4個のスポットは，標準溶液(1)，標準溶液(2)，標準溶液(3)及び標準溶液(4)から得たそれぞれのスポットと色調及び Rf 値が等しい。

定量法　（1）　本品約0.2 gを精密に量り，メタノール30 mLを加え，10分間振り混ぜた後，内標準溶液5 mLを正確に加え，更にメタノールを加えて50 mLとする。この液をろ過し，初めのろ液10 mLを除き，次のろ液5 mLを量り，メタノールを加えて25 mLとし，試料溶液とする。別に定量用アセトアミノフェン約0.030 g，定量用エテンザミド0.045 g及び定量用カフェイン水和物約0.01 gをそれぞれ精密に量り，内標準溶液5 mLを正確に加えた後，メタノールを加えて溶かし50 mLとする。この液5 mLを量り，メタノールを加えて25 mLとし，標準溶液とする。試料溶液及び標準溶

液 10 μL につき，次の条件で液体クロマトグラフ法により試験を行い，内標準物質のピーク面積に対するアセトアミノフェン，エテンザミド及びカフェイン水和物のピーク面積の比 Q_{Ta}，Q_{Tb}，Q_{Tc}，Q_{Sa}，Q_{Sb} 及び Q_{Sc} を求める。

アセトアミノフェン（$C_8H_9NO_2$）の量（mg）

$$= 定量用アセトアミノフェンの量（mg）\times \frac{Q_{Ta}}{Q_{Sa}}$$

エテンザミド（$C_9H_{11}NO_2$）の量（mg）

$$= 定量用エテンザミドの量（mg）\times \frac{Q_{Tb}}{Q_{Sb}}$$

カフェイン水和物（$C_8H_{10}N_4O_2 \cdot H_2O$）の量（mg）

$$= 定量用カフェイン水和物の量（mg）\times \frac{Q_{Tc}}{Q_{Sc}}$$

内標準溶液　サリチルアミドのメタノール溶液（1 → 80）

操作条件

　　検出器：紫外吸光光度計（測定波長：275 nm）

　　カラム：内径約 4 mm，長さ 15～25 cm のステンレス管に 5～10 μm の液体クロマトグラフ用オクタデシルシリル化シリカゲルを充てんする。

　　カラム温度：40 ℃付近の一定温度

　　移動相：薄めたリン酸（1 → 1000）・メタノール混液（7：3）

　　流量：アセトアミノフェンの保持時間が約 3 分になるように調整する。

　　カラムの選定：標準溶液 10 μL につき，上記の条件で操作するとき，アセトアミノフェン，カフェイン水和物，サリチルアミド，エテンザミドの順に溶出し，それぞれのピークが完全に分離するものを用いる。

（2）　本品約 0.45 g を精密に量り，メタノール 30 mL を加えて 10 分間振り混ぜた後，内標準溶液 5 mL を正確に加え，更にメタノールを加えて 50 mL とする。この液をろ過し，初めのろ液 10 mL を除き，次のろ液を試料溶液とする。別に定量用ブロモバレリル尿素 0.06 g を精密に量り，内標準溶液 5 mL を正確に加えた後，メタノールを加えて溶かし 50 mL とし，標準溶液とする。試料溶液及び標準溶液 10 μL につき，次の条件で液体クロマトグラフ法により試験を行い，内標準物質のピーク面積に対するブロモバレリル尿素のピーク面積の比 Q_T 及び Q_S を求める。

ブロモバレリル尿素（$C_6H_{11}BrN_2O_2$）の量（mg）

$$= 定量用ブロモバレリル尿素の量（mg）\times \frac{Q_T}{Q_S}$$

内標準溶液　パラオキシ安息香酸エチルのメタノール溶液（1 → 5000）

操作条件

　　検出器：紫外吸光光度計（測定波長：254 nm）

　　カラム：内径約 4 mm，長さ 15～25 cm のステンレス管に 5～10 μm の液体クロマトグラフ用オクタデシルシリル化シリカゲルを充てんする。

　　カラム温度：40 ℃付近の一定温度

　　移動相：薄めたリン酸（1 → 1000）・メタノール混液（3：2）

　　流量：ブロモバレリル尿素の保持時間が約 7 分になるように調整する。

　　カラムの選定：標準溶液 10 μL につき，上記の条件で操作するとき，ブロモバレリル尿素，パラオキシ安息香酸エチルの順に溶出し，それぞれのピークが完全に分離するものを用

いる。

【 12 】 解熱鎮痛薬 8 ―①

成 分 及 び 分 量 又 は 本 質	日本薬局方	アセトアミノフェン	0.6 g
	〃	エテンザミド	1.0 g
	〃	ブロモバレリル尿素	0.4 g
	賦形剤　〃	デンプン，乳糖水和物又はこれらの混合物	適　量
		全　　　量	3.0 g
製 造 方 法	以上をとり，散剤の製法により製する。ただし，分包散剤とする。		
用 法 及 び 用 量	1回量を次のとおりとし，1日2回を限度とする。なるべく空腹時をさけて服用する。服用間隔は6時間以上おくこと。 大人（15才以上）1包1.5 g，11才以上15才未満　大人の⅔，7才以上11才未満　大人の½，3才以上7才未満　大人の⅓，1才以上3才未満　大人の¼		
効 能 又 は 効 果	○頭痛・歯痛・抜歯後の疼痛・咽喉痛・耳痛・関節痛・神経痛・腰痛・筋肉痛・肩こり痛・打撲痛・骨折痛・ねんざ痛・月経痛（生理痛）・外傷痛の鎮痛 ○悪寒・発熱時の解熱		
貯 蔵 方 法 及 び 有 効 期 間	遮光した密閉容器		
規 格 及 び 試 験 方 法	別記のとおり。		
備 考			

規 格 及 び 試 験 方 法

本品は定量するとき，アセトアミノフェン（$C_8H_9NO_2$：151.17）18.0〜22.0 %，エテンザミド（$C_9H_{11}NO_2$：165.19）30.0〜36.7 %及びブロモバレリル尿素（$C_6H_{11}BrN_2O_2$：223.07）12.0〜14.7 %を含む。

性　状　本品は白色の粉末である。

確認試験　本品0.15 gにメタノール5 mLを加えて振り混ぜた後，ろ過し，ろ液を試料溶液とする。別にアセトアミノフェン0.03 g，エテンザミド0.05 g及びブロモバレリル尿素0.02 gをそれぞれメタノール5 mLに溶かし，標準溶液(1)，標準溶液(2)及び標準溶液(3)とする。これらの液につき，薄層クロマトグラフ法により試験を行う。試料溶液及び標準溶液5 μLずつを薄層クロマトグラフ用シリカゲル（蛍光剤入り）を用いて調製した薄層板にスポットする。次に酢酸エチル・ヘキサン混液（4：1）を展開溶媒として約10 cm展開した後，薄層板を風乾する。これに紫外線（主波長254 nm）を照射するとき，試料溶液から得た3個のスポットは，標準溶液(1)，標準溶液(2)及び標準溶液(3)から得たそれぞれのスポットと色調及びRf値が等しい。

定量法（1）　本品約0.15 gを精密に量り，メタノール30 mLを加えて，10分間振り混ぜた後，内標準溶液5 mLを正確に加え，更にメタノールを加えて50 mLとし，ろ過する。初めのろ液10 mLを除き，次のろ液を試料溶液とする。別に定量用アセトアミノフェン約0.03 g，定量用エテンザミド約0.05 gを精密に量り，内標準溶液5 mLを正確に加え，更にメタノールを加えて50 mLとし，標準溶液とする。試料溶液及び標準溶液10 μLにつき，次の条件で液体クロマトグラフ法により試験を行い，内標準物質のピーク面積に対するアセトアミノフェン，エテンザミドのピーク面積の比Q_{Ta}，Q_{Tb}，Q_{Sa}及びQ_{Sb}を求める。

アセトアミノフェン（C$_8$H$_9$NO$_2$）の量（mg）

$$=定量用アセトアミノフェンの量（mg）\times\frac{Q_{Ta}}{Q_{Sa}}$$

エテンザミド（C$_9$H$_{11}$NO$_2$）の量（mg）

$$=定量用エテンザミドの量（mg）\times\frac{Q_{Tb}}{Q_{Sb}}$$

内標準溶液　サリチルアミドのメタノール溶液（1 → 80）

操作条件

　　検出器：紫外吸光光度計（測定波長：275 nm）

　　カラム：内径約4 mm，長さ15〜25 cm のステンレス管に5〜10 μm の液体クロマトグラフ用
　　　　　　オクタデシルシリル化シリカゲルを充てんする。

　　カラム温度：40 ℃

　　移動相：薄めたリン酸（1 → 1000）・メタノール混液（7：3）

　　流量：サリチルアミドの保持時間が約7分になるように調整する。

　　カラムの選定：標準溶液10 μL につき，上記の条件で操作するとき，アセトアミノフェン，
　　　　　　サリチルアミド，エテンザミドの順に溶出し，それぞれのピークが完全に分離するもの
　　　　　　を用いる。

（2）　本品約0.45 g を精密に量り，メタノール30 mL を加えて10分間振り混ぜた後，内標準溶液5
mL を正確に加え，更にメタノールを加えて50 mL とし，ろ過する。初めのろ液10 mL を除き，次
のろ液を試料溶液とする。別に定量用ブロモバレリル尿素約0.06 g を精密に量り，内標準溶液5 mL
を正確に加え，更にメタノールを加えて50 mL とし，標準溶液とする。試料溶液及び標準溶液10 μL
につき，次の条件で液体クロマトグラフ法により試験を行い，内標準物質のピーク面積に対するブロ
モバレリル尿素のピーク面積の比 Q_T 及び Q_S を求める。

ブロモバレリル尿素（C$_6$H$_{11}$BrN$_2$O$_2$）の量（mg）

$$=定量用ブロモバレリル尿素の量（mg）\times\frac{Q_T}{Q_S}$$

内標準溶液　パラオキシ安息香酸エチルのメタノール溶液（1 → 5000）

操作条件

　　検出器：紫外吸光光度計（測定波長：254 nm）

　　カラム：内径約4 mm，長さ15〜25 cm のステンレス管に5〜10 μm の液体クロマトグラフ用
　　　　　　オクタデシルシリル化シリカゲルを充てんする。

　　カラム温度：40 ℃

　　移動相：薄めたリン酸（1 → 1000）・メタノール混液（3：2）

　　流量：パラオキシ安息香酸エチルの保持時間が約13分になるように調整する。

　　カラムの選定：標準溶液10 μL につき，上記の条件で操作するとき，ブロモバレリル尿素，
　　　　　　パラオキシ安息香酸エチルの順に溶出し，それぞれのピークが完全に分離するものを用
　　　　　　いる。

【 13 】 解熱鎮痛薬 9 —①

成 分 及 び 分 量又 は 本 質	日本薬局方	アセトアミノフェン	0.6 g
	〃	エテンザミド	1.0 g
	〃	カフェイン水和物	0.24 g
	賦形剤 〃	デンプン，乳糖水和物又はこれらの混合物	適 量
		全 量	3.0 g
製 造 方 法	以上をとり，散剤の製法により製する。ただし，分包散剤とする。		
用 法 及 び 用 量	1回量を次のとおりとし，1日2回を限度とする。なるべく空腹時をさけて服用する。服用間隔は6時間以上おくこと。 大人（15才以上）1包1.5 g，11才以上15才未満 大人の⅔，7才以上11才未満 大人の½，3才以上7才未満 大人の⅓，1才以上3才未満 大人の¼		
効 能 又 は 効 果	○頭痛・歯痛・抜歯後の疼痛・咽喉痛・耳痛・関節痛・神経痛・腰痛・筋肉痛・肩こり痛・打撲痛・骨折痛・ねんざ痛・月経痛（生理痛）・外傷痛の鎮痛 ○悪寒・発熱時の解熱		
貯 蔵 方 法 及 び有 効 期 間	遮光した密閉容器		
規格及び試験方法	別記のとおり。		
備 考			

規 格 及 び 試 験 方 法

本品は定量するとき，アセトアミノフェン（$C_8H_9NO_2$：151.17）18.0～22.0 %，エテンザミド（$C_9H_{11}NO_2$：165.19）30.0～36.7 %及びカフェイン水和物（$C_8H_{10}N_4O_2 \cdot H_2O$：212.21）7.2～8.8 %を含む。

性　状　本品は白色の粉末である。

確認試験　本品0.2 gにメタノール5 mLを加えて振り混ぜた後，ろ過し，ろ液を試料溶液とする。別にアセトアミノフェン0.04 g，エテンザミド0.07 g及びカフェイン水和物0.015 gをそれぞれメタノール5 mLに溶かし，標準溶液(1)，標準溶液(2)及び標準溶液(3)とする。これらの液につき，薄層クロマトグラフ法により試験を行う。試料溶液及び標準溶液5 μLずつを薄層クロマトグラフ用シリカゲル（蛍光剤入り）を用いて調製した薄層板にスポットする。次に酢酸エチル・ヘキサン混液（4：1）を展開溶媒として約10 cm展開した後，薄層板を風乾する。これに紫外線（主波長254 nm）を照射するとき，試料溶液から得た3個のスポットは，標準溶液(1)，標準溶液(2)及び標準溶液(3)から得たそれぞれのスポットと色調及び Rf 値が等しい。

定量法　本品約0.15 gを精密に量り，メタノール30 mLを加え，10分間振り混ぜた後，内標準溶液5 mLを正確に加え，更にメタノールを加えて50 mLとする。この液をろ過し，初めのろ液10 mLを除き，次のろ液5 mLを量り，メタノールを加えて25 mLとし，試料溶液とする。別に定量用アセトアミノフェン約0.03 g，定量用エテンザミド約0.05 g及び定量用カフェイン水和物約0.012 gをそれぞれ精密に量り，内標準溶液5 mLを正確に加えた後，メタノールを加えて溶かし50 mLとする。この液5 mLを量り，メタノールを加えて25 mLとし，標準溶液とする。試料溶液及び標準溶液10 μLにつき，次の条件で液体クロマトグラフ法により試験を行い，内標準物質のピーク面積に対するアセトアミノフェン，エテンザミド及びカフェイン水和物のピーク面積の比 Q_{Ta}，Q_{Tb}，Q_{Tc}，Q_{Sa}，Q_{Sb} 及

び Q_{Sc} を求める。

アセトアミノフェン（$C_8H_9NO_2$）の量（mg）

$$= 定量用アセトアミノフェンの量（mg）\times \frac{Q_{Ta}}{Q_{Sa}}$$

エテンザミド（$C_9H_{11}NO_2$）の量（mg）

$$= 定量用エテンザミドの量（mg）\times \frac{Q_{Tb}}{Q_{Sb}}$$

カフェイン水和物（$C_8H_{10}N_4O_2 \cdot H_2O$）の量（mg）

$$= 定量用カフェイン水和物の量（mg）\times \frac{Q_{Tc}}{Q_{Sc}}$$

内標準溶液　サリチルアミドのメタノール溶液（$1 \rightarrow 80$）

操作条件

　検出器：紫外吸光光度計（測定波長：275 nm）

　カラム：内径約 4 mm，長さ 15～25 cm のステンレス管に 5～10 μm の液体クロマトグラフ用
　　　　　オクタデシルシリル化シリカゲルを充てんする。

　カラム温度：40 ℃付近の一定温度

　移動相：薄めたリン酸（$1 \rightarrow 1000$）・メタノール混液（7：3）

　流量：アセトアミノフェンの保持時間が約 3 分になるように調整する。

　カラムの選定：標準溶液 10 μL につき，上記の条件で操作するとき，アセトアミノフェン，
　　　　　カフェイン水和物，サリチルアミド，エテンザミドの順に溶出し，それぞれのピークが
　　　　　完全に分離するものを用いる。

【 14 】 かぜ薬 7 —①

成分及び分量 又 は 本 質	日本薬局方	クロルフェニラミンマレイン酸塩	0.00375 g
	〃	アセトアミノフェン	0.45 g
	賦形剤　〃	白糖, 乳糖水和物又はこれらの混合物	適 量
	全 量		3.0 g
製 造 方 法	以上をとり, 散剤の製法により製する。ただし, 分包散剤とする。クロルフェニラミンマレイン酸塩に替えて, クロルフェニラミンマレイン酸塩散1％を用いてもよい。		
用 法 及 び 用 量	1回量を次のとおりとし, 1日3回, 食後服用する。 7才以上11才未満　1包1.0 g, 3才以上7才未満　1包の⅔, 1才以上3才未満　1包の½		
効 能 又 は 効 果	かぜの諸症状（鼻水, 鼻づまり, くしゃみ, のどの痛み, 悪寒, 発熱, 頭痛, 関節の痛み, 筋肉の痛み）の緩和		
貯 蔵 方 法 及 び 有 効 期 間	遮光した密閉容器		
規格及び試験方法	別記のとおり。		
備 考			

規 格 及 び 試 験 方 法

　本品を定量するとき, クロルフェニラミンマレイン酸塩（$C_{16}H_{19}ClN_2 \cdot C_4H_4O_4$：390.87）0.11～0.14％, 及びアセトアミノフェン（$C_8H_9NO_2$：151.17）13.5～16.5％を含む。

性　　状　本品は白色の粉末である。

確認試験　（1）本品1gにメタノール5 mLを加えて振り混ぜた後, ろ過し, ろ液を試料溶液とする。別にクロルフェニラミンマレイン酸塩5 mgをメタノール20 mLに溶かし, 標準溶液とする。これらの液につき, 薄層クロマトグラフ法により試験を行う。試料溶液及び標準溶液5 μLずつを薄層クロマトグラフ用シリカゲルを用いて調製した薄層板にスポットする。次に酢酸エチル・エタノール（95）・アンモニア水（28）混液（15：5：1）を展開溶媒として約10 cm展開した後, 薄層板を風乾する。この薄層板に噴霧用ドラーゲンドルフ試液を均等に噴霧するとき, 試料溶液から得た主スポットは, 標準溶液から得た黄赤色のスポットと色調及び Rf 値が等しい。

（2）本品0.2gにメタノール5 mLを加えて振り混ぜた後, ろ過し, ろ液を試料溶液とする。別にアセトアミノフェン0.03gをそれぞれメタノール5 mLに溶かし, 標準溶液とする。これらの液につき, 薄層クロマトグラフ法により試験を行う。試料溶液及び標準溶液5 μLずつを薄層クロマトグラフ用シリカゲル（蛍光剤入り）を用いて調製した薄層板にスポットする。次に酢酸エチル・ヘキサン混液（4：1）を展開溶媒として約10 cm展開した後, 薄層板を風乾する。これに紫外線（主波長254 nm）を照射するとき, 試料溶液から得たスポットと色調及び Rf 値が等しい。

定量法　（1）本品約1.2gを精密に量り, 薄めたアセトニトリル（1→2）30 mLを加えて, 10分間振り混ぜた後, 内標準溶液5 mLを正確に加え, 更に薄めたアセトニトリル（1→2）を加えて50 mLとし, ろ過する。初めのろ液10 mLを除き, 次のろ液を試料溶液とする。別に定量用クロルフェニラミンマレイン酸塩約0.015gを精密に量り, 薄めたアセトニトリル（1→2）を加えて溶かし正確に50 mLとする。この液5 mLを正確に量り, 内標準溶液5 mLを正確に加え, 薄めたアセト

ニトリル（1→2）を加えて50 mLとし，標準溶液とする。試料溶液及び標準溶液10 μLにつき，次の条件で液体クロマトグラフ法により試験を行い，内標準物質のピーク面積に対するクロルフェニラミンマレイン酸塩のピーク面積の比 Q_T，及び Q_S を求める。

クロルフェニラミンマレイン酸塩（$C_{16}H_{19}ClN_2 \cdot C_4H_4O_4$）の量（mg）

$$= 定量用クロルフェニラミンマレイン酸塩の量（mg）\times \frac{Q_T}{Q_S} \times \frac{1}{10}$$

内標準溶液　パラオキシ安息香酸イソアミルの薄めたアセトニトリル（1→2）溶液（1→15000）

操作条件

　　検出器：紫外吸光光度計（測定波長：260 nm）

　　カラム：内径約4 mm，長さ15〜25 cmのステンレス管に5〜10 μmの液体クロマトグラフ用
　　　　　オクタデシルシリル化シリカゲルを充てんする。

　　カラム温度：40℃

　　移動相：ドデシル硫酸ナトリウム2.0 gを薄めたリン酸（1→1000）1000 mLに溶かす。この液500 mLにアセトニトリル500 mLを加える。

　　流量：パラオキシ安息香酸イソアミルの保持時間が約8分になるように調整する。

　　カラムの選定：標準溶液10 μLにつき，上記の条件で操作するとき，クロルフェニラミンマ
　　　　　レイン酸塩，パラオキシ安息香酸イソアミルの順に溶出し，それぞれのピークが完全に
　　　　　分離するものを用いる。

（2）　本品約0.1 gを精密に量り，メタノール30 mLを加えて，10分間振り混ぜた後，内標準溶液5 mLを正確に加え，更にメタノールを加えて50 mLとし，ろ過する。初めのろ液10 mLを除き，次のろ液を試料溶液とする。別に定量用アセトアミノフェン約0.015 gを精密に量り，内標準溶液5 mLを正確に加え，更にメタノールを加えて50 mLとし，標準溶液とする。試料溶液及び標準溶液10 μLにつき，次の条件で液体クロマトグラフ法により試験を行い，内標準物質のピーク面積に対するアセトアミノフェンのピーク面積の比 Q_T 及び Q_S を求める。

アセトアミノフェン（$C_8H_9NO_2$）の量（mg）

$$= 定量用アセトアミノフェンの量（mg）\times \frac{Q_T}{Q_S}$$

内標準溶液　パラオキシ安息香酸のメタノール溶液（1→1000）

操作条件

　　検出器：紫外吸光光度計（測定波長：275 nm）

　　カラム：内径約4 mm，長さ15〜25 cmのステンレス管に5〜10 μmの液体クロマトグラフ用
　　　　　オクタデシルシリル化シリカゲルを充てんする。

　　カラム温度：40℃

　　移動相：薄めたリン酸（1→1000）・アセトニトリル混液（93：7）

　　流量：パラオキシ安息香酸の保持時間が約10分になるように調整する。

　　カラムの選定：標準溶液10 μLにつき，上記の条件で操作するとき，アセトアミノフェン，
　　　　　パラオキシ安息香酸の順に溶出し，それぞれのピークが完全に分離するものを用いる。

【 15 】 かぜ薬 3 ─③

成分及び分量又は本質	日本薬局方	dl-メチルエフェドリン塩酸塩散10％	0.6 g
	〃	クロルフェニラミンマレイン酸塩	0.0075 g
	〃	ジヒドロコデインリン酸塩散1％	2.4 g
	〃	ノスカピン	0.048 g
	〃	アセトアミノフェン	0.45 g
	〃	エテンザミド	0.75 g
	〃	カフェイン水和物	0.075 g
	〃	カンゾウ末	0.8 g
	〃	キキョウ末	1.6 g
	賦形剤 〃	デンプン，乳糖水和物又はこれらの混合物	適 量
		全　　量	7.5 g
製 造 方 法	以上をとり，散剤の製法により製する。ただし，分包散剤とする。クロルフェニラミンマレイン酸塩に替えて，クロルフェニラミンマレイン酸塩散1％を用いてもよい。		
用 法 及 び 用 量	1回量を次のとおりとし，1日3回，食後服用する。大人（15才以上）1包2.5 g，11才以上15才未満　大人の⅔，7才以上11才未満　大人の½，3才以上7才未満　大人の⅓，1才以上3才未満　大人の¼		
効 能 又 は 効 果	かぜの諸症状（鼻水，鼻づまり，くしゃみ，のどの痛み，せき，たん，悪寒，発熱，頭痛，関節の痛み，筋肉の痛み）の緩和		
貯 蔵 方 法 及 び有 効 期 間	遮光した密閉容器		
規格及び試験方法	別記のとおり。		
備 考			

規 格 及 び 試 験 方 法

本品は定量するとき，dl-メチルエフェドリン塩酸塩（$C_{11}H_{17}NO \cdot HCl$：215.72）0.65〜0.97％，クロルフェニラミンマレイン酸塩（$C_{16}H_{19}ClN_2 \cdot C_4H_4O_4$：390.87）0.09〜0.11％，ジヒドロコデインリン酸塩（$C_{18}H_{23}NO_3 \cdot H_3PO_4$：399.38）0.26〜0.39％，ノスカピン（$C_{22}H_{23}NO_7$：413.43）0.58〜0.70％，アセトアミノフェン（$C_8H_9NO_2$：151.17）5.4〜6.6％，エテンザミド（$C_9H_{11}NO_2$：165.19）9.0〜11.0％及びカフェイン水和物（$C_8H_{10}N_4O_2 \cdot H_2O$：212.21）0.9〜1.1％を含む。

性　状 本品は淡褐色の粉末である。

確認試験 （1）　本品1.0 gにメタノール5 mLを加えて振り混ぜた後，ろ過し，ろ液を試料溶液とする。別にdl-メチルエフェドリン塩酸塩散10％0.08 gにメタノール5 mLを加えて振り混ぜた後，ろ過し，ろ液を標準溶液(1)とする。クロルフェニラミンマレイン酸塩5 mgをメタノール25 mLに溶かし，標準溶液(2)とする。ジヒドロコデインリン酸塩散1％0.3 gにメタノール5 mLを加えて振り混ぜた後，ろ過する。ろ液を蒸発乾固し，残留物をメタノール1 mLに溶かし，標準溶液(3)とする。ノスカピン6 mgをメタノール5 mLに溶かし，標準溶液(4)とする。これらの液につき，薄層クロマトグラフ法により試験を行う。試料溶液及び標準溶液5 μLずつを薄層クロマトグラフ用シリカゲルを用いて調製した薄層板にスポットする。次に酢酸エチル・エタノール（95）・アンモニア水（28）混液（15：5：1）を展開溶媒として約10 cm展開した後，薄層板を風乾する。この薄層板に噴霧用

30

ドラーゲンドルフ試液を均等に噴霧するとき，試料溶液から得た数個のスポットのうち4個のスポットは，標準溶液(1)，標準溶液(2)，標準溶液(3)及び標準溶液(4)から得た黄赤色のスポットと色調及び Rf 値が等しい。

（2） 本品1.0gにメタノール5mLを加えて振り混ぜた後，ろ過し，ろ液を試料溶液とする。別にアセトアミノフェン0.06g，エテンザミド0.1g及びカフェイン水和物0.01gをそれぞれメタノール5mLに溶かし，標準溶液(1)，標準溶液(2)及び標準溶液(3)とする。これらの液につき，薄層クロマトグラフ法により試験を行う。試料溶液及び標準溶液5μLずつを薄層クロマトグラフ用シリカゲル（蛍光剤入り）を用いて調製した薄層板にスポットする。次に酢酸エチル・ヘキサン混液（4：1）を展開溶媒として約10cm展開した後，薄層板を風乾する。これに紫外線（主波長254nm）を照射するとき，試料溶液から得た3個のスポットは，標準溶液(1)，標準溶液(2)及び標準溶液(3)から得たそれぞれのスポットと色調及び Rf 値が等しい。

（3） 本品2.0gにメタノール5mLを加えて振り混ぜた後，ろ過し，ろ液を試料溶液とする。別にグリチルリチン酸5mgをメタノール2mLに溶かし，標準溶液とする。これらの液につき，薄層クロマトグラフ法により試験を行う。試料溶液及び標準溶液5μLずつを薄層クロマトグラフ用シリカゲル（蛍光剤入り）を用いて調製した薄層板にスポットする。次に1-ブタノール・水・酢酸（100）混液（7：2：1）を展開溶媒とし約10cm展開した後，薄層板を風乾する。これに紫外線（主波長254nm）を照射するとき，試料溶液から得た数個のスポットのうち1個のスポットは，標準溶液から得たスポットと色調及び Rf 値が等しい。

（4） 本品1.5gにメタノール30mLを加え，水浴上で10分間加温し，冷後，ろ過する。ろ液を蒸発乾固し，残留物をメタノール2mLに溶かし，試料溶液とする。別にキキョウ末0.4gにメタノール10mLを加え，試料溶液と同様に操作し，標準溶液とする。これらの液につき，薄層クロマトグラフ法により試験を行う。試料溶液及び標準溶液5μLを薄層クロマトグラフ用シリカゲルを用いて調製した薄層板にスポットする。次にクロロホルム・メタノール・水混液（13：10：2）を展開溶媒とし約10cm展開した後，薄層板を風乾する。これにバニリン・硫酸溶液*を均等に噴霧し，105℃で10分間加熱するとき，試料溶液から得た数個のスポットのうち1個のスポットは，標準溶液から得た緑褐色の主スポットと色調及び Rf 値が等しい。

　　　［注］*バニリン・硫酸溶液：バニリン0.5gにメタノール25mL及び希硫酸25mLを加える。

定 量 法 （1） 本品約0.75gを精密に量り，薄めたアセトニトリル（4→10）30mLを加えて10分間振り混ぜた後，内標準溶液5mLを正確に加え，更に薄めたアセトニトリル（4→10）を加えて50mLとし，ろ過する。初めのろ液10mLを除き，次のろ液を試料溶液とする。別に*dl*-メチルエフェドリン塩酸塩散10％約0.06g及びジヒドロコデインリン酸塩散1％0.24gを精密に量り，内標準溶液5mLを正確に加えた後，薄めたアセトニトリル（4→10）を加えて50mLとする。この液をろ過し，初めのろ液10mLを除き，次のろ液を標準溶液とする。試料溶液及び標準溶液10μLにつき，次の条件で液体クロマトグラフ法により試験を行い，内標準物質のピーク面積に対する*dl*-メチルエフェドリン塩酸塩及びジヒドロコデインリン酸塩のピーク面積の比 Q_{Ta}，Q_{Tb}，Q_{Sa} 及び Q_{Sb} を求める。

　　　　dl-塩酸メチルエフェドリン塩酸塩散10％の量 （mg）

$$= dl\text{-メチルエフェドリン塩酸塩散10％の量 （mg）} \times \frac{Q_{Ta}}{Q_{Sa}}$$

　　　　ジヒドロコデインリン酸塩散1％の量 （mg）

$$= \text{ジヒドロコデインリン酸塩散1％の量 （mg）} \times \frac{Q_{Tb}}{Q_{Sb}}$$

　　　内標準溶液　パラオキシ安息香酸イソアミルの薄めたアセトニトリル（1→4）溶液（1→2000）

操作条件

　　検出器：紫外吸光光度計（測定波長：220 nm）

　　カラム：内径約 4 mm，長さ 15〜25 cm のステンレス管に 5〜10 μm の液体クロマトグラフ用オクタデシルシリル化シリカゲルを充てんする。

　　カラム温度：40℃付近の一定温度

　　移動相：ドデシル硫酸ナトリウム 2.0 g を薄めたリン酸（1→1000）1000 mL に溶かす。この液 600 mL にアセトニトリル 400 mL を加える。

　　流量：リン酸ジヒドロコデインの保持時間が約 6 分になるように調整する。

　　カラムの選定：標準溶液 10 μL につき，上記の条件で操作するとき，ジヒドロコデインリン酸塩，*dl*−メチルエフェドリン塩酸塩，パラオキシ安息香酸イソアミルの順に溶出し，それぞれのピークが完全に分離するものを用いる。

（2）　本品約 1.5 g を精密に量り，薄めたアセトニトリル（1→2）30 mL を加え，10 分間振り混ぜた後，内標準溶液 5 mL を正確に加え，更に薄めたアセトニトリル（1→2）を加えて 50 mL とする。この液をろ過し，初めのろ液 10 mL を除き，次のろ液を試料溶液とする。別に定量用クロルフェニラミンマレイン酸塩約 0.03 g 及び定量用ノスカピン約 0.19 g を精密に量り，薄めたアセトニトリル（1→2）に溶かし，正確に 100 mL とする。この液 5 mL を正確に量り，内標準溶液 5 mL を正確に加え，更に薄めたアセトニトリル（1→2）を加えて 50 mL とし，標準溶液とする。試料溶液及び標準溶液 10 μL につき，次の条件で液体クロマトグラフ法により試験を行い，内標準物質のピーク面積に対するクロルフェニラミンマレイン酸塩及びノスカピンのピーク面積の比 Q_{Ta}，Q_{Tb}，Q_{Sa} 及び Q_{Sb} を求める。

　　　　クロルフェニラミンマレイン酸塩（$C_{16}H_{19}ClN_2 \cdot C_4H_4O_4$）の量（mg）

$$= 定量用クロルフェニラミンマレイン酸塩の量（mg）\times \frac{Q_{Ta}}{Q_{Sa}} \times \frac{1}{20}$$

　　ノスカピン（$C_{22}H_{23}NO_7$）の量（mg）

$$= ノスカピンの量（mg）\times \frac{Q_{Tb}}{Q_{Sb}} \times \frac{1}{20}$$

　　内標準溶液　パラオキシ安息香酸イソアミルの薄めたアセトニトリル（1→2）溶液（1→10000）

操作条件

　　検出器：紫外吸光光度計（測定波長：260 nm）

　　カラム：内径約 4 mm，長さ 15〜25 cm のステンレス管に 5〜10 μm の液体クロマトグラフ用オクタデシルシリル化シリカゲルを充てんする。

　　カラム温度：40℃付近の一定温度

　　移動相：ドデシル硫酸ナトリウム 2.0 g を薄めたリン酸（1→1000）1000 mL に溶かす。この液 550 mL にアセトニトリル 450 mL を加える。

　　流量：ノスカピンの保持時間が約 7 分になるように調整する。

　　カラムの選定：標準溶液 10 μL につき，上記の条件で操作するとき，ノスカピン，クロルフェニラミンマレイン酸塩，パラオキシ安息香酸イソアミルの順に溶出し，それぞれのピークが完全に分離するものを用いる。

（3）　本品約 0.25 g を精密に量り，メタノール 30 mL を加え，10 分間振り混ぜた後，内標準溶液 5 mL を正確に加え，更にメタノールを加えて 50 mL とする。この液をろ過し，初めのろ液 10 mL を除き，次のろ液を試料溶液とする。別に定量用アセトアミノフェン約 0.15 g 及び定量用カフェイン水和物約 0.025 g をそれぞれ精密に量り，メタノールに溶かし正確に 100 mL とする。この液 5 mL を正確

に量り，内標準溶液 5 mL を正確に加え，更にメタノールを加えて 50 mL とし，標準溶液とする。試料溶液及び標準溶液 10 μL につき，次の条件で液体クロマトグラフ法により試験を行い，内標準物質のピーク面積に対するアセトアミノフェン及びカフェイン水和物のピーク面積の比 Q_{Ta}, Q_{Tb}, Q_{Sa} 及び Q_{Sb} を求める。

アセトアミノフェン（$C_8H_9NO_2$）の量（mg）

$$= 定量用アセトアミノフェンの量（mg）\times \frac{Q_{Ta}}{Q_{Sa}} \times \frac{1}{20}$$

カフェイン水和物（$C_8H_{10}N_4O_2 \cdot H_2O$）の量（mg）

$$= 定量用カフェイン水和物の量（mg）\times \frac{Q_{Tb}}{Q_{Sb}} \times \frac{1}{20}$$

内標準溶液　パラオキシ安息香酸のメタノール溶液（1 → 1000）

操作条件

検出器：紫外吸光光度計（測定波長：254 nm）

カラム：内径約 4 mm，長さ 15～25 cm のステンレス管に 5～10 μm の液体クロマトグラフ用オクタデシルシリル化シリカゲルを充てんする。

カラム温度：40℃付近の一定温度

移動相：薄めたリン酸（1 → 1000）・アセトニトリル混液（93：7）

流量：パラオキシ安息香酸の保持時間が約 10 分になるように調整する。

カラムの選定：標準溶液 10 μL につき，上記の条件で操作するとき，アセトアミノフェン，カフェイン水和物，パラオキシ安息香酸の順に溶出し，それぞれのピークが完全に分離するものを用いる。

（4）　本品約 0.5 g を精密に量り，メタノール 30 mL を加え，10 分間振り混ぜた後，内標準溶液 5 mL を正確に加え，更にメタノールを加えて 50 mL とする。この液をろ過し，初めのろ液 10 mL を除き，次のろ液を試料溶液とする。別に定量用エテンザミド約 0.05 g を精密に量り，内標準溶液 5 mL を正確に加え，更にメタノールを加えて 50 mL とし，標準溶液とする。試料溶液及び標準溶液 10 μL につき，次の条件で液体クロマトグラフ法により試験を行い，内標準物質のピーク面積に対するエテンザミドのピーク面積の比 Q_T 及び Q_S を求める。

エテンザミド（$C_9H_{11}NO_2$）の量（mg）

$$= 定量用エテンザミドの量（mg）\times \frac{Q_T}{Q_S}$$

内標準溶液　サリチル酸のメタノール溶液（1 → 70）

操作条件

検出器：紫外吸光光度計（測定波長：280 nm）

カラム：内径約 4 mm，長さ 15～25 cm のステンレス管に 5～10 μm の液体クロマトグラフ用オクタデシルシリル化シリカゲルを充てんする。

カラム温度：40℃付近の一定温度

移動相：薄めたリン酸（1 → 1000）・メタノール混液（3：2）

流量：エテンザミドの保持時間が約 7 分になるように調整する。

カラムの選定：標準溶液 10 μL につき，上記の条件で操作するとき，エテンザミド，サリチル酸の順に溶出し，それぞれのピークが完全に分離するものを用いる。

【16】 かぜ薬2—①

成分及び分量 又 は 本 質	日本薬局方	アセトアミノフェン	0.3 g
	〃	エテンザミド	1.0 g
	〃	クロルフェニラミンマレイン酸塩	0.0075 g
	〃	カフェイン水和物	0.15 g
	賦形剤　〃	デンプン，乳糖水和物又はこれらの混合物　　適 量	
		全　　　量	4.5 g
製 造 方 法	以上をとり，散剤の製法により製する。ただし，分包散剤とする。クロルフェニラミンマレイン酸塩に替えて，クロルフェニラミンマレイン酸塩散１％を用いてもよい。		
用 法 及 び 用 量	１回量を次のとおりとし，１日３回，食後服用する。 大人（15才以上）１包1.5 g，11才以上15才未満　大人の⅔，７才以上11才未満　大人の½，３才以上７才未満　大人の⅓，１才以上３才未満　大人の¼		
効 能 又 は 効 果	かぜの諸症状（鼻水，鼻づまり，くしゃみ，のどの痛み，悪寒，発熱，頭痛，関節の痛み，筋肉の痛み）の緩和		
貯 蔵 方 法 及 び 有 効 期 間	遮光した密閉容器		
規格及び試験方法	別記のとおり。		
備　　　　　考			

規 格 及 び 試 験 方 法

　本品は定量するとき，アセトアミノフェン（$C_8H_9NO_2$：151.17）6.0〜7.3 ％，エテンザミド（$C_9H_{11}NO_2$：165.19）20.0〜24.4 ％，クロルフェニラミンマレイン酸塩（$C_{16}H_{19}ClN_2\cdot C_4H_4O_4$：390.87）0.15〜0.18 ％及びカフェイン水和物（$C_8H_{10}N_4O_2\cdot H_2O$：212.21）3.0〜3.7 ％を含む。

性　　状　本品は白色の粉末である。

確認試験　（１）　本品0.3 gにメタノール5 mLを加えて振り混ぜた後，ろ過し，ろ液を試料溶液とする。別にアセトアミノフェン0.02 g，エテンザミド0.07 g及びカフェイン水和物0.01 gをそれぞれメタノール5 mLに溶かし，標準溶液(1)，標準溶液(2)及び標準溶液(3)とする。これらの液につき，薄層クロマトグラフ法により試験を行う。試料溶液及び標準溶液5 μLずつを薄層クロマトグラフ用シリカゲル（蛍光剤入り）を用いて調製した薄層板にスポットする。次に酢酸エチル・ヘキサン混液（4：1）を展開溶媒として約10 cm展開した後，薄層板を風乾する。これに紫外線（主波長254 nm）を照射するとき，試料溶液から得た３個のスポットの*Rf*値は，標準溶液(1)，標準溶液(2)及び標準溶液(3)から得たそれぞれのスポットの*Rf*値に等しい。

（２）　本品0.3 gにメタノール5 mLを加えて振り混ぜた後，ろ過し，ろ液を試料溶液とする。別にクロルフェニラミンマレイン酸塩5 mgをメタノール50 mLに溶かし，標準溶液とする。これらの液につき，薄層クロマトグラフ法により試験を行う。試料溶液及び標準溶液5 μLずつを薄層クロマトグラフ用シリカゲルを用いて調製した薄層板にスポットする。次に酢酸エチル・エタノール（95）・アンモニア水（28）混液（15：5：1）を展開溶媒として約10 cm展開した後，薄層板を風乾する。これに噴霧用ドラーゲンドルフ試液を均等に噴霧するとき，試料溶液から得たスポットは，標準溶液から得た黄赤色のスポットと色調及び*Rf*値が等しい。

定 量 法 （1） 本品約 0.15 g を精密に量り，メタノール 30 mL を加えて 10 分間振り混ぜた後，内標準溶液 5 mL を正確に加え，更にメタノールを加えて 50 mL とし，ろ過する。初めのろ液 10 mL を除き，次のろ液を試料溶液とする。別に定量用アセトアミノフェン約0.1g及び定量用カフェイン水和物約 0.05 g をそれぞれ精密に量り，メタノールに溶かして正確に 50 mL とする。この液 5 mL を正確に量り，内標準溶液 5 mL を正確に加えた後，メタノールを加えて 50 mL とし，標準溶液とする。試料溶液及び標準溶液 10 μL につき，次の条件で液体クロマトグラフ法により試験を行い，内標準物質のピーク面積に対するアセトアミノフェン及びカフェイン水和物のピーク面積の比 Q_{Ta}，Q_{Tb}，Q_{Sa} 及び Q_{Sb} を求める．

アセトアミノフェン（$C_8H_9NO_2$）の量（mg）

$$= 定量用アセトアミノフェンの量（mg）\times \frac{Q_{Ta}}{Q_{Sa}} \times \frac{1}{10}$$

カフェイン水和物（$C_8H_{10}N_4O_2 \cdot H_2O$）の量（mg）

$$= 定量用カフェイン水和物の量（mg）\times \frac{Q_{Tb}}{Q_{Sb}} \times \frac{1}{10}$$

内標準溶液 パラオキシ安息香酸のメタノール溶液（1 → 1000）
操作条件
  検出器：紫外吸光光度計（測定波長：275 nm）
  カラム：内径約 4 mm，長さ 15～25 cm のステンレス管に 5～10 μm の液体クロマトグラフ用オクタデシルシリル化シリカゲルを充てんする。
  カラム温度：40 ℃付近の一定温度
  移動相：薄めたリン酸（1 → 1000）・アセトニトリル混液（93：7）
  流量：アセトアミノフェンの保持時間が約 5 分になるように調整する。
  カラムの選定：標準溶液 10 μL につき，上記の条件で操作するとき，アセトアミノフェン，パラオキシ安息香酸，カフェイン水和物の順に溶出し，それぞれのピークが完全に分離するものを用いる。

（2） 本品約 0.22 g を精密に量り，メタノール 30 mL を加えて 10 分間振り混ぜた後，内標準溶液 5 mL を正確に加え，この液にメタノールを加えて 50 mL とし，ろ過する。初めのろ液 10 mL を除き，次のろ液を試料溶液とする。別に定量用エテンザミド約 0.05 g を精密に量り，内標準溶液 5 mL を正確に加えた後，メタノールを加えて 50 mL とし標準溶液とする。試料溶液及び標準溶液 10 μL につき，次の条件で液体クロマトグラフ法により試験を行い，内標準物質のピーク面積に対するエテンザミドのピーク面積の比 Q_T 及び Q_S を求める。

エテンザミド（$C_9H_{11}NO_2$）の量（mg）

$$= 定量用エテンザミドの量（mg）\times \frac{Q_T}{Q_S}$$

内標準溶液 安息香酸のメタノール溶液（1 → 100）
操作条件
  検出器：紫外吸光光度計（測定波長：275 nm）
  カラム：内径約 4 mm，長さ 15～25 cm のステンレス管に 5～10 μm の液体クロマトグラフ用オクタデシルシリル化シリカゲルを充てんする。
  カラム温度：40 ℃付近の一定温度
  移動相：薄めたリン酸（1 → 1000）・メタノール混液（3：2）
  流量：エテンザミドの保持時間が約 6 分になるように調整する。

カラムの選定：標準溶液 10 μL につき，上記の条件で操作するとき，エテンザミド，安息香
酸の順に溶出し，それぞれのピークが完全に分離するものを用いる。

（3）　本品約 0.9 g を精密に量り，更に薄めたアセトニトリル（1→2）30 mL を加えて 10 分間振
り混ぜた後，内標準溶液 5 mL を正確に加え，更に薄めたアセトニトリル（1→2）を加えて 50 mL
とする。この液をろ過し，初めのろ液 10 mL を除き，次のろ液を試料溶液とする。別に定量用クロ
ルフェニラミンマレイン酸塩約 0.03 g を精密に量り，薄めたアセトニトリル（1→2）を加えて正
確に 100 mL とする。この液 5 mL を正確に量り，内標準溶液 5 mL を正確に加えた後，薄めたアセ
トニトリル（1→2）を加えて 50 mL とし，標準溶液とする。試料溶液及び標準溶液 10 μL につき，
次の条件で液体クロマトグラフ法により試験を行い，内標準物質のピーク面積に対するクロルフェニ
ラミンマレイン酸塩のピーク面積の比 Q_T 及び Q_S を求める。

クロルフェニラミンマレイン酸塩（$C_{16}H_{19}ClN_2 \cdot C_4H_4O_4$）の量 （mg）

$$= 定量用クロルフェニラミンマレイン酸塩の量 （mg） \times \frac{Q_T}{Q_S} \times \frac{1}{20}$$

内標準溶液　パラオキシ安息香酸イソアミルのアセトニトリル溶液（1→15000）

操作条件

　　検出器：紫外吸光光度計（測定波長：260 nm）

　　カラム：内径約 4 mm，長さ 15～25 cm のステンレス管に 5～10 μm の液体クロマトグラフ用
　　　　　　オクタデシルシリル化シリカゲルを充てんする。

　　カラム温度：40 ℃付近の一定温度

　　移動相：ドデシル硫酸ナトリウム 2.0 g を薄めたリン酸（1→1000）1000 mL に溶かす。こ
　　　　　　の液 500 mL にアセトニトリル 500 mL を加える。

　　流量：クロルフェニラミンマレイン酸塩の保持時間が約 7 分になるように調整する。

　　カラムの選定：標準溶液 10 μL につき，上記の条件で操作するとき，クロルフェニラミンマ
　　　　　　レイン酸塩，パラオキシ安息香酸イソアミルの順に溶出し，それぞれのピークが完全に
　　　　　　分離するものを用いる。

【 17 】 かぜ薬 9

成分及び分量又は本質	日本薬局方	dl-メチルエフェドリン塩酸塩散 10 %	0.6 g
	〃	クロルフェニラミンマレイン酸塩	0.0075 g
	〃	ジヒドロコデインリン酸塩散 1 %	2.4 g
	〃	ノスカピン	0.048 g
	〃	アセトアミノフェン	0.45 g
	〃	エテンザミド	0.75 g
	〃	カフェイン水和物	0.075 g
	賦形剤 〃	デンプン，乳糖水和物又はこれらの混合物	適 量
		全 量	6.0 g
製 造 方 法	以上をとり，散剤の製法により製する。ただし，分包散剤とする。クロルフェニラミンマレイン酸塩に替えて，クロルフェニラミンマレイン酸塩散 1 ％を用いてもよい。		
用 法 及 び 用 量	1回量を次のとおりとし，1日3回，食後服用する。大人（15才以上）1包 2.0 g，11才以上 15才未満　大人の⅔，7才以上 11才未満　大人の½，3才以上 7才未満　大人の⅓，1才以上 3才未満　大人の¼		
効 能 又 は 効 果	かぜの諸症状（鼻水，鼻づまり，くしゃみ，のどの痛み，せき，たん，悪寒，発熱，頭痛，関節の痛み，筋肉の痛み）の緩和		
貯 蔵 方 法 及 び有 効 期 間	遮光した密閉容器		
規格及び試験方法	別記のとおり。		
備 考			

規 格 及 び 試 験 方 法

　本品は定量するとき，dl-メチルエフェドリン塩酸塩（$C_{11}H_{17}NO \cdot HCl$：215.72）0.81～1.21 %，クロルフェニラミンマレイン酸塩（$C_{16}H_{19}ClN_2 \cdot C_4H_4O_4$：390.87）0.11～0.14 %，ジヒドロコデインリン酸塩（$C_{18}H_{23}NO_3 \cdot H_3PO_4$：399.38）0.32～0.48 %，ノスカピン（$C_{22}H_{23}NO_7$：413.43）0.72～0.88 %，アセトアミノフェン（$C_8H_9NO_2$：151.17）6.75～8.25 %，エテンザミド（$C_9H_{11}NO_2$：165.19）11.25～13.75 %及びカフェイン水和物（$C_8H_{10}N_4O_2 \cdot H_2O$：212.21）1.13～1.38 %を含む。

性　状　本品は白色の粉末である。

確認試験　（1）　本品 1.0 g にメタノール 5 mL を加えて振り混ぜた後，ろ過し，ろ液を試料溶液とする。別に dl-メチルエフェドリン塩酸塩散 10 % 0.1 g にメタノール 5 mL を加えて振り混ぜた後，ろ過し，ろ液を標準溶液(1)とする。クロルフェニラミンマレイン酸塩 5 mg をメタノール 20 mL に溶かし，標準溶液(2)とする。ジヒドロコデインリン酸塩散 1 % 0.6 g にメタノール 5 mL を加えて振り混ぜた後，ろ過する。ろ液を蒸発乾固し，残留物をメタノール 1 mL に溶かし，標準溶液(3)とする。ノスカピン 8 mg をメタノール 5 mL に溶かし，標準溶液(4)とする。これらの液につき，薄層クロマトグラフ法により試験を行う。試料溶液及び標準溶液 5 μL ずつを薄層クロマトグラフ用シリカゲルを用いて調製した薄層板にスポットする。次に酢酸エチル・エタノール（95）・アンモニア水（28）混液（15：5：1）を展開溶媒として約 10 cm 展開した後，薄層板を風乾する。これに噴霧用ドラーゲンドルフ試液を均等に噴霧するとき，試料溶液から得た数個のスポットのうち 4 個のスポットは，標

準溶液(1)，標準溶液(2)，標準溶液(3)及び標準溶液(4)から得た黄赤色のスポットと色調及び Rf 値が等しい。

（2）　本品 1.0 g にメタノール 5 mL を加えて振り混ぜた後，ろ過し，ろ液を試料溶液とする。別にアセトアミノフェン 0.06 g，エテンザミド 0.1 g 及びカフェイン水和物 0.01 g をそれぞれメタノール 5 mL に溶かし，標準溶液(1)，標準溶液(2)及び標準溶液(3)とする。これらの液につき，薄層クロマトグラフ法により試験を行う。試料溶液及び標準溶液 5 μL ずつを薄層クロマトグラフ用シリカゲル（蛍光剤入り）を用いて調製した薄層板にスポットする。次に酢酸エチル・ヘキサン混液（4：1）を展開溶媒として約 10 cm 展開した後，薄層板を風乾する。これに紫外線（主波長 254 nm）を照射するとき，試料溶液から得た 3 個のスポットの Rf 値は，標準溶液(1)，標準溶液(2)及び標準溶液(3)から得たそれぞれのスポットの Rf 値に等しい。

定量法　（1）　本品約 0.6 g を精密に量り，薄めたアセトニトリル（4→10）30 mL を加えて 10 分間振り混ぜた後，内標準溶液 5 mL を正確に加え，更に薄めたアセトニトリル（4→10）を加えて 50 mL とする。この液をろ過し，初めのろ液 10 mL を除き，次のろ液を試料溶液とする。別に dl-メチルエフェドリン塩酸塩散 10 ％約 0.06 g 及びジヒドロコデインリン酸塩散 1 ％ 0.24 g を精密に量り，内標準溶液 5 mL を正確に加えた後，薄めたアセトニトリル（4→10）を加えて 50 mL とする。この液をろ過し，初めのろ液 10 mL を除き，次のろ液を標準溶液とする。試料溶液及び標準溶液 10 μL につき，次の条件で液体クロマトグラフ法により試験を行い，内標準物質のピーク面積に対する dl-メチルエフェドリン塩酸塩及びジヒドロコデインリン酸塩のピーク面積の比 Q_{Ta}，Q_{Tb}，Q_{Sa} 及び Q_{Sb} を求める。

dl-メチルエフェドリン塩酸塩散 10 ％の量（mg）

$$= dl\text{-メチルエフェドリン塩酸塩散 10 ％の量（mg）} \times \frac{Q_{Ta}}{Q_{Sa}}$$

ジヒドロコデインリン酸塩散 1 ％の量（mg）

$$= \text{ジヒドロコデインリン酸塩散 1 ％の量（mg）} \times \frac{Q_{Tb}}{Q_{Sb}}$$

内標準溶液　パラオキシ安息香酸イソアミルの薄めたアセトニトリル（4→10）溶液（1→2000）

操作条件

　　検出器：紫外吸光光度計（測定波長：254 nm）

　　カラム：内径約 4 mm，長さ 15〜25 cm のステンレス管に 5〜10 μm の液体クロマトグラフ用オクタデシルシリル化シリカゲルを充てんする。

　　カラム温度：40 ℃付近の一定温度

　　移動相：ドデシル硫酸ナトリウム 6.0 g を薄めたリン酸（1→1000）1000 mL に溶かす。この液 600 mL にアセトニトリル 400 mL を加える。

　　流量：ジヒドロコデインリン酸塩の保持時間が約 6 分になるように調整する。

　　カラムの選定：標準溶液 10 μL につき，上記の条件で操作するとき，ジヒドロコデインリン酸塩，dl-メチルエフェドリン塩酸塩，パラオキシ安息香酸イソアミルの順に溶出し，それぞれのピークが完全に分離するものを用いる。

（2）　本品約 1.2 g を精密に量り，薄めたアセトニトリル（1→2）30 mL を加えて 10 分間振り混ぜた後，内標準溶液 5 mL を正確に加え，更に薄めたアセトニトリル（1→2）を加えて 50 mL とする。この液をろ過し，初めのろ液 10 mL を除き，次のろ液を試料溶液とする。別に定量用クロルフェニラミンマレイン酸塩約 0.03 g 及び定量用ノスカピン 0.19 g を精密に量り，薄めたアセトニトリル（1→2）を加えて正確に 100 mL とする。この液 5 mL を正確に量り，内標準溶液 5 mL を正確に加えた後，

薄めたアセトニトリル（1→2）を加えて50 mLとし，標準溶液とする。試料溶液及び標準溶液10 µLにつき，次の条件で液体クロマトグラフ法により試験を行い，内標準物質のピーク面積に対するクロルフェニラミンマレイン酸塩及びノスカピンのピーク面積の比 Q_{Ta}，Q_{Tb}，Q_{Sa} 及び Q_{Sb} を求める。

クロルフェニラミンマレイン酸塩（$C_{16}H_{19}ClN_2 \cdot C_4H_4O_4$）の量（mg）

$$= 定量用クロルフェニラミンマレイン酸塩の量（mg）\times \frac{Q_{Ta}}{Q_{Sa}} \times \frac{1}{20}$$

ノスカピン（$C_{22}H_{23}NO_7$）の量（mg）

$$= ノスカピンの量（mg）\times \frac{Q_{Tb}}{Q_{Sb}} \times \frac{1}{20}$$

内標準溶液　パラオキシ安息香酸イソアミルのメタノール溶液（1→10000）

操作条件

　　検出器：紫外吸光光度計（測定波長：260 nm）

　　カラム：内径約4 mm，長さ15～25 cmのステンレス管に5～10 µmの液体クロマトグラフ用オクタデシルシリル化シリカゲルを充てんする。

　　カラム温度：40℃付近の一定温度

　　移動相：ドデシル硫酸ナトリウム2.0 gを薄めたリン酸（1→1000）1000 mLに溶かす。この液550 mLにアセトニトリル450 mLを加える。

　　流量：ノスカピンの保持時間が約7分になるように調整する。

　　カラムの選定：標準溶液10 µLにつき，上記の条件で操作するとき，ノスカピン，パラオキシ安息香酸イソアミル，クロルフェニラミンマレイン酸塩の順に溶出し，それぞれのピークが完全に分離するものを用いる。

（3）　本品約0.2 gを精密に量り，メタノール30 mLを加えて10分間振り混ぜた後，内標準溶液5 mLを正確に加え，更にメタノールを加えて50 mLとし，ろ過する。初めのろ液10 mLを除き，次のろ液を試料溶液とする。別に定量用アセトアミノフェン約0.15 g及び定量用カフェイン水和物約0.025 gをそれぞれ精密に量り，メタノールに溶かして正確に50 mLとする。この液5 mLを正確に量り，内標準溶液5 mLを正確に加えた後，メタノールを加えて50 mLとし，標準溶液とする。試料溶液及び標準溶液10 µLにつき，次の条件で液体クロマトグラフ法により試験を行い，内標準物質のピーク面積に対するアセトアミノフェン及びカフェイン水和物のピーク面積の比 Q_{Ta}，Q_{Tb}，Q_{Sa} 及び Q_{Sb} を求める。

アセトアミノフェン（$C_8H_9NO_2$）の量（mg）

$$= 定量用アセトアミノフェンの量（mg）\times \frac{Q_{Ta}}{Q_{Sa}} \times \frac{1}{10}$$

カフェイン水和物（$C_8H_{10}N_4O_2 \cdot H_2O$）の量（mg）

$$= 定量用カフェイン水和物の量（mg）\times \frac{Q_{Tb}}{Q_{Sb}} \times \frac{1}{10}$$

内標準溶液　パラオキシ安息香酸のメタノール溶液（1→1000）

操作条件

　　検出器：紫外吸光光度計（測定波長：275 nm）

　　カラム：内径約4 mm，長さ15～25 cmのステンレス管に5～10 µmの液体クロマトグラフ用オクタデシルシリル化シリカゲルを充てんする。

　　カラム温度：40℃付近の一定温度

　　移動相：薄めたリン酸（1→1000）・アセトニトリル混液（93：7）

流量：アセトアミノフェンの保持時間が約5分になるように調整する。

カラムの選定：標準溶液 10 μL につき，上記の条件で操作するとき，アセトアミノフェン，パラオキシ安息香酸，カフェイン水和物の順に溶出し，それぞれのピークが完全に分離するものを用いる。

（4）本品約 0.4 g を精密に量り，メタノール 30 mL を加えて 10 分間振り混ぜた後，内標準溶液 5 mL を正確に加え，この液にメタノールを加えて 50 mL とし，ろ過する。初めのろ液 10 mL を除き，次のろ液を試料溶液とする。別に定量用エテンザミド約 0.05 g を精密に量り，内標準溶液 5 mL を正確に加えた後，メタノールを加えて 50 mL とし標準溶液とする。試料溶液及び標準溶液 10 μL につき，次の条件で液体クロマトグラフ法により試験を行い，内標準物質のピーク面積に対するエテンザミドのピーク面積の比 Q_T 及び Q_S を求める。

エテンザミド（$C_9H_{11}NO_2$）の量（mg）

$$= 定量用エテンザミドの量（mg）\times \frac{Q_T}{Q_S}$$

内標準溶液　安息香酸のメタノール溶液（1 → 100）

操作条件

検出器：紫外吸光光度計（測定波長：275 nm）

カラム：内径約 4 mm，長さ 15～25 cm のステンレス管に 5～10 μm の液体クロマトグラフ用オクタデシルシリル化シリカゲルを充てんする。

カラム温度：40℃付近の一定温度

移動相：薄めたリン酸（1 → 1000）・メタノール混液（3：2）

流量：エテンザミドの保持時間が約6分になるように調整する。

カラムの選定：標準溶液 10 μL につき，上記の条件で操作するとき，エテンザミド，安息香酸の順に溶出し，それぞれのピークが完全に分離するものを用いる。

【 18 】 かぜ薬 4 —②

成分及び分量 又 は 本 質	日本薬局方	アセトアミノフェン	0.36 g
	〃	エテンザミド	0.9 g
	〃	クロルフェニラミンマレイン酸塩	0.0075 g
	〃	dl−メチルエフェドリン塩酸塩散 10 %	0.6 g
	〃	ジヒドロコデインリン酸塩散 1 %	2.4 g
	賦形剤 〃	デンプン，乳糖水和物又はこれらの混合物	適 量
		全 量	6.0 g
製 造 方 法	以上をとり，散剤の製法により製する。ただし，分包散剤とする。クロルフェニラミンマレイン酸塩に替えて，クロルフェニラミンマレイン酸塩散 1 %を用いてもよい。		
用 法 及 び 用 量	1回量を次のとおりとし，1日3回，食後服用する。 大人（15才以上）1包 2.0 g，11才以上 15才未満　大人の⅔，7才以上 11才未満　大人の½，3才以上 7才未満　大人の⅓，1才以上 3才未満　大人の¼		
効 能 又 は 効 果	かぜの諸症状（鼻水，鼻づまり，くしゃみ，のどの痛み，せき，たん，悪寒，発熱，頭痛，関節の痛み，筋肉の痛み）の緩和		
貯 蔵 方 法 及 び 有 効 期 間	遮光した密閉容器		
規格及び試験方法	別記のとおり。		
備 考			

規 格 及 び 試 験 方 法

本品は定量するとき，アセトアミノフェン（$C_8H_9NO_2$：151.17）5.4〜6.6 %，エテンザミド（$C_9H_{11}NO_2$：165.19）13.5〜16.5 %，クロルフェニラミンマレイン酸塩（$C_{16}H_{19}ClN_2 \cdot C_4H_4O_4$：390.87）0.11〜0.14 %，dl−メチルエフェドリン塩酸塩（$C_{11}H_{17}NO \cdot HCl$：215.72）0.81〜1.21 %及びジヒドロコデインリン酸塩（$C_{18}H_{23}NO_3 \cdot H_3PO_4$：399.38）0.32〜0.48 %を含む。

性　　状　本品は白色の粉末である。

確認試験　（1）　本品 1.0 gにメタノール 5 mLを加えて振り混ぜた後，ろ過し，ろ液を試料溶液とする。別にアセトアミノフェン 0.06 g及びエテンザミド 0.15 gをそれぞれメタノール 5 mLに溶かし，標準溶液(1)及び標準溶液(2)とする。これらの液につき，薄層クロマトグラフ法により試験を行う。試料溶液及び標準溶液 5 μLずつを薄層クロマトグラフ用シリカゲル（蛍光剤入り）を用いて調製した薄層板にスポットする。次に酢酸エチル・ヘキサン混液（4：1）を展開溶媒として約 10 cm展開した後，薄層板を風乾する。これに紫外線（主波長 254 nm）を照射するとき，試料溶液から得た 2個のスポットの Rf 値は，標準溶液(1)及び標準溶液(2)から得たそれぞれのスポットの Rf 値に等しい。

（2）　本品 1.0 gにメタノール 5 mLを加えて振り混ぜた後，ろ過し，ろ液を試料溶液とする。別にdl−メチルエフェドリン塩酸塩散 10 % 0.1 gにメタノール 3 mLを加えて振り混ぜた後，ろ過し，ろ液を標準溶液(1)とする。クロルフェニラミンマレイン酸塩 5 mgをメタノール 3 mLに溶かし，標準溶液(2)とする。ジヒドロコデインリン酸塩散 1 % 0.4 gにメタノール 5 mLを加えて振り混ぜた後，ろ過する。ろ液を蒸発乾固し，残留物をメタノール 1 mLに溶かし，標準溶液(3)とする。これらの液につき，薄層クロマトグラフ法により試験を行う。試料溶液及び標準溶液 5 μLずつを薄層クロマト

グラフ用シリカゲルを用いて調製した薄層板にスポットする。次に酢酸エチル・エタノール（95）・アンモニア水（28）混液（15：5：1）を展開溶媒として約10 cm展開した後，薄層板を風乾する。これに噴霧用ドラーゲンドルフ試液を均等に噴霧するとき，試料溶液から得た数個のスポットのうち3個のスポットは，標準溶液(1)，標準溶液(2)及び標準溶液(3)から得た黄赤色のスポットと色調及びRf値が等しい。

定量法　（1）　本品約0.2 gを精密に量り，メタノール30 mLを加えて10分間振り混ぜた後，内標準溶液5 mLを正確に加え，更にメタノールを加えて50 mLとし，ろ過する。初めのろ液10 mLを除き，次のろ液を試料溶液とする。別に定量用アセトアミノフェン約0.012 gを精密に量り，内標準溶液5 mLを正確に加えた後，薄めたメタノールに溶かして50 mLとし，標準溶液とする。試料溶液及び標準溶液10 μLにつき，次の条件で液体クロマトグラフ法により試験を行い，内標準物質のピーク面積に対するアセトアミノフェンのピーク面積の比 Q_T 及び Q_S を求める。

アセトアミノフェン（$C_8H_9NO_2$）の量（mg）

$$= 定量用アセトアミノフェンの量（mg）\times \frac{Q_T}{Q_S}$$

内標準溶液　パラオキシ安息香酸のメタノール溶液（1→1000）
操作条件
　　検出器：紫外吸光光度計（測定波長：275 nm）
　　カラム：内径約4 mm，長さ15～25 cmのステンレス管に5～10 μmの液体クロマトグラフ用
　　　　　　オクタデシルシリル化シリカゲルを充てんする。
　　カラム温度：40℃付近の一定温度
　　移動相：薄めたリン酸（1→1000）・アセトニトリル混液（93：7）
　　流量：アセトアミノフェンの保持時間が約5分になるように調整する。
　　カラムの選定：標準溶液10 μLにつき，上記の条件で操作するとき，アセトアミノフェン，
　　　　　　パラオキシ安息香酸の順に溶出し，それぞれのピークが完全に分離するものを用いる。

（2）　本品約0.3 gを精密に量り，メタノール30 mLを加えて10分間振り混ぜた後，内標準溶液5 mLを正確に加え，この液にメタノールを加えて50 mLとし，ろ過する。初めのろ液10 mLを除き，次のろ液を試料溶液とする。別に定量用エテンザミド約0.045 gを精密に量り，内標準溶液5 mLを正確に加えた後，メタノールを加えて50 mLとし標準溶液とする。試料溶液及び標準溶液10 μLにつき，次の条件で液体クロマトグラフ法により試験を行い，内標準物質のピーク面積に対するエテンザミドのピーク面積の比 Q_T 及び Q_S を求める。

エテンザミド（$C_9H_{11}NO_2$）の量（mg）

$$= 定量用エテンザミドの量（mg）\times \frac{Q_T'}{Q_S}$$

内標準溶液　安息香酸のメタノール溶液（1→100）
操作条件
　　検出器：紫外吸光光度計（測定波長：275 nm）
　　カラム：内径約4 mm，長さ15～25 cmのステンレス管に5～10 μmの液体クロマトグラフ用
　　　　　　オクタデシルシリル化シリカゲルを充てんする。
　　カラム温度：40℃付近の一定温度
　　移動相：薄めたリン酸（1→1000）・メタノール混液（3：2）
　　流量：エテンザミドの保持時間が約6分になるように調整する。
　　カラムの選定：標準溶液10 μLにつき，上記の条件で操作するとき，エテンザミド，安息香

酸の順に溶出し，それぞれのピークが完全に分離するものを用いる。

（3）　本品約 1.2 g を精密に量り，薄めたアセトニトリル（1→2）30 mL を加えて 10 分間振り混ぜた後，内標準溶液 5 mL を正確に加え，更に薄めたアセトニトリル（1→2）を加えて 50 mL とし，ろ過する。初めのろ液 10 mL を除き，次のろ液を試料溶液とする。別に定量用クロルフェニラミンマレイン酸塩約 0.03 g を精密に量り，薄めたアセトニトリル（1→2）を加えて正確に 100 mL とする。この液 5 mL を正確に量り，内標準溶液 5 mL を正確に加えた後，薄めたアセトニトリル（1→2）を加えて 50 mL とし，標準溶液とする。試料溶液及び標準溶液 10 μL につき，次の条件で液体クロマトグラフ法により試験を行い，内標準物質のピーク面積に対するクロルフェニラミンマレイン酸塩のピーク面積の比 Q_T 及び Q_S を求める。

クロルフェニラミンマレイン酸塩（$C_{16}H_{19}ClN_2・C_4H_4O_4$）の量（mg）

$$=定量用クロルフェニラミンマレイン酸塩の量（mg）\times \frac{Q_T}{Q_S} \times \frac{1}{20}$$

内標準溶液　パラオキシ安息香酸イソアミルの薄めたアセトニトリル（1→2）溶液（1→15000）
操作条件
　　検出器：紫外吸光光度計（測定波長：260 nm）
　　カラム：内径約 4 mm，長さ 15～25 cm のステンレス管に 5～10 μm の液体クロマトグラフ用
　　　　　　オクタデシルシリル化シリカゲルを充てんする。
　　カラム温度：40 ℃付近の一定温度
　　移動相：ドデシル硫酸ナトリウム 2.0 g を薄めたリン酸（1→1000）1000 mL に溶かす。この液 500 mL にアセトニトリル 500 mL を加える。
　　流量：クロルフェニラミンマレイン酸塩の保持時間が約 7 分になるように調整する。
　　カラムの選定：標準溶液 10 μL につき，上記の条件で操作するとき，クロルフェニラミンマ
　　　　　　　　　レイン酸塩，パラオキシ安息香酸イソアミルの順に溶出し，それぞれのピークが完全に
　　　　　　　　　分離するものを用いる。

（4）　本品約 0.6 g を精密に量り，薄めたアセトニトリル（4→10）30 mL を加えて 10 分間振り混ぜた後，内標準溶液 5 mL を正確に加え，更に薄めたアセトニトリル（4→10）を加えて 50 mL とし，ろ過する。初めのろ液 10 mL を除き，次のろ液を試料溶液とする。別に dl-メチルエフェドリン塩酸塩散 10 %約 0.06 g 及びジヒドロコデインリン酸塩散 1 % 0.24 g を精密に量り，内標準溶液 5 mL を正確に加えた後，更に薄めたアセトニトリル（4→10）を加えて 50 mL とする。この液をろ過し，初めのろ液 10 mL を除き，次のろ液を標準溶液とする。試料溶液及び標準溶液 10 μL につき，次の条件で液体クロマトグラフ法により試験を行い，内標準物質のピーク面積に対する dl-メチルエフェドリン塩酸塩及びジヒドロコデインリン酸塩のピーク面積の比 Q_{Ta}，Q_{Tb}，Q_{Sa} 及び Q_{Sb} を求める。

dl-メチルエフェドリン塩酸塩散 10 %の量（mg）

$$=dl-メチルエフェドリン塩酸塩散 10 \%の量（mg）\times \frac{Q_{Ta}}{Q_{Sa}}$$

ジヒドロコデインリン酸塩散 1 %の量（mg）

$$=ジヒドロコデインリン酸塩散 1 \%の量（mg）\times \frac{Q_{Tb}}{Q_{Sb}}$$

内標準溶液　パラオキシ安息香酸イソアミルの薄めたアセトニトリル（4→10）溶液（1→2000）
操作条件
　　検出器：紫外吸光光度計（測定波長：220 nm）
　　カラム：内径約 4 mm，長さ 15～25 cm のステンレス管に 5～10 μm のオクタデシルシリル化

シリカゲルを充てんする。

カラム温度：40℃付近の一定温度

移動相：ドデシル硫酸ナトリウム 2.0 g を薄めたリン酸（1 → 1000）1000 mL に溶かす。この液 600 mL にアセトニトリル 400 mL を加える。

流量：ジヒドロコデインリン酸塩の保持時間が約 6 分になるように調整する。

カラムの選定：標準溶液 10 μL につき，上記の条件で操作するとき，リン酸ジヒドロコデイン，*dl*-メチルエフェドリン塩酸塩，パラオキシ安息香酸イソアミルの順に溶出し，それぞれのピークが完全に分離するものを用いる。

【 19 】 かぜ薬5—②

成分及び分量又は本質	日本薬局方	アセトアミノフェン	0.36 g
	〃	エテンザミド	0.9 g
	〃	クロルフェニラミンマレイン酸塩	0.0075 g
	〃	dl−メチルエフェドリン塩酸塩散 10 %	0.6 g
	〃	カフェイン水和物	0.075 g
	〃	ジヒドロコデインリン酸塩散 1 %	2.4 g
	賦形剤 〃	デンプン，乳糖水和物又はこれらの混合物	適 量
		全 量	6.0 g

製 造 方 法	以上をとり，散剤の製法により製する。ただし，分包散剤とする。クロルフェニラミンマレイン酸塩に替えて，クロルフェニラミンマレイン酸塩散 1 % を用いてもよい。
用 法 及 び 用 量	1回量を次のとおりとし，1日3回，食後服用する。 大人（15才以上）1包 2.0 g，11才以上 15才未満　大人の⅔，7才以上 11才未満　大人の½，3才以上 7才未満　大人の⅓，1才以上 3才未満　大人の¼
効 能 又 は 効 果	かぜの諸症状（鼻水，鼻づまり，くしゃみ，のどの痛み，せき，たん，悪寒，発熱，頭痛，関節の痛み，筋肉の痛み）の緩和
貯 蔵 方 法 及 び 有 効 期 間	遮光した密閉容器
規 格 及 び 試 験 方 法	別記のとおり。
備 考	

規 格 及 び 試 験 方 法

　本品は定量するとき，アセトアミノフェン（$C_8H_9NO_2$：151.17）5.4〜6.6 %，エテンザミド（$C_9H_{11}NO_2$：165.19）13.5〜16.5 %，クロルフェニラミンマレイン酸塩（$C_{16}H_{19}ClN_2 \cdot C_4H_4O_4$：390.87）0.11〜0.14 %，dl−メチルエフェドリン塩酸塩（$C_{11}H_{17}NO \cdot HCl$：215.72）0.81〜1.21 %，カフェイン水和物（$C_8H_{10}N_4O_2 \cdot H_2O$：212.21）1.13〜1.38 %及びジヒドロコデインリン酸塩（$C_{18}H_{23}NO_3 \cdot H_3PO_4$：399.38）0.32〜0.48%を含む。

性　状　本品は白色の粉末である。

確認試験　（1）　本品 1.0 g にメタノール 5 mL を加えて振り混ぜた後，ろ過し，ろ液を試料溶液とする。別にアセトアミノフェン 0.06 g，エテンザミド 0.15 g 及びカフェイン水和物 0.012 g をそれぞれメタノール 5 mL に溶かし，標準溶液(1)，標準溶液(2)及び標準溶液(3)とする。これらの液につき，薄層クロマトグラフ法により試験を行う。試料溶液及び標準溶液 5 μL ずつを薄層クロマトグラフ用シリカゲル（蛍光剤入り）を用いて調製した薄層板にスポットする。次に酢酸エチル・ヘキサン混液（4：1）を展開溶媒として約 10 cm 展開した後，薄層板を風乾する。これに紫外線（主波長 254 nm）を照射するとき，試料溶液から得た3個のスポットは，標準溶液(1)，標準溶液(2)及び標準溶液(3)から得たそれぞれのスポットと色調及び Rf 値が等しい。

（2）　本品 1.0 g にメタノール 5 mL を加えて振り混ぜた後，ろ過し，ろ液を試料溶液とする。別にクロルフェニラミンマレイン酸塩 5 mg をメタノール 20 mL に溶かし，標準溶液(1)とする。dl−メチルエフェドリン塩酸塩散 10 % 0.1 g にメタノール 5 mL を加えて振り混ぜた後，ろ過し，ろ液を標

準溶液(2)とする。ジヒドロコデインリン酸塩散 1 ％0.4 g にメタノール 5 mL を加えて振り混ぜた後，ろ過し，標準溶液(3)とする。これらの液につき，薄層クロマトグラフ法により試験を行う。試料溶液及び標準溶液 10 μL ずつを薄層クロマトグラフ用シリカゲルを用いて調製した薄層板にスポットする。次に酢酸エチル・エタノール（95）・アンモニア水（28）混液（15：5：1）を展開溶媒として約 10 cm 展開した後，薄層板を風乾する。これに噴霧用ドラーゲンドルフ試液を均等に噴霧するとき，試料溶液から得た 3 個のスポットは，標準溶液(1)，標準溶液(2)及び標準溶液(3)から得た黄赤色のそれぞれのスポットと色調及び Rf 値が等しい。

定 量 法 （1） 本品約 0.2 g を精密に量り，メタノール 30 mL を加えて 10 分間振り混ぜた後，内標準溶液 5 mL を正確に加え，更にメタノールを加えて 50 mL とする。この液をろ過し，初めのろ液 10 mL を除き，次のろ液を試料溶液とする。別に定量用アセトアミノフェン約 0.12 g 及び定量用カフェイン水和物 0.025 g をそれぞれ精密に量り，メタノールに溶かし，正確に 50 mL とする。この液 5 mL を正確に量り，内標準溶液 5 mL を正確に加えた後，メタノールを加えて 50 mL とし，標準溶液とする。試料溶液及び標準溶液 10 μL につき，次の条件で液体クロマトグラフ法により試験を行い，内標準物質のピーク面積に対するアセトアミノフェン及びカフェイン水和物のピーク面積の比 Q_{Ta}，Q_{Tb}，Q_{Sa} 及び Q_{Sb} を求める。

アセトアミノフェン（$C_8H_9NO_2$）の量（mg）

$$=定量用アセトアミノフェンの量（mg）\times\frac{Q_{Ta}}{Q_{Sa}}\times\frac{1}{10}$$

カフェイン水和物（$C_8H_{10}N_4O_2\cdot H_2O：212.21$）

$$=定量用カフェイン水和物の量（mg）\times\frac{Q_{Tb}}{Q_{Sb}}\times\frac{1}{10}$$

内標準溶液　パラオキシ安息香酸のメタノール溶液（1 → 1400）

操作条件

検出器：紫外吸光光度計（測定波長：275 nm）

カラム：内径約 4 mm，長さ 15〜25 cm のステンレス管に 5〜10 μm の液体クロマトグラフ用オクタデシルシリル化シリカゲルを充てんする。

カラム温度：40 ℃付近の一定温度

移動相：薄めたリン酸（1 → 1000）・アセトニトリル混液（93：7）

流量：アセトアミノフェンの保持時間が約 5 分になるように調製する。

カラムの選定：標準溶液 10 μL につき，上記の条件で操作するとき，アセトアミノフェン，パラオキシ安息香酸，カフェイン水和物の順に溶出し，それぞれのピークが完全に分離するものを用いる。

（2）　本品約 0.3 g を精密に量り，メタノール 30 mL を加えて 10 分間振り混ぜた後，内標準溶液 5 mL を正確に加え，更にメタノールを加えて 50 mL とする。この液をろ過し，初めのろ液 10 mL を除き，次のろ液を試料溶液とする。別に定量用エテンザミド約 0.045 g を精密に量り，メタノール 30 mL に溶かし，内標準溶液 5 mL を正確に加えた後，メタノールを加えて 50 mL とし，標準溶液とする。試料溶液及び標準溶液 10 μL につき，次の条件で液体クロマトグラフ法により試験を行い，内標準物質のピーク面積に対するエテンザミドのピーク面積の比 Q_T 及び Q_S を求める。

エテンザミド（$C_9H_{11}NO_2$）の量（mg）

$$=定量用エテンザミドの量（mg）\times\frac{Q_T}{Q_S}$$

内標準溶液　安息香酸のメタノール溶液（1 → 100）

操作条件

　　検出器：紫外吸光光度計（測定波長：275 nm）

　　カラム：内径約4 mm，長さ15〜25 cmのステンレス管に5〜10 μmの液体クロマトグラフ用オクタデシルシリル化シリカゲルを充てんする。

　　カラム温度：40 ℃付近の一定温度

　　移動相：薄めたリン酸（1 → 1000）・メタノール混液（3：2）

　　流量：エテンザミドの保持時間が約6分になるように調整する。

　　カラムの選定：標準溶液10 μLにつき，上記の条件で操作するとき，エテンザミド，安息香酸の順に溶出し，それぞれのピークが完全に分離するものを用いる。

（3）本品約1.2 gを精密に量り，メタノール30 mLを加えて10分間振り混ぜた後，内標準溶液5 mLを正確に加え，更にメタノールを加えて50 mLとする。この液をろ過し，初めのろ液10 mLを除き，次のろ液を試料溶液とする。別に定量用クロルフェニラミンマレイン酸塩約0.03 gを精密に量り，メタノールに溶かし，正確に100 mLとする。この液5 mLを正確に量り，内標準溶液5 mLを正確に加えた後，メタノールを加えて50 mLとし，標準溶液とする。試料溶液及び標準溶液10 μLにつき，次の条件で液体クロマトグラフ法により試験を行い，内標準物質のピーク面積に対するクロルフェニラミンマレイン酸塩のピーク面積の比Q_T及びQ_Sを求める。

　　　　クロルフェニラミンマレイン酸塩（$C_{16}H_{19}ClN_2 \cdot C_4H_4O_4$）の量（mg）

$$= 定量用クロルフェニラミンマレイン酸塩の量（mg）\times \frac{Q_T}{Q_S} \times \frac{1}{20}$$

内標準溶液　パラオキシ安息香酸 n-アミルのメタノール溶液（1 → 15000）

操作条件

　　検出器：紫外吸光光度計（測定波長：260 nm）

　　カラム：内径約4 mm，長さ15〜25 cmのステンレス管に5〜10 μmの液体クロマトグラフ用オクタデシルシリル化シリカゲルを充てんする。

　　カラム温度：40 ℃付近の一定温度

　　移動相：ドデシル硫酸ナトリウム2.0 gを薄めたリン酸（1 → 1000）1000 mLに溶かす。この液500 mLにアセトニトリル500 mLを加える。

　　流量：クロルフェニラミンマレイン酸塩の保持時間が約7分になるように調整する。

　　カラムの選定：標準溶液10 μLにつき，上記の条件で操作するとき，クロルフェニラミンマレイン酸塩，パラオキシ安息香酸 n-アミルの順に溶出し，それぞれのピークが完全に分離するものを用いる。

（4）本品約0.6 gを精密に量り，メタノール30 mLを加えて10分間振り混ぜた後，内標準溶液5 mLを正確に加え，更にメタノールを加えて50 mLとする。この液をろ過し，初めのろ液10 mLを除き，次のろ液を試料溶液とする。別に定量用 dl-メチルエフェドリン塩酸塩散10 ％約0.06 g及びジヒドロコデインリン酸塩散1 ％約0.24 gを精密に量り，メタノール30 mLを加えて振り混ぜた後，内標準溶液5 mLを正確に加え，更にメタノールを加えて50 mLとする。この液をろ過し，初めのろ液10 mLを除き，次のろ液を標準溶液とする。試料溶液及び標準溶液10 μLにつき，次の条件で液体クロマトグラフ法により試験を行い，内標準物質のピーク面積に対する dl-メチルエフェドリン塩酸塩及びジヒドロコデインリン酸塩のピーク面積の比Q_{Ta}, Q_{Tb}, Q_{Sa}及びQ_{Sb}を求める。

　　　　dl-メチルエフェドリン塩酸塩散10 ％の量（mg）

$$= 定量用 dl-メチルエフェドリン塩酸塩散10 ％の量（mg）\times \frac{Q_{Ta}}{Q_{Sa}}$$

ジヒドロコデインリン酸塩散 1 ％の量（mg）

$$= 定量用ジヒドロコデインリン酸塩散 1 ％の量（mg）\times \frac{Q_{Tb}}{Q_{Sb}}$$

内標準溶液　パラオキシ安息香酸イソアミルのメタノール溶液（1 → 2000）

操作条件

検出器：紫外吸光光度計（測定波長：220 nm）

カラム：内径約 4 mm，長さ 15〜25 cm のステンレス管に 5 〜10 μm の液体クロマトグラフ用
オクタデシルシリル化シリカゲルを充てんする。

カラム温度：40 ℃付近の一定温度

移動相：ドデシル硫酸ナトリウム 6.0 g を薄めたリン酸（1 → 1000）1000 mL に溶かす。こ
の液 600 mL にアセトニトリル 400 mL を加える。

流量：リン酸ジヒドロコデインの保持時間が約 6 分になるように調整する。

カラムの選定：標準溶液 10 μL につき，上記の条件で操作するとき，ジヒドロコデインリン
酸塩，dl-メチルエフェドリン塩酸塩，パラオキシ安息香酸イソアミルの順に溶出し，
それぞれのピークが完全に分離するものを用いる。

【 20 】 眼科用薬1—①

成分及び分量又は本質		日本薬局方	硫酸亜鉛水和物	0.3 g
	等張化剤	〃	ホ ウ 酸	2.0 g
	〃	〃	塩化ナトリウム	0.5 g
	着香剤	〃	ウイキョウ油	0.2 mL
	溶 剤	〃	滅菌精製水（容器入り）	適 量
			全 量	100 mL
製 造 方 法	以上をとり，点眼剤の製法により製する。 ただし，プラスチック製容器を使用する場合は，当該容器は，昭和48年9月26日薬発第958号通知に適合する。			
用 法 及 び 用 量	1日3～6回，1回1～3滴点眼する。			
効 能 又 は 効 果	目の疲れ，結膜充血，眼病予防（水泳のあと，ほこりや汗が目に入ったとき），紫外線その他の光線による眼炎（雪目など），眼瞼炎（まぶたのただれ），ハードコンタクトを装着しているときの不快感，目のかゆみ，目のかすみ（目やにの多いときなど）			
貯 蔵 方 法 及 び 有 効 期 間	気密容器			
規格及び試験方法	日本薬局方による。			
備 考	硫酸亜鉛点眼液			

【 21 】 耳鼻科用薬 1 —②

成 分 及 び 分 量 又 は 本 質				
	日本薬局方	ナファゾリン塩酸塩	0.05 g	
	〃	クロルフェニラミンマレイン酸塩	0.1 g	
防 腐 剤	〃	クロロブタノール	0.2 g	
潤 滑 剤	〃	グリセリン	5.0 mL	
溶 剤	〃	精製水又は精製水（容器入り）	適 量	
		全 量	100 mL	
製 造 方 法	以上をとり，溶解混和して製する。なお，全容量は最大 30 mL とする。ただし，プラスチック製容器を使用する場合は，当該容器は，昭和 48 年 9 月 26 日薬発第 958 号通知〔透明性及び強熱残分を除く〕に適合する。			
用 法 及 び 用 量	成人（15 才以上）1 日 6 回を限度として，3～4 時間ごとに鼻汁をよくかんでから 1～2 回鼻腔内に噴霧する。			
効 能 又 は 効 果	急性鼻炎，アレルギー性鼻炎又は副鼻腔炎による次の諸症状の緩和：鼻づまり，鼻水（鼻汁過多），くしゃみ，頭重（頭が重い）			
貯 蔵 方 法 及 び 有 効 期 間	遮光した気密容器			
規 格 及 び 試 験 方 法	別記のとおり。			
備 考				

規 格 及 び 試 験 方 法

本品は定量するとき，ナファゾリン塩酸塩（$C_{14}H_{14}N_2 \cdot HCl$：246.74）0.045～0.055 ％及びクロルフェニラミンマレイン酸塩（$C_{16}H_{19}ClN_2 \cdot C_4H_4O_4$：390.86）0.09～0.11 ％を含む。

性　状　本品は無色澄明の液である。

確認試験　（1）　本品 20 mL に水酸化カリウム溶液（7→10）2 mL 及びピリジン 5 mL を加え 100 ℃で 5 分間加熱するとき，液は赤色を呈する（クロロブタノール）。

（2）　本品 10 mL を共栓試験管にとり，エタノール(95) 10 mL，水酸化ナトリウム試液 2 mL 及び塩化銅（Ⅱ）二水和物のエタノール(95)溶液（1→10）1 mL を加え，振り混ぜるとき，液は青色を呈する（グリセリン）。

（3）　本品 20 mL に水酸化ナトリウム試液 5 mL を加え，ジエチルエーテル 10 mL で抽出し，ジエチルエーテル層を分取する。この液 5 mL をとり，溶媒を留去し，残留物をメタノール 5 mL に溶かし，試料溶液とする。別にナファゾリン塩酸塩及びクロルフェニラミンマレイン酸塩標準品 0.01 gずつをそれぞれメタノール 10 mL 及び 5 mL に溶かし，標準溶液(1)及び標準溶液(2)とする。これらの液につき，薄層クロマトグラフ法により試験を行う。試料溶液，標準溶液(1)及び標準溶液(2) 5 μL ずつを薄層クロマトグラフ用シリカゲル（蛍光剤入り）を用いて調製した薄層板にスポットする。次にクロロホルム・メタノール・アセトン・アンモニア水(28)混液（73：15：10：2）を展開溶媒として約 10 cm 展開した後，薄層板を風乾する。これに紫外線（主波長 254 nm）を照射するとき，試料溶液から得た 2 個のスポットの Rf 値は，標準溶液(1)及び標準溶液(2)から得たそれぞれのスポットの Rf 値に等しい。また，これらの薄層板に噴霧用ドラーゲンドルフ試液を均等に噴霧するとき，標準溶液(1)及び標準溶液(2)から得たスポット並びにそれらに対応する位置の試料溶液から得たスポットは，だいだい色を呈する。

定 量 法 本品 4 mL を正確に量り，内標準溶液 4 mL を正確に加え，更に水を加えて 10 mL とし，試料溶液とする。別に 105 ℃で 2 時間乾燥した定量用ナファゾリン塩酸塩約 50 mg 及び 105 ℃で 3 時間乾燥したクロルフェニラミンマレイン酸塩標準品約 0.1 g をそれぞれ精密に量り，水に溶かし，正確に 100 mL とする。この液 4 mL を正確に量り，内標準溶液 4 mL を正確に加え，更に水を加えて 10 mL とし，標準溶液とする。試料溶液及び標準溶液 10 μL につき，次の条件で液体クロマトグラフ法により試験を行う。試料溶液の内標準物質のピーク高さに対するナファゾリン塩酸塩及びクロルフェニラミンマレイン酸塩のピーク高さの比 Q_{Ta} 及び Q_{Tb} 並びに標準溶液の内標準物質のピーク高さに対するナファゾリン塩酸塩及びクロルフェニラミンマレイン酸塩のピーク高さの比 Q_{Sa} 及び Q_{Sb} を求める。

ナファゾリン塩酸塩（$C_{14}H_{14}N_2 \cdot HCl$）の量（mg）

$$= W_{Sa} \times (Q_{Ta}/Q_{Sa}) \times (1/25)$$

クロルフェニラミンマレイン酸塩（$C_{16}H_{19}ClN_2 \cdot C_4H_4O_4$）の量（mg）

$$= W_{Sb} \times (Q_{Tb}/Q_{Sb}) \times (1/25)$$

W_{Sa}：定量用ナファゾリン塩酸塩の秤取量（mg）

W_{Sb}：クロルフェニラミンマレイン酸塩標準品の秤取量（mg）

内標準溶液　エテンザミドのメタノール溶液（1 → 1000）

操作条件

　　検出器：紫外吸光光度計（測定波長：254 nm）

　　カラム：内径約 4 mm，長さ 25～30 cm のステンレス管に，5 μm の液体クロマトグラフ用オクタデシルシリル化シリカゲルを充てんする。

　　カラム温度：室温

　　移動相：アセトニトリル／ラウリル硫酸ナトリウムの薄めたリン酸（1 → 1000）溶液（1 → 500）混液（1：1）

　　流量：クロルフェニラミンの保持時間が約 10 分になるように調整する。

　　カラムの選定：標準溶液 10 μL につき，上記の条件で操作するとき，内標準物質，ナファゾリン，クロルフェニラミンの順に溶出し，それぞれのピークが完全に分離するものを用いる。

【 22 】 抗ヒスタミン薬 1 ―②

成 分 及 び 分 量又 は 本 質	日本薬局方	d-クロルフェニラミンマレイン酸塩	0.006 g
	〃	ニコチン酸アミド	0.05 g
	〃	リボフラビン	0.012 g
	〃	ピリドキシン塩酸塩	0.05 g
	賦形剤　〃	デンプン，乳糖水和物又はこれらの混合物	適 量
		全 量	3.0 g
製 造 方 法	以上をとり，散剤の製法により製する。ただし，分包散剤とする。d-クロルフェニラミンマレイン酸塩に替えて，d-クロルフェニラミンマレイン酸塩散1％を用いてもよい。		
用 法 及 び 用 量	1回量を次のとおりとし，1日3回，食後服用する。大人（15才以上）1包1.0 g，11才以上15才未満　大人の⅔，7才以上11才未満　大人の½，3才以上7才未満　大人の⅓，1才以上3才未満　大人の¼		
効 能 又 は 効 果	湿疹・かぶれによるかゆみ，じんましん，鼻炎		
貯 蔵 方 法 及 び有 効 期 間	遮光した密閉容器		
規格及び試験方法	別記のとおり。		
備 考			

規 格 及 び 試 験 方 法

性　　状　本品は淡黄色の粉末である。

確認試験　（1）　本品2gに0.1 mol/L塩酸試液20 mLを加えて振り混ぜた後，ろ過する。ろ液を分液漏斗に移し，クロロホルム20 mLで洗う。次に水酸化ナトリウム試液5 mLを加え，ヘキサン5 mLで抽出する。ヘキサン抽出液に噴霧用ドラーゲンドルフ試液2 mLを加え，振り混ぜるとき，赤だいだい色の沈殿を生じる（クロルフェニラミンマレイン酸塩）。

（2）　本品1gにジエチルエーテル10 mLを加えてよく振り混ぜた後，ろ過し，ろ液を水浴上で蒸発乾固する。残留物に1-クロロ2,4-ジニトロベンゼン0.01 gを加え，穏やかに加熱して融解し，冷後，水酸化カリウム・エタノール試液4 mLを加えるとき，液は赤色を呈する（ニコチン酸アミド）。

（3）　本品0.3gに水100 mLを加えて振り混ぜた後，ろ過する。ろ液は淡黄緑色で強い黄緑色の蛍光を発する。この液5 mLに亜ジチオン酸ナトリウム0.02 gを加えるとき，液の色及び蛍光は消えるが，空気中で振り混ぜるとき，徐々に再び現れる。また液の蛍光は希塩酸又は水酸化ナトリウム試液を滴加するとき，消える（リボフラビン）。

（4）　本品0.5gに水100 mLを加えて振り混ぜた後，ろ過する。ろ液2 mLをとり，必要があれば希水酸化ナトリウム試液を加えて中性（約pH 7.0）とした後，バルビタール緩衝液2 mL，2-プロパノール9 mL及び新たに製した2,6-ジブロモ-N-クロロ-1,4-ベンゾキノンモノイミンのエタノール溶液（1→4000）2 mLを加えるとき，液は青緑色を呈する。また試料溶液1 mLにホウ酸の飽和溶液1 mLを加えた後，同様の操作を行うとき，液は青緑色を呈しない（ピリドキシン塩酸塩）。

【 23 】 抗ヒスタミン薬 2 —①

成 分 及 び 分 量 又 は 本 質	日本薬局方	クロルフェニラミンマレイン酸塩	0.012 g
	〃	リボフラビン	0.012 g
	〃	ピリドキシン塩酸塩	0.05 g
	〃	パントテン酸カルシウム水和物	0.03 g
	賦形剤 〃	リン酸水素カルシウム	2.896 g
	〃 〃	デンプン，乳糖水和物又はこれらの混合物	適 量
		全 量	4.5 g
製 造 方 法	以上をとり，散剤の製法により製する。ただし，分包散剤とする。クロルフェニラミンマレイン酸塩に替えて，クロルフェニラミンマレイン酸塩散 1 ％を用いてもよい。		
用 法 及 び 用 量	1回量を次のとおりとし，1日3回，食後服用する。 大人（15才以上）1包 1.5 g，11才以上 15才未満　大人の⅔，7才以上 11才未満　大人の½，3才以上 7才未満　大人の⅓，1才以上 3才未満　大人の¼		
効 能 又 は 効 果	湿疹・かぶれによるかゆみ，じんましん，鼻炎		
貯 蔵 方 法 及 び 有 効 期 間	遮光した密閉容器		
規格及び試験方法	別記のとおり。		
備 考			

規 格 及 び 試 験 方 法

性　状　本品は黄色の粉末である。

確認試験　（1）　本品 1 g に 0.1 mol/L 塩酸試液 20 mL を加えて振り混ぜた後，ろ過する。ろ液を分液漏斗に移し，クロロホルム 20 mL で洗う。次に水酸化ナトリウム試液 5 mL で抽出する。ヘキサン抽出液に噴霧用ドラーゲンドルフ試液 2 mL を加え，振り混ぜるとき，赤だいだい色の沈澱を生じる（クロルフェニラミンマレイン酸塩）。

（2）　本品 0.3 g に水 100 mL を加えて振り混ぜた後，ろ過する。ろ液は淡黄緑色で強い黄緑色の蛍光を発する。この液 5 mL に亜ジチオン酸ナトリウム 0.02 g を加えるとき，液の色及び蛍光は消えるが，空気中で振り混ぜるとき，徐々に再び現れる。また液の蛍光は希塩酸又は水酸化ナトリウム試液を滴加するとき，消える（リボフラビン）。

（3）　本品 0.5 g に水 100 mL を加えて振り混ぜた後，ろ過する。ろ液 2 mL をとり，必要があれば希水酸化ナトリウム試液を加えて中性（約 pH 7.0）とした後，バルビタール緩衝液 2 mL，2-プロパノール 9 mL 及び新たに製した 2,6-ジブロモ-N-クロロ-1，4-ベンゾキノンモノイミン溶液（1→4000）2 mL を加えるとき，液は青緑色を呈する。また試料溶液 1 mL を加えた後，同様の操作を行うとき，液は青緑色を呈しない（ピリドキシン塩酸塩）。

（4）　本品 1 g に水 20 mL を加えて振り混ぜた後，ろ過する。ろ液 5 mL に水酸化ナトリウム試液 1 mL を加え，水浴上で 15 分間加温し，冷後，ニンヒドリン・L-アスコルビン酸試液 1 mL を加えて振り混ぜ，水浴中で加温するとき，液は青紫色を呈する（パントテン酸カルシウム）。

【 24 】 抗ヒスタミン薬 3 ―②

成 分 及 び 分 量 又 は 本 質	局 外 規	塩酸プソイドエフェドリン	0.18 g
	日本薬局方	アリメマジン酒石酸塩	0.005 g
	〃	カフェイン水和物	0.15 g
	〃	カンゾウ末	1.5 g
	賦形剤 〃	デンプン，乳糖水和物又はこれらの混合物	適 量
		全 量	4.2 g
製 造 方 法	以上をとり，散剤の製法により製する。ただし，分包散剤とする。 アリメマジン酒石酸塩に替えて，アリメマジン酒石酸塩散 1 ％を用いてもよい。塩酸プソイドエフェドリンに替えて，塩酸プソイドエフェドリン散 10 ％を用いてもよい。		
用 法 及 び 用 量	1 回量を次のとおりとし，1 日 3 回，食後服用する。服用間隔は 4 時間以上おくこと。 大人（15 才以上）1 包 1.0 g，11 才以上 15 才未満　大人の⅔，7 才以上 11 才未満　大人の½，3 才以上 7 才未満　大人の⅓		
効 能 又 は 効 果	急性鼻炎，アレルギー性鼻炎又は副鼻腔炎による次の諸症状の緩和：くしゃみ，鼻水（鼻汁過多），鼻づまり，なみだ目，のどの痛み，頭重（頭が重い）		
貯 蔵 方 法 及 び 有 効 期 間	遮光した密閉容器		
規格及び試験方法	別記のとおり。		
備　　　　　考			

規 格 及 び 試 験 方 法

本品は定量するとき，塩酸プソイドエフェドリン（$C_{10}H_{15}NO \cdot HCl$：201.69）5.4～6.6 ％，アリメマジン酒石酸塩 $[(C_{18}H_{22}N_2S)_2 \cdot C_4H_6O_6$：746.99] 0.15～0.18 ％及びカフェイン水和物（$C_8H_{10}N_4O_2 \cdot H_2O$：212.21）4.5～5.5 ％を含む。

性　状　本品は淡灰褐色の粉末である。

確認試験　（1）　本品 1.0 g にメタノール 5 mL を加えて振り混ぜた後，ろ過し，ろ液を試料溶液とする。別に塩酸プソイドエフェドリン 0.06 g をメタノール 5 mL に溶かし，標準溶液とする。これらの液につき，薄層クロマトグラフ法により試験を行う。試料溶液および標準溶液 10 μL ずつを薄層クロマトグラフ用シリカゲル（蛍光剤入り）を用いて調製した薄層板にスポットする。次に酢酸エチル・エタノール（95）・アンモニア水（28）混液（15：5：1）を展開溶媒として約 10 cm 展開した後，薄層板を風乾する。これに紫外線（主波長 254 nm）を照射するとき，試料溶液から得た数個のスポットのうち 1 個のスポットは，標準溶液から得たスポットと色調及び *Rf* 値が等しい。

（2）　本品 0.5 g にメタノール 5 mL を加えて振り混ぜた後，ろ過し，ろ液を試料溶液とする。別にアリメマジン酒石酸塩 1 mg 及びカフェイン水和物 0.02 g をそれぞれメタノール 5 mL に溶かし，標準溶液(1)及び標準溶液(2)とし，グリチルリチン酸 5 mg をメタノール 3 mL に溶かして標準溶液(3)とする。これらの液につき，薄層クロマトグラフ法により試験を行う。試料溶液及び標準溶液 10 μL ずつを薄層クロマトグラフ用シリカゲル（蛍光剤入り）を用いて調製した薄層板にスポットする。次に 1-ブタノール・水・酢酸（100）混液（7：2：1）を展開溶媒として約 10 cm 展開した後，薄層板

を風乾する。これに紫外線（主波長 254 nm）を照射するとき，試料溶液から得た数個のスポットのうち3個のスポットは，標準溶液(1)，標準溶液(2)及び標準溶液(3)から得たスポットと色調及び *Rf* 値が等しい。また，この薄層板に噴霧用ドラーゲンドルフ試液を均等に噴霧するとき，標準溶液(1)から得たスポット及びそれに対応する位置の試料溶液から得たスポットは黄赤色を呈する。

定量法 （1）　本品約 1.0 g を精密に量り，薄めたメタノール（1→2）20 mL を加えて 30 分間振とうし，遠心分離して上清を分取する。沈殿物についても同様に，メタノール抽出を繰り返す。全上清液中に内標準溶液 5 mL を加え，薄めたメタノール（1→2）を加えて正確に 50 mL とする。この液をろ過し，最初の 10 mL を除いた次のろ液を試料溶液とする。別に定量用アリメマジン酒石酸塩約 0.01 g を精密に量り，薄めたメタノール（1→2）に溶かし正確に 25 mL とする。この液 5 mL を正確に量り，内標準溶液 5 mL を正確に加える。この液に定量用塩酸プソイドエフェドリン約 0.06 g を精密に量って加え，更に薄めたメタノール（1→2）を加えて 50 mL とし，標準溶液とする。試料溶液及び標準溶液 10 μL につき，次の条件で液体クロマトグラフ法により試験を行い，内標準物質のピーク面積に対する塩酸プソイドエフェドリン及びアリメマジン酒石酸塩のピーク面積の比 Q_{Ta}，Q_{Tb}，Q_{Sa} 及び Q_{Sb} を求める。

塩酸プソイドエフェドリン（$C_{10}H_{15}NO \cdot HCl$）の量（mg）

$$= 定量用塩酸プソイドエフェドリンの量（mg）\times \frac{Q_{Ta}}{Q_{Sa}}$$

アリメマジン酒石酸塩 $[(C_{18}H_{22}N_2S)_2 \cdot C_4H_6O_6]$ の量（mg）

$$= 定量用アリメマジン酒石酸塩の量（mg）\times \frac{Q_{Tb}}{Q_{Sb}} \times \frac{1}{5}$$

内標準溶液　パラオキシ安息香酸ヘキシルのメタノール溶液（1→8000）
操作条件
　検出器：紫外吸光光度計（測定波長：254 nm）
　カラム：内径約 4 mm，長さ 15〜25 cm のステンレス管に 5〜10 μm のオクタデシルシリル化シリカゲルを充てんする。
　カラム温度：40 ℃付近の一定温度
　移動相：ドデシル硫酸ナトリウム 2 g を水 1000 mL に溶かす。この液 300 mL にメタノール 700 mL 加える。
　流量：塩酸プソイドエフェドリンの保持時間が約 5 分になるように調整する。
　カラムの選定：標準溶液 10 μL につき，上記の条件で操作するとき，塩酸プソイドエフェドリン，パラオキシ安息香酸ヘキシル，アリメマジン酒石酸塩の順に溶出し，それぞれのピークが完全に分離するものを用いる。

（2）　本品約 0.1 g を精密に量り，メタノール 30 mL を加えて 10 分間振り混ぜた後，内標準溶液 5 mL を正確に加えた後，更に薄めたメタノールを加えて 50 mL とする。この液をろ過し，初めのろ液 10 mL を除き，次のろ液を試料溶液とする。別に定量用カフェイン水和物約 0.025 g を精密に量り，メタノールに溶かして正確に 25 mL とする。この液 5 mL を正確に量り，内標準溶液 5 mL を正確に加えた後，メタノールを加えて 50 mL とし，標準溶液とする。試料溶液及び標準溶液 10 μL につき，次の条件で液体クロマトグラフ法により試験を行い，内標準物質のピーク面積に対するカフェイン水和物のピーク面積の比 Q_T 及び Q_S を求める。

カフェイン水和物（$C_8H_{10}N_4O_2 \cdot H_2O$）の量（mg）

$$= 定量用カフェイン水和物の量（mg）\times \frac{Q_T}{Q_S} \times \frac{1}{5} \times 1.0928$$

内標準溶液　サリチルアミドのメタノール溶液（1 → 200）
抽出条件
　　検出器：紫外吸光光度計（測定波長：275 nm）
　　カラム：内径約 4 mm，長さ 15～25 cm のステンレス管に 5～10 μm のオクタデシルシリル化
　　　　　　シリカゲルを充てんする。
　　カラム温度：40 ℃付近の一定温度
　　移動相：メタノール・水混液（7：3）
　　流量：カフェイン水和物の保持時間が約 5 分になるように調整する。
　　カラムの選定：標準溶液 10 μL につき，上記の条件で操作するとき，カフェイン水和物，サ
　　　　　　リチルアミドの順に溶出し，それぞれのピークが完全に分離するものを用いる。

【 25 】 抗ヒスタミン薬 4 —①

成 分 及 び 分 量又 は 本 質	日本薬局方	クロルフェニラミンマレイン酸塩	0.012 g
	〃	リボフラビン酪酸エステル	0.012 g
	〃	ピリドキシン塩酸塩	0.05 g
	賦形剤 〃	デンプン，乳糖水和物又はこれらの混合物	適 量
		全 量	3.0 g
製 造 方 法	以上をとり，散剤の製法により製する。ただし，分包散剤とする。クロルフェニラミンマレイン酸塩に替えて，クロルフェニラミンマレイン酸塩散1％を用いてもよい。		
用 法 及 び 用 量	1回量を次のとおりとし，1日3回，食後服用する。大人（15才以上）1包1.0 g，11才以上15才未満　大人の⅔，7才以上11才未満大人の½，3才以上7才未満　大人の⅓，1才以上3才未満　大人の¼		
効 能 又 は 効 果	湿疹・かぶれによるかゆみ，じんましん，鼻炎		
貯 蔵 方 法 及 び有 効 期 間	遮光した密閉容器		
規格及び試験方法	別記のとおり。		
備 考			

規 格 及 び 試 験 方 法

　本品は定量するとき，クロルフェニラミンマレイン酸塩（$C_{16}H_{19}ClN_2 \cdot C_4H_4O_4$：390.87）0.36〜0.44％，リボフラビン酪酸エステル（$C_{33}H_{44}N_4O_{10}$：656.73）0.36〜0.44％及びピリドキシン塩酸塩（$C_8H_{11}NO_3 \cdot HCl$：205.64）1.50〜1.83％を含む。

性　　状　本品は淡黄色の粉末である。

確認試験　（1）　本品1.0 gに薄めたメタノール（7→10）5 mLを加えて振り混ぜた後，ろ過し，ろ液を試料溶液とする。別にリボフラビン酪酸エステル4 mg及びピリドキシン塩酸塩0.016 gをそれぞれ薄めたメタノール（7→10）5 mLに溶かし，標準溶液(1)及び標準溶液(2)とする。これらの液につき，薄層クロマトグラフ法により試験を行う。試料溶液及び標準溶液5 µLずつを薄層クロマトグラフ用シリカゲル（蛍光剤入り）を用いて調製した薄層板にスポットする。次にアセトン・ヘキサン・メタノール・酢酸（100）混液（10：8：1：1）を展開溶媒として約10 cm展開した後，薄層板を風乾する。これに紫外線（波長254 nm及び365 nm）を照射するとき，試料溶液から得た2個のスポットは，標準溶液(1)及び標準溶液(2)から得たスポットと色調及びRf値が等しい。

（2）　本品0.4 gに薄めたメタノール5 mLを加えて振り混ぜた後，ろ過し，ろ液を試料溶液とする。別にクロルフェニラミンマレイン酸塩3 mgをメタノール10 mLに溶かし，標準溶液とする。これらの液につき，薄層クロマトグラフ法により試験を行う。試料溶液及び標準溶液5 µLずつを薄層クロマトグラフ用シリカゲルを用いて調製した薄層板にスポットする。次に酢酸エチル・エタノール（95）・アンモニア水（28）混液（15：5：1）を展開溶媒として約10 cm展開した後，薄層板を風乾する。これに噴霧用ドラーゲンドルフ試液を均等に噴霧するとき，試料溶液から得たスポットは，標準溶液から得た黄赤色のスポットと色調及びRf値が等しい。

定　量　法　（1）　本品約0.5 gを精密に量り，薄めたアセトニトリル（1→2）30 mLを加えて10分間振り混ぜた後，内標準溶液5 mLを正確に加え，更に薄めたアセトニトリル（1→2）を加えて50

mL とする。この液をろ過し，初めのろ液 10 mL を除き，次のろ液を試料溶液とする。別に定量用ク
ロルフェニラミンマレイン酸塩約 0.02 g を精密に量り，薄めたアセトニトリル（1→2）を加え，
正確に 50 mL とする。この液 5 mL を正確に量り，内標準溶液 5 mL を正確に加えた後，薄めたアセ
トニトリル（1→2）を加えて 50 mL とし，標準溶液とする。試料溶液及び標準溶液 10 μL につき，
次の条件で液体クロマトグラフ法により試験を行い，内標準物質のピーク面積に対するクロルフェニ
ラミンマレイン酸塩のピーク面積の比 Q_T 及び Q_S を求める。

クロルフェニラミンマレイン酸塩（$C_{16}H_{19}ClN_2 \cdot C_4H_4O_4$）の量（mg）

$$= 定量用マレイン酸クロルフェニラミンの量（mg）\times \frac{Q_T}{Q_S} \times \frac{1}{10}$$

内標準溶液　パラオキシ安息香酸イソアミルのアセトニトリル溶液（1→10000）
操作条件
　　検出器：紫外吸光光度計（測定波長：260 nm）
　　カラム：内径約 4 mm，長さ 15〜25 cm のステンレス管に 5〜10 μm の液体クロマトグラフ用
　　　　　　オクタデシルシリル化シリカゲルを充てんする。
　　カラム温度：40℃付近の一定温度
　　移動相：ドデシル硫酸ナトリウム 2.0 g を薄めたリン酸（1→1000）1000 mL に溶かす。こ
　　　　　　の液 500 mL にアセトニトリル 500 mL を加える。
　　流量：クロルフェニラミンマレイン酸塩の保持時間が約 7 分になるように調整する。
　　カラムの選定：標準溶液 10 μL につき，上記の条件で操作するとき，クロルフェニラミンマ
　　　　　　　　　レイン酸塩，パラオキシ安息香酸イソアミルの順に溶出し，それぞれのピークが完全に
　　　　　　　　　分離するものを用いる。

（2）　本品約 0.5 g を精密に量り，薄めたメタノール（7→10）30 mL を加えて 10 分間振り混ぜた後，
内標準溶液 5 mL を正確に加え，更に薄めたメタノール（7→10）を加えて 50 mL とする。この液を
ろ過し，初めのろ液 10 mL を除き，次のろ液を試料溶液とする。別に定量用リボフラビン酪酸エス
テル約 0.01 g を精密に量り，薄めたメタノール（7→10）に溶かし，正確に 25 mL とする。この液 5 mL を正確
に量り，内標準溶液 5 mL を正確に加えた後，薄めたメタノール（7→10）を加えて 50 mL とし，
標準溶液とする。試料溶液及び標準溶液 10 μL につき，次の条件で液体クロマトグラフ法により試
験を行い，内標準物質のピーク面積に対するリボフラビン酪酸エステルのピーク面積の比 Q_T，及び
Q_S を求める。

リボフラビン酪酸エステル（$C_{33}H_{44}N_4O_{10}$）の量（mg）

$$= 定量用リボフラビン酪酸エステルの量（mg）\times \frac{Q_T}{Q_S} \times \frac{1}{5}$$

内標準溶液　パラオキシ安息香酸ヘキシルのメタノール溶液（1→8000）
操作条件
　　検出器：紫外吸光光度計（測定波長：254 nm）
　　カラム：内径約 4 mm，長さ 15〜25 cm のステンレス管に 5〜10 μm のオクタデシルシリル化
　　　　　　シリカゲルを充てんする。
　　カラム温度：40℃付近の一定温度
　　移動相：メタノール・水混液（75：25）
　　流量：リボフラビン酪酸エステルの保持時間が約 9 分になるように調整する。
　　カラムの選定：標準溶液 10 μL につき，上記の条件で操作するとき，パラオキシ安息香酸ヘ
　　　　　　　　　キシル，リボフラビン酪酸エステルの順に溶出し，それぞれのピークが完全に分離する

ものを用いる。

（3）　本品約 0.1 g を精密に量り，薄めたアセトニトリル（1 → 10）30 mL を加えて 10 分間振り混ぜ，内標準溶液 5 mL を正確に加え，更に薄めたアセトニトリル（1 → 10）を加えて 50 mL とする。この液をろ過し，初めのろ液 10 mL を除き，次のろ液を試料溶液とする。別にピリドキシン塩酸塩標準品約 0.01 g を精密に量り，薄めたアセトニトリル（1 → 10）に溶かし，正確に 25 mL とする。この液 5 mL を正確に量り，内標準溶液 5 mL を正確に加えた後，薄めたアセトニトリル（1 → 10）を加えて 50 mL とし，標準溶液とする。試料溶液及び標準溶液 10 μL につき，次の条件で液体クロマトグラフ法により試験を行い，内標準物質のピーク面積に対するピリドキシン塩酸塩のピーク面積の比 Q_T 及び Q_S を求める。

ピリドキシン塩酸塩（$C_8H_{11}NO_3 \cdot HCl$）の量（mg）

$$= ピリドキシン塩酸塩標準品の量（mg）\times \frac{Q_T}{Q_S} \times \frac{1}{5}$$

内標準溶液　パラオキシ安息香酸のアセトニトリル溶液（1 → 5000）

操作条件

　検出器：紫外吸光光度計（測定波長：275 nm）

　カラム：内径約 4 mm，長さ 15～25 cm のステンレスに 5～10 μm のオクタデシルシリル化シ
　　　　　リカゲルを充てんする。

　カラム温度：40 ℃付近の一定温度

　移動相：1-ヘプタンスルホン酸ナトリウム 1 g 及びリン酸二水素カリウム 6.8 g を水 1000 mL
　　　　　に溶かし，リン酸を加えて pH 2.5 に調製する。この液 900 mL にアセトニトリル 100
　　　　　mL を加える。

　流量：ピリドキシン塩酸塩の保持時間が約 6 分になるように調整する。

　カラムの選定：標準溶液 10 μL につき，上記の条件で操作するとき，ピリドキシン塩酸塩，
　　　　　パラオキシ安息香酸の順に溶出し，それぞれのピークが完全に分離するものを用いる。

【 26 】 抗ヒスタミン薬5 —②

成 分 及 び 分 量 又 は 本 質	日本薬局方	*d*-クロルフェニラミンマレイン酸塩	0.006 g
	〃	ロートエキス散	0.6 g
	局 外 規	塩酸プソイドエフェドリン	0.18 g
	別 紙 規 格	グリチルリチン酸	0.2 g
	日本薬局方	カフェイン水和物	0.15 g
	賦形剤 〃	デンプン，乳糖水和物又はこれらの混合物	適 量
		全 量	3.6 g
製 造 方 法	以上をとり，散剤の製法により製する。ただし，分包散剤とする。*d*-クロルフェニラミンマレイン酸塩に替えて，*d*-クロルフェニラミンマレイン酸塩散1％を用いてもよい。塩酸プソイドエフェドリンに替えて，塩酸プソイドエフェドリン散10％を用いてもよい。		
用 法 及 び 用 量	1回量を次のとおりとし，1日3回，食後服用する。服用間隔は4時間以上おくこと。 大人（15才以上）1包1.0 g，11才以上15才未満　大人の⅔，7才以上11才未満　大人の½，3才以上7才未満　大人の⅓		
効 能 又 は 効 果	急性鼻炎，アレルギー性鼻炎又は副鼻腔炎による次の諸症状の緩和：くしゃみ，鼻水（鼻汁過多），鼻づまり，なみだ目，のどの痛み，頭重（頭が重い）		
貯 蔵 方 法 及 び 有 効 期 間	遮光した密閉容器		
規格及び試験方法	別記のとおり。		
備 　 考			

規 格 及 び 試 験 方 法

本品は定量するとき，*d*-クロルフェニラミンマレイン酸塩（$C_{16}H_{19}ClN_2 \cdot C_4H_4O_4$：390.87）0.18～0.22 %，塩酸プソイドエフェドリン（$C_{10}H_{15}NO \cdot HCl$：201.69）5.4～6.6 %，グリチルリチン酸（$C_{42}H_{62}O_{16}$：822.94）6.0～7.3 %及びカフェイン水和物（$C_8H_{10}N_4O_2 \cdot H_2O$：212.21）4.5～5.5 %を含む。

性　　状　本品は淡灰褐色の粉末である。

確認試験　（1）　本品1.0 gにメタノール5 mLを加えて振り混ぜた後，ろ過し，ろ液を試料溶液とする。別に*d*-クロルフェニラミンマレイン酸塩2 mg，塩酸プソイドエフェドリン0.06 g及びカフェイン水和物0.05 gをそれぞれメタノール5 mLに溶かし，標準溶液⑴，標準溶液⑵及び標準溶液⑶とする。これらの液につき，薄層クロマトグラフ法により試験を行う。試料溶液及び標準溶液10 μLずつを薄層クロマトグラフ用シリカゲル（蛍光剤入り）を用いて調製した薄層板にスポットする。次に酢酸エチル・エタノール（95）・アンモニア水（28）混液（15：5：1）を展開溶媒として約10 cm展開した後，薄層板を風乾する。これに紫外線（主波長254 nm）を照射するとき，試料溶液から得た数個のスポットのうち3個のスポットは，標準溶液⑴，標準溶液⑵及び標準溶液⑶から得たスポットと色調及び *Rf* 値が等しい。また，この薄層板に噴霧用ドラーゲンドルフ試液を均等に噴霧するとき，標準溶液⑴から得たスポット及びそれに対応する位置の試料溶液から得たスポットは黄赤色を呈する。

（2）　本品2.0 gに水80 mLを加えて10分間振り混ぜた後，ろ過する。ろ液を分液漏斗に移し，ア

ンモニア試液を加えて弱アルカリ性とし，直ちにジエチルエーテル 30 mL を加えて振り混ぜる。ジエチルエーテル層を分取し，無水硫酸ナトリウム 3 g を加えて振り混ぜた後，ろ過する。ろ液を蒸発乾固し，残留物をエタノール（95）5 mL に溶かし，試料溶液とする。別に硫酸アトロピン 5 mg をエタノール（95）3 mL に溶かし，標準溶液とする。これらの液につき，薄層クロマトグラフ法により試験を行う。試料溶液及び標準溶液 10 μL を薄層クロマトグラフ用シリカゲルを用いて調製した薄層板にスポットする。次にクロロホルム・メタノール・アセトン・アンモニア水（28）混液（73：15：10：2）を展開溶液として約 10 cm 展開した後，薄層板を風乾する。これに噴霧用ドラーゲンドルフ試液を均等に噴霧するとき，試料溶液から得た 2 個のスポットのうち 1 個のスポットは，標準溶液から得た黄赤色のスポットと色調及び *Rf* 値が等しい。

（3） 本品 0.5 g にメタノール 5 mL を加えて振り混ぜた後，ろ過し，ろ液を試料溶液とする。別にグリチルリチン酸 6 mg をメタノール 5 mL に溶かし，標準溶液とする。これらの液につき，薄層クロマトグラフ法により試験を行う。試料溶液及び標準溶液 5 μL ずつを薄層クロマトグラフ用シリカゲル（蛍光剤入り）を用いて調製した薄層板にスポットする。次に 1-ブタノール・水・酢酸（100）混液（7：2：1）を展開溶媒として約 10 cm 展開した後，薄層板を風乾する。これに紫外線（主波長 254 nm）を照射するとき，試料溶液から得た数個のスポットのうち 1 個のスポットは，標準溶液から得た暗紫色のスポットと色調及び *Rf* 値が等しい。

定 量 法 （1） 本品約 1.0 g を精密に量り，薄めたメタノール（1→2）20 mL を加えて 30 分間振とうし，遠心分離して上清を分取する。沈殿物についても同様に，メタノール抽出を繰り返す。全上清液中に内標準溶液 5 mL を加え，薄めたメタノール（1→2）を加えて正確に 50 mL とする。この液をろ過し，最初の 10 mL を除いた次のろ液を試料溶液とする。別に定量用クロルフェニラミンマレイン酸塩約 0.04 g を精密に量り，薄めたメタノール（1→2）を加えて 100 mL とする。この液 5 mL を正確に量り，内標準溶液 5 mL を正確に加える。この液に定量用塩酸プソイドエフェドリン約 0.06 g を精密に量って加え，薄めたメタノール（1→2）を加えて 50 mL とし，標準溶液とする。試料溶液及び標準溶液 10 μL につき，次の条件で液体クロマトグラフ法により試験を行い，内標準物質のピーク面積に対するクロルフェニラミンマレイン酸塩及び塩酸塩プソイドエフェドリンのピーク面積の比 Q_{Ta}，Q_{Tb}，Q_{Sa} 及び Q_{Sb} を求める。

クロルフェニラミンマレイン酸塩（$C_{16}H_{19}ClN_2 \cdot C_4H_4O_4$）の量（mg）

$$= 定量用クロルフェニラミンマレイン酸塩の量（mg）\times \frac{Q_{Ta}}{Q_{Sa}} \times \frac{1}{20}$$

塩酸プソイドエフェドリン（$C_{10}H_{15}NO \cdot HCl$）の量（mg）

$$= 定量用塩酸プソイドエフェドリンの量（mg）\times \frac{Q_{Tb}}{Q_{Sb}}$$

内標準溶液 テレフタル酸ジエチルのメタノール溶液（1→25000）

操作条件

検出器：紫外吸光光度計（測定波長：254 nm）

カラム：内径約 4 mm，長さ 15～25 cm のステンレス管に 5～10 μm のオクタデシルシリル化シリカゲルを充てんする。

カラム温度：40 ℃付近の一定温度

移動相：ドデシル硫酸ナトリウム 2 g を水 1000 mL に溶かす。この液 350 mL にメタノール650 mL を加える。

流量：塩酸プソイドエフェドリンの保持時間が約 7 分になるように調整する。

カラムの選定：標準溶液 10 μL につき，上記の条件で操作するとき，塩酸プソイドエフェド

リン，テレフタル酸ジエチル，クロルフェニラミンマレイン酸塩の順に溶出し，それぞれのピークが完全に分離するものを用いる。

（2）本品約 0.1 g を精密に量り，薄めたメタノール（7→10）30 mL を加えて振り混ぜた後，内標準溶液 5 mL を正確に加え，更に薄めたメタノールを加えて正確に 50 mL とする。この液をろ過し，初めのろ液 10 mL を除き，次のろ液を試料溶液とする。別に定量用グリチルリチン酸約 0.01 g を精密に量り，内標準溶液 5 mL を正確に加えた後，薄めたメタノール（7→10）を加えて溶かし正確に 50 mL とし標準溶液とする。試料溶液及び標準溶液 10 μL につき，次の条件で液体クロマトグラフ法により試験を行い，内標準物質のピーク面積に対するグリチルリチン酸のピーク面積の比 Q_T 及び Q_S を求める。

グリチルリチン酸（$C_{42}H_{62}O_{16}$）の量（mg）

$$= 定量用グリチルリチン酸の量（mg）\times \frac{Q_T}{Q_S}$$

内標準溶液　パラオキシ安息香酸イソアミルのメタノール溶液（1→5000）

操作条件

　　検出器：紫外吸光光度計（測定波長：254 nm）

　　カラム：内径約 4 mm，長さ 15〜25 cm のステンレス管に 5〜10 μm の液体クロマトグラフ用オクタデシルシリル化シリカゲルを充てんする。

　　カラム温度：40℃付近の一定温度

　　移動相：メタノール・薄めた酢酸（1→100）（7：3）

　　流量：グリチルリチン酸の保持時間が約 8 分になるように調整する。

　　カラムの選定：標準溶液 10 μL につき，上記の条件で操作するとき，パラオキシ安息香酸イソアミル，グリチルリチン酸の順に溶出し，それぞれのピークが完全に分離するものを用いる。

（3）本品約 0.1 g を精密に量り，薄めたメタノール（1→2）30 mL を加えて 10 分間振り混ぜた後，内標準溶液 5 mL を正確に加え，更に薄めたメタノール（1→2）を加えて 50 mL とする。この液をろ過し，初めのろ液 10 mL を除き，次のろ液を試料溶液とする。別に定量用カフェイン水和物約 0.025 g を精密に量り，内標準溶液 5 mL を正確に加えた後，薄めたメタノール（1→2）を加えて溶かして 50 mL とし，標準溶液とする。試料溶液及び標準溶液 10 μL につき，次の条件で液体クロマトグラフ法により試験を行い，内標準物質のピーク面積に対するカフェイン水和物のピーク面積の比 Q_T 及び Q_S を求める。

カフェイン水和物（$C_8H_{10}N_4O_2 \cdot H_2O$）の量（mg）

$$= 定量用カフェイン水和物の量（mg）\times \frac{Q_T}{Q_S} \times 1.0928$$

内標準溶液　サリチルアミドのメタノール溶液（1→100）

操作条件

　　検出器：紫外吸光光度計（測定波長：270 nm）

　　カラム：内径約 4 mm，長さ 15〜25 cm のステンレス管に 5〜10 μm のオクタデシルシリル化シリカゲルを充てんする。

　　カラム温度：40℃付近の一定温度

　　移動相：水・メタノール混液（7：3）

　　流量：カフェイン水和物の保持時間が約 4 分になるように調整する。

　　カラムの選定：標準溶液 10 μL につき，上記の条件で操作するとき，カフェイン水和物，サ

リチルアミドの順に溶出し，それぞれのピークが完全に分離するものを用いる。

別紙規格

グリチルリチン酸の規格及び試験方法

本品を乾燥したものは定量するとき，グリチルリチン酸（$C_{42}H_{62}O_{16}$）96.0〜102.0％を含む。

性　状　本品は白色〜微黄色の結晶性の粉末で，においはなく，特異な甘味がある。

確認試験　（1）　本品0.5gに水酸化ナトリウム試液5mLを加えて溶かし，1mol/L塩酸試液15mLを加え，10分間穏やかに煮沸した後，冷却し，ろ過する。ろ紙上の残留物は，よく水洗し，105℃で1時間乾燥する。乾燥物1mgに硫酸3mLを加え，水浴上で5分間加熱し，冷後，バニリンのエタノール（95）溶液（1→100）2mLを加えるとき，液は濃赤紫色を呈する。

（2）　（1）のろ液にナフトレゾルシン10mg及び塩酸5滴を加え，1分間穏やかに煮沸した後，5分間放置し，直ちに冷却する。この液にベンゼン3mLを加えて振り混ぜるとき，ベンゼン層は赤紫色を呈する。

pH　本品1.0gにエタノール（95）50mL及び新たに煮沸し，冷却した水50mLを加えて溶かした液のpHは2.5〜3.5である。

純度試験　（1）　溶状　本品1.0gにエタノール（95）20mLを加えて溶かすとき，液は無色〜微黄色澄明である。

（2）　アンモニア　本品0.20gに熱湯20mLを加えてよく振り混ぜた後，水酸化ナトリウム試液5mLを加えて加熱するとき，発生するガスは，潤した赤色リトマス紙を青変しない。

（3）　重金属　本品2.0gをとり，硫酸少量で潤し450〜500℃で強熱して灰化する。残留物に希酢酸2mLを加え，加温して溶かした後，水を加えて50mLとする。これを検液とし，試験を行う。比較液には鉛標準液2.0mLを加える（10ppm以下）。

（4）　ヒ素　本品0.50gに硝酸10mL及び硫酸5mLを加え，注意しながら加熱する。液が無色〜微黄色にならないときは，冷後，時々硝酸2〜3mLずつを追加し，液が無色〜微黄色になるまで加熱する。冷後，飽和シュウ酸アンモニウム溶液15mLを加え，白煙が発生するまで加熱する。冷後，水を加えて20mLとする。これを検液とし，装置Bを用いる方法により試験を行う（4ppm以下）。

乾燥減量　6.0％以下（1g，105℃，1時間）。

強熱残分　0.20％以下（1g）。

定　量　法　本品を乾燥し，その約0.1gを精密に量り，希エタノールに溶かして250mLとする。この液10mLに希エタノールを加えて100mLとする。この液につき，紫外可視吸光度測定法により試験を行い，波長252nm付近の吸収極大の波長における吸光度Aを測定する。

$$\text{グリチルリチン酸（}C_{42}H_{62}O_{16}\text{）の量（mg）}=\frac{A}{136}\times 25000$$

【 27 】 欠　番

【 28 】 鎮咳去痰薬1─①

成分及び分量又は本質	日本薬局方 賦形剤 〃	車前草エキス末　　　　　　　　　　　　3.0 g ノスカピン　　　　　　　　　　　　　　0.06 g デンプン，乳糖水和物又はこれらの混合物　　適　量	
		全　　量	4.5 g
製 造 方 法	以上をとり，散剤の製法により製する。ただし，分包散剤とする。		
用 法 及 び 用 量	1回量を次のとおりとし，1日3回を限度とする。なるべく空腹時をさけて服用する。服用間隔は4時間以上おくこと。 大人（15才以上）1包1.5 g，11才以上15才未満　大人の⅔，8才以上11才未満　大人の½，5才以上8才未満　大人の⅓，3才以上5才未満　大人の¼		
効 能 又 は 効 果	せき，たん		
貯 蔵 方 法 及 び 有 効 期 間	遮光した密閉容器		
規格及び試験方法	別記のとおり。		
備　　　　考			

規 格 及 び 試 験 方 法

　　本品は定量するとき，ノスカピン（$C_{22}H_{23}NO_7$：413.43）1.20～1.47 %を含む。

性　状　本品は灰褐色の粉末である。

確認試験　本品1.5 gにメタノール5 mLを加え，水浴上で3分間加温する。冷後，ろ過し，ろ液を試料溶液とする。別に車前草エキス末1.0 gにメタノール5 mLを加え，水浴上で3分間加温する。冷後，ろ過し，ろ液を標準溶液(1)とする。ノスカピン20 mgをメタノール5 mLに溶かし，標準溶液(2)とする。これらの液につき，薄層クロマトグラフ法により試験を行う。試料溶液及び標準溶液10 μLずつを薄層クロマトグラフ用シリカゲル（蛍光剤入り）を用いて調製した薄層板にスポットする。次に1-ブタノール・水・酢酸(100)混液（7：2：1）を展開溶媒として約10 cm展開した後，薄層板を風乾する。これに紫外線（主波長254 nm）を照射するとき，試料溶液から得たスポットは，標準溶液(2)から得たスポットと色調及びRf値が等しい。また，この薄層板に塩化鉄（Ⅲ）試液を均等に噴霧するとき，試料溶液から得たスポットは，標準溶液(1)から得た暗青色のスポットと色調及びRf値が等しい。

定 量 法　本品1.5 gを精密に量り，メタノール30 mLを加えて10分間振り混ぜた後，内標準溶液5 mLを正確に加え，更にメタノールを加えて50 mLとする。この液をろ過し，初めのろ液10 mLを除き，次のろ液を試料溶液とする。別に定量用ノスカピン約0.02 gを精密に量り，内標準溶液5 mLを正確に加え，更にメタノールを加えて溶かし50 mLとし，標準溶液とする。試料溶液及び標準溶液10 μLにつき，次の条件で液体クロマトグラフ法により試験を行い，内標準物質のピークの面積に対するノスカピンのピーク面積の比Q_T及びQ_Sを求める。

　　　　　　　ノスカピン（$C_{22}H_{23}O_7$）の量（mg）

$$= 定量用ノスカピンの量（mg）\times \frac{Q_T}{Q_S}$$

　　内標準溶液　パラオキシ安息香酸イソアミルのメタノール溶液（1 → 2500）

操作条件

　検出器：紫外吸光光度計（測定波長：254 nm）

　カラム：内径約 4 mm，長さ 15〜25 cm のステンレス管に 5〜10 μm のオクタデシルシリル化
　　　　シリカゲルを充てんする。

　カラム温度：40 ℃付近の一定温度

　移動相：メタノール・水混液（65：35）

　流量：ノスカピンの保持時間が約 7 分になるように調整する。

　カラムの選定：標準溶液 10 μL につき，上記の条件で操作するとき，ノスカピン，パラオキ
　　　　シ安息香酸イソアミルの順に溶出し，それぞれのピークが完全に分離するものを用いる。

【 29 】 鎮咳去痰薬 2 —①

成 分 及 び 分 量 又 は 本 質		日本薬局方	dl-メチルエフェドリン塩酸塩散 10 %	0.5 g
		局 外 規	ジプロフィリン	0.1 g
		日本薬局方	クロルフェニラミンマレイン酸塩	0.012 g
	賦形剤	〃	デンプン，乳糖水和物又はこれらの混合物	適 量
			全 量	4.5 g
製 造 方 法	以上をとり，散剤の製法により製する。ただし，分包散剤とする。クロルフェニラミンマレイン酸塩に替えて，クロルフェニラミンマレイン酸塩散 1 ％を用いてもよい。			
用 法 及 び 用 量	1回量を次のとおりとし，1日3回，適宜服用する。 服用間隔は，4時間以上おくこと。 大人（15才以上）1包 1.5 g，11才以上 15 才未満　大人の⅔，8才以上 11 才未満 大人の½，5才以上 8 才未満　大人の⅓，3才以上 5 才未満　大人の¼			
効 能 又 は 効 果	せき，ぜんそく，たん			
貯 蔵 方 法 及 び 有 効 期 間	遮光した密閉容器			
規格及び試験方法	別記のとおり。			
備 考				

規 格 及 び 試 験 方 法

性　　状　本品は白色の粉末である。

確認試験　本品 1.0 g にメタノール 5 mL を加えて振り混ぜた後，ろ過し，ろ液を試料溶液とする。別に dl-メチルエフェドリン塩酸塩散 10 ％ 0.1 g をメタノール 5 mL を加えて振り混ぜた後，ろ過し，ろ液を標準溶液(1)とする。ジプロフィリン 0.02 g をメタノール 5 mL に溶かし，標準溶液(2)とする。クロルフェニラミンマレイン酸塩 5 mg をメタノール 10 mL に溶かし，標準溶液(3)とする。これらの液につき，薄層クロマトグラフ法により試験を行う。試料溶液及び標準溶液 5 μL ずつを薄層クロマトグラフ用シリカゲル（蛍光剤入り）を用いて調製した薄層板にスポットする。次に酢酸エチル・エタノール（95）・アンモニア水（28）混液（15：5：1）を展開溶媒として約 10 cm 展開した後，薄層板を風乾する。これに紫外線（主波長 254 nm）を照射するとき，試料溶液から得た 3 個のスポットは，標準溶液(1)，標準溶液(2)及び標準溶液(3)から得たスポットと色調及び Rf 値が等しい。また，この薄層板に噴霧用ドラーゲンドルフ試液を均等に噴霧するとき，試料溶液から得た 2 個のスポットは，標準溶液(1)及び標準溶液(3)から得た黄赤色のスポットと色調及び Rf 値が等しい。

【 30 】 鎮咳去痰薬 3 ―①

成 分 及 び 分 量又 は 本 質		日本薬局方	*dl*-メチルエフェドリン塩酸塩散 10 %	0.5 g
		〃	クロルフェニラミンマレイン酸塩	0.012 g
		局 外 規	ジプロフィリン	0.1 g
		日本薬局方	ノスカピン	0.06 g
		〃	カンゾウ末	1.0 g
		〃	キキョウ末	0.5 g
	賦形剤	〃	デンプン，乳糖水和物又はこれらの混合物	適 量
			全 量	4.5 g
製 造 方 法	以上をとり，散剤の製法により製する。ただし，分包散剤とする。クロルフェニラミンマレイン酸塩に替えて，クロルフェニラミンマレイン酸塩散 1 %を用いてもよい。			
用 法 及 び 用 量	1回量を次のとおりとし，1日3回，適宜服用する。服用間隔は，4時間以上おくこと。大人（15才以上）1包 1.5 g，11才以上15才未満　大人の⅔，8才以上11才未満大人の½，5才以上8才未満　大人の⅓，3才以上5才未満　大人の¼			
効 能 又 は 効 果	せき，ぜんそく，たん			
貯 蔵 方 法 及 び有 効 期 間	遮光した密閉容器			
規格及び試験方法	別記のとおり。			
備　　　　考				

規 格 及 び 試 験 方 法

性　　状　本品は淡黄褐色の粉末である。

確認試験　（1）　本品 1.0 g にメタノール 5 mL を加えて振り混ぜた後，ろ過し，ろ液を試料溶液とする。別に *dl*-メチルエフェドリン塩酸塩散 10 % 0.1 g をメタノール 5 mL を加えて振り混ぜた後，ろ過し，ろ液を標準溶液(1)とする。ジプロフィリン 0.02 g をメタノール 5 mL に溶かし，標準溶液(2)とする。クロルフェニラミンマレイン酸塩 5 mg をメタノール 10 mL に溶かし，標準溶液(3)とする。ノスカピン 10 mg をメタノール 4 mg に溶かし，標準溶液(4)とする。これらの液につき，薄層クロマトグラフ法により試験を行う。試料溶液及び標準溶液 5 μL ずつを薄層クロマトグラフ用シリカゲル（蛍光剤入り）を用いて調製した薄層板にスポットする。次に酢酸エチル・エタノール（95）・アンモニア水（28）混液（15：5：1）を展開溶媒として約 10 cm 展開した後，薄層板を風乾する。これに紫外線（主波長 254 nm）を照射するとき，試料溶液から得た 4 個のスポットは，標準溶液(1)，標準溶液(2)，標準溶液(3)及び標準溶液(4)から得たスポットと色調及び *Rf* 値が等しい。また，この薄層板に噴霧用ドラーゲンドルフ試液を均等に噴霧するとき，試料溶液から得た 3 個のスポットは，標準溶液(1)，標準溶液(3)及び標準溶液(4)から得た黄赤色のスポットと色調及び *Rf* 値が等しい。

（2）　本品 1.0 g にメタノール 5 mL を加えて振り混ぜた後，ろ過し，ろ液を試料溶液とする。別にグリチルリチン酸 5 mg をメタノール 2 mL に溶かし，標準溶液とする。これらの液につき，薄層クロマトグラフ法により試験を行う。試料溶液及び標準溶液 5 μL ずつを薄層クロマトグラフ用シリカゲル（蛍光剤入り）を用いて調製した薄層板にスポットする。次に 1-ブタノール・水・酢酸（100）

混液（7：2：1）を展開溶媒として約 10 cm 展開した後，薄層板を風乾する。これに紫外線（主波長 254 nm）を照射するとき，試料溶液から得た数個のスポットのうち 1 個のスポットは，標準溶液から得たスポットと色調及び *Rf* 値が等しい。

（3） 本品 1.5 g にメタノール 30 mL を加え，水浴上で 10 分間加温し，冷後，ろ過する。ろ液を蒸発乾固し，残留物をメタノール 2 mL に溶かし，試料溶液とする。別にキキョウ末 0.15 g にメタノール 10 mL を加え，試料溶液と同様に操作し，標準溶液とする。これらの液につき，薄層クロマトグラフ法により試験を行う。試料溶液及び標準溶液 10 μL ずつを薄層クロマトグラフ用シリカゲルを用いて調製した薄層板にスポットする。次にクロロホルム・メタノール・水混液（13：10：2）を展開溶媒として約 10 cm 展開した後，薄層板を風乾する。これにバニリン・硫酸溶液*を均等に噴霧し，105℃で 10 分間加熱するとき，試料溶液から得た数個のスポットのうち 1 個のスポットは，標準溶液から得た緑褐色のスポットと色調及び *Rf* 値が等しい。

　［注］＊　バニリン・硫酸溶液：バニリン 0.5 g にメタノール 25 mL 及び希硫酸 25 mL を加える。

【 31 】 鎮咳去痰薬 4 —②

成 分 及 び 分 量又 は 本 質	日本薬局方	dl-メチルエフェドリン塩酸塩散 10 %	0.75 g	
	〃	クロルフェニラミンマレイン酸塩	0.012 g	
	〃	ジヒドロコデインリン酸塩散 1 %	3.0 g	
	〃	ノスカピン	0.06 g	
	〃	カンゾウ末	1.0 g	
	〃	キキョウ末	0.5 g	
	賦形剤 〃	デンプン，乳糖水和物又はこれらの混合物	適 量	
		全 量	7.5 g	
製 造 方 法	以上をとり，散剤の製法により製する。ただし，分包散剤とする。クロルフェニラミンマレイン酸塩に替えて，クロルフェニラミンマレイン酸塩散 1 %を用いてもよい。			
用 法 及 び 用 量	1 回量を次のとおりとし，1 日 3 回，適宜服用する。服用間隔は，4 時間以上おくこと。大人（15 才以上）1 包 2.5 g，11 才以上 15 才未満　大人の⅔，8 才以上 11 才未満大人の½，5 才以上 8 才未満　大人の⅓，3 才以上 5 才未満　大人の¼			
効 能 又 は 効 果	せき，たん			
貯 蔵 方 法 及 び有 効 期 間	遮光した密閉容器			
規格及び試験方法	別記のとおり。			
備 考				

規 格 及 び 試 験 方 法

性　　状　本品は淡黄褐色の粉末である。

確認試験　（1）　本品 1.0 g にメタノール 5 mL を加えて振り混ぜた後，ろ過し，ろ液を試料溶液とする。別に dl-メチルエフェドリン塩酸塩散 10 % 0.1 g をメタノール 5 mL を加えて振り混ぜた後，ろ過し，ろ液を標準溶液(1)とする。クロルフェニラミンマレイン酸塩 5 mg をメタノール 10 mL に溶かし，標準溶液(2)とする。ジヒドロコデインリン酸塩散 1 % 0.5 g にメタノール 5 mL を加えて振り混ぜた後，ろ過する。ろ液を蒸発乾固し，残留物をメタノール 1 mL に溶かし，標準溶液(3)とする。ノスカピン 10 mg をメタノール 5 mg に溶かし，標準溶液(4)とする。これらの液につき，薄層クロマトグラフ法により試験を行う。試料溶液及び標準溶液 5 μL ずつを薄層クロマトグラフ用シリカゲル（蛍光剤入り）を用いて調製した薄層板にスポットする。次に酢酸エチル・エタノール（95）・アンモニア水（28）混液（15：5：1）を展開溶媒として約 10 cm 展開した後，薄層板を風乾する。これに紫外線（主波長 254 nm）を照射するとき，試料溶液から得た 4 個のスポットは，標準溶液(1)，標準溶液(2)，標準溶液(3)及び標準溶液(4)から得たスポットと色調及び Rf 値が等しい。また，この薄層板に噴霧用ドラーゲンドルフ試液を均等に噴霧するとき，試料溶液から得た 4 個のスポットは，標準溶液(1)，標準溶液(2)，標準溶液(3)及び標準溶液(4)から得た黄赤色のスポットと色調及び Rf 値が等しい。

（2）　本品 1.3 g にメタノール 5 mL を加えて振り混ぜた後，ろ過し，ろ液を試料溶液とする。別にグリチルリチン酸 5 mg をメタノール 2 mL に溶かし標準溶液とする。これらの液につき，薄層クロマトグラフ法により試験を行う。試料溶液及び標準溶液 5 μL ずつを薄層クロマトグラフ用シリカゲ

ル（蛍光剤入り）を用いて調製した薄層板にスポットする。次に1-ブタノール・水・酢酸（100）混液（7：2：1）を展開溶媒として約10 cm展開した後，薄層板を風乾する。これに紫外線（主波長254 nm）を照射するとき，試料溶液から得た数個のスポットのうち1個のスポットは，標準溶液から得たスポットと色調及び*Rf*値が等しい。

（3）　本品2.0 gにメタノール30 mLを加え，水浴上で10分間加温し，冷後，ろ過する。ろ液を蒸発乾固し，残留物をメタノール2 mLに溶かし，試料溶液とする。別にキキョウ末0.15 gにメタノール10 mLを加え，試料溶液と同様に操作し，標準溶液とする。これらの液につき，薄層クロマトグラフ法により試験を行う。試料溶液及び標準溶液10 μLずつを薄層クロマトグラフ用シリカゲル（蛍光剤入り）を用いて調製した薄層板にスポットする。次にクロロホルム・メタノール・水混液（13：10：2）を展開溶媒として約10 cm展開した後，薄層板を風乾する。これにバニリン・硫酸溶液*を均等に噴霧し，105℃で10分間加熱するとき，試料溶液から得た数個のスポットのうち1個のスポットは，標準溶液から得た緑褐色のスポットと色調及び*Rf*値が等しい。

　　［注］*　バニリン・硫酸溶液：バニリン0.5 gにメタノール25 mL及び希硫酸25 mLを加える。

【 32 】 鎮咳去痰薬5―②

成分及び分量又は本質				
	日本薬局方		トリメトキノール塩酸塩水和物	0.003 g
	局 外 規		ジプロフィリン	0.15 g
	日本薬局方		グアイフェネシン	0.3 g
	賦形剤 〃		デンプン，乳糖水和物又はこれらの混合物	適 量
		全 量		3.0 g
製 造 方 法	以上をとり，散剤の製法により製する。ただし，分包散剤とする。			
用 法 及 び 用 量	1回量を次のとおりとし，1日3回，4時間以上おいて適宜服用する。 大人（15才以上）1包1.0 g, 11才以上15才未満　大人の⅔, 8才以上11才未満 大人の½, 5才以上8才未満　大人の⅓, 3才以上5才未満　大人の¼			
効 能 又 は 効 果	せき，ぜんそく，たん			
貯 蔵 方 法 及 び 有 効 期 間	遮光した密閉容器			
規格及び試験方法	別記のとおり。			
備 考				

規 格 及 び 試 験 方 法

性 状　本品は白色の粉末である。

確認試験　（1）　本品1gに水2mLを加えて振り混ぜた後，ろ過する。ろ液に希塩化鉄（Ⅲ）試液1mLを加えるとき，液は緑色を呈し，これに薄めたアンモニア試液（1→10）4滴を加えるとき，液は赤紫色を呈する（トリメトキノール塩酸塩水和物）。

（2）　本品2gに水2mLを加えて振り混ぜた後，ろ過する。ろ液にタンニン酸試液5滴を加えるとき，沈殿を生じ，この沈殿はタンニン酸試液2mLを追加するとき，溶ける（ジプロフィリン）。

（3）　本品0.2gにエタノール（95）5mLを加えて振り混ぜた後，ろ過し，ろ液を水浴上で蒸発乾固する。残留物にホルムアルデヒド液・硫酸試液1mLを加えるとき，液は赤紫色を呈する（グアイフェネシン）。

【 33 】 鎮咳去痰薬 6 ―①

成 分 及 び 分 量 又 は 本 質	日本薬局方	dl-メチルエフェドリン塩酸塩散 10 %	0.5 g
	〃	タンニン酸ジフェンヒドラミン	0.05 g
	〃	ブロモバレリル尿素	0.6 g
	〃	ジヒドロコデインリン酸塩散 1 %	3.0 g
	賦形剤 〃	デンプン，乳糖水和物又はこれらの混合物	適 量
		全 量	6.0 g
製 造 方 法	以上をとり，散剤の製法により製する。ただし，分包散剤とする。		
用 法 及 び 用 量	1回量を次のとおりとし，1日3回，適宜服用する。大人（15才以上）1包2.0 g，11才以上15才未満　大人の⅔，8才以上11才未満　大人の½，5才以上8才未満　大人の⅓，3才以上5才未満　大人の¼		
効 能 又 は 効 果	せき，たん		
貯 蔵 方 法 及 び 有 効 期 間	遮光した気密容器		
規格及び試験方法	別記のとおり。		
備 考			

規 格 及 び 試 験 方 法

性　　状　本品は淡灰褐色の粉末である。

確認試験　本品1.2 gにメタノール5 mLを加えて振り混ぜた後，ろ過し，ろ液を試料溶液とする。別に dl-メチルエフェドリン塩酸塩散 10 % 0.1 gをメタノール5 mLを加えて振り混ぜた後，ろ過し，ろ液を標準溶液(1)とする。タンニン酸ジフェンヒドラミン0.01 gをメタノール5 mLに溶かし，標準溶液(2)とする。ブロモバレリル尿素0.12 gをメタノール5 mLに溶かし，標準溶液(3)とする。ジヒドロコデインリン酸塩散 1 % 0.6 gをメタノール5 mLを加えて振り混ぜた後，ろ過する。ろ液を蒸発乾固し，残留物をメタノール1 mLに溶かし，標準溶液(4)とする。これらの液につき，薄層クロマトグラフ法により試験を行う。試料溶液及び標準溶液5 μLずつを薄層クロマトグラフ用シリカゲル（蛍光剤入り）を用いて調製した薄層板にスポットする。次に酢酸エチル・エタノール（95）・アンモニア水（28）混液（15：5：1）を展開溶媒として約10 cm展開した後，薄層板を風乾する。これに紫外線（主波長254 nm）を照射するとき，試料溶液から得た4個のスポットは，標準溶液(1)，標準溶液(2)，標準溶液(3)及び標準溶液(4)から得たスポットと色調及び Rf 値が等しい。また，この薄層板に噴霧用ドラーゲンドルフ試液を均等に噴霧するとき，試料溶液から得た3個のスポットは，標準溶液(1)，標準溶液(2)及び標準溶液(4)から得た黄赤色のスポットと色調及び Rf 値が等しい。

【 34 】 鎮咳去痰薬 7 —①

成 分 及 び 分 量 又 は 本 質	日本薬局方	桜皮エキスA	4.5 mL
		dl-メチルエフェドリン塩酸塩散 10 %	0.5 g
	〃	グアイフェネシン	0.3 g
	〃	セネガシロップ	10.0 mL
	防腐剤 〃	パラオキシ安息香酸エチル	0.03 g
	溶 剤 〃	精製水又は精製水（容器入り）	適 量
		全 量	60 mL
製 造 方 法	以上をとり，用時溶解混和して製する。ただし，1回量を量り得るように画線を施した容器に収めるか，適当な計量器を添付する。 全容量は，成人の1〜2日分とする。 本品の容器としてプラスチック製容器を使用する場合は，当該容器は，昭和47年2月17日薬製第225号通知に適合する。		
用 法 及 び 用 量	1回量を次のとおりとし，1日6回服用する。 服用間隔は，4時間以上おくこと。 大人（15才以上）1回10 mL，11才以上15才未満　大人の⅔，8才以上11才未満　大人の½，5才以上8才未満　大人の⅓，3才以上5才未満　大人の¼，1才以上3才未満　大人の⅕，3カ月以上1才未満　大人の⅒		
効 能 又 は 効 果	せき，たん		
貯 蔵 方 法 及 び 有 効 期 間	気密容器		
規格及び試験方法	別記のとおり。		
備 考			

規格及び試験方法

本品は定量するとき，dl-メチルエフェドリン塩酸塩（$C_{11}H_{17}NO \cdot HCl$：215.72）0.067〜0.101 %，グアイフェネシン（$C_{10}H_{14}O_4$：198.22）0.45〜0.55 %及びパラオキシ安息香酸エチル（$C_9H_{10}O_3$：166.18）0.045〜0.055 %を含む。

性　状　本品は赤褐色の液で，甘味がある。

確認試験　（1）　本品10 mLをとり，水10 mL及び1 mol/L塩酸試液2 mLを加えて分液漏斗に移し，ジエチルエーテル20 mLを加え，穏やかに振り混ぜて洗う。水層に水酸化ナトリウム試液5 mLを加えてアルカリ性とし，ジエチルエーテル20 mLを加え振り混ぜて抽出する。ジエチルエーテル層に無水硫酸ナトリウム3 gを加えて，ろ過する。ろ液を蒸発乾固し，残留物をクロロホルム1 mLに溶かし試料溶液とする。別にリン酸コデイン100倍散0.75 g及びdl-メチルエフェドリン塩酸塩散10 % 0.08 gをとり，それぞれ水10 mL及び水酸化ナトリウム試液5 mLを加えてアルカリ性とした後，ジエチルエーテル20 mLを加え振り混ぜて抽出する。ジエチルエーテル層に無水硫酸ナトリウム3 gを加えて，ろ過する。ろ液を蒸発乾固し，残留物をクロロホルム1 mLに溶かし標準溶液⑴及び標準溶液⑵とする。これらの液につき，薄層クロマトグラフ法により試験を行う。試料溶液及び標準溶液10 µLずつを薄層クロマトグラフ用シリカゲルを用いて調製した薄層板にスポットする。次に酢酸エチル・エタノール（95）・アンモニア水（28）混液（15：5：1）を展開溶媒として約10 cm展開した後，薄層板を風乾する。これに噴霧用ドラーゲンドルフ試液を均等に噴霧するとき，試料溶液から

得た2個のスポットは，標準溶液(1)及び標準溶液(2)から得た黄赤色のスポットと色調及び *Rf* 値が等しい。

（2）（1）の水層をクロロホルム 10 mL で抽出し，試料溶液とする。別にグアイフェネシン 0.05 g をとり，クロロホルム 10 mL に溶かし標準溶液とする。これらの液につき，薄層クロマトグラフ法により試験を行う。試料溶液及び標準溶液 10 µL ずつを薄層クロマトグラフ用シリカゲル（蛍光剤入り）を用いて調製した薄層板にスポットする。次にジエチルエーテル・エタノール（95）・アンモニア水（28）混液（40：10：1）を展開溶媒として約 10 cm 展開した後，薄層板を風乾する。これに紫外線（主波長 254 nm）を照射するとき，試料溶液から得たスポットは，標準溶液から得たスポットと色調及び *Rf* 値が等しい。

（3）本品 30 mL をとり，分液漏斗に移し，飽和塩化ナトリウム溶液 10 mL を加えた後，ジエチルエーテル 20 mL を加え，穏やかに振り混ぜて洗う。水層に水飽和 1-ブタノール 20 mL を加え，穏やかに振り混ぜて抽出する。水層は更に水飽和 1-ブタノール 20 mL で抽出する。1-ブタノール抽出液を合わせ，水 10 mL で洗い，1-ブタノール層を蒸発乾固する。残留物をメタノール 3 mL に溶かし，この液をジエチルエーテル 20 mL に加えて，生じた沈殿をろ過する。ろ液を蒸発乾固し，残留物をメタノール 1 mL に溶かし，試料溶液とする。別にセネガ末 0.3 g にメタノール 3 mL を加えて振り混ぜた後，ろ過する。ろ液をジエチルエーテル 20 mL に加えて，生じた沈殿をろ過する。ろ液を蒸発乾固し，残留物をメタノール 1 mL に溶かし，標準溶液とする。これらの液につき，薄層クロマトグラフ法により試験を行う。試料溶液及び標準溶液 10 µL ずつを薄層クロマトグラフ用シリカゲルを用いて調製した薄層板にスポットする。次にクロロホルム・メタノール・水混液（13：10：2）を展開溶媒として約 10 cm 展開した後，薄層板を風乾する。これに希硫酸を均等に噴霧した後，110℃で10分間加熱するとき，試料溶液から得た数個のスポットのうち1個のスポットは標準溶液から得た淡緑褐色のスポットと色調及び *Rf* 値が等しい。

（4）本品そのままを試料溶液とする。別にパラオキシ安息香酸エチル 5 mg をメタノール 10 mL に溶かし，標準溶液とする。これらの液につき，薄層クロマトグラフ法により試験を行う。試料溶液及び標準溶液 5 µL ずつを薄層クロマトグラフ用シリカゲル（蛍光剤入り）を用いて調製した薄層板にスポットする。次に酢酸エチル・ヘキサン・酢酸（100）混液（10：10：1）を展開溶媒として約 10 cm 展開した後，薄層板を風乾する。これに紫外線（主波長 254 nm）を照射するとき，試料溶液から得た1個のスポットは標準溶液から得たスポットと色調及び *Rf* 値が等しい。

定 量 法（1）本品 5 mL を正確に量り，内標準溶液 5 mL を正確に加え，次に薄めたメタノール（1→2）を加えて 50 mL とし，試料溶液とする。別に定量用グアイフェネシン約 0.025 g を精密に量る。これに定量用パラオキシ安息香酸エチル約 0.025 g を精密に量り，メタノールに溶かし，正確に 20 mL とした液 2 mL を正確に加える。これに内標準溶液 5 mL を正確に加え，更に薄めたメタノール（1→2）を加えて 50 mL とし，標準溶液とする。試料溶液及び標準溶液 10 µL につき，次の条件で液体クロマトグラフ法により試験を行い，内標準物質のピーク面積に対するグアイフェネシン及びパラオキシ安息香酸エチルのピーク面積の比 Q_{Ta}，Q_{Tb}，Q_{Sa} 及び Q_{Sb} を求める。

グアイフェネシン（$C_{10}H_{14}O_4$）の量（mg）

$$= 定量用グアイフェネシンの量（mg）\times \frac{Q_{Ta}}{Q_{Sa}}$$

パラオキシ安息香酸エチル（$C_9H_{10}O_3$）の量（mg）

$$= 定量用パラオキシ安息香酸エチルの量（mg）\times \frac{Q_{Tb}}{Q_{Sb}}\times \frac{1}{10}$$

内標準溶液　エテンザミドのメタノール溶液（1→150）

操作条件

　　検出器：紫外吸光光度計（測定波長：270 nm）

　　カラム：内径約 4 mm，長さ 15～25 cm のステンレス管に 5～10 μm のオクタデシルシリル化
　　　　　　シリカゲルを充てんする。

　　カラム温度：40 ℃付近の一定温度

　　移動相：薄めたリン酸（1 → 1000）・メタノール混液（6：4）

　　流量：グアイフェネシンの保持時間が約 5 分になるように調整する。

　　カラムの選定：標準溶液 10 μL につき，上記の条件で操作するとき，グアイフェネシン，エ
　　　　　　　　　テンザミド，パラオキシ安息香酸エチルの順に溶出し，それぞれのピークが完全に分離
　　　　　　　　　するものを用いる。

（2）　本品 20 mL を正確に量り，内標準溶液 5 mL を正確に加え，次に薄めたメタノール（1 → 2）
を加えて 50 mL とし試料溶液とする。別に dl-メチルエフェドリン塩酸塩散 10 ％約 0.16 g を精密に
量り，内標準溶液 5 mL を正確に加えた後，薄めたメタノール（1 → 2）を加えて 50 mL とする。こ
の液をろ過し，初めのろ液 10 mL を除き，次のろ液を標準溶液とする。試料溶液及び標準溶液 10 μL
につき，次の条件で液体クロマトグラフ法により試験を行い，内標準物質のピーク面積に対する dl-
メチルエフェドリン塩酸塩のピーク面積の比 Q_T，及び Q_S を求める。

　　　　dl-メチルエフェドリン塩酸塩散 10 ％の量（mg）

$$= dl\text{-メチルエフェドリン塩酸塩散 10 ％の量（mg）} \times \frac{Q_T}{Q_S}$$

内標準溶液　テレフタル酸ジエチルのメタノール溶液（1 → 50000）

操作条件

　　検出器：紫外吸光光度計（測定波長：254 nm）

　　カラム：内径約 4 mm，長さ 15～25 cm のステンレス管に 5 ～10 μm のオクタデシルシリル化
　　　　　　シリカゲルを充てんする。

　　カラム温度：40 ℃付近の一定温度

　　移動相：ドデシル硫酸ナトリウム 2 g を薄めたリン酸（1 → 1000）1000 mL に溶かす。この
　　　　　　液 400 mL にメタノール 600 mL を加える。

　　流量：メチルエフェドリン塩酸塩の保持時間が約 11 分になるように調整する。

　　カラムの選定：標準溶液 10 μL につき，上記の条件で操作するとき，dl-メチルエフェドリン
　　　　　　　　　塩酸塩，テレフタル酸ジエチルの順に溶出し，それぞれのピークが完全に分離するもの
　　　　　　　　　を用いる。

【 35 】 鎮咳去痰薬 8 —①

成 分 及 び 分 量 又 は 本 質	日本薬局方	クロルフェニラミンマレイン酸塩	0.012 g
	〃	dl-メチルエフェドリン塩酸塩散 10 %	0.75 g
	〃	ジヒドロコデインリン酸塩散 1 %	3.0 g
	〃	グアイフェネシン	0.3 g
	賦形剤　〃	デンプン，乳糖水和物又はこれらの混合物	適 量
		全 量	6.0 g
製 造 方 法	以上をとり，散剤の製法により製する。ただし，分包散剤とする。クロルフェニラミンマレイン酸塩に替えて，クロルフェニラミンマレイン酸塩散 1 %を用いてもよい。		
用 法 及 び 用 量	1回量を次のとおりとし，1日3回，適宜服用する。 大人（15才以上）1包2.0 g，11才以上15才未満　大人の⅔，8才以上11才未満 大人の½，5才以上8才未満　大人の⅓，3才以上5才未満　大人の¼		
効 能 又 は 効 果	せき，たん		
貯 蔵 方 法 及 び 有 効 期 間	遮光した密閉容器		
規格及び試験方法	別記のとおり。		
備 考			

規 格 及 び 試 験 方 法

性　状　本品は白色の粉末である。

確認試験　本品1.0 gにメタノール5 mLを加えて振り混ぜた後，ろ過し，ろ液を試料溶液とする。別にクロルフェニラミンマレイン酸塩5 mgをメタノール10 mLに溶かし，標準溶液(1)とする。dl-メチルエフェドリン塩酸塩散10 % 0.15 gをメタノール5 mLを加えて振り混ぜた後，ろ過し，ろ液を標準溶液(2)とする。ジヒドロコデインリン酸塩散1 % 0.6 gをメタノール5 mLを加えて振り混ぜた後，ろ過する。ろ液を標準溶液(3)とする。グアイフェネシン0.06 gをメタノール5 mLに溶かし，標準溶液(4)とする。これらの液につき，薄層クロマトグラフ法により試験を行う。試料溶液及び標準溶液5 μLずつを薄層クロマトグラフ用シリカゲル（蛍光剤入り）を用いて調製した薄層板にスポットする。次に酢酸エチル・エタノール（95）・アンモニア水（28）混液（20：5：1）を展開溶媒として約10 cm展開した後，薄層板を風乾する。これに紫外線（主波長254 nm）を照射するとき，試料溶液から得た4個のスポットは，標準溶液(1)，標準溶液(2)，標準溶液(3)及び標準溶液(4)から得たスポットと色調及びRf値が等しい。また，この薄層板に噴霧用ドラーゲンドルフ試液を均等に噴霧するとき，試料溶液から得た3個のスポットは，標準溶液(1)，標準溶液(2)及び標準溶液(3)から得た黄赤色のスポットと色調及びRf値が等しい。

【 36 】 鎮咳去痰薬 9 ─①

成 分 及 び 分 量 又 は 本 質	日本薬局方	クロルフェニラミンマレイン酸塩	0.012 g
	〃	dl-メチルエフェドリン塩酸塩散 10 %	0.75 g
	〃	ジヒドロコデインリン酸塩散 1 %	3.0 g
	賦形剤 〃	デンプン，乳糖水和物又はこれらの混合物	適 量
		全 量	4.5 g
製 造 方 法	以上をとり，散剤の製法により製する。ただし，分包散剤とする。クロルフェニラミンマレイン酸塩に替えて，クロルフェニラミンマレイン酸塩散 1 % を用いてもよい。		
用 法 及 び 用 量	1回量を次のとおりとし，1日3回，適宜服用する。 大人（15才以上）1包 1.5 g，11才以上 15才未満　大人の⅔，8才以上 11才未満 大人の½，5才以上 8才未満　大人の⅓，3才以上 5才未満　大人の¼		
効 能 又 は 効 果	せき，たん		
貯 蔵 方 法 及 び 有 効 期 間	遮光した密閉容器		
規格及び試験方法	別記のとおり。		
備 考			

規 格 及 び 試 験 方 法

性　　状　本品は白色の粉末である。

確認試験　本品 1.0 g にメタノール 5 mL を加えて振り混ぜた後，ろ過し，ろ液を試料溶液とする。別にクロルフェニラミンマレイン酸塩 5 mg をメタノール 10 mL に溶かし，標準溶液(1)とする。dl-メチルエフェドリン塩酸塩散 10 % 0.15 g をメタノール 5 mL を加えて振り混ぜた後，ろ過し，ろ液を標準溶液(2)とする。ジヒドロコデインリン酸塩散 1 % 0.6 g にメタノール 5 mL を加えて振り混ぜた後，ろ過する。ろ液を標準溶液(3)とする。これらの液につき，薄層クロマトグラフ法により試験を行う。試料溶液及び標準溶液 5 µL ずつを薄層クロマトグラフ用シリカゲル（蛍光剤入り）を用いて調製した薄層板にスポットする。次に酢酸エチル・エタノール (95)・アンモニア水 (28) 混液 (15：5：1) を展開溶媒として約 10 cm 展開した後，薄層板を風乾する。これに紫外線（主波長 254 nm）を照射するとき，試料溶液から得た 3 個のスポットは，標準溶液(1)，標準溶液(2)及び標準溶液(3)から得たスポットと色調及び Rf 値が等しい。また，この薄層板に噴霧用ドラーゲンドルフ試液を均等に噴霧するとき，試料溶液から得た 3 個のスポットは，標準溶液(1)，標準溶液(2)及び標準溶液(3)から得た黄赤色のスポットと色調及び Rf 値が等しい。

【 37 】 鎮咳去痰薬 10—①

成 分 及 び 分 量 又 は 本 質	日本薬局方	キキョウ流エキス	6.0 mL
	〃	キョウニン水	3.0 mL
	〃	セネガシロップ	10.0 mL
	防腐剤 〃	パラオキシ安息香酸エチル	0.03 g
	溶 剤 〃	精製水又は精製水（容器入り）	適 量
		全 量	60 mL

製 造 方 法	以上をとり，用時溶解混和して製する。ただし，1回量を量り得るように画線を施した容器に収めるか，適当な計量器を添付する。 全容量は，成人の1〜4日分とする。 本品の容器としてプラスチック製容器を使用する場合は，当該容器は，昭和47年2月17日薬製第225号通知に適合する。
用 法 及 び 用 量	1回量を次のとおりとし，1日6回服用する。 服用間隔は，4時間以上おくこと。 大人（15才以上）1回10 mL，11才以上15才未満　大人の⅔，8才以上11才未満　大人の½，5才以上8才未満　大人の⅓，3才以上5才未満　大人の¼，1才以上3才未満　大人の⅕，3カ月以上1才未満　大人の1/10
効 能 又 は 効 果	せき，たん
貯 蔵 方 法 及 び 有 効 期 間	気密容器
規格及び試験方法	別記のとおり。
備 考	

規 格 及 び 試 験 方 法

本品は定量するとき，パラオキシ安息香酸エチル（$C_9H_{10}O_3$：166.18）0.045〜0.055 %を含む。

性　状　本品は類黄色澄明の液で，わずかに芳香があり，味はわずかに甘い。

確認試験　（1）本品30 mLをとり，飽和塩化ナトリウム溶液10 mLを加えた後，ジエチルエーテル20 mLを加え，穏やかに振り混ぜて洗う。水層に水飽和1-ブタノール20 mLを加え，穏やかに振り混ぜて抽出する。水層は更に水飽和1-ブタノール20 mLで抽出する。抽出液を合わせ，水10 mLずつで2回洗い，1-ブタノール層を蒸発乾固する。残留物をメタノール1 mLに溶かし，試料溶液とする。別にキキョウ流エキス3 mLに水20 mL及び飽和塩化ナトリウム溶液10 mLを加えた後，水飽和1-ブタノール20 mLを加え，穏やかに振り混ぜて抽出する。水層は更に水飽和1-ブタノール20 mLで抽出し，抽出液を合わせ，水10 mLずつで2回洗い，1-ブタノール層を蒸発乾固する。残留物をそれぞれメタノール1 mLに溶かし，標準溶液とする。これらの液につき，薄層クロマトグラフ法により試験を行う。試料溶液及び標準溶液10 μLずつを薄層クロマトグラフ用シリカゲルを用いて調製した薄層板にスポットする。次にクロロホルム・メタノール・水混液（13：10：2）を展開溶媒として約10 cm展開した後，薄層板を風乾する。これにバニリン・硫酸試液を均等に噴霧した後，110℃で10分間加熱するとき，試料溶液から得た数個のスポットのうち1個のスポットは標準溶液から得た緑褐色のスポットと色調及びRf値が等しい。

（2）本品5 mLにアンモニア試液0.5 mLを加えて振り混ぜ，5分間放置した後，ヘキサン10 mL

を加えて強く振り混ぜる。これを遠心分離し，ヘキサン層 2 mL をとり，2,4-ジニトロフェニルヒドラジンのベンゼン溶液（1 → 5000）2 mL を加え，25〜30℃で10分間放置する。これに，エタノール（95）5 mL 及び水酸化カリウムのメタノール溶液（1 → 10）5 mL を加えるとき，液は赤色を呈する（キョウニン水）。

○ 2,4-ジニトロフェニルヒドラジンのベンゼン溶液（1 → 5000）

2,4-ジニトロフェニルヒドラジン 0.02 g をとり，トリクロル酢酸・ベンゼン溶液（1 → 20）に溶かして 100 mL とし，必要ならばろ過する。

（3）（1）の試料溶液を試料溶液とする。別にセネガシロップ 5 mL に水 20 mL 及び飽和塩化ナトリウム溶液 10 mL を加えた後，水飽和 1-ブタノール 20 mL を加え，穏やかに振り混ぜて抽出する。水層は更に水飽和 1-ブタノール 20 mL で抽出し，抽出液を合わせ，水 10 mL ずつで 2 回洗い，1-ブタノール層を蒸発乾固する。残留物をそれぞれメタノール 1 mL に溶かし，標準溶液とする。これらの液につき，薄層クロマトグラフ法により試験を行う。試料溶液及び標準溶液 10 μL ずつを薄層クロマトグラフ用シリカゲルを用いて調製した薄層板にスポットする。次にクロロホルム・メタノール・水混液（13：10：2）を展開溶媒として約 10 cm 展開した後，薄層板を風乾する。これにバニリン・硫酸試液を均等に噴霧した後，110℃で10分間加熱するとき，試料溶液から得た数個のスポットのうち 1 個のスポットは標準溶液から得た緑褐色のスポットと色調及び Rf 値が等しい。

（4）本品そのままを試料溶液とする。別にパラオキシ安息香酸エチル 5 mg をメタノール 10 mL に溶かし，標準溶液とする。これらの液につき，薄層クロマトグラフ法により試験を行う。試料溶液及び標準溶液 5 μL ずつを薄層クロマトグラフ用シリカゲル（蛍光剤入り）を用いて調製した薄層板にスポットする。次の酢酸エチル・ヘキサン・酢酸（100）混液（10：5：1）を展開溶媒として約 10 cm 展開した後，薄層板を風乾する。これに紫外線（主波長 254 nm）を照射するとき，試料溶液から得た数個のスポットのうち 1 個のスポットは標準溶液から得たスポットと色調及び Rf 値が等しい。

定 量 法 本品 2 mL を正確に量り，内標準溶液 5 mL を正確に加え，更に薄めたメタノール（1 → 2）を加えて 50 mL とし，試料溶液とする。別に定量用パラオキシ安息香酸エチル約 0.025 g を精密に量り，メタノールに溶かし，正確に 50 mL とする。この液 2 mL を正確に量り，内標準溶液 5 mL を正確に加え，更に薄めたメタノール（1 → 2）を加えて 50 mL とし，標準溶液とする。試料溶液及び標準溶液 10 μL につき，次の条件で液体クロマトグラフ法により試験を行い，内標準物質のピーク面積に対するパラオキシ安息香酸エチルのピーク面積の比 Q_T 及び Q_S を求める。

パラオキシ安息香酸エチル（$C_9H_{10}O_3$）の量（mg）

$$= 定量用パラオキシ安息香酸エチルの量（mg）\times \frac{Q_T}{Q_S} \times \frac{1}{25}$$

内標準溶液　フタル酸ジエチルのメタノール溶液（1 → 500）

操作条件

検出器：紫外吸光光度計（測定波長：254 nm）

カラム：内径約 4 mm，長さ 15〜25 cm のステンレス管に 5〜10 μm のオクタデシルシリル化シリカゲルを充てんする。

カラム温度：40℃付近の一定温度

移動相：メタノール・水混液（1：1）

流量：パラオキシ安息香酸エチルの保持時間が約 6 分になるように調整する。

カラムの選定：標準溶液 10 μL につき，上記の条件で操作するとき，パラオキシ安息香酸エチル，フタル酸ジエチルの順に溶出し，それぞれのピークが完全に分離するものを用いる。

【 38 】 鎮咳去痰薬 11—①

成 分 及 び 分 量又 は 本 質		日本薬局方	桜皮エキスB	10.0 mL
		〃	セネガシロップ	10.0 mL
		〃	アンモニア・ウイキョウ精	2.0 mL
	防腐剤	〃	パラオキシ安息香酸エチル	0.03 g
	溶剤	〃	精製水又は精製水（容器入り）	適 量
			全 量	60 mL

製 造 方 法	以上をとり，用時溶解混和して製する。ただし，1回量を量り得るように画線を施した容器に収めるか，適当な計量器を添付する。 全容量は，成人の4日分以内とする。 本品の容器としてプラスチック製容器を使用する場合は，当該容器は，昭和47年2月17日薬製第225号通知に適合する。
用 法 及 び 用 量	1回量を次のとおりとし，1日6回服用する。 服用間隔は，4時間以上おくこと。 大人（15才以上）1回 10 mL，11才以上15才未満　大人の⅔，8才以上11才未満大人の½，5才以上8才未満　大人の⅓，3才以上5才未満　大人の¼，1才以上3才未満　大人の⅕，3カ月以上1才未満　大人の1⁄10
効 能 又 は 効 果	せき，たん
貯 蔵 方 法 及 び有 効 期 間	気密容器
規格及び試験方法	別記のとおり。
備　　　考	

規 格 及 び 試 験 方 法

本品は定量するとき，パラオキシ安息香酸エチル（$C_9H_{10}O_3$：166.18）0.045〜0.055 %を含む。

性　　状　本品は赤褐色の液で，甘味がある。

確認試験　（1）　本品 15 mL をとり，水浴上で蒸発して約 10 mL とする。冷後，分液漏斗に移し，酢酸エチル 20 mL を加え，振り混ぜて抽出する。酢酸エチル層に無水硫酸ナトリウム 5 g を加えた後，ろ過し，ろ液を蒸発乾固する。残留物をメタノール 1 mL に溶かし，試料溶液とする。別に桜皮エキスB 2.5 mL をとり，水 15 mL 及び酢酸エチル 20 mL を加え，振り混ぜて抽出する。以下試料溶液と同様に操作し，標準溶液とする。これらの液につき，薄層クロマトグラフ法により試験を行う。試料溶液及び標準溶液 5 µL ずつを薄層クロマトグラフ用シリカゲルを用いて調製した薄層板にスポットする。次にクロロホルム・メタノール・水混液（30：10：1）を展開溶媒として約 10 cm 展開した後，薄層板を風乾する。これに紫外線（主波長 365 nm）を照射するとき，試料溶液から得た 1 個のスポットは標準溶液から得た青色〜青白色の蛍光を発するスポットと色調及び Rf 値が等しい。

（2）　本品 30 mL をとり，水浴上で蒸発して約 20 mL とする。冷後，分液漏斗に移し，飽和塩化ナトリウム溶液 10 mL を加えた後，ジエチルエーテル 20 mL を加え，穏やかに振り混ぜて洗う。水層に水飽和 1-ブタノール 20 mL を加え，穏やかに振り混ぜて抽出する。水層は更に水飽和 1-ブタノール 20 mL で抽出する。n-ブタノール抽出液を合わせ，水 10 mL で洗い，1-ブタノール層を蒸発乾固する。残留物をメタノール 3 mL に溶かし，この液をジエチルエーテル 20 mL に加えて，生じた沈殿をろ過する。ろ液を蒸発乾固し，残留物をメタノール 1 mL に溶かし，試料溶液とする。別にセネガ

末 0.3 g にメタノール 3 mL を加えて振り混ぜた後，ろ過する。ろ液をジエチルエーテル 20 mL に加えて，生じた沈殿をろ過する。ろ液を蒸発乾固し，残留物をメタノール 1 mL に溶かし，標準溶液とする。これらの液につき，薄層クロマトグラフ法により試験を行う。試料溶液及び標準溶液 10 μL ずつを薄層クロマトグラフ用シリカゲルを用いて調製した薄層板にスポットする。次にクロロホルム・メタノール・水混液（13：10：2）を展開溶媒として約 10 cm 展開した後，薄層板を風乾する。これに希硫酸を均等に噴霧した後，110 ℃で 10 分間加熱するとき，試料溶液から得た数個のスポットのうち 1 個のスポットは標準溶液から得た淡緑褐色のスポットと色調及び Rf 値が等しい。

（3）　本品 15 mL をとり，水浴上で蒸発し約 10 mL とする。冷後，分液漏斗に移し，ヘキサン 20 mL を加え振り混ぜて抽出する。ヘキサン層に無水硫酸ナトリウム 5 g を加えた後，ろ過し，ろ液を蒸発乾固する。残留物をヘキサン 1 mL に溶かし，試料溶液とする。別にアンモニアウイキョウ精 0.5 mL をとり，水 15 mL を加え，試料溶液と同様に操作し，標準溶液とする。これらの液につき，薄層クロマトグラフ法により試験を行う。試料溶液及び標準溶液 10 μL ずつを薄層クロマトグラフ用シリカゲル（蛍光剤入り）を用いて調製した薄層板にスポットする。次にヘキサン・酢酸エチル混液（10：1）を展開溶媒として約 10 cm 展開した後，薄層板を風乾する。これに紫外線（主波長 254 nm）を照射するとき，試料溶液から得た数個のスポットうち 2 個のスポットは標準溶液から得たスポットと色調及び Rf 値が等しい。

（4）　本品そのままを試料溶液とする。別にパラオキシ安息香酸エチル 5 mg をメタノール 10 mL に溶かし，標準溶液とする。これらの液につき，薄層クロマトグラフ法により試験を行う。試料溶液及び標準溶液 5 μL ずつを薄層クロマトグラフ用シリカゲル（蛍光剤入り）を用いて調製した薄層板にスポットする。次に酢酸エチル・ヘキサン・酢酸（100）混液（10：5：1）を展開溶媒として約 10 cm 展開した後，薄層板を風乾する。これに紫外線（主波長 254 nm）を照射するとき，試料溶液から得た数個のスポットのうち 1 個のスポットは標準溶液から得たスポットと色調及び Rf 値が等しい。

定量法　本品 2 mL を正確に量り，内標準溶液 5 mL を正確に加え，更に薄めたメタノール（1 → 2）を加えて 50 mL とし，試料溶液とする。別に定量用パラオキシ安息香酸エチル約 0.025 g を精密に量り，メタノールに溶かし，正確に 50 mL とする。この液 2 mL を正確に量り，内標準溶液 5 mL を正確に加え，更に薄めたメタノール（1 → 2）を加えて 50 mL とし，標準溶液とする。試料溶液及び標準溶液 10 μL につき，次の条件で液体クロマトグラフ法により試験を行い，内標準物質のピーク面積に対するパラオキシ安息香酸エチルのピーク面積の比 Q_T，及び Q_S を求める。

パラオキシ安息香酸エチル（$C_9H_{10}O_3$）の量（mg）

$$= 定量用パラオキシ安息香酸エチルの量（mg）\times \frac{Q_T}{Q_S} \times \frac{1}{25}$$

内標準溶液　フタル酸ジエチルのメタノール溶液（1 → 500）

操作条件

検出器：紫外吸光光度計（測定波長：254 nm）

カラム：内径約 4 mm，長さ 15 ～ 25 cm のステンレス管に 5 ～ 10 μm のオクタデシルシリル化シリカゲルを充てんする。

カラム温度：40 ℃付近の一定温度

移動相：メタノール・水混液（1：1）

流量：パラオキシ安息香酸エチルの保持時間が約 6 分になるように調整する。

カラムの選定：標準溶液 10 μL につき，上記の条件で操作するとき，パラオキシ安息香酸エチル，フタル酸ジエチルの順に溶出し，それぞれのピークが完全に分離するものを用いる。

【 39 】 鎮咳去痰薬 12—③

成分及び分量又は本質	日本薬局方	チペピジンヒベンズ酸塩	0.075 g
	〃	グアイフェネシン	0.3 g
	局 外 規	塩酸プソイドエフェドリン	0.162 g
	日本薬局方	安息香酸ナトリウムカフェイン	0.3 g
	〃	キキョウ末	1.0 g
	〃	カンゾウ末	0.75 g
	賦形剤 〃	デンプン，乳糖水和物又はこれらの混合物	適 量
		全 量	4.8 g
製 造 方 法	以上をとり，散剤の製法により製する。ただし，分包散剤とする。チペピジンヒベンズ酸塩に替えて，チペピジンヒベンズ酸塩散 10% を用いてもよい。塩酸プソイドエフェドリンに替えて，塩酸プソイドエフェドリン散 10 % を用いてもよい。		
用 法 及 び 用 量	1回量を次のとおりとし，1日3回，4時間以上の間隔をおいて適宜服用する。大人（15才以上）1包 1.5 g，11才以上 15才未満　大人の⅔，8才以上 11才未満 大人の½，5才以上 8才未満　大人の⅓，3才以上 5才未満　大人の¼		
効 能 又 は 効 果	せき，たん		
貯 蔵 方 法 及 び 有 効 期 間	遮光した密閉容器		
規格及び試験方法	別記のとおり。		
備　　　　考			

規 格 及 び 試 験 方 法

性　状　本品は淡灰褐色の粉末で，味は甘い。

確認試験　（1）　本品 0.5 g にメタノール 5 mL を加えて振り混ぜた後，ろ過し，ろ液を試料溶液とする。別にチペピジンヒベンズ酸塩 0.01 g をメタノール 5 mL に溶かし，標準溶液とする。これらの液につき，薄層クロマトグラフ法により試験を行う。試料溶液及び標準溶液 5 μL ずつを薄層クロマトグラフ用シリカゲル（蛍光剤入り）を用いて調製した薄層板にスポットする。次にクロロホルム・アセトン・アンモニア水（28）混液（45：5：1）を展開溶媒として約 10 cm 展開した後，薄層板を風乾する。これに紫外線（主波長 254 nm）を照射するとき，試料溶液から得た数個のスポットのうち 1 個のスポットは，標準溶液から得たスポットと色調及び Rf 値が等しい。また，この薄層板に噴霧用ドラーゲンドルフ試液を均等に噴霧するとき，標準溶液から得たスポット及びそれに対応する位置の試料溶液から得たスポットは，黄赤色を呈する。

（2）　本品 0.5 g にメタノール 5 mL を加えて振り混ぜた後，ろ過し，ろ液を試料溶液とする。別にグアイフェネシン 0.03 g，安息香酸 0.015 g 及びカフェイン水和物 0.015 g をそれぞれメタノール 5 mL に溶かし，標準溶液(1)，標準溶液(2)及び標準溶液(3)とする。これらの液につき，薄層クロマトグラフ法により試験を行う。試料溶液及び標準溶液 5 μL ずつを薄層クロマトグラフ用シリカゲル（蛍光剤入り）を用いて調製した薄層板にスポットする。次にジエチルエーテル・エタノール（99.5）・酢酸（100）混液（40：10：1）を展開溶媒として約 10 cm 展開した後，薄層板を風乾する。これに紫外線（主波長 254 nm）を照射するとき，試料溶液から得た 3 個のスポットは，標準溶液(1)，標準

溶液(2)及び標準溶液(3)から得たそれぞれのスポットと色調及び Rf 値が等しい。また，この薄層板に噴霧用 p-ジメチルアミノベンズアルデヒド試液を均等に噴霧するとき，標準溶液(1)から得たスポット及びそれに対応する位置の試料溶液から得たスポットは，淡赤紫色を呈する。

（3）　本品 1.5 g にメタノール 5 mL を加えて振り混ぜた後，ろ過し，ろ液を試料溶液とする。別に塩酸プソイドエフェドリン 0.05 g をメタノール 5 mL に溶かし，標準溶液とする。これらの液につき，薄層クロマトグラフ法により試験を行う。試料溶液及び標準溶液 10 μL ずつを薄層クロマトグラフ用シリカゲル（蛍光剤入り）を用いて調製した薄層板にスポットする。次に酢酸エチル・エタノール（95）・アンモニア水（28）混液（15：5：1）を展開溶媒として約 10 cm 展開した後，薄層板を風乾する。これに紫外線（主波長 254 nm）を照射するとき，試料溶液から得た数個のスポットのうち 1 個のスポットは，標準溶液から得たスポットと色調及び Rf 値が等しい。

（4）　本品 1.5 g にメタノール 30 mL を加え，水浴上で 10 分間加温し，冷後，ろ過する。ろ液を蒸発乾固し，残留物をメタノール 2 mL に溶かし，試料溶液とする。別にキキョウ末 0.4 g にメタノール 10 mL を加え，水浴上で 10 分間加温し，冷後，ろ過する。ろ液を蒸発乾固し，残留物をメタノール 2 mL に溶かし，標準溶液とする。これらの液につき，薄層クロマトグラフ法により試験を行う。試料溶液及び標準溶液 10 μL ずつを薄層クロマトグラフ用シリカゲルを用いて調製した薄層板にスポットする。次にクロロホルム・メタノール・水混液（13：10：2）を展開溶媒として約 10 cm 展開した後，薄層板を風乾する。これにバニリン・硫酸溶液*を均等に噴霧し，110 ℃ で 10 分間加熱するとき，試料溶液から得た数個のスポットのうち 1 個のスポットは，標準溶液から得た緑褐色のスポットと色調及び Rf 値が等しい。

　　［注］*バニリン・硫酸溶液：バニリン 0.5 g にメタノール 25 mL 及び希硫酸 25 mL を加える。

（5）　本品 1 g にメタノール 5 mL を加えて振り混ぜた後，ろ過し，ろ液を試料溶液とする。別にグリチルリチン酸 5 mg をメタノール 5 mL に溶かし，標準溶液とする。これらの液につき，薄層クロマトグラフ法により試験を行う。試料溶液及び標準溶液 10 μL ずつを薄層クロマトグラフ用シリカゲル（蛍光剤入り）を用いて調製した薄層板にスポットする。次に 1-ブタノール・水・酢酸（100）混液（7：2：1）を展開溶媒として約 10 cm 展開した後，薄層板を風乾する。これに紫外線（主波長 254 nm）を照射するとき，試料溶液から得た数個のスポットのうち 1 個のスポットは，標準溶液から得たスポットと色調及び Rf 値が等しい。

【40】 欠　番

【 41 】 鎮咳去痰薬 14—①

成 分 及 び 分 量又 は 本 質	日本薬局方	アンモニア水	17.0 mL
	〃	ウイキョウ油	3.0 mL
	溶 剤 〃	エタノール	適 量
		全 量	100 mL
製 造 方 法	以上をとり，酒精剤の製法により製する。ただし，「アンモニア水」の代わりに強アンモニア水及び「精製水又は精製水（容器入り）」適量を用いて製することができる。本品の容器としてプラスチック製容器を使用する場合は，当該容器は，昭和47年2月17日薬製第225号通知に適合する。		
用 法 及 び 用 量	大人1日2mLを1日3回に分服する。		
効 能 又 は 効 果	せき，たん		
貯 蔵 方 法 及 び有 効 期 間	気密容器		
規格及び試験方法	別記のとおり。		
備 考	アンモニア・ウイキョウ精		

規 格 及 び 試 験 方 法

性　　状　本品は微黄色〜黄色澄明の液で，特異なにおいがあり，味はわずかに甘く，舌をさすようである。

比　　重　d^{20}_{20}：約 0.85

アルコール数　7.8以上（第2法）

確認試験　本品1mLをとり，水20mLを加えた後，ヘキサン20mLを加え，振り混ぜて抽出する。ヘキサン層に無水硫酸ナトリウム5gを加えた後，ろ過し，ろ液を蒸発乾固する。残留物をエタノール（99.5）2mLに溶かし，試料溶液とする。別にウイキョウ油0.1mLをエタノール（99.5）8mLに溶かし，標準溶液とする。これらの液につき，薄層クロマトグラフ法により試験を行う。試料溶液及び標準溶液3μLずつを薄層クロマトグラフ用シリカゲル（蛍光剤入り）を用いて調製した薄層板にスポットする。次にヘキサン・酢酸エチル混液（10：1）を展開溶媒として約10cm展開した後，薄層板を風乾する。これに紫外線（主波長254nm）を照射するとき，試料溶液及び標準溶液から得たスポットの色調及び*Rf*値は等しい。

【 42 】 吸入剤 1

成分及び分量 又 は 本 質	溶 剤	日本薬局方	d-カンフル又は dl-カンフル	0.08 g
		〃	炭酸水素ナトリウム	1.0 g
		〃	塩化ナトリウム	0.8 g
		〃	グリセリン	1.0 mL
		〃	エタノール	0.8 mL
		〃	精製水又は精製水（容器入り）	適 量
			全 量	100 mL
製 造 方 法		「d-カンフル」又は「dl-カンフル」を「エタノール」に溶かした後，他の成分を溶解混和して製する。 ただし，本品の容器としてプラスチック製容器を使用する場合は，当該容器は，昭和 47 年 2 月 17 日薬製第 225 号通知に適合する。		
用法及び用量		随時吸入器を用い，適宜吸入する。		
効能又は効果		気管支炎，咽喉カタル，上気道炎症		
貯蔵方法及び 有 効 期 間		遮光した気密容器		
規格及び試験方法		別記のとおり。		
備 考				

規 格 及 び 試 験 方 法

本品は定量するとき，塩化ナトリウム（NaCl：58.44）0.7〜0.9$_{w/v}$%を含む。

性　　状　本品は無色澄明の液で，カンフルのにおいがある。

確認試験　（1）　本品をよく振り混ぜてその 100 mL をとり，ジエチルエーテル 10 mL ずつで 3 回抽出し，ジエチルエーテル層を合わせ水浴上で蒸発するとき，カンフルのにおいを発する（カンフル）。

（2）　本品 50 mL に希塩酸を加えるとき，泡立ち，二酸化炭素を発生し，このガスを水酸化カルシウム試液に通ずるとき，直ちに白色の沈殿を生ずる（炭酸水素塩）。

（3）　本品 10 mL に硝酸を加えて酸性とし，硝酸銀試液を加えるとき，白色の沈殿を生じ，これに硝酸を加えても溶けないが，過量のアンモニア試液を加えるとき，溶ける（塩化物）。

（4）　本品 10 mL を水浴上で蒸発乾固し，残留物に硫酸水素カリウム 0.5 g を加えて加熱するとき，アクロレインの刺激性のにおいを発する（グリセリン）。

定 量 法　本品をよく振り混ぜ正確にその 5 mL を量り，水 20 mL を加え，0.1 mol/L 硝酸銀液 50 mL，硝酸 3 mL 及びニトロベンゼン 3 mL を加え，よく振り混ぜた後，過量の硝酸銀を 0.1 mol/L チオシアン酸アンモニウム液で滴定する（指示薬：硫酸鉄（Ⅲ）試液 2 mL）。

0.1 mol/L 硝酸銀液 1 mL＝5.844 mg　NaCl

【 43 】 吸入剤 2

成分及び分量 又 は 本 質				
		日本薬局方	炭酸水素ナトリウム	1.0 g
		〃	塩化ナトリウム	0.8 g
	溶 剤	〃	グリセリン	1.0 mL
	〃	〃	精製水又は精製水（容器入り）	適 量
			全 量	100 mL
製 造 方 法	以上をとり，溶解混和して製する。 ただし，プラスチック製容器を使用する場合は，当該容器は，昭和47年2月17日 薬製第225号通知に適合する。			
用 法 及 び 用 量	随時吸入器を用い，適宜吸入する。			
効 能 又 は 効 果	気管支炎，咽喉カタル，上気道炎症			
貯 蔵 方 法 及 び 有 効 期 間	気密容器			
規格及び試験方法	別記のとおり。			
備 考				

規 格 及 び 試 験 方 法

本品は定量するとき，塩化ナトリウム（NaCl：58.44）0.7～0.9$_{w/v}$％を含む。

性 状 本品は無色澄明の液で，わずかに塩味がある。

確認試験 （1） 本品50 mLに希塩酸を加えるとき，泡立ち，二酸化炭素を発生し，このガスを水酸化カルシウム試液に通ずるとき，直ちに沈殿を生ずる（炭酸水素塩）。

（2） 本品10 mLに硝酸を加えて酸性とし，硝酸銀試液を加えるとき，白色の沈殿を生じ，これに硝酸を加えても溶けないが，過量のアンモニア試液を加えるとき，溶ける（塩化物）。

（3） 本品10 mLを水浴上で蒸発乾固し，残留物に硫酸水素カリウム0.5 gを加えて加熱するとき，アクロレインの刺激性のにおいを発する（グリセリン）。

定 量 法 本品をよく振り混ぜ，正確にその5 mLを量り，水20 mLを加え，0.1 mol/L硝酸銀液50 mL，硝酸3 mL及びニトロベンゼン3 mLを加え，よく振り混ぜた後，過量の硝酸銀を0.1 mol/Lチオシアン酸アンモニウム液で滴定する（指示薬：硫酸鉄（Ⅲ）試液2 mL）。

0.1 mol/L硝酸銀液1 mL＝5.844 mg　NaCl

【 44 】 歯科口腔用薬 1

成分及び分量 又 は 本 質	日本薬局方 溶 剤 〃	メチルロザニリン塩化物 精製水又は精製水（容器入り）	0.2 g 適 量
		全 量	100 mL
製 造 方 法	以上をとり，溶解混和して製する。		
用 法 及 び 用 量	適宜，患部に塗布する。		
効 能 又 は 効 果	口腔内の消毒・殺菌		
貯 蔵 方 法 及 び 有 効 期 間	気密容器		
規格及び試験方法	別記のとおり。		
備 考			

規 格 及 び 試 験 方 法

本品は定量するとき，メチルロザニリン塩化物（$C_{25}H_{30}ClN_3$：407.99）0.18～0.22 %を含む。

性 状 本品は紫色の液である。

確認試験 （1） 本品 10 mL に塩酸 5 滴を加え，試料溶液とする。試料溶液 5 mL にタンニン酸試液を滴加するとき，深青色の沈殿を生じる。

（2） （1）の試料溶液 5 mL に亜鉛末 0.5 g を加えて振り混ぜるとき，液の色は消える。この液 1 滴をろ紙上に滴加し，そのすぐ横にアンモニア試液 1 滴を滴加するとき，両液の接触部は青色を呈する（メチルロザニリン塩化物）。

定 量 法 本品 25 mL を正確に量り，塩酸 10 mL を加え，更に二酸化炭素を通じながら正確に 0.01 mol/L 塩化チタン（Ⅲ）液 50 mL を加え，沸騰するまで加熱し，更に，しばしば振り動かしながら 15 分間おだやかに煮沸する。つづいて二酸化炭素を通じながら冷却し，過量の三塩化チタンを 0.005 mol/L 硫酸鉄（Ⅲ）液で滴定する（指示薬：チオシアン酸アンモニウム試液 5 mL）。ただし，滴定の終点は液がわずかに赤色を帯びるときとする。同様の方法で空試験を行う。

0.01 mol/L 塩化チタン（Ⅲ）液 1 mL＝2.0399 mg　$C_{25}H_{30}ClN_3$

【 45 】 歯科口腔用薬 2

成 分 及 び 分 量 又 は 本 質		日本薬局方	硫酸アルミニウムカリウム水和物	0.3 g
	矯味剤	〃	ハッカ水	5.0 mL
	溶 剤	〃	常水又は精製水又は精製水（容器入り）	適　量
			全　　　　量	100 mL
製 造 方 法	以上をとり，溶解混和して製する。			
用 法 及 び 用 量	本品適量をとり，含嗽する。			
効 能 又 は 効 果	口腔内の洗浄 口腔・咽頭のはれ			
貯 蔵 方 法 及 び 有 効 期 間	気密容器			
規格及び試験方法	日本薬局方による。			
備　　　　　考	ミョウバン水			

【 46 】 歯科口腔用薬 3 ―①

成分及び分量 又 は 本 質		日本薬局方	ヨ ウ 素	1.2 g
		〃	液状フェノール	0.5 mL
	湿 潤 剤	〃	グリセリン	90.0 mL
	矯 味 剤	〃	ハッカ水	4.5 mL
	溶解補助剤	〃	ヨウ化カリウム	2.4 g
	溶 剤	〃	精製水又は精製水（容器入り）	適 量
		全 量		100 mL
製 造 方 法	「ヨウ化カリウム」及び「ヨウ素」を「精製水又は精製水（容器入り）」約 2.5 mL に溶かし，これに「グリセリン」を加えた後，「ハッカ水」,「液状フェノール」及び「精製水又は精製水（容器入り）」を加えて全量を 100 mL とし，混和して製する。ただし，「グリセリン」の代わりに「濃グリセリン」及び「精製水又は精製水（容器入り）」適量を用いて製することができる。			
用 法 及 び 用 量	適宜，適量を患部に塗布又は噴霧する。			
効 能 又 は 効 果	のどの殺菌・消毒			
貯 蔵 方 法 及 び 有 効 期 間	遮光した気密容器			
規格及び試験方法	日本薬局方による。			
備 考	複方ヨード・グリセリン			

【 47 】 歯科口腔用薬 4

成 分 及 び 分 量 又 は 本 質	日本薬局方　　プロテイン銀　　　　　3.0 g 湿潤剤　　　〃　　　グリセリン　　　　　10.0 mL 矯味剤　　　〃　　　ハッカ水　　　　　　適　量 　　　　　　　　　　全　　　量　　　　　100 mL
製 造 方 法	以上をとり，溶解混和して製する。
用 法 及 び 用 量	綿棒などを用いて，適宜患部に適用する。
効 能 又 は 効 果	咽頭炎，鼻炎
貯 蔵 方 法 及 び 有 効 期 間	遮光した気密容器
規格及び試験方法	日本薬局方による。
備 　 　 　 考	プロテイン銀液

【 48 】 歯科口腔用薬5

成分及び分量 又　は　本　質	日本薬局方	ジブカイン塩酸塩	0.2 g
	別 紙 規 格	ホモスルファミン	0.5 g
	日本薬局方	アミノ安息香酸エチル	1.0 g
	分散剤　〃	トラガント末	0.7 g
	溶　剤　〃	精製水又は精製水（容器入り）	適　量
		全　　量	100 mL
製　造　方　法	「トラガント末」に「精製水又は精製水（容器入り）」30 mL を加えて溶かし，これをあらかじめ「ジブカイン塩酸塩」，「ホモスルファミン」及び「アミノ安息香酸エチル」を混合研和したものに少量ずつ加えて研和し，更に「精製水又は精製水（容器入り）」を加えて全量を 100 mL とし，振り混ぜて製する。		
用 法 及 び 用 量	本品少量を綿棒に浸して患部に塗布する。		
効 能 又 は 効 果	歯痛		
貯 蔵 方 法 及 び 有　効　期　間	気密容器		
規格及び試験方法	別記のとおり。		
備　　　　考			

規 格 及 び 試 験 方 法

性　　状　本品は白色の懸濁液である。

　　本品は放置するとき，成分の一部を分離する。

確認試験　（1）　本品1 mL をとり，水50 mL を加えて振り混ぜた後，ろ過する。ろ液5 mL をとり，水酸化ナトリウム試液5 mL 及び1,2-ナフトキノン-4-スルホン酸カリウム試液0.5 mL を加えるとき，液は黄赤色を呈し，10分間放置した後，塩化アンモニウム0.2 g を加えるとき，青緑色に変わる（ホモスルファミン）。

（2）　本品1 mL をとり，希塩酸1 mL 及び水5 mL を加えた液は，芳香族第一アミンの定性反応を呈する（アミノ安息香酸エチル）。

（3）　本品1 mL をとり，pH 4.6 のフタル酸水素カリウム緩衝液5 mL 及びブロモフェノールブルー試液0.2 mL を加え，更にクロロホルム5 mL を加えて振り混ぜた後，放置するとき，クロロホルム層は黄色を呈する（ジブカイン塩酸塩）。

（4）　本品1 mL をとり，これを試料溶液とする。別にジブカイン塩酸塩，ホモスルファミン及びアミノ安息香酸エチル0.05 g をとり，それぞれにメタノール25 mL，10 mL，5 mL を加えて溶かし，標準溶液(1)，標準溶液(2)及び標準溶液(3)とする。これらの液につき，薄層クロマトグラフ法によって試験を行う。試料溶液及び標準溶液5 μL ずつを，薄層クロマトグラフ用シリカゲル（蛍光剤入り）を用いて調製した薄層板にスポットする。次に酢酸エチル・ジエチルエーテル混液（4：1）を展開溶媒として約10 cm 展開した後，薄層板を風乾する。これに紫外線（主波長254 nm）を照射するとき，試料溶液から得た3個のスポットは，標準溶液(1)，標準溶液(2)及び標準溶液(3)から得たスポットと Rf 値が等しい。

別紙規格　　　　　　　　　　　　ホモスルファミンの規格及び試験方法

本品を乾燥したものは定量するとき，ホモスルファミン（$C_7H_{10}N_2O_2S.HCl$：222.69）99.0％以上を含む。

性　状　本品は無色又は白色の結晶あるいは白色の結晶性の粉末で，においはなく，味は苦い。

本品は水に溶けやすく，エタノール（95）にやや溶けにくい。

本品の水溶液（1→20）のpHは約5である。

融点：約260℃

確認試験　（1）　本品の水溶液（1→1000）5 mLに水酸化ナトリウム試液5 mL及び1,2-ナフトキノン-4-スルホン酸カリウム試液0.5 mLを加えるとき，液は黄赤色を呈し，10分間放置した後，塩化アンモニウム0.2 gを加えるとき，青緑色に変わる。

（2）　本品0.2 gに水1 mLを加えて溶かし，アンモニア試液0.5 mLを加えるとき，無色の結晶を析出する。結晶をろ取し，少量の水で洗い，デシケーター（減圧，シリカゲル）で3時間乾燥するとき，その融点は152〜155℃である。

（3）　本品の水溶液（1→10）5 mLに硝酸1滴及び硝酸銀試液3滴を加えるとき，白色の沈殿を生じる。

純度試験　（1）　溶状　本品1.0 gに水10 mLを加えて溶かすとき，液は無色澄明である。

（2）　酸　（1）の液5 mLに水15 mL及びメチルオレンジ試液1滴を加えるとき，液の色は黄色である。

（3）　アンモニウム　本品0.5 gに水10 mLを加えて溶かし，水酸化ナトリウム試液5 mLを加え，水浴中で5分間加熱するとき，発生するガスは潤した赤色リトマス紙を青変しない。

（4）　重金属　本品1.5 gをとり，第1法により操作し，試験を行う。比較液には鉛標準液3.0 mLを加える（20 ppm以下）。

乾燥減量　3.5〜5.5％（1 g，110℃，4時間）。

強熱残分　0.10％以下（1 g）。

定 量 法　本品を乾燥し，その約0.3 gを精密に量り，非水滴定用酢酸（100）50 mL及び非水滴定用酢酸水銀（Ⅱ）試液10 mLを加え，加熱して溶かし，冷後，0.1 mol/L過塩素酸で滴定する（指示薬：クリスタルバイオレット試液2滴）。同様の方法で空試験を行い補正する。

$$0.1\ mol/L\ 過塩素酸\ 1\ mL = 22.269\ mg\ C_7H_{10}N_2O_2S.HCl$$

【 49 】 胃腸薬 1 ―①

成 分 及 び 分 量又 は 本 質	日本薬局方	ロートエキス	0.8 g
	〃	ジアスターゼ	20.0 g
	〃	沈降炭酸カルシウム	30.0 g
	〃	炭酸水素ナトリウム	25.0 g
	〃	酸化マグネシウム	10.0 g
	〃	ゲンチアナ末	5.0 g
	賦形剤 〃	デンプン，乳糖水和物又はこれらの混合物	適 量
		全 量	100 g
製 造 方 法	以上をとり，散剤の製法により用時製し，分包散剤とする。ただし，「ロートエキス」の代わりに「ロートエキス散」を用いて製することができる。		
用 法 及 び 用 量	1回量を次のとおりとし，1日3回を限度とし，服用する。服用間隔は4時間以上おくこと。大人（15才以上）1包2.0 g，11才以上15才未満　大人の⅔，8才以上11才未満大人の½，5才以上8才未満　大人の⅓		
効 能 又 は 効 果	胃酸過多，胸やけ，胃部不快感，胃部膨満感，もたれ，胃重，胸つかえ，げっぷ，はきけ（むかつき，胃のむかつき，二日酔・悪酔のむかつき，嘔気，悪心），嘔吐，飲み過ぎ，胃痛		
貯 蔵 方 法 及 び有 効 期 間	密閉容器		
規格及び試験方法	別記のとおり。		
備　　　　　考	複方ロートエキス・ジアスターゼ散		

規 格 及 び 試 験 方 法

性　状　本品は淡黄色の粉末で，味は苦い。

確認試験　（1）　本品4 gに水30 mLを加え，静かに振り混ぜ，ろ過して得た液はナトリウム塩の定性反応(2)及び炭酸水素塩の定性反応(2)を呈する。

（2）　（1）の水不溶の残留物に希塩酸20 mLを加えて振り混ぜ，ろ過して得た液5 mLはマグネシウム塩の定性反応を呈する。

（3）　（2）の残りのろ液を煮沸し，冷後，水酸化ナトリウム試液を加えて中和した液はカルシウム塩の定性反応を呈する。

（4）　本品12 gに水50 mLを加え，次に薄めた塩酸（1→2）60 mLを注意しながら徐々に加え，10分間振り混ぜた後，ガラスろ過器（G 3）を用いて吸引ろ過する。ろ液にアンモニア試液30 mLを加えて弱アルカリ性とした後，ジエチルエーテル40 mLずつで2回抽出し，ジエチルエーテル層は水20 mLずつで2回洗う。ジエチルエーテル層を分取し，無水硫酸ナトリウム3 gを加えて振り混ぜ，脱脂綿を用いてろ過する。ろ液を蒸発乾固し，残留物をエタノール（95）0.2 mLに溶かし，試料溶液とする。別に薄層クロマトグラフ用硫酸アトロピン0.01 g及び臭化水素酸スコポラミン5 mgをそれぞれエタノール（95）10 mLに溶かし，標準溶液(1)及び標準溶液(2)とする。これらの液につき，薄層クロマトグラフ法により試験を行う。試料溶液及び標準溶液20 μLずつを薄層クロマトグラフ用シリカゲルを用いて調製した薄層板にスポットする。次にクロロホルム・メタノール・アセトン・

アンモニア水（28）混液（73：15：10：2）を展開溶媒として約10 cm 展開した後，薄層板を80℃で10分間乾燥する。冷後，これに噴霧用ドラーゲンドルフ試液を均等に噴霧するとき，試料溶液から得た2個の主スポットは，標準溶液から得たそれぞれの黄赤色のスポットと色調及び Rf 値が等しい。

（5）　本品6 g にジエチルエーテル20 mL を加え，10分間振り混ぜた後，吸引ろ過する。残留物をジエチルエーテル10 mL で洗って吸引ろ過した後，残留物にメタノール10 mL を加え，20分間振り混ぜて，ろ過し，ろ液を試料溶液とする。別にゲンチアナ末0.3 g をとり，試料溶液と同様に操作し，標準溶液とする。これらの液につき，薄層クロマトグラフ法により試験を行う。試料溶液及び標準溶液10 μL を薄層クロマトグラフ用シリカゲル（蛍光剤入り）を用いて調製した薄層板にスポットする。次にクロロホルム・メタノール・水混液（30：10：1）を展開溶媒として約10 cm 展開した後，薄層板を風乾する。これに紫外線（主波長254 nm）を照射するとき，試料溶液から得たスポットは，標準溶液から得た Rf 値0.3～0.5の暗紫色のスポットと色調及び Rf 値が等しい。

【 50 】 胃腸薬 2 ─②

成 分 及 び 分 量 又 は 本 質	局 外 規	メチルオクタトロピン臭化物	0.03 g
	日本薬局方	アミノ安息香酸エチル	0.6 g
	〃	炭酸水素ナトリウム	3.0 g
	〃	酸化マグネシウム	0.5 g
	〃	エンゴサク，細末	1.0 g
	〃	コウボク末	1.5 g
	賦形剤 〃	デンプン，乳糖水和物又はこれらの混合物	適 量
		全 量	7.5 g
製 造 方 法	以上をとり，散剤の製法により製する。ただし，分包散剤とする。		
用 法 及 び 用 量	1回量を次のとおりとし，1日3回，食前又は食間に服用する。服用間隔は4時間以上おくこと。 大人（15才以上）1包2.5 g，11才以上15才未満　大人の⅔，8才以上11才未満　大人の½，6才以上8才未満　大人の⅓		
効 能 又 は 効 果	胃痛，腹痛，さしこみ（疝痛，癪），胃酸過多，胸やけ		
貯 蔵 方 法 及 び 有 効 期 間	気密容器		
規 格 及 び 試 験 方 法	別記のとおり。		
備 考			

規 格 及 び 試 験 方 法

性　　状　本品は黄褐色の粉末で，味はわずかに苦く，わずかに舌を麻ひする。

確認試験　（1）　本品2 gにメタノール30 mLを加え，水浴上で5分間加温し，冷後，ろ過する。ろ液を蒸発乾固し，残留物をメタノール1 mLに溶かし，試料溶液とする。別にメチルオクタトロピン臭化物8 mgをメタノール1 mLに溶かし，標準溶液(1)とする。エンゴサク，細末，0.25 g及びコウボク末0.4 gにそれぞれメタノール20 mLを加えて振り混ぜた後，ろ過する。ろ液を蒸発乾固し，残留物をメタノール1 mLずつに溶かし，標準溶液(2)及び標準溶液(3)とする。これらの液につき，薄層クロマトグラフ法により試験を行う。試料溶液及び標準溶液5 μLずつを薄層クロマトグラフ用シリカゲル（蛍光剤入り）を用いて調製した薄層板にスポットする。次に3-メチル-1-ブタノール・水・酢酸（100）混液（3：3：2）を展開溶媒として約10 cm展開した後，薄層板を80℃で10分間乾燥する。これに噴霧用ドラーゲンドルフ試液を均等に噴霧するとき，試料溶液から得た数個のスポットのうち3個のスポットは，標準溶液(1)，標準溶液(2)及び標準溶液(3)から得たそれぞれの黄赤色のスポットと色調及びRf値が等しい。

（2）　本品0.15 gにジエチルエーテル10 mLを加えて振り混ぜた後，ろ過する。ろ液を蒸発乾固し，残留物をエタノール（95）10 mLに溶かし，試料溶液とする。別にアミノ安息香酸エチル0.01 gをエタノール（95）10 mLに溶かし，標準溶液とする。これらの液につき，薄層クロマトグラフ法により試験を行う。試料溶液及び標準溶液2 μLずつを薄層クロマトグラフ用シリカゲル（蛍光剤入り）を用いて調製した薄層板にスポットする。次に2-プロパノール・酢酸（100）混液（9：1）を展開溶媒として約10 cm展開した後，薄層板を風乾する。これに紫外線（主波長254 nm）を照射するとき，試料溶液から得たスポットは，標準溶液から得たスポットと色調及びRf値が等しい。

（3） 本品 3 g に水 30 mL を加え，静かに振り混ぜた後，ろ過する。ろ液はナトリウム塩の定性反応及び炭酸水素塩の定性反応(1)，(2)を呈する（炭酸水素ナトリウム）。

（4） （3）の水に不溶の残留物に希塩酸 10 mL を加え，振り混ぜた後，ろ過する。ろ液はマグネシウム塩の定性反応を呈する（酸化マグネシウム）。

【 51 】 胃腸薬 3 —②

成 分 及 び 分 量又 は 本 質	日本薬局方	メチルベナクチジウム臭化物	0.03 g
	〃	酸化マグネシウム	0.3 g
	局 外 規	メタケイ酸アルミン酸マグネシウム	3.0 g
	日本薬局方	コウボク末	1.0 g
	〃	シャクヤク末	1.0 g
	〃	エンゴサク，細末	1.0 g
	賦形剤 〃	デンプン，乳糖水和物又はこれらの混合物	適 量
		全 量	7.5 g
製 造 方 法	以上をとり，散剤の製法により製する。ただし，分包散剤とする。メチルベナクチジウム臭化物に替えて，メチルベナクチジウム臭化物散10 %を用いてもよい。		
用 法 及 び 用 量	1回量を次のとおりとし，1日3回，食前又は食間に服用する。服用間隔は4時間以上おくこと。大人（15才以上）1包2.5 g，11才以上15才未満　大人の⅔，8才以上11才未満大人の½，5才以上8才未満　大人の⅓		
効 能 又 は 効 果	胃痛，腹痛，さしこみ（疝痛，癪），胃酸過多，胸やけ		
貯 蔵 方 法 及 び有 効 期 間	密閉容器		
規格及び試験方法	別記のとおり。		
備 考			

規 格 及 び 試 験 方 法

性　状　本品は淡黄褐色の粉末で，味はわずかに苦い。

確認試験　（1）　本品1gにメタノール5 mL を加えて振り混ぜた後，ろ過し，ろ液を試料溶液とする。別にメチルベナクチジウム臭化物3 mg をメタノール2 mL に溶かし，標準溶液とする。これらの液につき，薄層クロマトグラフ法により試験を行う。試料溶液及び標準溶液5 μL ずつを薄層クロマトグラフ用シリカゲルを用いて調製した薄層板にスポットする。次にエタノール（95）・酢酸（100）・水混液（5：3：2）を展開溶媒として約10 cm 展開した後，薄層板を80℃で10分間乾燥する。これに噴霧用ドラーゲンドルフ試液を均等に噴霧するとき，試料溶液から得たスポットは，標準溶液から得た黄赤色のスポットと色調及び *Rf* 値が等しい。

（2）　本品2.5 gに薄めた硫酸（1→3）5 mL を加え，白煙が発生するまで加熱し，冷後，水20 mL を加えてろ過する。ろ液にアンモニア試液を加えて中性とし，生じた沈殿をろ過する。ろ液はマグネシウム塩の定性反応(2)を呈する。残留物に希塩酸を加えて溶かした液はアルミニウム塩の定性反応を呈する（メタケイ酸アルミン酸マグネシウム）。

（3）　本品2gにメタノール30 mL を加え，水浴上で5分間加温し，冷後，ろ過する。ろ液を蒸発乾固し，残留物をメタノール1 mL に溶かし，試料溶液とする。別にシャクヤク末0.25 gにメタノール20 mL を加え，水浴上で5分間加温し，冷後，ろ過する。ろ液を蒸発乾固し，残留物をメタノール1 mL に溶かし，標準溶液とする。これらの液につき，薄層クロマトグラフ法により試験を行う。試料溶液及び標準溶液5 μL ずつを薄層クロマトグラフ用シリカゲルを用いて調製した薄層板にス

ポットする。次にクロロホルム・メタノール・水混液（26：14：5）の下層を展開溶媒として約10 cm
展開した後，薄層板を風乾する。これに4-メトキシベンズアルデヒド・硫酸試液を均等に噴霧し，105
℃で5分間加熱するとき，試料溶液から得た数個のスポットのうち1個のスポットは，標準溶液か
ら得た赤紫色のスポットと色調及び *Rf* 値が等しい。

（4）（3）の試料溶液を試料溶液とする。別にコウボク末及びエンゴサク，細末0.25 gずつに，そ
れぞれメタノール20 mLを加えて振り混ぜた後，ろ過する。ろ液を蒸発乾固し，残留物をメタノー
ル1 mLずつに溶かし，標準溶液(1)及び標準溶液(2)とする。これらの液につき，薄層クロマトグラフ
法により試験を行う。試料溶液及び標準溶液5 μLずつを薄層クロマトグラフ用シリカゲルを用いて
調製した薄層板にスポットする。次に3-メチル-1-ブタノール・水・酢酸（100）混液（3：3：2）の
上層を展開溶媒として約10 cm展開した後，薄層板を80℃で10分間乾燥する。これに噴霧用ドラー
ゲンドルフ試液を均等に噴霧するとき，試料溶液から得た数個のスポットのうち2個のスポットは，
標準溶液(1)及び標準溶液(2)から得たそれぞれの黄赤色のスポットと色調及び *Rf* 値が等しい。

【 52 】 胃腸薬 4 —②

成分及び分量 又 は 本 質	局　外　規	臭化メチルアトロピン	0.002 g
	日本薬局方	酸化マグネシウム	0.2 g
	〃	パパベリン塩酸塩	0.02 g
	〃	アミノ安息香酸エチル	0.2 g
	賦形剤　　〃	デンプン，乳糖水和物又はこれらの混合物	適　量
		全　　　量	1.0 g
製　造　方　法	以上をとり，散剤の製法により製する。ただし，分包散剤とする。		
用　法　及　び　用　量	1回量を次のとおりとし，1日3回を限度とし，必要時に服用する。 服用間隔は4時間以上おくこと。 大人（15才以上）1包1.0 g，11才以上15才未満　大人の⅔，8才以上11才未満 大人の½，6才以上8才未満　大人の⅓		
効　能　又　は　効　果	胃痛，腹痛，さしこみ（疝痛，癪）		
貯　蔵　方　法　及　び 有　効　期　間	遮光した気密容器		
規格及び試験方法	別記のとおり。		
備　　　　　考			

規格及び試験方法

性　　状　本品は白色の粉末で，味はわずかに苦く，舌を麻ひする。

確認試験　（1）　本品1.5 gにメタノール30 mLを加えて振り混ぜた後，ろ過する。ろ液を蒸発乾固し，残留物を薄めたメタノール（7→10）1 mLに溶かし，試料溶液とする。別に臭化メチルアトロピン3 mg及びパパベリン塩酸塩0.03 gをそれぞれ薄めたメタノール（7→10）1 mLに溶かし，標準溶液(1)及び標準溶液(2)とする。これらの液につき，薄層クロマトグラフ法により試験を行う。試料溶液及び標準溶液5 μLずつを薄層クロマトグラフ用シリカゲル（蛍光剤入り）を用いて調製した薄層板にスポットする。次にエタノール（95）・酢酸（100）・水混液（6：3：1）を展開溶媒として約10 cm展開した後，薄層板を80℃で10分間乾燥する。これに噴霧用ドラーゲンドルフ試液を均等に噴霧するとき，試料溶液から得た2個のスポットは，標準溶液(1)及び標準溶液(2)から得たそれぞれの黄赤色のスポットと色調及び *Rf* 値が等しい。

（2）　本品0.05 gにエタノール（95）10 mLを加えて振り混ぜた後，ろ過し，ろ液を試料溶液とする。別にアミノ安息香酸エチル0.01 gをエタノール（95）10 mLに溶かし，標準溶液とする。これらの液につき，薄層クロマトグラフ法により試験を行う。試料溶液及び標準溶液2 μLずつを薄層クロマトグラフ用シリカゲル（蛍光剤入り）を用いて調製した薄層板にスポットする。次に2-プロパノール・酢酸（100）混液（9：1）を展開溶媒として約10 cm展開した後，薄層板を風乾する。これに紫外線（主波長254 nm）を照射するとき，試料溶液から得たスポットは，標準溶液から得たスポットと色調及び *Rf* 値が等しい。

（3）　本品1 gに希塩酸10 mLを加えて振り混ぜた後，ろ過する。ろ液はマグネシウム塩の定性反応を呈する（酸化マグネシウム）。

【 53 】 胃腸薬5—①

成 分 及 び 分 量 又 は 本 質	日本薬局方	乾燥酵母	3.0 g
	〃	ジアスターゼ	0.6 g
	〃	パンクレアチン	0.6 g
	〃	ゲンチアナ末	0.3 g
		全　　　量	4.5 g
製 造 方 法	以上をとり，散剤の製法により用時製する。ただし，分包散剤とする。		
用 法 及 び 用 量	1回量を次のとおりとし，1日3回，食後服用する。 大人（15才以上）1包1.5 g，11才以上15才未満　大人の⅔，8才以上11才未満 大人の½，5才以上8才未満　大人の⅓		
効 能 又 は 効 果	食欲不振，消化不良，消化促進，食べ過ぎ，胃もたれ，胸つかえ，消化不良による 胃部・腹部膨満感		
貯 蔵 方 法 及 び 有 効 期 間	密閉容器		
規格及び試験方法	別記のとおり。		
備 考			

規 格 及 び 試 験 方 法

性　　状　本品は淡黄褐色の粉末である。

確認試験　本品4.5 gをとり，クロロホルム20 mL，アンモニア水（28）1 mLを加えてよく振り混ぜた後，ろ過する。ろ液に無水硫酸ナトリウム2 gを加え振り混ぜてろ過し，ろ液中のクロロホルムを水浴上で留去し，残留物に水2 mLを加え，加温して溶かし，冷後，ヨウ素ヨウ化カリウム溶液5滴を加えるとき，褐色の沈殿を生ずる（ゲンチアナ）。

　　○ヨウ素ヨウ化カリウム溶液：ヨウ素0.5 g及びヨウ化カリウム1.5 gを水25 mLに溶かす。

【 54 】 胃腸薬 6 ─②

成 分 及 び 分 量又 は 本 質	局 外 規	メチルオクタトロピン臭化物	0.01 g
	日本薬局方	シャクヤク末	0.5 g
	〃	カンゾウ末	0.5 g
	賦形剤 〃	デンプン，乳糖水和物又はこれらの混合物	適 量
		全 量	1.5 g
製 造 方 法	以上をとり，散剤の製法により製する。ただし，分包散剤とする。		
用 法 及 び 用 量	1回量を次のとおりとし，1日3回を限度とし，必要時に服用する。服用間隔は4時間以上おくこと。大人（15才以上）1包1.5 g，11才以上15才未満　大人の⅔，8才以上11才未満大人の½，5才以上8才未満　大人の⅓		
効 能 又 は 効 果	胃痛，腹痛，さしこみ（疝痛，癪）		
貯 蔵 方 法 及 び有 効 期 間	密閉容器		
規格及び試験方法	別記のとおり。		
備　　　　考			

規 格 及 び 試 験 方 法

性　　状　本品は淡黄褐色の粉末で，味は甘い。

確認試験　（1）　本品1.5 gにメタノール30 mLを加え，水浴上で5分間加温し，冷後，ろ過する。ろ液を蒸発乾固し，残留物をメタノール2 mLに溶かし，試料溶液とする。別にメチルオクタトロピン臭化物0.01 gをメタノール2 mLに溶かし，標準溶液とする。これらの液につき，薄層クロマトグラフ法により試験を行う。試料溶液及び標準溶液5 μLずつを薄層クロマトグラフ用シリカゲルを用いて調製した薄層板にスポットする。次に3-メチル-1-ブタノール・水・酢酸（100）混液（3：3：2）の上層を展開溶媒として約10 cm展開した後，薄層板を80℃で10分間乾燥する。これに噴霧用ドラーゲンドルフ試液を均等に噴霧するとき，試料溶液から得たスポットは，標準溶液から得た黄赤色のスポットと色調及びRf値が等しい。

（2）　（1）の試料溶液を試料溶液とする。別にシャクヤク末0.5 gにメタノール20 mLを加え，水浴上で5分間加温し，冷後，ろ過する。ろ液を蒸発乾固し，残留物をメタノール2 mLに溶かし，標準溶液とする。これらの液につき，薄層クロマトグラフ法により試験を行う。試料溶液及び標準溶液5 μLずつを薄層クロマトグラフ用シリカゲルを用いて調製した薄層板にスポットする。次にクロロホルム・メタノール・水混液（26：14：5）の下層を展開溶媒として約10 cm展開した後，薄層板を風乾する。これに4-メトキシベンズアルデヒド・硫酸試液を均等に噴霧し，105℃で5分間加熱するとき，試料溶液から得た数個のスポットのうち1個のスポットは，標準溶液から得た赤紫色のスポットと色調及びRf値が等しい。

（3）　（1）の試料溶液を試料溶液とする。別にグリチルリチン酸5 mgをメタノール2 mLに溶かし，標準溶液とする。これらの液につき，薄層クロマトグラフ法により試験を行う。試料溶液及び標準溶液5 μLずつを薄層クロマトグラフ用シリカゲル（蛍光剤入り）を用いて調製した薄層板にスポットする。次に1-ブタノール・水・酢酸（100）混液（7：2：1）を展開溶媒として約10 cm展開した後，薄層板を風乾する。これに紫外線（主波長254 nm）を照射するとき，試料溶液から得た数個のスポットのうち1個のスポットは，標準溶液から得たスポットと色調及びRf値が等しい。

【 55 】 胃腸薬 7 ─①

成 分 及 び 分 量 又 は 本 質		日本薬局方	センブリ末	3.0 g
		〃	炭酸水素ナトリウム	70.0 g
	賦形剤	〃	デンプン，乳糖水和物又はこれらの混合物	適 量
			全　　量	100 g
製 造 方 法	以上をとり，散剤の製法により製する。なお，分包散剤とする場合もある。 ただし，分包散剤としない場合は，1回量を量り得る適当な計量器を添付するものとする。
用 法 及 び 用 量	1回量を次のとおりとし，1日3回，食前服用する。 大人（15才以上）1包0.5 g，11才以上15才未満　大人の⅔，8才以上11才未満大人の½，5才以上8才未満　大人の⅓
効 能 又 は 効 果	食欲不振，胃部・腹部膨満感，消化不良，胃弱，食べ過ぎ，飲み過ぎ，胸やけ，もたれ，胸つかえ，はきけ（むかつき，胃のむかつき，二日酔・悪酔のむかつき，嘔気，悪心），嘔吐
貯 蔵 方 法 及 び 有 効 期 間	密閉容器
規格及び試験方法	日本薬局方による。
備　　　　考	センブリ・重曹散

【 56 】 胃腸薬 8 ─②

成 分 及 び 分 量又 は 本 質	日本薬局方	ブチルスコポラミン臭化物	0.03 g
	〃	乾燥水酸化アルミニウムゲル細粒	1.8 g
	〃	ケイ酸マグネシウム	1.8 g
	賦形剤 〃	デンプン，乳糖水和物又はこれらの混合物	適 量
		全 量	4.5 g
製 造 方 法	以上をとり，散剤の製法により製する。ただし，分包散剤とする。		
用 法 及 び 用 量	大人（15才以上）1回1包1.5 g，1日3回，食前又は食間に服用する。服用間隔は4時間以上おくこと。		
効 能 又 は 効 果	胃痛，腹痛，さしこみ（疝痛，癪），胃酸過多，胸やけ		
貯 蔵 方 法 及 び有 効 期 間	密閉容器		
規格及び試験方法	別記のとおり。		
備 考			

規 格 及 び 試 験 方 法

性　　状　本品は白色の粉末である。

確認試験　（1）　本品1gに希塩酸20 mLを加えて加温し，冷後，ろ過する。ろ液はアルミニウム塩の定性反応を呈する（乾燥水酸化アルミニウムゲル）。

（2）　本品1.5gに希塩酸10 mLを加えて加温し，冷後，ろ過する。ろ液にアンモニア試液を加えて中性とし，生じたゲル状の沈殿を吸引ろ過する。ろ液はマグネシウム塩の定性反応(2)を呈する（ケイ酸マグネシウム）。

（3）　本品0.8gにメタノール20 mLを加えて，10分間振り混ぜた後，ろ過する。ろ液を蒸発乾固し，残留物をメタノール1 mLに溶かし，試料溶液とする。別にブチルスコポラミン臭化物5 mgをメタノール1 mLに溶かし，標準溶液とする。これらの液につき，薄層クロマトグラフ法により試験を行う。試料溶液及び標準溶液5 μLずつを薄層クロマトグラフ用シリカゲルを用いて調製した薄層板にスポットする。次にエタノール（95）・酢酸（100）・水混液（5：3：2）を展開溶媒として約10 cm展開した後，薄層板を80℃で10分間乾燥する。これに噴霧用ドラーゲンドルフ試液を均等に噴霧するとき，試料溶液から得たスポットは，標準溶液から得た黄赤色のスポットと色調及び *Rf* 値が等しい。

【 57 】 胃腸薬 9 ―①

成 分 及 び 分 量又 は 本 質	日本薬局方	希 塩 酸	0.5 mL
	甘味剤　　〃	単シロップ	8.0 mL
	溶 剤　　〃	精製水又は精製水（容器入り）	適 量
		全　　量	100 mL
製 造 方 法	以上をとり，リモナーデ剤の製法により，用時製する。ただし，1回量を量り得るように，画線を施した容器に収めるか適当な計量器を添付する。本品の容器としてプラスチック製容器を使用する場合は，当該容器は，昭和47年2月17日薬製第225号通知に適合する。		
用 法 及 び 用 量	1回量を次のとおりとし，1日3回，食前服用する。大人（15才以上）30 mL，11才以上15才未満　大人の⅔，8才以上11才未満大人の½，5才以上8才未満　大人の⅓		
効 能 又 は 効 果	食欲不振，胃部・腹部膨満感，消化不良，胃弱，食べ過ぎ，飲み過ぎ，胸やけ，もたれ，胸つかえ，はきけ（むかつき，胃のむかつき，二日酔・悪酔のむかつき，嘔気，悪心），嘔吐		
貯 蔵 方 法 及 び有 効 期 間	気密容器		
規格及び試験方法	別記のとおり。		
備　　　　　考	塩酸リモナーデ		

規 格 及 び 試 験 方 法

性　　状　　本品は無色澄明の液で，甘味及び清涼な酸味がある。

確認試験　（1）　本品は青色リトマス紙を赤変し，塩化物の定性反応を呈する。

（2）　本品 1.5 mL に希硫酸 2 mL を加えて煮沸し，水酸化ナトリウム試液 4 mL 及びフェーリング試液 3 mL を加えて沸騰するまで加熱するとき，赤色～暗赤色の沈殿を生じる（単シロップ）。

【 58 】 胃腸薬 10―②

成 分 及 び 分 量 又 は 本 質	日本薬局方	メチルベナクチジウム臭化物	0.03 g
	〃	酸化マグネシウム	0.5 g
	〃	乾燥水酸化アルミニウムゲル細粒	3.0 g
	〃	l-メントール	0.02 g
	賦形剤　　〃	デンプン，乳糖水和物又はこれらの混合物	適 量
		全　　　量	4.5 g

製 造 方 法	以上をとり，散剤の製法により製する。ただし，分包散剤とする。 メチルベナクチジウム臭化物に替えて，メチルベナクチジウム臭化物散10％を用いてもよい。
用 法 及 び 用 量	1回量を次のとおりとし，1日3回，食前又は食間に服用する。服用間隔は4時間以上おくこと。 大人（15才以上）1包1.5 g，11才以上15才未満　大人の⅔，8才以上11才未満　大人の½，5才以上8才未満　大人の⅓
効 能 又 は 効 果	胃痛，腹痛，さしこみ（疝痛，癪），胃酸過多，胸やけ
貯 蔵 方 法 及 び 有 効 期 間	気密容器
規格及び試験方法	別記のとおり。
備　　　　　考	

規 格 及 び 試 験 方 法

性　　状　本品は白色の粉末で，ハッカのにおいがある。

確認試験　（1）　本品1 gにメタノール5 mLを加えて振り混ぜた後，ろ過し，ろ液を試料溶液とする。別にメチルベナクチジウム臭化物3 mgをメタノール2 mLに溶かし，標準溶液とする。これらの液につき，薄層クロマトグラフ法により試験を行う。試料溶液及び標準溶液5 μLずつを薄層クロマトグラフ用シリカゲルを用いて調製した薄層板にスポットする。次にエタノール（95）・酢酸（100）・水混液（5：3：2）を展開溶媒として約10 cm展開した後，薄層板を80℃で10分間乾燥する。これに噴霧用ドラーゲンドルフ試液を均等に噴霧するとき，試料溶液から得たスポットは，標準溶液から得た黄赤色のスポットと色調及びRf値が等しい。

（2）　本品2 gに希塩酸10 mLを加えて加温し，冷後，アンモニア試液を加えて中性とし，生じたゲル状の沈殿を吸引ろ過する。ろ液はマグネシウム塩の定性反応を呈する（酸化マグネシウム）。

（3）　本品0.5 gに希塩酸20 mLを加え，加温して溶かした液はアルミニウム塩の定性反応を呈する（乾燥水酸化アルミニウムゲル）。

（4）　本品4 gに石油エーテル10 mLを加えて振り混ぜた後，ろ過する。ろ液を蒸発乾固し，残留物にエタノール（95）10 mLを加えた後，硫酸3 mLを加えて振り混ぜるとき，液は黄赤色を呈する（メントール）。

【 59 】 胃腸薬 11—①

成分及び分量 又 は 本 質	日本薬局方	乾燥水酸化アルミニウムゲル細粒	2.0 g
	〃	酸化マグネシウム	0.6 g
	〃	l-メントール	0.02 g
	〃	ロートエキス	0.06 g
	賦形剤　〃	デンプン，乳糖水和物又はこれらの混合物	適　量
		全　　　量	3.6 g
製 造 方 法	以上をとり，散剤の製法により製し，分包散剤とする。		
用 法 及 び 用 量	1回量を次のとおりとし，1日3回，適宜服用する。 大人（15才以上）1包1.2 g，11才以上15才未満　大人の⅔，8才以上11才未満 大人の½，5才以上8才未満　大人の⅓		
効 能 又 は 効 果	胃痛，腹痛，さしこみ（疝痛，癪），胃酸過多，胸やけ		
貯 蔵 方 法 及 び 有 効 期 間	密閉容器		
規格及び試験方法	別記のとおり。		
備　　　　考			

規 格 及 び 試 験 方 法

　本品は定量するとき，酸化アルミニウム（Al_2O_3：101.96）25～39 ％を含む。

性　　状　本品は淡褐色の粉末で，ハッカのにおいがある。

確認試験　（1）　本品3.6 g以上をとり，水10 mLずつで3回よくかき混ぜた後，ろ過する。ろ液を合わせ，アンモニア試液でアルカリ性とし，ジエチルエーテル10 mLずつで3回抽出する。ジエチルエーテル抽出液を合わせ，水浴上で蒸発乾固し，発煙硝酸5滴を加え，水浴上で再び乾固し，冷後，水酸化カリウム・エタノール試液を滴加するとき，紫色を呈する（ヒヨスチアミン）。

（2）　本品3.6 gをとり，ジエチルエーテル30 mLで抽出し，ジエチルエーテル層を分取する。これを水浴上で注意して蒸発するとき，ハッカのにおいを発する（l-メントール）。

（3）　（1）の残留物に希塩酸10 mL及び水10 mLを加え，振り混ぜた後，ろ過する。ろ液に塩化アンモニウム試液及び炭酸アンモニウム試液を加え，更にリン酸水素二ナトリウム試液を加えるとき，白色結晶性の沈殿を生じ，この沈殿はアンモニア試液に溶けない（マグネシウム）。

（4）　（3）のろ液に水酸化ナトリウム試液を加えるとき，ゼラチンようの白色沈殿を生じ，これは水酸化ナトリウム試液の過量に溶ける（アルミニウム）。

定 量 法　本品10包をとり，1包の平均重量を算出し，よく混和した後，乾燥水酸化アルミニウム・ゲル約0.5 gに対応する量を精密に量り，希塩酸15 mLを加え，水浴上で5分間加熱し，水50 mLを加え，振り混ぜた後，ろ過する。ろ紙は熱湯でよく洗い，洗液はろ液に合わせ，更に水を加えて200 mLとし，塩化アンモニウム1 g及びメチルレッド試液3滴を加えて沸騰するまで加熱した後，液が黄色を呈するまでアンモニア試液を加え，1～2分間煮沸する。直ちにろ過し，沈殿は熱湯でよく洗い，乾燥し，恒量になるまで強熱し，重量を量り，酸化アルミニウム（Al_2O_3）の量とする。

【 60 】 胃腸薬 12—②

成分及び分量又は本質	日本薬局方	ウルソデスオキシコール酸	0.06 g
	〃	ホミカエキス散	0.3 g
	〃	炭酸水素ナトリウム	2.0 g
	〃	酸化マグネシウム	0.6 g
	〃	ゲンチアナ末	0.3 g
	〃	ケイヒ末	0.2 g
	〃	l-メントール	0.05 g
	賦形剤 〃	デンプン，乳糖水和物又はこれらの混合物	適 量
		全 量	6.0 g
製 造 方 法	以上をとり，散剤の製法により製する。ただし，分包散剤とする。		
用 法 及 び 用 量	1回量を次のとおりとし，1日3回，食前又は食後に服用する。大人（15才以上）1包2.0 g，11才以上15才未満 大人の⅔，8才以上11才未満 大人の½，5才以上8才未満 大人の⅓		
効 能 又 は 効 果	食欲不振（食欲減退），胃部・腹部膨満感，消化不良，胃弱，食べ過ぎ（過食），飲み過ぎ（過飲），胸やけ，もたれ（胃もたれ），胸つかえ，はきけ（むかつき，胃のむかつき，二日酔・悪酔のむかつき，嘔気，悪心），嘔吐		
貯蔵方法及び有効期間	気密容器		
規格及び試験方法	別記のとおり。		
備 考			

規格及び試験方法

性 状 本品は淡褐色の粉末で，ハッカのにおいがあり，味は苦い。

確認試験 （1） 本品1gにエタノール（95）20 mLを加えて振り混ぜた後，ろ過する。ろ液を蒸発乾固し，残留物をエタノール（95）2 mLに溶かし，試料溶液とする。別にウルソデオキシコール酸0.01gをエタノール（95）2 mLに溶かし，標準溶液とする。これらの液につき，薄層クロマトグラフ法により試験を行う。試料溶液及び標準溶液10 μLずつを薄層クロマトグラフ用シリカゲルを用いて調製した薄層板にスポットする。次にクロロホルム・アセトン・酢酸（100）混液（7：2：1）を展開溶媒として約10 cm展開した後，薄層板120℃で30分間乾燥した後，直ちにリンモリブデン酸のエタノール（95）溶液（1→5）を均等に噴霧し，120℃で2～3分間加熱するとき，試料溶液から得た数個のスポットのうち1個のスポットは，標準溶液から得た暗青色のスポットと色調及び*Rf*値が等しい。

（2） 本品2gに石油エーテル10 mLを加えて振り混ぜた後，ろ過する。ろ液を蒸発乾固し，残留物にエタノール（99.5）10 mLを加え，更に硫酸3 mLを加えて振り混ぜるとき，液は黄赤色を呈する（メントール）。

（3） 本品3gに水30 mLを加え，静かに振り混ぜた後，ろ過する。ろ液はナトリウム塩の定性反応及び炭酸水素塩の定性反応(1)，(2)を呈する（炭酸水素ナトリウム）。

（4） （3）の水不溶の残留物に希塩酸10 mLを加え，振り混ぜた後，ろ過する。ろ液はマグネシウム塩の定性反応を呈する（酸化マグネシウム）。

（5） 本品6gに水50mLを加え，15分間振り混ぜた後，ろ過する。ろ液を分液漏斗にとり，1mol/L塩酸試液25mLを加え，ジクロルメタン20mLを加えて振り混ぜた後，水層を分取する。水層にアンモニア試液を加えて弱アルカリ性とし，ジクロルメタン30mLを加えて振り混ぜた後，ジクロルメタン層を分取する。この液を蒸発乾固し，残留物を薄めたメタノール（1→2）1mLに溶かし，試料溶液とする。別に硝酸ストリキニーネ2mgを薄めたメタノール（1→2）1mLに溶かし，標準溶液とする。これらの液につき，薄層クロマトグラフ法により試験を行う。試料溶液及び標準溶液10μLずつを薄層クロマトグラフ用シリカゲルを用いて調製した薄層板にスポットする。次にクロロホルム・ジエチルアミン混液（9：1）を展開溶媒として約10cm展開した後，薄層板を80℃で10分間乾燥する。これに噴霧用ドラーゲンドルフ試液を均等に噴霧するとき，試料溶液から得たスポットは，標準溶液から得た黄赤色のスポットと色調及び Rf 値が等しい。

（6） 本品10gにジエチルエーテル20mLを加え，振り混ぜた後，ろ過する。ろ液を蒸発乾固し，エタノール（95）1mLに溶かし，試料溶液とする。別にケイヒ末0.3gをとり，試料溶液と同様に操作し，標準溶液とする。これらの液につき，薄層クロマトグラフ法により試験を行う。試料溶液及び標準溶液10μLずつを薄層クロマトグラフ用シリカゲル（蛍光剤入り）を用いて調製した薄層板にスポットする。次にヘキサン・クロロホルム・酢酸エチル混液（4：1：1）を展開溶媒として約10cm展開した後，薄層板を風乾する。これに紫外線（主波長254nm）を照射するとき，試料溶液から得た主スポットは，標準溶液から得た主スポットと色調及び Rf 値が等しい。更に，このスポットは，2,4-ジニトロフェニルヒドラジン試液を噴霧するとき，黄赤色を呈する。

（7） （6）のジエチルエーテル不溶の残留物にメタノール10mLを加え，10分間振り混ぜた後，ろ過し，ろ液を試料溶液とする。別にゲンチアナ末0.5gをとり，試料溶液と同様に操作し，標準溶液とする。これらの液につき，薄層クロマトグラフ法により試験を行う。試料溶液及び標準溶液10μLずつを薄層クロマトグラフ用シリカゲル（蛍光剤入り）を用いて調製した薄層板にスポットする。次にクロロホルム・メタノール・水混液（30：10：1）を展開溶媒として約10cm展開した後，薄層板を風乾する。これに紫外線（主波長254nm）を照射するとき，試料溶液から得た主スポットは，標準溶液から得た主スポットと色調及び Rf 値が等しい。

【 61 】 胃腸薬 13

成 分 及 び 分 量又 は 本 質	日本薬局方	ダイオウ末	0.2 g
	〃	カンゾウ末	0.2 g
	〃	シャクヤク末	0.2 g
	〃	センナ末	0.6 g
		全 量	1.2 g
製 造 方 法	以上をとり，散剤の製法により製する。ただし，分包散剤とする。		
用 法 及 び 用 量	1回量を次のとおりとし，1日1回，就寝前服用する。大人（15才以上）1包1.2 g，11才以上15才未満　大人の⅔，7才以上11才未満　大人の½，3才以上7才未満　大人の⅓		
効 能 又 は 効 果	○便　秘○便秘に伴う次の症状の緩和　　頭重，のぼせ，肌あれ，吹出物，食欲不振（食欲減退），腹部膨満，腸内異常　発酵，痔		
貯 蔵 方 法 及 び有 効 期 間	密閉容器		
規格及び試験方法	別記のとおり。		
備　　　　　考			

規 格 及 び 試 験 方 法

性　　状　本品は黄褐色の粉末である。

確認試験　本品2 gに水50 mLを加え，水浴上で30分間加温した後，ろ過する。ろ液に希塩酸2滴を加え，ジエチルエーテル20 mLずつで2回振り混ぜ，水層をとり，塩酸5 mLを加えて水浴上で30分間加熱する。冷後，ジエチルエーテル20 mLを加えて振り混ぜ，ジエチルエーテル層を分取し，炭酸水素ナトリウム試液10 mLを加えて振り混ぜるとき，水層は赤色を呈する（ダイオウ）。

【 62 】 胃腸薬 14

成 分 及 び 分 量 又 は 本 質	日本薬局方 センナ末 11.0 g 〃 ダイオウ末 11.0 g 〃 イ オ ウ 55.5 g 〃 酸化マグネシウム 22.5 g —————————————————— 全 量 100 g
製 造 方 法	以上をとり，散剤の製法により製する。ただし，分包散剤とする。
用 法 及 び 用 量	1回量を次のとおりとし，1日3回服用する。 大人（15才以上）1包3.0 g，11才以上15才未満 大人の⅔，7才以上11才未満 大人の½，3才以上7才未満 大人の⅓
効 能 又 は 効 果	○便 秘 ○便秘に伴う次の症状の緩和 　頭重，のぼせ，肌あれ，吹出物，食欲不振（食欲減退），腹部膨満，腸内異常 　醗酵，痔
貯 蔵 方 法 及 び 有 効 期 間	密閉容器
規格及び試験方法	日本薬局方による。
備 考	複方ダイオウ・センナ散

【63】 欠　番

【 64 】 胃腸薬 16

成 分 及 び 分 量 又 は 本 質	日本薬局方 硫酸マグネシウム水和物	15.0 g
	矯味剤 〃 苦味チンキ	2.0 mL
	〃 〃 希 塩 酸	0.5 mL
	溶 剤 〃 精製水又は精製水（容器入り）	適 量
	全 量	100 mL
製 造 方 法	以上をとり，用時製する。ただし，1回量を量り得るように画線を施した容器に収めるか，適当な計量器を添付する。 本品の容器としてプラスチック製容器を使用する場合は，当該容器は，昭和47年2月17日薬製第225号通知に適合する。	
用 法 及 び 用 量	大人（15才以上）1回30 mL，1日3回服用する。	
効 能 又 は 効 果	便 秘	
貯 蔵 方 法 及 び 有 効 期 間	気密容器	
規 格 及 び 試 験 方 法	日本薬局方による。	
備 考	硫酸マグネシウム水	

【 65 】 胃腸薬 17—①

成分及び分量 又 は 本 質	局 外 規 賦形剤 日本薬局方	水酸化マグネシウム　　　　　　　　　　　2.1 g デンプン，乳糖水和物又はこれらの混合物　　適　量	
		全　　　量　　　　　　　　　　　　　　4.0 g	
製 造 方 法	以上をとり，散剤の製法により製する。ただし，1包1.0 gの分包散剤とする。		
用 法 及 び 用 量	大人（15才以上）1日1回2～4包を就寝前（又は空腹時）コップ1杯の水で服用する。ただし初回は2包とし，必要に応じ増量又は減量すること。		
効 能 又 は 効 果	便秘，便秘に伴う次の症状の緩和：頭重，のぼせ，肌あれ，吹出物，食欲不振（食欲減退），腹部膨満，腸内異常醗酵，痔		
貯 蔵 方 法 及 び 有 効 期 間	密閉容器		
規格及び試験方法	別記のとおり。		
備　　　　　考			

規 格 及 び 試 験 方 法

性　　状　本品は白色の粉末である。

確認試験　本品1 gに希塩酸25 mLを加え，振り混ぜ，必要ならろ過する。ろ液はマグネシウム塩の定性反応を呈する（水酸化マグネシウム）。

【 66 】 胃腸薬 18―①

成 分 及 び 分 量 又 は 本 質	日本薬局方	乳酸カルシウム水和物	3.0 g
	〃	タンニン酸アルブミン	3.0 g
		乳酸菌又は酪酸菌の製剤	3.0 g
		全 量	9.0 g
製 造 方 法	以上をとり，散剤の製法により製する。ただし，分包散剤とする。		
用 法 及 び 用 量	1回量を次のとおりとし，1日3回，適宜服用する。 大人（15才以上）1包3.0 g，11才以上15才未満　大人の⅔，8才以上11才未満 大人の½，5才以上8才未満　大人の⅓，3才以上5才未満　大人の¼，1才以上 3才未満　大人の⅕，3カ月以上1才未満　大人の⅒		
効 能 又 は 効 果	下痢，消化不良による下痢，食あたり，はき下し，水あたり，くだり腹，軟便		
貯 蔵 方 法 及 び 有 効 期 間	密閉容器		
規格及び試験方法	別記のとおり。		
備 考			

規 格 及 び 試 験 方 法

本品は定量するとき，乳酸カルシウム水和物（$C_6H_{10}CaO_6 \cdot 5H_2O$：308.30）30〜36 ％を含む。

性　状　本品は淡褐色の粉末である。

確認試験　（1）　本品1.0 gに水10 mLを加え，よく振り混ぜた後，ろ過し，ろ液に塩化鉄（Ⅲ）試液5滴を加えるとき，液は紫青色を呈する（タンニン酸アルブミン）。

（2）　本品2.0 gに水10 mLを加えてよく振り混ぜた後，ろ過する。ろ液に希硫酸1 mLを加えて酸性とし，過マンガン酸カリウム試液5 mLを加えて加熱するとき，アセトアルデヒドのにおいを発する。また，同じろ液をアンモニア試液でアルカリ性とし，シュウ酸アンモニウム試液5 mLを加えるとき，白色の沈殿を生じ，この沈殿は酢酸に溶けないが，塩酸に溶ける（乳酸カルシウム水和物）。

定 量 法　本品10包をとり，1包の平均重量を算出し，よく混和した後，乳酸カルシウム水和物約0.5 gに対応する量を精密に量り，水10 mLを加え，水浴上でおだやかに加温した後，ろ過する。ろ紙上の残留物を少量の水で2回洗い，洗液はろ液に合わせる。この液を煮沸して二酸化炭素を追い出し，水100 mLを加え沸騰するまで加熱し，アンモニア試液を加えてアルカリ性とし，かき混ぜながら過量の熱シュウ酸アンモニウム試液を加える。この液を水浴上で1時間加熱した後，ろ過する。沈殿を少量の温湯を用いて，ろ液に塩化カルシウム試液を加えても1分間以内に混濁を生じなくなるまで洗い，残留物を重量既知のるつぼに入れ，徐々に加熱して全く灰化したとき放冷する。これに硫酸1 mLを加えて潤した後，強熱し炭素が全く消失したとき，るつぼをデシケーター中に放冷し，重量を量り，硫酸カルシウム（$CaSO_4$：136.15）の量とする。

乳酸カルシウム水和物（$C_6H_{10}CaO_6 \cdot 5H_2O$）の量＝硫酸カルシウム（$CaSO_4$）の量×2.2645

【 67 】 胃腸薬 19—②

成 分 及 び 分 量又 は 本 質	日本薬局方	タンニン酸アルブミン	2.0 g
	〃	天然ケイ酸アルミニウム	4.0 g
	〃	ゲンノショウコ末	1.5 g
	〃	ベルベリン塩化物水和物	0.3 g
	賦形剤 〃	デンプン,乳糖水和物又はこれらの混合物	適 量
		全 量	9.0 g
製 造 方 法	以上をとり,散剤の製法により製する。ただし,分包散剤とする。		
用 法 及 び 用 量	1回量を次のとおりとし,1日3回,食間に服用する。大人(15才以上)1包3.0 g,11才以上15才未満　大人の⅔,8才以上11才未満大人の½,5才以上8才未満　大人の⅓,3才以上5才未満　大人の¼,1才以上3才未満　大人の⅕,3カ月以上1才未満　大人の⅒		
効 能 又 は 効 果	下痢,消化不良による下痢,食あたり,はき下し,水あたり,くだり腹,軟便		
貯 蔵 方 法 及 び有 効 期 間	遮光した気密容器		
規格及び試験方法	別記のとおり。		
備 考			

規 格 及 び 試 験 方 法

性　　状　本品は暗黄褐色の粉末で,味は苦い。

確認試験　(1)　本品0.5 gにエタノール(95)10 mLを加え,水浴中で振り混ぜながら3分間加温する。冷後,ろ過し,ろ液5 mLに塩化鉄(Ⅲ)試液を1〜2滴加えるとき,液は青緑色を呈し,放置するとき,青黒色の沈殿を生じる(タンニン酸アルブミン)。

(2)　本品1.2 gに薄めた硫酸(1→3)3 mLを加え,白煙が発生するまで加熱し,冷後,水20 mLを加えてろ過し,ろ液にアンモニア試液を加えて弱酸性とした液は,アルミニウム塩の定性反応を呈する(天然ケイ酸アルミニウム)。

(3)　本品1.5 gにアセトン30 mLを加え,15分間振り混ぜた後,ろ過する。ろ液を蒸発乾固し,残留物をアセトン1 mLに溶かし,試料溶液とする。別にゲンノショウコ末0.25 gにアセトン20 mLを加え,試料溶液と同様に操作し標準溶液とする。これらの液につき,薄層クロマトグラフ法により試験を行う。試料溶液及び標準溶液5 μLずつを薄層クロマトグラフ用シリカゲルを用いて調製した薄層板にスポットする。次にベンゼン・エタノール(99.5)混液(8:2)を展開溶媒として約10 cm展開した後,薄層板を風乾する。これにバニリン・硫酸溶液*を均等に噴霧し,105℃で5分間加熱するとき,試料溶液から得た数個のスポットのうち1個のスポットは,標準溶液から得た緑色のスポットと色調及び Rf 値が等しい。

[注] *バニリン・硫酸溶液:バニリン0.5 gにメタノール25 mL及び希硫酸25 mLを加える。

(4)　本品0.3 gにメタノール10 mLを加えて振り混ぜた後,ろ過し,ろ液を試料溶液とする。別にベルベリン塩化物水和物1 mgをメタノール1 mLに溶かし,標準溶液とする。これらの液につき,薄層クロマトグラフ法により試験を行う。試料溶液及び標準溶液10 μLずつを薄層クロマトグラフ用シリカゲルを用いて調製した薄層板にスポットする。次に1-ブタノール・水・酢酸(100)混液(7:2:1)を展開溶媒として約10 cm展開した後,薄層板を風乾する。これに紫外線(主波長365 nm)

を照射するとき，試料溶液から得たスポットは，標準溶液から得た黄色〜黄緑色の蛍光を発するスポットと色調及び *Rf* 値が等しい。

【 68 】 胃腸薬 20

成分及び分量 又は本質	日本薬局方	ロートエキス散	0.3 g
	〃	ゲンチアナ末	0.3 g
	〃	オウバク末	2.0 g
	〃	タンニン酸アルブミン	3.0 g
	賦形剤　〃	デンプン，乳糖水和物又はこれらの混合物	適量
		全　　　量	6.0 g
製　造　方　法	以上をとり，散剤の製法により製する。ただし，分包散剤とする。		
用　法　及　び　用　量	1回量を次のとおりとし，1日3回，食後服用する。 大人（15才以上）1包2.0 g，11才以上15才未満　大人の⅔，8才以上11才未満 大人の½，5才以上8才未満　大人の⅓，3才以上5才未満　大人の¼，1才以上 3才未満　大人の⅕，3カ月以上1才未満　大人の⅒		
効　能　又　は　効　果	下痢，食あたり，はき下し，水あたり，くだり腹，軟便		
貯　蔵　方　法　及　び 有　効　期　間	遮光した密閉容器		
規格及び試験方法	別記のとおり。		
備　　　　　考			

規 格 及 び 試 験 方 法

性　　状　本品は黄色～黄褐色の粉末である。

確認試験　（1）　本品の粉末4gにジエチルエーテル10 mLを加え，ときどき振り混ぜながら10分間放置した後，ろ過する。ろ紙上の残留物にエタノール（95）10 mLを加えて，ときどき振り混ぜながら10分間放置した後，ろ過する。

ろ液2～3滴に塩酸1 mL及び過酸化水素試液1～2滴を加えて振り混ぜるとき，液は赤紫色を呈する（ベルベリン）。

（2）　（1）で得たエタノール（95）溶液の残部にヨウ化カリウム試液3 mLを加え，生じた黄色の沈殿を遠心分離して集め，ヨウ化カリウム溶液（1→50）2 mLで洗った後，メタノールから再結晶する。この結晶の少量をとり，少量の硫酸を加えて溶かし，没食子酸のエタノール（95）溶液（1→20）2～3滴を加えるとき，液は緑色を呈する（オウバク）。

（3）　本品5gにエタノール（195）20 mLを加え，水浴中で振り混ぜながら3分間加熱し，冷後，ろ過する。ろ液10 mLに塩化鉄（Ⅲ）試液1滴を加えるとき，液は青緑色を呈し，放置するとき，青黒色の沈殿を生じる（タンニン酸アルブミン）。

（4）　本品5gに薄めたピリジン（1→5）20 mLを加え，水浴中で振り混ぜながら3分間加温し，冷後，ろ過する。ろ液にニンヒドリン・L-アスコルビン酸試液1 mLを加え，水浴中で加熱するとき，液は青色を呈する（タンニン酸アルブミン）。

（5）　本品1gをとり，クロロホルム20 mL及びアンモニア水（28）1 mLを加えて振り混ぜてろ過する。ろ液に無水硫酸ナトリウム2gを加え，振り混ぜてろ過し，ろ液中のクロロホルムを水浴上で留去し，残留物に水2 mLを加え，加温して溶かし，冷後，ヨウ素ヨウ化カリウム溶液5滴を加えるとき褐色の沈殿を生じる（ゲンチアナ）。

○ヨウ素ヨウ化カリウム溶液：ヨウ素0.5g及びヨウ化カリウム1.5gを水25 mLに溶かす。

（6）　本品6gをとり，水10mLを加え，よくかき混ぜた後ろ過する。残留物にこの操作を更に2回繰り返して，ろ液を合わせ，アンモニア試液でアルカリ性とし，ジエチルエーテル10mLずつで3回抽出する。ジエチルエーテル抽出液を合わせ，水浴上で蒸発乾固し，発煙硝酸5滴を加え，水浴上で再び乾固し，冷後，N，N-ジメチルホルムアミド1mLを加えて溶かし，テトラエチルアンモニウムヒドロキシド試液5〜6滴を加えるとき，液は赤紫色〜紫色を呈する（ヒヨスチアミン）。

【 69 】 胃腸薬 21

成分及び分量 又は本質	日本薬局方	ベルベリン塩化物水和物	0.2 g
	〃	アクリノール水和物	0.1 g
	〃	タンニン酸アルブミン	3.0 g
	賦形剤　〃	デンプン，乳糖水和物又はこれらの混合物	適　量
		全　　量	4.5 g
製　造　方　法	以上をとり，散剤の製法により製する。ただし，分包散剤とする。		
用 法 及 び 用 量	1回量を次のとおりとし，1日3回を限度とし，服用する。服用間隔は4時間以上おくこと。 大人（15才以上）1包1.5 g，11才以上15才未満　大人の⅔，8才以上11才未満大人の½，5才以上8才未満　大人の⅓，3才以上5才未満　大人の¼，1才以上3才未満　大人の⅕，3カ月以上1才未満　大人の⅒		
効 能 又 は 効 果	下痢，消化不良による下痢，食あたり，はき下し，水あたり，くだり腹，軟便		
貯 蔵 方 法 及 び有　効　期　間	密閉容器		
規格及び試験方法	別記のとおり。		
備　　　　考			

規 格 及 び 試 験 方 法

性　状　本品は黄色の粉末である。

確認試験　（1）　本品2gに，水20mLを加えてよく振り混ぜた後，ろ過する。ろ液に亜硝酸ナトリウム試液及び希塩酸を2滴ずつ加えるとき，液は暗赤色を呈する（アクリノール水和物）。

（2）　（1）のろ紙上の残留物を熱湯でよく洗った後，エタノール（95）10mLを加え，水浴上で加温しながら30分間振り混ぜ，冷後，ろ過する。ろ液2～3滴に塩酸1mL及び過酸化水素試液1～2滴を加えて振り混ぜるとき，液は淡赤紫色を呈する（ベルベリン塩化物水和物）。

（3）　（2）のろ液に塩化鉄（Ⅲ）試液1滴を加えるとき，液は青緑色を呈し，放置するとき，青黒色の沈殿を生じる（タンニン酸アルブミン）。

（4）　本品5gをとり，熱湯20mLずつで3回振り混ぜた後，ろ過し，更にろ紙上の残留物を熱湯でよく洗う。この残留物をとり，薄めたピリジン（1→5）10mLを加え，水浴中で振り混ぜながら3分間加温し，冷後，ろ過する。ろ液にニンヒドリン・L-アスコルビン酸試液1mLを加え，水浴中で加熱するとき，液は青色を呈する（タンニン酸アルブミン）。

【 70 】 胃腸薬 22

成 分 及 び 分 量 又 は 本 質	日本薬局方	オウバク末	30.0 g
	〃	タンニン酸アルブミン	30.0 g
	〃	次硝酸ビスマス	20.0 g
	〃	ロートエキス	1.0 g
賦形剤 〃		デンプン，乳糖水和物又はこれらの混合物	適　量
		全　　　量	100 g
製 造 方 法	以上をとり，散剤の製法により製し，分包散剤とする。ただし，「ロートエキス」の代わりに「ロートエキス散」を用いて製することができる。		
用 法 及 び 用 量	1回量を次のとおりとし，1日3回を限度とし，服用する。服用間隔は4時間以上おくこと。 大人（15才以上）1包 2.0 g，11才以上15才未満　大人の⅔，8才以上11才未満　大人の½，5才以上8才未満　大人の⅓，3才以上5才未満　大人の¼，1才以上3才未満　大人の⅕，3カ月以上1才未満　大人の⅒		
効 能 又 は 効 果	下痢，消化不良による下痢，食あたり，はき下し，水あたり，くだり腹，軟便，腹痛を伴う下痢		
貯 蔵 方 法 及 び 有 効 期 間	密閉容器		
規格及び試験方法	日本薬局方による。		
備 　　　 考	オウバク・タンナルビン・ビスマス散		

【 71 】 胃腸薬 23—①

成 分 及 び 分 量 又 は 本 質	日本薬局方	炭酸水素ナトリウム	2.0 g
	〃	乾燥水酸化アルミニウムゲル	1.0 g
	〃	ジアスターゼ	0.5 g
	〃	パンクレアチン	0.5 g
	〃	ゲンチアナ末	0.3 g
	〃	l－メントール	0.02 g
	賦形剤　〃	デンプン，乳糖水和物又はこれらの混合物	適 量
		全 量	4.5 g
製 造 方 法	以上をとり，散剤の製法により用時製する。ただし，分包散剤とする。		
用 法 及 び 用 量	1回量を次のとおりとし，1日3回，食後服用する。大人（15才以上）1包1.5 g，11才以上15才未満　大人の2/3，8才以上11才未満　大人の1/2，5才以上8才未満　大人の1/3		
効 能 又 は 効 果	胸やけ，食欲不振，消化不良，はきけ（二日酔・悪酔のむかつき），もたれ，胃部・腹部膨満感，食べ過ぎ，飲み過ぎ		
貯 蔵 方 法 及 び 有 効 期 間	密閉容器		
規格及び試験方法	別記のとおり。		
備 考			

規 格 及 び 試 験 方 法

本品は定量するとき，酸化アルミニウム（Al_2O_3：101.96）8〜17 ％を含む。

性　　状　本品は淡褐色の粉末で，ハッカのにおいがある。

確認試験　（1）　本品1.5 gをとり，希塩酸5 mLを滴加するとき，一部発泡して溶ける（炭酸水素塩）。
（2）　（1）のろ液3 mLにアンモニア試液10 mLを加えるとき，白色の沈殿を生じ，これに水酸化ナトリウム試液を加えると，沈殿は再び溶ける（アルミニウム）。
（3）　本品1.5 gをとり，クロロホルム5 mL及びアンモニア水（28）1 mLを加えて振り混ぜてろ過する。ろ液に無水硫酸ナトリウム2 gを加え，振り混ぜてろ過し，ろ液中のクロロホルムを水浴上で留去し，残留物に水2 mLを加え，加温して溶かし，冷後，ヨウ素ヨウ化カリウム溶液5滴を加えるとき，褐色の沈殿を生ずる（ゲンチアナ）。

　　○ヨウ素ヨウ化カリウム溶液：ヨウ素0.5 g及びヨウ化カリウム1.5 gを水25 mLに溶かす。

定 量 法　本品10包以上をとり，1包の平均重量を算出し，よく混和した後，乾燥水酸化アルミニウムゲル約0.5 gに対応する量を精密に量り，希塩酸20 mLを加え，水浴上で5分間加熱し，水50 mLを加えて振り混ぜた後，ろ過する。ろ紙は熱湯でよく洗い，洗液はろ液に合わせ，更に水を加えて200 mLとし，塩化アンモニウム1 g及びメチルレッド試液3滴を加え，沸騰するまで加熱する。熱時これに黄色を呈するまでアンモニア試液を加えて1〜2分間煮沸し，直ちにろ過し，沈殿は熱湯でよく洗い，乾燥し，恒量になるまで強熱し，重量を量り，酸化アルミニウム（Al_2O_3）の量とする。

【 72 】 胃腸薬24―③

成分及び分量 又 は 本 質	日本薬局方	乾燥酵母	2.0 g
	〃	ジアスターゼ	0.6 g
	〃	パンクレアチン	0.6 g
	〃	ゲンチアナ末	0.3 g
	〃	ホミカエキス散	0.3 g
	〃	炭酸水素ナトリウム	2.0 g
	〃	ウルソデオキシコール酸	0.06 g
矯味剤	〃	l―メントール	0.05 g
賦形剤	〃	デンプン，乳糖水和物又はこれらの混合物	適 量
		全 量	6.0 g

製 造 方 法	以上をとり，散剤の製法により製する。ただし，分包散剤とする。
用 法 及 び 用 量	1回量を次のとおりとし，1日3回，食後服用する。 大人（15才以上）1包2.0 g，11才以上15才未満　大人の⅔，8才以上11才未満 大人の½，5才以上8才未満　大人の⅓
効 能 又 は 効 果	胃弱，胸やけ，はきけ(むかつき，胃のむかつき，二日酔・悪酔のむかつき，嘔気，悪心)，嘔吐，消化促進，消化不良，食欲不振，食べ過ぎ，もたれ，胸つかえ，消化不良による胃部・腹部膨満感
貯 蔵 方 法 及 び 有 効 期 間	気密容器
規格及び試験方法	別記のとおり。
備 考	

規 格 及 び 試 験 方 法

　本品は定量するとき，ウルソデオキシコール酸（$C_{24}H_{40}O_4$：392.57）0.9〜1.1 ％を含む。

性　　状　本品は淡褐色の粉末である。

確認試験　（1）　本品0.5 gにエタノール（95）20 mLを加えて振り混ぜた後，ろ過する。ろ液を蒸発乾固し，残留物をエタノール（95）2 mLに溶かし，試料溶液とする。別にウルソデオキシコール酸0.01 gをエタノール（95）2 mLに溶かし，標準溶液とする。これらの液につき，薄層クロマトグラフ法により試験を行う。試料溶液及び標準溶液10 μLずつを薄層クロマトグラフ用シリカゲルを用いて調製した薄層板にスポットする。次にクロロホルム・アセトン・酢酸（100）混液（7：2：1）を展開溶媒として約10 cm展開した後，薄層板を120℃で30分間乾燥した後，直ちにリンモリブデン酸のエタノール（95）溶液（1→5）を均等に噴霧し，薄層板を120℃で2〜3分間加熱するとき，試料溶液から得た数個のスポットのうち1個のスポットは，標準溶液から得た暗青色のスポットと色調及びRf値が等しい。

（2）　本品3 gをとり，希塩酸5 mLを加えるとき，一部ガスを発生して溶け，ガスを水酸化カルシウム試液に通すとき，白濁する（炭酸水素ナトリウム）。

（3）　本品4.0 gをとり，クロロホルム10 mL及びアンモニア水（28）1 mLを加えて振り混ぜてろ過する。ろ液に無水硫酸ナトリウム2 gを加え，振り混ぜてろ過し，ろ液中のクロロホルムを水浴上で留去し，残留物に水2 mLを加え，加温して溶かした後，ヨウ素ヨウ化カリウム溶液5滴を加える

124

とき，褐色の沈殿を生じる（ゲンチアナ）。

定 量 法 本品約 1.25 g を精密に量り，リン酸を添加したメタノール（1 → 1000）80 mL を加え，とき どき振り混ぜながら 60 ℃で 30 分間加温し，冷後，リン酸を添加したメタノール（1 → 1000）を 加えて，正確に 100 mL とする。この液 20 mL を正確に量り，60 ℃の水浴上で抽出溶媒を留去する。 残留物に内標準溶液 2 mL を正確に加え，さらに移動相を加えて溶かし 10 mL とした後，孔径 0.45 μm 以下のメンブランフィルターでろ過し，初めのろ液 3 mL を除き，次のろ液を試料溶液とする。 別に，ウルソデオキシコール酸標準品を 105 ℃で 4 時間乾燥し，その約 25 mg を正確に量り，移動 相溶液に溶かし，正確に 50 mL とする。この液 5 mL を正確に量り，内標準溶液 2 mL を正確に加え た後，移動相を加えて 10 mL とし，標準溶液とする。試料溶液及び標準溶液 100 μL につき，次の条 件で液体クロマトグラフ法により試験を行い，内標準物質のピーク面積に対するウルソデオキシコー ル酸のピーク面積の比 Q_T 及び Q_S を求める。

　　内標準溶液：ブチルヒドロキシアニソールのメタノール溶液（1 → 200000）

　　操作条件

　　　検出器：紫外吸光光度計（測定波長：208 nm）

　　　カラム：内径約 4 mm，長さ 15～25 cm のステンレス管に 5～10 μm の液体クロマトグラフ用 オクタデシルシリル化シリカゲルを充填する。

　　　カラム温度：40 ℃

　　　移動相：薄めたリン酸（1 → 1000）・アセトニトリル混液（58：42）

　　　流量：1 mL/min

　　　カラムの選定：標準溶液 100 μL につき，上記の条件で操作するとき，ウルソデオキシコール 酸，ブチルヒドロキシアニソールの順に溶出し，それぞれのピークが完全に分離するも のを用いる。

【 73 】 胃腸薬 25—②

成 分 及 び 分 量 又 は 本 質	日本薬局方	ウルソデオキシコール酸	0.06 g
	〃	ジアスターゼ	1.0 g
	〃	パンクレアチン	0.5 g
	〃	l-メントール	0.02 g
	賦形剤 〃	デンプン，乳糖水和物又はこれらの混合物	適 量
		全 量	3.0 g
製 造 方 法	以上をとり，散剤の製法により用時製する。ただし，分包散剤とする。		
用 法 及 び 用 量	1回量を次のとおりとし，1日3回，食後服用する。 大人（15才以上）1包 1.0 g，11才以上 15才未満　大人の⅔，8才以上 11才未満 大人の½，5才以上 8才未満　大人の⅓		
効 能 又 は 効 果	消化促進，消化不良，食欲不振(食欲減退)，食べ過ぎ(過食)，もたれ(胃もたれ)， 胸つかえ，消化不良による胃部・腹部膨満感		
貯 蔵 方 法 及 び 有 効 期 間	密閉容器		
規格及び試験方法	別記のとおり。		
備 考			

規 格 及 び 試 験 方 法

性　　状　本品は白色の粉末で，ハッカのにおいがある。

確認試験　（1）　本品 0.5 g にエタノール（95）20 mL を加えて振り混ぜた後，ろ過する。ろ液を蒸発
乾固し，残留物をエタノール（95）2 mL に溶かし，試料溶液とする。別にウルソデスオキシコール
酸 0.01 g をエタノール（95）2 mL に溶かし，標準溶液とする。これらの液につき，薄層クロマトグ
ラフ法により試験を行う。試料溶液及び標準溶液 10 μL ずつを薄層クロマトグラフ用シリカゲルを
用いて調製した薄層板にスポットする。次にクロロホルム・アセトン・酢酸（100）混液（7：2：1）
を展開溶媒として約 10 cm 展開した後，薄層板を 120℃で 30 分間乾燥した後，直ちにリンモリブデ
ン酸のエタノール溶液（1→5）を均等に噴霧し，120℃で 2～3 分間加熱するとき，試料溶液から
得た数個のスポットのうち 1 個のスポットは，標準溶液から得た暗青色のスポットと色調及び Rf 値
が等しい。

（2）　本品 2 g に石油エーテル 10 mL を加えて振り混ぜた後，ろ過する。ろ液を蒸発乾固し，残留
物にエタノール（99.5）10 mL を加え，更に硫酸 3 mL を加えて振り混ぜるとき，液は黄赤色を呈す
る（メントール）。

【 74 】 胃腸薬 26—①

成 分 及 び 分 量 又 は 本 質	日本薬局方	ジアスターゼ	20.0 g
	〃	炭酸水素ナトリウム	60.0 g
	〃	酸化マグネシウム	15.0 g
	〃	ゲンチアナ末	5.0 g
		全　　量	100 g

製　造　方　法	以上をとり，散剤の製法により用時製する。なお，分包散剤とする場合もある。ただし，分包散剤としない場合には1回量を量り得る適当な計量器を添付するものとする。
用 法 及 び 用 量	1回量を次のとおりとし，1日3回，食後服用する。 大人（15才以上）1包2.0 g，11才以上15才未満　大人の⅔，8才以上11才未満 大人の½，5才以上8才未満　大人の⅓
効 能 又 は 効 果	胃酸過多，胸やけ，胃部不快感，もたれ，胃重，胸つかえ，げっぷ，はきけ（むかつき，胃のむかつき，二日酔・悪酔のむかつき，嘔気，悪心），嘔吐，飲み過ぎ，胃痛，食欲不振，胃部・腹部膨満感，消化不良，胃弱，食べ過ぎ，消化促進，消化不良による胃部・腹部膨満感
貯 蔵 方 法 及 び 有 効 期 間	密閉容器
規格及び試験方法	別記のとおり。
備　　　　考	複方ジアスターゼ・重曹散

規 格 及 び 試 験 方 法

性　　状　　本品はわずかに褐色を帯びた淡黄色で，特異なにおいがあり，味は苦い。

確認試験　（1）　本品2 gに水30 mLを加え，静かに振り混ぜた後，ろ過する。ろ液はナトリウム塩の定性反応(2)及び炭酸水素塩の定性反応(2)を呈する。

（2）　（1）の水不溶の残留物に希塩酸10 mLを加え，振り混ぜた後，ろ過した液はマグネシウム塩の定性反応(2)を呈する。

（3）　本品6 gにジエチルエーテル20 mLを加え，10分間振り混ぜた後，吸引ろ過する。残留物は更にジエチルエーテル10 mLで洗い，吸引ろ過する。残留物にメタノール10 mLを加え，20分間振り混ぜた後，ろ過し，ろ液を試料溶液とする。別にゲンチアナ末0.3 gをとり，試料溶液と同様に操作し，標準溶液とする。これらの液につき，薄層クロマトグラフ法により試験を行う。試料溶液及び標準溶液10 μLを薄層クロマトグラフ用シリカゲル（蛍光剤入り）を用いて調製した薄層板にスポットする。次にクロロホルム・メタノール・水混液（30：10：1）を展開溶媒として約10 cm展開した後，薄層板を風乾する。これに紫外線（主波長254 nm）を照射するとき，試料溶液から得たスポットは，標準溶液から得た暗紫色のスポットと色調及び Rf 値が等しい。

【 75 】 胃腸薬 27―②

成 分 及 び 分 量 又 は 本 質	日本薬局方	乾燥水酸化アルミニウムゲル細粒	1.0 g
	〃	ジアスターゼ	1.0 g
	〃	パンクレアチン	1.0 g
	〃	ゲンチアナ末	0.3 g
	〃	l-メントール	0.02 g
	賦形剤 〃	デンプン，乳糖水和物又はこれらの混合物	適 量
		全 量	4.5 g
製 造 方 法	以上をとり，散剤の製法により用時製する。ただし，分包散剤とする。		
用 法 及 び 用 量	1回量を次のとおりとし，1日3回，食後服用する。大人（15才以上）1包1.5 g，11才以上15才未満　大人の⅔，8才以上11才未満 大人の½，5才以上8才未満　大人の⅓		
効 能 又 は 効 果	消化促進，消化不良，食欲不振（食欲減退），食べ過ぎ（過食），もたれ（胃もたれ），胸つかえ，消化不良による胃部・腹部膨満感		
貯 蔵 方 法 及 び 有 効 期 間	密閉容器		
規 格 及 び 試 験 方 法	別記のとおり。		
備 　 考			

規 格 及 び 試 験 方 法

性　　状　本品は淡褐色の粉末で，ハッカのにおいがあり，味はわずかに苦い。

確認試験　（1）　本品1 gに希塩酸20 mLを加え，加温して溶かした液はアルミニウム塩の定性反応を呈する（乾燥水酸化アルミニウムゲル）。

（2）　本品4 gにメタノール5 mLを加えて振り混ぜた後，ろ過し，ろ液を試料溶液とする。別にゲンチアナ末0.25 gにメタノール5 mLを加えて振り混ぜた後，ろ過し，ろ液を標準溶液とする。これらの液につき，薄層クロマトグラフ法により試験を行う。試料溶液及び標準溶液5 μLずつを薄層クロマトグラフ用シリカゲル（蛍光剤入り）を用いて調製した薄層板にスポットする。次にクロロホルム・メタノール・水混液（30：10：1）を展開溶媒として約10 cm展開した後，薄層板を風乾する。これに紫外線（主波長254 nm）を照射するとき，試料溶液から得た主スポットは，標準溶液から得た主スポットと色調及び Rf 値が等しい。

（3）　本品3 gに石油エーテル10 mLを加えて振り混ぜた後，ろ過する。ろ液を蒸発乾固し，残留物にエタノール（99.5）10 mLを加え，更に硫酸3 mLを加えて振り混ぜるとき，液は黄赤色を呈する（メントール）。

【 76 】 胃腸薬 28—①

成 分 及 び 分 量 又 は 本 質	日本薬局方	ロートエキス	0.8 g
	〃	炭酸水素ナトリウム	20.0 g
	〃	合成ケイ酸アルミニウム	60.0 g
	〃	酸化マグネシウム	10.0 g
	賦形剤　〃	デンプン，乳糖水和物又はこれらの混合物	適 量
		全　　量	100 g
製 造 方 法	以上をとり，散剤の製法により用時製し，分包散剤とする。ただし，「ロートエキス」の代わりに「ロートエキス散」を用いて製することができる。		
用 法 及 び 用 量	1回量を次のとおりとし，1日3回，食間に服用する。 大人（15才以上）1包2.0 g，11才以上15才未満　大人の⅔，8才以上11才未満大人の½，5才以上8才未満　大人の⅓		
効 能 又 は 効 果	胃酸過多，胸やけ，胃部不快感，胃部膨満感，もたれ，胃重，胸つかえ，げっぷ，はきけ（むかつき，胃のむかつき，二日酔・悪酔のむかつき，嘔気，悪心），嘔吐，飲み過ぎ，胃痛		
貯 蔵 方 法 及 び 有 効 期 間	密閉容器		
規格及び試験方法	別記のとおり。		
備　　　　考			

規 格 及 び 試 験 方 法

性　　状　本品は灰白色の粉末で，わずかに塩味があり，後わずかに苦味がある。

確認試験　（1）　本品12 gに水50 mLを加えて振り混ぜた後，アンモニア試液10 mLを加え，ジエチルエーテル40 mLずつで2回よく振り混ぜて抽出し，ジエチルエーテル層は水20 mLずつで2回洗う。ジエチルエーテル層を分取し，無水硫酸ナトリウム3 gを加えて振り混ぜ，脱脂綿を用いてろ過する。ろ液を蒸発乾固し，残留物をエタノール（95）0.2 mLに溶かし，試料溶液とする。別に薄層クロマトグラフ用硫酸アトロピン0.01 g及び臭化水素酸スコポラミン5 mgをそれぞれエタノール（95）10 mLに溶かし，標準溶液(1)及び標準溶液(2)とする。これらの液につき，薄層クロマトグラフ用シリカゲルを用いて調製した薄層板にスポットする。次にクロロホルム・メタノール・アセトン・アンモニア水（28）混液（73：15：10：2）を展開溶媒として約10 cm展開した後，薄層板を80 ℃で10分間乾燥する。冷後，これに噴霧用ドラーゲンドルフ試液を均等に噴霧するとき，試料溶液から得た2個の主スポットは，標準溶液から得たそれぞれの黄赤色のスポットと色調及び*Rf*値が等しい。

（2）　本品4 gに水30 mLを加え，静かに振り混ぜ，ろ過して得た液はナトリウム塩の定性反応(2)及び炭酸水素塩の定性反応(2)を呈する（炭酸水素ナトリウム）。

（3）　本品1 gに薄めた硫酸（1→3）3 mLを加え，白煙が発生するまで加熱し，冷後，水20 mLを加えてろ過し，ろ液にアンモニア試液を加えて，弱酸性とした液は，アルミニウム塩の定性反応を呈する（合成ケイ酸アルミニウム）。

（4）　(2)の水不溶の残留物に希塩酸20 mLを加えて振り混ぜ，ろ過して得た液5 mLはマグネシウム塩の定性反応を呈する（酸化マグネシウム）。

【 77 】 胃腸薬 29―①

成 分 及 び 分 量 又 は 本 質	日本薬局方	ロートエキス	0.8 g
	〃	乾燥水酸化アルミニウムゲル	50.0 g
	〃	炭酸水素ナトリウム	15.0 g
	〃	ジアスターゼ	12.0 g
	〃	酸化マグネシウム	12.0 g
	賦形剤 〃	デンプン，乳糖水和物又はこれらの混合物	適 量
		全 量	100 g
製 造 方 法	以上をとり，散剤の製法により用時製し，分包散剤とする。ただし，「ロートエキス」の代わりに「ロートエキス散」を用いて製することができる。		
用 法 及 び 用 量	1回量を次のとおりとし，1日3回，食間又は食後に服用する。大人（15才以上）1包2.0 g，11才以上15才未満 大人の⅔，8才以上11才未満 大人の½，5才以上8才未満 大人の⅓		
効 能 又 は 効 果	胃酸過多，胸やけ，胃部不快感，胃部膨満感，もたれ，胃重，胸つかえ，げっぷ，はきけ（むかつき，胃のむかつき，二日酔・悪酔のむかつき，嘔気，悪心），嘔吐，飲み過ぎ，胃痛		
貯 蔵 方 法 及 び 有 効 期 間	密閉容器		
規格及び試験方法	別記のとおり。		
備 考			

規 格 及 び 試 験 方 法

性　　状　本品は淡灰白色の粉末である。

確認試験　（1）　本品12 gに水50 mLを加え，更に薄めた塩酸（1→2）60 mLを注意しながら徐々に加え，10分間振り混ぜた後，ガラスろ過器（G3）を用いて吸引ろ過する。ろ液にアンモニア試液30 mLを加えて弱アルカリ性とした後，ジエチルエーテル40 mLずつで2回抽出し，ジエチルエーテル層は水20 mLずつで2回洗う。ジエチルエーテル層を分取し，無水硫酸ナトリウム3 gを加えて振り混ぜ，脱脂綿を用いてろ過する。ろ液を蒸発乾固し，残留物をエタノール（95）0.2 mLに溶かし，試料溶液とする。別に薄層クロマトグラフ用硫酸アトロピン0.01 g及び臭化水素酸スコポラミン5 mgをそれぞれエタノール（95）10 mLに溶かし，標準溶液(1)及び標準溶液(2)とする。これらの液につき，薄層クロマトグラフ法により試験を行う。試料溶液及び標準溶液20 μLずつを薄層クロマトグラフ用シリカゲルを用いて調製した薄層板にスポットする。次にクロロホルム・メタノール・アセトン・アンモニア水（28）混液（73：15：10：2）を展開溶媒として約10 cm展開した後，薄層板を80℃で10分間乾燥する。冷後，これに噴霧用ドラーゲンドルフ試液を均等に噴霧するとき，試料溶液から得た2個の主スポットは，標準溶液から得たそれぞれの黄赤色のスポットと色調及びRf値が等しい。

（2）　本品0.5 gに希塩酸20 mLを加え，加温して溶かした液はアルミニウム塩の定性反応を呈する（乾燥水酸化アルミニウムゲル）。

（3）　本品5 gに水30 mLを加え，静かに振り混ぜ，ろ過して得た液はナトリウム塩の定性反応(2)及び炭酸水素塩の定性反応(2)を呈する（炭酸水素ナトリウム）。

（4）　（3）の水不溶の残留物に希塩酸20 mLを加えて振り混ぜ，ろ過して得た液5 mLはマグネシウ

130

ム塩の定性反応を呈する（酸化マグネシウム）。

【 78 】 胃腸薬 30—①

成 分 及 び 分 量 又 は 本 質	賦形剤	日本薬局方 〃	ロートエキス デンプン，乳糖水和物又はこれらの混合物	10.0 g 適 量
		全 量		100 g

製 造 方 法	「ロートエキス」をとり，「精製水又は精製水（容器入り）」10 mL を加え，加温しながらかき混ぜて軟化し，冷後，「デンプン」，「乳糖水和物」又はこれらの混合物 80 g を少量ずつ加えてよく混和し，なるべく低温で乾燥し，更にその適量を追加して均質とし，粉末として製する。なお，分包散剤とする場合もある。
用 法 及 び 用 量	1回量を次のとおりとし，1日3回を限度として服用する。 服用間隔は4時間以上おくこと。 大人（15才以上）1包0.2 g，11才以上15才未満　大人の⅔，8才以上11才未満 大人の½，5才以上8才未満　大人の⅓
効 能 又 は 効 果	胃痛，腹痛，さしこみ（疝痛，癪），胃酸過多，胸やけ
貯 蔵 方 法 及 び 有 効 期 間	気密容器
規格及び試験方法	日本薬局方による。
備　　　　　考	ロートエキス散

【 79 】 胃腸薬 31—②

成分及び分量又は本質	日本薬局方	ガジュツ，細末	2.0 g
	局 外 規	カルニチン塩化物	0.4 g
	賦形剤 日本薬局方	デンプン，乳糖水和物又はこれらの混合物	適 量
		全 量	3.0 g
製 造 方 法	以上をとり，散剤の製法により製する。ただし，分包散剤とする。		
用 法 及 び 用 量	1回量を次のとおりとし，1日3回，食前又は食後に服用する。大人（15才以上）1包1.0 g，11才以上15才未満 大人の⅔，8才以上11才未満 大人の½，5才以上8才未満 大人の⅓		
効 能 又 は 効 果	食欲不振（食欲減退），胃部・腹部膨満感，消化不良，胃弱，食べ過ぎ（過食），飲み過ぎ（過飲），胸やけ，もたれ（胃もたれ），胸つかえ，はきけ（むかつき，胃のむかつき，二日酔・悪酔のむかつき，嘔気，悪心），嘔吐		
貯 蔵 方 法 及 び 有 効 期 間	気密容器		
規格及び試験方法	別記のとおり。		
備 考			

規 格 及 び 試 験 方 法

性　　状　本品は灰黄褐色～灰褐色の粉末で，特異なにおいがあり，味は苦い。

確認試験　（1）　本品5gにジエチルエーテル50 mLを加えて振り混ぜた後，ろ過する。ろ液を蒸発乾固し，残留物にエタノール（95）1 mLを加えて溶かし，必要ならろ過し，試料溶液とする。別にガジュツ，細末3gをとり，試料溶液と同様に操作して標準溶液とする。これらの液につき，薄層クロマトグラフ法により試験を行う。試料溶液及び標準溶液10 μLずつを薄層クロマトグラフ用シリカゲルを用いて調製した薄層板にスポットする。次にクロロホルムを展開溶媒として約10 cm展開した後，薄層板を風乾する。これに4-メトキシベンズアルデヒド・硫酸試液を均等に噴霧し，80℃で2分間加熱するとき，試料溶液から得た主スポットは，標準溶液から得た赤紫色の主スポットと色調及び Rf 値が等しい。

（2）　本品1gに薄めたメタノール（1→2）5 mLを加えて振り混ぜた後，ろ過し，ろ液を試料溶液とする。別にカルニチン塩化物0.03gを薄めたメタノール（1→2）1 mLに溶かし，標準溶液とする。これらの液につき，薄層クロマトグラフ法により試験を行う。試料溶液及び標準溶液10 μLずつを薄層クロマトグラフ用シリカゲルを用いて調製した薄層板にスポットする。次にメタノール・水・アンモニア水（28）混液（7：2：1）を展開溶媒として約10 cm展開した後，薄層板を80℃で10分間乾燥する。これに噴霧用ドラーゲンドルフ試液を均等に噴霧するとき，試料溶液から得た黄赤色のスポットは，標準溶液から得た黄赤色のスポットと色調及び Rf 値が等しい。

【 80 】 胃腸薬 32—②

成分及び分量 又 は 本 質	日本薬局方	オウレン末	0.8 g
	〃	オウゴン末	1.2 g
	〃	オウバク末	0.8 g
	〃	ガジュツ，細末	3.0 g
	〃	l-メントール	0.02 g
	賦形剤　〃	デンプン，乳糖水和物又はこれらの混合物　適　量	
		全　　　量	6.0 g
製　造　方　法	以上をとり，散剤の製法により製する。なお，分包散剤とする場合もある。ただし分包散剤としない場合は，1回量を量り得る適当な計量器を添付するものとする。		
用 法 及 び 用 量	1回量を次のとおりとし，1日3回，食前又は食間に服用する。 大人（15才以上）1包2.0 g，11才以上15才未満　大人の⅔，8才以上11才未満 大人の½，5才以上8才未満　大人の⅓		
効 能 又 は 効 果	食欲不振（食欲減退），胃部・腹部膨満感，消化不良，胃弱，食べ過ぎ（過食），飲み過ぎ（過飲），胸やけ，もたれ（胃もたれ），胸つかえ，はきけ（むかつき，胃のむかつき，二日酔・悪酔のむかつき，嘔気，悪心），嘔吐		
貯 蔵 方 法 及 び 有　効　期　間	気密容器		
規格及び試験方法	別記のとおり。		
備　　　　　考			

規 格 及 び 試 験 方 法

性　　状　本品は黄褐色の粉末で，ハッカのにおいがあり，味は苦い。

確認試験　（1）　本品1gにメタノール20 mLを加えて振り混ぜた後，ろ過する。ろ液を蒸発乾固し，残留物をメタノール1 mLに溶かし，必要ならろ過し，試料溶液とする。別にベルベリン塩化物水和物1 mgをメタノール1 mLに溶かし，標準溶液とする。これらの液につき，薄層クロマトグラフ法により試験を行う。試料溶液及び標準溶液5 μLずつを薄層クロマトグラフ用シリカゲルを用いて調製した薄層板にスポットする。次にl-ブタノール・水・酢酸（100）混液（7：2：1）を展開溶媒として約10 cm展開した後，薄層板を風乾する。これに紫外線（主波長365 nm）を照射するとき，試料溶液から得た数個のスポットのうち1個のスポットは，標準溶液から得た黄色〜黄緑色の蛍光を発するスポットと色調及びRf値が等しい。

（2）　（1）の試料溶液を試料溶液とする。別にバイカリン1 mgをメタノール1 mLに溶かし，標準溶液とする。これらの液につき，薄層クロマトグラフ法により試験を行う。試料溶液及び標準溶液5 μLずつを薄層クロマトグラフ用シリカゲルを用いて調製した薄層板にスポットする。次にクロロホルム・メタノール・酢酸（100）・水混液（20：10：3：2）を展開溶媒として約10 cm展開した後，薄層板を風乾する。これに塩化鉄（Ⅲ）メタノール溶液（1→100）を均等に噴霧するとき，試料溶液から得た数個のスポットのうち1個のスポットは，標準溶液から得た暗緑色のスポットと色調及びRf値が等しい。

（3）　本品6gジエチルにエーテル50 mLを加えて振り混ぜた後，ろ過する。ろ液を蒸発乾固し，残留物をエタノール（95）1 mLに溶かし，試料溶液とする。別にガジュツ，細末3gをとり，試料

溶液と同様に操作し，標準溶液とする。これらの液につき，薄層クロマトグラフ法により試験を行う。試料溶液及び標準溶液 10 μL ずつを薄層クロマトグラフ用シリカゲルを用いて調製した薄層板にスポットする。次にクロロホルムを展開溶媒として約 10 cm 展開した後，薄層板を風乾する。これに 4－メトキシベンズアルデヒド・硫酸試液を均等に噴霧し，80℃で 2 分間加熱するとき，試料溶液から得た主スポットは，標準溶液から得た赤紫色の主スポットと色調及び Rf 値が等しい。

（4） 本品 4 g に石油エーテル 10 mL を加えて振り混ぜた後，ろ過する。ろ液を蒸発乾固し，残留物にエタノール（99.5）10 mL を加え，更に硫酸 3 mL を加えて振り混ぜるとき，液は黄赤色を呈する（メントール）。

【 81 】 胃腸薬 33

成 分 及 び 分 量又 は 本 質	甘味剤	日本薬局方〃	トウヒチンキ単シロップ	20.0 mL適　量
			全　　量	100 mL
製 造 方 法	以上をとり，シロップ剤の製法により製する。ただし，「白糖」及び「精製水又は精製水（容器入り）」適量を用いて製することができる。ただし，本品の容器としてプラスチック製容器を使用する場合は，当該容器は，昭和 47 年 2 月 17 日薬製第 225 号通知に適合する。			
用 法 及 び 用 量	大人 1 日 10 mL の服用を基準とし，調剤原料として用いる。			
効 能 又 は 効 果	調剤原料として用いる。			
貯 蔵 方 法 及 び有 効 期 間	気密容器			
規格及び試験方法	日本薬局方による。			
備　　　　考	トウヒシロップ			

【 82 】 胃腸薬34—①

成分及び分量 又 は 本 質	局 外 規	メタケイ酸アルミン酸マグネシウム	2.0 g
	日本薬局方	L-グルタミン	2.0 g
	〃	銅クロロフィリンナトリウム	0.1 g
	賦形剤 日本薬局方	デンプン，乳糖水和物又はこれらの混合物	適 量
		全 量	4.5 g
製 造 方 法	以上をとり，散剤の製法により製する。ただし，分包散剤とする。		
用 法 及 び 用 量	1回量を次のとおりとし，1日3回，食前又は食間に服用する。 大人（15才以上）1包1.5 g，11才以上15才未満　大人の⅔，8才以上11才未満 大人の½，5才以上8才未満　大人の⅓		
効 能 又 は 効 果	胃酸過多，胸やけ，胃部不快感，胃部膨満感，もたれ（胃もたれ），胃重，胸つか え，げっぷ（おくび），はきけ（むかつき，胃のむかつき，二日酔・悪酔のむかつ き，嘔気，悪心），嘔吐，飲み過ぎ（過飲），胃痛		
貯 蔵 方 法 及 び 有 効 期 間	遮光した密閉容器		
規格及び試験方法	別記のとおり。		
備　　　　考			

規 格 及 び 試 験 方 法

性　　状　本品は淡青白色の粉末である。

確認試験　（1）　本品1.2 gに薄めた硫酸（1→3）5 mLを加え，白煙が発生するまで加熱し，冷後，水20 mLを加えてろ過する。ろ液にアンモニア試液を加えて中性とし，生じた沈殿をろ過する。ろ液はマグネシウム塩の定性反応(2)を呈する。残留物に希塩酸を加えて溶かした液は，アルミニウム塩の定性反応を呈する（メタケイ酸アルミン酸マグネシウム）。

（2）　本品0.3 gに水100 mLを加え，振り混ぜた後，ろ過し，ろ液5 mLにニンヒドリン試液1 mLを加え，3分間加熱するとき，液は紫色を呈する（L-グルタミン）。

（3）　本品0.5 gにメタノール30 mLを加え，10分間振り混ぜた後，ろ過する。ろ液を蒸発乾固し，残留物にメタノール1 mLを加えて溶かし，試料溶液とする。別に銅クロロフィリンナトリウム5 mgをメタノール1 mLに溶かし，標準溶液とする。これらの液につき，薄層クロマトグラフ法により試験を行う。試料溶液及び標準溶液5 µLずつを薄層クロマトグラフ用シリカゲルを用いて調製した薄層板にスポットする。次にベンゼン・ジオキサン・氷酸（100）混液（90：25：2）を展開溶媒として約10 cm展開した後，薄層板を風乾する。試料溶液から得た主スポットは，標準溶液から得た緑色の主スポットと色調及び*Rf*値が等しい。

【 83 】 胃腸薬 35—①

成分及び分量又は本質	局　外　規	メタケイ酸アルミン酸マグネシウム	3.0 g
	〃	アズレンスルホン酸ナトリウム	0.006 g
	日本薬局方	アルジオキサ	0.3 g
	〃	*l*-メントール	0.02 g
	賦形剤　　〃	デンプン，乳糖水和物又はこれらの混合物	適　量
		全　　　量	4.5 g
製　造　方　法	以上をとり，散剤の製法により製する。ただし，分包散剤とする。		
用　法　及　び　用　量	1回量を次のとおりとし，1日3回，食前又は食間に服用する。 通常，成人は1回量を多量の水（約200 mL）とともに服用する。 大人（15才以上）1包1.5 g，11才以上15才未満　大人の⅔，8才以上11才未満 大人の½，5才以上8才未満　大人の⅓		
効　能　又　は　効　果	胃酸過多，胸やけ，胃部不快感，胃部膨満感，もたれ（胃もたれ），胃重，胸つかえ，げっぷ（おくび），はきけ（むかつき，胃のむかつき，二日酔・悪酔のむかつき，嘔気，悪心），嘔吐，飲み過ぎ（過飲），胃痛		
貯蔵方法及び有効期間	遮光した気密容器		
規格及び試験方法	別記のとおり。		
備　　　　考			

規 格 及 び 試 験 方 法

性　状　本品は灰白色の粉末で，ハッカのにおいがある。

確認試験　（1）　本品1.2 gに薄めた硫酸（1→3）5 mLを加え，白煙が発生するまで加熱し，冷後，水20 mLを加えてろ過する。ろ液にアンモニア試液を加えて中性とし，生じた沈殿をろ過する。ろ液はマグネシウム塩の定性反応(2)を呈する。残留物に希塩酸を加えて溶かした液はアルミニウム塩の定性反応を呈する（メタケイ酸アルミン酸マグネシウム）。

（2）　本品8 gにメタノール30 mLを加え，振り混ぜた後，ろ過する。ろ液を蒸発乾固し，残留物に水3 mLを加えて溶かした液2 mLに塩化バリウム試液1 mLを加えるとき，青色の沈殿を生じる。残りの水溶液1 mLに塩酸0.5 mLを滴加するとき，液の色はしだいに淡黄色になるか，または脱色する（アズレンスルホン酸ナトリウム）。

（3）　本品5 gに石油エーテル10 mLを加え，振り混ぜた後，ろ過する。残留物は（4）に用いる。ろ液を蒸発乾固し，残留物にエタノール（95）10 mLを加えた後，硫酸3 mLを加えて振り混ぜるとき，液は黄赤色を呈する（メントール）。

（4）　（3）の残留物にエタノール（95）20 mLを加え，振り混ぜた後，ろ過する。ろ液は捨て，残留物は更に水20 mLを加えて振り混ぜた後，ろ過する。残留物に希塩酸10 mLを加えて5分間煮沸し，これに塩化フェニルヒドラジニウム溶液（1→100）10 mLを加え，冷後，ヘキサシアノ鉄（Ⅲ）酸カリウム試液0.5 mLを加えてよく混和し，更に塩酸1 mLを加えて振り混ぜるとき，液は赤色を呈する（アルジオキサ）。

【 84 】 胃腸薬 36—①

成分及び分量 又 は 本 質	日本薬局方	アルジオキサ	0.3 g
	〃	ロートエキス散	0.3 g
	〃	炭酸水素ナトリウム	2.0 g
	〃	酸化マグネシウム	0.6 g
	〃	l—メントール	0.02 g
	賦形剤 〃	デンプン，乳糖水和物又はこれらの混合物	適 量
		全 量	4.5 g
製 造 方 法	以上をとり，散剤の製法により製する。ただし，分包散剤とする。		
用 法 及 び 用 量	1回量を次のとおりとし，1日3回，食前又は食間に服用する。 大人（15才以上）1包1.5 g，11才以上15才未満　大人の⅔，8才以上11才未満 大人の½，5才以上8才未満　大人の⅓		
効 能 又 は 効 果	胃酸過多，胸やけ，胃部不快感，胃部膨満感，もたれ（胃もたれ），胃重，胸つか え，げっぷ（おくび），はきけ（むかつき，胃のむかつき，二日酔・悪酔のむかつ き，嘔気，悪心），嘔吐，飲み過ぎ（過飲），胃痛		
貯 蔵 方 法 及 び 有 効 期 間	気密容器		
規格及び試験方法	別記のとおり。		
備 考			

規 格 及 び 試 験 方 法

性　　状　本品はわずかに褐色を帯びた白色の粉末で，ハッカのにおいがある。

確認試験　（1）　本品5 gにエタノール（95）20 mLを加え，振り混ぜた後，ろ過する。残留物は（2）に用いる。ろ液10 mLに硫酸3 mLを加えて振り混ぜるとき，液は赤色を呈する（メントール）。

（2）　（1）の残留物に水30 mLを加えて振り混ぜた後，ろ過する。残留物に希塩酸10 mLを加えて5分間煮沸し，これに塩化フェニルヒドラジニウム溶液（1 → 100）10 mLを加え，冷後，ろ過する。ろ液にヘキサシアノ鉄（Ⅲ）酸カリウム試液0.5 mLを加えて混和し，更に塩酸1 mLを加えて振り混ぜるとき，液は赤色を呈する（アルジオキサ）。

（3）　本品3 gに水30 mLを加え，振り混ぜた後，ろ過する。ろ液はナトリウム塩の定性反応及び炭酸水素塩の定性反応(1)，(2)を呈する（炭酸水素ナトリウム）。

（4）　（3）の水に不溶の残留物に希塩酸10 mLを加えて振り混ぜ，ろ過して得た液はマグネシウム塩の定性反応を呈する（酸化マグネシウム）。

（5）　本品4.5 gに水30 mLを加え，振り混ぜた後，ろ過する。ろ液にアンモニア試液を加えて弱アルカリ性とし，ジクロルメタン30 mLを加えて振り混ぜた後，ジクロルメタン層を分取する。この液に無水硫酸ナトリウム3 gを加えて振り混ぜた後，ろ過する。ろ液を蒸発乾固し，残留物をエタノール（95）0.5 mLに溶かし，試料溶液とする。別に硫酸アトロピン5 mgをエタノール（95）3 mLに溶かし，標準溶液とする。これらの液につき，薄層クロマトグラフ法により試験を行う。試料溶液及び標準溶液10 μLずつを薄層クロマトグラフ用シリカゲルを用いて調製した薄層板にスポットする。次にクロロホルム・メタノール・アセトン・アンモニア水（28）混液（73：15：10：2）を展開溶媒として約10 cm展開した後，薄層板を80℃で10分間乾燥する。これに噴霧用ドラーゲンドル

フ試液を均等に噴霧するとき，試料溶液から得た数個のスポットのうち1個のスポットは，標準溶液から得た黄赤色のスポットと色調及び *Rf* 値が等しい。

【 85 】 胃腸薬 37—①

成分及び分量 又 は 本 質	日本薬局方 局 外 規	カンゾウ末 メタケイ酸アルミン酸マグネシウム	1.5 g 3.0 g
		全　　量	4.5 g
製 造 方 法	以上をとり，散剤の製法により製する。なお，分包散剤とする場合もある。ただし分包散剤としない場合は，1回量を量り得る適当なさじを添付するものとする。		
用 法 及 び 用 量	1回量を次のとおりとし，1日3回，食前又は食間に服用する。 大人（15才以上）1包1.5 g，11才以上15才未満　大人の⅔，8才以上11才未満 大人の½，5才以上8才未満　大人の⅓		
効 能 又 は 効 果	胃酸過多，胸やけ，胃部不快感，胃部膨満感，もたれ（胃もたれ），胃重，胸つかえ，げっぷ（おくび），はきけ（むかつき，胃のむかつき，二日酔・悪酔のむかつき，嘔気，悪心），嘔吐，飲み過ぎ（過飲），胃痛		
貯 蔵 方 法 及 び 有 効 期 間	密閉容器		
規格及び試験方法	別記のとおり。		
備　　　　考			

規 格 及 び 試 験 方 法

性　　状　本品は淡黄褐色の粉末で，味は甘い。

確認試験　（1）　本品0.8 gに薄めた硫酸（1→3）5 mLを加え，白煙が発生するまで加熱し，冷後，水20 mLを加えてろ過する。ろ液にアンモニア試液を加えて中性とし，生じた沈殿をろ過する。ろ液はマグネシウム塩の定性反応(2)を呈する。残留物に希塩酸を加えて溶かした液はアルミニウム塩の定性反応(2)を呈する（メタケイ酸アルミン酸マグネシウム）。

（2）　本品1 gにメタノール5 mLを加えて振り混ぜた後，ろ過し，ろ液を試料溶液とする。別にグリチルリチン酸5 mgをメタノール2 mLに溶かし，標準溶液とする。これらの液につき，薄層クロマトグラフ法により試験を行う。試料溶液10 μL及び標準溶液2 μLを薄層クロマトグラフ用シリカゲル（蛍光剤入り）を用いて調製した薄層板にスポットする。次にl-ブタノール・水・酢酸（100）混液（7：2：1）を展開溶媒として約10 cm展開した後，薄層板を風乾する。これに紫外線（主波長254 nm）を照射するとき，試料溶液から得た数個のスポットのうち1個のスポットは，標準溶液から得た暗紫色のスポットと色調及びRf値が等しい。

【 86 】 胃腸薬 38―①

成分及び分量 又 は 本 質	日本薬局方	ミヤ BM 細粒	3.0 g
	〃	乾燥酵母	3.0 g
	〃	リン酸水素カルシウム水和物	1.0 g
	賦形剤 〃	デンプン，乳糖水和物又はこれらの混合物	適 量
		全 量	7.5 g
製 造 方 法	以上をとり，散剤の製法により，用時製する。なお，分包散剤とする場合もある。ただし分包散剤としない場合は，1回量を量り得る適当なさじを添付するものとする。
用 法 及 び 用 量	1回量を次のとおりとし，1日3回，食後に服用する。 大人（15才以上）1包2.5 g，11才以上15才未満　大人の⅔，8才以上11才未満　大人の½，5才以上8才未満　大人の⅓，3才以上5才未満　大人の¼，1才以上3才未満　大人の⅕，3カ月以上1才未満　大人の⅒
効 能 又 は 効 果	整腸（便通を整える），腹部膨満感，軟便，便秘
貯 蔵 方 法 及 び 有 効 期 間	気密容器
規格及び試験方法	別記のとおり。
備 考	

規 格 及 び 試 験 方 法

性　　状　本品は淡黄白色の粉末で，特異なにおい及び味がある。

確認試験　（1）　本品0.8 gに希塩酸5 mLを加え，70℃で1〜2分間加温した後，ろ過する。ろ液にモリブデン酸アンモニウム試液2 mLを加えるとき，黄色の沈殿を生じる（リン酸水素カルシウム水和物）。

（2）　本品1.5 gに希塩酸1 mL及び水20 mLを加え，10分間振り混ぜた後，ろ過する。ろ液に酢酸・酢酸ナトリウム試液5 mL及び酵素試液1 mLを加え，45〜50℃で2時間放置した後，この液5 mLに水酸化ナトリウム試液2.5 mL及びヘキサシアノ鉄（Ⅲ）酸カリウム試液0.5 mLを加え，次にイソブタノール5 mLを加え，2分間激しく振り混ぜて放置し，紫外線（主波長365 nm）下で観察するとき，イソブタノール層は青紫色の蛍光を発する。この蛍光は酸性にすると消え，アルカリ性に戻すと再び現れる（乾燥酵母）。

【 87 】 外用痔疾用薬1

成分及び分量 又 は 本 質	日本薬局方	ジブカイン塩酸塩	0.1 g
	〃	タンニン酸	1.0 g
	基 剤 薬 添 規	ハードファット又は適当な基剤	適 量
		全　　　量	15 g
製 造 方 法	以上をとり，坐剤の製法により製し，10個とする。		
用 法 及 び 用 量	成人1回1個，1日3回を限度とし，直腸内に挿入する。		
効 能 又 は 効 果	きれ痔・いぼ痔の痛み，かゆみ，はれ，出血の緩和		
貯 蔵 方 法 及 び 有 効 期 間	密閉容器		
規格及び試験方法	別記のとおり。		
備　　　　考			

規 格 及 び 試 験 方 法

本品は定量するとき，ジブカイン塩酸塩（$C_{20}H_{29}N_3O_2$・HCl：379.93）0.60〜0.73 %を含む。

性　状　本品は褐色の坐剤である。

確認試験　（1）　本品1個をとり，ヘキサン20 mL を加え，40℃に加温して溶かす。冷後，水10 mL を加えて振り混ぜ，水層を分取する。これをろ過し，ろ液を試料溶液とする。別にジブカイン塩酸塩 5 mg を水8 mL に溶かし，標準溶液とする。これらの液につき，薄層クロマトグラフ法により試験を行う。試料溶液及び標準溶液3 µL ずつを薄層クロマトグラフ用シリカゲル（蛍光剤入り）を用いて調製した薄層板にスポットする。次に酢酸エチル・エタノール（99.5）・アンモニア水（28）混液（50：5：1）を展開溶媒として約10 cm 展開した後，薄層板を風乾する。これに紫外線（主波長254 nm）を照射するとき，試料溶液から得たスポットは標準溶液から得たスポットと色調及び Rf 値が等しい。

（2）　（1）の水層1 mL に塩化鉄（Ⅲ）試液1滴を加えるとき，液は青黒色を呈し，放置するとき，青黒色の沈澱を生じる（タンニン酸）。

定量法　本品10個をとり，その重量を精密に量り，注意して細片とし，均一に混和する。その約1.2 g を精密に量り，テトラヒドロフラン40 mL を加え，40℃に加温し，振り混ぜて溶かし，冷後，更にテトラヒドロフランを加えて正確に50 mL とする。この液5 mL を正確に量り，内標準溶液5 mL を正確に加え，更にメタノールを加えて50 mL とする。この液を30分間氷冷した後，ろ過し，初めのろ液10 mL を除き，次のろ液を試料溶液とする。別に定量用ジブカイン塩酸塩約0.04 g を精密に量り，テトラヒドロフランに溶かし，正確に25 mL とする。この液5 mL を正確に量り，テトラヒドロフランを加えて正確に50 mL とする。この液5 mL を正確に量り，内標準溶液5 mL を正確に加え，更にメタノールを加えて50 mL とし，標準溶液とする。試料溶液及び標準溶液10 µL につき，次の条件で液体クロマトグラフ法により試験を行い，内標準物質のピーク面積に対するジブカイン塩酸塩のピーク面積の比 Q_T 及び Q_S を求める。

ジブカイン塩酸塩（$C_{20}H_{29}N_3O_2$・HCl）の量（mg）

$$= 定量用ジブカイン塩酸塩の量（mg）\times \frac{Q_T}{Q_S} \times \frac{1}{5}$$

内標準溶液　パラオキシ安息香酸ヘキシルのメタノール溶液（1 → 6000）
操作条件
　　検出器：紫外吸光光度計（測定波長：240 nm）
　　カラム：内径約 4 mm，長さ 15〜25 cm のステンレス管に 5〜10 μm のオクタデシルシリル化
　　　　　シリカゲルを充てんする。
　　カラム温度：40 ℃付近の一定温度
　　移動相：ドデシル硫酸ナトリウム 3 g を薄めたリン酸（1 → 1000）に溶かして 1000 mL とす
　　　　　る。この液 270 mL にメタノール 730 mL を加える。
　　流量：ジブカイン塩酸塩の保持時間が約 10 分になるように調整する。
　　カラムの選定：標準溶液 10 μL につき，上記の条件で操作するとき，パラオキシ安息香酸ヘ
　　　　　キシル，ジブカイン塩酸塩の順に溶出し，それぞれのピークが完全に分離するものを用
　　　　　いる。

【 88 】 外用痔疾用薬 2

成分及び分量 又 は 本 質	日本薬局方	ジブカイン塩酸塩	0.1 g
	〃	ヒドロコルチゾン酢酸エステル	0.05 g
	基 剤 薬 添 規	ハードファット又は適当な基剤	適 量
		全　　　量	15 g
製 造 方 法	以上をとり，坐剤の製法により製し，10個とする。		
用法及び用量	成人1回1個，1日3回を限度とし，直腸内に挿入する。		
効 能 又 は 効 果	きれ痔・いぼ痔の痛み，かゆみ，はれ，出血の緩和		
貯 蔵 方 法 及 び 有 効 期 間	密閉容器		
規格及び試験方法	別記のとおり。		
備　　　考			

規 格 及 び 試 験 方 法

　本品は定量するとき，ジブカイン塩酸塩（$C_{20}H_{29}N_3O_2 \cdot HCl$：379.93）0.60〜0.73 %，ヒドロコルチゾン酢酸エステル（$C_{23}H_{32}O_6$：404.50）0.30〜0.37 %を含む。

性　状　本品は白色の坐剤である。

確認試験　（1）　本品1個をとり，ヘキサン20 mLを加え，40℃に加温して溶かす。冷後，水10 mLを加えて振り混ぜ，水層を分取する。これをろ過し，ろ液を試料溶液とする。別にジブカイン塩酸塩5 mgを水8 mLに溶かし，標準溶液とする。これらの液につき，薄層クロマトグラフ法により試験を行う。試料溶液及び標準溶液3 μLずつを薄層クロマトグラフ用シリカゲル（蛍光剤入り）を用いて調製した薄層板にスポットする。次に酢酸エチル・エタノール（99.5）・アンモニア（28）水混液（50：5：1）を展開溶媒として約10 cm展開した後，薄層板を風乾する。これに紫外線（主波長254 nm）を照射するとき，試料溶液から得たスポットは標準溶液から得たスポットと色調及び*Rf*値が等しい。

（2）　本品1個をとり，テトラヒドロフラン5 mLを加え，40℃に加温し，振り混ぜて溶かす。冷後，メタノール5 mLを加え，30分間氷冷した後，ろ過し，ろ液を試料溶液とする。別にヒドロコルチゾン酢酸エステル2 mgをメタノール4 mLに溶かし，標準溶液とする。これらの液につき，薄層クロマトグラフ法により試験を行う。試料溶液及び標準溶液5 μLずつを薄層クロマトグラフ用シリカゲル（蛍光剤入り）を用いて調製した薄層板にスポットする。次にジクロルメタン・ジエチルエーテル・メタノール・水混液（160：30：8：1）を展開溶媒として約10 cm展開した後，薄層板を風乾する。これに紫外線（主波長254 nm）を照射するとき，試料溶液から得たスポットは標準溶液から得たスポットと色調及び*Rf*値が等しい。また，この薄層板にアルカリ性ブルーテトラゾリウム試液を均等に噴霧するとき，標準溶液から得たスポット及びそれに対応する位置の試料溶液から得たスポットは，紫色を呈する。

定　量　法　本品10個をとり，その重量を精密に量り，注意して細片とし，均一に混和する。その約1.2 gを精密に量り，テトラヒドロフラン40 mLを加え，40℃に加温し，振り混ぜて溶かし，冷後，更にテトラヒドロフランを加えて正確に50 mLとする。この液5 mLを正確に量り，内標準溶液5 mLを正確に加え，更にメタノールを加えて50 mLとする。この液を30分間氷冷した後，ろ過し，初め

のろ液 10 mL を除き，次のろ液を試料溶液とする。別に定量用ジブカイン塩酸塩約 0.04 g 及び定量用ヒドロコルチゾン酢酸エステル約 0.02 g をそれぞれ精密に量り，テトラヒドロフランに溶かし，正確に 25 mL とする。この液 5 mL を正確に量り，テトラヒドロフランを加えて正確に 50 mL とする。この液 5 mL を正確に量り，内標準溶液 5 mL を正確に加え，更にメタノールを加えて 50 mL とし，標準溶液とする。試料溶液及び標準溶液 10 μL につき，次の条件で液体クロマトグラフ法により試験を行い，内標準物質のピーク面積に対するジブカイン塩酸塩及びヒドロコルチゾン酢酸エステルのピーク面積の比 Q_{Ta}，Q_{Tb}，Q_{Sa} 及び Q_{Sb} を求める。

ジブカイン塩酸塩（$C_{20}H_{29}N_3O_2 \cdot HCl$）の量（mg）

$$= 定量用ジブカイン塩酸塩の量（mg）\times \frac{Q_{Ta}}{Q_{Sa}} \times \frac{1}{5}$$

ヒドロコルチゾン酢酸エステル（$C_{23}H_{32}O_6$）の量（mg）

$$= 定量用ヒドロコルチゾン酢酸エステルの量（mg）\times \frac{Q_{Tb}}{Q_{Sb}} \times \frac{1}{5}$$

内標準溶液　パラオキシ安息香酸ヘキシルのメタノール溶液（1 → 6000）

操作条件

　　検出器：紫外吸光光度計（測定波長：240 nm）

　　カラム：内径約 4 mm，長さ 15～25 cm のステンレス管に 5～10 μm のオクタデシルシリル化シリカゲルを充てんする。

　　カラム温度：40℃付近の一定温度

　　移動相：ドデシル硫酸ナトリウム 3 g を薄めたリン酸（1 → 1000）に溶かして 1000 mL とする。この液 270 mL にメタノール 730 mL を加える。

　　流量：ジブカイン塩酸塩の保持時間が約 10 分になるように調整する。

　　カラムの選定：標準溶液 10 μL につき，上記の条件で操作するとき，ヒドロコルチゾン酢酸エステル，パラオキシ安息香酸ヘキシル，ジブカイン塩酸塩の順に溶出し，それぞれのピークが完全に分離するものを用いる。

【 89 】 外用痔疾用薬3

成 分 及 び 分 量 又 は 本 質	日本薬局方	ジブカイン塩酸塩	0.5 g
	〃	ヒドロコルチゾン酢酸エステル	0.5 g
	〃	タンニン酸	5.0 g
	〃	トコフェロール酢酸エステル	3.0 g
	局 外 規	クロタミトン	5.0 g
	基 剤 薬 添 規	ゲル化炭化水素	適 量
		全　　　量	100 g
製 造 方 法	以上をとり，軟膏剤の製法により製する。		
用 法 及 び 用 量	1日1〜3回，適量を患部に塗布するか，ガーゼ又はリント布などにのばして貼付する。		
効 能 又 は 効 果	きれ痔・いぼ痔の痛み，かゆみ，はれ，出血，ただれの緩和		
貯 蔵 方 法 及 び 有 効 期 間	密閉容器		
規格及び試験方法	別記のとおり。		
備　　　　考			

規 格 及 び 試 験 方 法

本品は定量するとき，ジブカイン塩酸塩（$C_{20}H_{29}N_3O_2 \cdot HCl$：379.93）0.45〜0.55 %，ヒドロコルチゾン酢酸エステル（$C_{23}H_{32}O_6$：404.50）0.45〜0.55 %，クロタミトン（$C_{13}H_{17}NO$：203.28）4.5〜5.5 %，トコフェロール酢酸エステル（$C_{31}H_{52}O_3$：472.75）2.7〜3.3 %を含む。

性　状　本品は褐色の軟膏剤である。

確認試験　（1）　本品0.5 gにテトラヒドロフラン5 mLを加えてかき混ぜた後，ろ過し，ろ液を試料溶液とする。別にジブカイン塩酸塩2 mgをメタノール4 mLに溶かし，標準溶液(1)とする。クロタミトン0.02 gをメタノール4 mLに溶かし，標準溶液(2)とする。トコフェロール酢酸エステル0.015 gをエタノール（99.5）5 mLに溶かし，標準溶液(3)とする。これらの液につき，薄層クロマトグラフ法により試験を行う。試料溶液及び標準溶液3 μLずつを薄層クロマトグラフ用シリカゲル（蛍光剤入り）を用いて調製した薄層板にスポットする。次に酢酸エチル・エタノール（99.5）・アンモニア水（28）混液（50：5：1）を展開溶媒として約10 cm展開した後，薄層板を風乾する。これに紫外線（主波長254 nm）を照射するとき，試料溶液から得た3個のスポットは標準溶液(1)，標準溶液(2)及び標準溶液(3)から得たそれぞれのスポットと色調及び Rf 値が等しい。また，紫外線（主波長365 nm）を照射するとき，標準溶液(1)から得たスポット及びそれに対応する位置の試料溶液から得たスポットは青色の蛍光を発する。

（2）　（1）の試料溶液を試料溶液とする。別にヒドロコルチゾン酢酸エステル2 mgをメタノール4 mLに溶かし，標準溶液とする。これらの液につき，薄層クロマトグラフ法により試験を行う。試料溶液及び標準溶液2 μLずつを薄層クロマトグラフ用シリカゲル（蛍光剤入り）を用いて調製した薄層板にスポットする。次にジクロルメタン・ジエチルエーテル・メタノール・水混液（160：30：8：1）を展開溶媒として約10 cm展開した後，薄層板を風乾する。これに紫外線（主波長254 nm）を照射するとき，試料溶液から得たスポットは標準溶液から得たスポットと色調及び Rf 値が等しい。また，この薄層板にアルカリ性ブルーテトラゾリウム試液を均等に噴霧するとき，標準溶液から得た

スポット及びそれに対応する位置の試料溶液から得たスポットは，紫色を呈する。

（3）（1）の試料溶液 1 mL に塩化鉄（Ⅲ）試液 1 滴を加えるとき，液は青黒色を呈し，放置するとき，青黒色の沈殿を生じる（タンニン酸）。

定 量 法　（1）　本品約 1.0 g を精密に量り，テトラヒドロフラン 30 mL を加えて振り混ぜた後，メタノールを加えて 50 mL とする。この液をろ過し，初めのろ液 10 mL を除き，次のろ液 5 mL を正確に量り，内標準溶液 3 mL を正確に加え，更にメタノールを加えて 25 mL とし，試料溶液とする。別に定量用ジブカイン塩酸塩約 0.02 g を精密に量り，メタノールを加えて，正確に 20 mL とする。この液 2 mL を正確に量り，メタノールに溶かし，正確に 20 mL とする。この液 5 mL を正確に量り，内標準溶液 3 mL を正確に加え，更にメタノールを加えて 25 mL とし，標準溶液とする。試料溶液及び標準溶液 10 μL につき，次の条件で液体クロマトグラフ法により試験を行い，内標準物質のピーク面積に対するジブカイン塩酸塩のピーク面積の比 Q_T 及び Q_S を求める。

ジブカイン塩酸塩（$C_{20}H_{29}N_3O_2 \cdot HCl$）の量（mg）

$$= 定量用ジブカイン塩酸塩の量（mg）\times \frac{Q_T}{Q_S} \times \frac{1}{4}$$

内標準溶液　パラオキシ安息香酸ヘキシルのメタノール溶液（1 → 6000）

操作条件

　　検出器：紫外吸光光度計（測定波長：240 nm）

　　カラム：内径約 4 mm，長さ 15～25 cm のステンレス管に 5～10 μm のオクタデシルシリル化シリカゲルを充てんする。

　　カラム温度：40℃付近の一定温度

　　移動相：ドデシル硫酸ナトリウム 3 g を薄めたリン酸（1 → 1000）に溶かして 1000 mL とする。この液 270 mL にメタノール 730 mL を加える。

　　流量：ジブカイン塩酸塩の保持時間が約 10 分になるように調整する。

　　カラムの選定：標準溶液 10 μL につき，上記の条件で操作するとき，パラオキシ安息香酸ヘキシル，ジブカイン塩酸塩の順に溶出し，それぞれのピークが完全に分離するものを用いる。

（2）　本品約 1.0 g を精密に量り，テトラヒドロフラン 30 mL を加えて振り混ぜた後，メタノールを加えて 50 mL とする。この液をろ過し，初めのろ液 10 mL を除き，次のろ液 5 mL を正確に量り，内標準溶液 5 mL を正確に加え，更にメタノールを加えて 50 mL とし，試料溶液とする。別に定量用ヒドロコルチゾン酢酸エステル約 0.01 g を精密に量り，メタノールに溶かし，正確に 25 mL とする。この液 5 mL を正確に量り，メタノールを加えて正確に 20 mL とする。この液 5 mL を正確に量り，内標準溶液 5 mL を正確に加え，更にメタノールを加えて 50 mL とし，標準溶液とする。試料溶液及び標準溶液 10 μL につき，次の条件で液体クロマトグラフ法により試験を行い，内標準物質のピーク面積に対するヒドロコルチゾン酢酸エステルのピーク面積の比 Q_T 及び Q_S を求める。

ヒドロコルチゾン酢酸エステル（$C_{23}H_{32}O_6$）の量（mg）

$$= 定量用ヒドロコルチゾン酢酸エステルの量（mg）\times \frac{Q_T}{Q_S} \times \frac{1}{2}$$

内標準溶液　フタル酸ジメチルのメタノール溶液（1 → 10000）

操作条件

　　検出器：紫外吸光光度計（測定波長：240 nm）

　　カラム：内径約 4 mm，長さ 15～25 cm のステンレス管に 5 ～10 μm のオクタデシルシリル化シリカゲルを充てんする。

カラム温度：40℃付近の一定温度

移動相：薄めたリン酸（1 → 1000）・アセトニトリル混液（65：35）

流量：ヒドロコルチゾン酢酸エステルの保持時間が約10分になるように調整する。

カラムの選定：標準溶液10 μL につき，上記の条件で操作するとき，フタル酸ジメチル，ヒドロコルチゾン酢酸エステルの順に溶出し，それぞれのピークが完全に分離するものを用いる。

（3）　本品約1.0 g を精密に量り，テトラヒドロフラン30 mL を加えて振り混ぜた後，メタノールを加えて正確に50 mL とする。この液をろ過し，初めのろ液10 mL を除き，次のろ液5 mL を正確に量り，メタノールを加えて正確に25 mL とする。この液5 mL を正確に量り，内標準溶液5 mL を正確に加え，更にメタノールを加えて50 mL とし，試料溶液とする。別に定量用クロタミトン約0.05 g を精密に量り，メタノールに溶かし，正確に50 mL とする。この液5 mL を正確に量り，メタノールを加えて正確に25 mL とする。この液5 mL を正確に量り，内標準溶液5 mL を正確に加え，更にメタノールを加えて50 mL とし，標準溶液とする。試料溶液及び標準溶液10 μL につき，次の条件で液体クロマトグラフ法により試験を行い，内標準物質のピーク面積に対するクロタミトンのピーク面積の比 Q_T 及び Q_S を求める。

$$\text{クロタミトン（C}_{13}\text{H}_{17}\text{NO）の量（mg）}$$

$$=\text{定量用クロタミトンの量（mg）}\times\frac{Q_T}{Q_S}$$

内標準溶液　p-トルイル酸エチルのメタノール溶液（1 → 7500）

操作条件

検出器：紫外吸光光度計（測定波長：254 nm）

カラム：内径約4 mm，長さ15〜25 cm のステンレス管に5〜10 μm のオクタデシルシリル化シリカゲルを充てんする。

カラム温度：40℃付近の一定温度

移動相：メタノール・水混液（6：4）

流量：クロタミトンの保持時間が約10分になるように調整する。

カラムの選定：標準溶液10 μL につき，上記の条件で操作するとき，トルイル酸エチル，クロタミトンの順に溶出し，それぞれのピークが完全に分離するものを用いる。

（4）　本品約1.0 g を精密に量り，テトラヒドロフラン30 mL を加えて振り混ぜた後，メタノールを加えて正確に50 mL とする。この液をろ過し，初めのろ液10 mL を除き，次のろ液5 mL を正確に量り，内標準溶液5 mL を正確に加え，更にメタノールを加えて25 mL とし，試料溶液とする。別にトコフェロール酢酸エステル標準品約0.03 g を精密に量り，メタノールに溶かして正確に50 mL とする。この液エステル5 mL を正確に量り，内標準溶液5 mL を正確に加えた後，メタノールを加えて25 mL とし，標準溶液とする。試料溶液及び標準溶液10 μL につき，次の条件で液体クロマトグラフ法により試験を行い，内標準物質のピーク面積に対するトコフェロール酢酸エステルのピーク面積の比 Q_T 及び Q_S を求める。

$$\text{トコフェロール酢酸エステル（C}_{31}\text{H}_{52}\text{O}_3\text{）の量（mg）}$$

$$=\text{トコフェロール酢酸エステル標準品の量（mg）}\times\frac{Q_T}{Q_S}$$

内標準溶液　ビタミン K_1 のメタノール溶液（1 → 5000）（遮光容器）

操作条件

検出器：紫外吸光光度計（測定波長：280 nm）

カラム：内径約4 mm，長さ15～25 cmのステンレス管に5～10 µmのオクタデシルシリル化
　　　　シリカゲルを充てんする。

カラム温度：40℃付近の一定温度

移動相：メタノール

流量：トコフェロール酢酸エステルの保持時間が約7分になるように調整する。

カラムの選定：標準溶液10 µLにつき，上記の条件で操作するとき，トコフェロール酢酸エ
　　　　ステル，ビタミン K_1 の順に溶出し，それぞれピークが完全に分離するものを用いる。

【 90 】 外皮用薬 1

成 分 及 び 分 量 又 は 本 質	日本薬局方 　　ベンザルコニウム塩化物　　　　　　　　　　　10.0 g 溶　剤　　　〃　　常水又は精製水又は精製水（容器入り）　　適　量 全　　　　量　　　　　　　　　　　100 mL
製 造 方 法	「ベンザルコニウム塩化塩」をとり，「常水」又は「精製水又は精製水（容器入り）」に溶かして製する。ただし，濃厚な「ベンザルコニウム塩化物液」をとり，「常水」又は「精製水」又は「精製水（容器入り）」で薄めて製することができる。
用 法 及 び 用 量	次のように水で希釈して，塗布又は洗浄する。 　手指・創傷面の殺菌・消毒：ベンザルコニウム塩化物として　0.1 % 　含嗽：ベンザルコニウム塩化物として　0.005～0.01 %
効 能 又 は 効 果	手指・創傷面の殺菌・消毒 口腔内の殺菌・消毒
貯 蔵 方 法 及 び 有 効 期 間	遮光した気密容器
規格及び試験方法	日本薬局方による。
備　　　　　　考	塩化ベンザルコニウム液

【 91 】 外皮用薬 2

成分及び分量 又　は　本　質	日本薬局方　　ベンゼトニウム塩化物　　　　　　　　　10.0 g 溶　剤　　〃　常水又は精製水又は精製水（容器入り）　　適　量
	全　　量　　　　　　　　　　100 mL
製　造　方　法	「ベンゼトニウム塩化物」をとり，「常水」又は「精製水又は精製水（容器入り）」に溶かして製する。
用　法　及　び　用　量	次のように水で希釈して，塗布又は洗浄する。 　手指・創傷面の殺菌・消毒：ベンゼトニウム塩化物として　0.1 % 　含嗽：ベンゼトニウム塩化物として　0.0025～0.005 %
効　能　又　は　効　果	手指・創傷面の殺菌・消毒 口腔内の殺菌・消毒
貯　蔵　方　法　及　び 有　効　期　間	遮光した気密容器
規格及び試験方法	日本薬局方による。
備　　　　考	塩化ベンゼトニウム液

【92】 外皮用薬3

成分及び分量 又 は 本 質	日本薬局方 アクリノール水和物 0.2 g 溶 剤 〃 精製水又は精製水（容器入り） 適 量 全 量 100 mL		
製 造 方 法	以上をとり，溶解混和して製する。		
用 法 及 び 用 量	適宜，患部に塗布するか，又はガーゼなどに浸し，患部に貼布する。		
効 能 又 は 効 果	創傷面の殺菌・消毒		
貯 蔵 方 法 及 び 有 効 期 間	遮光した気密容器		
規格及び試験方法	別記のとおり。		
備 考			

規 格 及 び 試 験 方 法

本品は定量するとき，アクリノール水和物（$C_{15}H_{15}N_3O. C_3H_6O_3. H_2O：361.40$）0.18〜0.22 %を含む。

性 状 本品は淡黄色の液である。

確認試験 （1） 本品10 mLに，ヨウ素試液2滴を加えるとき，青緑色の沈殿を生じ，これにエタノール（95）を加えるとき，沈殿は溶ける（アクリノール水和物）。

（2） 本品5 mLに，亜硝酸ナトリウム試液及び希塩酸2滴ずつを加えるとき，液は暗赤色を呈する（アクリノール水和物）。

（3） 本品5 mLに，希硫酸5 mLを加えてよく振り混ぜ，室温で10分間放置した後，ろ過する。ろ液は乳酸塩の定性反応を呈する（アクリノール水和物）。

定 量 法 本品100 mLを正確に量り，200 mLのメスフラスコに入れ，酢酸ナトリウム試液20 mL及び希塩酸1.25 mLを加え，更に正確に1/30 mol/L二クロム酸カリウム液50 mLを加え，水を加えて200 mLとし，しばしば振り混ぜて1時間放置した後，ろ過する。初めのろ液20 mLを除き，次のろ液100 mLを正確に量り，ヨウ素びんに入れ，希硫酸30 mL及びヨウ化カリウム試液6 mLを加え，直ちに密せんし，5分間暗所に放置した後，水50 mLを加え，遊離したヨウ素を0.1 mol/Lチオ硫酸ナトリウム液で滴定する（指示薬：デンプン試液3 mL）。同様の方法で空試験を行う。

1/30 mol/L二クロム酸カリウム液1 mL＝12.047 mg $C_{15}H_{15}N_3O. C_3H_6O_3. H_2O$

【 93 】 外皮用薬 4

成 分 及 び 分 量 又 は 本 質	溶　剤	日本薬局方 　〃	マーキュロクロム 精製水又は精製水（容器入り）	2.0 g 適　量
			全　　　量	100 mL
製　造　方　法	以上をとり，振り混ぜて製する。			
用 法 及 び 用 量	適宜，患部に塗布する。			
効 能 又 は 効 果	創傷面の殺菌・消毒			
貯 蔵 方 法 及 び 有　効　期　間	遮光した気密容器			
規格及び試験方法	日本薬局方による。			
備　　　　　考	マーキュロクロム液			

【 94 】 外皮用薬 5

成 分 及 び 分 量 又 は 本 質	日本薬局方　　クレゾール石ケン液　　　　　　　　　3.0 mL 溶　剤　　〃　　常水又は精製水又は精製水（容器入り）　　適　量 全　　量　　　　　　　　　100 mL
製 造 方 法	以上をとり，混和して製する。
用 法 及 び 用 量	手指の殺菌の場合：2〜10倍に希釈して用いる。 便所等の殺菌・消毒には原液を用いる。
効 能 又 は 効 果	手指の殺菌・消毒 便所，便器，ごみ箱，たんつぼ，浄化槽等，疾病の予防のために必要と思われる場所の殺菌・消毒
貯 蔵 方 法 及 び 有 効 期 間	気密容器
規 格 及 び 試 験 方 法	日本薬局方による。
備　　　　考	クレゾール水

【 95 】 外皮用薬6

成分及び分量 又 は 本 質	日本薬局方 ヨ ウ 素 3.0 g 溶 剤 〃 ヨウ化カリウム 2.0 g 〃 別 紙 規 格 70 vol %エタノール 適 量 全 量 100 mL
製 造 方 法	以上をとり，酒精剤の製法により製する。ただし，「エタノール」及び「精製水又は精製水（容器入り）」適量を用いて製することができる。また，「ヨードチンキ」50 mL をとり，70 vol %エタノールを加えて全量を 100 mL として製することができる。
用 法 及 び 用 量	適宜，患部に塗布する。
効 能 又 は 効 果	創傷面の殺菌・消毒
貯 蔵 方 法 及 び 有 効 期 間	気密容器
規格及び試験方法	日本薬局方による。
備 考	希ヨードチンキ

別紙規格　　　　　　　　　70 **vol** %エタノールの規格及び試験方法

本品は 15 ℃でエタノール（C_2H_6O：46.07）67.7～72.6 vol %を含む（比重による）。

製　　法

エタノール	735 mL
精製水又は精製水（容器入り）	適 量
全 量	1000 mL

以上をとり，混和して製する。

性　　状　本品は無色澄明の液で，特異なにおい及びやくような味がある。

本品は水と混和する。

本品は点火するとき，淡青色の炎をあげて燃える。

確認試験　「エタノール」の確認試験を準用する。

比　　重　d_{15}^{15}：0.884～0.896

純度試験　「エタノール」の純度試験を準用する。

貯　　法　遮光した気密容器に入れ，火気をさけて保存する。

【 96 】 外皮用薬 7

成 分 及 び 分 量 又 は 本 質	日本薬局方　エタノール　　　　　　　83.0 mL 溶　剤　　　〃　　　精製水又は精製水（容器入り）　適　量 全　　量　　　　　　　　100 mL
製 造 方 法	以上をとり，混和して製する。
用 法 及 び 用 量	適宜，患部に塗布する。
効 能 又 は 効 果	皮膚及び創傷面の殺菌・消毒
貯 蔵 方 法 及 び 有 効 期 間	遮光した気密容器に入れ，火気を避けて保存する。
規格及び試験方法	日本薬局方による。
備　　　　　考	消毒用エタノール

【 97 】 外皮用薬 8 —②

成 分 及 び 分 量 又 は 本 質	日本薬局方	アクリノール水和物	0.1 g
	〃	ハ チ ミ ツ	50.0 g
	〃	グリセリン	49.9 g
		全　　　　量	100 g
製 造 方 法	以上をとり，溶解混和して製する。		
用 法 及 び 用 量	適宜，患部に塗布する。		
効 能 又 は 効 果	口角びらん，口唇のひびわれ，ただれ，舌炎		
貯 蔵 方 法 及 び 有 効 期 間	遮光した気密容器		
規格及び試験方法	別記のとおり。		
備　　　　考			

規 格 及 び 試 験 方 法

性　　状　本品は黄色の粘稠性の液である。

確認試験　本品1gに水10mLを加えて溶かし，ヨウ素試液3滴を加えて加熱するとき，青緑色の沈殿を生じ，これにエタノール（95）を加えるとき，沈殿は溶ける（アクリノール水和物）。

【 98 】 外皮用薬 9 ─①

成 分 及 び 分 量 又 は 本 質	別 紙 規 格	塩化アルミニウム（Ⅲ）六水和物	20.0 g
	日本薬局方	ベンザルコニウム塩化物	0.02 g
	溶 剤 〃	精製水又は精製水（容器入り）	適 量
		全 量	100 mL
製 造 方 法	以上をとり，溶解混和して製する。ただし，濃厚な「ベンザルコニウム塩化物液」をとり，「精製水」又は「精製水（容器入り）」で薄めて製することができる。		
用 法 及 び 用 量	必要に応じ，適宜患部に塗擦する。		
効 能 又 は 効 果	皮膚の殺菌・消毒		
貯 蔵 方 法 及 び 有 効 期 間	遮光した気密容器		
規 格 及 び 試 験 方 法	別記のとおり。		
備 考			

規 格 及 び 試 験 方 法

本品を定量するとき，塩化アルミニウム（Ⅲ）六水和物（$AlCl_3. 6 H_2O$：241.43）18〜22w/v%を含む。

性 状 本品は無色透明な液体である。

確認試験 本品2 mLをとり，水8 mLを加えて振り混ぜる。この液はアルミニウム塩の定性反応を呈する（塩化アルミニウム（Ⅲ）六水和物）。

定 量 法 本品10 mLを正確に量り，水を加えて正確に200 mLとする。この液20 mLを正確に量り，0.05 mol/Lエチレンジアミン四酢酸二ナトリウム液30 mLを正確に加え，pH 4.8の酢酸・酢酸アンモニウム緩衝液20 mLを加えた後，5分間煮沸し，冷後，エタノール（95）55 mLを加え，0.05 mol/L酢酸亜鉛液で滴定する（指示薬：ジチゾン試液2 mL）。

ただし，滴定の終点は液の暗緑色が淡紅色に変わるときとする。同様の方法で空試験を行う。

0.05 mol/Lエチレンジアミン四酢酸二ナトリウム液1 mL＝12.0715 mg $AlCl_3. 6 H_2O$

別紙規格 塩化アルミニウム（Ⅲ）六水和物の規格及び試験方法

本品は，定量するとき，塩化アルミニウム（Ⅲ）六水和物（$AlCl_3. 6 H_2O$：241.43）97%以上を含む。

性 状 本品は，白色〜帯黄白色の結晶性の粉末で，においはないか，又はわずかに特異なにおいがある。

確認試験 本品の水溶液（1→20）は，アルミニウム塩及び塩化物の定性反応を呈する。

純度試験 （1） 溶状 本品1.0 gに水20 mLを加えて溶かすとき，液は，無色澄明である。

（2） 酸 本品2.0 gに水30 mLを加えて溶かし，フッ化ナトリウム試液50 mLを加え，3時間放置した後，ろ過する。ろ液40 mLに0.1 mol/L水酸化ナトリウム液0.60 mLを加えるとき，液は紅色を呈する。

（3） 硫酸塩 本品1.0 gに水30 mLを加えて溶かし，エタノール（95）3 mL，希塩酸1 mL及び水を加えて50 mLとし，これを試験溶液として試験を行うとき，その限度は，0.0096%以下である。

ただし，比較液には，0.005 mol/L 硫酸 0.20 mL 及びエタノール (95) 3 mL をとり，放置時間は，30 分間とする。

（4）ヒ素　本品 1.0 g に水 5 mL を加えて溶かし，これを試験溶液として試験を行うとき，その限度は，2 ppm 以下である。

定量法　本品約 1 g を精密に量り，水を加えて溶かし，250 mL とする。この液 25 mL をとり，0.01 mol/L エデト酸二ナトリウム液 50 mL を加えて 3 分間煮沸する。冷後，1 mol/L 酢酸アンモニウム試液及び希酢酸の等容量混液 10 mL，エタノール（95）85 mL 及びジチゾン・エタノール（95）溶液（1 → 4000）3 mL を加えて 0.01 mol/L 酢酸亜鉛液で滴定する。ただし，滴定の終点は，液の灰褐色が紅色に変わる点とする。同様の方法で空試験を行う。

0.01 mol/L エデト酸二ナトリウム液 1 mL = 2.4143 mg $AlCl_3 \cdot 6 H_2O$

【 99 】 外皮用薬10

成分及び分量又は本質	日本薬局方	メチルロザニリン塩化物	0.05 g
	〃	酸化亜鉛	10.0 g
	基剤 〃	白色軟膏	適量
		全量	100 g
製造方法	以上をとり，軟膏剤の製法により製する。		
用法及び用量	適宜，患部に塗布するか，又はガーゼなどに展延し，患部に貼布する。		
効能又は効果	外傷，すり傷，さし傷，かき傷，靴ずれ，創傷面の殺菌・消毒		
貯蔵方法及び有効期間	気密容器		
規格及び試験方法	別記のとおり。		
備考			

規格及び試験方法

本品は定量するとき，酸化亜鉛（ZnO：81.38）9.0〜11.0 ％を含む。

性　状　本品は淡青紫色である。

確認試験　（1）　本品20 gをとり，水20 mLを加えて水浴上で加温しながらよくかき混ぜ，急冷後，ろ過する。ろ液に塩酸5滴を加え，試料溶液とする。試料溶液5 mLにタンニン酸試液を滴加するとき，深青色の沈殿を生じる（メチルロザニリン塩化物）。

（2）　（1）の試料溶液5 mLに亜鉛末0.2 gを加えて振り混ぜるとき液の色は消える。この液1滴をろ紙上に滴下し，そのすぐ横にアンモニア試液1滴を滴加するとき，両液の接触部は青色を呈する（メチルロザニリン塩化物）。

（3）　（1）の残留物約1 gをとり，徐々に加熱して炭化し，更に強熱するとき黄色を呈し，この色は冷えると消える。また，これを希塩酸10 mLに溶かし，ヘキサシアノ鉄（Ⅱ）酸カリウム試液を加えるとき，白色の沈殿を生じる（酸化亜鉛）。

定量法　本品約2 gを磁製るつぼに精密に量り，初め弱く加熱して融解し，徐々に温度を高めて炭化し，更に残留物が黄色となるまで強熱する。冷後，残留物に水1 mL及び塩酸1 mLを加えて溶かした後，水を加えて正確に50 mLとし，ろ過する。ろ液20 mLを正確に量り，水80 mLを加え，水酸化ナトリウム溶液（1→50）を液がわずかに沈殿を生じるまで加え，次にpH 10.7のアンモニア・塩化アンモニウム緩衝液5 mLを加えた後，0.05 mol/Lエチレンジアミン四酢酸二ナトリウム液で滴定する（指示薬：エリオクロムブラックT・塩化ナトリウム指示薬0.04 g）。

0.05 mol/Lエチレンジアミン四酢酸二ナトリウム液1 mL＝4.069 mg ZnO

【100】 外皮用薬11—①

成分及び分量又は本質	日本薬局方	レチノールパルミチン酸エステル （ビタミンAとして1g中150万I.U.含有）	0.067 g
	〃	トコフェロール酢酸エステル	0.5 g
	基剤薬添規	ゲル化炭化水素	適量
		全　　量	100 g
製　造　方　法	以上をとり，軟膏剤の製法により製する。		
用法及び用量	適宜，患部に塗布する。		
効能又は効果	ひじ・ひざ・かかとのあれ，指先・手のひらのあれ ひび，しもやけ，あかぎれ		
貯蔵方法及び有効期間	遮光した気密容器		
規格及び試験方法	別記のとおり。		
備　　　考			

規 格 及 び 試 験 方 法

性　　状　本品は微黄白色である。

確認試験　（1）　本品0.5gにクロロホルム15mLを加えてよくかき混ぜた後，ろ過する。ろ液1mLをとり，塩化アンチモン（Ⅲ）試液3mLを加えるとき，液は直ちに青色となるが，この色は速やかに退色する（ビタミンA）。

（2）　本品2gにエタノール（95）10mLを加えてよくかき混ぜた後，上澄液をとり，硝酸2mLを加えてろ過する。ろ液を75℃で15分間加熱するとき，液はだいだい色を呈する（トコフェロール酢酸エステル）。

【101】 外皮用薬 12

成分及び分量 又は本質	日本薬局方	アクリノール水和物，微末	1.0 g
	〃	チンク油	99.0 g
		全 量	100 g
製 造 方 法	以上をとり，研和して製する。		
用 法 及 び 用 量	適宜，患部に塗布する。		
効 能 又 は 効 果	温疹・皮膚炎，ただれ，あせも，かぶれ，やけどによる潮紅		
貯 蔵 方 法 及 び 有 効 期 間	遮光した気密容器		
規格及び試験方法	日本薬局方による。		
備 考	アクリノール・チンク油		

【102】 外皮用薬 13

成 分 及 び 分 量 又 は 本 質	日本薬局方	アクリノール水和物，微末	1.0 g
	〃	チンク油	65.0 g
	〃	アミノ安息香酸エチル，細末	5.0 g
	基 剤　　〃	親水ワセリン	27.0 g
	〃　　　〃	サラシミツロウ	2.0 g
		全　　量	100 g

製 造 方 法	以上をとり，研和して製する。
用 法 及 び 用 量	適宜，患部に塗布する。
効 能 又 は 効 果	やけどによる潮紅，かゆみ
貯 蔵 方 法 及 び 有 効 期 間	遮光した気密容器
規 格 及 び 試 験 方 法	日本薬局方による。
備 考	複方アクリノール・チンク油

【103】 外皮用薬14—①

成 分 及 び 分 量又 は 本 質	日本薬局方 ヒドロコルチゾン酢酸エステル	0.5 g
	基 剤 〃 親水クリーム	適 量
	全 量	100 g
製 造 方 法	以上をとり，クリーム剤の製法により製する。	
用 法 及 び 用 量	適宜，患部に塗布する。	
効 能 又 は 効 果	湿疹・皮膚炎，かぶれ	
貯 蔵 方 法 及 び有 効 期 間	気密容器	
規格及び試験方法	別記のとおり。	
備 考		

規 格 及 び 試 験 方 法

性　　状　本品は白色である。

確認試験　（1）　本品2gにジエチルエーテル10 mLを加えてよくかき混ぜた後，ろ過する。残留物にクロロホルム20 mLを加えてよくかき混ぜた後，ろ過し，水浴上でクロロホルムを留去する。残留物の半量をとり，硫酸2 mLを加えるとき，初めに帯黄緑色の蛍光を発し，徐々にだいだい色を経て暗赤色に変わる。この液に水10 mLを加えるとき，液は黄色からだいだい黄色に変わり，緑色の蛍光を発する（ヒドロコルチゾン酢酸エステル）。

（2）　（1）で得た残留物半量にメタノール1 mLを加え，加温して振り混ぜた後，ろ過し，ろ液にフェーリング試液1 mLを加えて加熱するとき，だいだい色〜赤色の沈殿を生じる（ヒドロコルチゾン酢酸エステル）。

【104】 外皮用薬15

成 分 及 び 分 量 又 は 本 質	日本薬局方　　アクリノール水和物，微末　　0.1 g 基　剤　　〃　　マクロゴール軟膏　　　　　　適　量 　　　　　　　　　　　　全　　量　　　　　　　100 g
製 造 方 法	以上をとり，軟膏剤の製法により製する。
用 法 及 び 用 量	適宜，患部に塗布するか，又はガーゼなどに展延し，患部に貼布する。
効 能 又 は 効 果	外傷，靴ずれ，火傷，腫物，にきび，あせも，とびひ，湿疹，ただれ
貯 蔵 方 法 及 び 有 効 期 間	遮光した気密容器
規 格 及 び 試 験 方 法	別記のとおり。
備 考	

規 格 及 び 試 験 方 法

性　状　本品は淡黄色である。

確認試験　本品1 gに水10 mLを加えて溶かし，ヨウ素試液2滴を加えるとき青緑色の沈殿を生じ，これにエタノール（95）を加えるとき，沈殿は溶ける（アクリノール水和物）。

【105】 外皮用薬16—①

成分及び分量 又は本質	局 外 規	スルフイソミジン	5.0 g
	日本薬局方	亜鉛華軟膏	95.0 g
		全 量	100 g
製 造 方 法	以上をとり，軟膏剤の製法により製する。		
用法及び用量	適宜，患部に塗布するか又はガーゼなどに展延し，患部に貼布する。		
効能又は効果	化膿性皮膚疾患（とびひ，めんちょう，毛のう炎）		
貯蔵方法及び 有 効 期 間	遮光した気密容器		
規格及び試験方法	別記のとおり。		
備 考			

規 格 及 び 試 験 方 法

性 状 本品は白色である。

確認試験 （1） 本品0.5gにピリジン2mLを加えてよくかき混ぜた後，ろ過する。ろ液に硫酸銅試液2滴を加えて振り混ぜる。更に，水3mL及びクロロホルム5mLを加えて振り混ぜ，放置するとき，クロロホルム層は緑色を呈する（スルフイソミジン）。

（2） 本品1gを磁製るつぼにとり，弱く加熱して融解し，徐々に温度を高めて炭化し，更にこれを強熱するとき黄色を呈する。この色は冷えると消える。更にこれに希塩酸10mLを加えてよくかき混ぜた後，ヘキサシアノ鉄（Ⅱ）酸カリウム試液を加えるとき，白色の沈殿を生じる（酸化亜鉛）。

【106】 外皮用薬 17

成 分 及 び 分 量 又 は 本 質	日本薬局方 アクリノール水和物，微末 1.0 g 〃 亜鉛華軟膏 99.0 g 全 量 100 g
製 造 方 法	以上をとり，軟膏剤の製法により製する。
用 法 及 び 用 量	ガーゼなどに展延し，患部に貼布するか，又は適宜，患部に塗布する。
効 能 又 は 効 果	湿疹・皮膚炎，ただれ，あせも，かぶれ，やけどによる潮紅
貯 蔵 方 法 及 び 有 効 期 間	遮光した気密容器
規格及び試験方法	日本薬局方による。
備 考	アクリノール・亜鉛華軟膏

【107】 外皮用薬 18—①

成分及び分量又は本質	日本薬局方	サリチル酸メチル	4.0 mL
	〃	トウガラシチンキ	10.0 mL
	〃	d-又は dl-カンフル	5.0 g
	基剤　〃	エタノール	適量
		全量	100 mL
製 造 方 法	以上をとり，酒精剤の製法により製する。		
用法及び用量	適宜，患部に塗布する。		
効 能 又 は 効 果	リウマチ，肩こり，筋肉疲労，しもやけ，挫傷，頭痛，歯痛，のどの痛み，筋肉のはれ，筋肉のこり，関節痛，神経痛，筋肉痛，腰痛，筋ちがい，うちみ，ねんざ		
貯蔵方法及び有 効 期 間	気密容器		
規格及び試験方法	別記のとおり。		
備　　　　考	複方サリチル酸メチル精		

規 格 及 び 試 験 方 法

本品は定量するとき，サリチル酸メチル（$C_8H_8O_3$：152.15）4.2～5.2$_{w/v}$%及び d-又は dl-カンフル 4.5～5.5$_{w/v}$%を含む。

性　　状　本品は帯赤黄色の液で，特異なにおいがあり，味はやくようである。

確認試験　（1）　本品 1 mL に希エタノール 5 mL を加えて振り混ぜた後，塩化鉄（Ⅲ）試液 1 滴を加えるとき，液は紫色を呈する（サリチル酸メチル）。

（2）　本品 1 mL にクロロホルム 10 mL を加えてよく振り混ぜ，試料溶液とする。別にサリチル酸メチル 0.04 g をクロロホルム 10 mL に溶かし，標準溶液とする。これらの液につき，薄層クロマトグラフ法により試験を行う。試料溶液及び標準溶液 5 μL ずつを薄層クロマトグラフ用シリカゲル（蛍光剤入り）を用いて調製した薄層板にスポットする。次にヘキサン・クロロホルム混液（4：1）を展開溶媒として約 10 cm 展開した後，薄層板を風乾する。これに紫外線（主波長 254 nm）を照射するとき，試料溶液及び標準溶液から得たスポットの Rf 値は等しい。また，この薄層板に塩化鉄（Ⅲ）試液を均等に噴霧するとき，標準溶液から得たスポット及びそれに対応する位置の試料溶液から得たスポットは，紫色を呈する。

（3）　本品 10 mL を水浴上で蒸発乾固し，残留物をエタノール（95）1 mL に溶かし，試料溶液とする。別に薄層クロマトグラフ用カプサイシン 1 mg をエタノール（95）3 mL に溶かし，標準溶液とする。これらの液につき，薄層クロマトグラフ法により試験を行う。試料溶液及び標準溶液 20 μL ずつを薄層クロマトグラフ用シリカゲルを用いて調製した薄層板にスポットする。次にジエチルエーテル・メタノール混液（19：1）を展開溶媒として約 10 cm 展開した後，薄層板を風乾する。これに 2,6-ジブロモ-N-クロロ-1,4-ベンゾキノンモノイミン試液を均等に噴霧し，アンモニアガス中に放置するとき，試料溶液から得たスポットは，標準溶液から得た青色のスポットと色調及び Rf 値が等しい。

（4）　本品そのままを試料溶液とする。別に dl-カンフル 0.05 g をエタノール（95）1 mL に溶かし，標準溶液とする。これらの液につき，薄層クロマトグラフ法により試験を行う。試料溶液及び標準溶

液 5 μL ずつを薄層クロマトグラフ用シリカゲルを用いて調製した薄層板にスポットする。次にクロロホルム・シクロヘキサン・酢酸 (100) 混液 (5：4：1) を展開溶媒として約 10 cm 展開した後，薄層板を風乾する。これに噴霧用ドラーゲンドルフ試液を均等に噴霧するとき，試料溶液から得たスポットは，標準溶液から得た黄赤色のスポットと色調及び *Rf* 値が等しい。

定量法 本品 1 mL を正確に量り，内標準溶液 5 mL を正確に加え，アセトンを加えて 50 mL とし，試料溶液とする。別に定量用サリチル酸メチル約 0.05 g 及び *d*-又は *dl*-カンフル標準品約 0.05 g を精密に量り，内標準溶液 5 mL を正確に加え，アセトンを加えて 50 mL とし，標準溶液とする。試料溶液及び標準溶液 2 μL につき，次の条件でガスクロマトグラフ法により試験を行い，内標準物質のピーク面積に対するサリチル酸メチル及び *d*-又は *dl*-カンフルのピーク面積の比 Q_{Ta}，Q_{Tb}，Q_{Sa} 及び Q_{Sb} を求める。

サリチル酸メチル（$C_8H_8O_3$）の量（mg）

$$= 定量用サリチル酸メチルの量（mg）\times \frac{Q_{Ta}}{Q_{Sa}}$$

d-又は *dl*-カンフル（$C_{10}H_{16}O$）の量（mg）

$$= d-又は dl-カンフル標準品の量（mg）\times \frac{Q_{Tb}}{Q_{Sb}}$$

内標準溶液　安息香酸エチルのアセトン溶液 (1 → 100)

操作条件

検出器：水素炎イオン化検出器

カラム：内径約 3 mm，長さ約 3 m のガラス管に，ガスクロマトグラフ用ポリエチレングリコール 20 M をシラン処理した 180〜250 μm のガスクロマトグラフ用ケイソウ土に 10 ％の割合で被覆したものを充てんする。

カラム温度：150 ℃付近の一定温度

キャリヤーガス：窒素

流量：*dl*-カンフルの保持時間が約 5 分になるように調整する。

カラムの選定：標準溶液 2 μL につき，上記の条件で操作するとき，*dl*-カンフル，安息香酸エチル，サリチル酸メチルの順に流出し，完全に分離するものを用いる。

【108】 外皮用薬 19

成分及び分量又は本質				
	日本薬局方		ヨードチンキ	20.0 mL
	〃		トウガラシチンキ	10.0 mL
	〃		d-又は dl-カンフル	5.5 g
	〃		液状フェノール	2.0 mL
	〃		サリチル酸メチル	1.0 mL
	溶 剤	〃	ヒマシ油	10.0 mL
	〃	〃	エタノール	適 量
			全　　量	100 mL

製　造　方　法	以上をとり，酒精剤の製法により製する。
用法及び用量	適宜，患部に塗布する。
効能又は効果	リウマチ，肩こり，筋肉疲労，しもやけ，挫傷，頭痛，歯痛，のどの痛み，筋肉のはれ，筋肉のこり，関節痛，神経痛，筋肉痛，腰痛，筋ちがい，うちみ，ねんざ
貯蔵方法及び有効期間	遮光した気密容器
規格及び試験方法	第十二改正日本薬局方による。
備　　　　考	複方ヨード・トウガラシ精

【109】 外皮用薬 20—②

成分及び分量 又 は 本 質				
		日本薬局方	ヒドロコルチゾン酢酸エステル	0.5 g
		局 外 規	クロタミトン	5.0 g
	基 剤	薬 添 規	ゲル化炭化水素	50 g
	基 剤	日本薬局方	白色ワセリン	適 量
			全 量	100.0 g

製 造 方 法	以上をとり，軟膏剤の製法により製する。
用 法 及 び 用 量	適宜，患部に塗布する。
効 能 又 は 効 果	湿疹・皮膚炎，ただれ，かぶれ
貯 蔵 方 法 及 び 有 効 期 間	気密容器
規格及び試験方法	別記のとおり。
備 考	

規 格 及 び 試 験 方 法

本品は定量するとき，ヒドロコルチゾン酢酸エステル（$C_{23}H_{32}O_6$：404.50）0.45～0.55％及びクロタミトン（$C_{13}H_{17}NO$：203.28）4.5～5.5％を含む。

性 状 本品は白色である。

確認試験 （1） 本品2gにジエチルエーテル10 mLを加えてよくかき混ぜた後，ろ過する。残留物にクロロホルム20 mLを加えてよくかき混ぜた後，ろ過し，水浴上でクロロホルムを留去する。残留物の半量をとり，硫酸2 mLを加えるとき，初めに帯黄緑色の蛍光を発し，徐々にだいだい色を経て暗赤色に変わる。この液に水10 mLを加えるとき，液は黄色からだいだい黄色に変わり，緑色の蛍光を発する（ヒドロコルチゾン酢酸エステル）。

（2） （1）で得た残留物半量にメタノール1 mLを加え，加温して振り混ぜた後，ろ過し，ろ液にフェーリング試液1 mLを加えて加熱するとき，だいだい色～赤色の沈殿を生じる（ヒドロコルチゾン酢酸エステル）。

（3） 本品0.5gにテトラヒドロフラン5 mLを加えてかき混ぜた後，ろ過し，ろ液を試料溶液とする。別にクロタミトン0.02gをメタノール4 mLに溶かし，標準溶液とする。これらの液につき，薄層クロマトグラフ法により試験を行う。試料溶液及び標準溶液3μLずつを薄層クロマトグラフ用シリカゲル（蛍光剤入り）を用いて調製した薄層板にスポットする。次に酢酸エチル・エタノール（99.5）・アンモニア水（28）混液（50：5：1）を展開溶媒として約10 cm展開した後，薄層板を風乾する。これに紫外線（主波長254 nm）を照射するとき，試料溶液から得たスポットは標準溶液から得たスポットと色調及び*Rf*値が等しい。

定 量 法 （1） 本品約1.0gを精密に量り，テトラヒドロフラン30 mLを加えて振り混ぜた後，メタノールを加えて50 mLとする。この液をろ過し，初めのろ液10 mLを除き，次のろ液5 mLを正確に量り，内標準溶液5 mLを正確に加え，更にメタノールを加えて正確に50 mLとし，試料溶液とする。別に定量用ヒドロコルチゾン酢酸エステル約0.01gを精密に量り，メタノールに溶かし，正確に25 mLとする。この液5 mLを正確に量り，メタノールを加えて20 mLとする。この液5 mLを正確に量り，内標準溶液5 mLを正確に加え，更にメタノールを加えて50 mLとし，標準溶液とする。

試料溶液及び標準溶液 10 μL につき，次の条件で液体クロマトグラフ法により試験を行い，内標準物質のピーク面積に対するヒドロコルチゾン酢酸エステルのピーク面積の比 Q_T 及び Q_S を求める。

ヒドロコルチゾン酢酸エステル（$C_{23}H_{32}O_6$）の量（mg）

$$= 定量用ヒドロコルチゾン酢酸エステルの量（mg）\times（Q_T/Q_S）\times（1/2）$$

内標準溶液　フタル酸ジメチルのメタノール溶液（1 → 10000）

操作条件

　検出器：紫外吸光光度計（測定波長：240 nm）

　カラム：内径約 4 mm，長さ 15～25 cm のステンレス管に 5～10 μm の液体クロマトグラフ用オクタデシルシリル化シリカゲルを充てんする。

　カラム温度：40℃付近の一定温度

　移動相：薄めたリン酸（1→ 1000）・アセトニトリル混液（65：35）

　流量：ヒドロコルチゾン酢酸エステルの保持時間が約 10 分になるように調整する。

　カラムの選定：標準溶液 10 μL につき，上記の条件で操作するとき，フタル酸ジメチル，ヒドロコルチゾン酢酸エステルの順に溶出し，それぞれのピークが完全に分離するものを用いる。

（2）　本品約 1.0 g を精密に量り，テトラヒドロフラン 30 mL を加えて振り混ぜた後，メタノールを加えて正確に 50 mL とする。この液をろ過し，初めのろ液 10 mL を除き，次のろ液 5 mL を正確に量り，メタノールを加えて正確に 25 mL とする。この液 5 mL を正確に量り，内標準溶液 5 mL を正確に加え，更にメタノールを加えて 50 mL とし，試料溶液とする。別に定量用クロタミトン約 0.05 g を精密に量り，メタノールに溶かし，正確に 50 mL とする。この液 5 mL を正確に量り，メタノールを加えて正確に 25 mL とする。この液 5 mL を正確に量り，内標準溶液 5 mL を正確に加え，更にメタノールを加えて 50 mL とし，標準溶液とする。試料溶液及び標準溶液 10 μL につき，次の条件で液体クロマトグラフ法により試験を行い，内標準物質のピーク面積に対するクロタミトンのピーク面積の比 Q_T 及び Q_S を求める。

クロタミトン（$C_{13}H_{17}NO$）の量（mg）

$$= 定量用クロタミトンの量（mg）\times（Q_T/Q_S）$$

内標準溶液　p-トルイル酸エチルのメタノール溶液（1 → 7500）

操作条件

　検出器：紫外吸光光度計（測定波長：254 nm）

　カラム：内径約 4 mm，長さ 15～25 cm のステンレス管に 5～10 μm の液体クロマトグラフ用オクタデシルシリル化シリカゲルを充てんする。

　カラム温度：40℃付近の一定温度

　移動相：メタノール・水混液（6：4）

　流量：クロタミトンの保持時間が約 10 分になるように調整する。

　カラムの選定：標準溶液 10 μL につき，上記の条件で操作するとき，トルイル酸エチル，クロタミトンの順に溶出し，それぞれのピークが完全に分離するものを用いる。

【110】 外皮用薬21—①

成分及び分量又は本質	日本薬局方	オウバク末	66.0 g
	〃	サンシシ末	32.5 g
	〃	d-又は dl-カンフル	1.0 g
	〃	l-又は dl-メントール	0.5 g
		全　　量	100 g
製 造 方 法	以上をとり，散剤の製法により製する。		
用 法 及 び 用 量	水で練り合わせて泥状とし，リント布などに展延し，患部に貼付する。		
効 能 又 は 効 果	うちみ，ねんざ		
貯 蔵 方 法 及 び 有 効 期 間	気密容器		
規格及び試験方法	別記のとおり。		
備 　 　 考	パップ用複方オウバク散		

規 格 及 び 試 験 方 法

本品は定量するとき，カンフル（$C_{10}H_{16}O$：152.24）0.9〜1.1 %，メントール（$C_{10}H_{20}O$：156.27）0.45〜0.55 %を含む。

性　状　本品は黄褐色の粉末で，特異なにおいがある。

確認試験　（1）　本品0.2 gにメタノール5 mLを加え，よく振り混ぜた後，ろ過し，ろ液を試料溶液とする。別にベルベリン塩化物水和物0.01 gをメタノール10 mLに溶かし，標準溶液とする。これらの液につき，薄層クロマトグラフ法により試験を行う。試料溶液及び標準溶液5 μL ずつを薄層クロマトグラフ用シリカゲルを用いて調製した薄層板にスポットする。次に1-ブタノール・水・酢酸（100）混液（7：2：1）を展開溶媒として約10 cm展開した後，薄層板を風乾する。これに紫外線（主波長365 nm）を照射するとき，試料溶液及び標準溶液から得たスポットは，黄色を呈し，それらの Rf 値は等しい（ベルベリン）。

（2）　本品0.3 gにメタノール10 mLを加え，水浴上で3分間加温し，冷後ろ過し，ろ液を蒸発乾固する。残留物をメタノール2 mLに溶かし試料溶液とする。別に薄層クロマトグラフ用ゲニポシド1 mgをメタノール1 mLに溶かし，標準溶液とする。これらの液につき，薄層クロマトグラフ法により試験を行う。試料溶液及び標準溶液10 μL ずつを薄層クロマトグラフ用シリカゲルを用いて調製した薄層板にスポットする。次にクロロホルム・メタノール混液（3：1）を展開溶媒として約10 cm展開した後，薄層板を風乾する。これに4-メトキシベンズアルデヒド・硫酸試液を均等に噴霧し，105℃で5分間加熱するとき，試料溶液から得た数個のスポットのうち1個のスポットは，標準溶液から得た暗紫色のスポットと色調及び Rf 値が等しい。

定量法　本品5 gを正確に量り，アセトン30 mLを加え，10分間振り混ぜた後，内標準溶液5 mLを正確に加え，更にアセトンを加えて50 mLとする。この液をろ過し，初めのろ液10 mLを除き，次のろ液を試料溶液とする。別に dl-カンフル標準品約0.05 g及び定量用 l-メントール約25 mgをそれぞれ精密に量り，アセトン30 mLに溶かし，次に内標準溶液5 mLを正確に加えた後，アセトンを加えて50 mLとし，標準溶液とする。試料溶液及び標準溶液2 μL につき，次の条件でガスクロマトグラフ法により試験を行い，内標準物質のピーク面積に対する dl-カンフル及び l-メントールのピー

ク面積の比 Q_{Ta}, Q_{Tb}, Q_{Sa} 及び Q_{Sb} を求める。

dl-カンフル（$C_{10}H_{16}O$）の量（mg）

$$= dl\text{-カンフル標準品の量（mg）} \times \frac{Q_{Ta}}{Q_{Sa}}$$

l-メントール（$C_{10}H_{20}O$）の量（mg）

$$= l\text{-メントール標準品の量（mg）} \times \frac{Q_{Tb}}{Q_{Sb}}$$

内標準溶液　安息香酸エチルのアセトン溶液（1 → 100）
操作条件

　　検出器：水素炎イオン化検出器
　　カラム：内径約 3 mm，長さ約 3 m のガラス管に，ガスクロマトグラフ用ポリエチレングリコー
　　　　　ル 20 M をシラン処理した 180～250 μm のガスクロマトグラフ用ケイソウ土に 10 ％の
　　　　　割合で被覆したものを充てんする。
　　カラム温度：150 ℃付近の一定温度
　　キャリヤーガス：窒素
　　流量：dl-カンフルの保持時間が約 6 分になるように調整する。
　　カラムの選定：標準溶液 2 μL につき，上記の条件で操作するとき，dl-カンフル，安息香酸エ
　　　　　チルの順に流出し，完全に分離するものを用いる。

【111】 外皮用薬 22―②

成分及び分量又は本質	日本薬局方	尿　素	20.0 g
	基　剤　〃	親水クリーム	25.0 g
	防腐剤　〃	パラオキシ安息香酸メチル	0.013 g
	防腐剤　〃	パラオキシ安息香酸プロピル	0.007 g
	溶　剤　〃	精製水又は精製水（容器入り）	適　量
		全　　量	100 mL
製　造　方　法	以上をとり，ローション剤の製法により製する。		
用法及び用量	1日数回，適量を患部に塗擦する。		
効能又は効果	手指のあれ，ひじ・ひざ・かかと・くるぶしの角化症，老人の乾皮症，さめ肌		
貯蔵方法及び有効期間	気密容器		
規格及び試験方法	別記のとおり。		
備　　　考			

規格及び試験方法

本品は定量するとき，尿素（$CH_4N_2O：60.06$）18.0～22.0 %を含む。

性　状　本品は乳剤性ローションである。

確認試験　（1）　本品 1.0 g にエタノール（95）30 mL を加えて振り混ぜた後，ろ過し，ろ液を蒸発乾固する。残留物に水 3 mL を加え，振り混ぜた後，ろ過し，ろ液 1 mL に硝酸 1 mL を加えて放置するとき，白色の結晶性の沈殿を生じる（尿素）。

（2）　本品 10 mL に飽和塩化ナトリウム溶液 10 mL を加えた後，ジエチルエーテル 10 mL で抽出する。ジエチルエーテル層を蒸発乾固し，残留物をメタノール 1 mL に溶かして，試料溶液とする。別にパラオキシ安息香酸メチル 1 mg 及びパラオキシ安息香酸プロピル 1 mg をそれぞれメタノール 1 mL に溶かして，標準溶液(1)及び標準溶液(2)とする。これらの液につき，薄層クロマトグラフ法により試験を行う。試料溶液及び標準溶液 10 μL ずつを薄層クロマトグラフ用シリカゲル（蛍光剤入り）を用いて調製した薄層板にスポットする。次に酢酸エチル・ヘキサン・酢酸（100）混液（10：5：1）を展開溶媒として約 10 cm 展開した後，薄層板を風乾する。これに紫外線（主波長 254 nm）を照射するとき，試料溶液から得た2個のスポットは標準溶液(1)及び標準溶液(2)から得たスポットと色調及び *Rf* 値が等しい。

定量法　（1）　本品約 1.0 g を精密に量り，エタノール（95）100 mL を加えて振り混ぜた後，ろ過する。ろ紙上の残留物をエタノール（95）10 mL で洗い，ろ液と洗液を合わせ，強酸性陽イオン交換樹脂カラム*に注入する。更にエタノール（95）50～100 mL を流してカラムを洗う。次に水 100 mL を流して尿素を溶出する。溶出液は重量既知のビーカーに入れ，水浴上で蒸発乾固した後，約 70 ℃で 1 時間乾燥し，秤量する。

100 mL 中の尿素の量（g）

＝（溶出物の重量（g）／採取量（g））×（1/0.99574）×100　（比重：0.99574）

〔注〕* 内径約 1.0 cm，長さ 20～30 cm のカラムに強酸性陽イオン交換樹脂（H形）を約 10 cm 充填する。

【112】 外皮用薬23

成 分 及 び 分 量 又 は 本 質	日本薬局方	酸 化 亜 鉛	15.0 g
	〃	グリセリン	5.0 mL
	〃	液状フェノール	1.5 mL
	着香剤 〃	キョウニン水	3.0 mL
	溶 剤 〃	精製水又は精製水（容器入り）	適 量
		全 量	100 mL
製 造 方 法	以上をとり，溶解混和して製する。		
用 法 及 び 用 量	1日数回，適量を患部に塗布する。用時よく振り混ぜること。		
効 能 又 は 効 果	虫さされ，かゆみ，あせも		
貯 蔵 方 法 及 び 有 効 期 間	気密容器		
規 格 及 び 試 験 方 法	別記のとおり。		
備 考			

規 格 及 び 試 験 方 法

本品は定量するとき，酸化亜鉛（ZnO：81.38）13.5～16.5 %を含む。

性　状　本品は白色の懸濁液である。

確認試験　（1）　本品の上澄液1 mLをとり，水20 mL及び希塩酸5 mLを加え，ジエチルエーテル20 mLで抽出する。ジエチルエーテル抽出液を炭酸水素ナトリウム試液5 mLずつで2回洗った後，希水酸化ナトリウム試液10 mLで抽出する。抽出液1 mLをとり，亜硝酸ナトリウム試液1 mL及び希塩酸1 mLを加えて振り混ぜ，10分間放置する。次に水酸化ナトリウム試液3 mLを加えるとき，液は淡黄色を呈する（フェノール）。

（2）　本品の上澄液20 mLをとり，必要ならばろ過する。ろ液5 mLに塩化鉄（Ⅲ）試液1滴を加えるとき，液は紫色を呈する（フェノール）。

（3）　（2）のろ液5 mLを共せん試験管にとり，水酸化ナトリウム試液2 mL及び硫酸銅試液1 mLを加えて振り混ぜるとき，液は青色を呈する（グリセリン）。

（4）　（2）のろ液5 mLに硫酸水素カリウム1.0 gを加えて加熱するとき，アクロレインのにおいを発する（グリセリン）。

（5）　本品をよく振り混ぜた後，その10 mLをとり，ジエチルエーテル20 mLを加えて振り混ぜた後，ろ過する。残留物はジエチルエーテル10 mLずつで2回洗い，乾燥した後，強熱するとき，黄色を呈し，この色は冷えると消える。また，これを希塩酸10 mLに溶かし，ヘキサシアノ鉄（Ⅱ）酸カリウム試液を加えるとき，白色の沈殿を生じる（酸化亜鉛）。

定量法　（1）　本品をよく振り混ぜた後，その10 mLを正確に量り，るつぼに入れ，水浴上で加熱して水分を蒸発させ，残留物を徐々に温度を高めて全く炭化し，次に残留物が黄色となるまで強熱し，冷後，水1 mL及び塩酸1.5 mLを加えて溶かした後，水を加えて正確に100 mLとする。この液25 mLを正確に量り，水80 mLを加え，水酸化ナトリウム溶液（1→50）を液がわずかに沈殿を生じるまで加え，次にpH 10.7のアンモニア・塩化アンモニウム緩衝液5 mLを加えた後，0.05 mol/Lエチレンジアミン四酢酸二ナトリウム液で滴定する（指示薬：エリオクロムブラックT・塩化ナトリウム指示薬0.04 g）。

0.05 mol/L エチレンジアミン四酢酸二ナトリウム液1 mL＝4.069 mg ZnO

【113】 外皮用薬 24—①

成分及び分量 又 は 本 質		日本薬局方	液状フェノール	2.2 mL
	粘着剤	〃	トラガント末	2.0 g
	〃	〃	カルメロースナトリウム	3.0 g
	湿潤剤	〃	グリセリン	3.0 mL
		〃	酸 化 亜 鉛	10.0 g
	溶 剤	〃	精製水又は精製水（容器入り）	適 量
			全　　量	100 g

製 造 方 法	「液状フェノール」,「グリセリン」及び「精製水又は精製水（容器入り）」を混和し,「トラガント末」を少量ずつかき混ぜながら加えて, 一夜放置し, これに「カルメロースナトリウム」を少量ずつかき混ぜながら加えてのり状とし,「酸化亜鉛」を少量ずつ加え, リニメント剤の製法により製する。ただし,「トラガント末」及び「カルメロースナトリウム」のそれぞれ0.5 g以内の量を互いに増減して, 全量5 gとすることができる。
用 法 及 び 用 量	1日数回, 適宜患部に塗布する。
効 能 又 は 効 果	湿疹・皮膚炎, あせも, 虫さされ, かぶれ, かゆみ
貯 蔵 方 法 及 び 有 効 期 間	遮光した気密容器
規格及び試験方法	日本薬局方による。
備　　　　　考	フェノール・亜鉛華リニメント

【114】 外皮用薬 25—①

成分及び分量又は本質	日本薬局方	ジフェンヒドラミン	2.0 g
	〃	フェノール・亜鉛華リニメント	98.0 g
		全　　量	100 g
製 造 方 法	以上をとり，混和して製する。		
用 法 及 び 用 量	適宜，患部に塗布する。		
効 能 又 は 効 果	湿疹・皮膚炎，あせも，虫さされ，かぶれ，かゆみ		
貯 蔵 方 法 及 び 有 効 期 間	遮光した気密容器		
規格及び試験方法	別記のとおり。		
備　　　　　考	ジフェンヒドラミン・フェノール・亜鉛華リニメント		

規 格 及 び 試 験 方 法

本品は定量するとき，ジフェンヒドラミン（$C_{17}H_{21}NO$：255.36）1.8〜2.2％を含む。

性　状　本品は白色〜類白色ののり状で，わずかにフェノールのにおいがある。

確認試験　（1）　本品3gにヘキサン20mLを加えてよく振り混ぜた後，ヘキサン層を分取し，0.2 mol/L塩酸10mLを加えてよく振り混ぜる。水層を分取し，水酸化ナトリウム試液を加えてpH4.6に調整し，ブロモフェノールブルー・フタル酸水素カリウム試液1mL及びクロロホルム10mLを加えて振り混ぜるとき，クロロホルム層は黄色を呈する（ジフェンヒドラミン）。

（2）　本品1gを磁性るつぼにとり，徐々に温度を高めて炭化し，更にこれを強熱するとき，黄色を呈し，冷えると色は消える。更に残留物に水10mL及び希塩酸5mLを加え，よく振り混ぜた後，ろ過し，ろ液にヘキサシアノ鉄（Ⅱ）酸カリウム試液2〜3滴を加えるとき，白色の沈殿を生じる（酸化亜鉛）。

（3）　本品0.5gに，水1mL及びクロロホルム5mLを加えて振り混ぜた後，クロロホルム層を分取し，試料溶液とする。別にジフェンヒドラミン及びフェノール0.01gずつをそれぞれクロロホルム5mLに溶かし，標準溶液(1)及び標準溶液(2)とする。これらの液につき，薄層クロマトグラフ法により試験を行う。試料溶液及び標準溶液5μLずつを薄層クロマトグラフ用シリカゲルを用いて調製した薄層板にスポットする。次に酢酸エチル・エタノール（99.5）・アンモニア水（28）混液（50：5：1）を展開溶媒として約10cm展開した後，薄層板を風乾する。これをヨウ素蒸気中に放置するとき，試料溶液から得た2個のスポットのRf値は，標準溶液(1)及び標準溶液(2)から得たそれぞれのスポットのRf値に等しい。また，ヨウ素を揮散させた薄層板に噴霧用ドラーゲンドルフ試液を均等に噴霧するとき，標準溶液(1)から得たスポット及びそれに対応する位置の試料溶液から得たスポットは，だいだい色を呈する。

定 量 法　本品約0.5gを精密に量り，水30mLを加えた後，アンモニア試液を加えてアルカリ性とする。この液にクロロホルム30mLを加えて振り混ぜた後，クロロホルム層を分取する。水層は更にクロロホルム20mLずつで2回抽出し，クロロホルム層を合わせ，無水硫酸ナトリウム3gを加えて脱水した後，クロロホルムを留去する。残留物に内標準溶液5mLを正確に加え，更にメタノールを加えて溶かし100mLとし，試料溶液とする。別に定量用ジフェンヒドラミン約0.02gを精密に量り，メタノールに溶かして正確に10mLとする。この液5mLを正確に量り，内標準溶液5mL

を正確に加え，更にメタノールを加えて 100 mL とし，標準溶液とする。試料溶液及び標準溶液 10 μL につき，次の条件で液体クロマトグラフ法により試験を行い，内標準物質のピーク面積に対するジフェンヒドラミンのピーク面積の比 Q_T 及び Q_S を求める。

ジフェンヒドラミン（$C_{17}H_{21}NO$）の量（mg）

$$= 定量用ジフェンヒドラミンの量（mg）\times \frac{Q_T}{Q_S} \times \frac{1}{2}$$

内標準溶液　パラオキシ安息香酸ヘプチルのメタノール溶液（1 → 220）

操作条件

　検出器：紫外吸光光度計（測定波長：220 nm）

　カラム：内径約 4 mm，長さ 15〜25 cm のステンレス管に 5〜10 μm の液体クロマトグラフ用
　　　　オクタデシルシリル化シリカゲルを充てんする。

　カラム温度：40 ℃付近の一定温度

　移動相：ドデシル硫酸ナトリウム 5 g を薄めたリン酸（1 → 1000）に溶かして 1000 mL とす
　　　　る。この液 250 mL にメタノール 750 mL を加える。

　流量：ジフェンヒドラミンの保持時間が約 7 分になるように調整する。

　カラムの選定：標準溶液 10 μL につき，上記の条件で操作するとき，ジフェンヒドラミン，
　　　　パラオキシ安息香酸ヘプチルの順に溶出し，それぞれのピークが完全に分離するものを
　　　　用いる。

【115】 外皮用薬 26

| 成分及び分量
又 は 本 質 | 日本薬局方
基 剤 | 酸 化 亜 鉛
植 物 油 | 50.0 g
適 量 |
	全 量		100 g
製 造 方 法	以上をとり，研和して製する。ただし，植物油の一部の代わりに，「ヒマシ油」又はポリソルベート 20 適量を用いることができる。		
用 法 及 び 用 量	適宜，患部に塗布する。		
効 能 又 は 効 果	湿疹・皮膚炎，ただれ，あせも，かぶれ，やけどによる潮紅		
貯 蔵 方 法 及 び 有 効 期 間	気密容器		
規格及び試験方法	日本薬局方による。		
備 考	チンク油		

【116】 外皮用薬27―①

成 分 及 び 分 量 又 は 本 質	日本薬局方	ジフェンヒドラミン塩酸塩	1.0 g	
	〃	l-メントール	2.0 g	
	〃	dl-カンフル	2.0 g	
	〃	ジブカイン塩酸塩	0.3 g	
	湿潤剤 〃	グリセリン	10.0 mL	
	溶剤 〃	消毒用エタノール	適 量	
		全 量	100 mL	
製 造 方 法	以上をとり，外用液剤の製法により製する。			
用 法 及 び 用 量	1日数回，適宜患部に塗擦する。			
効 能 又 は 効 果	虫さされ，かゆみ			
貯 蔵 方 法 及 び 有 効 期 間	気密容器			
規格及び試験方法	別記のとおり。			
備 考				

規 格 及 び 試 験 方 法

本品は定量するとき，ジフェンヒドラミン塩酸塩（$C_{17}H_{21}NO \cdot HCl : 291.82$）0.9〜1.1 %，l-メントール（$C_{10}H_{20}O : 156.27$）1.8〜2.2 %，dl-カンフル（$C_{10}H_{16}O : 152.24$）1.8〜2.2 %及びジブカイン塩酸塩（$C_{20}H_{29}N_3O_2 \cdot HCl : 379.93$）0.27〜0.33 %を含む。

性　　状　本品は無色澄明の液で，ハッカのにおいがある。

確認試験　（1）　本品3 mLに水5 mLを加え，石油エーテル10 mLで抽出する。石油エーテル抽出液を蒸発乾固し，残留物にエタノール（95）10 mLを加えた後，硫酸3 mLを加えて振り混ぜるとき，液は黄赤色を呈する（メントール）。

（2）　本品2 mLに2,4-ジニトロフェニルヒドラジン試液1 mLを加えた後，水浴上で5分間加熱するとき，だいだい赤色の沈殿を生じる（カンフル）。

（3）　本品1 mLにメタノール5 mLを加えて試料溶液とする。別にジフェンヒドラミン塩酸塩10 mg及びジブカイン塩酸塩3 mgをそれぞれメタノール5 mLに溶かし，標準溶液(1)及び標準溶液(2)とする。これらの液につき，薄層クロマトグラフ法により試験を行う。試料溶液及び標準溶液10 μLずつを薄層クロマトグラフ用シリカゲル（蛍光剤入り）を用いて調製した薄層板にスポットする。次に酢酸エチル・エタノール（99.5）・アンモニア水（28）混液（50：5：1）を展開溶媒として約10 cm展開した後，薄層板を風乾する。これに紫外線（主波長254 nm）を照射するとき，試料溶液から得た2個のスポットは標準溶液(1)及び標準溶液(2)から得たスポットと色調及びRf値が等しい。また，この薄層板に噴霧用ドラーゲンドルフ試液を均等に噴霧するとき，黄赤色を呈する。

定量法　（1）本品2 mLを正確に量り，内標準溶液5 mLを正確に加え，アセトンを加えて50 mLとし，試料溶液とする。別に定量用dl-カンフル及び定量用l-メントールをそれぞれ約0.04 gを精密に量り，内標準溶液5 mLを正確に加え，アセトンを加えて50 mLとし，標準溶液とする。試料溶液及び標準溶液3 μLにつき，次の条件でガスクロマトグラフ法により試験を行い，内標準物質のピーク面積に対するdl-カンフル及びl-メントールのピーク面積の比 Q_{Ta}，Q_{Tb}，Q_{Sa} 及び Q_{Sb} を求める。

dl-カンフル（$C_{10}H_{16}O$）の量（mg）

$$= 定量用\,dl\text{-}カンフルの量（mg）\times\frac{Q_{Ta}}{Q_{Sa}}$$

l-メントール（$C_{10}H_{20}O$）の量（mg）

$$= 定量用\,l\text{-}メントールの量（mg）\times\frac{Q_{Tb}}{Q_{Sb}}$$

内標準溶液　安息香酸エチルのアセトン溶液（1→100）

操作条件

検出器：水素炎イオン化検出器

カラム：内径約3mm，長さ約3mのガラス管に，ガスクロマトグラフ法ポリエチレングリコール20Mをシラン処理した180～250μmのガスクロマトグラフ用ケイソウ土に10%の割合で被覆したものを充てんする。

カラム温度：150℃付近の一定温度

キャリヤーガス：窒素

流量：カンフルの保持時間が約6分になるように調整する。

カラムの選定：標準溶液3μLにつき，上記の条件で操作するとき，dl-カンフル，l-メントール，安息香酸エチルの順に流出し，完全に分離するものを用いる。

（2）　本品1mLを正確に量り，内標準溶液5mLを正確に加え，メタノールを加えて50mLとし試料溶液とする。別に定量用ジフェンヒドラミン塩酸塩約0.1g及び定量用ジブカイン塩酸塩約0.03gを精密に量り，メタノールに溶かして正確に50mLとする。この液5mLを正確に量り，内標準溶液5mLを正確に加え，メタノールを加えて50mLとし標準溶液とする。試料溶液及び標準溶液10μLにつき，次の条件で液体クロマトグラフ法により試験を行い，内標準物質のピーク面積に対するジフェンヒドラミン塩酸塩及びジブカイン塩酸塩のピーク面積の比 Q_{Ta}，Q_{Tb}，Q_{Sa} 及び Q_{Sb} を求める。

ジフェンヒドラミン塩酸塩（$C_{17}H_{21}NO\cdot HCl$）の量（mg）

$$= 定量用ジフェンヒドラミン塩酸塩の量（mg）\times\frac{Q_{Ta}}{Q_{Sa}}\times\frac{1}{10}$$

ジブカイン塩酸塩（$C_{20}H_{29}N_3O_2\cdot HCl$）の量（mg）

$$= 定量用ジブカイン塩酸塩の量（mg）\times\frac{Q_{Tb}}{Q_{Sb}}\times\frac{1}{10}$$

内標準溶液　パラオキシ安息香酸ヘプチルのメタノール溶液（1→600）

操作条件

検出器：紫外吸光光度計（測定波長：220nm）

カラム：内径約4mm，長さ15～25cmのステンレス管に5～10μmのオクタデシルシリル化シリカゲルを充てんする。

カラム温度：40℃付近の一定温度

移動相：ドデシル硫酸ナトリウム5gを薄めたリン酸（1→1000）に溶かして1000mLとする。この液250mLにメタノール750mLを加える。

流量：ジフェンヒドラミン塩酸塩の保持時間が約6分になるように調整する。

カラムの選定：標準溶液10μLにつき，上記の条件で操作するとき，ジフェンヒドラミン塩酸塩，パラオキシ安息香酸ヘプチル，ジブカイン塩酸塩の順に溶出し，それぞれのピークが完全に分離するものを用いる。

【117】 外皮用薬 28

成 分 及 び 分 量 又 は 本 質	日本薬局方　　酸 化 亜 鉛　　　　　　20.0 g 基　剤　　〃　　流動パラフィン　　　　3.0 g 　〃　　　〃　　白 色 軟 膏　　　　　　適 量 　　　　　　　全　　量　　　　　　100 g
製 造 方 法	以上をとり，軟膏剤の製法により製する。
用 法 及 び 用 量	ガーゼなどに展延し，患部に貼布するか，又は適宜，患部に塗布する。
効 能 又 は 効 果	湿疹・皮膚炎，ただれ，あせも，かぶれ，やけどによる潮紅
貯 蔵 方 法 及 び 有 効 期 間	気密容器
規格及び試験方法	日本薬局方による。
備 考	亜鉛華軟膏

【118】 外皮用薬29—①

成分及び分量又は本質	日本薬局方	レチノールパルミチン酸エステル (ビタミンAとして1g中150万I.U.含有)	0.067 g
	〃	トコフェロール酢酸エステル	0.5 g
	〃	酸化亜鉛	10.0 g
	基剤 薬添規	ゲル化炭化水素	適 量
		全 量	100 g
製 造 方 法	以上をとり，軟膏剤の製法により製する。		
用 法 及 び 用 量	適宜，患部に塗布する。		
効 能 又 は 効 果	指先・手のひらのあれ，しもやけ，ひび，あかぎれ		
貯 蔵 方 法 及 び 有 効 期 間	遮光した気密容器		
規格及び試験方法	別記のとおり。		
備 考			

規 格 及 び 試 験 方 法

性　　状　本品は白色である。

確認試験　（1）　本品0.5gにクロロホルム15mLを加えてよくかき混ぜた後，ろ過する。ろ液1mLをとり，三塩化アンチモン試液3mLを加えるとき，液は直ちに青色となるが，この色は速やかに退色する（ビタミンA）。

（2）　本品2gにエタノール（95）10mLを加えてよくかき混ぜた後，上澄液をとり，硝酸2mLを加えてろ過する。ろ液を75℃で15分間加熱するとき，液はだいだい色を呈する（トコフェロール酢酸エステル）。

（3）　本品2gにジエチルエーテル20mLを加えてよくかき混ぜた後，ろ過する。残留物をジエチルエーテル10mLずつで2回洗った後，乾燥する。これを強熱するとき黄色を呈し，この色は冷えると消える。また，これを希塩酸10mLに溶かし，ヘキサシアノ鉄(Ⅱ)酸カリウム試液を加えるとき，白色の沈殿を生じる（酸化亜鉛）。

【119】 外皮用薬 30—③

成分及び分量又は本質		日本薬局方	インドメタシン	1.0 g
		〃	l-メントール	3.0 g
	溶解補助剤	〃	プロピレングリコール	10.0 mL
	保 存 剤	〃	ベンザルコニウム塩化物液（10 %）	0.1 mL
	溶 剤	〃	エタノール	80.0 mL
	溶 剤	〃	精製水又は精製水（容器入り）	適 量
			全 量	100 mL
製 造 方 法	インドメタシンを，水浴上で加温したプロピレングリコールに溶解し，l-メントールを溶解したエタノールと合わせた後，ベンザルコニウム塩化物液，精製水又は精製水（容器入り）を加え，全量 100 mL とする。			
用 法 及 び 用 量	1日4回を限度として，適量を患部に塗布する。1週間 50 mL を限度とする。11才未満は使用しない。			
効 能 又 は 効 果	関節痛，筋肉痛，腰痛，肩こりに伴う肩の痛み，腱鞘炎，肘の痛み，打撲，ねんざ			
貯 蔵 方 法 及 び有 効 期 間	遮光した気密容器			
規格及び試験方法	別記のとおり。			
備 考				

規 格 及 び 試 験 方 法

本品は定量するとき，インドメタシン（$C_{19}H_{16}ClNO_4$：357.79）0.9〜1.1 %，l-メントール（$C_{10}H_{20}O$：156.27）2.7〜3.3 %を含む。

性　状　本品は淡黄色澄明の液で，ハッカのにおいがある。

確認試験　（1）　本品 1 mL にメタノール 4 mL を加えて，試料溶液とする。別にインドメタシン 10 mg をメタノール 5 mL に溶かし，標準溶液とする。これらの液につき，薄層クロマトグラフ法により試験を行う。試料溶液及び標準溶液 5 µL ずつを薄層クロマトグラフ用シリカゲル（蛍光剤入り）を用いて調製した薄層板にスポットする。次にジエチルエーテル・酢酸（100）混液（100：3）を展開溶媒として約 10 cm 展開した後，薄層板を風乾する。これに紫外線（主波長 254 nm）を照射するとき，試料溶液から得たスポットは，標準溶液から得た暗紫色のスポットと色調及び Rf 値が等しい。

（2）　本品 2 mL に水 5 mL を加え，石油エーテル 10 mL で抽出する。石油エーテル抽出液を蒸発乾固し，残留物にエタノール（99.5）10 mL を加えた後，硫酸 3 mL を加えて振り混ぜるとき，液は黄赤色を呈する（メントール）。

（3）　本品 5 mL を水浴上で蒸発乾固し，残留物に水 1 mL，ブロモフェノールブルー溶液（1 → 2000）0.2 mL 及び水酸化ナトリウム試液 0.5 mL の混液を加えるとき，液は青色を呈し，これにクロロホルム 4 mL を加えて激しく振り混ぜるとき，青色はクロロホルム層に移る。このクロロホルム層を分取し，振り混ぜながらラウリル硫酸ナトリウム溶液（1 → 1000）を滴加するとき，クロロホルム層は無色となる（ベンザルコニウム塩化物）。

定量法　（1）　本品 5 mL を正確に量り，メタノールを加えて正確に 50 mL とする。この液をろ過し，初めのろ液 10 mL を除き，次のろ液 5 mL を正確に量り，内標準溶液 3 mL を正確に加え，更に移動相を加えて 100 mL とし，試料溶液とする。別にインドメタシン標準品を 105 ℃で 4 時間乾燥し，そ

の約 50 mg を精密に量り，メタノールに溶かし，正確に 50 mL とする。この液 5 mL を正確に量り，内標準溶液 3 mL を正確に加え，更に移動相を加えて 100 mL とし，標準溶液とする。試料溶液及び標準溶液 20 μL につき，次の条件で液体クロマトグラフ法により試験を行い，内標準物質のピーク面積に対するインドメタシンのピーク面積の比 Q_T 及び Q_S を求める。

インドメタシン（$C_{19}H_{16}ClNO_4$）の量（mg）

$$= W_S \times (Q_T/Q_S)$$

W_S：インドメタシン標準品の秤取量（mg）

内標準溶液 パラオキシ安息香酸ブチルのメタノール溶液（1 → 1000）

操作条件

検出器：紫外吸光光度計（測定波長：254 nm）

カラム：内径約 4 mm，長さ 15～25 cm のステンレス管に 5～10 μm のオクタデシルシリル化シリカゲルを充てんする。

カラム温度：25 ℃付近の一定温度

移動相：メタノール／薄めたリン酸（1 → 1000）混液（7：3）

流量：インドメタシンの保持時間が約 8 分になるように調整する。

カラムの選定：標準溶液 20 μL につき，上記の条件で操作するとき，パラオキシ安息香酸ブチル，インドメタシンの順に溶出し，それぞれのピークが完全に分離するものを用いる。

（2） 本品 2 mL を正確に量り，内標準溶液 5 mL を正確に加え，アセトンを加えて 50 mL とし，試料溶液とする。別に定量用 l-メントール約 0.06 g を精密に量り，アセトン 30 mL に溶かし，内標準溶液 5 mL を正確に加え，更にアセトンを加えて 50 mL とし，標準溶液とする。試料溶液及び標準溶液 2 μL につき，次の条件でガスクロマトグラフ法により試験を行い，内標準物質のピーク面積に対する l-メントールのピーク面積の比 Q_T 及び Q_S を求める。

l-メントール（$C_{10}H_{20}O$）の量（mg）

$$= 定量用 l-メントールの量（mg）\times Q_T/Q_S$$

内標準溶液 安息香酸エチルのアセトン溶液（1 → 100）

操作条件

検出器：水素炎イオン化検出器

カラム：内径約 3 mm，長さ約 3 m のガラス管に，ガスクロマトグラフ法ポリエチレングリコール 20 M をシラン処理した 180～250 μm のガスクロマトグラフ用ケイソウ土に 10 ％の割合で被覆したものを充てんする。

カラム温度：150 ℃付近の一定温度

キャリヤーガス：窒素

流量：l-メントールの保持時間が約 6 分になるように調整する。

カラムの選定：標準溶液 3 μL につき，上記の条件で操作するとき，l-メントール，安息香酸エチルの順に流出し，完全に分離するものを用いる。

【120】 外皮用薬31—①

成分及び分量又は本質	日本薬局方 ヒドロコルチゾン酢酸エステル 0.5 g 基剤 〃 マクロゴール軟膏 適量 全量 100 g
製造方法	以上をとり，軟膏剤の製法により製する。
用法及び用量	適宜，患部に塗布する。
効能又は効果	湿疹・皮膚炎，かぶれ，しもやけ，ひび，あかぎれ，ただれ
貯蔵方法及び有効期間	気密容器
規格及び試験方法	別記のとおり。
備考	

規 格 及 び 試 験 方 法

性　状　本品は白色である。

確認試験　（1）　本品10 gをとり，ジエチルエーテル10 mLずつで2回振り混ぜた後，ろ過する。残留物をとり，クロロホルム20 mLずつで2回抽出する。クロロホルム抽出液を合わせ，あらかじめクロロホルムで潤した脱脂綿を用いてろ過し，水浴上でクロロホルムを留去し，残留物約5 mgに硫酸2 mLを加えるとき，初めに帯黄緑色の蛍光を発し，徐々にだいだい色を経て暗赤色に変わる。この液に水10 mLを加えるとき，液は黄色からだいだい黄色に変わり，緑色の蛍光を発する（ヒドロコルチゾン酢酸エステル）。

（2）　（1）で得た残留物約10 mgにメタノール1 mLを加え，加温して，振り混ぜた後，ろ過し，ろ液にフェーリング試液1 mLを加えて加熱するとき，だいだい色〜赤色の沈殿を生じる（ヒドロコルチゾン酢酸エステル）。

【121】 外皮用薬32─①

成 分 及 び 分 量 又 は 本 質	日本薬局方 基 剤 〃	ヒドロコルチゾン酢酸エステル 白色ワセリン	0.5 g 適 量
	全 量		100 g
製 造 方 法	以上をとり，軟膏剤の製法により製する。		
用 法 及 び 用 量	適宜，患部に塗布する。		
効 能 又 は 効 果	湿疹・皮膚炎，ただれ，かぶれ，しもやけ，ひび，あかぎれ		
貯 蔵 方 法 及 び 有 効 期 間	気密容器		
規格及び試験方法	別記のとおり。		
備 考			

規 格 及 び 試 験 方 法

性　　状　本品は白色である。

確認試験　（1）　本品0.5gをとり，無水硫酸ナトリウム5g及びメタノール30mLを加え，60℃の水浴上でかき混ぜた後，氷冷し，遠心して上澄液を分取する。同様の操作を更に2回繰り返し，全抽出液を合わせ，メタノールを加えて100mLとする。これをろ過し，ろ液5mLを共せん試験管にとり，メタノール5mL及びイソニアジド溶液2mLを加えて混和し，密せんして60℃の水浴上で20分間加温する。このとき，液の色は黄色を呈する（ヒドロコルチゾン酢酸エステル）。

　　　○イソニアジド溶液：イソニアジド3gをメタノールに溶かし，塩酸3.75mLを加え，メタノールを加えて1000mLとする。

（2）　本品2gをとり，ジエチルエーテル10mLずつで2回振り混ぜた後，ろ過する。残留物にクロロホルム20mLを加えて抽出した後，ろ過し，水浴上でクロロホルムを留去する。残留物に硫酸2mLを加えるとき，初めに帯黄緑色の蛍光を発し，徐々にだいだい色を経て，暗赤色に変わる。この液に水10mLを加えるとき，液は黄色からだいだい黄色に変わり，緑色の蛍光を発する（ヒドロコルチゾン酢酸エステル）。

【122】 外皮用薬 33—①

成 分 及 び 分 量 又 は 本 質		日本薬局方	ヒドロコルチゾン酢酸エステル	0.5 g
		局 外 規	グリチルレチン酸	0.5 g
	溶解補助剤 日本薬局方		マクロゴール 400	5.0 mL
	基 剤 〃		マクロゴール軟膏	適 量
		全 量		100 g
製 造 方 法	以上をとり，軟膏剤の製法により製する。			
用 法 及 び 用 量	適宜，患部に塗布する。			
効 能 又 は 効 果	湿疹・皮膚炎，かぶれ，かゆみ，ただれ，あせも			
貯 蔵 方 法 及 び 有 効 期 間	気密容器			
規格及び試験方法	別記のとおり。			
備 考				

規 格 及 び 試 験 方 法

本品は定量するとき，ヒドロコルチゾン酢酸エステル（$C_{23}H_{32}O_6$：404.50）0.45〜0.55 ％及びグリチルレチン酸（$C_{30}H_{46}O_4$：470.69）0.9〜1.1 ％を含む。

性　状　本品は白色の軟膏である。

確認試験　本品 0.2 g にメタノール 5 mL を加えて振り混ぜた後，ろ過し，ろ液を試料溶液とする。別にヒドロコルチゾン酢酸エステル 1 mg 及びグリチルレチン酸 2 mg をそれぞれメタノール 5 mL に溶かし標準溶液(1)及び標準溶液(2)とする。これらの液につき，薄層クロマトグラフ法により試験を行う。試料溶液及び標準溶液 5 μL ずつを薄層クロマトグラフ用シリカゲルを用いて調製した薄層板にスポットする。次にジクロルメタン・ジエチルエーテル・メタノール・水混液（160：30：8：1）を展開溶媒として約 10 cm 展開した後，薄層板を風乾する。これに紫外線（主波長 254 nm）を照射するとき，試料溶液から得た 2 個のスポットは，標準溶液(1)及び標準溶液(2)から得たスポットと色調及び Rf 値が等しい。また，この薄層板にアルカリ性ブルーテトラゾリウム試液を均等に噴霧するとき，標準溶液(1)から得たスポット及びそれに対応する位置の試料溶液から得たスポットは，紫色を呈する。

定量法　（1）　本品約 1.0 g を精密に量り，メタノール 30 mL を加えて振り混ぜた後，内標準溶液 5 mL を正確に加え，更にメタノールを加えて 50 mL とし，試料溶液とする。別に定量用ヒドロコルチゾン酢酸エステル約 0.02 g を精密に量り，メタノールに溶かして正確に 20 mL とする。この液 5 mL を正確に量り，内標準溶液 5 mL を正確に加え，メタノールを加えて 50 mL とし，標準溶液とする。試料溶液及び標準溶液 10 μL につき，次の条件で液体クロマトグラフ法により試験を行い，内標準物質のピーク面積に対するヒドロコルチゾン酢酸エステルのピーク面積の比 Q_T 及び Q_S を求める。

ヒドロコルチゾン酢酸エステル（$C_{23}H_{32}O_6$）の量（mg）

$$= \text{ヒドロコルチゾン酢酸エステルの量 (mg)} \times \frac{Q_T}{Q_S} \times \frac{1}{4}$$

内標準溶液　パラオキシ安息香酸メチルのメタノール溶液（1 → 2000）

操作条件

　検出器：紫外吸光光度計（測定波長：240 nm）

　カラム：内径約 4 mm，長さ 15～25 cm のステンレス管に 5～10 μm のオクタデシルシリル化
　　　　　シリカゲルを充てんする。

　カラム温度：40 ℃付近の一定温度

　移動相：メタノール・水混液（1：1）

　流量：ヒドロコルチゾン酢酸エステルの保持時間が約 13 分になるように調整する。

　カラムの選定：標準溶液 10 μL につき，上記の条件で操作するとき，パラオキシ安息香酸メ
　　　　　　　　チル，ヒドロコルチゾン酢酸エステルの順に溶出し，それぞれのピークが完全に分離す
　　　　　　　　るものを用いる。

（2）　本品約 0.5 g を精密に量り，メタノール 30 mL を加えて振り混ぜた後，内標準溶液 5 mL を正
確に加え，更にメタノールを加えて 50 mL とする。この液をろ過し，ろ液を試料溶液とする。別に
定量用グリチルレチン酸約 0.02 g を精密に量り，メタノールに溶かして正確に 20 mL とする。この
液 5 mL を正確に量り，内標準溶液 5 mL を正確に加え，メタノールを加えて 50 mL とし，標準溶液
とする。試料溶液及び標準溶液 10 μL につき，次の条件で液体クロマトグラフ法により試験を行い，
内標準物質のピーク面積に対するグリチルレチン酸のピーク面積の比 Q_T 及び Q_S を求める。

　　　　　グリチルレチン酸（$C_{30}H_{46}O_4$）の量（mg）

$$= 定量用グリチルレチン酸の量（mg）\times \frac{Q_T}{Q_S}\times \frac{1}{4}$$

内標準溶液　パラオキシ安息香酸ヘプチルのメタノール溶液（1 → 3000）

操作条件

　検出器：紫外吸光光度計（測定波長：254 nm）

　カラム：内径約 4 mm，長さ 15～25 cm のステンレス管に 5～10 μm のオクタデシルシリル化
　　　　　シリカゲルを充てんする。

　カラム温度：40 ℃付近の一定温度

　移動相：メタノール・薄めた酢酸（1 → 100）混液（4：1）

　流量：グリチルレチン酸の保持時間が約 6 分になるように調整する。

　カラムの選定：標準溶液 10 μL につき，上記の条件で操作するとき，パラオキシ安息香酸ヘ
　　　　　　　　プチル，グリチルレチン酸の順に溶出し，それぞれのピークが完全に分離するものを用
　　　　　　　　いる。

【123】 外皮用薬 34—①

成分及び分量又は本質	日本薬局方	ヒドロコルチゾン酢酸エステル	0.5 g
		脱脂大豆の乾留タール	1.0 g
	日本薬局方	酸化亜鉛	2.0 g
	基剤 〃	白色ワセリン	適 量
		全 量	100 g
製 造 方 法	以上をとり，軟膏剤の製法により製する。		
用 法 及 び 用 量	適宜，患部に塗布する。		
効 能 又 は 効 果	湿疹・皮膚炎，ひび，あかぎれ		
貯 蔵 方 法 及 び 有 効 期 間	気密容器		
規格及び試験方法	別記のとおり。		
備 考			

規 格 及 び 試 験 方 法

　本品は定量するとき，酸化亜鉛（ZnO：81.38）1.8～2.2％を含む。

性　　状　本品は茶褐色で，特異なにおいがある。

確認試験　（1）　本品 0.5 g をとり，無水硫酸ナトリウム 5 g 及びメタノール 30 mL を加え，60 ℃の水浴上でかき混ぜた後，氷冷し，遠心して上澄液を分取する。同様の操作を更に 2 回繰り返し，全抽出液を合わせ，メタノールを加えて 100 mL とする。これをろ過し，ろ液 5 mL を共せん試験管にとり，メタノール 5 mL 及びイソニアジド溶液 2 mL を加えて混和し，密せんして 60 ℃の水浴上で 20 分間加温する。このとき，液の色は微かに赤色を帯びた黄色を呈する（ヒドロコルチゾン酢酸エステル）。

　　○イソニアジド溶液：イソニアジド 3 g をメタノールに溶かし，塩酸 3.75 mL を加え，メタノールを加えて 1000 mL とする。

（2）　本品 1 g を磁製るつぼにとり，弱く加熱して融解し，徐々に温度を高めて炭化し，更にこれを強熱するとき，黄色を呈する。この色は冷えると消える。更にこれに希塩酸 10 mL を加えてよくかき混ぜた後，ヘキサシアノ鉄（Ⅱ）酸カリウム試液を加えるとき，白色の沈殿を生じる（酸化亜鉛）。

定 量 法　本品約 10 g を磁製るつぼに精密に量り，初め弱く加熱して融解し，徐々に温度を高めて炭化し，更に残留物が黄色となるまで強熱する。冷後，残留物に水 1 mL 及び塩酸 1 mL を加えて溶かした後，水を加えて正確に 50 mL とし，ろ過する。ろ液 20 mL を正確に量り，水 80 mL を加え，水酸化ナトリウム溶液（1→50）を液がわずかに沈殿を生じるまで加え，次に pH 10.7 のアンモニア・塩化アンモニウム緩衝液 5 mL を加えた後，0.05 mol/L エチレンジアミン四酢酸二ナトリウム液で滴定する（指示薬：エリオクロムブラックT・塩化ナトリウム指示薬 0.04 g）。

　　0.05 mol/L エチレンジアミン四酢酸二ナトリウム液 1 mL＝4.069 mg ZnO

【124】 外皮用薬 35—①

成分及び分量 又は本質	日本薬局方	ヒドロコルチゾン酢酸エステル	0.5 g
	〃	酸化亜鉛	5.0 g
	基剤 〃	親水クリーム	適量
		全量	100 g
製造方法	以上をとり，クリーム剤の製法により製する。		
用法及び用量	適宜，患部に塗布する。		
効能又は効果	湿疹・皮膚炎，ただれ，かぶれ，しもやけ，あかぎれ，ひび		
貯蔵方法及び 有効期間	気密容器		
規格及び試験方法	別記のとおり。		
備考			

規格及び試験方法

本品は定量するとき，酸化亜鉛（ZnO：81.38）4.5〜5.5 %を含む。

性　状　本品は白色である。

確認試験　（1）　本品 10 g をとり，分液漏斗に入れ，ジエチルエーテル 10 mL ずつで 2 回振り混ぜた後，ろ過する。残留物をとり，クロロホルム 20 mL ずつで 2 回抽出する。クロロホルム抽出液を合わせ，あらかじめクロロホルムで潤した脱脂綿を用いてろ過し，水浴上でクロロホルムを留去し，残留物約 5 mg に硫酸 2 mL を加えるとき，初めに帯黄緑色の蛍光を発し，徐々にだいだい色を経て暗赤色に変わる。この液に水 10 mL を加えるとき，液は黄色からだいだい黄色に変わり，緑色の蛍光を発する（ヒドロコルチゾン酢酸エステル）。

（2）　（1）で得た残留物約 10 mg にメタノール 1 mL を加え，加温して振り混ぜた後，ろ過し，ろ液にフェーリング試液 1 mL を加えて加熱するとき，だいだい色〜赤色の沈殿を生じる（ヒドロコルチゾン酢酸エステル）。

（3）　本品 1 g にジエチルエーテル 20 mL を加えて振り混ぜた後，ろ過する。残留物をジエチルエーテル 10 mL ずつで 2 回洗った後，乾燥する。これを強熱するとき黄色を呈し，この色は冷えると消える。また，これを希塩酸 10 mL に溶かし，ヘキサシアノ鉄（Ⅱ）酸カリウム試液を加えるとき，白色の沈殿を生じる（酸化亜鉛）。

定量法　本品約 10 g を精密に量り，るつぼに入れ，弱く加熱して融解し，徐々に温度を高めて炭化し，次に残留物が黄色となるまで強熱し，冷後，水 1 mL 及び塩酸 1.5 mL を加えて溶かした後，水を加えて正確に 100 mL とする。この液 20 mL を正確に量り，水 80 mL を加え，水酸化ナトリウム溶液（1→50）を液がわずかに沈殿を生じるまで加え，次に pH 10.7 のアンモニア・塩化アンモニウム緩衝液 5 mL を加えた後，0.05 mol/L エチレンジアミン四酢酸二ナトリウム液で滴定する（指示薬：エリオクロムブラック T・塩化ナトリウム指示薬 0.04 g）。

0.05 mol/L エチレンジアミン四酢酸二ナトリウム液 1 mL＝4.069 mg ZnO

【125】 外皮用薬 36—①

成 分 及 び 分 量 又 は 本 質	日本薬局方	ヒドロコルチゾン酢酸エステル	0.5 g
	〃	ジフェンヒドラミン	0.5 g
	基 剤　〃	白色ワセリン	適 量
		全　　　量	100 g
製 造 方 法	以上をとり，軟膏剤の製法により製する。		
用 法 及 び 用 量	適宜，患部に塗布する。		
効 能 又 は 効 果	湿疹・皮膚炎，じんましん，ただれ，あせも，かぶれ，かゆみ，しもやけ，虫さされ		
貯 蔵 方 法 及 び 有 効 期 間	遮光した気密容器		
規 格 及 び 試 験 方 法	別記のとおり。		
備　　　　　考	ヒドロコルチゾン・ジフェンヒドラミン軟膏		

規 格 及 び 試 験 方 法

　本品は定量するとき，ヒドロコルチゾン酢酸エステル（$C_{22}H_{32}$：404.50）0.45～0.55％及びジフェンヒドラミン（$C_{12}H_{21}NO$：255.36）0.45～0.55％を含む。

性　状　本品は白色～微黄色である。

確認試験　（1）　本品1gにエタノール（95）10 mLを加え，時々振り混ぜながら水浴上で5分間加熱する。冷後，ろ過し，ろ液5 mLをとり，エタノール（95）を留去した後，残留物に硫酸2 mLを加えるとき，液は初め黄緑色の蛍光を発し，徐々に黄色を経て黄褐色に変わる。この液に注意して水10 mLを加えるとき，液は黄色に変わり，緑色の蛍光を発し，淡黄色の浮遊物を生じる（ヒドロコルチゾン酢酸エステル）。

（2）　（1）のろ液1 mLにpH 4.6のフタル酸水素カリウム緩衝液5 mL及びブロモフェノールブルー試液2 mLを加え，更にクロロホルム5 mLを加えてよく振り混ぜた後，静置するとき，クロロホルム層は黄色を呈する（ジフェンヒドラミン）。

（3）　本品1gにメタノール5 mLを加えて加温し，振り混ぜ，冷後，メタノール層を分取し，試料溶液とする。別にヒドロコルチゾン酢酸エステル及びジフェンヒドラミン0.01 gずつをそれぞれメタノール10 mLに溶かし，標準溶液(1)及び標準溶液(2)とする。これらの液につき，薄層クロマトグラフ法により試験を行う。試料溶液及び標準溶液5 μLずつを薄層クロマトグラフ用シリカゲル（混合蛍光剤入り）を用いて調製した薄層板にスポットする。次に酢酸エチル・ジエチルエーテル混液（4：1）を展開溶媒として約10 cm展開した後，薄層板を風乾する。これに紫外線（広域波長）を照射するとき，試料溶液から得た2個のスポットのRf値は，標準溶液(1)及び標準溶液(2)から得たそれぞれのスポットのRf値に等しい。

定量法　（1）　本品約1.0 gを精密に量り，テトラヒドロフラン30 mLを加えて振り混ぜた後，内標準溶液5 mLを正確に加え，更にメタノールを加えて50 mLとする。この液をろ過し，初めのろ液10 mLを除き，次のろ液を試料溶液とする。別にヒドロコルチゾン酢酸エステル標準品約0.02 gを精密に量り，メタノールに溶かして正確に20 mLとする。この液5 mLを正確に量り，内標準溶液5 mLを正確に加え，テトラヒドロフラン30 mLを加え，更にメタノールを加えて溶かし50 mLとし，

標準溶液とする。試料溶液及び標準溶液 10 μL につき，次の条件で液体クロマトグラフ法により試験を行い，内標準物質のピーク面積に対するヒドロコルチゾン酢酸エステルのピーク面積の比 Q_T 及び Q_S を求める。

ヒドロコルチゾン酢酸エステル（$C_{23}H_{32}O_6$）の量（mg）

$$= ヒドロコルチゾン酢酸エステル標準品の量（mg）\times \frac{Q_T}{Q_S} \times \frac{1}{4}$$

内標準溶液　パラオキシ安息香酸エチルのメタノール溶液（1 → 1250）

操作条件

　検出器：紫外吸光光度計（測定波長：240 nm）

　カラム：内径約 4 mm，長さ 15～25 cm のステンレス管に 5～10 μm の液体クロマトグラフ用オクタデシルシリル化シリカゲルを充てんする。

　カラム温度：40℃付近の一定温度

　移動相：メタノール・水混液（55：45）

　流量：ヒドロコルチゾン酢酸エステルの保持時間が約 8 分になるように調整する。

　カラムの選定：標準溶液 10 μL につき，上記の条件で操作するとき，パラオキシ安息香酸エチル，ヒドロコルチゾン酢酸エステルの順に溶出し，それぞれのピークが完全に分離するものを用いる。

（2）　本品約 1.0 g を精密に量り，テトラヒドロフラン 30 mL を加え，振り混ぜた後，内標準溶液 5 mL を正確に加え，更にメタノールを加えて 50 mL とする。この液をろ過し，初めのろ液 10 mL を除き，次のろ液を試料溶液とする。別に定量用ジフェンヒドラミン約 0.025 g を精密に量り，メタノールに溶かし，正確に 50 mL とする。この液 10 mL を正確に量り，内標準溶液 5 mL を正確に加え，テトラヒドロフラン 30 mL を加え，更にメタノールを加えて 50 mL とし，標準溶液とする。試料溶液及び標準溶液 10 μL につき，次の条件で液体クロマトグラフ法により試験を行い，内標準物質のピーク面積に対するジフェンヒドラミンのピーク面積の比 Q_T 及び Q_S を求める。

ジフェンヒドラミン（$C_{17}H_{21}NO$）の量（mg）

$$= 定量用ジフェンヒドラミンの量（mg）\times \frac{Q_T}{Q_S} \times \frac{1}{5}$$

内標準溶液　パラオキシ安息香酸ヘプチルのメタノール溶液（1 → 450）

操作条件

　検出器：紫外吸光光度計（測定波長：220 nm）

　カラム：内径約 4 mm，長さ 15～25 cm のステンレス管に 5～10 μm の液体クロマトグラフ用オクタデシルシリル化シリカゲルを充てんする。

　カラム温度：40℃付近の一定温度

　移動相：ドデシル硫酸ナトリウム 5 g を薄めたリン酸（1 → 1000）に溶かして 1000 mL とする。この液 350 mL にアセトニトリル 650 mL を加える。

　流量：ジフェンヒドラミンの保持時間が約 6 分になるように調整する。

　カラムの選定：標準溶液 10 μL につき，上記の条件で操作するとき，ジフェンヒドラミン，パラオキシ安息香酸ヘプチルの順に溶出し，それぞれのピークが完全に分離するものを用いる。

【126】 外皮用薬 37—①

成 分 及 び 分 量又 は 本 質	日本薬局方	ジフェンヒドラミン	1.0 g
	〃	酸 化 亜 鉛	5.0 g
	基 剤 〃	吸水クリーム	適 量
		全　　　量	100 g
製 造 方 法	以上をとり，クリーム剤の製法により製する。		
用 法 及 び 用 量	適宜，患部に塗布する。		
効 能 又 は 効 果	湿疹，小児ストロフルス，じんましん，皮膚瘙痒症，虫さされ		
貯 蔵 方 法 及 び有 効 期 間	気密容器		
規格及び試験方法	別記のとおり。		
備　　　　考			

規 格 及 び 試 験 方 法

性　　状　本品は帯黄白色である。

確認試験　本品 200 g に水 500 mL を加えて振り混ぜた後，水酸化ナトリウム試液でアルカリ性とし，ジエチルエーテル 100 mL ずつで 3 回抽出する。ジエチルエーテル抽出液を合わせ，水浴上で約 50 mL になるまで濃縮する。これを薄めた希塩酸（1→5）20 mL ずつで 3 回抽出し，抽出液を合わせ，次に水酸化ナトリウム試液でアルカリ性とし，ジエチルエーテル 20 mL ずつで 3 回抽出する。ジエチルエーテル抽出液を合わせ，水浴上でジエチルエーテルを留去した後，残留物に濃硫酸 2 mL を加えるとき，直ちに黄色となり，これを放置するとき，赤褐色となる。また，この液に等容量の水を加えるとき，赤褐色の沈殿を生ずる（ジフェンヒドラミン）。

【127】 外皮用薬38—①

成分及び分量又は本質	日本薬局方	ジフェンヒドラミン	1.0 g
	〃	酸化亜鉛	5.0 g
	基剤　〃	マクロゴール軟膏	適　量
		全　　量	100 g
製　造　方　法	以上をとり，軟膏剤の製法により製する。		
用法及び用量	適宜，患部に塗布する。		
効能又は効果	湿疹，小児ストロフルス，じんましん，皮膚瘙痒症，虫ざされ		
貯蔵方法及び有効期間	気密容器		
規格及び試験方法	別記のとおり。		
備　　　考			

規格及び試験方法

性　　状　本品は帯黄白色である。

確認試験　本品 200 g に水 500 mL を加えて振り混ぜた後，水酸化ナトリウム試液でアルカリ性とし，ジエチルエーテル 100 mL ずつで 3 回抽出する。ジエチルエーテル抽出液を合わせ，水浴上でジエチルエーテルを留去した後，残留物に濃硫酸 2 mL を加えるとき，直ちに黄色となり，これを放置するとき，赤褐色となる。また，この液に等容量の水を加えるとき，赤褐色の沈殿を生ずる（ジフェンヒドラミン）。

【128】 外皮用薬39

成分及び分量又は本質	日本薬局方	チンク油	40.0 g
	〃	亜鉛華軟膏	60.0 g
		全　量	100 g
製　造　方　法	以上をとり，軟膏剤の製法により製する。		
用法及び用量	適宜，患部に塗布するか，又はガーゼなどに展延し，患部に貼布する。		
効能又は効果	湿疹・皮膚炎，あせも，ただれ，かぶれ		
貯蔵方法及び有効期間	気密容器		
規格及び試験方法	別記のとおり。		
備　　　　考			

規 格 及 び 試 験 方 法

本品は定量するとき，酸化亜鉛（ZnO：81.38）28.8〜35.2 %を含む。

性　　状　本品は白色である。

確認試験　本品1gにジエチルエーテル20 mLを加えて振り混ぜた後，ろ過する。残留物をジエチルエーテル10 mLずつで2回洗った後，乾燥し，これを強熱するとき黄色を呈し，この色は冷えると消える。また，これを希塩酸10 mLに溶かし，ヘキサシアノ鉄（Ⅱ）酸カリウム試液を加えるとき，白色の沈殿を生じる（酸化亜鉛）。

定　量　法　本品約1.5gを精密に量り，るつぼに入れ，弱く加熱して融解し，徐々に温度を高めて炭化し，次に残留物が黄色となるまで強熱し，冷後，水1 mL及び塩酸1.5 mLを加えて溶かした後，水を加えて正確に100 mLとする。この液20 mLを正確に量り，水80 mLを加え，水酸化ナトリウム溶液（1→50）を液がわずかに沈殿を生じるまで加え，次にpH 10.7のアンモニア・塩化アンモニウム緩衝液5 mLを加えた後，0.05 mol/Lエチレンジアミン四酢酸二ナトリウム液で滴定する（指示薬：エリオクロムブラックT・塩化ナトリウム指示薬0.04 g）。

0.05 mol/Lエチレンジアミン四酢酸二ナトリウム液1 mL＝4.069 mg ZnO

【129】 外皮用薬40—②

成分及び分量 又 は 本 質		日本薬局方	トルナフタート	2.0 g
	溶解補助剤	〃	マクロゴール400	50.0 mL
	溶　剤	〃	エタノール	適　量
			全　　量	100 mL
製 造 方 法	以上をとり，外用液剤の製法により製する。			
用 法 及 び 用 量	患部を清潔にして，1日2～3回塗布する。			
効 能 又 は 効 果	みずむし，ぜにたむし，いんきんたむし			
貯 蔵 方 法 及 び 有 効 期 間	気密容器			
規格及び試験方法	日本薬局方による。			
備　　　　考	トルナフタート液			

【130】 外皮用薬41—②

成 分 及 び 分 量 又 は 本 質				
		日本薬局方	トルナフタート	2.0 g
	溶解補助剤	局 外 規	クロタミトン	5.0 g
	基 剤	薬 添 規	ゲル化炭化水素	適 量
			全 量	100 g

製 造 方 法	以上をとり，軟膏剤の製法により製する。
用 法 及 び 用 量	患部を清潔にして，1日2〜3回塗布する。
効 能 又 は 効 果	みずむし，ぜにたむし，いんきんたむし
貯 蔵 方 法 及 び 有 効 期 間	気密容器
規 格 及 び 試 験 方 法	別記のとおり。
備 考	

規 格 及 び 試 験 方 法

本品は定量するとき，トルナフタート（$C_{19}H_{17}NOS$：307.42）1.8〜2.2 %，クロタミトン（$C_{13}H_{17}NO$：203.28）4.5〜5.5 %を含む。

性　状　本品は白色の軟膏剤である。

確認試験　本品0.5 gにクロロホルム5 mLを加えてかき混ぜた後，ろ過し，ろ液を試料溶液とする。別にトルナフタート0.01 g及びクロタミトン0.025 gをそれぞれクロロホルム5 mLに溶かし，標準溶液(1)及び標準溶液(2)とする。これらの液につき，薄層クロマトグラフ法により試験を行う。試料溶液及び標準溶液2 μLずつを薄層クロマトグラフ用シリカゲル（蛍光剤入り）を用いて調製した薄層板にスポットする。次にベンゼン・エタノール（99.5）混液（99：1）を展開溶媒として約10 cm展開した後，薄層板を風乾する。これに紫外線（主波長254 nm）を照射するとき，試料溶液から得た2個のスポットは標準溶液(1)及び標準溶液(2)から得たそれぞれのスポットと色調及び Rf 値が等しい。

定量法　本品約0.5 gを精密に量り，テトラヒドロフラン30 mLを加えて振り混ぜた後，内標準溶液5 mLを正確に加え，更にメタノールを加えて100 mLとする。この液をろ過し，初めのろ液10 mLを除き，次のろ液を試料溶液とする。別に定量用トルナフタート約0.1 g及び定量用クロタミトン約0.25 gを精密に量り，メタノールに溶かし正確に50 mLとする。この液5 mLを正確に量り，内標準溶液5 mLを正確に加え，テトラヒドロフラン30 mLを加えた後，更にメタノールを加えて100 mLとし，標準溶液とする。試料溶液及び標準溶液10 μLにつき，次の条件で液体クロマトグラフ法により試験を行い，内標準物質のピーク面積に対するトルナフタート及びクロタミトンのピーク面積の比 Q_{Ta}，Q_{Tb}，Q_{Sa} 及び Q_{Sb} を求める。

トルナフタート（$C_{19}H_{17}NOS$）の量（mg）

$$= 定量用トルナフタートの量（mg）\times \frac{Q_{Ta}}{Q_{Sa}} \times \frac{1}{10}$$

クロタミトン（$C_{13}H_{17}NO$）の量（mg）

$$= 定量用クロタミトンの量（mg）\times \frac{Q_{Tb}}{Q_{Sb}} \times \frac{1}{10}$$

内標準溶液　ナフタレンのメタノール溶液（1 → 150）

操作条件

検出器：紫外吸光光度計（測定波長：254 nm）

カラム：内径約 4 mm，長さ 15〜25 cm のステンレス管に 5〜10 μm のオクタデシルシリル化シリカゲルを充てんする。

カラム温度：40℃付近の一定温度

移動相：メタノール・水混液（75：25）

流量：トルナフタートの保持時間が約 10 分になるように調整する。

カラムの選定：標準溶液 10 μL につき，上記の条件で操作するとき，クロタミトン，ナフタレン，トルナフタートの順に溶出し，それぞれのピークが完全に分離するものを用いる。

【131】 外皮用薬 42—①

成 分 及 び 分 量 又 は 本 質	日本薬局方	アクリノール水和物	1.0 g
	〃	ジブカイン塩酸塩	0.3 g
	基 剤 〃	亜鉛華軟膏	適 量
		全 量	100 g
製 造 方 法	以上をとり，軟膏剤の製法により製する。		
用 法 及 び 用 量	適宜患部に塗布するか，又はガーゼなどに展延し，貼布する。		
効 能 又 は 効 果	すりきず，きりきず，靴ずれ，湿疹		
貯 蔵 方 法 及 び 有 効 期 間	遮光した気密容器		
規 格 及 び 試 験 方 法	別記のとおり。		
備 考			

規 格 及 び 試 験 方 法

性　　状　本品は黄白色である。

確認試験　（1）　本品 0.5 g を強熱して灰化し，残留物を希塩酸 5 mL に溶かした液は，亜鉛塩の定性反応を呈する（亜鉛華）。

（2）　本品 1 g にジエチルエーテル 10 mL，酢酸（100）1 mL 及び水 5 mL を加えて振り混ぜた後，水層を分取し，試料溶液とする。別にアクリノール水和物 5 mg 及びジブカイン塩酸塩 5 mg にそれぞれ酢酸（100）1 mL 及び水 5 mL を加えて溶かし，標準溶液(1)及び標準溶液(2)とする。これらの液につき，薄層クロマトグラフ法により試験を行う。試料溶液及び標準溶液 5 μL ずつを薄層クロマトグラフ用シリカゲル（蛍光剤入り）を用いて調製した薄層板にスポットする。次にクロロホルム・エタノール（99.5）混液（7：3）を展開溶媒として約 10 cm 展開した後，薄層板を風乾する。これに紫外線（主波長 365 nm）を照射するとき，試料溶液から得た数個のスポットのうち 1 個のスポットは，標準溶液(1)から得た青色の蛍光を発するスポットと色調及び Rf 値が等しい。また，紫外線（主波長 254 nm）を照射するとき，試料溶液から得た数個のスポットのうち 1 個のスポットは，標準溶液(2)から得た紫色のスポットと色調及び Rf 値が等しい。

【132】 外皮用薬 43—②

成 分 及 び 分 量 又 は 本 質		日本薬局方	ヒドロコルチゾン酢酸エステル	0.5 g
		局 外 規	グリチルレチン酸	1.0 g
	溶解補助剤	日本薬局方	プロピレングリコール	5.0 mL
	基 剤	〃	親水クリーム	適 量
			全 量	100 g
製 造 方 法	以上をとり，クリーム剤の製法により製する。			
用 法 及 び 用 量	適宜，患部に塗布する。			
効 能 又 は 効 果	湿疹・皮膚炎，かぶれ，あせも，かゆみ，しもやけ，虫さされ，じんましん			
貯 蔵 方 法 及 び 有 効 期 間	気密容器			
規格及び試験方法	別記のとおり。			
備 考				

規 格 及 び 試 験 方 法

本品は定量するとき，ヒドロコルチゾン酢酸エステル（$C_{23}H_{32}O_6$：404.50）0.45〜0.55％及びグリチルレチン酸（$C_{30}H_{46}O_4$：470.69）0.9〜1.1％を含む。

性　状　本品は白色のクリームである。

確認試験　本品0.2gにテトラヒドロフラン5mLを加えて振り混ぜた後，ろ過し，ろ液を試料溶液とする。別にヒドロコルチゾン酢酸エステル1mg及びグリチルレチン酸2mgをそれぞれテトラヒドロフラン5mLに溶かし標準溶液(1)及び標準溶液(2)とする。これらの液につき，薄層クロマトグラフ法により試験を行う。試料溶液及び標準溶液5μLずつを薄層クロマトグラフ用シリカゲルを用いて調製した薄層板にスポットする。次にジクロルメタン・ジエチルエーテル・メタノール・水混液（160：30：8：1）を展開溶媒として約10cm展開した後，薄層板を風乾する。これに紫外線（主波長254nm）を照射するとき，試料溶液から得た数個のスポットのうち2個のスポットは，標準溶液(1)及び標準溶液(2)から得たスポットと色調及びRf値が等しい。また，この薄層板にアルカリ性ブルーテトラゾリウム試液を均等に噴霧するとき，標準溶液(1)から得たスポット及びそれに対応する位置の試料溶液から得たスポットは，紫色を呈する。

定量法　(1) 本品約1.0gを精密に量り，テトラヒドロフラン30mLを加えて振り混ぜた後，内標準溶液5mLを正確に加え，更にメタノールを加えて50mLとする。この液をろ過し，初めのろ液10mLを除き，次のろ液を試料溶液とする。別に定量用ヒドロコルチゾン酢酸エステル約0.02gを精密に量り，メタノールに溶かして正確に20mLとする。この液5mLを正確に量り，内標準溶液5mLを正確に加え，テトラヒドロフラン30mLを加え，更にメタノールを加えて50mLとし，標準溶液とする。試料溶液及び標準溶液10μLにつき，次の条件で液体クロマトグラフ法により試験を行い，内標準物質のピーク面積に対するヒドロコルチゾン酢酸エステルのピーク面積の比Q_T及びQ_Sを求める。

ヒドロコルチゾン酢酸エステル（$C_{23}H_{32}O_6$）の量（mg）

$$= ヒドロコルチゾン酢酸エステルの量（mg）\times \frac{Q_T}{Q_S}\times\frac{1}{4}$$

内標準溶液　パラオキシ安息香酸メチルのメタノール溶液（1→2000）

操作条件

　　検出器：紫外吸光光度計（測定波長：240 nm）

　　カラム：内径約4 mm，長さ15～25 cmのステンレス管に5～10μmのオクタデシルシリル化
　　　　　　シリカゲルを充てんする。

　　カラム温度：40℃付近の一定温度

　　移動相：メタノール・水混液（1：1）

　　流量：ヒドロコルチゾン酢酸エステルの保持時間が約13分になるように調整する。

　　カラムの選定：標準溶液10μLにつき，上記の条件で操作するとき，パラオキシ安息香酸メ
　　　　　　チル，ヒドロコルチゾン酢酸エステルの順に溶出し，それぞれのピークが完全に分離す
　　　　　　るものを用いる。

（2）　本品約0.5 gを精密に量り，テトラヒドロフラン30 mLを加えて振り混ぜた後，内標準溶液5
mLを正確に加え，更にメタノールを加えて正確に50 mLとする。この液をろ過し，ろ液を試料溶液
とする。別に定量用グリチルレチン酸約0.02 gを精密に量り，メタノールに溶かして正確に20 mL
とする。この液5 mLを正確に量り，内標準溶液5 mLを正確に加え，テトラヒドロフラン30 mLを
加え，更にメタノールを加えて50 mLとし標準溶液とする。試料溶液及び標準溶液10μLにつき，
次の条件で液体クロマトグラフ法により試験を行い，内標準物質のピーク面積に対するグリチルレチ
ン酸のピーク面積の比Q_T及びQ_Sを求める。

　　　　グリチルレチン酸（$C_{30}H_{46}O_4$）の量（mg）

$$= 定量用グリチルレチン酸の量（mg）\times\frac{Q_T}{Q_S}\times\frac{1}{4}$$

内標準溶液　パラオキシ安息香酸ヘプチルのメタノール溶液（1→3000）

操作条件

　　検出器：紫外吸光光度計（測定波長：254 nm）

　　カラム：内径約4 mm，長さ15～25 cmのステンレス管に5～10μmのオクタデシルシリル化
　　　　　　シリカゲルを充てんする。

　　カラム温度：40℃付近の一定温度

　　移動相：メタノール・薄めた酢酸（1→100）混液（4：1）

　　流量：グリチルレチン酸の保持時間が約9分になるように調整する。

　　カラムの選定：標準溶液10μLにつき，上記の条件で操作するとき，パラオキシ安息香酸ヘ
　　　　　　プチル，グリチルレチン酸の順に溶出し，それぞれのピークが完全に分離するものを用
　　　　　　いる。

【133】 外皮用薬44

成分及び分量又は本質	日本薬局方	酸化亜鉛	50.0 g
	賦形剤　〃	デンプン	適 量
		全 量	100 g
製 造 方 法	以上をとり，散剤の製法により製する。		
用 法 及 び 用 量	適宜，患部に散布する。		
効 能 又 は 効 果	湿疹・皮膚炎，ただれ，あせも		
貯 蔵 方 法 及 び 有 効 期 間	密閉容器		
規格及び試験方法	日本薬局方による。		
備 考	亜鉛華デンプン		

【134】 外皮用薬 45

成分及び分量 又 は 本 質	日本薬局方	サリチル酸，細末	3.0 g
	〃	乾燥硫酸アルミニウムカリウム，微末	64.0 g
	〃	タルク，微末	適 量
		全　　　量	100 g
製 造 方 法	以上をとり，散剤の製法により製する。		
用 法 及 び 用 量	適宜，患部に散布する。		
効 能 又 は 効 果	あせも，ただれ，局所多汗症		
貯 蔵 方 法 及 び 有 効 期 間	密閉容器		
規格及び試験方法	日本薬局方による。		
備　　　　　　考	サリチル・ミョウバン散		

【135】 外皮用薬 46

成分及び分量 又 は 本 質	局 外 規	レゾルシン	2.0 g
	日本薬局方	サリチル酸	2.0 g
	湿潤剤 〃	グリセリン	3.0 g
	溶 剤 〃	エタノール	70.0 mL
	〃 〃	精製水又は精製水（容器入り）	適 量
		全 量	100 mL
製 造 方 法	以上をとり，溶解混和して製する。		
用 法 及 び 用 量	1日数回，適量を患部に塗布する。		
効 能 又 は 効 果	みずむし，ぜにたむし，いんきんたむし		
貯 蔵 方 法 及 び 有 効 期 間	遮光した気密容器		
規格及び試験方法	別記のとおり。		
備 考			

規 格 及 び 試 験 方 法

性　　状　本品は無色透明の液である。

確認試験　（1）　本品 10 mL をとり，水浴上で冷風を送りながら溶媒を留去する。残留物にクロロホルム 50 mL 及び水 20 mL を加えて振り混ぜ，クロロホルム層を分取し，更に水層をクロロホルム 20 mL で2回抽出する。全クロロホルム層を合わせ，無水硫酸ナトリウム 5 g を加えて振り混ぜた後，ろ過し，ろ液に炭酸水素ナトリウム試液 20 mL を加えて振り混ぜ，水層を分取する。水層 1 mL をとり，pH 2.0 の塩酸・塩化カリウム緩衝液を加えて 50 mL とする。この液 5 mL をとり，硝酸鉄（Ⅲ）試液 5 mL を加えるとき，液は赤紫色を呈する（サリチル酸）。

（2）　（1）の水層 2 mL に水酸化ナトリウム試液 3 mL を加え，クロロホルム 2 滴を加えて加熱するとき，液は深赤色を呈し，塩酸 10 滴を加えるとき，淡黄色に変わる（レゾルシン）。

【136】 外皮用薬 47

成 分 及 び 分 量 又 は 本 質	日本薬局方		チアントール	20.0 mL
	〃		サリチル酸	2.0 g
	〃		フェノール	2.0 g
	着香剤	〃	オリブ油	5.0 mL
	溶 剤	〃	エーテル	10.0 mL
	〃	〃	石油ベンジン	適 量
		全 量		100 mL
製 造 方 法	「サリチル酸」及び「フェノール」を「エーテル」に溶かし，これに「チアントール」，「オリブ油」及び「石油ベンジン」を加え，溶解混和し，全量を 100 mL とする。
用 法 及 び 用 量	適宜，患部に塗布する。
効 能 又 は 効 果	みずむし，いんきんたむし，ぜにたむし，かいせん
貯 蔵 方 法 及 び 有 効 期 間	遮光した気密容器に入れ，25 ℃以下で保存する。
規格及び試験方法	日本薬局方による。
備 考	複方チアントール・サリチル酸液

【137】 外皮用薬 48

成 分 及 び 分 量又 は 本 質		日本薬局方	サリチル酸	3.0 g
	湿潤剤	〃	グリセリン	5.0 mL
	溶 剤	〃	エタノール	適 量
			全　　量	100 mL
製 造 方 法	以上をとり，酒精剤の製法により製する。			
用 法 及 び 用 量	適宜，患部に塗布する。			
効 能 又 は 効 果	みずむし，いんきんたむし，ぜにたむし			
貯 蔵 方 法 及 び有 効 期 間	気密容器			
規格及び試験方法	日本薬局方による。			
備　　　　考	サリチル酸精			

【138】 外皮用薬 49

成 分 及 び 分 量又 は 本 質	日本薬局方	サリチル酸	2.0 g
	〃	液状フェノール	0.5 mL
	湿潤剤 〃	グリセリン	4.0 mL
	溶 剤 〃	エタノール	80.0 mL
	〃 〃	常水又は精製水又は精製水（容器入り）	適 量
		全 量	100 mL
製 造 方 法	以上をとり，酒精剤の製法により製する。		
用 法 及 び 用 量	適宜，患部に塗布する。		
効 能 又 は 効 果	みずむし，いんきんたむし，ぜにたむし		
貯 蔵 方 法 及 び有 効 期 間	気密容器		
規格及び試験方法	日本薬局方による。		
備 考	複方サリチル酸精		

【139】 外皮用薬 50―①

成 分 及 び 分 量 又 は 本 質	日本薬局方	ヨードチンキ	20.0 mL
	〃	サリチル酸	5.0 g
	〃	液状フェノール	2.2 mL
	〃	安 息 香 酸	8.0 g
	溶 剤 〃	消毒用エタノール	適 量
		全 量	100 mL
製 造 方 法	以上をとり，酒精剤の製法により製する。ただし，「エタノール」及び「精製水又は精製水（容器入り）」適量を用いて製することができる。		
用 法 及 び 用 量	適宜，患部に塗布する。		
効 能 又 は 効 果	みずむし，いんきんたむし，ぜにたむし		
貯 蔵 方 法 及 び 有 効 期 間	遮光した気密容器		
規格及び試験方法	別記のとおり。		
備 考			

規 格 及 び 試 験 方 法

本品は定量するとき，ヨウ素（I：126.90）1.08～1.32 %，ヨウ化カリウム（KI：166.00）0.72～0.88 %，サリチル酸（$C_7H_6O_3$：138.12）4.5～5.5 %，フェノール（C_6H_6O：94.11）1.8～2.2 %及び安息香酸（$C_7H_6O_2$：122.12）7.2～8.8 %を含む。

性　　状　本品は暗赤褐色の液で，フェノールのにおいがある。

確認試験　（1）　本品1滴をデンプン試液1 mL及び水9 mLの混液に加えるとき，暗青紫色を呈する（ヨウ素）。

（2）　本品1 mLにエタノール(95) 5 mL及び水を加えて50 mLとする。この液1 mLにpH 2.0の塩酸・塩化カリウム緩衝液を加えて50 mLとする。この液15 mLに硝酸鉄（Ⅲ）九水和物溶液（1→200）5 mLを加えるとき，液は赤紫色を呈する（サリチル酸）。

（3）　本品1 mLにチオ硫酸ナトリウム試液1 mLを加えて振り混ぜ，水20 mL及び希塩酸5 mLを加え，ジエチルエーテル25 mLで抽出する。ジエチルエーテル抽出液を炭酸水素ナトリウム試液25 mLずつで2回洗った後，希水酸化ナトリウム試液10 mLで抽出する。抽出液1 mLに亜硝酸ナトリウム試液1 mL及び希塩酸1 mLを加えて振り混ぜ，更に水酸化ナトリウム試液3 mLを加えるとき，液は黄色を呈する（フェノール）。

（4）　本品1 mLにチオ硫酸ナトリウム試液1 mLを加えて振り混ぜ，更に水20 mL及び希塩酸5 mLを加え，ジエチルエーテル10 mLで抽出し，試料溶液とする。別にサリチル酸25 mg，フェノール0.01 g及び安息香酸0.04 gをそれぞれジエチルエーテル5 mLに溶かし，標準溶液(1)，標準溶液(2)及び標準溶液(3)とする。これらの液につき，薄層クロマトグラフ法により試験を行う。試料溶液，標準溶液(1)，標準溶液(2)及び標準溶液(3) 5 μLずつを薄層クロマトグラフ用シリカゲル（蛍光剤入り）を用いて調製した薄層板にスポットする。次にクロロホルム・アセトン・酢酸（100）混液（45：5：1）を展開溶媒として約10 cm展開した後，薄層板を風乾する。これに紫外線（主波長254 nm）を照射するとき，試料溶液から得た3個のスポットのRf値は，標準溶液(1)，標準溶液(2)及び標準溶液(3)から得たそれぞれのスポットのRf値に等しい。また，この薄層板に塩化鉄（Ⅲ）試液を均等に噴霧

するとき，標準溶液(1)から得たスポット及びそれに対応する位置の試料溶液から得たスポットは，紫色を呈する。

定 量 法 （1） ヨウ素本品 4 mL を正確に量り，エタノール(95)を加えて正確に 50 mL とし，試料溶液とする。別に定量用ヨウ素約 1.2 g 及び 105 ℃ で 4 時間乾燥した定量用ヨウ化カリウム約 0.8 g をそれぞれ精密に量り，エタノール(95)に溶かし，正確に 100 mL とする。この液 4 mL を正確に量り，エタノール(95)を加えて正確に 50 mL とし，標準溶液とする。試料溶液及び標準溶液 3 mL ずつを正確に量り，それぞれにクロロホルム・ヘキサン混液（2：1）25 mL を正確に加えて振り混ぜ，更に水 10 mL を正確に加えて振り混ぜた後，クロロホルム・ヘキサン層を分取し，〔水層は(2)に用いる〕，脱脂綿でろ過する。ろ液につき，クロロホルム・ヘキサン混液（2：1）を対照とし，紫外可視吸光度測定法により試験を行う。試料溶液及び標準溶液から得たそれぞれの液の波長 512 nm における吸光度 A_T 及び A_S を測定する。

$$\text{ヨウ素（I）の量 （mg）} = W_S \times (A_T/A_S) \times (1/25)$$

W_S：定量用ヨウ素の秤取量 （mg）

（2） ヨウ化カリウム （1）の試料溶液及び標準溶液から得た水層 8 mL ずつを正確に量り，それぞれに薄めた希塩酸（1→2）1 mL 及び亜硝酸ナトリウム試液 1 mL を加えて振り混ぜ，直ちにクロロホルム・ヘキサン混液（2：1）10 mL を正確に加えて振り混ぜ，更に水 10 mL を正確に加えて振り混ぜた後，以下(1)と同様に操作する。

$$\text{ヨウ化カリウム（KI）の量 （mg）} = W_S \times (A_T/A_S) \times (1/25)$$

W_S：定量用ヨウ化カリウムの秤取量 （mg）

（3） サリチル酸，フェノール及び安息香酸　本品 2 mL を正確に量り，薄めたメタノール（1→2）20 mL を加える。この液に 0.1 mol/L チオ硫酸ナトリウム液をヨウ素の色が消えるまで加えた後，内標準溶液 20 mL を正確に加え，更に薄めたメタノール（1→2）を加えて 200 mL とし，試料溶液とする。別にデシケーター（シリカゲル）で 3 時間乾燥した定量用サリチル酸約 0.2 g，定量用フェノール約 80 mg 及びデシケーター（シリカゲル）で 3 時間乾燥した安息香酸約 0.32 g をそれぞれ精密に量り，薄めたメタノール（1→2）に溶かし，正確に 50 mL とする。この液 25 mL を正確に量り，内標準溶液 20 mL を正確に加え，更に薄めたメタノール（1→2）を加えて 200 mL とし，標準溶液とする。試料溶液及び標準溶液 3 μL につき，次の条件で液体クロマトグラフ法により試験を行う。試料溶液の内標準物質のピーク面積に対するサリチル酸，フェノール及び安息香酸のピーク面積の比 Q_{Ta}，Q_{Tb} 及び Q_{Tc} 並びに標準溶液の内標準物質のピーク面積に対するサリチル酸，フェノール及び安息香酸のピーク面積の比 Q_{Sa}，Q_{Sb} 及び Q_{Sc} を求める。

$$\text{サリチル酸（C}_7\text{H}_6\text{O}_3\text{）の量 （mg）} = W_{Sa} \times (Q_{Ta}/Q_{Sa}) \times (1/2)$$
$$\text{フェノール（C}_6\text{H}_6\text{O）の量 （mg）} = W_{Sb} \times (Q_{Tb}/Q_{Sb}) \times (1/2)$$
$$\text{安息香酸（C}_7\text{H}_6\text{O}_2\text{）の量 （mg）} = W_{Sc} \times (Q_{Tc}/Q_{Sc}) \times (1/2)$$

W_{Sa}：定量用サリチル酸の秤取量 （mg）

W_{Sb}：定量用フェノールの秤取量 （mg）

W_{Sc}：安息香酸の秤取量 （mg）

内標準溶液　テオフィリンのメタノール溶液（1→1000）

操作条件

検出器：紫外吸光光度計（測定波長：270 nm）

カラム：内径約 4 mm，長さ 25〜30 cm のステンレス管に 5 μm の液体クロマトグラフ用オク
　　　　タデシルシリル化シリカゲルを充てんする。

カラム温度：室温

移動相：pH 7.0 の 0.1 mol/L リン酸塩緩衝液・メタノール混液（3：1）

流量：サリチル酸の保持時間が約 6 分になるように調整する。

カラムの選定：安息香酸 0.2 g，サリチル酸 0.2 g 及びテオフィリン 0.05 g を薄めたメタノー
　　　　ル（1→2）100 mL に溶かす。この液 10 mL に薄めたメタノール（1→2）90 mL を
　　　　加える。この液 10 μL につき，上記の条件で操作するとき，安息香酸，サリチル酸，
　　　　テオフィリンの順に溶出し，それぞれのピークが完全に分離するものを用いる。

【140】 外皮用薬 51─①

成 分 及 び 分 量又 は 本 質	日本薬局方　　サリチル酸		5.0 g
	基　剤　　　〃　　白色ワセリン		適　量
	全　　　量		100 g
製　造　方　法	以上をとり，軟膏剤の製法により製する。		
用 法 及 び 用 量	適宜，患部に塗布する。ただし，小児には使用しないこと。		
効 能 又 は 効 果	みずむし，いんきんたむし，ぜにたむし		
貯 蔵 方 法 及 び有　効　期　間	気密容器		
規格及び試験方法	別記のとおり。		
備　　　　　考			

規 格 及 び 試 験 方 法

性　　状　本品は白色である。

確認試験　本品 1 g にジエチルエーテル 20 mL を加えてよくかき混ぜた後，ろ過する。ろ液に炭酸水素ナトリウム試液 5 mL を加えて振り混ぜた後，水層を分取する。この液 1 mL に pH 2.0 の塩酸・塩化カリウム緩衝液を加えて 200 mL とする。この液 5 mL をとり，硝酸鉄（Ⅲ）九水和物溶液（1→200）5 mL を加えるとき，液は赤紫色を呈する。

【141】 外皮用薬52

成分及び分量 又 は 本 質	日本薬局方	イ オ ウ	10.0 g
	〃	サリチル酸, 細末	3.0 g
	〃	チアントール	10.0 mL
	〃	酸化亜鉛, 微末	10.0 g
	基 剤 〃	単軟膏又は適当な軟膏基剤	適 量
		全 量	100 g
製 造 方 法	以上をとり, 軟膏剤の製法により製する。		
用 法 及 び 用 量	適宜, 患部に塗布する。		
効 能 又 は 効 果	みずむし, いんきんたむし, ぜにたむし, かいせん		
貯 蔵 方 法 及 び 有 効 期 間	気密容器		
規格及び試験方法	日本薬局方による。		
備 考	イオウ・サリチル酸・チアントール軟膏		

215

【142】 外皮用薬 53—①

成 分 及 び 分 量 又 は 本 質	日本薬局方	サリチル酸	3.0 g
	〃	イ オ ウ	3.0 g
	基 剤 〃	オリブ油	10.0 g
	〃 〃	流動パラフィン	3.0 g
	〃 〃	白色ワセリン	適 量
		全 量	100 g
製 造 方 法	以上をとり,軟膏剤の製法により製する。		
用 法 及 び 用 量	適宜,患部に塗布する。		
効 能 又 は 効 果	みずむし,ぜにたむし,いんきんたむし		
貯 蔵 方 法 及 び 有 効 期 間	気密容器		
規 格 及 び 試 験 方 法	別記のとおり。		
備 考			

規 格 及 び 試 験 方 法

本品は定量するとき,サリチル酸($C_7H_6O_3$：138.12）2.7～3.3％を含む。

性　　状　本品は白色の軟膏剤である。

確認試験　（1）　本品 1 g に水 10 mL を加えてかき混ぜた後,放置する。上澄液 5 mL に塩化鉄（Ⅲ）試液 1 滴を加えるとき,赤紫色を呈する（サリチル酸）。

（2）　本品 2 g にジエチルエーテル 20 mL を加えてかき混ぜた後,遠心分離する。上澄液を除き,残留物にピリジン 2 mL 及び炭酸水素ナトリウム試液 0.2 mL を加えて煮沸するとき,青色を呈する（イオウ）。

定量法　本品約 0.5 g を精密に量り,テトラヒドロフラン 10 mL を加えて振り混ぜて溶かした後,内標準溶液 5 mL を正確に加え,更にメタノールを加えて 100 mL とする。この液をろ過し,初めのろ液 10 mL を除き,次のろ液を試料溶液とする。別に定量用サリチル酸約 0.015 g を精密に量り,テトラヒドロフラン 10 mL に溶かし,内標準溶液 5 mL を正確に加え,更にメタノールを加えて 100 mL とし,標準溶液とする。試料溶液及び標準溶液 10 μL につき,次の条件で液体クロマトグラフ法により試験を行い,内標準物質のピーク面積に対するサリチル酸のピーク面積の比 Q_T 及び Q_S を求める。

$$サリチル酸（C_7H_6O_3）の量（mg）$$

$$=定量用サリチル酸の量（mg）\times \frac{Q_T}{Q_S}$$

内標準溶液　テオフィリンのメタノール溶液（1 → 3500）

操作条件

　　検出器：紫外吸光光度計（測定波長：270 nm）

　　カラム：内径約 4 mm,長さ 15～25 cm のステンレス管に 5～10 μm のオクタデシルシリル化
　　　　　　シリカゲルを充てんする。

　　カラム温度：40℃付近の一定温度

　　移動相：pH 6.5 の 0.1 mol/L リン酸塩緩衝液・アセトニトリル混液（9：1）

　　流量：サリチル酸の保持時間が約 7 分になるように調整する。

　　カラムの選定：標準溶液 10 μL につき,上記の条件で操作するとき,テオフィリン,サリチ

ル酸の順に溶出し，それぞれのピークが完全に分離するものを用いる。

【143】 外皮用薬 54—①

成 分 及 び 分 量 又 は 本 質	局 外 規	ウンデシレン酸	2.0 g
	〃	ウンデシレン酸亜鉛	5.0 g
	日本薬局方	サリチル酸	3.0 g
	〃	ジフェンヒドラミン	1.0 g
	〃	亜鉛華軟膏	89.0 g
		全　　　量	100 g
製 造 方 法	以上をとり，軟膏剤の製法により製する。		
用 法 及 び 用 量	適宜，患部に塗布する。		
効 能 又 は 効 果	みずむし，ぜにたむし，いんきんたむし		
貯 蔵 方 法 及 び 有 効 期 間	遮光した気密容器		
規 格 及 び 試 験 方 法	別記のとおり。		
備 考			

規 格 及 び 試 験 方 法

性　　状　本品は白色である。

確認試験　（1）　本品1gをとり，水10 mL を加えてよくかき混ぜた後，上澄液を分取する。これに塩化鉄（Ⅲ）試液1〜2滴を加えるとき，液の色は赤紫色を呈する（サリチル酸）。

（2）　本品10 g にヘキサン50 mL を加えてよくかき混ぜた後，ろ過する。ろ液に0.2 mol/L 塩酸試液20 mL を加えて振り混ぜ，水層を分取する。水酸化ナトリウム試液を加えて pH 4.6 に調整し，この液10 mL に pH 4.6 のフタル酸水素カリウム緩衝液10 mL 及びブロモフェノールブルー溶液（1→1000）1 mL を加えて振り混ぜ，クロロホルム10 mL を加えて振り混ぜるとき，クロロホルム層は黄色を呈する（ジフェンヒドラミン）。

○ブロモフェノールブルー溶液（1→1000）

ブロモフェノールブルー100 mg に pH 4.6 のフタル酸水素カリウム緩衝液を加えて溶かし，100 mL とする。必要ならばろ過する（用時製する）。

【144】 外皮用薬 55—①

成分及び分量又は本質	日本薬局方	クロトリマゾール	1.0 g
	基剤 〃	マクロゴール軟膏	適 量
		全 量	100 g
製 造 方 法	以上をとり，軟膏剤の製法により製する。		
用 法 及 び 用 量	患部を清潔にして1日2～3回，適量を塗布する。		
効 能 又 は 効 果	みずむし，いんきんたむし，ぜにたむし		
貯 蔵 方 法 及 び有 効 期 間	遮光した気密容器		
規 格 及 び 試 験 方 法	別記のとおり。		
備 考			

規 格 及 び 試 験 方 法

性　　状　本品は白色である。

確認試験　（1）　本品1.5 gに5 mol/L塩酸試液5 mLを加え，加温して溶かし，冷後，ライネッケ塩試液3滴を加えるとき，淡赤色の沈殿を生じる（クロトリマゾール）。

（2）　本品0.1 gに希塩酸5 mLを加えて溶かし，塩化バリウム試液1 mLを加えて振り混ぜた後，リンモリブデン酸n水和物溶液（1→10）1 mLを加えるとき，黄緑色の沈殿を生じる（マクロゴール）。

【145】 外皮用薬 56

成 分 及 び 分 量又 は 本 質	日本薬局方	ベンゼトニウム塩化物，微末	0.5 g
	〃	タ ル ク	30.0 g
	〃	酸 化 亜 鉛	35.0 g
	賦形剤 〃	デ ン プ ン	適 量
		全 量	100 g
製 造 方 法	以上をとり，散剤の製法により製する。		
用 法 及 び 用 量	適宜，患部に散布する。		
効 能 又 は 効 果	みずむし，いんきんたむし，ぜにたむし		
貯 蔵 方 法 及 び有 効 期 間	密閉容器		
規格及び試験方法	第十二改正日本薬局方による。		
備 考	複方ベンゼトニウム・タルク散		

【146】 外皮用薬 57—①

成 分 及 び 分 量 又 は 本 質		日本薬局方	水酸化カリウム	0.3 g
		〃	グリセリン	20.0 mL
	溶　剤	〃	エタノール	25.0 mL
			芳 香 剤	微 量
	溶　剤　日本薬局方		常水又は精製水又は精製水（容器入り）	適 量
			全　　　　量	100 mL
製 造 方 法	「水酸化カリウム」に「常水」又は「精製水又は精製水（容器入り）」の一部を加えて溶かした後,「グリセリン」,「エタノール」, 芳香剤及び残りの「常水」又は「精製水又は精製水（容器入り）」を加え, ろ過して製する。ただし,「グリセリン」の代わりに「濃グリセリン」を用いて製することができる。			
用 法 及 び 用 量	適宜, 患部に塗布する。			
効 能 又 は 効 果	ひび, あかぎれ, 皮膚のあれ			
貯 蔵 方 法 及 び 有 効 期 間	気密容器			
規格及び試験方法	日本薬局方による。			
備　　　　考	グリセリンカリ液			

【147】 外皮用薬58—②

成分及び分量 又 は 本 質	日本薬局方	ジブカイン塩酸塩	0.5 g
	〃	ヒドロコルチゾン酢酸エステル	0.5 g
	〃	l-メントール	1.0 g
	〃	dl-カンフル	1.0 g
	基 剤 〃	親水クリーム	適 量
		全 量	100 g
製 造 方 法	以上をとり，クリーム剤の製法により製する。		
用 法 及 び 用 量	適宜，患部に塗布する。		
効 能 又 は 効 果	虫さされ，かゆみ，じんましん		
貯 蔵 方 法 及 び 有 効 期 間	遮光した気密容器		
規格及び試験方法	別記のとおり。		
備 考			

規 格 及 び 試 験 方 法

本品は定量するとき，ジブカイン塩酸塩（$C_{20}H_{29}N_3O_2 \cdot HCl : 379.93$）$0.45 \sim 0.55\%$，ヒドロコルチゾン酢酸エステル（$C_{23}H_{32}O_6 : 404.50$）$0.45 \sim 0.55\%$，メントール（$C_{10}H_{20}O : 156.27$）$0.9 \sim 1.1\%$，カンフル（$C_{10}H_{16}O : 152.24$）$0.9 \sim 1.1\%$を含む。

性　状　本品は白色のクリーム剤である。

確認試験　本品0.5 gにテトラヒドロフラン5 mLを加えてかき混ぜた後，ろ過し，ろ液を試料溶液とする。別にジブカイン塩酸塩2 mg及びヒドロコルチゾン酢酸エステル2 mgをそれぞれメタノール4 mLに溶かし，標準溶液(1)及び標準溶液(2)とする。これらの液につき，薄層クロマトグラフ法により試験を行う。試料溶液及び標準溶液2 μLずつを薄層クロマトグラフ用シリカゲル（蛍光剤入り）を用いて調製した薄層板にスポットする。次にジクロルメタン・ジエチルエーテル・メタノール・水混液（160：30：8：1）を展開溶媒として約10 cm展開した後，薄層板を風乾する。これに紫外線（主波長254 nm）を照射するとき，試料溶液から得た2個のスポットは標準溶液(1)及び標準溶液(2)から得たそれぞれのスポットと色調及びRf値が等しい。また，これに紫外線（主波長365 nm）を照射するとき，標準溶液(1)及びこれに対応する位置の試料溶液から得たそれぞれのスポットは青色の蛍光を発する。この薄層板にアルカリ性ブルーテトラゾリウム試液を均等に噴霧するとき，標準溶液(2)から得たスポット及びこれに対応する位置の試料溶液から得たスポットは，紫色を呈する。

定量法　（1）　本品約1.0 gを精密に量り，テトラヒドロフラン30 mLを加えて振り混ぜた後，メタノールを加えて50 mLとする。この液をろ過し，初めのろ液10 mLを除き，次のろ液5 mLを正確に量り，内標準溶液3 mLを正確に加え，メタノールを加えて25 mLとし，試料溶液とする。別に定量用ジブカイン塩酸塩約0.02 gを精密に量り，メタノールを加えて，正確に20 mLとする。この液2 mLを正確に量り，メタノールに溶かし，正確に20 mLとする。この液5 mLを正確に量り，内標準溶液3 mLを正確に加え，メタノールを加えて25 mLとし，標準溶液とする。試料溶液及び標準溶液10 μLにつき，次の条件で液体クロマトグラフ法により試験を行い，内標準物質のピーク面積に対するジブカイン塩酸塩のピーク面積の比Q_T及びQ_Sを求める。

ジブカイン塩酸塩（$C_{20}H_{29}N_3O_2 \cdot HCl$）の量（mg）

$$= 定量用ジブカイン塩酸塩の量（mg）\times \frac{Q_T}{Q_S} \times \frac{1}{4}$$

内標準溶液　パラオキシ安息香酸ヘキシルのメタノール溶液（1→6000）

操作条件

　　検出器：紫外吸光光度計（測定波長：240 nm）

　　カラム：内径約4 mm，長さ15〜25 cm のステンレス管に5〜10 µm のオクタデシルシリル化シリカゲルを充てんする。

　　カラム温度：40℃付近の一定温度

　　移動相：ドデシル硫酸ナトリウム3 g を薄めたリン酸（1→1000）に溶かして1000 mL とする。この液270 mL にメタノール730 mL を加える。

　　流量：ジブカイン塩酸塩の保持時間が約10分になるように調整する。

　　カラムの選定：標準溶液10 µL につき，上記の条件で操作するとき，パラオキシ安息香酸ヘキシル，ジブカイン塩酸塩の順に溶出し，それぞれのピークが完全に分離するものを用いる。

（2）　本品約1.0 g を精密に量り，テトラヒドロフラン30 mL を加えて振り混ぜた後，メタノールを加えて50 mL とする。この液をろ過し，初めのろ液10 mL を除き，次のろ液5 mL を正確に量り，内標準溶液5 mL を正確に加え，メタノールを加えて50 mL とし，試料溶液とする。別に定量用ヒドロコルチゾン酢酸エステル約0.01 g を精密に量り，メタノールに溶かし，正確に25 mL とする。この液5 mL を正確に量り，メタノールを加えて正確に20 mL とする。この液5 mL を正確に量り，内標準溶液5 mL を正確に加え，メタノールを加えて50 mL とし，標準溶液とする。試料溶液及び標準溶液10 µL につき，次の条件で液体クロマトグラフ法により試験を行い，内標準物質のピーク面積に対するヒドロコルチゾン酢酸エステルのピーク酢酸エステル面積の比 Q_T 及び Q_S を求める。

ヒドロコルチゾン酢酸エステル（$C_{23}H_{32}O_6$）の量（mg）

$$= 定量用ヒドロコルチゾン酢酸エステルの量（mg）\times \frac{Q_T}{Q_S} \times \frac{1}{2}$$

内標準溶液　パラオキシ安息香酸エチルのメタノール溶液（1→12000）

操作条件

　　検出器：紫外吸光光度計（測定波長：240 nm）

　　カラム：内径約4 mm，長さ15〜25 cm のステンレス管に5〜10 µm のオクタデシルシリル化シリカゲルを充てんする。

　　カラム温度：40℃付近の一定温度

　　移動相：メタノール・薄めたリン酸（1→1000）混液（55：45）

　　流量：ヒドロコルチゾン酢酸エステルの保持時間が約10分になるように調整する。

　　カラムの選定：標準溶液10 µL につき，上記の条件で操作するとき，パラオキシ安息香酸エチル，ヒドロコルチゾン酢酸エステルの順に溶出し，それぞれのピークが完全に分離するものを用いる。

（3）　本品約2.5 g を精密に量り，アセトン30 mL を加えて振り混ぜた後，内標準溶液5 mL を正確に加え，更にアセトンを加えて50 mL とする。この液をろ過し，初めのろ液10 mL を除き，次のろ液を試料溶液とする。別に定量用 l-メントール約0.05 g 及び dl-カンフル約0.05 g をそれぞれ精密に量り，アセトン30 mL に溶かし，内標準溶液5 mL を正確に加え，更にアセトンを加えて50 mL とし，標準溶液とする。試料溶液及び標準溶液2 µL につき，次の条件でガスクロマトグラフ法によ

り試験を行い，内標準物質のピーク面積に対する l-メントール及び dl-カンフルのピーク面積の比 Q_{Ta}，Q_{Tb}，Q_{Sa} 及び Q_{Sb} を求める。

l-メントール（$C_{10}H_{20}O$）の量（mg）

$$= \text{定量用 } l\text{-メントールの量（mg）} \times \frac{Q_{Ta}}{Q_{Sa}}$$

dl-カンフル（$C_{10}H_{16}O$）の量（mg）

$$= \text{定量用 } dl\text{-カンフルの量（mg）} \times \frac{Q_{Tb}}{Q_{Sb}}$$

内標準溶液　サリチル酸メチルのアセトン溶液（$1 \rightarrow 100$）

操作条件

　検出器：水素炎イオン化検出器

　カラム：内径約 3 mm，長さ約 2 m のガラス管にガスクロマトグラフ用ジエチレングリコール
　　　　アジピン酸エステル及びリン酸を 180〜250 μm のガスクロマトグラフ用ケイソウ土に
　　　　5 ％及び 1 ％の割合で被覆したものを充てんする。

　カラム温度：80 ℃付近の一定温度

　キャリヤーガス：窒素

　流量：dl-カンフルの保持時間が約 4 分になるように調整する。

　カラムの選定：標準溶液 2 μL につき，上記の条件で操作するとき，dl-カンフル，l-メントー
　　　　ル，サリチル酸メチルの順に溶出し，それぞれのピークが完全に分離するものを用いる。

【148】 外皮用薬 59—①

成分及び分量又は本質				
	日本薬局方		ステアリン酸	10.0 g
	〃		グリセリン	16.0 g
	基 剤	〃	カカオ脂	2.0 g
	〃	〃	流動パラフィン	1.0 g
	〃	〃	サラシミツロウ	1.0 g
	乳化剤	別紙規格	トリエタノールアミン	4.0 g
	溶 剤	日本薬局方	精製水又は精製水（容器入り）	適 量
			全 量	100 g

製 造 方 法	「ステアリン酸」,「カカオ脂」,「流動パラフィン」,「サラシミツロウ」及び「トリエタノールアミン」を適当な容器に秤取し，加温して溶解する。別に「グリセリン」を秤取し，適量の「精製水又は精製水（容器入り）」と混和し，約70℃に加熱する。この加熱したグリセリン液を先に溶解したステ又は精製水（容器入り）アリン酸等の溶液に，少量ずつ撹拌しながら加え全質均等なクリーム状とし，徐々に放冷して製する。
用 法 及 び 用 量	適宜，患部に塗布する。
効 能 又 は 効 果	ひび，あかぎれ，しもやけ
貯 蔵 方 法 及 び 有 効 期 間	遮光した気密容器
規 格 及 び 試 験 方 法	別記のとおり。
備 考	

規 格 及 び 試 験 方 法

性　　状　本品は白色の全質均等の軟膏ようの物質である。

確認試験　（1）　本品5 g に水20 mL を加えてかき混ぜ，分液漏斗に移す。これに飽和塩化ナトリウム溶液5 mL 及びジエチルエーテル20 mL を加えて振り混ぜ，水層を分取する。水層は（2）及び（3）の試験に用いる。ジエチルエーテル層は水酸化ナトリウム試液10 mL 及び水80 mL を加えて振り混ぜ，水層を分取する。水層はジエチルエーテル10 mL で洗い，希塩酸5 mL を加えて酸性とした後，クロロホルム20 mL ずつで2回抽出する。抽出液を合わせ，蒸発乾固する。残留物をエタノール（99.5）1 mL に溶かし，この液0.5 mL に塩酸ヒドロキシルアミン飽和エタノール溶液0.5 mL 及びジシクロヘキシルカルボジイミド溶液0.5 mL を加え，10分間放置する。これに塩化鉄（Ⅲ）エタノール（95）溶液1〜2滴を加えるとき，淡赤紫褐色を呈する（ステアリン酸）。

　　ジシクロヘキシルカルボジイミド溶液：ジシクロヘキシルカルボジイミド0.1 g をエタノール（99.5）10 mL に溶かす。

　　塩化鉄（Ⅲ）エタノール（95）溶液：塩化鉄（Ⅲ）0.5 g をエタノール（99.5）50 mL に溶かし，塩酸2滴を加える。

（2）　（1）の水層をとり，ジエチルエーテル5 mL で洗った後，クロロホルム10 mL ずつで2回抽出する。水層は（3）の試験に用いる。クロロホルム抽出液を合わせ，蒸発乾固する。残留物をエタノール（99.5）1 mL に溶かし，この液0.5 mL をとり，水浴中で蒸発乾固する。残留物にクエン酸・酢酸溶液0.5 mL を加え，水浴中で30分間加熱するとき，赤紫色を呈する（トリエタノールアミン）。

クエン酸・無水酢酸溶液：クエン酸 0.2 g に無水酢酸 10 mL を加えて水浴上で加温して溶かす。

（3）（2）の水層をとり，この液 1 mL に飽和過ヨウ素酸カリウム溶液 0.4 mL 及び薄めた硫酸（1→20）0.2 mL を加え，5 分間放置する。これに亜硫酸水 0.3 mL を加えた後，フクシン亜硫酸試液 2 滴を加え，10 分間放置するとき，赤紫色を呈する（グリセリン）。

別紙規格　　　　　　　　トリエタノールアミンの規格及び試験方法

本品は主としてトリエタノールアミンで，通例，ジエタノールアミン及びモノエタノールアミンを含む。

本品は定量するとき，トリエタノールアミン〔（$C_6H_{15}NO_3$：149.19）として〕99.0～105.0 ％を含む。

性　状　本品は無色～微黄色の粘性の液で，においはないか，又はわずかにアンモニアようのにおいがある。

本品は水，エタノール（95）又はクロロホルムと混和する。

本品は吸湿性である。

確認試験　（1）　本品 1 mL に硫酸銅試液 0.1 mL を加えるとき，液は濃青色を呈する。この液に水酸化ナトリウム試液 5 mL を加え，加熱して蒸発し，2 mL とするとき，液の色は濃青色で沈殿を生じない。

（2）　本品 1 mL に塩化コバルト試液 0.3 mL を加えるとき，液は赤色を呈する。

（3）　本品 1 mL をとり，徐々に加熱するとき，発生するガスは潤した赤色リトマス紙を青変する。

屈折率　n_D^{20}：1.481～1.486

比　重　d_{20}^{20}：1.120～1.128

強熱残分　0.05 ％以下（2 g）。

定量法　本品約 2 g を精密に量り，水 75 mL を加えて溶かし，1 mol/L 塩酸で滴定する（指示薬：メチルレッド試液 2 滴）。

$$1 \text{ mol/L 塩酸 } 1 \text{ mL} = 149.19 \text{ mg} \quad C_6H_{15}NO_3$$

【149】 外皮用薬 60—①

成分及び分量 又は本質	日本薬局方 〃	ヒドロコルチゾン酢酸エステル 亜鉛華軟膏	0.5 g 適 量
		全　　　量	100 g
製　造　方　法	以上をとり，軟膏剤の製法により製する。		
用 法 及 び 用 量	適宜，患部に塗布する。		
効 能 又 は 効 果	湿疹・皮膚炎，ただれ，かぶれ		
貯 蔵 方 法 及 び 有　効　期　間	気密容器		
規格及び試験方法	別記のとおり。		
備　　　　　考			

規格及び試験方法

性　　状　本品は白色である。

確認試験　（1）　本品2gにジエチルエーテル10 mLを加えてよくかき混ぜた後，ろ過する。残留物にクロロホルム20 mLを加えてよくかき混ぜた後，ろ過し，水浴上でクロロホルムを留去する。残留物の半量をとり，硫酸2 mLを加えるとき，初めに帯黄緑色の蛍光を発し，徐々にだいだい色を経て暗赤色に変わる。この液に水10 mLを加えるとき，液は黄色からだいだい黄色に変わり，緑色の蛍光を発する（ヒドロコルチゾン酢酸エステル）。

（2）　（1）で得た残留物半量にメタノール1 mLを加え，加温して振り混ぜた後，ろ過し，ろ液にフェーリング試液1 mLを加えて加熱するとき，だいだい色～赤色の沈殿を生じる（ヒドロコルチゾン酢酸エステル）。

（3）　本品1gにジエチルエーテル20 mLを加えてよくかき混ぜた後，ろ過する。残留物をジエチルエーテル10 mLずつで2回洗った後，乾燥する。これを強熱するとき黄色を呈し，この色は冷えると消える。また，これを希塩酸10 mLに溶かし，ヘキサシアノ鉄（Ⅱ）酸カリウム試液を加えるとき，白色の沈殿を生じる（酸化亜鉛）。

【150】 外皮用薬61—①

成 分 及 び 分 量 又 は 本 質	日本薬局方	dl-カンフル	5.0 g
	〃	トコフェロール酢酸エステル	0.5 g
	〃	l-メントール	2.0 g
	基 剤 〃	白色ワセリン	適 量
		全 量	100 g
製 造 方 法	以上をとり，軟膏剤の製法により製する。		
用 法 及 び 用 量	適宜，患部に塗布する。		
効 能 又 は 効 果	ひび，あかぎれ，しもやけ，肌あれ		
貯 蔵 方 法 及 び 有 効 期 間	遮光した気密容器		
規 格 及 び 試 験 方 法	別記のとおり。		
備 考			

規 格 及 び 試 験 方 法

本品を定量するとき，トコフェロール酢酸エステル（$C_{31}H_{52}O_3$：472.75）0.45〜0.55 ％を含む。

性　状　本品は白色でそう快な芳香がある。

確認試験　（1）　本品5gをとり，ジエチルエーテルを10 mL加えて振り混ぜた後，ジエチルエーテル層を分取し，脱脂綿を用いてろ過する。脱脂綿をジエチルエーテル少量で洗い，洗液はジエチルエーテル液に合わせ，水浴上で注意しながらジエチルエーテルを留去する。残留物にメタノール5 mLを加えて振り混ぜた後，ろ過する。ろ液に2,4-ジニトロフェニルヒドラジン試液1 mLを加え，約2分間水浴上で加熱する。冷後，水を加えて約5 mLとし，放置した後，生成した沈殿をガラスろ過器（G4）でろ過する。ろ過器上の残留物を洗液が無色になるまで水洗し，エタノール（95）10 mLを加えて溶かし，水酸化ナトリウム試液5 mLを加えて，2分間放置するとき，液は赤色を呈する（カンフル）。

（2）　本品1gにエタノール（95）10 mLを加え，よく振り混ぜた後，ろ過する。ろ液に硝酸2 mLを加え，75℃で15分間加熱するとき，液はだいだい色を呈する（トコフェロール酢酸エステル）。

（3）　本品5gにエタノール（95）10 mLを加えてよく振り混ぜた後，ろ過する。ろ液に硫酸10 mLを加えて振り混ぜるとき，液は混濁して淡黄赤色を呈する（メントール）。

定 量 法　本品約10gを精密に量り，クロロホルム100 mLを正確に加え，還流冷却器を付けて水浴上で約30分間ときどき振り混ぜながら加熱する。冷後，クロロホルム層を分取し，ろ過する。ろ液80 mLを正確にとり，水浴上で加温してクロロホルムを留去し，残留物に硫酸のエタノール（95）溶液（3→800）100 mLを加えて振り混ぜ，水20 mLを加え，0.01 mol/L硫酸四アンモニウムセリウム（IV）液でよくかき混ぜながら滴定する（指示薬：ジフェニルアミン試液2滴）。ただし，滴定の終点は液の青紫色が10秒間持続するときとし，操作は直射日光を避け，なるべく暗所で行い，滴加速度は10秒間に25滴とする。別に空試験を行い補正する。

0.01 mol/L硫酸四アンモニウムセリウム（IV）液1 mL＝2.3638 mg　$C_{31}H_{52}O_3$

【151】 外皮用薬 62—①

成分及び分量 又 は 本 質	日本薬局方	尿　　素	5.0 g
	〃	トコフェロール酢酸エステル	0.5 g
	基剤　　〃	親水クリーム	適　量
		全　　量	100 g
製 造 方 法	以上をとり，クリーム剤の製法により製する。		
用法及び用量	適宜，患部に塗布する。		
効 能 又 は 効 果	皮膚乾燥症（肌あれ，さめ肌，かゆみ），ひび，あかぎれ，しもやけ		
貯 蔵 方 法 及 び 有 効 期 間	遮光した気密容器		
規格及び試験方法	別記のとおり。		
備　　　　　考			

規 格 及 び 試 験 方 法

本品は定量するとき，トコフェロール酢酸エステル（$C_{31}H_{52}O_3$：472.75）0.45〜0.55 %を含む。

性　　状　本品は白色で，わずかに特異なにおいがある。

確認試験　（1）　本品10 gにエタノール（95）10 mLを加えて加温して振り混ぜた後，ろ過する。ろ液を冷却し，硝酸2 mLを加えるとき，白色の結晶性の沈殿を生じる（尿素）。

（2）　本品10 gにエタノール（95）10 mLを加えて加温して振り混ぜた後，ろ過する。ろ液をとり加温してエタノール（95）を留去した後，残留物を加熱するとき赤色リトマス紙を青変する（尿素）。

（3）　本品1 gにエタノール（99.5）10 mLを加え，よく振り混ぜた後，ろ過する。ろ液に硝酸2 mLを加え，75 ℃で15分間加熱するとき，液はだいだい色を呈する（トコフェロール酢酸エステル）。

定 量 法　本品約10 gを精密に量り，クロロホルム100 mLを正確に加え，還流冷却器を付けて水浴上で約30分間ときどき振り混ぜながら加熱する。冷後，クロロホルム層を分取し，ろ過する。ろ液80 mLを正確にとり，水浴上で加温してクロロホルムを留去し，残留物に硫酸のエタノール（95）溶液（3→200）100 mLを加えて振り混ぜ，水20 mLを加え，0.01 mol/L 硫酸四アンモニウムセリウム（Ⅳ）液でよくかき混ぜながら滴定する（指示薬：ジフェニルアミン試液2滴）。ただし，滴定の終点は液の青紫色が10秒間持続するときとし，操作は直射日光を避け，なるべく暗所で行い，滴加速度は10秒間に25滴とする。別に空試験を行い補正する。

0.01 mol/L 硫酸四アンモニウムセリウム（Ⅳ）液1 mL＝2.3638 mg　$C_{31}H_{52}O_3$

【152】 外皮用薬63

成 分 及 び 分 量 又 は 本 質	日本薬局方	抱水クロラール	5.0 g
	〃	サリチル酸	1.0 g
	〃	dl-又はl-メントール	0.5 g
	溶剤 〃	ヒマシ油	10.0 mL
		芳 香 剤	微 量
	着色剤	厚生省令で定めた医薬品等に使 用することができるタール色素 別表1又は2（緑色色素）	微 量
	溶 剤 日本薬局方	エタノール	適 量
		全　　　量	100 mL
製 造 方 法	以上をとり，酒精剤の製法により製する。		
用 法 及 び 用 量	適宜，患部に塗布する。		
効 能 又 は 効 果	ふけ，かゆみ		
貯 蔵 方 法 及 び 有 効 期 間	気密容器		
規格及び試験方法	第十二改正日本薬局方による。		
備　　　　　考	クロラール・サリチル酸精		

【153】 外皮用薬64─①

成 分 及 び 分 量 又 は 本 質	日本薬局方	トウガラシチンキ	4.0 mL
	〃	サリチル酸	5.0 g
	〃	液状フェノール	2.0 mL
溶 剤 〃	ヒマシ油	10.0 mL
	芳 香 剤	微 量
溶 剤 日本薬局方	エタノール	適 量
	全 量	100 mL
製 造 方 法	以上をとり，酒精剤の製法により製する。	
用 法 及 び 用 量	適宜，患部に塗布する。	
効 能 又 は 効 果	ふけ，かゆみ	
貯 蔵 方 法 及 び 有 効 期 間	気密容器	
規格及び試験方法	別記のとおり。	
備 考	トウガラシ・サリチル酸精	

規 格 及 び 試 験 方 法

本品は定量するとき，サリチル酸（$C_7H_6O_3$：138.12）4.5～5.5w/v%及びフェノール（C_6H_6O：94.11）1.7～2.1w/v%を含む。

性　　状　本品は淡褐黄色の液である。

比　　重　d^{20}_{20}：約0.84

確認試験　（1）　本品10 mLに炭酸水素ナトリウム試液15 mL及びジエチルエーテル10 mLを加えて振り混ぜた後，水層を分取する。この液1 mLにpH 2.0の塩酸・塩化カリウム緩衝液を加えて200 mLにする。この液5 mLに硝酸鉄（Ⅲ）九水和物溶液（1→200）5 mLを加えるとき，液は赤紫色を呈する（サリチル酸）。

（2）　本品0.5 mLに水20 mL及び希塩酸5 mLを加え，ジエチルエーテル20 mLで抽出し，ジエチルエーテル抽出液を炭酸水素ナトリウム試液5 mLずつで2回洗った後，希水酸化ナトリウム試液20 mLで抽出する。抽出液1 mLに亜硝酸ナトリウム試液1 mL及び希塩酸1 mLを加えて振り混ぜ，10分間放置する。次に水酸化ナトリウム試液3 mLを加えるとき，液は黄色を呈する（フェノール）。

（3）　本品0.2 mLに希塩酸5 mLを加え，クロロホルム5 mLで抽出し，抽出液を試料溶液とする。別にサリチル酸0.01 g及びフェノール0.02 gをそれぞれクロロホルム5 mL及び25 mLに溶かし，標準溶液(1)及び標準溶液(2)とする。これらの液につき，薄層クロマトグラフ法により試験を行う。試料溶液及び標準溶液5 μLずつを薄層クロマトグラフ用シリカゲル（蛍光剤入り）を用いて調製した薄層板にスポットする。次にクロロホルム・アセトン・酸酸（100）混液（45：5：1）を展開溶媒として約10 cm展開した後，薄層板を風乾する。これに紫外線（主波長254 nm）を照射するとき，試料溶液から得た2個のスポットのRf値は，標準溶液(1)及び標準溶液(2)から得たそれぞれのスポットのRf値に等しい。また，この薄層板に塩化鉄（Ⅲ）試液を均等に噴霧するとき，標準溶液(1)から得たスポット及びそれに対応する位置の試料溶液から得たスポットは，紫色を呈する。

定量法　（1）　本品1 mLを正確に量り，内標準溶液5 mLを正確に加え，メタノールを加えて100 mLとし，試料溶液とする。別に定量用サリチル酸をデシケーター（シリカゲル）で3時間乾燥し，

その約 0.05 g 及び定量用フェノール約 0.02 g を精密に量り，内標準溶液 5 mL を正確に加え，メタノールを加えて溶かし 100 mL とし，標準溶液とする。試料溶液及び標準溶液 10 μL につき，次の条件で液体クロマトグラフ法により試験を行う。試料溶液の内標準物質のピーク面積に対するサリチル酸及びフェノールのピーク面積の比 Q_{Ta} 及び Q_{Tb} 並びに標準溶液の内標準物質のピーク面積に対するサリチル酸及びフェノールのピーク面積の比 Q_{Sa} 及び Q_{Sb} を求める。

サリチル酸（$C_7H_6O_3$）の量（mg）

$$= 定量用サリチル酸の量（mg）\times \frac{Q_{Ta}}{Q_{Sa}}$$

フェノール（C_6H_6O）の量（mg）

$$= 定量用フェノールの量（mg）\times \frac{Q_{Tb}}{Q_{Sb}}$$

内標準溶液　カフェインのメタノール溶液（1 → 1000）

操作条件

　　検出器：紫外吸光光度計（測定波長：270 nm）

　　カラム：内径約 4 mm，長さ 15～25 cm のステンレス管に 5～10 μm の液体クロマトグラフ用オクタデシルシリル化シリカゲルを充てんする。

　　カラム温度：40℃付近の一定温度

　　移動相：pH 7.0 の 0.1 mol/L リン酸塩緩衝液・アセトニトリル混液（85：15）

　　流量：サリチル酸の保持時間が約 5 分になるように調整する。

　　カラムの選定：標準溶液 10 μL につき，上記の条件で操作するとき，サリチル酸，カフェイン，フェノールの順に溶出し，それぞれのピークが完全に分離するものを用いる。

【154】 外皮用薬65

成分及び分量 又 は 本 質	日本薬局方 〃 基 剤　日本薬局方	フェノール サリチル酸，細末 芳 香 剤 白色ワセリン又は適当な軟膏基剤 全　　　量	3.0 g 5.0 g 微　量 適　量 100 g
製 造 方 法	以上をとり，軟膏剤の製法により製する。		
用 法 及 び 用 量	適宜，患部に塗布する。		
効 能 又 は 効 果	ふけ，かゆみ		
貯 蔵 方 法 及 び 有 効 期 間	気密容器		
規格及び試験方法	第十二改正日本薬局方による。		
備　　　　　考	サリチル酸・フェノール軟膏		

【155】 外皮用薬66

成分及び分量 又 は 本 質	日本薬局方		イ オ ウ	6.0 g
	〃		$d-$又は$dl-$カンフル	0.5 g
	懸濁化剤	〃	ヒドロキシプロピルセルロース	0.4 g
	pH調整剤	〃	水酸化カルシウム	0.1 g
	溶 剤	〃	エタノール	0.4 mL
	〃	〃	常水又は精製水又は精製水（容器入り）	適 量
			全 量	100 mL

製 造 方 法	「ヒドロキシプロピルセルロース」に「常水」又は「精製水又は精製水（容器入り）」20 mL を加えて溶かし，これをあらかじめ「$d-$カンフル」又は「$dl-$カンフル」を「エタノール」に溶かした後，「イオウ」を加えて研和したものに少量ずつ加えて研和する。 　別に「水酸化カルシウム」に「常水」又は「精製水又は精製水（容器入り）」50 mL を加え，密栓して振り混ぜた後，静置し，この上澄液 30 mL を前の混合物に加え，更に「常水」又は「精製水又は精製水（容器入り）」を加えて全量を 100 mL とし，振り混ぜて製する。
用 法 及 び 用 量	用時よく振とうして，適宜，手のひらにとり塗布する。
効 能 又 は 効 果	にきび
貯 蔵 方 法 及 び 有 効 期 間	気密容器
規格及び試験方法	日本薬局方による。
備 考	イオウ・カンフルローション

【156】 外皮用薬 67—①

成 分 及 び 分 量 又 は 本 質	日本薬局方　尿　　素　　　　　　　　　　　10.0 g	
	基　剤　　〃　　　親水クリーム　　　　　　　適　量	
	全　　量　　　　　　　　　　　　　100 g	
製 造 方 法	以上をとり，クリーム剤の製法により製する。	
用 法 及 び 用 量	1日数回，患部に塗擦する。	
効 能 又 は 効 果	手指のあれ，ひじ・ひざ・かかと・くるぶしの角化症，小児乾燥性の皮膚，老人の乾皮症，さめ肌	
貯 蔵 方 法 及 び 有 効 期 間	遮光した気密容器	
規 格 及 び 試 験 方 法	別記のとおり。	
備　　　　　考		

規 格 及 び 試 験 方 法

性　　状　本品は白色である。

確認試験　本品3gにエタノール（95）10 mL を加え，水浴上で加温しながらよくかき混ぜる。冷後，ろ過し，ろ液を水浴上で蒸発乾固する。残留物を加熱するとき，液化してアンモニアのにおいを発し，赤色リトマス紙を青変する。

【157】 外皮用薬 68—③

成分及び分量 又は本質		日本薬局方	インドメタシン	1.0 g
		〃	l-メントール	3.0 g
	溶解補助剤	〃	マクロゴール 400	5.0 mL
	基　剤	〃	マクロゴール軟膏	適　量
		全　　量		100 g
製　造　方　法	インドメタシン，l-メントールを秤取し，あらかじめ 60～70℃に加温したマクロゴール 400 に加え撹拌溶解し，別に 60～70℃で加温溶融したマクロゴール軟膏に加え，撹拌冷却して製する。			
用 法 及 び 用 量	1日4回を限度として，適量を患部に塗布する。ただし，1週間当たり 50 g を超えて使用しないこと。11才未満は使用しない。			
効 能 又 は 効 果	関節痛，筋肉痛，腰痛，肩こりに伴う肩の痛み，腱鞘炎，肘の痛み，打撲，ねんざ			
貯 蔵 方 法 及 び 有　効　期　間	遮光した気密容器			
規格及び試験方法	別記のとおり。			
備　　　考				

規 格 及 び 試 験 方 法

　本品は定量するとき，インドメタシン（$C_{19}H_{16}ClNO_4$：357.79）0.9～1.1 %，l-メントール（$C_{10}H_{20}O$：156.27）2.7～3.3 %を含む。

性　状　本品は淡黄白色で，ハッカのにおいがある。

確認試験　（1）　本品 1 g にメタノール 5 mL を加え，水浴上で加温して溶かし，冷後，ろ過し，ろ液を試料溶液とする。別にインドメタシン 10 mg をメタノール 5 mL に溶かし，標準溶液とする。これらの液につき，薄層クロマトグラフ法により試験を行う。試料溶液及び標準溶液 5 µL ずつを薄層クロマトグラフ用シリカゲル（蛍光剤入り）を用いて調製した薄層板にスポットする。次にジエチルエーテル・酢酸（100）混液（100：3）を展開溶媒として約 10 cm 展開した後，薄層板を風乾する。これに紫外線（主波長 254 nm）を照射するとき，試料溶液から得たスポットは，標準溶液から得た暗紫色のスポットと色調及び Rf 値が等しい。

（2）　本品 2 g に石油エーテル 10 mL を加え，水浴上で加温しながらよくかき混ぜ，冷後，傾斜して上澄液をとり，この液を蒸発乾固する。残留物にエタノール（95）10 mL を加えた後，硫酸 3 mL を加えて振り混ぜるとき，液は黄赤色を呈する（メントール）。

（3）　本品 0.05 g に希塩酸 5 mL を加え，更に塩化バリウム試液 1 mL を加えて振り混ぜ，必要ならろ過し，ろ液にリンモリブデン酸 n 水和物溶液（1 → 10）1 mL を加えるとき，黄緑色の沈殿を生じる（マクロゴール）。

定量法　（1）　本品 5.0 g を精密に量り，メタノール 40 mL を加えて振り混ぜた後，更にメタノールを加えて正確に 50 mL とする。この液をろ過し，初めのろ液 10 mL を除き，次のろ液 5 mL を正確に量り，内標準溶液 3 mL を正確に加え，更に移動相を加えて 100 mL とし，試料溶液とする。別にインドメタシン標準品を 105℃で 4 時間乾燥し，その約 50 mg を精密に量り，メタノールに溶かし，正確に 50 mL とする。この液 5 mL を正確に量り，内標準溶液 3 mL を正確に加え，更に移動相を加えて 100 mL とし，標準溶液とする。試料溶液及び標準溶液 20 µL につき，次の条件で液体クロ

マトグラフ法により試験を行い，内標準物質のピーク面積に対するインドメタシンのピーク面積の比 Q_T 及び Q_S を求める。

$$\text{インドメタシン}（C_{19}H_{16}ClNO_4）\text{の量}（mg）= W_S \times（Q_T / Q_S）$$

W_S：インドメタシン標準品の秤取量（mg）

内標準溶液　パラオキシ安息香酸ブチルのメタノール溶液（1 → 1000）

操作条件

　検出器：紫外吸光光度計（測定波長：254 nm）

　カラム：内径約 4 mm，長さ 15～25 cm のステンレス管に 5～10 μm のオクタデシルシリル化
　　　　　シリカゲルを充てんする。

　カラム温度：25 ℃付近の一定温度

　移動相：メタノール／薄めたリン酸（1 → 1000）混液（7：3）

　流量：インドメタシンの保持時間が約 8 分になるように調整する。

　カラムの選定：標準溶液 20 μL につき，上記の条件で操作するとき，パラオキシ安息香酸ブ
　　　　　チル，インドメタシンの順に溶出し，それぞれのピークが完全に分離するものを用いる。

（2）　本品約 2.0 g を精密に量り，アセトン 30 mL を加えて振り混ぜた後，内標準溶液 5 mL を正確
に加え，更にアセトンを加えて 50 mL とする。この液をろ過し，初めのろ液 10 mL を除き，次のろ
液を試料溶液とする。別に定量用 l-メントール約 0.06 g を精密に量り，アセトン 30 mL に溶かし，
内標準溶液 5 mL を正確に加え，更にアセトンを加えて 50 mL とし，標準溶液とする。試料溶液及び
標準溶液 2 μL につき，次の条件でガスクロマトグラフ法により試験を行い，内標準物質のピーク面
積に対する l-メントールのピーク面積の比 Q_T 及び Q_S を求める。

$$l\text{-メントール}（C_{10}H_{20}O）\text{の量}（mg）= \text{定量用 } l\text{-メントールの量}（mg）\times Q_T / Q_S$$

内標準溶液　安息香酸エチルのアセトン溶液（1 → 100）

操作条件

　検出器：水素炎イオン化検出器

　カラム：内径約 3 mm，長さ約 3 m のガラス管に，ガスクロマトグラフ法ポリエチレングリコー
　　　　　ル 20 M をシラン処理した 180～250 μm のガスクロマトグラフ用ケイソウ土に 10 ％の
　　　　　割合で被覆したものを充てんする。

　カラム温度：150 ℃付近の一定温度

　キャリヤーガス：窒素

　流量：l-メントールの保持時間が約 6 分になるように調整する。

　カラムの選定：標準溶液 3 μL につき，上記の条件で操作するとき，l-メントール，安息香酸
　　　　　エチルの順に流出し，完全に分離するものを用いる。

【158】 外皮用薬69—②

成分及び分量 又 は 本 質	局 外 規	デキサメタゾン酢酸エステル	0.025 g
	〃	クロタミトン	5.0 g
	基 剤 薬 添 規	ゲル化炭化水素	50 g
	基 剤 日本薬局方	白色ワセリン	適 量
		全 量	100.0 g
製 造 方 法	以上をとり，軟膏剤の製法により製する。		
用 法 及 び 用 量	適宜，患部に塗布する。		
効 能 又 は 効 果	湿疹・皮膚炎，ただれ，かぶれ		
貯 蔵 方 法 及 び 有 効 期 間	気密容器		
規格及び試験方法	別記のとおり。		
備 考			

規 格 及 び 試 験 方 法

本品は定量するとき，デキサメタゾン酢酸エステル（$C_{24}H_{31}FO_6$：434.50）0.0225～0.0275 ％及びクロタミトン（$C_{13}H_{17}NO$：203.28）4.5～5.5 ％を含む。

性　　状　本品は白色である。

確認試験　（1）　本品15 gにエタノール（95）20 mLを加え，水浴上で加温しながらよくかき混ぜる。冷後，ろ過し，ろ液に2,6-ジ-第三ブチル-*p*-クレゾール試液5 mL及び水酸化ナトリウム試液5 mLを加え，還流冷却器を付け，水浴上で20分間加熱するとき，液は淡緑色を呈する（デキサメタゾン酢酸エステル）。

（2）　本品0.5 gにテトラヒドロフラン5 mLを加えてかき混ぜた後，ろ過し，ろ液を試料溶液とする。別にクロタミトン0.02 gをメタノール4 mLに溶かし，標準溶液とする。これらの液につき，薄層クロマトグラフ法により試験を行う。試料溶液及び標準溶液3 µLずつを薄層クロマトグラフ用シリカゲル（蛍光剤入り）を用いて調製した薄層板にスポットする。次に酢酸エチル・エタノール（99.5）・アンモニア水（28）混液（50：5：1）を展開溶媒として約10 cm展開した後，薄層板を風乾する。これに紫外線（主波長254 nm）を照射するとき，試料溶液から得たスポットは標準溶液から得たスポットと色調及び*Rf*値が等しい。

定量法　（1）　本品約2.0 gを精密に量り，テトラヒドロフラン30 mLを加えて振り混ぜた後，内標準溶液5 mLを正確に加え，更にメタノールを加えて正確に50 mLとし，試料溶液とする。別に定量用デキサメタゾン酢酸エステル約0.005 g（$C_{24}H_{31}FO_6 \cdot H_2O$）を精密に量り，メタノールに溶かし，正確に50 mLとする。この液5 mLを正確に量り，内標準溶液5 mLを正確に加え，更にメタノールを加えて正確に50 mLとし，標準溶液とする。試料溶液及び標準溶液25 µLにつき，次の条件で液体クロマトグラフ法により試験を行い，標準溶液のピーク面積Q_S及び試料溶液のピーク面積Q_Tを求める。

デキサメタゾン酢酸エステル（$C_{24}H_{31}FO_6 \cdot H_2O$）の量（mg）

$$= 定量用デキサメタゾン酢酸エステルの量（mg）\times (Q_T/Q_S) \times (1/10)$$

内標準溶液　パラオキシ安息香酸プロピルの薄めたメタノール溶液（1 → 8000）

操作条件

検出器：紫外吸光光度計（測定波長：254 nm）

カラム：内径約 4 mm，長さ約 15 cm のステンレス管に約 5 μm の液体クロマトグラフ用オクタデシルシリル化シリカゲルを充填する。

カラム温度：25℃付近の一定温度

移動相：水／アセトニトリル混液（2：1）

流量：デキサメタゾン酢酸エステルの保持時間が約 6 分になるように調節する。

カラムの選定：標準溶液 25 μL につき，上記の条件で操作するとき，デキサメタゾン酢酸エステル，パラオキシ安息香酸プロピル（内標準物質）の順に溶出し，それぞれのピークが完全に分離するものを用いる。

（2）　本品約 1.0 g を精密に量り，テトラヒドロフラン 30 mL を加えて振り混ぜた後，メタノールを加えて正確に 50 mL とする。この液をろ過し，初めのろ液 10 mL を除き，次のろ液 5 mL を正確に量り，メタノールを加えて正確に 25 mL とする。この液 5 mL を正確に量り，内標準溶液 5 mL を正確に加え，更にメタノールを加えて 50 mL とし，試料溶液とする。別に定量用クロタミトン約 0.05 g を精密に量り，メタノールに溶かし，正確に 50 mL とする。この液 5 mL を正確に量り，メタノールを加えて正確に 25 mL とする。この液 5 mL を正確に量り，内標準溶液 5 mL を正確に加え，更にメタノールを加えて 50 mL とし，標準溶液とする。試料溶液及び標準溶液 10 μL につき，次の条件で液体クロマトグラフ法により試験を行い，内標準物質のピーク面積に対するクロタミトンのピーク面積の比 Q_T 及び Q_S を求める。

$$クロタミトン（C_{13}H_{17}NO）の量（mg）＝定量用クロタミトンの量（mg）×（Q_T/Q_S）$$

内標準溶液　p-トルイル酸エチルのメタノール溶液（1→7500）

操作条件

検出器：紫外吸光光度計（測定波長：254 nm）

カラム：内径約 4 mm，長さ 15〜25 cm のステンレス管に 5〜10 μm の液体クロマトグラフ用オクタデシルシリル化シリカゲルを充てんする。

カラム温度：40℃付近の一定温度

移動相：メタノール・水混液（6：4）

流量：クロタミトンの保持時間が約 10 分になるように調整する。

カラムの選定：標準溶液 10 μL につき，上記の条件で操作するとき，トルイル酸エチル，クロタミトンの順に溶出し，それぞれのピークが完全に分離するものを用いる。

【159】 外皮用薬70—②

成分及び分量又は本質	局　外　規　デキサメタゾン酢酸エステル　　0.025 g
	基　剤　日本薬局方　親水クリーム　　　　　　適　量
	全　　量　　　　　　　　　　　　　100 g
製　造　方　法	以上をとり，クリーム剤の製法により製する。
用　法　及　び　用　量	適宜，患部に塗布する。
効　能　又　は　効　果	湿疹・皮膚炎，かぶれ，あせも，かゆみ，しもやけ，虫さされ，じんましん
貯　蔵　方　法　及　び有　効　期　間	遮光した気密容器
規格及び試験方法	別記のとおり。
備　　　　　考	

規 格 及 び 試 験 方 法

性　　状　本品は白色である。

確認試験　本品15 g にエタノール（95）20 mL を加えてよくかき混ぜた後，ろ過する。ろ液に2,6-ジ－第三ブチル-*p*-クレゾール試液5 mL 及び水酸化ナトリウム試液5 mL を加え，還流冷却器を付け，水浴上で20分間加熱するとき，液は淡緑色を呈する。

【160】 外皮用薬71─①

成分及び分量又は本質		日本薬局方	ベンザルコニウム塩化物液（10％）	1.0 mL
		〃	ジブカイン塩酸塩	0.1 g
		〃	ナファゾリン塩酸塩	0.1 g
		〃	ハッカ水	2.0 mL
	溶解補助剤	〃	プロピレングリコール	3.0 mL
	溶　剤	〃	精製水又は精製水（容器入り）	適　量
			全　　量	100 mL
製　造　方　法	以上をとり，外用液剤の製法により製する。			
用　法　及　び　用　量	1日数回，適宜患部に塗布するか，又は脱脂綿・ガーゼにしませて清拭する。			
効　能　又　は　効　果	すり傷，きり傷，靴ずれ，創傷面の殺菌・消毒，痔疾時の肛門消毒			
貯　蔵　方　法　及　び有　効　期　間	遮光した気密容器			
規格及び試験方法	別記のとおり。			
備　　　　考				

規格及び試験方法

性　状　本品は無色澄明の液である。

確認試験　（1）　本品1 mLに水1 mL，ブロモフェノールブルー溶液（1→2000）0.2 mL及び水酸化ナトリウム試液0.5 mLの混液を加えるとき，液は青色を呈し，これにクロロホルム4 mLを加えて激しく振り混ぜるとき，青色はクロロホルム層に移る。このクロロホルム層を分取し，振り混ぜながらラウリル硫酸ナトリウム溶液（1→1000）を滴加するとき，クロロホルム層は無色となる（ベンザルコニウム塩化物）。

（2）　本品そのままを試料溶液とする。別にジブカイン塩酸塩5 mg及びナファゾリン塩酸塩5 mgをそれぞれ水5 mLに溶かし，標準溶液(1)及び標準溶液(2)とする。これらの液につき，薄層クロマトグラフ法により試験を行う。試料溶液及び標準溶液5 μLずつを薄層クロマトグラフ用シリカゲル（蛍光剤入り）を用いて調製した薄層板にスポットする。次にクロロホルム・エタノール(95)・酢酸(100)混液（7：3：1）を展開溶媒として約10 cm展開した後，薄層板を風乾する。これに紫外線（主波長254 nm）を照射するとき，試料溶液から得た2個のスポットは，標準溶液(1)及び標準溶液(2)から得たスポットと色調及びRf値が等しい。

【161】 鎮暈薬 2 ―①

成分及び分量又は本質	日本薬局方	タンニン酸ジフェンヒドラミン	0.05 g
	〃	スコポラミン臭化水素酸塩水和物	0.00015 g
	局 外 規	ジプロフィリン	0.03 g
	日本薬局方	カフェイン水和物	0.03 g
	〃	*l*-メントール	0.03 g
	〃	ピリドキシン塩酸塩	0.01 g
	賦形剤 〃	デンプン，乳糖水和物又はこれらの混合物	適 量
		全 量	2.5 g
製 造 方 法	以上をとり，散剤の製法により製する。		
用 法 及 び 用 量	1回量を次のとおりとし，乗物酔いの予防には乗車船30分前に服用する。ただし，追加服用する場合は4時間以上の間をおいて服用する。なお，1日の服用回数は3回までとする。 大人（15才以上）1包2.5 g，11才以上15才未満　大人の⅔，7才以上11才未満　大人の½，3才以上7才未満　大人の⅓		
効 能 又 は 効 果	乗物酔いによるめまい・吐き気・頭痛の予防及び緩和		
貯 蔵 方 法 及 び 有 効 期 間	遮光した気密容器		
規格及び試験方法	別記のとおり。		
備 　 考			

規 格 及 び 試 験 方 法

性　状　本品は白色の粉末で，ハッカのにおいがする。

確認試験　（1）　本品0.5 gにメタノール10 mLを加えて振り混ぜた後，ろ過する。ろ液を蒸発乾固し，残留物をメタノール2 mLに溶かし，試料溶液とする。別にタンニン酸ジフェンヒドラミン0.015 g，ジプロフィリン0.01 g及びカフェイン水和物0.01 gをそれぞれ薄めたメタノール（8→10）3 mLに溶かし，標準溶液(1)，標準溶液(2)及び標準溶液(3)とする。これらの液につき，薄層クロマトグラフ法により試験を行う。試料溶液及び標準溶液5 μLずつを薄層クロマトグラフ用シリカゲル（蛍光剤入り）を用いて調製した薄層板にスポットする。次に酢酸エチル・エタノール（99.5）・アンモニア水（28）混液（50：5：1）を展開溶媒として約10 cm展開した後，薄層板を風乾する。これに紫外線（主波長254 nm）を照射するとき，試料溶液から得た3個のスポットは，標準溶液(1)，標準溶液(2)及び標準溶液(3)から得たそれぞれのスポットと色調及び*Rf*値が等しい。また，この薄層板に噴霧用ドラーゲンドルフ試液を均等に噴霧するとき，標準溶液(1)から得たスポット及びそれに対応する位置の試料溶液から得たスポットは，黄赤色を呈する。

（2）　本品8 gにメタノール50 mLを加えて振り混ぜた後，ろ過する。ろ液を蒸発乾固し，残留物に水10 mL及び希硫酸2 mLを加えて分液漏斗に移す。これにジクロルメタン10 mLを加えて，振り混ぜて洗う。水層にアンモニア試液を加えて弱アルカリ性とし，ジクロルメタン10 mLずつで2回抽出する。抽出液を合わせ，無水硫酸ナトリウムを加えて振り混ぜた後，ろ過する。ろ液を蒸発乾固し，残留物をメタノール1 mLに溶かし，試料溶液とする。別にスコポラミン臭化水素酸塩水和物2 mgをメタノール4 mLに溶かし，標準溶液とする。これらの液につき，薄層クロマトグラフ法に

より試験を行う。試料溶液及び標準溶液10 μL ずつを薄層クロマトグラフ用シリカゲルを用いて調製した薄層板にスポットする。次にクロロホルム・メタノール・アセトン・アンモニア水（28）混液（45：5：5：1）を展開溶媒として約10 cm 展開した後，薄層板を80 ℃で10分間乾燥する。これに噴霧用ドラーゲンドルフ試液を均等に噴霧するとき，試料溶液から得た数個のスポットのうち1個のスポットは，標準溶液から得た黄赤色のスポットと色調及び Rf 値が等しい。

（3）　本品1 g にエタノール（99.5）10 mL を加え，振り混ぜた後，ろ過する。ろ液に硫酸3 mL を加えて振り混ぜるとき，液は黄赤色を呈する（メントール）。

（4）　本品1 g にメタノール20 mL を加え，10分間振り混ぜた後，ろ過する。ろ液を蒸発乾固し，残留物をメタノール2 mL に溶かし，試料溶液とする。別にピリドキシン塩酸塩0.01 g をメタノール5 mL に溶かし，標準溶液とする。これらの液につき，薄層クロマトグラフ法により試験を行う。試料溶液及び標準溶液5 μL ずつを薄層クロマトグラフ用シリカゲル（混合蛍光剤入り）を用いて調製した薄層板にスポットする。次にクロロホルム・エタノール（99.5）・酢酸（100）混液（100：50：1）を展開溶媒として約10 cm 展開した後，薄層板を風乾する。これに紫外線（広域波長）を照射するとき，試料溶液から得たスポットは，標準溶液から得た青色のスポットと色調及び Rf 値が等しい。

【162】 駆虫薬 1 —①

成 分 及 び 分 量 又 は 本 質	日本薬局方	サントニン	10.0 g
	〃	カイニン酸水和物	2.0 g
	賦形剤 〃	デンプン，乳糖水和物又はこれらの混合物	適 量
		全　　量	100 g
製 造 方 法	以上をとり，散剤の製法により製する。ただし，分包散剤とする。		
用 法 及 び 用 量	1日1〜2回，空腹時に服用する。あるいは夕食をできるだけ軽くして，就寝前と翌朝の2回服用する。なお，3回以上続けて服用しないこと。ただし，1回量は次のとおりとする。 大人（15才以上）1包0.5 g，11才以上15才未満　大人の⅔，8才以上11才未満　大人の½，5才以上8才未満　大人の⅓，3才以上5才未満　大人の¼，1才以上3才未満　大人の⅕，3カ月以上1才未満　大人の⅐		
効 能 又 は 効 果	回虫の駆除		
貯 蔵 方 法 及 び 有 効 期 間	遮光した密閉容器		
規格及び試験方法	日本薬局方による。		
備　　　考	カイニン酸・サントニン散		

【163】 駆虫薬2—①

成分及び分量又は本質	日本薬局方 賦形剤　〃	サントニン	0.1 g
		デンプン，乳糖水和物又はこれらの混合物	適　量
		全　　量	1.0 g
製　造　方　法	以上をとり，散剤の製法により製する。ただし，分包散剤とする。		
用　法　及　び　用　量	1日1～2回，空腹時に服用する。あるいは夕食をできるだけ軽くして，就寝前と翌朝の2回服用する。なお，3回以上続けて服用しないこと。ただし，1回量は次のとおりとする。 大人（15才以上）1包0.5 g，11才以上15才未満　大人の⅔，8才以上11才未満　大人の½，5才以上8才未満　大人の⅓，3才以上5才未満　大人の¼，1才以上3才未満　大人の⅕，3カ月以上1才未満　大人の⅐		
効　能　又　は　効　果	回虫の駆除		
貯蔵方法及び有　効　期　間	遮光した密閉容器		
規格及び試験方法	別記のとおり。		
備　　　　考			

規格及び試験方法

本品は定量するとき，サントニン（$C_{15}H_{18}O_3$：246.31）9.0～11.0 ％を含む。

性　状　本品は白色である。

確認試験　（1）　定量法で得たサントニンの融点は171～175 ℃である。

（2）　定量法で得た残留物0.01 gに薄めた硫酸（1→2）1 mLを加えて振り混ぜた後，煮沸し，冷後，希塩化鉄（Ⅲ）試液1滴を加えるとき，液は紫色を呈する（サントニン）。

定量法　本品約3 gを精密に量り，ソックスレー抽出器に入れ，クロロホルム80 mLを加えて水浴上で1時間抽出し，抽出液を水浴上で加温してクロロホルムを留去する。残留物にエタノール（99.5）2 mLを加え，水浴上で空気を送りながら蒸発乾固し，105 ℃で3時間乾燥し，冷後，重量を量り，サントニン（$C_{15}H_{18}O_3$）の量とする。

【164】 ビタミン主薬製剤6

成分及び分量 又 は 本 質	局 外 規	d-α-トコフェロール酢酸エステル	0.6 g
	〃	イノシトールヘキサニコチネート	0.4 g
	〃	コンドロイチン硫酸ナトリウム	0.9 g
賦形剤 日本薬局方		デンプン，乳糖水和物又はこれらの混合物	適 量
		全 量	6.0 g
製 造 方 法	以上をとり，散剤の製法により製する。ただし，分包散剤とする。		
用 法 及 び 用 量	大人（15才以上）1回2.0 g，1日3回，食後服用する。		
効 能 又 は 効 果	○末梢血行障害による次の諸症状の緩和：肩・首すじのこり，手足のしびれ・冷え，しもやけ ○更年期における次の諸症状の緩和：肩・首すじのこり，冷え，手足のしびれ，のぼせ ○月経不順 　「ただし，これらの症状について，1カ月ほど使用しても改善がみられない場合は，医師又は薬剤師に相談すること。」 ○次の場合のビタミンEの補給：老年期		
貯 蔵 方 法 及 び 有 効 期 間	遮光した密閉容器		
規格及び試験方法	別記のとおり。		
備 考			

規 格 及 び 試 験 方 法

本品は定量するとき，トコフェロール酢酸エステル（$C_{31}H_{52}O_3$：472.75）4.5〜5.5％及びイノシトールヘキサニコチネート（$C_{42}H_{30}N_6O_{12}$：810.73）6.0〜7.3％を含む。

性　状　本品は白色の粉末である。

確認試験　（1）　本品0.5 gにクロロホルム10 mLを加えて振り混ぜた後，ろ過する。ろ液3 mLを蒸発乾固し，残留物に塩酸ヒドロキシルアミンの飽和エタノール溶液1 mL及び水酸化カリウム・エタノール試液1 mLを加え，水浴上で3〜5分間加温する。冷後，0.5 mol/L塩酸試液3 mL及び塩化鉄（Ⅲ）試液1〜2滴を加えるとき，液は赤紫色を呈する（イノシトールヘキサニコチネート）。

（2）　本品0.1 gに水10 mLを加えて振り混ぜた後，ろ過する。ろ液1 mLに硫酸6 mLを加え，水浴中で10分間加熱する。冷後，カルバゾール・エタノール溶液*0.2 mLを加えて放置するとき，赤色〜赤紫色を呈する（コンドロイチン硫酸ナトリウム）。

　［注］*カルバゾール・エタノール溶液：カルバゾール0.1 gにエタノール（95）を加えて溶かし，100 mLとする。

（3）　本品1.0 gにエタノール（99.5）5 mLを加えて振り混ぜた後，ろ過し，ろ液を試料溶液とする。別にトコフェロール酢酸エステル0.05 gをエタノール（99.5）5 mLに溶かし標準溶液とする。これらの液につき，薄層クロマトグラフ法により試験を行う。試料溶液及び標準溶液5 μLずつを薄層クロマトグラフ用シリカゲル（蛍光剤入り）を用いて調製した薄層板にスポットする。次にクロロホルムを展開溶媒として約10 cm展開した後，薄層板を風乾する。これに紫外線（主波長254 nm）を照射するとき，試料溶液から得たスポットは，標準溶液から得たスポットと色調及びRf値が等し

い。

定量法 （1）　本品約 0.5 g を精密に量り，エタノール（99.5）30 mL を加えて振り混ぜた後，内標準溶液 5 mL を正確に加え，更にエタノール（99.5）を加えて 50 mL とする。この液をろ過し，ろ液を試料溶液とする。別にトコフェロール酢酸エステル標準品約 0.025 g を精密に量り，内標準溶液 5 mL を正確に加えた後，エタノール（99.5）に溶かして 50 mL とし，標準溶液とする。試料溶液及び標準溶液 10 μL につき，次の条件で液体クロマトグラフ法により試験を行い，内標準物質のピーク面積に対するトコフェロール酢酸エステルのピーク面積の比 Q_T 及び Q_S を求める。

トコフェロール酢酸エステル（$C_{31}H_{52}O_3$）の量（mg）

$$= トコフェロール酢酸エステル標準品の量（mg）\times \frac{Q_T}{Q_S}$$

内標準溶液　フタル酸ジ n-オクチルのエタノール（99.5）溶液（1 → 200）

操作条件

　　検出器：紫外吸光光度計（測定波長：280 nm）

　　カラム：内径約 4 mm，長さ 15～25 cm のステンレス管に 5～10 μm のオクタデシルシリル化シリカゲルを充てんする。

　　カラム温度：40 ℃付近の一定温度

　　移動相：メタノール

　　流量：トコフェロール酢酸エステルの保持時間が約 8 分になるように調整する。

　　カラムの選定：標準溶液 10 μL につき，上記の条件で操作するとき，フタル酸ジ n-オクチル，トコフェロール酢酸エステルの順に溶出し，それぞれのピークが完全に分離するものを用いる。

（2）　本品約 0.3 g を精密に量り，クロロホルム 30 mL を加えて振り混ぜた後，内標準溶液 5 mL を正確に加え，更にクロロホルムを加えて 50 mL とする。この液をろ過し，ろ液を試料溶液とする。別に定量用イノシトールヘキサニコチネート約 0.02 g を精密に量り，内標準溶液 5 mL を正確に加えた後，クロロホルムに溶かして 50 mL とし，標準溶液とする。試料溶液及び標準溶液 10 μL につき，次の条件で液体クロマトグラフ法により試験を行い，内標準物質のピーク面積に対するイノシトールヘキサニコチネートのピーク面積の比 Q_T 及び Q_S を求める。

イノシトールヘキサニコチネート（$C_{42}H_{30}N_6O_{12}$）の量（mg）

$$= イノシトールヘキサニコチネートの量（mg）\times \frac{Q_T}{Q_S}$$

内標準溶液　パラオキシ安息香酸メチルのクロロホルム溶液（1 → 1200）

操作条件

　　検出器：紫外吸光光度計（測定波長：260 nm）

　　カラム：内径約 4 mm，長さ 15～25 cm のステンレス管に 5～10 μm のオクタデシルシリル化シリカゲルを充てんする。

　　カラム温度：40 ℃付近の温度

　　移動相：薄めたリン酸（1 → 1000）・アセトニトリル混液（7：3）

　　流量：イノシトールヘキサニコチネートの保持時間が約 7 分になるように調整する。

　　カラムの選定：標準溶液 10 μL につき，上記の条件で操作するとき，パラオキシ安息香酸メチル，イノシトールヘキサニコチネートの順に溶出し，それぞれのピークが完全に分離するものを用いる。

【165】 その他1—①

成分及び分量又は本質	日本薬局方	ヨクイニン末	3.0 g
	〃	リボフラビン酪酸エステル	0.012 g
	〃	ピリドキシン塩酸塩	0.04 g
甘味剤	〃	カンゾウ末	0.15 g
賦形剤	〃	リン酸水素カルシウム水和物	適　量
		全　量	4.5 g

製造方法	以上をとり，散剤の製法により製する。ただし，分包散剤とする。
用法及び用量	1回量を次のとおりとし，1日3回，食後服用する。 大人（15才以上）1包1.5 g，11才以上15才未満　大人の⅔，8才以上11才未満 大人の½，5才以上8才未満　大人の⅓，3才以上5才未満　大人の¼
効能又は効果	いぼ，皮膚のあれ
貯蔵方法及び有効期間	遮光した密閉容器
規格及び試験方法	別記のとおり。
備　考	

規格及び試験方法

本品は定量するとき，リボフラビン酪酸エステル（$C_{33}H_{44}N_4O_{10}$：656.73）0.24〜0.30 ％及びピリドキシン塩酸塩（$C_8H_{11}NO_3 \cdot HCl$：205.64）0.8〜1.0 ％を含む。

性　状　本品はだいだい黄色の粉末で，味はわずかに苦い。

確認試験　（1）　本品1.5 gにメタノール20 mLを加え，水浴上で5分間加温する。冷後，ろ過し，ろ液を蒸発乾固し，残留物をメタノール1 mLに溶かし，試料溶液とする。別にヨクイニン末1.0 gにメタノール20 mLを加え，以下，試料溶液と同様に操作し，標準溶液とする。これらの液につき，薄層クロマトグラフ法により試験を行う。試料溶液及び標準溶液10 μLずつを薄層クロマトグラフ用シリカゲルを用いて調製した薄層板にスポットする。次にヘキサン・アセトン混液（9：1）を展開溶媒として約10 cm展開した後，薄層板を風乾する。これに4-メトキシベンズアルデヒド・硫酸試液を均等に噴霧した後，105 ℃で10分間加熱するとき，試料溶液から得た数個のスポットのうち1個のスポットは，標準溶液から得た暗紫青色のスポットと色調及びRf値が等しい。

（2）　本品1.5 gに薄めたメタノール（7→10）5 mLを加えて振り混ぜた後，ろ過し，ろ液を試料溶液とする。別にリボフラビン酪酸エステル4 mg，ピリドキシン塩酸塩0.013 g及びグリチルリチン酸2 mgをそれぞれ薄めたメタノール（7→10）5 mLに溶かし，標準溶液(1)，標準溶液(2)及び標準溶液(3)とする。これらの液につき，薄層クロマトグラフ法により試験を行う。試料溶液及び標準溶液10 μLずつを薄層クロマトグラフ用シリカゲル（蛍光剤入り）を用いて調製した薄層板にスポットする。次に1-ブタノール・水・酢酸（100）混液（7：2：1）を展開溶媒として約10 cm展開した後，薄層板を風乾する。これに紫外線（波長254 nm及び365 nm）を照射するとき，試料溶液から得た数個のスポットのうち3個のスポットは，標準溶液(1)，標準溶液(2)及び標準溶液(3)から得たスポットと色調及びRf値が等しい。

定量法　（1）　本品1.0 gを精密に量り，メタノール30 mLを加えて10分間振り混ぜた後，内標準溶液5 mLを正確に加え，更にメタノールを加えて50 mLとする。この液をろ過し，ろ液を試料溶液

とする。別に定量用リボフラビン酪酸エステル 0.01 g を精密に量り，メタノールに溶かし，正確に 20 mL とする。この液 5 mL を正確に量り，内標準溶液 5 mL を正確に加え，メタノールを加えて 50 mL とし，標準溶液とする。試料溶液及び標準溶液 10 μL につき，次の条件で液体クロマトグラフ法により試験を行う。内標準物質のピーク面積に対するリボフラビン酪酸エステルのピーク面積の比 Q_T 及び Q_S を求める。

リボフラビン酪酸エステル（$C_{33}H_{44}N_4O_{10}$）の量（mg）

$$= 定量用リボフラビン酪酸エステルの量（mg）\times \frac{Q_T}{Q_S} \times \frac{1}{4}$$

内標準溶液　フタル酸ジ n-アミルのメタノール溶液（1 → 300）
操作条件
　検出器：紫外吸光光度計（測定波長：254 nm）
　カラム：内径約 4 mm，長さ 15～25 cm のステンレス管に 5～10 μm のオクタデシルシリル化シリカゲルを充てんする。
　カラム温度：40 ℃付近の一定温度
　移動相：メタノール・水混液（4：1）
　流量：リボフラビン酪酸エステルの保持時間が約 5 分になるように調整する。
　カラムの選定：標準溶液 10 μL につき，上記の条件で操作するとき，リボフラビン酪酸エステル，フタル酸ジ n-アミルの順に溶出し，それぞれのピークが完全に分離するものを用いる。

（2）　本品約 0.2 g を精密に量り，薄めたアセトニトリル（1 → 10）30 mL を加えて 10 分間振り混ぜ，内標準溶液 5 mL を正確に加え，薄めたアセトニトリル（1 → 10）を加えて 50 mL とする。この液をろ過し，ろ液を試料溶液とする。別にピリドキシン塩酸塩標準品約 0.01 g を精密に量り，薄めたアセトニトリル（1 → 10）に溶かし，正確に 25 mL とする。この液 5 mL を正確に量り，内標準溶液 5 mL を正確に加え，更に薄めたアセトニトリル（1 → 10）を加えて 50 mL とし，標準溶液とする。試料溶液及び標準溶液 10 μL につき，次の条件で液体クロマトグラフ法により試験を行う。内標準物質のピーク面積に対するピリドキシン塩酸塩のピーク面積の比 Q_T 及び Q_S を求める。

ピリドキシン塩酸塩（$C_8H_{11}NO_3 \cdot HCl$）の量（mg）

$$= ピリドキシン塩酸塩標準品の量（mg）\times \frac{Q_T}{Q_S} \times \frac{1}{5}$$

内標準溶液　パラオキシ安息香酸のアセトニトリル溶液（1 → 5000）
操作条件
　検出器：紫外吸光光度計（測定波長：270 nm）
　カラム：内径約 4 mm，長さ 15～25 cm のステンレス管に 5～10 μm のオクタデシルシリル化シリカゲルを充てんする。
　カラム温度：40 ℃付近の一定温度
　移動相：1-ヘプタンスルホン酸ナトリウム 1 g 及びリン酸二水素カリウム 6.8 g を水 1000 mL に溶かし，リン酸を加えて pH 2.5 に調整する。この液 900 mL にアセトニトリル 100 mL を加える。
　流量：ピリドキシン塩酸塩の保持時間が約 6 分になるように調整する。
　カラムの選定：標準溶液 10 μL につき，上記の条件で操作するとき，ピリドキシン塩酸塩，パラオキシ安息香酸の順に溶出し，それぞれのピークが完全に分離するものを用いる。

【166】 かぜ薬8—①

成分及び分量 又 は 本 質	日本薬局方	アリメマジン酒石酸塩	0.005 g
	〃	アセトアミノフェン	0.45 g
	〃	イソプロピルアンチピリン	0.3 g
	〃	dl-メチルエフェドリン塩酸塩散 10 %	0.6 g
	〃	カフェイン	0.075 g
	〃	ジヒドロコデインリン酸塩散 1 %	2.4 g
	賦形剤 〃	デンプン，乳糖水和物又はこれらの混合物	適 量
		全 量	4.5 g
製 造 方 法	以上をとり，散剤の製法により製する。ただし，分包散剤とする。 アリメマジン酒石酸塩に替えて，アリメマジン酒石酸塩散 1 % を用いてもよい。		
用 法 及 び 用 量	1回量を次のとおりとし，1日3回，食後なるべく30分以内に服用する。 大人（15才以上）1包1.5 g，11才以上15才未満　大人の⅔，7才以上11才未満 大人の½，3才以上7才未満　大人の⅓，1才以上3才未満　大人の¼		
効 能 又 は 効 果	かぜの諸症状(鼻水，鼻づまり，くしゃみ，のどの痛み，せき，たん，悪寒，発熱， 頭痛，関節の痛み，筋肉の痛み）の緩和		
貯 蔵 方 法 及 び 有 効 期 間	遮光した密閉容器		
規格及び試験方法	別記のとおり。		
備 考			

規 格 及 び 試 験 方 法

性　　　状　本品は白色の粉末で，味はわずかに苦い。

確認試験　（1）　本品1gにメタノール10 mLを加えて振り混ぜた後，ろ過する。ろ液を蒸発乾固し，残留物をメタノール1 mLに溶かし，試料溶液とする。別にアリメマジン酒石酸塩1 mg及びイソプロピルアンチピリン0.06 gをそれぞれメタノール1 mLに溶かして標準溶液(1)及び標準溶液(2)とする。これらの液につき，薄層クロマトグラフ法により試験を行う。試料溶液及び標準溶液5 μLずつを薄層クロマトグラフ用シリカゲル（蛍光剤入り）を用いて調製した薄層板にスポットする。次にクロロホルム・アセトン・アンモニア水（28）混液（45：5：1）を展開溶媒として約10 cm展開した後，薄層板を風乾する。これに紫外線（主波長254 nm）を照射するとき，試料溶液から得た数個のスポットのうち2個のスポットは，標準溶液(1)及び標準溶液(2)から得たそれぞれのスポットと色調及びRf値が等しい。また，この薄層板に噴霧用ドラーゲンドルフ試液を均等に噴霧するとき，これらのスポットは黄赤色を呈する。

（2）　本品0.5gにメタノール5 mLを加えて振り混ぜた後，ろ過し，ろ液を試料溶液とする。別にアセトアミノフェン0.05 g，イソプロピルアンチピリン0.03 g及びカフェイン水和物8 mgをそれぞれメタノール5 mLに溶かして標準溶液(1)，標準溶液(2)及び標準溶液(3)とする。これらの液につき，薄層クロマトグラフ法により試験を行う。試料溶液及び標準溶液2 μLずつを薄層クロマトグラフ用シリカゲル（蛍光剤入り）を用いて調製した薄層板にスポットする。次にクロロホルム・アセトン・アンモニア水（28）混液（45：5：1）を展開溶媒として約10 cm展開した後，薄層板を風乾する。これに紫外線（主波長254 nm）を照射するとき，試料溶液から得た3個のスポットは，標準溶液(1)，

標準溶液(2)及び標準溶液(3)から得たそれぞれのスポットと色調及び *Rf* 値が等しい。

（3）（1）の試料溶液を試料溶液とする。別に *dl*-メチルエフェドリン塩酸塩散 10 % 0.08 g にメタノール 6 mL を加えて振り混ぜた後，ろ過し，ろ液を標準溶液(1)とする。ジヒドロコデインリン酸塩散 1 % 0.5 g にメタノール 5 mL を加えて振り混ぜた後，ろ過し，ろ液を標準溶液(2)とする。これらの液につき，薄層クロマトグラフ法により試験を行う。試料溶液及び標準溶液 5 μL ずつを薄層クロマトグラフ用シリカゲル（蛍光剤入り）を用いて調製した薄層板にスポットする。次に酢酸エチル・エタノール（99.5）・アンモニア水（28）混液（45：5：1）を展開溶媒として約 10 cm 展開した後，薄層板を 80 ℃で 10 分間乾燥する．これに噴霧用ドラーゲンドルフ試液を均等に噴霧するとき，試料溶液から得た数個のスポットのうち 2 個のスポットは，標準溶液(1)及び標準溶液(2)から得た黄赤色のそれぞれのスポットと色調及び *Rf* 値が等しい。

【167】 解熱鎮痛薬 10

成分及び分量 又は本質	賦形剤	日本薬局方 〃	イブプロフェン デンプン，乳糖水和物又はこれらの混合物	0.15 g 適 量
			全 量	1.0 g
製 造 方 法	以上をとり，散剤の製法により製する。			
用 法 及 び 用 量	大人（15才以上）1回1.0 g，1日3回を限度としてなるべく空腹時をさけて服用する。服用間隔は4時間以上おくこと。			
効 能 又 は 効 果	○頭痛，歯痛・抜歯後の疼痛・咽喉痛・耳痛・関節痛・神経痛・腰痛・筋肉痛・肩こり痛・打撲痛・骨折痛・ねんざ痛・月経痛（生理痛）・外傷痛の鎮痛 ○悪寒・発熱時の解熱			
貯 蔵 方 法 及 び 有 効 期 間	密閉容器			
規格及び試験方法	別記のとおり。			
備 考				

規 格 及 び 試 験 方 法

性　状　本品は白色の粉末である。

確認試験　本品0.3 gにメタノール5 mLを加え，振り混ぜた後，ろ過し，ろ液を試料溶液とする。別にイブプロフェン0.01 gをメタノール1 mLに溶かし，標準溶液とする。これらの液につき，薄層クロマトグラフ法により試験を行う。試料溶液及び標準溶液5 μLずつを薄層クロマトグラフ用シリカゲル（蛍光剤入り）を用いて調製した薄層板にスポットする。次にヘキサン・酢酸エチル・酢酸(100)混液（15：5：1）を展開溶媒として約10 cm展開した後，薄層板を風乾する。これに紫外線（主波長254 nm）を照射するとき，試料溶液から得たスポットは，標準溶液から得たスポットと色調及び*Rf*値が等しい。

【168】 解熱鎮痛薬 10−①

成 分 及 び 分 量 又 は 本 質	日本薬局方	イブプロフェン	0.15 g
	賦形剤 〃	デンプン，乳糖水和物又はこれらの混合物	適 量
		全 量	0.4 g
製 造 方 法	以上をとり，散剤の製法により製し，日本薬局方カプセル1個に充填し，カプセル剤として製する。		
用 法 及 び 用 量	大人（15才以上）1回1個，1日3回を限度としてなるべく空腹時をさけて服用する。服用間隔は4時間以上おくこと。		
効 能 又 は 効 果	○頭痛，歯痛・抜歯後の疼痛・咽喉痛・耳痛・関節痛・神経痛・腰痛・筋肉痛・肩こり痛・打撲痛・骨折痛・ねんざ痛・月経痛（生理痛）・外傷痛の鎮痛 ○悪寒・発熱時の解熱		
貯 蔵 方 法 及 び 有 効 期 間	気密容器		
規格及び試験方法	別記のとおり。		
備 考			

規 格 及 び 試 験 方 法

本品はカプセルに充填された粉末を定量するとき，イブプロフェン（$C_{13}H_{18}O_2$：206.28）33.75〜41.25％を含む。

性　　状　本品は白色の粉末を充填したカプセル剤である。

確認試験　本品1個を取り，カプセルを開いて充填された粉末を取り出す。取り出した粉末0.2 gにメタノール5 mLを加え，振り混ぜた後，ろ過し，ろ液を試料溶液とする。別にイブプロフェン0.01 gをメタノール1 mLに溶かし，標準溶液とする。これらの液につき，薄層クロマトグラフ法により試験を行う。試料溶液及び標準溶液5 μLずつを薄層クロマトグラフ用シリカゲル（蛍光剤入り）を用いて調整した薄層板にスポットする。次にヘキサン・酢酸エチル・酢酸（100）混液（15：5：1）を展開溶媒として約10 cm展開した後，薄層板を風乾する。これに紫外線（主波長254 nm）を照射するとき，試料溶液から出たスポットは，標準溶液から得たスポットと色調及びRf値が等しい。

定 量 法　本品20個以上をとり，その重量を精密に量る。カプセルを開いて充填された粉末を小さなはけなどを用いてとり出し，20個以上とった空のカプセルの重量を精密に量る。全体の重量から空カプセルの重量を差し引いてとり出した粉末の重量を計算して，1カプセル当たりの粉末量を計算する。イブプロフェン（$C_{13}H_{18}O_2$）約0.15 gに対応する量を精密に量り，移動相140 mLを加え，10分間超音波処理を行なった後，移動相を加えて正確に200 mLとし，遠心分離する。上澄液5 mLを正確に量り，内部標準溶液5 mLを正確に加え，更に移動相を加えて100 mLとし，孔径0.5 μm以下のメンブランフィルターでろ過し，初めのろ液を除き，次のろ液を試料溶液とする。別に，定量用イブプロフェンをデシケータ（減圧・0.67 kPa以下，五酸化リン）で4時間乾燥し，その約0.075 gを精密に量り，移動相に溶かし，正確に100 mLとする。この液5 mLを正確に量り，内部標準溶液5 mLを正確に加え，更に移動相を加えて100 mLとし，標準溶液とする。試料溶液及び標準溶液5 μLにつき，次の条件で液体クロマトグラフ法により試験を行なう。試料溶液の内部標準物質のピーク面積に対するイブプロフェンのピーク面積の比Q_T並びに標準溶液の内部標準物質のピーク面積に対するイブプロフェンのピーク面積の比Q_Sを求める。

イブプロフェン（$C_{13}H_{18}O_2$）の量（mg）

$$= 定量用イブプロフェンの量（mg）\times（Q_T/Q_S）\times 2$$

内部標準液　安息香酸エチルの移動相溶液（3 → 4000）

操作条件

検出器：紫外吸光光度計（測定波長：210 nm）

カラム：内径 4 mm，長さ約 15 cm のステンレス管に約 5 μm の液体クロマトグラフ用オクタデシルシリル化シリカゲルを充填する。

カラム温度：50 ℃付近の一定温度

移動相：薄めたリン酸（1 → 1000）／アセトニトリル混液（3：2）

流量：イブプロフェンの保持時間が約 17 分になるように調節する。

カラムの選定：標準溶液 5 μL につき，上記の条件で操作するとき，安息香酸エチル（内部標準），イブプロフェンの順に溶出し，それぞれのピークが完全に分離するものを用いる。

質量偏差試験　質量偏差試験を行うとき，適合する。

【169】 解熱鎮痛薬 11—①

成分及び分量又は本質	日本薬局方	イブプロフェン	0.45 g
	〃	カフェイン水和物	0.2 g
	〃	ケイヒ末	1.0 g
	〃	ショウキョウ末	0.3 g
	〃	カンゾウ末	1.0 g
	賦形剤 〃	デンプン，乳糖水和物又はこれらの混合物	適 量
		全 量	4.5 g
製 造 方 法	以上をとり，散剤の製法により製する。		
用 法 及 び 用 量	大人（15才以上）1回1.5 g，1日3回を限度とし，なるべく空腹時をさけて服用する。服用間隔は4時間以上おくこと。		
効 能 又 は 効 果	○頭痛・歯痛・抜歯後の疼痛・咽喉痛・耳痛・関節痛・神経痛・腰痛・筋肉痛・肩こり痛・打撲痛・骨折痛・ねんざ痛・月経痛（生理痛）・外傷痛の鎮痛 ○悪寒・発熱時の解熱		
貯蔵方法及び有効期間	密閉容器		
規格及び試験方法	別記のとおり。		
備 考			

規 格 及 び 試 験 方 法

性 状 本品は淡褐色の粉末で，特異なにおいがある。

確認試験 （1） 本品0.5 gにメタノール5 mLを加え，振り混ぜた後，ろ過し，ろ液を試料溶液とする。別にイブプロフェン0.01 gをメタノール1 mLに溶かし，標準溶液とする。これらの液につき，薄層クロマトグラフ法により試験を行う。試料溶液及び標準溶液5 μLずつを薄層クロマトグラフ用シリカゲル（蛍光剤入り）を用いて調製した薄層板にスポットする。次にヘキサン・酢酸エチル・酢酸（100）混液（15：5：1）を展開溶媒として約10 cm展開した後，薄層板を風乾する。これに紫外線（主波長254 nm）を照射するとき，試料溶液から得たスポットは，標準溶液から得たスポットと色調及びRf値が等しい。

（2） 本品0.2 gにメタノール10 mLを加えて振り混ぜた後，ろ過し，ろ液を試料溶液とする。別にカフェイン水和物5 mgをメタノール5 mLに溶かし，標準溶液とする。これらの液につき，薄層クロマトグラフ法により試験を行う。試料溶液及び標準溶液5 μLずつを薄層クロマトグラフ用シリカゲル（蛍光剤入り）を用いて調製した薄層板にスポットする。次にクロロホルム・アセトン・アンモニア水（28）混液（30：5：1）を展開溶媒として約10 cm展開した後，薄層板を風乾する。これに紫外線（主波長254 nm）を照射するとき，試料溶液から得たスポットは，標準溶液から得た暗紫色のスポットと色調及びRf値が等しい。

（3） 本品1.5 gにジエチルエーテル20 mLを加えて振り混ぜた後，ろ過する。ろ液を蒸発乾固し，残留物をエタノール（95）1 mLに溶かし試料溶液とする。別にケイヒ末0.3 gをとり，試料溶液と同様に操作し，標準溶液とする。これらの液につき，薄層クロマトグラフ法により試験を行う。試料溶液及び標準溶液5 μLずつを薄層クロマトグラフ用シリカゲル（蛍光剤入り）を用いて調製した薄層板にスポットする。次にヘキサン・クロロホルム・酢酸エチル混液（4：1：1）を展開溶媒として

約 10 cm 展開した後，薄層板を風乾する。これに 2,4-ジニトロフェニルヒドラジン試液を噴霧するとき，試料溶液から得た主スポットは，標準溶液から得た黄赤色の主スポットと色調及び Rf 値が等しい。

（4） 本品 1 g にジエチルエーテル 5 mL を加えて振り混ぜた後，ろ過し，ろ液を試料溶液とする。別にショウキョウ末 0.02 g にジエチルエーテル 2 mL を加えて振り混ぜた後，ろ過し，ろ液を標準溶液とする。これらの液につき，薄層クロマトグラフ法により試験を行う。試料溶液及び標準溶液 10 μL ずつを薄層クロマトグラフ用シリカゲルを用いて調製した薄層板にスポットする。次に四塩化炭素・アセトン混液（5：1）を展開溶媒として約 10 cm 展開した後，薄層板を風乾する。これにバニリン・硫酸溶液*を均等に噴霧し，105 ℃で 5 分間加熱するとき，試料溶液から得た数個のスポットのうち 1 個のスポットは，標準溶液から得た紫色の主スポットと色調及び Rf 値が等しい。

　　　［注］* バニリン・硫酸溶液：バニリン 0.5 g にメタノール 25 mL 及び希硫酸 25 mL を加える。

（5） 本品 1 g にメタノール 5 mL を加えて振り混ぜた後，ろ過し，ろ液を試料溶液とする。別にグリチルリチン酸 5 mg をメタノール 5 mL に溶かし，標準溶液とする。これらの液につき，薄層クロマトグラフ法により試験を行う。試料溶液及び標準溶液 5 μL ずつを薄層クロマトグラフ用シリカゲル（蛍光剤入り）を用いて調製した薄層板にスポットする。次に 1-ブタノール・水・酢酸（100）混液（7：2：1）を展開溶媒として約 10 cm 展開した後，薄層板を風乾する。これに紫外線（254 nm）を照射するとき，試料溶液から得た数個のスポットのうち 1 個のスポットは，標準溶液から得た暗紫色のスポットと色調及び Rf 値が等しい。

【170】 ビタミン主薬製剤1—①

成分及び分量又は本質	日本薬局方	リボフラビン酪酸エステル	0.02 g
	〃	ピリドキシン塩酸塩	0.1 g
	〃	パントテン酸カルシウム	0.03 g
	〃	ヨクイニン末	3.0 g
	賦形剤　〃	デンプン，乳糖水和物又はこれらの混合物	適　量
		全　　量	4.5 g
製　造　方　法	以上をとり，散剤の製法により製する。ただし，分包散剤とする。		
用法及び用量	1回量を次のとおりとし，1日3回，食後服用する。 大人（15才以上）1包1.5 g，11才以上15才未満　大人の⅔，7才以上11才未満 大人の½，3才以上7才未満　大人の⅓，1才以上3才未満　大人の¼		
効　能　又　は　効　果	○次の諸症状の緩和：口角炎，口唇炎，口内炎，舌炎，湿疹，皮膚炎，かぶれ，ただれ，にきび，肌あれ 　「ただし，これらの症状について，1カ月ほど使用しても改善がみられない場合は，医師又は薬剤師に相談すること。」 ○次の場合のビタミンB₂B₆の補給：肉体疲労時，妊娠・授乳期，病中病後の体力低下時		
貯蔵方法及び有　効　期　間	遮光した密閉容器		
規格及び試験方法	別記のとおり。		
備　　　　考			

規格及び試験方法

　本品は定量するとき，リボフラビン酪酸エステル（$C_{33}H_{44}N_4O_{10}$：656.73）0.40～0.49 %，ピリドキシン塩酸塩（$C_8H_{11}NO_3 \cdot HCl$：205.64）2.00～2.44 %及びパントテン酸カルシウム（$C_{18}H_{32}CaN_2O_{10}$：476.54）0.60～0.73 %を含む。

性　状　本品はだいだい黄色の粉末で，味はわずかに苦い。

確認試験　（1）　本品1.5 gにメタノール20 mLを加え，水浴上で5分間加温する。冷後，ろ過し，ろ液を蒸発乾固し，残留物をメタノール1 mLに溶かし，試料溶液とする。別にヨクイニン末1.0 gにメタノール20 mLを加え，以下，試料溶液と同様に操作し，標準溶液とする。これらの液につき，薄層クロマトグラフ法により試験を行う。試料溶液及び標準溶液10 μLずつを薄層クロマトグラフ用シリカゲルを用いて調製した薄層板にスポットする。次にヘキサン・アセトン混液（9：1）を展開溶媒として約10 cm展開した後，薄層板を風乾する。これに4-メトキシベンズアルデヒド・硫酸試液を均等に噴霧した後，105℃で10分間加熱するとき，試料溶液から得た数個のスポットのうち1個のスポットは，標準溶液から得た暗紫青色のスポットと色調及びRf値が等しい。

（2）　本品1.0 gに薄めたメタノール（7→10）5 mLを加えて振り混ぜた後，ろ過し，ろ液を試料溶液とする。別にリボフラビン酪酸エステル4 mg，ピリドキシン塩酸塩0.02 g及びパントテン酸カルシウム7 mgをそれぞれ薄めたメタノール（7→10）5 mLに溶かし，標準溶液(1)，標準溶液(2)及び標準溶液(3)とする。これらの液につき，薄層クロマトグラフ法により試験を行う。試料溶液及び標準溶液5 μLずつを薄層クロマトグラフ用シリカゲル（蛍光剤入り）を用いて調製した薄層板にスポッ

トする。次にアセトン・ヘキサン・メタノール・酢酸（100）混液（10：8：1：1）を展開溶媒として約10 cm 展開した後，薄層板を風乾する。これに紫外線（波長254 nm 及び365 nm）を照射するとき，試料溶液から得た数個のスポットのうち2個のスポットは，標準溶液(1)及び標準溶液(2)から得たスポットと色調及び Rf 値が等しい。また，この薄層板にニンヒドリンのエタノール（95）溶液（1→200）を均等に噴霧した後，160℃で5分間加熱するとき，標準溶液(3)から得たスポット及びこれに対応する位置の試料溶液から得たスポットは紫色を呈する。

定 量 法　（1）　本品0.5 g を精密に量り，メタノール30 mL を加えて10分間振り混ぜた後，内標準溶液5 mL を正確に加え，更にメタノールを加えて正確に50 mL とする。この液をろ過し，初めのろ液10 mL を除き，次のろ液を試料溶液とする。別に定量用リボフラビン酪酸エステル0.01 g を精密に量り，メタノールに溶かし，正確に20 mL とする。この液5 mL を正確に量り，内標準溶液5 mL を正確に加え，メタノールを加えて50 mL とし，標準溶液とする。試料溶液及び標準溶液10 μL につき，次の条件で液体クロマトグラフ法により試験を行い，内標準物質のピーク面積に対するリボフラビン酪酸エステルのピーク面積の比 Q_T 及び Q_S を求める。

リボフラビン酪酸エステル（$C_{33}H_{44}N_4O_{10}$）の量（mg）

$$= 定量用リボフラビン酪酸エステルの量（mg）\times \frac{Q_T}{Q_S} \times \frac{1}{4}$$

内標準溶液　フタル酸ジ n-アミルのメタノール溶液（1→300）
操作条件
　　検出器：紫外吸光光度計（測定波長：254 nm）
　　カラム：内径約4 mm，長さ15〜25 cm のステンレス管に5〜10 μm のオクタデシルシリル化
　　　　　シリカゲルを充てんする。
　　カラム温度：40℃付近の一定温度
　　移動相：メタノール・水混液（4：1）
　　流量：リボフラビン酪酸エステルの保持時間が約5分になるように調整する。
　　カラムの選定：標準溶液10 μL につき，上記の条件で操作するとき，リボフラビン酪酸エス
　　　　　テル，フタル酸ジ n-アミルの順に溶出し，それぞれのピークが完全に分離するものを
　　　　　用いる。

（2）　本品約0.1 g を精密に量り，薄めたアセトニトリル（1→10）30 mL を加えて10分間振り混ぜた後，内標準溶液5 mL を正確に加え，更に薄めたアセトニトリル（1→10）を加えて50 mL とする。この液をろ過し，初めのろ液10 mL を除き，次のろ液を試料溶液とする。別にピリドキシン塩酸塩標準品約0.01 g を精密に量り，薄めたアセトニトリル（1→10）に溶かし，正確に25 mL とする。この液5 mL を正確に量り，内標準溶液5 mL を正確に加え，薄めたアセトニトリル（1→10）を加えて50 mL とし，標準溶液とする。試料溶液及び標準溶液10 μL につき，次の条件で液体クロマトグラフ法により試験を行い，内標準物質のピーク面積に対するピリドキシン塩酸塩のピーク面積の比 Q_T 及び Q_S を求める。

ピリドキシン塩酸塩（$C_8H_{11}NO_3$・HCl）の量（mg）

$$= ピリドキシン塩酸塩標準品の量（mg）\times \frac{Q_T}{Q_S} \times \frac{1}{5}$$

内標準溶液　パラオキシ安息香酸の薄めたアセトニトリル（1→10）溶液（1→5000）
操作条件
　　検出器：紫外吸光光度計（測定波長：270 nm）
　　カラム：内径約4 mm，長さ15〜25 cm のステンレス管に5〜10 μm のオクタデシルシリル化

シリカゲルを充てんする。

カラム温度：40℃付近の一定温度

移動相：1-ヘプタンスルホン酸ナトリウム1g及びリン酸二水素カリウム6.8gを水1000mL
　　　　に溶かし，リン酸を加えてpH2.5に調整する。この液900mLにアセトニトリル100
　　　　mLを加える。

流量：ピリドキシン塩酸塩の保持時間が約6分になるように調整する。

カラムの選定：標準溶液10μLにつき，上記の条件で操作するとき，ピリドキシン塩酸塩，
　　　　パラオキシ安息香酸の順に溶出し，それぞれのピークが完全に分離するものを用いる。

（3）本品約1.5gを精密に量り，薄めたアセトニトリル（1→20）30mLを加えて10分間振り混ぜ
た後，内標準溶液5mLを正確に加え，更に薄めたアセトニトリル（1→20）を加えて50mLとする。
この液をろ過し，初めのろ液10mLを除き，次のろ液を試料溶液とする。別に定量用パントテン酸
カルシウム約0.01gを精密に量り，薄めたアセトニトリル（1→20）30mLに溶かし，次に内標準
溶液5mLを正確に加えた後，薄めたアセトニトリル（1→20）を加えて50mLとし，標準溶液と
する。試料溶液及び標準溶液10μLにつき，次の条件で液体クロマトグラフ法により試験を行い，
内標準物質のピーク面積に対するパントテン酸カルシウムのピーク面積の比Q_T及びQ_Sを求める。

$$パントテン酸カルシウムの量（mg）$$
$$=定量用パントテン酸カルシウムの量（mg）\times\frac{Q_T}{Q_S}$$

内標準溶液　ニコチン酸の薄めたアセトニトリル（1→20）溶液（1→6000）

操作条件

検出器：紫外吸光光度計（測定波長：210nm）

カラム：内径約4mm，長さ15〜25cmのステンレス管に5〜10μmのオクタデシルシリル化
　　　　シリカゲルを充てんする。

カラム温度：40℃付近の一定温度

移動相：1-オクタンスルホン酸ナトリウム1.1g及びリン酸二水素カリウム6.8gを水1000
　　　　mLに溶かし，リン酸を加えてpH3に調整する。この液950mLとアセトニトリル50
　　　　mLを加える。

流量：パントテン酸カルシウムの保持時間が約6分になるように調整する。

カラムの選定：標準溶液10μLにつき，上記の条件で操作するとき，ニコチン酸，パントテ
　　　　ン酸カルシウムの順に溶出し，それぞれのピークが完全に分離するものを用いる。

【171】 ビタミン主薬製剤 2 —①

成分及び分量又は本質	日本薬局方	チアミン硝化物	0.03 g
	〃	リボフラビン酪酸エステル	0.012 g
	〃	ピリドキシン塩酸塩	0.05 g
	〃	ニコチン酸アミド	0.06 g
	賦形剤 〃	デンプン，乳糖水和物又はこれらの混合物	適 量
		全 量	3.0 g
製 造 方 法	以上をとり，散剤の製法により製する。ただし，分包散剤とする。		
用 法 及 び 用 量	1回量を次のとおりとし，1日3回，食後服用する。 大人（15才以上）1包1.0 g，11才以上15才未満　大人の⅔，7才以上11才未満 大人の½，3才以上7才未満　大人の⅓，1才以上3才未満　大人の¼		
効 能 又 は 効 果	○次の諸症状の緩和：神経痛，筋肉痛・関節痛（腰痛，肩こり，五十肩など），手 　足のしびれ，便秘，眼精疲労 ○脚気 　「ただし，これらの症状について，1カ月ほど使用しても改善がみられない場 　合は，医師又は薬剤師に相談すること。」 ○次の場合のビタミン B_1 の補給：肉体疲労時，妊娠・授乳期，病中病後の体力低 　下時		
貯蔵方法及び有効期間	遮光した密閉容器		
規格及び試験方法	別記のとおり。		
備 考			

規 格 及 び 試 験 方 法

　本品は定量するとき，チアミン硝化物（$C_{12}H_{17}N_5O_4S：327.36$）0.9～1.1 %，リボフラビン酪酸エステル（$C_{33}H_{44}N_4O_{10}：656.73$）0.36～0.44 %，ピリドキシン塩酸塩（$C_8H_{11}NO_3・HCl：205.64$）1.50～1.83 %及びニコチン酸アミド（$C_6H_6N_2O：122.13$）1.8～2.2 %を含む。

性　　状　本品はだいだい黄色の粉末で，味はわずかに苦い。

確認試験　本品0.5 gにメタノール5 mLを加えて振り混ぜた後，ろ過し，ろ液を試料溶液とする。別にチアミン硝化物5 mg，リボフラビン酪酸エステル2 mg，ピリドキシン塩酸塩8 mg及びニコチン酸アミド0.01 gをそれぞれメタノール5 mLに溶かし，標準溶液(1)，標準溶液(2)，標準溶液(3)及び標準溶液(4)とする。これらの液につき，薄層クロマトグラフ法により試験を行う。試料溶液及び標準溶液10 µLずつを薄層クロマトグラフ用シリカゲル（蛍光剤入り）を用いて調製した薄層板にスポットする。次にアセトン・ヘキサン・メタノール・酢酸（100）混液（10：8：1：1）を展開溶媒として約10 cm展開した後，薄層板を風乾する。これに紫外線（波長254 nm及び365 nm）を照射するとき，試料溶液から得た4個のスポットは，標準溶液(1)，標準溶液(2)，標準溶液(3)及び標準溶液(4)から得たそれぞれのスポットと色調及び Rf 値が等しい。

定量法　（1）　本品約0.1 gを精密に量り，移動相30 mLを加えて10分間振り混ぜた後，内標準溶液5 mLを正確に加え，更に移動相を加えて50 mLとする。この液をろ過し，初めのろ液10 mLを除き，次のろ液を試料溶液とする。別に塩酸チアミン標準品約0.01 g，ピリドキシン塩酸塩標準品

約 0.017 g, ニコチン酸アミド標準品約 0.02 g をそれぞれ精密に量り, 水を加えて溶かし, 正確に 50 mL とする。この液 5 mL を正確に量り, 内標準溶液 5 mL を正確に加え, 更に移動相を加えて 50 mL とし, 標準溶液とする。試料溶液及び標準溶液 10 μL につき, 次の条件で液体クロマトグラフ法により試験を行い, 内標準物質のピーク面積に対するチアミン硝化物, ピリドキシン塩酸塩及びニコチン酸アミドのピーク面積の比 Q_{Ta}, Q_{Tb}, Q_{Tc}, Q_{Sa}, Q_{Sb} 及び Q_{Sc} を求める。

チアミン硝化物 ($C_{12}H_{17}N_5O_4S$) の量 (mg)

$$= \text{チアミン塩酸塩標準品の量 (mg)} \times \frac{Q_{Ta}}{Q_{Sa}} \times \frac{1}{10} \times 0.9706$$

塩酸ピリドキシン ($C_8H_{11}NO_3 \cdot HCl$) の量 (mg)

$$= \text{ピリドキシン塩酸塩標準品の量 (mg)} \times \frac{Q_{Tb}}{Q_{Sb}} \times \frac{1}{10}$$

ニコチン酸アミド ($C_6H_6N_2O$) の量 (mg)

$$= \text{ニコチン酸アミド標準品の量 (mg)} \times \frac{Q_{Tc}}{Q_{Sc}} \times \frac{1}{10}$$

内標準溶液 パラオキシ安息香酸のメタノール溶液 ($1 \rightarrow 5000$)

操作条件

検出器:紫外吸光光度計 (測定波長:275 nm)

カラム:内径約 4 mm, 長さ 15〜25 cm のステンレス管に 5〜10 μm のオクタデシルシリル化シリカゲルを充てんする。

カラム温度:40 ℃付近の一定温度

移動相:1-ヘプタンスルホン酸ナトリウム 1 g 及びリン酸二水素カリウム 6.8 g を水 1000 mL に溶かし, リン酸を加えて pH 2.5 に調整する。この液 900 mL にアセトニトリル 100 mL を加える。

流量:ニコチン酸アミドの保持時間が約 4 分になるように調整する。

カラムの選定:標準溶液 10 μL につき, 上記の条件で操作するとき, ニコチン酸アミド, ピリドキシン塩酸塩, パラオキシ安息香酸, チアミン硝化物の順に溶出し, それぞれのピークが完全に分離するものを用いる。

(2) 本品 0.5 g を精密に量り, メタノール 30 mL を加えて 10 分間振り混ぜた後, 内標準溶液 5 mL を正確に加え, 更にメタノールを加えて 50 mL とする。この液をろ過し, 初めのろ液 10 mL を除き, 次のろ液を試料溶液とする。別に定量用リボフラビン酪酸エステル 0.01 g を精密に量り, メタノールに溶かし, 正確に 25 mL とする。この液 5 mL を正確に量り, 内標準溶液 5 mL を正確に加え, 更にメタノールを加えて 50 mL とし, 標準溶液とする。試料溶液及び標準溶液 10 μL につき, 次の条件で液体クロマトグラフ法により試験を行う。内標準物質のピーク面積に対するリボフラビン酪酸エステルのピーク面積の比 Q_T 及び Q_S を求める。

リボフラビン酪酸エステル ($C_{33}H_{44}N_4O_{10}$) の量 (mg)

$$= \text{定量用リボフラビン酪酸エステルの量 (mg)} \times \frac{Q_T}{Q_S} \times \frac{1}{5}$$

内標準溶液 フタル酸ジ n-アミルのメタノール溶液 ($1 \rightarrow 300$)

操作条件

検出器:紫外吸光光度計 (測定波長:254 nm)

カラム:内径約 4 mm, 長さ 15〜25 cm のステンレス管に 5〜10 μm のオクタデシルシリル化シリカゲルを充てんする。

カラム温度：40℃付近の一定温度

移動相：メタノール・水混液（4：1）

流量：リボフラビン酪酸エステルの保持時間が約5分になるように調整する。

カラムの選定：標準溶液 10 μL につき，上記の条件で操作するとき，リボフラビン酪酸エス
テル，フタル酸ジ n-アミルの順に溶出し，それぞれのピークが完全に分離するものを
用いる。

【172】 ビタミン主薬製剤3―①

成分及び分量又は本質				
	日本薬局方	リボフラビン酪酸エステル		0.02 g
	〃	ピリドキシン塩酸塩		0.1 g
	〃	パントテン酸カルシウム		0.03 g
	〃	ニコチン酸アミド		0.06 g
賦形剤	〃	デンプン，乳糖水和物又はこれらの混合物		適　量
		全　　　量		4.5 g

製　造　方　法	以上をとり，散剤の製法により製する。ただし，分包散剤とする。
用 法 及 び 用 量	1回量を次のとおりとし，1日3回，食後服用する。 大人（15才以上）1包1.5 g，11才以上15才未満　大人の⅔，7才以上11才未満 大人の½，3才以上7才未満　大人の⅓，1才以上3才未満　大人の¼
効 能 又 は 効 果	○次の諸症状の緩和：口角炎，口唇炎，口内炎，舌炎，湿疹，皮膚炎，かぶれ，ただれ，にきび，肌あれ 　「ただし，これらの症状について，1カ月ほど使用しても改善がみられない場合は，医師又は薬剤師に相談すること。」 ○次の場合のビタミンB_2B_6の補給：肉体疲労時，妊娠・授乳期，病中病後の体力低下時
貯蔵方法及び有効期間	遮光した密閉容器
規格及び試験方法	別記のとおり。
備　　　考	

規 格 及 び 試 験 方 法

本品は定量するとき，リボフラビン酪酸エステル（$C_{33}H_{44}N_4O_{10}$：656.73）0.40～0.49 %，ピリドキシン塩酸塩（$C_8H_{11}NO_3 \cdot HCl$：205.64）2.00～2.44 %，パントテン酸カルシウム（$C_{18}H_{32}CaN_2O_{10}$：476.54）0.60～0.73 %及びニコチン酸アミド（$C_6H_6N_2O$：122.13）1.20～1.47 %を含む。

性　　状　本品はだいだい黄色の粉末で，味はわずかに苦い。

確認試験　本品0.5 gにメタノール5 mLを加えて振り混ぜた後，ろ過し，ろ液を試料溶液とする。別にリボフラビン酪酸エステル2 mg，ピリドキシン塩酸塩0.01 g，パントテン酸カルシウム3 mg及びニコチン酸アミド0.01 gをそれぞれメタノール5 mLに溶かして標準溶液(1)，標準溶液(2)，標準溶液(3)及び標準溶液(4)とする。これらの液につき，薄層クロマトグラフ法により試験を行う。試料溶液及び標準溶液10 μLずつを薄層クロマトグラフ用シリカゲル（蛍光剤入り）を用いて調製した薄層板にスポットする。次にアセトン・ヘキサン・メタノール・酢酸（100）混液（10：8：1：1）を展開溶媒として約10 cm展開した後，薄層板を風乾する。これに紫外線（波長254 nm及び365 nm）を照射するとき，試料溶液から得た4個のスポットは，標準溶液(1)，標準溶液(2)，標準溶液(3)及び標準溶液(4)から得たそれぞれのスポットと色調及びRf値が等しい。また，この薄層板にニンヒドリンのエタノール（95）溶液（1→200）を均等に噴霧した後，160℃で5分間加熱するとき，標準溶液(3)から得たスポット及びこれに対応する位置の試料溶液から得たスポットは紫色を呈する。

定量法（1）　本品0.5 gを精密に量り，メタノール30 mLを加えて10分間振り混ぜた後，内標準溶液5 mLを正確に加え，更にメタノールを加えて正確に50 mLとする。この液をろ過し，初めのろ

液 10 mL を除き，次のろ液を試料溶液とする．別に定量用リボフラビン酪酸エステル 0.01 g を精密に量り，メタノールに溶かして正確に 25 mL とする．この液 5 mL を正確に量り，内標準溶液 5 mL を正確に加え，移動相を加えて 50 mL とし，標準溶液とする．試料溶液及び標準溶液 10 μL につき，次の条件で液体クロマトグラフ法により試験を行い，内標準物質のピーク面積に対するリボフラビン酪酸エステルのピーク面積の比 Q_T 及び Q_S を求める．

リボフラビン酪酸エステル（$C_{33}H_{44}N_4O_{10}$）の量（mg）

$$= 定量用リボフラビン酪酸エステルの量（mg）\times \frac{Q_T}{Q_S} \times \frac{1}{5}$$

内標準溶液　フタル酸ジ n-アミルのメタノール溶液（1 → 300）

操作条件

　検出器：紫外吸光光度計（測定波長：254 nm）

　カラム：内径約 4 mm，長さ 15～25 cm のステンレス管に 5～10 μm のオクタデシルシリル化シリカゲルを充てんする．

　カラム温度：40 ℃付近の一定温度

　移動相：メタノール・水混液（4：1）

　流量：リボフラビン酪酸エステルの保持時間が約 5 分になるように調整する．

　カラムの選定：標準溶液 10 μL につき，上記の条件で操作するとき，リボフラビン酪酸エステル，フタル酸ジ n-アミルの順に溶出し，それぞれのピークが完全に分離するものを用いる．

（2）　本品約 0.1 g を精密に量り，薄めたアセトニトリル（1 → 10）30 mL を加えて 10 分間振り混ぜ，内標準溶液 5 mL を正確に加え，更に薄めたアセトニトリル（1 → 10）を加えて 50 mL とする．この液をろ過し，初めのろ液 10 mL を除き，次のろ液を試料溶液とする．別にピリドキシン塩酸塩標準品約 0.02 g，ニコチン酸アミド標準品約 0.01 g をそれぞれ精密に量り，薄めたアセトニトリル（1 → 10）を加えて溶かし，正確に 50 mL とする．この液 5 mL を正確に量り，内標準溶液 5 mL を正確に加え，薄めたアセトニトリル（1 → 10）を加えて 50 mL とし，標準溶液とする．試料溶液及び標準溶液 10 μL につき，次の条件で液体クロマトグラフ法により試験を行い，内標準物質のピーク面積に対するピリドキシン塩酸塩及びニコチン酸アミドのピーク面積の比 Q_{Ta}，Q_{Tb}，Q_{Sa} 及び Q_{Sb} を求める．

ピリドキシン塩酸塩（$C_8H_{11}NO_3\cdot HCl$）の量（mg）

$$= ピリドキシン塩酸塩標準品の量（mg）\times \frac{Q_{Ta}}{Q_{Sa}} \times \frac{1}{10}$$

ニコチン酸アミド（$C_6H_6N_2O$）の量（mg）

$$= ニコチン酸アミド標準品の量（mg）\times \frac{Q_{Tb}}{Q_{Sb}} \times \frac{1}{10}$$

内標準溶液　パラオキシ安息香酸の薄めたアセトニトリル（1 → 10）溶液（1 → 5000）

操作条件

　検出器：紫外吸光光度計（測定波長：270 nm）

　カラム：内径約 4 mm，長さ 15～25 cm のステンレス管に 5～10 μm のオクタデシルシリル化シリカゲルを充てんする．

　カラム温度：40 ℃付近の一定温度

　移動相：1-ヘプタンスルホン酸ナトリウム 1 g 及びリン酸二水素カリウム 6.8 g を水 1000 mL に溶かし，リン酸を加えて pH 2.5 に調整する．この液 900 mL にアセトニトリル 100

264

mL を加える。

流量：ニコチン酸アミドの保持時間が約 4 分になるように調整する。

カラムの選定：標準溶液 10 μL につき，上記の条件で操作するとき，ニコチン酸アミド，ピ
リドキシン塩酸塩，パラオキシ安息香酸の順に溶出し，それぞれのピークが完全に分離
するものを用いる。

（3） 本品約 1.5 g を精密に量り，薄めたアセトニトリル（1 → 20）30 mL を加えて 10 分間振り混
ぜた後，内標準溶液 5 mL を正確に加え，更に薄めたアセトニトリル（1 → 20）を加えて 50 mL と
し，ろ過する。初めのろ液 10 mL を除き，次のろ液を試料溶液とする。別に定量用パントテン酸カ
ルシウム約 0.01 g を精密に量り，内標準溶液 5 mL を正確に加え，薄めたアセトニトリル（1 → 20）
を加えて溶かして 50 mL とし，標準溶液とする。試料溶液及び標準溶液 10 μL につき，次の条件で
液体クロマトグラフ法により試験を行い，内標準物質のピーク面積に対するパントテン酸カルシウム
のピーク面積の比 Q_T 及び Q_S を求める。

パントテン酸カルシウムの量（mg）

$$= 定量用パントテン酸カルシウムの量（mg） \times \frac{Q_T}{Q_S}$$

内標準溶液　ニコチン酸の薄めたアセトニトリル（1 → 20）溶液（1 → 6000）

操作条件

検出器：紫外吸光光度計（測定波長：210 nm）

カラム：内径約 4 mm，長さ 15〜25 cm のステンレス管に 5 〜10 μm のオクタデシルシリル化
シリカゲルを充てんする。

カラム温度：40 ℃付近の一定温度

移動相：1-オクタンスルホン酸ナトリウム 1.1 g 及びリン酸二水素カリウム 6.8 g を水 1000
mL に溶かし，リン酸を加えて pH 3 に調整する。この液 950 mL にアセトニトリル 50
mL を加える。

流量：パントテン酸カルシウムの保持時間が約 6 分になるように調整する。

カラムの選定：標準溶液 10 μL につき，上記の条件で操作するとき，ニコチン酸，パントテ
ン酸カルシウムの順に溶出し，それぞれのピークが完全に分離するものを用いる。

【173】 ビタミン主薬製剤4—①

成分及び分量又は本質	日本薬局方	フラビンアデニンジヌクレオチドナトリウム	0.045 g
	〃	ピリドキシン塩酸塩	0.1 g
	別紙規格	L-塩酸システイン	0.16 g
	日本薬局方	ニコチン酸アミド	0.06 g
	賦形剤 〃	デンプン，乳糖水和物又はこれらの混合物	適 量
		全 量	4.5 g
製 造 方 法	以上をとり，散剤の製法により製する。ただし，分包散剤とする。		
用 法 及 び 用 量	1回量を次のとおりとし，1日3回，食後服用する。大人（15才以上）1包1.5 g，11才以上15才未満　大人の⅔，7才以上11才未満　大人の½，3才以上7才未満　大人の⅓，1才以上3才未満　大人の¼		
効 能 又 は 効 果	○次の諸症状の緩和：口角炎，口唇炎，口内炎，舌炎，湿疹，皮膚炎，かぶれ，ただれ，にきび，肌あれ　「ただし，これらの症状について，1カ月ほど使用しても改善がみられない場合は，医師又は薬剤師に相談すること。」　○次の場合のビタミンB₂B₆の補給：肉体疲労時，妊娠・授乳期，病中病後の体力低下時		
貯 蔵 方 法 及 び 有 効 期 間	遮光した密閉容器		
規格及び試験方法	別記のとおり。		
備 考			

規 格 及 び 試 験 方 法

本品は定量するとき，フラビンアデニンジヌクレオチドナトリウム（$C_{27}H_{31}N_9Na_2O_{15}P_2$：829.52）0.9〜1.1 %，ピリドキシン塩酸塩（$C_8H_{11}NO_3 \cdot HCl$：205.64）2.0〜2.4 %，L-塩酸システイン（$C_3H_7NO_2S \cdot HCl$：157.62）3.2〜3.9 %及びニコチン酸アミド（$C_6H_6N_2O$：122.13）1.2〜1.5 %を含む。

性　状　本品は白色の粉末である。

確認試験　本品1 gに薄めたメタノール（1→2）10 mLを加えて振り混ぜた後，ろ過し，ろ液を試料溶液とする。別にフラビンアデニンジヌクレオチドナトリウム0.01 g，ピリドキシン塩酸塩0.02 g，L-塩酸システイン0.035 g及びニコチン酸アミド0.013 gをそれぞれ薄めたメタノール（1→2）10 mLに溶かして標準溶液(1)，標準溶液(2)，標準溶液(3)及び標準溶液(4)とする。これらの液につき，薄層クロマトグラフ法により試験を行う。試料溶液及び標準溶液10 μLずつを薄層クロマトグラフ用シリカゲル（蛍光剤入り）を用いて調製した薄層板にスポットする。次に1-ブタノール・水・酢酸（100）混液（5：2：1）を展開溶媒として約10 cm展開した後，薄層板を風乾する。これに紫外線（主波長254 nm）を照射するとき，試料溶液から得た3個のスポットは，標準溶液(1)，標準溶液(2)及び標準溶液(4)から得たそれぞれのスポットと色調及びRf値が等しい。また，この薄層板にニンヒドリンのアセトン溶液（1→50）を均等に噴霧した後，80 ℃で5分間加熱するとき，標準溶液(3)から得たスポット及びそれに対応する位置の試料溶液から得たスポットは，赤紫色を呈する。

定　量　法　（1）　本品約0.1 gを精密に量り，薄めたメタノール（1→10）30 mLを加えて振り混ぜた後，内標準溶液5 mLを正確に加え，更に薄めたメタノール（1→10）を加えて50 mLとし，ろ

過する。初めのろ液 10 mL を除き，次のろ液を試料溶液とする。別に定量用フラビンアデニンジヌクレオチドナトリウム約 0.01 g，ピリドキシン塩酸塩標準品 0.02 g 及びニコチン酸アミド標準品 0.13 g を精密に量り，薄めたメタノール（1→10）に溶かして正確に 50 mL とする。この液 5 mL を正確に量り，内標準溶液 5 mL を正確に加え，薄めたメタノール（1→10）を加えて溶かし 50 mL とし，標準溶液とする。試料溶液及び標準溶液 10 μL につき，次の条件で液体クロマトグラフ法により試験を行い，内標準物質のピーク面積に対するフラビンアデニンジヌクレオチドナトリウム，ピリドキシン塩酸塩及びニコチン酸アミドのピーク面積の比 Q_{Ta}，Q_{Tb}，Q_{Tc}，Q_{Sa}，Q_{Sb} 及び Q_{Sc} を求める。

フラビンアデニンジヌクレオチドナトリウム（$C_{27}H_{31}N_9Na_2O_{15}P_2$）の量（mg）

$$= 定量用フラビンアデニンジヌクレオチドナトリウムの量（mg）\times \frac{Q_{Ta}}{Q_{Sa}} \times \frac{1}{10}$$

ピリドキシン塩酸塩（$C_8H_{11}NO_3\cdot HCl$）の量（mg）

$$= ピリドキシン塩酸塩標準品の量（mg）\times \frac{Q_{Tb}}{Q_{Sb}} \times \frac{1}{10}$$

ニコチン酸アミド（$C_6H_6N_2O$）の量（mg）

$$= ニコチン酸アミド標準品の量（mg）\times \frac{Q_{Tc}}{Q_{Sc}} \times 110$$

内標準溶液　7-（2-ヒドロキシエチル）テオフィリンの薄めたメタノール（1→10）溶液（1→8000）

操作条件

　　検出器：紫外吸光光度計（測定波長：275 nm）

　　カラム：内径約 4 mm，長さ 15～25 cm のステンレス管に 5～10 μm のオクタデシルシリル化シリカゲルを充てんする。

　　カラム温度：40 ℃付近の一定温度

　　移動相：1-ペンタンスルホン酸ナトリウム 1 g 及びリン酸二水素カリウム 1.3 g を水 1000 mL に溶かす。この液 900 mL にメタノール 100 mL を加える。

　　流量：フラビンアデニンジヌクレオチドナトリウムの保持時間が約 3 分になるように調整する。

　　カラムの選定：標準溶液 10 μL につき，上記の条件で操作するとき，フラビンアデニンジヌクレオチドナトリウム，ニコチン酸アミド，ピリドキシン塩酸塩，7-（2-ヒドロキシエチル）テオフィリンの順に溶出し，それぞれのピークが完全に分離するものを用いる。

（2）　本品約 1.0 g を精密に量り，移動相 30 mL を加えて振り混ぜた後，内標準溶液 5 mL を正確に加え，更に移動相を加えて 50 mL とし，ろ過する。初めのろ液 10 mL を除き，次のろ液を試料溶液とする。別に定量用 L-塩酸システイン約 0.035 g を精密に量り，内標準溶液 5 mL を正確に加え，移動相を加えて 50 mL とし，標準溶液とする。試料溶液及び標準溶液 10 μL につき，次の条件で液体クロマトグラフ法により試験を行い，内標準物質のピーク面積に対する L-塩酸システインのピーク面積の比 Q_T 及び Q_S を求める。

L-塩酸システイン（$C_3H_7NO_2S\cdot HCl$）の量（mg）

$$= 脱水物に換算した定量用 L-塩酸システインの量（mg）\times \frac{Q_T}{Q_S}$$

内標準溶液　イソニコチン酸の水溶液（1→6000）

操作条件

　　検出器：紫外吸光光度計（測定波長：220 nm）

カラム：内径約 4 mm，長さ 15〜25 cm のステンレス管に 5〜10 μm のオクタデシルシリル化シリカゲルを充てんする。

カラム温度：40 ℃付近の一定温度

移動相：1-オクタンスルホン酸ナトリウム 1.5 g を薄めたリン酸（1 → 1000）1000 mL に溶かす。この液 950 mL にアセトニトリル 50 mL を加える。

流量：塩酸システインの保持時間が約 7 分になるように調整する。

カラムの選定：標準溶液 10 μL につき，上記の条件で操作するとき，イソニコチン酸，塩酸システインの順に溶出し，それぞれのピークが完全に分離するものを用いる。

別紙規格　　　　　　　　　　　　L-塩酸システインの規格及び試験方法

本品を定量するとき，換算した脱水物に対し，L-塩酸システイン（$C_3H_7NO_2S \cdot HCl$：157.62）98.0〜102.0 %を含む。

性　　状　本品は無色〜白色の結晶又は結晶性の粉末で，特異なにおいがある。

確認試験　（1）　本品の水溶液（1 → 1000）5 mL にピリジン 0.5 mL 及びニンヒドリン溶液（1 → 1000）1 mL を加え，5 分間加熱するとき，液は紫〜紫褐色を呈する。

（2）　本品の水溶液（1 → 1000）10 mL に水酸化ナトリウム試液 2 mL 及びニトロプルシッドナトリウム試液 2 滴を加えるとき，液は赤紫色を呈する。

（3）　本品の水溶液（1 → 50）10 mL に過酸化水素 1 mL を加え，水浴中で 10 分間加熱した液は，塩化物の定性反応(2)を呈する。

旋　光　度　$[\alpha]_D^{20}$：+5.0〜+8.0°（乾燥物に換算したもの 4 g，塩酸（1 → 10），50 mL）

純度試験　（1）　溶状　本品 1.0 g を水 20 mL に溶かすとき，液は無色澄明である。

（2）　重金属　本品 1.0 g をとり，第 2 法により操作し，試験を行う。比較液には鉛標準液 2.0 mL を加える（20 ppm 以下）。

（3）　ヒ素　本品 1.0 g を分解フラスコに入れ，硝酸 5 mL 及び硫酸 2 mL を加え，白煙が発生するまで注意して加熱する。冷後，硝酸 2 mL ずつを 2 回加えて加熱し，更に強過酸化水素水 2 mL ずつを数回加え，液が無色〜微黄色となるまで加熱する。冷後，飽和シュウ酸アンモニウム溶液 2 mL を加え，再び白煙が発生するまで加熱する。冷後，水を加えて 5 mL とし，これを検液とし，装置Bを用いる方法により試験を行う（2 ppm 以下）。

（4）　シスチン　本品 0.10 g を量り，N-エチルマレイミド溶液（1 → 50）50 mL を加えて溶かし，2 時間放置し，試料溶液とする。この液につき，薄層クロマトグラフ法により試験を行う。試料溶液 5 μL ずつを薄層クロマトグラフ用シリカゲルを用いて調製した薄層板にスポットする。風乾後直ちに 1-ブタノール・水・酢酸（100）混液（3：1：1）を展開溶媒として約 10 cm 展開した後，薄層板を風乾する。これにニンヒドリンのアセトン溶液（1 → 50）を均等に噴霧した後，80 ℃で 5 分間加熱するとき，試料溶液から得た主スポット以外のスポットは認めない。

乾燥減量　8.0〜12.0 %（0.5 g，減圧・0.67 kPa 以下，シリカゲル，24 時間）

強熱残分　0.20 %以下（1 g）

定　量　法　本品約 0.25 g を精密に量り，共栓フラスコに入れ，水 20 mL を加えて溶かし，更にヨウ化カリウム 4 g を加えて溶かす。この液に塩酸（1 → 4）5 mL 及び 0.1 mol/L ヨウ素液 25 mL を正確に加え，密栓し，氷水中で 20 分間暗所に放置した後，過量のヨウ素を 0.1 mol/L チオ硫酸ナトリウム液で滴定する（指示薬：デンプン試液 2 mL）。同様の方法で空試験を行う。

0.1 mol/L ヨウ素液 1 mL = 15.762 mg $C_3H_7NO_2S \cdot HCl$

【174】 ビタミン主薬製剤5 ―①

成 分 及 び 分 量 又 は 本 質	日本薬局方 賦形剤 〃	d-α-トコフェロール酢酸エステル	0.6 g
		ニンジン末	1.5 g
		デンプン，乳糖水和物又はこれらの混合物	適 量
	全 量		3.0 g
製 造 方 法	以上をとり，散剤の製法により製する。ただし，分包散剤とする。		
用 法 及 び 用 量	1回量を次のとおりとし，1日3回，食後服用する。 大人（15才以上）1包1.0 g，11才以上15才未満　大人の⅔，7才以上11才未満 大人の½，3才以上7才未満　大人の⅓，1才以上3才未満　大人の¼		
効 能 又 は 効 果	○末梢血行障害による次の諸症状の緩和：肩・首すじのこり，手足のしびれ・冷え，しもやけ ○更年期における次の諸症状の緩和：肩・首すじのこり，冷え，手足のしびれ，のぼせ ○月経不順 　「ただし，これらの症状について，1カ月ほど使用しても改善がみられない場合は，医師又は薬剤師に相談すること。」 ○次の場合のビタミンEの補給：老年期		
貯 蔵 方 法 及 び 有 効 期 間	遮光した密閉容器		
規格及び試験方法	別記のとおり。		
備 　 考			

規 格 及 び 試 験 方 法

本品は定量するとき，トコフェロール酢酸エステル（$C_{31}H_{52}O_3$：472.75）9.0〜11.0％を含む。

性　状　本品は白色の粉末である。

確認試験　（1）　本品0.5 gにエタノール（99.5）5 mLを加えて振り混ぜた後，ろ過し，ろ液を試料溶液とする。別にトコフェロール酢酸エステル0.05 gをエタノール（99.5）5 mLに溶かし，標準溶液とする。これらの液につき，薄層クロマトグラフ法により試験を行う。試料溶液及び標準溶液10 μLずつを薄層クロマトグラフ用シリカゲル（蛍光剤入り）を用いて調製した薄層板にスポットする。次にクロロホルムを展開溶媒として約10 cm展開した後，薄層板を風乾する。これに紫外線（主波長254 nm）を照射するとき，試料溶液から得たスポットは，標準溶液から得たスポットと色調及びRf値が等しい。

（2）　本品2.0 gにメタノール20 mLを加え，還流冷却器を付け，水浴上で15分間穏やかに煮沸し，冷後，ろ過し，ろ液を試料溶液とする。別にニンジン末1.0 gにメタノール20 mLを加え，試料溶液と同様に操作し，標準溶液とする。これらの液につき，薄層クロマトグラフ法により試験を行う。試料溶液及び標準溶液10 μLずつを薄層クロマトグラフ用シリカゲルを用いて調製した薄層板にスポットする。次にクロロホルム・メタノール・水混液（13：7：2）の下層を展開溶媒として約10 cm展開した後，薄層板を風乾する。これに希硫酸を均等に噴霧し，110℃で10分間加熱するとき，試料溶液から得た数個のスポットのうち6個のスポットは，標準溶液から得た赤紫色のスポットと色調及びRf値が等しい。

定 量 法 本品約 0.25 g を精密に量り，エタノール（99.5）30 mL を加えて振り混ぜた後，内標準溶液 5 mL を正確に加え，更にエタノール（99.5）を加えて 50 mL とする。この液をろ過し，ろ液を試料溶液とする。別にトコフェロール酢酸エステル標準品約 0.025 g を精密に量り，内標準溶液 5 mL を正確に加えた後，エタノール（99.5）に溶かして 50 mL とし，標準溶液とする。試料溶液及び標準溶液 10 μL につき，次の条件で液体クロマトグラフ法により試験を行い，内標準物質のピーク面積に対するトコフェロール酢酸エステルのピーク面積の比 Q_T 及び Q_S を求める。

トコフェロール酢酸エステル（$C_{31}H_{52}O_3$）の量（mg）

$$= トコフェロール酢酸エステル標準品の量（mg）\times \frac{Q_T}{Q_S}$$

内標準溶液　フタル酸ジオクチルのエタノール（99.5）溶液（1 → 200）

操作条件

　　検出器：紫外吸光光度計（測定波長：280 nm）

　　カラム：内径約 4 mm，長さ 15〜25 cm のステンレス管に 5〜10 μm のオクタデシルシリル化シリカゲルを充てんする。

　　カラム温度：40 ℃付近の一定温度

　　移動相：メタノール

　　流量：トコフェロール酢酸エステルの保持時間が約 8 分になるように調整する。

　　カラムの選定：標準溶液 10 μL につき，上記の条件で操作するとき，フタル酸ジオクチル，トコフェロール酢酸エステルの順に溶出し，それぞれのピークが完全に分離するものを用いる。

【175】 かぜ薬10

成分及び分量又は本質	日本薬局方	イブプロフェン	0.45 g
	〃	dl-メチルエフェドリン塩酸塩散10%	0.6 g
	〃	dl-クロルフェニラミンマレイン酸塩	0.0075 g
	〃	カフェイン水和物	0.075 g
	〃	ジヒドロコデインリン酸塩散1%	2.4 g
	賦形剤 〃	デンプン，乳糖水和物又はこれらの混合物	適量
		全 量	4.5 g
製 造 方 法	以上をとり，散剤の製法により製する。ただし，分包散剤とする。ただし，dl-クロルフェニラミンマレイン酸塩に替えて，dl-クロルフェニラミンマレイン酸塩散1%を用いてもよい。		
用 法 及 び 用 量	大人（15才以上）1回1.5gを1日3回，食後服用する。		
効 能 又 は 効 果	かぜの諸症状（鼻水，鼻づまり，くしゃみ，のどの痛み，せき，たん，悪寒，発熱，頭痛，関節の痛み，筋肉の痛み）の緩和		
貯蔵方法及び有 効 期 間	遮光した密閉容器		
規格及び試験方法	別記のとおり。		
備 考			

規 格 及 び 試 験 方 法

本品を定量するとき，イブプロフェン（$C_{13}H_{18}O_2$：206.28）8〜12%，dl-メチルエフェドリン塩酸塩（$C_{11}H_{17}NO \cdot HCl$：215.72）1.1〜1.6%，dl-クロルフェニラミンマレイン酸塩（$C_{16}H_{19}ClN_2 \cdot C_4H_4O_4$：390.87）0.13〜0.20%，カフェイン水和物（$C_8H_{10}N_4O_2 \cdot H_2O$：212.21）1.3〜2.0%，ジヒドロコデインリン酸塩（$C_{18}H_{23}NO_3 \cdot H_3PO_4$：399.38）0.43〜0.64%を含む。

性　　状　本品は白色の粉末である。

確認試験　（1）　本品1.0gをアンモニア試液1mol/L 1mLで湿潤した後，ジエチルエーテル40mLを加えて15分間振とうし，遠心分離して上清を除く。沈殿物にメタノール40mLを加え振とうした後，ろ過し，ろ液を約2mLとなるまで減圧濃縮し，試料溶液とする。別にイブプロフェン0.5gをメタノール2mLに溶かし，標準溶液とする。これらの液につき，薄層クロマトグラフィー法により試験を行う。試料溶液及び標準溶液5μLずつを薄層クロマトグラフィー用シリカゲル（蛍光剤入り）を用いて調製した薄層板にスポットする。次にクロロホルム：メタノール：水混液（65：35：10）下層を展開溶媒として約10cm展開した後，薄層板を風乾する。これにニンヒドリン試薬を均等に噴霧し，105℃で5分間加熱するとき，試料溶液から得られたスポットのうち1個は，イブプロフェン標準液から得た紅色のスポットと色調及びRf値が等しい。

（2）　本品1.0gをアンモニア試液1mol/L 1mLで湿潤した後，ジエチルエーテル40mLを加えて15分間振とうし，遠心分離して上清を除く。沈殿物にメタノール40mLを加え振とうした後，ろ過し，ろ液を約2mLとなるまで減圧濃縮し，試料溶液とする。別にカフェイン水和物0.1gをメタノール2mLに溶かし，標準溶液とする。これらの液につき，薄層クロマトグラフィー法により試験を行う。試料溶液及び標準溶液5μLずつを薄層クロマトグラフィー用シリカゲル（蛍光剤入り）を用いて調製した薄層板にスポットする。次にクロロホルム：メタノール：水混液（65：35：10）下層を展

開溶媒として約 10 cm 展開した後，薄層板を風乾する。これに紫外線（主波長 254 nm）を照射するとき，試料溶液から得られたスポットのうち 1 個は，カフェイン水和物標準品から得た黒色吸収スポットと Rf 値が等しい。

（3）　本品 1.0 g をアンモニア試液 1 mol/L 40 mL を加え，クロロホルム 40 mL で 15 分間振とうし，遠心分離し，得られたクロロホルム層を硫酸ナトリウムで乾燥後，約 2 mL となるまで減圧濃縮し，試料溶液とする。別に dl-メチルエフェドリン塩酸塩散 10 ％ 0.1 g（同原末 0.01 g 相当量）をメタノール 2 mL に溶かし，標準溶液とする。これらの液につき，薄層クロマトグラフィー法により試験を行う。試料溶液及び標準溶液 5 μL ずつを薄層クロマトグラフ用シリカゲル（蛍光剤入り）を用いて調製した薄層板にスポットする。次に 1-ブタノール：酢酸：水混液（7：2：1）を展開溶媒として約 10 cm 展開した後，薄層板を風乾する。これに噴霧用ドラーゲンドルフ試液を均等に噴霧するとき，試料溶液から得られたスポットのうち 1 個は，dl-メチルエフェドリン塩酸塩から得た黄褐色のスポットと色調及び Rf 値が等しい。

（4）　本品 1.0 g をアンモニア試液 1 mol/L 1 mL で湿潤した後，ジエチルエーテル 40 mL を加えて 15 分間振とうし，遠心分離して上清を除く。沈殿物にメタノール 40 mL を加え振とうした後，ろ過し，ろ液を約 2 mL となるまで減圧濃縮し，試料溶液とする。別にジヒドロコデインリン酸塩散 1 ％ 0.5 g（同原末 0.005 g 相当量）をメタノール 2 mL に溶かし，標準溶液とする。これらの液につき，薄層クロマトグラフィー法により試験を行う。試料溶液及び標準溶液 5 μL ずつを薄層クロマトグラフィー用シリカゲル（蛍光剤入り）を用いて調製した薄層板にスポットする。次に酢酸エステル：エタノール：アンモニア水（28）混液（15：5：1）を展開溶媒として約 10 cm 展開した後，薄層板を風乾する。これに噴霧用ドラーゲンドルフ試液を均等に噴霧するとき，試料溶液から得られたスポットのうち 1 個は，ジヒドロコデインリン酸塩から得た黄褐色のスポットと色調及び Rf 値が等しい。

（5）　本品 1.0 g をアンモニア試液 1 mol/L 1 mL で湿潤した後，ジエチルエーテル 40 mL を加えて 15 分間振とうし，遠心分離して上清を除く。沈殿物にメタノール 40 mL を加え振とうした後，ろ過し，ろ液を約 2 mL となるまで減圧濃縮し，試料溶液とする。別に dl-クロルフェニラミンマレイン酸塩 0.01 g をメタノール 2 mL に溶かし，標準溶液とする。これらの液につき，薄層クロマトグラフィー法により試験を行う。試料溶液及び標準溶液 5 μL ずつを薄層クロマトグラフィー用シリカゲル（蛍光剤入り）を用いて調製した薄層板にスポットする。次に酢酸エステル：エタノール：アンモニア水（28）混液（15：5：1）を展開溶媒として約 10 cm 展開した後，薄層板を風乾する。これに噴霧用ドラーゲンドルフ試液を均等に噴霧するとき，試料溶液から得たスポットのうち 1 個のスポットは，標準溶液から得た黄褐色のスポットと色調及び Rf 値が等しい。

定 量 法　（1）　本品約 1.0 g を精密に量り，希エタノール 80 mL を加え約 10 分間振り混ぜた後，更に希エタノールを加えて正確に 100 mL とし試料溶液とする。別に約 500 mg の dl-メチルエフェドリン塩酸塩散 10 ％を精密に量り，希エタノールに溶解し正確に 50 mL とし，標準溶液とする。同様に，約 500 mg のジヒドロコデインリン酸塩散 1 ％を精密に量り，希エタノールに溶解し正確に 50 mL とし，標準溶液とする。試料溶液および標準溶液はそれぞれ 0.45 μL のフィルターでろ過し，その 10 μL につき次の条件で液体クロマトグラフィーによりピーク高さによる絶対検量線法で試験を行う。それぞれの標準溶液は希エタノールで段階的に希釈し検量線を求め，これをもとに成分含量を算出する。

操作条件

検出器：紫外吸光光度計（測定波長：210 nm）

カラム：内径 4.6 mm，長さ 150 mm のステンレス管に 5 μm の液体クロマトグラフィー用オクタデシルシリル化シリカゲルを充てんする。

カラム温度：40℃付近の一定温度

移動相：ラウリル硫酸ナトリウム（1→128）／アセトニトリル／リン酸（640：440：1）

流量：1.0 mL/min

カラムの選定：標準溶液 10 μL につき上記の条件で操作するとき，dl-メチルエフェドリン，
ジヒドロコデインの順に溶出し，その分離度は 2 以上である。

（2） 本品約 1.0 g を精密に量り，希エタノール 80 mL を加え約 10 分間振り混ぜた後，更に希エタ
ノールを加えて正確に 100 mL とし，試料溶液とする。別にイブプロフェン標準品約 20 mg を精密に
量り，希エタノールに溶解し正確に 100 mL としたものを標準溶液とする。試料溶液および標準溶液
はそれぞれ 0.45 μL のフィルターでろ過し，その 10 μL につき次の条件で液体クロマトグラフィー
によりピーク高さによる絶対検量線法で試験を行う。それぞれの標準溶液は希エタノールで段階的に
希釈し検量線を求め，これをもとに成分含量を算出する。

操作条件

検出器：紫外吸光光度計（測定波長：235 nm）

カラム：内径 4.6 mm，長さ 150 mm のステンレス管に 5 μm の液体クロマトグラフィー用オ
クタデシルシリル化シリカゲルを充てんする。

カラム温度：40℃付近の一定温度

移動相：水／アセトニトリル／リン酸（100：100：1）

流量：1.0 mL/min

カラムの選定：標準溶液 10 μL につき上記の条件で操作するとき，イブプロフェンの理論段
数およびシンメトリー係数は，5,000 段以上，1.5 以下である。

（3） 本品約 1.0 g を精密に量り，希エタノール 80 mL を加え約 10 分間振り混ぜた後，更に希エタ
ノールを加えて正確に 100 mL とする。この液をろ過して試料原液とし，これを 10 倍に希釈し試料
溶液とする。別に dl-クロルフェニラミンマレイン酸塩標準品約 10 mg を精密に量り，希エタノール
に溶解し正確に 100 mL としたものを標準溶液とする。試料溶液および標準溶液はそれぞれ 0.45 μL
のフィルターでろ過し，その 10 μL につき次の条件で液体クロマトグラフィーによりピーク面積に
よる絶対検量線法で試験を行う。それぞれの標準溶液は希エタノールで段階的に希釈し検量線を求め，
これをもとに成分含量を算出する。

操作条件

検出器：紫外吸光光度計（測定波長：254 nm）

カラム：内径 4.6 mm，長さ 150 mm のステンレス管に 5 μm の液体クロマトグラフィー用オ
クタデシルシリル化シリカゲルを充てんする。

カラム温度：40℃付近の一定温度

移動相：水／アセトニトリル／リン酸（850：150：1）

流量：1.0 mL/min

カラムの選定：標準溶液 10 μL につき上記の条件で操作するとき，dl-クロルフェニラミンマ
レイン酸塩の理論段数およびシンメトリー係数は，5,000 段以上，1.5 以下である。

（4） 本品約 1.0 g を精密に量り，希エタノール 80 mL を加え約 10 分間振り混ぜた後，更に希エタ
ノールを加えて正確に 100 mL とする。この液をろ過して試料原液とし，これを 10 倍に希釈し試料
溶液とする。別にカフェイン水和物標準品約 10 mg を精密に量り，希エタノールに溶解し正確に 100
mL としたものを標準溶液とする。試料溶液および標準溶液はそれぞれ 0.45 μL のフィルターでろ過
し，その 10 μL につき次の条件で液体クロマトグラフィーによりピーク面積による絶対検量線法で
試験を行う。それぞれの標準溶液は希エタノールで段階的に希釈し検量線を求め，これをもとに成分

含量を算出する。

操作条件

検出器：紫外吸光光度計（測定波長：280 nm）

カラム：内径4.6 mm，長さ150 mmのステンレス管に5μmの液体クロマトグラフィー用オクタデシルシリル化シリカゲルを充てんする。

カラム温度：40℃付近の一定温度

移動相：0.1％リン酸／アセトニトリル（9：1）

流量：1.0 mL/min

カラムの選定：標準溶液10μLにつき上記の条件で操作するとき，カフェイン水和物の理論段数およびシンメトリー係数は，5,000段以上，1.5以下である。

【176】 抗ヒスタミン薬6

成 分 及 び 分 量 又 は 本 質	日本薬局方	*dl*-クロルフェニラミンマレイン酸塩	0.009 g
	〃	リン酸水素カルシウム水和物	2.4 g
	賦形剤　〃	デンプン，乳糖水和物又はこれらの混合物	適量
		全　　量	3.0 g
製 造 方 法	以上をとり，散剤の製法により製する。ただし，分包散剤とする。		
用 法 及 び 用 量	1回量を次のとおりとし，1日3回服用する 大人（15才以上）1包1g，11才以上15才未満　大人の⅔，7才以上11才未満大人の½，3才以上7才未満大人の⅓，1才以上3才未満大人の¼，6ヶ月以上1才未満大人の⅕，3ヶ月以上6ヶ月未満大人の⅙		
効 能 又 は 効 果	湿疹・かぶれによるかゆみ，じんましん，鼻炎		
貯 蔵 方 法 及 び 有 効 期 間	密閉容器		
規格及び試験方法	日本薬局方による。		
備　　　　考	クロルフェニラミン・カルシウム散		

【177】 鎮咳去痰薬 15

成 分 及 び 分 量 又 は 本 質				
		日本薬局方	桜皮エキス A	6 mL
	防 腐 剤	〃	セネガシロップ	15 mL
	溶 剤	〃	パラオキシ安息香酸エチル	0.03 g
			精製水又は精製水（容器入り）	適量
			全　　　　量	60 mL

製 造 方 法	以上をとり，用時溶解混和して製する。ただし，1回量を量り得るように画線を施した容器に収めるか，適当な計量器を添付する。全容量は，成人の1〜2日分とする。 本品の容器としてプラスチック製容器を使用する場合は，当該容器は，昭和47年2月17日薬製第225号通知に適合する。
用 法 及 び 用 量	1回量を次のとおりとし，1日6回服用する。 服用間隔は，4時間以上おくこと。 大人（15才以上）1回10 mL，11才以上15才未満大人の⅔，8才以上11才未満大人の½，5才以上8才未満大人の⅓，3才以上5才未満大人の¼，1才以上3才未満大人の⅕，3ヵ月以上1才未満大人の⅒
効 能 又 は 効 果	せき
貯 蔵 方 法 及 び 有 効 期 間	気密容器
規 格 及 び 試 験 方 法	別記のとおり。
備　　　　考	

規 格 及 び 試 験 方 法

本品は定量するとき，コデインリン酸塩水和物（$C_{18}H_{21}NO_3 \cdot H_3PO_4 \cdot 1/2 H_2O：406.37$）0.085〜0.115 ％を含む。

性　状　赤褐色の液で，特異な甘味と芳香がある。

確認試験　（1）　本品10 mL を量り，アンモニア試液を加えてpH 9.0〜9.5に調製した後，ジエチルエーテル10 mL を加え抽出する。抽出液は水浴上でジエチルエーテルを留去し，残留物に硫酸1滴及び塩化鉄（Ⅲ）試液1滴を加えた後，乾固させないように注意して加熱するとき紫色を呈し，硝酸1滴を加えると赤色に変わる。

（2）　本品20 mL を量り，アンモニア試液を加えてpH 9.0〜9.5に調製した後，ジエチルエーテル20 mL を加えて抽出する。抽出液は水浴上で蒸発乾固し，残留物にメタノール0.2 mL を加えて溶かし試料溶液とする。別に桜皮エキス A 2 mL を量り，水を加えて20 mL とし，アンモニア試液を加えてpH 9.0〜9.5に調製した後，ジエチルエーテル20 mL を加えて抽出する。抽出液は水浴上で蒸発乾固し，残留物にメタノール0.2 mL を加えて溶かし標準溶液とする。これらの液につき，薄層クロマトグラフィー法により試験を行う。試料溶液及び標準溶液10 μL ずつを薄層クロマトグラフィー用シリカゲルを用いて調製した薄層板にスポットする。次に酢酸エチル／メタノール／水混液（8：2：1）を展開溶媒として約10 cm 展開した後，薄層板を風乾する。これにエタノール（95）で薄めた4-メトキシベンズアルデヒド・硫酸試液（1→4）を均等に噴霧し，110℃で10分間加熱するとき，試料溶液から得たスポットの1個は，桜皮エキス A 標準溶液から得た紅色〜橙色のスポットと色調

及び *Rf* 値が等しい。

（3）本品溶液を試料溶液とする。別にセネガシロップ 15 mL に水を加えて 60 mL として標準溶液とする。これらの液について，薄層クロマトグラフィー法により試験を行う。試料溶液及び標準溶液 5 μL ずつを薄層クロマトグラフィー用シリカゲルを用いて調製した薄層板にスポットする。次にブタノール／酢酸／水混液（5：1：4）の上層を展開溶媒として約 10 cm 展開した後，薄層板を風乾する。これにエタノール（95）で薄めた 4-メトキシベンズアルデヒド・硫酸試液（1→4）を均等に噴霧し，110 ℃で 10 分間加熱するとき，試料溶液から得たスポットのうち 1 個のスポットは，セネガシロップ標準溶液から得た赤紫から速やかに緑色に変色するスポットと色調及び *Rf* 値が等しい

定 量 法 本品 25 mL を正確に量り，水を加えて正確に 50 mL とする。この液 5 mL を正確に量り，内標準溶液 5 mL を正確に加え，試料溶液とする。別に定量用コデインリン酸塩（別途水分を測定しておく）約 20 mg を精密に量り，水にとかし，正確に 20 mL とする。この液 10 mL を正確に量り，水を加えて正確に 20 mL とし，その 5 mL を正確に量り，内標準溶液 5 mL を正確に加え，標準溶液とする。試料溶液及び標準溶液 20 μL につき，次の条件で液体クロマトグラフィーにより試験を行い，内標準物質のピーク面積に対するコデインのピーク面積の比 Q_t 及び Q_s を求める。

$$コデインリン酸塩水和物（C_{18}H_{21}NO_3・H_3PO_4・1/2 H_2O）の量（mg）$$
$$= W_s×（Q_t/Q_s）×1.0227×1.25$$

W_s：脱水物に関残した定量用コデインリン酸塩の量（mg）

内標準溶液　エチレフリン塩酸塩の水溶液（1→10000）

操作条件

　　検出器：紫外吸光光度計（測定波長：280 nm）

　　カラム：内径 4.6 mm，長さ 15 cm のステンレス管に 5 μm の液体クロマトグラフィー用オクタデシルシリル化シリカゲルを充てんする。

　　カラム温度：40 ℃付近の一定温度

　　移動相：ラウリル硫酸ナトリウム 1.0 g を薄めたリン酸（1→1000）500 mL に溶かした後，水酸化ナトリウム試液を加えて pH 3.0 に調製する。この液 240 mL にテトラヒドロフラン 70 mL を混和する。

　　流量：コデインの保持時間が約 10 分になるように調整する。

　　カラムの選定：標準溶液 20 μL につき，上記の条件で操作するとき，コデイン，内標準の順に溶出し，その分離度は 4 以上である。

【178】 歯科口腔用薬6

成分及び分量 又 は 本 質	局 外 規　アズレンスルホン酸ナトリウム　0.002 g 日本薬局方　炭酸水素ナトリウム　　　　1.998 g		
	全　　量		2.0 g
製 造 方 法	以上をとり，散剤の製法により製する。ただし，分包散剤とする。		
用 法 及 び 用 量	通常，1包（2.0 g）を水又は微温水約100 mLに入れ，よくかき混ぜて溶かした後，数回うがいする。これを1日数回行う。		
効 能 又 は 効 果	口腔・咽喉のはれ，口腔内の洗浄		
貯 蔵 方 法 及 び 有 効 期 間	遮光した気密容器		
規格及び試験方法	別記のとおり。		
備 考			

規 格 及 び 試 験 方 法

　本品は定量するとき，アズレンスルホン酸ナトリウム（$C_{15}H_{17}NaO_3S \cdot 1/2 H_2O$：309.36）0.09 %～0.11 %，炭酸水素ナトリウム（$NaHCO_3$：84.01）89.91～109.89 %を含む。

性　　状　本品は淡青白色の粉末である。

確認試験　（1）　本品の水溶液（1→50）1 mLに塩酸0.5 mLを滴加するとき，液の色はしだいに淡黄色になるか，又は脱色する（アズレンスルホン酸ナトリウム）。

（2）　本品のpH 7.0のリン酸塩緩衝液*（3→50）につき，紫外可視吸光度測定法により吸光スペクトルを測定するとき，波長567～571 nmに吸収の極大を示す（アズレンスルホン酸ナトリウム）。

（3）　本品の水溶液（10→300）に希塩酸を加えるとき，泡立ってガスを発生する。このガスを水酸化カルシウム試液中に通じるとき，直ちに白色の沈殿を生じる（炭酸水素ナトリウム）。

（4）　本品の水溶液（1→30）に硫酸マグネシウム試液10 mLを加えるとき沈殿を生じないが，煮沸するとき，淡青白色の沈殿を生じる（炭酸水素ナトリウム）。

（5）　本品の水溶液（1→30）の冷溶液にフェノールフタレン試液1滴を加えるとき，液は赤色を呈しないか，又は赤色を呈しても極めてうすい（炭酸水素ナトリウム）。

（6）　本品につき，炎色反応試験(1)〈1.04〉を行うとき，黄色を呈する（炭酸水素ナトリウム）。

（7）　本品の中性又は弱アルカリ性濃溶液にヘキサヒドロキソアンチモン（V）酸カリウム試液を加えるとき，白色の結晶性の沈殿を生じる。沈殿の生成を速くするには，ガラス棒で試験管の内壁をこする（炭酸水素ナトリウム）。

定 量 法　（1）　本品約2 gを精密に量り，水25 mLに溶かし，0.5 mol/L硫酸を滴下し，液の青色が黄緑色に変わったとき，注意して煮沸し，冷後，帯緑黄色を呈するまで滴定〈2.50〉する（指示薬：ブロモクレゾールグリン試液2滴）。

$$0.5 \text{ mol/L 硫酸 } 1 \text{ mL} = 84.01 \text{ mg } NaHCO_3$$

（2）　本品約2 gを精密に量り，水に溶かし，正確に100 mLとする。この液10 mLを正確に量り，水を加えて正確に100 mLとし，試料溶液とする。別にアズレンスルホン酸ナトリウム標準品をデシケータ（シリカゲル）で24時間乾燥し，その約0.02 gを精密に量り，水を加えて正確に100 mLとする。この液1 mLを正確に量り，水を加えて正確に100 mLとし，標準溶液とする。試料溶液及び

標準溶液につき，紫外可視吸光度測定法により，試験を行ない，波長 292 nm における吸光度 A_T 及び A_S を測定する。

アズレンスルホン酸ナトリウムの量（mg）

$$= \text{アズレンスルホン酸ナトリウム標準品の量（mg）} \times \frac{A_T}{A_S} \times \frac{1}{10}$$

リン酸塩緩衝液*：pH 7.0　緩衝液用 0.2 mol/L リン酸二水素カリウム試液 50 mL に 0.2 mol/L 水酸化ナトリウム 29.54 mL 及び水を加えて 200 mL とする。

リン酸二水素カリウム試液：0.2 mol/L 緩衝液用 pH 測定用リン酸二水素カリウム 27.218 g を水に溶かし，1000 mL とする。

【179】 歯科口腔用薬 7

成 分 及 び 分 量 又 は 本 質	日本薬局方　ポビドンヨード	0.45 g
	矯 味 剤　〃　ハッカ水	4.5 mL
	湿 潤 剤　〃　グリセリン	50.0 mL
	溶 剤　〃　精製水又は精製水（容器入り）	適量
	全　　　量	100 mL
製 造 方 法	以上をとり，溶解混和して製する。	
用 法 及 び 用 量	1日数回，のどの粘膜面に塗布又は噴射塗布する。	
効 能 又 は 効 果	のどの炎症によるのどのあれ・のどの痛み・のどのはれ・のどの不快感・声がれ	
貯 蔵 方 法 及 び 有 効 期 間	気密容器	
規格及び試験方法	別記のとおり。	
備　　　考		

規 格 及 び 試 験 方 法

　　本品は定量するとき，有効ヨウ素（I：126.90）0.041〜0.054 %を含む。

性　状　赤褐色の粘性を有する液で，特異な芳香を有する。

確認試験　（1）　本品5滴を薄めたデンプン試液（1→10）1 mLに加えるとき，液は濃い青色を呈する。

（2）　本品1 mLにチオ硫酸ナトリウム試液を液の色が消えるまで滴下した後，チオシアン酸アンモニウム・硝酸コバルト（Ⅱ）試液5滴及び1 mol/L塩酸試液2滴を加えるとき，液は青色を呈し，徐々に青色の沈殿を生じる。

定量法　本品10 mLを正確に量り，0.002 mol/Lチオ硫酸ナトリウム液で滴定する（指示薬：デンプン試液2 mL）。

　　　　0.002 mol/L チオ硫酸ナトリウム 1 mL＝0.25380 mg I

【180】 胃腸薬 39

成分及び分量 又 は 本 質	日本薬局方　　酸化マグネシウム　　2.0g 　　　　　全　　量　　　　2.0g
製 造 方 法	以上をとり，散剤の製法により製する。ただし，1包0.66gの分包散剤とする。
用 法 及 び 用 量	大人（15才以上）1日1～3包を就寝前（又は空腹時）コップ1杯の水で服用する。ただし，初回は1包とし，必要に応じ増量又は減量すること。
効 能 又 は 効 果	便秘，便秘に伴う次の症状の緩和：頭重，のぼせ，肌あれ，吹出物，食欲不振（食欲減退），腹部膨満，腸内異常醗酵，痔
貯 蔵 方 法 及 び 有 効 期 間	密閉容器
規格及び試験方法	日本薬局方による。
備 　　　　 考	酸化マグネシウム

【181】 外皮用薬72

成 分 及 び 分 量 又 は 本 質	日本薬局方 基 剤 〃	脱脂大豆の乾留タール 0.5 g	
		酸化亜鉛 5.0 g	
		吸水クリーム 適量	
		全 量 100 g	
製 造 方 法	以上をとり，クリーム剤の製法により製する。		
用 法 及 び 用 量	適宜，適量を患部に塗布する。		
効 能 又 は 効 果	湿疹，皮膚炎，あせも，かぶれ，かゆみ		
貯 蔵 方 法 及 び 有 効 期 間	気密容器		
規格及び試験方法	別記のとおり。		
備 考			

規 格 及 び 試 験 方 法

本品は定量するとき，酸化亜鉛（ZnO：81.41）4.5～5.5％を含む。

性　　状　本品は淡黄褐色の軟膏で，特異なにおいがある。

確認試験　（1）　本品1gを磁製るつぼにとり，ゆっくり加熱して融解し，徐々に温度を高めて全く炭化し，さらにこれを強熱するとき，黄色を呈する。この色は冷えると消える。さらにこれに希塩酸10mLを加えてよくかき混ぜた後，ヘキサシアノ鉄（II）酸カリウム試液を2～3滴加えるとき，白色の沈殿を生じる。（酸化亜鉛）

（2）　本品1gをとり，ジエチルエーテル20mLを加えよく振り混ぜ，定量分析用ろ紙（5種C）でろ過する。このろ液に0.1mol/L塩酸試液5mLを加えよく振り混ぜ，静置し，水層を別の試験管にとる。この液について，氷冷しながら亜硝酸ナトリウム試液3滴を加えて振り混ぜ，2分間放置し，次にアミド硫酸アンモニウム試液2mLを加えてよく振り混ぜ，1分間放置した後，N，N-ジエチル-N'-1-ナフチルエチレンジアミンシュウ酸塩試液1mLを加えるとき，液は赤紫色を呈する。（脱脂大豆の乾留タール，芳香族第一アミン）

定 量 法　本品約3gを磁性るつぼに精密に量り，はじめゆっくり加熱して融解し，徐々に温度を高めて全く炭化し，更に残留物が黄色となるまで強熱する。冷後，残留物に水1mLおよび塩酸1mLを加えて溶かした後，水を加えて正確に50mLとし，ろ過する。ろ液20mLを正確に量り，水80mLを加え，水酸化ナトリウム溶液（1→50）を液がわずかに沈殿を生じるまで加え，次にpH10.7のアンモニア・塩化アンモニウム緩衝液5mLを加えた後，0.05mol/Lエチレンジアミン四酢酸二ナトリウム溶液で滴定する。（指示薬：エリオクロムブラックT・塩化ナトリウム指示薬0.04g）

0.05mol/Lエチレンジアミン四酢酸二ナトリウム溶液1mL＝4.071mg ZnO

【182】 外皮用薬 73

成分及び分量 又 は 本 質	日本薬局方	トルナフタート	2.0 g
	〃	サリチル酸	3.0 g
	溶解補助剤 〃	マクロゴール 400	50 mL
	溶 剤 〃	エタノール	適量
		全 量	100 mL
製 造 方 法	以上をとり，液剤の製法により製する。		
用 法 及 び 用 量	患部を清潔にして，1日2～3回塗布する。		
効 能 又 は 効 果	みずむし，ぜにたむし，いんきんたむし		
貯 蔵 方 法 及 び 有 効 期 間	気密容器		
規格及び試験方法	別記のとおり。		
備 考			

規 格 及 び 試 験 方 法

本品は定量するとき，トルナフタート（$C_{19}H_{17}NOS$：307.41）1.8～2.2 ％及びサリチル酸（$C_7H_6O_3$：138.12）2.7～3.3 ％を含む。

性 状 本品は無色澄明な液である。

確認試験 （1） 本品1 mLにメタノール50 mLを加えて振り混ぜた後，ろ過し，ろ液を試料溶液とする。別にトルナフタート0.02 gをメタノール50 mLに溶かし，標準溶液とする。これらの液につき，薄層クロマトグラフィーにより試験を行う。試料溶液及び標準溶液10 μLずつを薄層クロマトグラフィー用シリカゲル（蛍光剤入り）を用いて調製した薄層板にスポットする。次にトルエンを展開溶媒として約10 cm展開した後，薄層板を風乾する。これに紫外線（主波長254 nm）を照射するとき，試料溶液及び標準溶液から得たスポットの *Rf* 値は等しい。

（2） 本品0.6 mLにメタノール10 mLを加えて振り混ぜた後，ろ過し，ろ液を試料溶液とする。別にサリチル酸0.02 gをメタノール10 mLに溶かし，標準溶液とする。これらの液につき，薄層クロマトグラフィーにより試験を行う。試料溶液及び標準溶液5 μLずつを薄層クロマトグラフィー用シリカゲル（蛍光剤入り）を用いて調製した薄層板にスポットする。次にクロロホルム／アセトン／酢酸（100）混液（45：5：1）を展開溶媒として約10 cm展開した後，薄層板を風乾する。これに紫外線（主波長254 nm）を照射するとき，試料溶液及び標準溶液から得たスポットの *Rf* 値は等しい。また，この薄層板に塩化鉄（Ⅲ）試液を均等に噴霧するとき，標準溶液から得たスポット及びそれに対応する位置の試料溶液から得たスポットは，紫色を呈する。

定量法 （1） 本品1 mLを正確に量り，内標準溶液4 mLを正確に加え，更にメタノールを加えて50 mLとし，試料溶液とする。別に定量用トルナフタートを65℃で3時間減圧（067 kPa）乾燥し，その約0.1 gを精密に量り，メタノールに溶かし，正確に25 mLとする。この液5 mLを正確に量り，内標準溶液4 mLを正確に加え，更にメタノールを加えて50 mLとし，標準溶液とする。試料溶液及び標準溶液10 μLにつき，次の条件で液体クロマトグラフィーにより試験を行い，内標準物質のピーク面積に対するトルナフタートのピーク面積比 Q_T 及び Q_S を求める。

トルナフタート（$C_{19}H_{17}NOS$）の量（mg）＝ $W_s \times Q_T/Q_S \times 1/5$

W_s：定量用トルナフタートの秤取量（mg）

内標準溶液　フタル酸ジフェニルのメタノール溶液（3→200）

操作条件

　　検出器：紫外吸光光度計（測定波長：254 nm）

　　カラム：内径 4.6 mm，長さ 15 cm のステンレス管に 5 μm の液体クロマトグラフィー用オク
　　　　　　タデシルシリル化シリカゲルを充てんする。

　　カラム温度：40℃付近の一定温度

　　移動相：メタノール／水混液（7：3）

　　流量：トルナフタートの保持時間が約 15 分になるように調整する。

　　カラムの選定：標準溶液 10 μL につき，上記の条件で操作するとき，フタル酸ジフェニル，
　　　　　　　　　トルナフタートの順に溶出し，それぞれのピークが完全に分離するものを用いる。

（2）　本品 1 mL を正確に量り，内標準溶液 5 mL を正確に加え，更に薄めたメタノール（1→2）
を加えて 100 mL とし，ろ過する。初めのろ液 5 mL を除き，次のろ液を試料溶液とする。別に定量
用サリチル酸をデシケーター（シリカゲル）で 3 時間乾燥し，その約 0.15 g を精密に量り，薄めた
メタノール（1→2）に溶かし，正確に 100 mL とする。この液 20 mL を正確に量り，内標準溶液 5
mL を正確に加え，更に薄めたメタノール（1→2）を加えて 100 mL とし，標準溶液とする。試料
溶液及び標準溶液 15 μL につき，次の条件で液体クロマトグラフィーにより試験を行い，内標準物
質のピーク面積に対するサリチル酸のピーク面積比 Q_T 及び Q_S を求める。

　　　サリチル酸（$C_7H_6O_3$）の量（mg）＝$W_s \times Q_T/Q_S \times 1/5$

　　　W_s：定量用サリチル酸の秤取量（mg）

　　内標準溶液　テオフィリンの薄めたメタノール（1→2）溶液（1→1600）

　　操作条件

　　　検出器：紫外吸光光度計（測定波長：270 nm）

　　　カラム：内径 4.6 mm，長さ 25 cm のステンレス管に 5 μm の液体クロマトグラフィー用オク
　　　　　　　タデシルシリル化シリカゲルを充てんする。

　　　カラム温度：40℃付近の一定温度

　　　移動相：pH 7.0 の 0.1 mol/L リン酸塩緩衝液／メタノール混液（3：1）

　　　流量：サリチル酸の保持時間が約 6 分になるように調整する。

　　　カラムの選定：安息香酸 0.2 g，サリチル酸 0.2 g 及びテオフィリン 0.05 g を薄めたメタノー
　　　　　　　　　　ル（1→2）100 mL に溶かす。この液 10 mL に薄めたメタノール（1→2）90 mL を
　　　　　　　　　　加える。この液 10 μL につき，上記の条件で操作するとき，安息香酸，テオフィリン，
　　　　　　　　　　サリチル酸の順に溶出し，それぞれのピークが完全に分離するものを用いる。

【183】 外皮用薬 74

成分及び分量又は本質	日本薬局方	サリチル酸	2.0 g	
	〃	液状フェノール	0.5 mL	
	湿潤剤 〃	グリセリン	4.0 mL	
	〃	クロトリマゾール	1.0 g	
	溶　剤 〃	エタノール	80 mL	
	溶　剤 〃	常水，精製水又は精製水（容器入り）	適量	
		全　量	100 mL	
製　造　方　法	以上をとり，酒精剤の製法により製する。			
用　法　及　び　用　量	患部を清潔にして，1日2～3回塗布する			
効　能　又　は　効　果	みずむし，いんきんたむし，ぜにたむし			
貯　蔵　方　法　及　び有　効　期　間	気密容器			
規格及び試験方法	別記のとおり。			
備　　　　考				

規 格 及 び 試 験 方 法

　　本品は定量するとき，サリチル酸（$C_7H_6O_3$：138.12）1.8～2.2 w/v %，フェノール（C_6H_6O：94.11）0.40～0.55 w/v %，クロトリマゾール（$C_{22}H_{17}ClN_2$：344.84）0.9～1.1 %を含む。

性　　状　本品は無色澄明な液で，特異なにおいがある。

確認試験　（1）　本品3 mLに水20 mL及び希塩酸5 mLを加え，ジエチルエーテル10 mLで抽出し，試料溶液とする。別にサリチル酸30 mg及びフェノール7 mgをそれぞれジエチルエーテル5 mLに溶かし，標準溶液(1)及び標準溶液(2)とする。これらの液につき，薄層クロマトグラフィーにより試験を行う。試料溶液，標準溶液(1)及び標準溶液(2)5 μLずつを薄層クロマトグラフィー用シリカゲル（蛍光剤入り）を用いて調製した薄層板にスポットする。次にクロロホルム／アセトン／酢酸（100）混液（45：5：1）を展開溶媒として約10 cm展開した後，薄層板を風乾する。これに紫外線（主波長254 nm）を照射するとき，試料溶液から得た2個のスポットのRf値は，標準溶液(1)及び標準溶液(2)から得たそれぞれのスポットのRf値に等しい。また，この薄層板に塩化鉄（Ⅲ）試液を均等に噴霧するとき，標準溶液(1)から得たスポット及びそれに対応する位置の試料溶液から得たスポットは，紫色を呈する。

（2）　本品10 mLをとり，減圧乾固する。残留物に5 mol/L塩酸試液10 mLを加え，時々振り混ぜながら10分間加温する。冷後，ろ過する。ろ液にライネッケ塩試液3滴を加えるとき，淡赤色の沈澱を生じる（クロトリマゾール）。

定　量　法　（1）　本品4 mLを正確に量り，内標準溶液20 mLを正確に加え，更に薄めたメタノール（1→2）を加えて200 mLとし，ろ過する。初めのろ液5 mLを除き，次のろ液を試料溶液とする。別にデシケーター（シリカゲル）で3時間乾燥した定量用サリチル酸約0.16 g及び定量用フェノール約0.040 gそれぞれ精密に量り，薄めたメタノール（1→2）に溶かし，正確に50 mLとする。この液25 mLを正確に量り，内標準溶液20 mLを正確に加え，更に薄めたメタノール（1→2）を加えて200 mLとし，標準溶液とする。試料溶液及び標準溶液3 μLにつき，次の条件で液体クロマトグラフィーにより試験を行い，試料溶液の内標準物質のピーク面積に対するサリチル酸及びフェノー

ルのピーク面積比 Q_{Ta} 及び Q_{Tb} 並びに標準溶液の内標準物質のピーク面積に対するサリチル酸及び
フェノールのピーク面積比 Q_{Sa} 及び Q_{Sb} を求める。

サリチル酸（$C_7H_6O_3$）の量（mg）＝ $W_{sa} \times Q_{Ta}/Q_{Sa} \times 1/2$

フェノール（C_6H_6O）の量（mg）＝ $W_{sb} \times Q_{Tb}/Q_{Sb} \times 1/2$

W_{Sa}：定量用サリチル酸の秤取量（mg）

W_{Sb}：定量用フェノールの秤取量（mg）

内標準溶液　テオフィリンのメタノール溶液（0.3 → 1000）

操作条件

検出器：紫外吸光光度計（測定波長：270 nm）

カラム：内径 4.6 mm，長さ 25 cm のステンレス管に 5 μm の液体クロマトグラフィー用オク
タデシルシリル化シリカゲルを充てんする。

カラム温度：40℃付近の一定温度

移動相：pH 7.0 の 0.1 mol/L リン酸塩緩衝液／メタノール混液（3：1）

流量：サリチル酸の保持時間が約 6 分になるように調整する。

カラムの選定：標準溶液 3 μL につき，上記の条件で操作するとき，テオフィリン，サリチル
酸，フェノールの順に溶出し，それぞれピークが完全に分離するものを用いる。

（2）　本品 5 mL を正確に量り，メタノールを加えて 100 mL とし，ろ過する。初めのろ液 5 mL を
除き，次のろ液 10 mL を正確に量り，内標準溶液 5 mL を正確に加え，更にメタノールを加えて 100
mL とし，試料溶液とする。別に定量用クロトリマゾールを 105℃で 2 時間乾燥し，その約 0.050 g
を精密に量り，メタノールに溶かし，正確に 100 mL とする。この液 10 mL を正確に量り，内標準溶
液 5 mL を正確に加え，更にメタノールを加えて 100 mL とし，標準溶液とする。試料溶液及び標準
溶液 10 μL につき，次の条件で液体クロマトグラフィーにより試験を行い，内標準物質のピーク面
積に対するクロトリマゾールのピーク面積比 Q_T 及び Q_S を求める。

クロトリマゾール（$C_{22}H_{17}ClN_2$）の量（mg）＝ $W_s \times Q_T/Q_S$

W_s：定量用クロトリマゾールの秤取量（mg）

内標準溶液　キサントンのメタノール溶液（1.6 → 10000）

操作条件

検出器：紫外吸光光度計（測定波長：230 nm）

カラム：内径 4.6 mm，長さ 15 cm のステンレス管に 5 μm の液体クロマトグラフィー用オク
タデシルシリル化シリカゲルを充てんする。

カラム温度：40℃付近の一定温度

移動相：メタノール／リン酸塩緩衝液*混液（3：1）

流量：キサントンの保持時間が約 6 分になるように調整する。

カラムの選定：標準溶液 10 μL につき，上記の条件で操作するとき，キサントン，クロトリ
マゾールの順に溶出し，それぞれピークが完全に分離するものを用いる。

[注]＊：リン酸塩緩衝液：リン酸二水素ナトリウム二水和物 1.56 g 及び無水リン酸二ナトリウム
0.71 g を水に溶かし，1000 mL とする。

【184】 外皮用薬 75

成分及び分量 又 は 本 質		日本薬局方	クロトリマゾール	1.0 g
	溶解補助剤	〃	マクロゴール 400	50 mL
	溶　剤	〃	エタノール	適量
			全　量	100 mL
製　造　方　法	以上をとり，液剤の製法により製する。			
用 法 及 び 用 量	患部を清潔にして，1日2～3回塗布する。			
効 能 又 は 効 果	みずむし，ぜにたむし，いんきんたむし			
貯 蔵 方 法 及 び 有 効 期 間	遮光した気密容器			
規格及び試験方法	別記のとおり。			
備　　　考				

規 格 及 び 試 験 方 法

本品を定量するとき，クロトリマゾール（$C_{22}H_{17}ClN_2$：344.84）0.8～1.2％を含む。

性　　状　本品は無色透明の液体である。

確認試験　本品2 mLをとり，含有するエタノール（95）を減圧留去後，クロロホルム50 mLおよび精製水150 mLで分配する。クロロホルム層はさらに精製水150 mLで分配した後，0.1 mol塩酸溶液50 mLを加え振り混ぜ，水層を分取する。得られた水層はアンモニア水（28）でアルカリ性とした後，新たにクロロホルム50 mLを加え振り混ぜ，クロロホルム層を分取する。クロロホルム層は硫酸ナトリウムで乾燥し，ろ過後，約1 mLとなるまで減圧濃縮し，試料溶液とする。別に，クロトリマゾール0.05 gをメタノール2 mLに溶解し標準溶液とする。これらの液につき薄層クロマトグラフィー法により試験を行う。試料溶液および標準溶液5 μLずつを薄層クロマトグラフィー用シリカゲル（蛍光剤入り）を用いて調製した薄層板にスポットする。次に酢酸エステル：エタノール（95）：アンモニア水（28）混液（50：5：1）を展開溶媒として約10 cm展開した後，薄層板を風乾する。この薄層板に噴霧用ドラーゲンドルフ試液を均等に噴霧するとき，試料溶液から得られたスポットは，標準溶液から得た黄褐色のスポットと色調及び Rf 値が等しい。

定　量　法　本品5.0 mLを正確に量り，希エタノールに溶解し正確に50 mLとする。この液を希エタノールを用い10倍希釈を2回繰り返し，試料溶液とする。別にクロトリマゾール標準品約10 mgを精密に量り，希エタノールに溶解し正確に100 mLとしたものを標準溶液とする。試料溶液および標準溶液はそれぞれ0.45 μLのフィルターでろ過し，その10 μLにつき次の条件で液体クロマトグラフィーによりピーク高さによる絶対検量線法で試験を行う。それぞれの標準溶液は希エタノールで段階的に希釈し検量線を求め，これをもとに成分含量を算出する。

操作条件

検出器：紫外吸光光度計（測定波長：230 nm）

カラム：内径4.6 mm，長さ150 mmのステンレス管に5 μmの液体クロマトグラフィー用オクタデシルシリル化シリカゲルを充てんする。

カラム温度：40℃付近の一定温度

移動相：ラウリル硫酸ナトリウム（1→128）／アセトニトリル／リン酸（400：600：1）

流量：1.0 mL/min

カラムの選定：標準溶液10 µL につき上記の条件で操作するとき，クロトリマゾールの理論
段数およびシンメトリー係数は，10,000 段以上，1.5 以下である。

【185】 外皮用薬76

成 分 及 び 分 量 又 は 本 質	日本薬局方　ジブカイン塩酸塩　0.5 g 局 外 規　デキサメタゾン酢酸エステル　0.025 g 日本薬局方　l-メントール　1.0 g 　〃　　dl-カンフル　1.0 g 局 外 規　クロタミトン　5.0 g 基　剤　日本薬局方　親水クリーム　適量 　　　　全　　量　　100 g
製 造 方 法	以上をとり，クリーム剤の製法により製する。
用 法 及 び 用 量	1日数回，適量を患部に塗布する
効 能 又 は 効 果	虫さされ，かゆみ，じんましん
貯 蔵 方 法 及 び 有 効 期 間	遮光した気密容器
規 格 及 び 試 験 方 法	別記のとおり。
備 考	

規 格 及 び 試 験 方 法

　本品は定量するとき，ジブカイン塩酸塩（$C_{20}H_{29}N_3O_2 \cdot HCl$：379.92）0.45～0.55 %，デキサメタゾン酢酸エステル（$C_{24}H_{31}FO_6$：434.50）0.022～0.028 %，l-メントール（$C_{10}H_{20}O$：156.27）0.9～1.1 %，dl-カンフル（$C_{10}H_{16}O$：152.23）0.9～1.1 %及びクロタミトン（$C_{13}H_{17}NO$：203.28）4.5～5.5 %を含む。

性　状　白色の軟膏で特異なにおいがある。

確認試験　（1）　本品0.5 gにテトラヒドロフラン5 mLを加えて振り混ぜた後，ろ過し，ろ液を試料溶液とする。別にジブカイン塩酸塩2 mg及びクロタミトン20 mgをそれぞれメタノール4 mLに溶かし，標準溶液(1)及び標準溶液(2)とする。これらの液につき，薄層クロマトグラフィーにより試験を行う。試料溶液，標準溶液(1)及び標準溶液(2)2 μLずつを薄層クロマトグラフィー用シリカゲル（蛍光剤入り）を用いて調製した薄層板にスポットする。次に酢酸エチル／エタノール（99.5）／アンモニア水（28）混液（50：5：1）を展開溶媒として約10 cm展開した後，薄層板を風乾する。これに紫外線（主波長254 nm）を照射するとき，試料溶液から得た2個のスポットのRf値は，標準溶液(1)及び標準溶液(2)から得たそれぞれのスポットとRf値が等しい。

（2）　本品15 gをとり，酢酸エチル30 mLを加えて振り混ぜた後，酢酸エチルを分取し，水浴上で酢酸エチルを留去する。残留物をエタノール（95）20 mLに溶かし，ろ過する。ろ液に2,6-ジ-t-ブチルクレゾール試液10 mL及び水酸化ナトリウム試液10 mLを加え，還流冷却器を付け，水浴上で20分間加熱するとき，液は青紫色を呈する（デキサメタゾン酢酸エステル）。

（3）　本品6 gにテトラヒドロフラン5 mLを加えて振り混ぜた後，更にメタノール10 mLを加えて混和し，ろ過する。ろ液に硫酸5 mLを加えるとき，液は黄褐色を呈する（l-メントール）。

（4）　本品2.5 gにジエチルエーテル30 mLを加えて振り混ぜた後，ジエチルエーテル層を分取し，水浴上でジエチルエーテルを留去する。残留物に薄めたメタノール（6→10）4 mLを加え，振り混ぜた後，ろ過する。ろ液に2,4-ジニトロフェニルヒドラジン試液0.5 mLを加え，水浴上で5分間加熱する。冷後，水5 mLを加えて，放置した後，生成した沈殿をろ過する。ろ紙上の残留物を洗液が

無色となるまで水洗した後，残留物をエタノール（95）5 mL に溶かし，水酸化ナトリウム試液 2.5 mL を加えるとき，液は赤褐色を呈する（dl-カンフル）。

定量法 （1） 本品約 1.0 g を精密に量り，テトラヒドロフラン 30 mL を加えて振り混ぜた後，更にテトラヒドロフランを加えて正確に 50 mL とする。この液 5 mL を正確に量り，内標準溶液 3 mL を正確に加え，更にメタノールを加えて 25 mL とし，ろ過する。初めのろ液 5 mL を除き，次のろ液を試料溶液とする。別に定量用ジブカイン塩酸塩を酸化リン（V）を用いて 80 ℃で 5 時間減圧乾燥し，その約 0.02 g を精密に量り，テトラヒドロフランを加えて，正確に 20 mL とする。この液 2 mL を正確に量り，テトラヒドロフランを加えて，正確に 20 mL とする。この液 5 mL を正確に量り，内標準溶液 3 mL を正確に加え，更にメタノールを加えて 25 mL とし，標準溶液とする。試料溶液及び標準溶液 10 μL につき，次の条件で液体クロマトグラフィーにより試験を行い，内標準物質のピーク面積に対するジブカイン塩酸塩のピーク面積比 Q_T 及び Q_S を求める。

ジブカイン塩酸塩（$C_{20}H_{29}N_3O_2・HCl$）の量（mg）＝$W_s×Q_T/Q_S×1/4$

W_s：定量用ジブカイン塩酸塩の秤取量（mg）

内標準溶液 パラオキシ安息香酸ヘキシルのメタノール溶液（1 → 6000）

操作条件

検出器：紫外吸光光度計（測定波長：240 nm）

カラム：内径 4.6 mm，長さ 15 cm のステンレス管に 5 μm の液体クロマトグラフィー用オクタデシルシリル化シリカゲルを充てんする。

カラム温度：40 ℃付近の一定温度

移動相：ドデシル硫酸ナトリウム 3 g を薄めたリン酸（1 → 1000）に溶かして 1000 mL とする。この液 270 mL にメタノール 730 mL を加える。

流量：ジブカインの保持時間が約 10 分になるように調整する。

カラムの選定：標準溶液 10 μL につき，上記の条件で操作するとき，パラオキシ安息香酸ヘキシル，ジブカインの順に溶出し，それぞれのピークが完全に分離するものを用いる。

（2） 本品約 2.0 g を精密に量り，テトラヒドロフラン 25 mL を加えて振り混ぜた後，内標準溶液 5 mL を正確に加え，更にメタノールを加えて 50 mL とし，ろ過する。初めのろ液 5 mL を除き，次のろ液を試料溶液とする。別に定量用デキサメタゾン酢酸エステルを 105 ℃で 3 時間乾燥し，その約 0.01 g を精密に量り，メタノールに溶かし，正確に 100 mL とする。この液 5 mL を正確に量り，内標準溶液 5 mL を正確に加え，更にテトラヒドロフラン 25 mL 及びメタノールを加えて 50 mL とし，標準溶液とする。試料溶液及び標準溶液 10 μL につき，次の条件で液体クロマトグラフィーにより試験を行い，内標準物質のピーク面積に対するデキサメタゾン酢酸エステルのピーク面積比 Q_T 及び Q_S を求める。

デキサメタゾン酢酸エステル（$C_{24}H_{31}FO_6$）の量（mg）＝$W_s×Q_T/Q_S×1/20$

W_s：定量用デキサメタゾン酢酸エステルの秤取量（mg）

内標準溶液 パラオキシ安息香酸イソアミルのメタノール溶液（1 → 25000）

操作条件

検出器：紫外吸光光度計（測定波長：254 nm）

カラム：内径 4.6 mm，長さ 25 cm のステンレス管に 5 μm の液体クロマトグラフィー用オクタデシルシリル化シリカゲルを充てんする。

カラム温度：40 ℃付近の一定温度

移動相：水／アセトニトリル混液（55：45）

流量：デキサメタゾン酢酸エステルの保持時間が約 10 分になるように調整する。

カラムの選定：標準溶液10 μL につき，上記の条件で操作するとき，デキサメタゾン酢酸エステル，パラオキシ安息香酸イソアミルの順に溶出し，その分離度が15以上のものを用いる。

（3）　本品約2.5 g を精密に量り，テトラヒドロフラン25 mL を加えて振り混ぜた後，内標準溶液5 mL を正確に加え，更にメタノールを加えて50 mL とし，ろ過する。初めのろ液5 mL を除き，次のろ液を試料溶液とする。別に定量用l-メントール約0.025 g 及び定量用 dl-カンフル約0.025 g をそれぞれ精密に量り，テトラヒドロフラン25 mL に溶かし，内標準溶液5 mL を正確に加え，更にメタノールを加えて50 mL とし，標準溶液とする。試料溶液及び標準溶液2 μL につき，次の条件でガスクロマトグラフィーにより試験を行い，試料溶液の内標準物質のピーク面積に対するl-メントール及び dl-メントールのピーク面積比 Q_{Ta} 及び Q_{Tb} 並びに標準溶液の内標準溶液のピーク面積に対するl-メントール及び dl-メントールのピーク面積比 Q_{Sa} 及び Q_{Sb} を求める。

$$l-メントール（C_{10}H_{20}O）の量（mg）= W_{Sa} \times Q_{Ta}/Q_{Sa}$$

$$dl-カンフル（C_{10}H_{16}O）の量（mg）= W_{Sb} \times Q_{Tb}/Q_{Sb}$$

　　　　W_{Sa}：定量用l-メントールの秤取量（mg）

　　　　W_{Sb}：定量用 dl-カンフルの秤取量（mg）

　内標準溶液　サリチル酸メチルのメタノール溶液（0.8 → 100）

　操作条件

　　検出器：水素炎イオン化検出器

　　カラム：内径約3 mm，長さ3 m のガラス管にガスクロマトグラフィー用ポリエチレングリコール20 M をシラン処理した180～250 μm のガスクロマトグラフィー用ケイソウ土に10 %の割合で被覆したものを充てんする。

　　カラム温度：145 ℃付近の一定温度

　　キャリヤーガス：窒素

　　流量：dl-カンフルの保持時間が約7分になるように調整する。

　　カラムの選定：標準溶液2 μL につき，上記の条件で操作するとき，dl-カンフル，l-メントール，サリチル酸メチルの順に流出し，l-メントールとサリチル酸メチルの分離度が6以上のものを用いる。

（4）　本品1.0 g を精密に量り，テトラヒドロフラン30 mL を加えて振り混ぜた後，更にテトラヒドロフランを加えて正確に50 mL とする。この液5 mL を正確に量り，メタノールを加えて正確に25 mL とし，ろ過する。初めのろ液5 mL を除き，次のろ液5 mL を正確に量り，内標準溶液5 mL を正確に加え，更にメタノールを加えて50 mL とし，試料溶液とする。別に定量用クロタミトン約0.05 g を精密に量り，テトラヒドロフランに溶かし，正確に50 mL とする。この液5 mL を正確に量り，メタノールを加えて正確に25 mL とする。この液5 mL を正確に量り，内標準溶液5 mL を正確に加え，更にメタノールを加えて50 mL とし，標準溶液とする。試料溶液及び標準溶液10 μL につき，次の条件で液体クロマトグラフィーにより試験を行い，内標準物質のピーク面積に対するクロタミトンのピーク面積比 Q_T 及び Q_S を求める。

$$クロタミトン（C_{13}H_{17}NO）の量（mg）= W_S \times Q_T/Q_S$$

　　　　W_S：定量用クロタミトンの秤取量（mg）

　内標準溶液　p-トルイル酸エチルのメタノール溶液（1 → 7500）

　操作条件

　　検出器：紫外吸光光度計（測定波長：254 nm）

　　カラム：内径4.6 mm，長さ15 cm のステンレス管に5 μm の液体クロマトグラフィー用オク

タデシルシリル化シリカゲルを充てんする。

カラム温度：40℃付近の一定温度

移動相：メタノール／水混液（6：4）

流量：クロタミトンの保持時間が約10分になるように調整する。

カラムの選定：標準溶液10μLにつき，上記の条件で操作するとき，クロタミトン，p-トルイル酸エチルの順に溶出し，それぞれのピークが完全に分離するものを用いる。

【186】 外皮用薬 77

成 分 及 び 分 量 又 は 本 質				
		局 外 規	デキサメタゾン酢酸エステル	0.025 g
		日本薬局方	トコフェロール酢酸エステル	2.0 g
	基 剤	〃	親水クリーム	30.0 g
		局 外 規	クロタミトン	5.0 g
	防腐剤	日本薬局方	パラオキシ安息香酸メチル	0.013 g
	防腐剤	〃	パラオキシ安息香酸プロピル	0.007 g
	溶 剤	〃	精製水又は精製水（容器入り）	適量
			全 量	100 mL
製 造 方 法	以上をとり，ローション剤の製法により製する。			
用 法 及 び 用 量	1日数回，適量を患部に塗布する。			
効 能 又 は 効 果	湿疹，皮膚炎，あせも，かぶれ，かゆみ，しもやけ，虫さされ，じんましん			
貯 蔵 方 法 及 び 有 効 期 間	気密容器			
規格及び試験方法	別記のとおり。			
備 考				

規 格 及 び 試 験 方 法

本品は定量するとき，デキサメタゾン酢酸エステル（$C_{24}H_{31}FO_6$：434.50）0.022〜0.028 %，トコフェロール酢酸エステル（$C_{31}H_{52}O_3$：472.74）1.8〜2.2 %及びクロタミトン（$C_{13}H_{17}NO$：203.28）4.5〜5.5 %を含む。

性　状　本品は白色のローションである。

確認試験　（1）　本品 15 mL をとり，蒸発乾固する。残留物にエタノール（95）20 mL を加え，水浴上で加温しながらよくかき混ぜる。冷後，ろ過し，ろ液に 2,6-ジ-t-ブチルクレゾール試液 10 mL 及び水酸化ナトリウム試液 10 mL を加え，還流冷却器を付け，水浴上で 20 分間加熱するとき，液は青紫色を呈する（デキサメタゾン酢酸エステル）。

（2）　本品 2.5 mL にエタノール（99.5）5 mL を加えて振り混ぜた後，ろ過し，ろ液を試料溶液とする。別にトコフェロール酢酸エステル 0.05 g をエタノール（99.5）5 mL に溶かし，標準溶液とする。これらの液につき，薄層クロマトグラフィーにより試験を行う。試料溶液及び標準溶液 5 μL ずつを薄層クロマトグラフィー用シリカゲル（蛍光剤入り）を用いて調製した薄層板にスポットする。次にクロロホルムを展開溶媒として約 10 cm 展開した後，薄層板を風乾する。これに紫外線（主波長 254 nm）を照射するとき，試料溶液から得たスポットは，標準溶液から得たスポットと Rf 値が等しい。

（3）　本品 0.5 mL にメタノール 5 mL を加えて振り混ぜた後，ろ過し，ろ液を試料溶液とする。別にクロタミトン 25 mg をメタノール 5 mL に溶かし，標準溶液とする。これらの液につき，薄層クロマトグラフィーにより試験を行う。試料溶液及び標準溶液 3 μL ずつを薄層クロマトグラフィー用シリカゲル（蛍光剤入り）を用いて調製した薄層板にスポットする。次に酢酸エチル／エタノール（99.5）／アンモニア水（28）混液（50：5：1）を展開溶媒として約 10 cm 展開した後，薄層板を風乾する。これに紫外線（主波長 254 nm）を照射するとき，試料溶液から得たスポットは，標準溶液から得たスポットと Rf 値が等しい。

定 量 法 （1） 本品2mLを正確に量り，メタノール30mLを加えて振り混ぜた後，内標準溶液5mLを正確に加え，更にメタノールを加えて50mLとし，遠心分離後，ろ過する。初めのろ液3mLを除き，次のろ液を試料溶液とする。別に定量用デキサメタゾン酢酸エステルを105℃で3時間乾燥し，その約0.01gを精密に量り，メタノールに溶かし，正確に100mLとする。この液5mLを正確に量り，内標準溶液5mLを正確に加え，更にメタノールを加えて50mLとし，標準溶液とする。試料溶液及び標準溶液25μLにつき，次の条件で液体クロマトグラフィーにより試験を行い，内標準物質のピーク面積に対する酢酸デキサメタゾンのピーク面積比 Q_T 及び Q_S を求める。

$$デキサメタゾン酢酸エステル（C_{24}H_{31}FO_6）の量（mg）＝W_s×Q_T/Q_S×1/20$$

W_s：定量用デキサメタゾン酢酸エステルの秤取量（mg）

内標準溶液　パラオキシ安息香酸イソアミルのメタノール溶液（1→25000）

操作条件

検出器：紫外吸光光度計（測定波長：254nm）

カラム：内径4.6mm，長さ25cmのステンレス管に5μmの液体クロマトグラフィー用オクタデシルシリル化シリカゲルを充てんする。

カラム温度：40℃付近の一定温度

移動相：水／アセトニトリル混液（55：45）

流量：デキサメタゾン酢酸エステルの保持時間が約10分になるように調整する。

カラムの選定：標準溶液25μLにつき，上記の条件で操作するとき，デキサメタゾン酢酸エステル，パラオキシ安息香酸イソアミルの順に溶出し，その分離度は15以上のものを用いる。

（2）　本品1mLを正確に量り，メタノール30mLを加えて振り混ぜた後，内標準溶液5mLを正確に加え，更にメタノールを加えて50mLとし，遠心分離後，ろ過する。初めのろ液3mLを除き，次のろ液を試料溶液とする。別に定量用トコフェロール酢酸エステル約0.02gを精密に量り，内標準溶液5mLを正確に加え，更にメタノールを加えて50mLとし，標準溶液とする。試料溶液及び標準溶液10μLにつき，次の条件で液体クロマトグラフィーにより試験を行い，内標準物質のピーク面積に対するトコフェロール酢酸エステルのピーク面積比 Q_T 及び Q_S を求める。

$$トコフェロール酢酸エステル（C_{31}H_{52}O_3）の量（mg）＝W_s×Q_T/Q_S$$

W_s：定量用トコフェロール酢酸エステルの秤取量（mg）

内標準溶液　フタル酸ジ-n-オクチルのメタノール溶液（5→1000）

操作条件

検出器：紫外吸光光度計（測定波長：280nm）

カラム：内径4.6mm，長さ25cmのステンレス管に5μmの液体クロマトグラフィー用オクタデシルシリル化シリカゲルを充てんする。

カラム温度：40℃付近の一定温度

移動相：メタノール

流量：トコフェロール酢酸エステルの保持時間が約13分になるように調整する。

カラムの選定：標準溶液10μLにつき，上記の条件で操作するとき，フタル酸ジ-n-オクチル，トコフェロール酢酸エステルの順に溶出し，それぞれのピークが完全に分離するものを用いる。

（3）　本品1mLを正確に量り，メタノール30mLを加えて振り混ぜた後，更にメタノールを加えて正確に50mLとし，遠心分離後，ろ過する。初めのろ液5mLを除き，次のろ液5mLを正確に量り，メタノールを加えて正確に25mLとする。この液5mLを正確に量り，内標準溶液5mLを正確に加

え，更にメタノールを加えて 50 mL とし，試料溶液とする。別に定量用クロタミトン約 0.05 g を精密に量り，メタノールに溶かし，正確に 50 mL とする。この液 5 mL を正確に量り，メタノールを加えて正確に 25 mL とする。この液 5 mL を正確に量り，内標準溶液 5 mL を正確に加え，更にメタノールを加えて 50 mL とし，標準溶液とする。試料溶液及び標準溶液 10 μL につき，次の条件で液体クロマトグラフィーにより試験を行い，内標準物質のピーク面積に対するクロタミトンのピーク面積比 Q_T 及び Q_S を求める。

クロタミトン（$C_{13}H_{17}NO$）の量（mg）＝ $W_S \times Q_T / Q_S$

W_S：定量用クロタミトンの秤取量（mg）

内標準溶液　p-トルイル酸エチルのメタノール溶液（1 → 7500）

操作条件

検出器：紫外吸光光度計（測定波長：254 nm）

カラム：内径 4.6 mm，長さ 15 cm のステンレス管に 5 μm の液体クロマトグラフィー用オクタデシルシリル化シリカゲルを充てんする。

カラム温度：40℃付近の一定温度

移動相：メタノール／水混液（6：4）

流量：クロタミトンの保持時間が約 10 分になるように調整する。

カラムの選定：標準溶液 10 μL につき，上記の条件で操作するとき，クロタミトン，p-トルイル酸エチルの順に溶出し，それぞれのピークが完全に分離するものを用いる。

【187】 外皮用薬78

成分及び分量又は本質	日本薬局方	サリチル酸, 細末	10.0 g
	〃	薬用炭	10.0 g
	基 剤 〃	単軟膏	適量
		全 量	100 g
製 造 方 法	以上をとり, 軟膏剤の製法により製する。		
用 法 及 び 用 量	適宜, 適量を患部に塗布するか, 又はガーゼなどに展延し, 患部に貼付する。		
効 能 又 は 効 果	おでき・面ちょう・吹出物などのはれものの吸出し		
貯 蔵 方 法 及 び 有 効 期 間	気密容器		
規格及び試験方法	別記のとおり。		
備 考			

規 格 及 び 試 験 方 法

本品は定量するとき, サリチル酸 ($C_7H_6O_3$：138.12) 9〜11 %を含む。

性 状 本品は黒色である。

確認試験 （1） 本品2 gにジエチルエーテル20 mLを加えてよくかき混ぜ, ろ過する。ろ液に炭酸水素ナトリウム試液10 mLを加えて振り混ぜた後, 水層を分取する。この液1 mLをとり,「複方サリチル酸精」の確認試験(1)を準用する。(サリチル酸)

（2） 本品0.2 gに, テトラヒドロフラン10 mLを加えてよくかき混ぜ, ろ過し, 試験溶液とする。別にサリチル酸0.01 gをテトラヒドロフラン5 mLに溶かし, 標準溶液とする。これらの液につき, 薄層クロマトグラフィーにより試験を行なう。試験溶液及び標準溶液5 μLずつを薄層クロマトグラフィー用シリカゲル（蛍光剤入り）を用いて調製した薄層板にスポットする。次にクロロホルム／アセトン／酢酸（100）混液（45：5：1）を展開溶媒とし約10 cm展開した後, 薄層版を風乾する。これに紫外線（主波長254 nm）を照射するとき, 試料溶液及び標準溶液から得たスポットのRf値は等しい。また, 薄層板に塩化鉄（Ⅲ）試液を均等に噴霧するとき, 標準溶液から得たスポット及びそれに対応する位置の試料溶液から得たスポットは, 紫色を呈する。

定量法 本品約1 gを精密に量り, テトラヒドロフラン50 mLを加えて振り混ぜた後, メタノールを加えて100 mLとする。この液をろ過し, 初めのろ液10 mLを除き, 次のろ液10 mLを正確に量り, 内部標準液5 mLを正確に加え, 更に薄めたメタノール（1→2）を加えて正確に100 mLとし, 孔径0.45 μm以下のメンブランフィルターでろ過し, 初めのろ液10 mLを除き, 次のろ液を試料溶液とする。別に定量用サリチル酸をデシケーター（シリカゲル）で3時間乾燥し, その約0.1 gを精密に量り, 薄めたメタノール（1→2）に溶かし, 正確に100 mLとする。この液10 mLを正確に量り, 内部標準液5 mLを正確に加え, 更に薄めたメタノール（1→2）を加えて100 mLとし, 標準溶液とする。試料溶液及び標準溶液15 μLにつき, 次の条件で液体クロマトグラフィーにより試験を行ない, 内標準物質のピーク面積に対するサリチル酸のピーク面積の比Q_T及びQ_Sを求める。

サリチル酸の量（$C_7H_6O_3$）の量（mg）＝$W_s \times Q_T/Q_S$

W_s：定量用サリチル酸の秤取量（mg）

内部標準液 テオフィリンの薄めたメタノール（1→2）溶液（1→5000）

操作条件

　　検出器：紫外吸光光度計（測定波長：270 nm）

　　カラム：内径約 4.6 mm，長さ 25 cm のステンレス管に 5 μm の液体クロマトグラフィー用オ
　　　　　　クタデシルシリル化シリカゲルを充てんする。

　　カラム温度：40℃付近の一定温度

　　移動相：pH 7.0 の 0.1 mol/L リン酸塩緩衝液／メタノール混液（3：1）

　　流量：サリチル酸の保持時間が約 17 分になるように調整する。

　　カラムの選定：安息香酸 0.2 g，サリチル酸 0.2 g 及びテオフィリン 0.05 g を薄めたメタノー
　　　　　　ル（1→2）100 mL に溶かす。この液 10 mL に薄めたメタノール（1→2）90 mL を
　　　　　　加える。この液 10 μL につき，上記の条件で操作するとき，安息香酸，テオフィリン，
　　　　　　サリチル酸の順で溶出し，それぞれのピークが完全に分離するものを用いる。

【188】 K1

成分及び分量又は本質	日本薬局方	ケ イ ヒ	3.0 g
	〃	ボ レ イ	3.0 g
	〃	シュクシャ	2.0 g
	〃	エンゴサク	3.0 g
	〃	ウイキョウ	2.0 g
	〃	カンゾウ	2.0 g
	〃	リョウキョウ	1.0 g
		全　量	16.0 g
製　造　方　法	以上の切断又は破砕した生薬をとり，1包として製する。		
用　法　及　び　用　量	本品1包に水約500 mLを加えて，半量ぐらいまで煎じつめ，煎じかすを除き，煎液を3回に分けて食間に服用する。上記は大人の1日量である。15才未満7才以上　大人の⅔，7才未満4才以上　大人の½，4才未満2才以上　大人の⅓，2才未満　大人の¼以下を服用する。		
効　能　又　は　効　果	体力中等度以外で，腹部は力がなくて，胃痛又は腹痛があって，ときに胸やけや，げっぷ，胃もたれ，食欲不振，はきけ，嘔吐などを伴うものの次の諸症：神経性胃炎，慢性胃炎，胃腸虚弱		
貯蔵方法及び有効期間	密閉容器		
規格及び試験方法	別記のとおり。		
備　　　　考	安中散料		

規 格 及 び 試 験 方 法

性　状　本品は特異なにおいがある。

確認試験　本品1包を白紙上に広げ，各生薬を外観的に選別し，それぞれの生薬につき，次の試験を行う。

（1）ケイヒ　外面は暗赤褐色を呈し，内面は赤褐色を呈し，平滑である。横断面はやや繊維性で赤褐色を呈し淡褐色の薄層が見られる。特異なにおいがあり，味は甘く，辛く，後にやや粘液性で，わずかに収れん性である。

　横切片を鏡検するとき，一次皮部と二次皮部はほとんど連続した石細胞環で区分され，環の外辺にはほぼ円形に結集した繊維束を伴い，環の各石細胞の壁はしばしばU字形に肥厚する。二次皮部中には石細胞を認めず，まばらに少数の厚膜繊維を認める。柔組織中には油細胞，粘液細胞及びでんぷん粒を含む。放射組織中には微細なシュウ酸カルシウムの針晶を含む細胞がある。

（2）ボレイ　薄い小片に砕いた貝がらで，外面は淡緑灰褐色，内面は乳白色を呈する。ほとんどにおい及び味はない。

　また，「ボレイ」の確認試験を準用する。

（3）シュクシャ　ほぼ球形又はだ円形を呈し，長さ1〜1.5 cm，径0.8〜1 cm，外面は灰褐色〜暗褐色を呈し，石灰を散布して乾燥したものは白粉を付けている。種子塊は薄い膜で三部に分かれ，各部には仮種皮によって接合する10〜20粒の種子がある。種子は多角形の粒状で，長さ0.3〜0.5 cm，径約0.3 cm，外面には暗褐色で多数の細かい突起があり，質は堅い。種子を縫線に沿って縦断し，

ルーペ視するとき，切面は細長く，へそは深くくぼみ，合点はややくぼんでいる。外乳は白色で，淡黄色の内乳及び胚を包み，胚は細長い。かめば特異な芳香があり，味は辛い。

（4）　**エンゴサク**　ほぼ偏球形又はこぶ状突起のある多角形を呈し，径1〜2cmで，一端に茎の跡がある。外面は灰黄色又は灰褐色で質は堅く，切断面は黄色で平滑又は灰黄緑色で粒状である。味は苦い。

　　また，「エンゴサク」の確認試験を準用する。

（5）　**ウイキョウ**　双懸果で長円柱形を呈し，長さ3.5〜8mm，幅1〜2.5mmである。外面は灰黄緑色〜灰黄色で，互いに密接する2個の分果の各々には5本の隆起線がある。双懸果はしばしば長さ2〜10mmの果柄を付ける。特異なにおい及び味がある。

　　横切片を鏡検するとき，腹面に近い隆起線は背面のものより著しく隆起し，各隆起線間に1個の大きな油道があり，腹面には2個の油道がある。

（6）　**カンゾウ**　外面（周皮）は暗褐色〜赤褐色で縦じわがあり，切断面は淡黄色で繊維質を呈する。横断面では，皮部と木部の境界はほぼ明らかで，放射状の構造を現わす。味は甘い。

　　横切片を鏡検するとき，皮付きカンゾウでは黄褐色の多層のコルク層とその内層に1〜3細胞層のコルク皮層がある。皮部には放射組織が退廃師部と交互に放射状に配列し，師部には結晶細胞列で囲まれた厚膜で木化不十分な師部繊維群がある。木部には3〜10細胞列の放射組織が黄色で巨大な道管と交互に放射状に配列し，道管は結晶細胞列で囲まれた木部繊維及び木部柔細胞を伴い，ストロンに基づくものでは柔細胞性の髄がある。柔細胞中にはでんぷん粒を含み，またしばしばシュウ酸カルシウムの単晶を含む。皮去りカンゾウでは周皮及び師部の一部を欠いている。

（7）　**リョウキョウ**　やや湾曲した円柱形を呈し，しばしば分枝する。長さ2〜8cm，径6〜15mmである。外面は赤褐色〜暗褐色を呈し，細かい縦じわ及び灰白色の輪節があり，ところどころに細根の跡がある。質は堅くて折りにくい。折面は淡褐色を呈し，繊維性で，皮層部の厚さは中心柱の径とほぼ等しい。特異なにおいがあり，味は極めて辛い。

　　横切片を鏡検するとき，最外層は表皮からなり，表皮細胞にはしばしば樹脂様物質を含む。表皮につづき，皮層，内皮，中心柱が認められる。皮層と中心柱は1層の内皮によって区分される。皮層及び中心柱は柔組織からなり，繊維で囲まれた維管束が散在する。柔組織中には褐色の油様物質を含む油細胞が散在し，柔細胞中にはシュウ酸カルシウムの単晶を含み，単粒のでんぷん粒は，卵円形，楕円形，又は長卵形でへそは偏在し，径10〜40μmである。2〜8粒からなる複粒も含まれる。

　　また，「リョウキョウ」の確認試験を準用する。

【189】 Ｋ１—①

成分及び分量 又 は 本 質	日本薬局方 ケ イ ヒ	3.0 g
	〃 ボ レ イ	3.0 g
	〃 シュクシャ	2.0 g
	〃 エンゴサク	3.0 g
	〃 ウイキョウ	2.0 g
	〃 カ ン ゾ ウ	2.0 g
	〃 リョウキョウ	1.0 g
	全 量	16.0 g
製 造 方 法	以上の生薬をそれぞれ末とし，散剤の製法により製して，１包2.0 gとする。	
用 法 及 び 用 量	大人１日３回１回１包宛，食前又は空腹時に服用する。 15才未満７才以上　大人の⅔，　７才未満４才以上　大人の½，　４才未満２才以上 大人の⅓，　２才未満　大人の¼を服用する。	
効 能 又 は 効 果	体力中等度以外で腹部は力がなくて，胃痛又は腹痛があって，ときに胸やけや，げっ ぷ，胃もたれ，食欲不振，はきけ，嘔吐などを伴うものの次の諸症：神経性胃炎， 慢性胃炎，胃腸虚弱	
貯 蔵 方 法 及 び 有 効 期 間	密閉容器	
規格及び試験方法	別記のとおり。	
備 考	安中散	

規 格 及 び 試 験 方 法

性　状　本品は，褐色の粉末で，特異なにおいがあり，味はわずかに甘い。

確認試験

（１）　**ケイヒ**　本品５gにヘキサン10 mLを加え，３分間振り混ぜた後，ろ過し，ろ液を試料溶液とする。別に，ケイヒ末0.9 gをとり試料溶液と同様に操作して標準溶液とする。これらの液につき，薄層クロマトグラフ法により試験を行う。試料溶液及び標準溶液20 μLずつを薄層クロマトグラフ用シリカゲル（蛍光剤入り）を用いて調製した薄層板にスポットする。次にヘキサン・酢酸エチル混液（4：1）を展開溶媒として約10 cm展開した後，薄層板を風乾する。これに紫外線（主波長254 nm）を照射するとき，試料溶液から得た数個のスポットのうち１個のスポットは，標準溶液から得た主スポットと色調及びRf値が等しい。また，このスポットは2,4-ジニトロフェニルヒドラジン試液を噴霧するとき，黄だいだい色を呈する。

（２）　**ウイキョウ**　本品５gにヘキサン10 mLを加え，３分間振り混ぜた後，ろ過し，ろ液を試料溶液とする。別に，ウイキョウ末0.6 gをとり試料溶液と同様に操作して標準溶液とする。これらの液につき，薄層クロマトグラフ法により試験を行う。試料溶液及び標準溶液５μLずつを薄層クロマトグラフ用シリカゲル（蛍光剤入り）を用いて調製した薄層板にスポットする。次にヘキサン・酢酸エチル混液（20：1）を展開溶媒として約10 cm展開した後，薄層板を風乾する。これに紫外線（主波長254 nm）を照射するとき，試料溶液から得た数個のスポットのうち１個のスポットは，標準溶液から得た主スポットと色調及びRf値が等しい。

（３）　**シュクシャ**　本品20 gにジエチルエーテル50 mLを加え，還流冷却器をつけて，水浴上で10

分間加熱する。冷後，ろ過し，ろ液を蒸発乾固し，残留物にヘキサン2mLを加えて溶かし，必要ならば，ろ過して試料溶液とする。別にシュクシャ末2.5gをとり試料溶液と同様に操作して標準溶液とする。これらの液につき，薄層クロマトグラフ法により試験を行う。試料溶液及び標準溶液20μLずつを薄層クロマトグラフ用シリカゲルを用いて調製した薄層板にスポットする。次にヘキサン・酢酸エチル混液（20：1）を展開溶媒として約10cm展開した後，薄層板を風乾する。これに4-メトキシベンズアルデヒド・硫酸試液を均等に噴霧し，105℃で5分間加熱するとき，試料溶液から得た数個のスポットのうち1個のスポットは，標準溶液から得た緑色のスポットと色調及びRf値が等しい。

（4）　リョウキョウ　本品10gにアセトン50mLを加え，還流冷却器をつけて，水溶上で10分間加熱し，冷後，ろ過する。ろ液を蒸発乾固し，残留物にクロロホルム2mLを加えて溶かし，必要ならば，ろ過して試料溶液とする。別にリョウキョウ，細末0.6gをとり試料溶液と同様に操作して標準溶液とする。これらの液につき，薄層クロマトグラフ法により試験を行う。試料溶液及び標準溶液5μLずつを薄層クロマトグラフ用シリカゲル（蛍光剤入り）を用いて調製した薄層板にスポットする。次にヘキサン・酢酸エチル混液（1：1）を展開溶媒として約10cm展開した後，薄層板を風乾する。これに紫外線（主波長254nm）を照射するとき，試料溶液から得たスポットのうち1個のスポットは，標準溶液から得た主スポットと色調及びRf値が等しい。また紫外線（主波長365nm）を照射するとき，このスポットは黄白色の蛍光を発する。

（5）　カンゾウ　本品5gにメタノール10mLを加え，3分間振り混ぜた後，ろ過する。ろ液5mLをとり，水を加えて50mLとした後，オクタデシルシリル化シリカゲル約0.4gを充塡したカートリッジカラム*に注入し，メタノール2mLで溶出し，この溶出液を試料溶液とする。別にカンゾウ末0.6gをとり試料溶液と同様に操作して標準溶液とする。これらの液につき，薄層クロマトグラフ法により試験を行う。試料溶液及び標準溶液10μLずつを薄層クロマトグラフ用シリカゲル（蛍光剤入り）を用いて調製した薄層板にスポットする。次に1-ブタノール・水・酢酸（100）混液（7：2：1）を展開溶媒として約10cm展開した後，薄層板を風乾する。これに紫外線（主波長254nm）を照射するとき，試料溶液から得たクロマトグラムの中に，標準溶液から得た暗紫色のスポットと色調及びRf値が等しい数個のスポットが存在する。またこの薄層板に4-メトキシベンズアルデヒド・硫酸試液を均等に噴霧し，105℃で5分間加熱するとき，これらのスポットは同一の色調を呈する。

（6）　エンゴサク　本品10gにメタノール50mLを加え，3分間振り混ぜた後，ろ過する。ろ液を蒸発乾固し，残留物にメタノール2mLを加えて溶かし，必要ならばろ過して試料溶液とする。別にエンゴサク細末1.9gをとり試料溶液と同様に操作して標準溶液とする。これらの液につき，薄層クロマトグラフ法により試験を行う。試料溶液及び標準溶液10μLずつを薄層クロマトグラフ用シリカゲルを用いて調製した薄層板にスポットする。次にヘキサン・酢酸エチル・アンモニア水（28）混液（25：25：1）を展開溶媒として約10cm展開した後，薄層板を風乾する。更に110℃で10分間加熱した後，これに紫外線（主波長365nm）を照射するとき，試料溶液から得た数個のスポットのうち1個のスポットは，標準溶液から得た黄白色蛍光を発するスポットと色調及びRf値が等しい。また，これらのスポットは噴霧用ドラーゲンドルフ試液を均等に噴霧するとき，黄だいだい色を呈する。

（7）　ボレイ末　本品5gをとり，水20mLを加えて振り混ぜた後，希塩酸5mLを加えるとガスを発生する。

［注］*ウォーターズ社製セップパックC18又はこれと同等の性能を有するもの。

【190】 K2

成 分 及 び 分 量 又 は 本 質	日本薬局方	ト ウ キ	3.0 g
	〃	シャクヤク	3.0 g
	〃	センキュウ	3.0 g
	〃	ニ ン ジ ン	3.0 g
	〃	ビャクジュツ	3.0 g
	〃	ブクリョウ	4.0 g
	〃	ケ イ ヒ	2.0 g
	別 紙 規 格	粟	2.0 g
		全 量	23.0 g
製 造 方 法	以上の切断又は破砕した生薬をとり，1包として製する。		
用 法 及 び 用 量	本品1包に水約500 mLを加えて，半量ぐらいまで煎じつめ，熱いうちに煎じかすを除き，煎液を3回に分けて食間に服用する。上記は大人の1日量である。15才未満7才以上　大人の⅔，7才未満4才以上　大人の½，4才未満2才以上大人の⅓，2才未満　大人の¼以下を服用する。本剤は必ず1日分ずつ煎じ，数日分をまとめて煎じないこと。		
効 能 又 は 効 果	体力中等度以下で，顔色悪くて食欲なく，疲れやすいものの次の諸症：急・慢性胃腸炎，冷えによる下痢		
貯 蔵 方 法 及 び 有 効 期 間	密閉容器		
規格及び試験方法	別記のとおり。		
備　　　　考	胃風湯		

規 格 及 び 試 験 方 法

性　　状　本品は特異なにおいがある。

確認試験　本品1包を白紙上に広げ，各生薬を外観的に選別し，それぞれの生薬につき，次の試験を行う。

（1）　トウキ　外面は暗褐色〜赤褐色で，縦じわがあり，切断面は暗褐色〜黄褐色を呈する。特異なにおいがあり，味はわずかに甘く，後にやや辛い。

　横切片を鏡検するとき，コルク層は4〜10層からなり，その内側に数層の厚角組織がある。皮部には分泌細胞に囲まれた多数の油道及びしばしば大きなすき間がある。皮部と木部の境界は明らかで，木部では多数の道管と放射組織とが交互に放射状に配列し，外方の道管は単独又は数個集まってやや密に配列してくさび状をなすが，中心部付近の道管は極めてまばらに存在する。でんぷん粒は単粒又はまれに2〜5個の複粒で，単粒の径は20μm以下，複粒は25μmに達する。でんぷん粒はしばしばのり化している。

（2）　シャクヤク　外面は褐色〜淡灰褐色を呈し，横断面はち密で淡灰褐色を呈し，木部には淡褐色の放射状の線がある。わずかに特異なにおいがあり，味は初めわずかに甘く，後に渋くてわずかに苦い。

　また，「シャクヤク」の確認試験を準用する。

（3）　センキュウ　外面は灰褐色〜暗褐色で，切断面は灰白色〜灰褐色，半透明で，ときにはうつろ

302

がある。質は密で堅い。特異なにおいがあり，味はわずかに苦い。

横切片を鏡検するとき，皮部及び髄には油道が散在する。木部には厚膜で木化した木部繊維が大小不同の群をなして存在する。でんぷん粒は，通例，のり化していて，まれに径5～25 μm の粒として認めることがある。シュウ酸カルシウム結晶は認めない。

（4） ニンジン　外面は淡黄褐色～淡灰褐色を呈し，縦じわがあり，横断面は淡黄褐色を呈し，形成層の付近は褐色を呈する。特異なにおいがあり，味は初めわずかに甘く，後にやや苦い。

また，「ニンジン」の確認試験を準用する。

（5） ビャクジュツ　外面は淡灰黄色～淡黄白色で，ところどころ灰褐色を呈し，横切面には淡黄褐色～褐色の分泌物による細点がある。特異なにおいがあり，味はわずかに苦い。

横切片を鏡検するとき，皮部の柔組織中にはしばしば師部の外側に接して繊維束があり，放射組織の末端部には淡褐色～褐色の内容物を含む油室がある。木部には大きい髄を囲んで放射状に配列した短径の道管とそれを囲む著しい繊維束がある。髄及び放射組織中には皮部と同様な油室があり，柔組織中にはイヌリンの結晶及びシュウ酸カルシウムの小針晶を含む。

また，「ビャクジュツ」の確認試験を準用する。

（6） ブクリョウ　白色又はわずかに淡赤色を帯びた白色である。外層が残存するものは暗褐色～暗赤褐色で，きめがあらく，裂け目がある。質は堅いが砕きやすい。味はないがやや粘液ようである。

また，「ブクリョウ」の確認試験を準用する。

（7） ケイヒ　外面は暗赤褐色を呈し，内面は赤褐色を呈し，平滑である。切面はやや繊維性で赤褐色を呈し淡褐色の薄層がある。特異なにおいがあり，味は甘く，辛く，後にやや粘液性で，わずかに収れん性である。

横切片を鏡検するとき，一次皮部と二次皮部はほとんど連続した石細胞環で区分され，環の外辺にはほぼ円形に結集した繊維束を伴い，環の各石細胞の壁はしばしばU字形に肥厚する。二次皮部中には石細胞を認めず，まばらに少数の厚膜繊維を認める。柔組織中には油細胞，粘液細胞及びでんぷん粒を含む。放射組織中には微細なシュウ酸カルシウムの針晶を含む細胞がある。

（8） アワ　類円形を呈し，直径2 mm，一端はややとがり一端は丸みを帯びている。外面は淡黄色で，やや角質である。内部は淡黄色あるいは黄白色で，粉性である。味はわずかに甘い。

乾燥減量　14 %以下。

灰　　分　4 %以下。

別紙規格　　　　　　　　　粟 の 規 格 及 び 試 験 方 法

本品はアワ *Setaria italica* Beauv（*Gramineae*）の種皮を除いた種子である。

性　　状　本品は類円形を呈し，直径2 mm，一端はややとがり一端は丸みを帯びている。外面は淡黄色で，やや角質である。内部は淡黄色あるいは黄白色で，粉性である。本品はわずかににおいがあり，わずかに甘い。

確認試験　本品の粉末にヨウ素試液を加えるとき，暗青紫色を呈する。

乾燥減量　14 %以下（6 時間）。

灰　　分　2 %以下。

【191】 K 3

成分及び分量 又 は 本 質	日本薬局方	ソウジュツ	2.5 g
	〃	チ ン ピ	2.5 g
	〃	タ ク シ ャ	2.5 g
	〃	ビャクジュツ	2.5 g
	〃	コ ウ ボ ク	2.5 g
	〃	チ ョ レ イ	2.5 g
	〃	シ ャ ク ヤ ク	2.5 g
	〃	ブ ク リ ョ ウ	2.5 g
	〃	ケ イ ヒ	2.0 g
	〃	タ イ ソ ウ	1.5 g
	〃	カ ン ゾ ウ	1.0 g
	〃	ショウキョウ	1.5 g
		全　　　量	26.0 g
製 造 方 法	以上の切断又は破砕した生薬をとり，1包として製する。		
用 法 及 び 用 量	本品1包に水約500 mLを加えて，半量ぐらいまで煎じつめ，煎じかすを除き，煎液を3回に分けて食間に服用する。上記は大人の1日量である。 15才未満7才以上　大人の⅔，7才未満4才以上　大人の½，4才未満2才以上大人の⅓，2才未満　大人の¼以下を服用する。		
効 能 又 は 効 果	体力中等度で，水様瀉性の下痢，嘔吐があり，口渇，尿量減少を伴うものの次の諸症：食あたり，暑気あたり，冷え腹，急性胃腸炎，腹痛		
貯 蔵 方 法 及 び 有 効 期 間	密閉容器		
規格及び試験方法	別記のとおり。		
備 考	胃苓湯		

規 格 及 び 試 験 方 法

性　状　本品は特異なにおいがある。

確認試験　本品1包を白紙上に広げ，各生薬を外観的に選別し，それぞれの生薬につき，次の試験を行う。

（1）**ソウジュツ**　外面は暗灰褐色～暗黄褐色である。横断面は淡褐色～赤褐色の分泌物による細点を認める。しばしば白色綿状の結晶を析出する。特異なにおいがあり，味はわずかに苦い。

　横切片を鏡検するとき，皮部の柔組織中には，通例，繊維束を欠き，放射組織の末端部には淡褐色～黄褐色の内容物を含む油室がある。木部は形成層に接して道管を囲んだ繊維束が放射状に配列し，髄及び放射組織中には皮部と同様な油室がある。柔細胞中にはイヌリンの球晶及びシュウ酸カルシウムの針晶を含む。

（2）**チンピ**　外面は黄赤色～暗黄褐色で，油室による多数の小さいくぼみがあり，内面は白色～淡灰黄褐色である。厚さ約2 mmで，質は軽くてもろい。芳香があり，味は苦くて，わずかに刺激性である。

　また，「チンピ」の確認試験を準用する。

（3）**タクシャ**　淡黄褐色～淡褐色でコルク層をつける部位はやや暗色を呈する。ルーペ視するとき，

褐色～淡褐色のはん点が散在する。切面は粒状で，繊維性ではない。わずかににおい及び味がある。

（4）　**ビャクジュツ**　外面は淡灰黄色～淡黄白色で，ところどころ灰褐色を呈し，横切面には淡黄褐色～褐色の分泌物による細点がある。特異なにおいがあり，味はわずかに苦い。

　横切片を鏡検するとき，皮部の柔組織中にはしばしば師管の外側に接して繊維束があり，放射組織の末端部には淡褐色～褐色の内容物を含む油室がある。木部には大きい髄を囲んで放射状に配列した短径の道管とそれを囲む著しい繊維束がある。髄及び放射組織中には皮部と同様な油室があり，柔組織中にはイヌリンの小球晶及びシュウ酸カルシウムの針晶を含む。

　また，「ビャクジュツ」の確認試験を準用する。

（5）　**コウボク**　外面は灰白色～灰褐色を呈し，内面は淡褐色～褐色，切断面は淡赤褐色を呈し，繊維性である。わずかに芳香があり，味は苦い。

　横切片を鏡検するとき，コルク層は厚く，ほぼ等径性の石細胞が環状に内接する。一次皮部は狭く，内しょう部には繊維群が点在し，二次皮部の放射組織間には師部繊維群が階段状に並ぶ。油細胞の多数は一次皮部に，少数は二次皮部に散在し，狭い放射組織内にも認められることがある。

　また，「コウボク」の確認試験を準用する。

（6）　**チョレイ**　外面は黒褐色を呈し，切断面はやや柔らかくコルクようで，ほぼ白色～淡褐色を呈し，内部には白色のまだら模様がある。質は軽い。味がない。

　また，「チョレイ」の確認試験を準用する。

（7）　**シャクヤク**　外面は褐色～淡灰褐色を呈し，横断面はち密で淡灰褐色を呈し，木部には淡褐色の放射状の線がある。わずかに特異なにおいがあり，味は初めわずかに甘く，後に渋くてわずかに苦い。

　また，「シャクヤク」の確認試験を準用する。

（8）　**ブクリョウ**　白色又はわずかに淡赤色を帯びた白色で質は堅いが砕きやすい。味はないがやや粘液ようである。

　また，「ブクリョウ」の確認試験を準用する。

（9）　**ケイヒ**　外面は暗赤褐色を呈し，内面は赤褐色を呈し，平滑である。横断面は赤褐色を呈し淡褐色の薄層が見られる。特異なにおいがあり，味は甘く，辛く，後にやや粘液性で，わずかに収れん性である。

　横切片を鏡検するとき，一次皮部と二次皮部はほとんど連続した石細胞環で区分され，環の外辺にはほぼ円形に結集した繊維束を伴い，環の各石細胞の膜はしばしばU字形に肥厚する。二次皮部中には石細胞を認めず，まばらに少数の厚膜繊維を認める。柔組織中には油細胞，粘液細胞及び微細なシュウ酸カルシウムの針晶を含む細胞があり，柔細胞中にはでんぷん粒を含む。

（10）　**タイソウ**　外面は赤褐色であらいしわがあるか，又は暗灰赤色で細かいしわがあり，いずれもつやがある。外果皮は薄く革質で，中果皮は暗灰褐色を呈し，海綿ようで柔らかく粘着性があり，内果皮は極めて堅く，種子は偏平である。わずかに特異なにおいがあり，味は甘い。

（11）　**カンゾウ**　外面（周皮）は暗褐色～赤褐色で縦じわがあり，切断面は淡黄色で繊維質を呈する。横断面では，皮部と木部の境界はほぼ明らかで，放射状の構造を現わす。味は甘い。

　横切片を鏡検するとき，皮付きカンゾウでは黄褐色の多層のコルク層とその内層に1～3細胞層のコルク皮層がある。皮部には放射組織が退廃師部と交互に放射状に配列し，師部には結晶細胞列で囲まれた厚膜で木化不十分な師部繊維群がある。木部には3～10細胞列の放射組織が黄色で巨大な道管と交互に放射状に配列し，道管は結晶細胞列で囲まれた木部繊維及び木部柔細胞を伴い，ストロンに基づくものでは柔細胞性の髄がある。柔細胞中にはでんぷん粒を含み，またしばしばシュウ酸カルシウムの単晶を含む。皮去りカンゾウでは周皮及び師部の一部を欠いている。

（12） **ショウキョウ** 淡灰黄色の周皮を付けたままか，又はその一部をはぎとってあり，表面は灰白色～淡灰褐色で，しばしば白粉を付けている。横断面は繊維性，粉性で，淡帯褐色を呈し，皮層と中心柱とに分かれる。横断面をルーペ視するとき，その全面に維管束及び分泌物が褐色の細点として散在している。特異なにおいがあり，味は極めて辛い。

乾燥減量 15％以下。

灰　　分 5％以下。

【192】 K4

成分及び分量 又は本質	日本薬局方　インチンコウ　　　　6.0g
	〃　　　　サンシシ　　　　　2.0g
	〃　　　　ダイオウ　　　　　2.0g
	全　　量　　　　　　10.0g
製　造　方　法	以上の切断又は破砕した生薬をとり，1包として製する。
用法及び用量	本品1包に水約500mLを加えて，半量ぐらいまで煎じつめ，煎じかすを除き，煎液を3回に分けて食間に服用する。上記は大人の1日量である。 15才未満7才以上　大人の⅔，7才未満4才以上　大人の½，4才未満2才以上大人の⅓，2才未満　大人の¼以下を服用する。
効能又は効果	体力中等度以上で，口渇があり，尿量少なく，便秘するものの次の諸症：じんましん，口内炎，湿疹・皮膚炎・皮膚のかゆみ
貯蔵方法及び 有効期間	密閉容器
規格及び試験方法	別記のとおり。
備　　　　考	茵蔯蒿湯

規格及び試験方法

性　状　本品は特異なにおいがある。

確認試験　本品1包を白紙上に広げ，各生薬を外観的に選別し，それぞれの生薬につき，次の試験を行う。

（1）**インチンコウ**　ほぼ球形を呈する径約2mmの頭花（頭状花序）を主とし，糸状の葉，花序軸及び細い茎の切片からなり，質は軽く，緑褐色～暗褐色を呈する。頭花（頭状花序）をルーペ視すると，膜質の総ほう片及び筒花又はそう果が見られる。特異なにおいがあり，味はわずかに苦い。

　　また，「インチンコウ」の確認試験を準用する。

（2）**サンシシ**　果皮は薄く砕きやすく，その外面は黄褐色，黄赤色又は黒褐色を呈し，内面は黄褐色を呈し，平らでつやがある。果実の内部は2室に分かれ，黄赤色～暗赤色の果肉中に黒褐色又は黄赤色で長径約5mmの偏平な種子の団塊を含む。質は軽い。特異なにおいがあり，味は苦い。

　　また，「サンシシ」の確認試験を準用する。

（3）**ダイオウ**　暗褐色～黄褐色～淡褐色を呈し，ルーペ視すると入り組んだ不規則な模様がある。質はおおむね粗で繊維性ではない。特異なにおいがあり，味はわずかに渋くて苦い。かめば細かい砂をかむような感じがあり，だ液を黄色に染める。

　　また，「ダイオウ」の確認試験を準用する。

乾燥減量　10％以下。

灰　分　7％以下。

【193】 Ｋ５

成分及び分量 又は本質	日本薬局方　タクシャ　　　5.0 g 〃　　　チョレイ　　　3.0 g 〃　　　ケイヒ　　　　2.0 g 〃　　　ブクリョウ　　3.0 g 〃　　　ビャクジュツ　3.0 g 〃　　　インチンコウ　4.0 g ―――――――――――――――― 　　全　　量　　　　20.0 g
製　造　方　法	以上の切断又は破砕した生薬をとり，1包として製する。
用　法　及　び　用　量	本品1包に水約500 mLを加えて，半量ぐらいまで煎じつめ，熱いうちに煎じかすを除き，煎液を3回に分けて食間に服用する。上記は大人の1日量である。 15才未満7才以上　大人の⅔，　7才未満4才以上　大人の½，　4才未満2才以上　大人の⅓，　2才未満　大人の¼以下を服用する。 本剤は必ず1日分ずつ煎じ，数日分をまとめて煎じないこと。
効　能　又　は　効　果	体力中等度以上をめやすとして，のどが渇いて，尿量が少ないものの次の諸症：嘔吐，じんましん，二日酔，むくみ
貯　蔵　方　法　及　び 有　効　期　間	密閉容器
規格及び試験方法	別記のとおり。
備　　　　考	茵蔯五苓散料

規 格 及 び 試 験 方 法

性　　状　本品は特異なにおいがある。

確認試験　本品1包を白紙上に広げ，各生薬を外観的に選別し，それぞれの生薬につき，次の試験を行う。

（1）　**タクシャ**　淡黄褐色～淡褐色でコルク層をつける部位はやや暗色を呈する。ルーペ視するとき，褐色～淡褐色のはん点が散在する。切面は粒状で，繊維性ではない。わずかににおい及び味がある。

（2）　**チョレイ**　外面は黒褐色～灰褐色を呈し，切断面はやや柔らかくコルクようで，ほぼ白色～淡褐色を呈し，内部には白色のまだら模様がある。質は軽い。味がない。

　また，「チョレイ」の確認試験を準用する。

（3）　**ケイヒ**　外面は暗赤褐色を呈し，内面は赤褐色を呈し，平滑である。折面はやや繊維性で赤褐色を呈し淡褐色の薄層がある。特異なにおいがあり，味は甘く，辛く，後にやや粘液性で，わずかに収れん性である。

　横切片を鏡検するとき，一次皮部と二次皮部はほとんど連続した石細胞環で区分され，環の外辺にはほぼ円形に結集した繊維束を伴い，環の各石細胞の壁はしばしばU字形に肥厚する。二次皮部中には石細胞を認めず，まばらに少数の厚膜繊維を認める。柔組織中には油細胞，粘液細胞及びでんぷん粒を含む。放射組織中には微細なシュウ酸カルシウムの針晶を含む細胞がある。

（4）　**ブクリョウ**　白色又はわずかに淡赤色を帯びた白色である。外層が残存するものは暗褐色～暗赤褐色で，きめがあらく，裂け目がある。質は堅いが砕きやすい。味はないがやや粘液ようである。

　また，「ブクリョウ」の確認試験を準用する。

（5）　ビャクジュツ　外面は淡灰黄色～淡黄白色で，ところどころ灰褐色を呈し，横切面には淡黄褐色～褐色の分泌物による細点がある。特異なにおいがあり，味はわずかに苦い。

　　横切片を鏡検するとき，皮部の柔組織中にはしばしば師部の外側に接して繊維束があり，放射組織の末端部には淡褐色～褐色の内容物を含む油室がある。木部には大きい髄を囲んで放射状に配列した短径の道管とそれを囲む著しい繊維束がある。髄及び放射組織中には皮部と同様な油室があり，柔組織中にはイヌリンの結晶及びシュウ酸カルシウムの小針晶を含む。

　　また，「ビャクジュツ」の確認試験を準用する。

（6）　インチンコウ　卵形～球形の長さ1.5～2mm，径約2mmの頭花を主とし，糸状の葉と花序軸からなる。頭花の外面は淡緑色～淡黄褐色，葉の外面は緑色～緑褐色，花序軸の外面は緑褐色～暗褐色を呈する。頭花をルーペ視するとき，膜質の総ほう片及び筒花又はそう果が見られる。特異な弱いにおいがあり，味はやや辛く，わずかに麻ひ性である。

　　また，「インチンコウ」の確認試験を準用する。

乾燥減量　15％以下。

灰　　分　5％以下。

【194】 K5—①

成分及び分量又は本質	日本薬局方	タ ク シ ャ	0.5 g
	〃	チ ョ レ イ	0.4 g
	〃	ケ イ ヒ	0.3 g
	〃	ブ ク リ ョ ウ	0.4 g
	〃	ビャクジュツ	0.4 g
	〃	インチンコウ	4.0 g
		全　　量	6.0 g
製 造 方 法	以上の生薬をそれぞれ末とし，散剤の製法により製する。ただし，分包散剤とする。		
用 法 及 び 用 量	1回量を次のとおりとし，1日3回食前又は空腹時に服用する。大人（15才以上）1包2.0 g，15才未満7才以上　大人の⅔，7才未満4才以上　大人の½，4才未満2才以上　大人の⅓，2才未満　大人の¼を服用する。		
効 能 又 は 効 果	体力中等度以上をめやすとして，のどが渇いて，尿量が少ないものの次の諸症：嘔吐，じんましん，二日酔，むくみ		
貯 蔵 方 法 及 び有 効 期 間	密閉容器		
規格及び試験方法	別記のとおり。		
備 考	茵蔯五苓散		

規 格 及 び 試 験 方 法

性　　状　本品は特異なにおいがある。

確認試験

（1）　**ケイヒ**　本品の粉末2 gにジエチルエーテル10 mLを加え，還流冷却器を付け，水浴上で10分間加熱し，冷後，ろ過し，ろ液を試料溶液とする。

別に，「ケイヒ」の粉末1 gをとり，試料溶液と同様に操作して対照溶液とする。

これらの液につき，薄層クロマトグラフ法により試験を行う。試料溶液及び対照溶液10 μLずつを薄層クロマトグラフ用シリカゲルを用いて調製した薄層板にスポットする。次にヘキサン・クロロホルム・酢酸エチル混液（4：1：1）を展開溶媒として約10 cm展開した後，薄層板を風乾する。これに2,4-ジニトロフェニルヒドラジン試液を均等に噴霧し，105℃で30分間加熱するとき，Rf値約0.50付近に橙色のスポットを認める。

（2）　**ビャクジュツ**　本品の粉末2 gにヘキサン10 mLを加え，還流冷却器を付け，水浴上で10分間加熱し，冷後，ろ過し，試料溶液とする。

別に「ビャクジュツ」の粉末1 gをとり，試料溶液と同様に操作して対照溶液とする。

これらの液につき，薄層クロマトグラフ法により試験を行う。試料溶液及び対照溶液10 μLずつを薄層クロマトグラフ用シリカゲルを用いて調製した薄層板にスポットする。次にヘキサン・ベンゼン・酢酸エチル混液（14：3：3）を展開溶媒として約10 cm展開した後，薄層板を風乾する。

これにp-ジメチルアミノベンズアルデヒド試液を均等に噴霧し，105℃で5分間加熱するとき，Rf値約0.80付近に紫色のスポットを認める。

（3）　**インチンコウ**　本品の粉末2 gにメタノール10 mLを加え，還流冷却器を付け，水浴上で10分間加熱し，冷後，ろ過し，ろ液を試料溶液とする。

別に「インチンコウ」の粉末1gをとり，試料溶液と同様に操作して対照溶液とする。

これらの液につき，薄層クロマトグラフ法により試験を行う。試料溶液及び対照溶液10μLずつを薄層クロマトグラフ用シリカゲル（蛍光剤入り）を用いて調製した薄層板にスポットする。次にクロロホルム・メタノール混液（3：1）を展開溶媒として約10cm展開した後，薄層板を風乾する。

これに4-メトキシベンズアルデヒド・硫酸試液を均等に噴霧し，105℃で30分間加熱するとき，*Rf*値約0.70付近に紫色のスポットを認める。

乾燥減量　15％以下。

灰　　分　5％以下。

【195】 K 6

成 分 及 び 分 量 又 は 本 質	日本薬局方	ハ ン ゲ	5.0 g
	〃	バクモンドウ	10.0 g
	〃	ト ウ キ	2.0 g
	〃	セ ン キ ュ ウ	2.0 g
	〃	シ ャ ク ヤ ク	2.0 g
	〃	ニ ン ジ ン	2.0 g
	〃	ケ イ ヒ	2.0 g
	〃	ボ タ ン ピ	2.0 g
	〃	カ ン ゾ ウ	2.0 g
	〃	シ ョ ウ キ ョ ウ	0.3 g
	〃	ゴ シ ュ ユ	3.0 g
		全 量	32.3 g
	局外生規	ア キ ョ ウ	2.0 g
製 造 方 法	アキョウを除く以上の切断又は破砕した生薬をとり，1包として製し，これにアキョウ 2.0 g を添付する。		
用 法 及 び 用 量	本品1包に水約 500 mL を加えて，半量ぐらいまで煎じつめ，煎じかすを除き，添付のアキョウを煎液に入れ，再び5分ほど熱して溶かし，煎液を3回に分けて食間に服用する。上記は大人の1日量である。 15才未満7才以上　大人の⅔，　7才未満4才以上　大人の½，　4才未満2才以上　大人の⅓，　2才未満　大人の¼以下を服用する。		
効 能 又 は 効 果	体力中等度以下で，手足がほてり，唇がかわくものの次の諸症：月経不順，月経困難，こしけ（おりもの），更年期障害，不眠，神経症，湿疹・皮膚炎，足腰の冷え，しもやけ，手あれ（手の湿疹・皮膚炎）		
貯 蔵 方 法 及 び 有 効 期 間	密閉容器，ただし，アキョウは気密容器		
規格及び試験方法	別記のとおり。		
備 考	温経湯		

規 格 及 び 試 験 方 法

性　　状　本品は特異なにおいがある。

確認試験　本品1包を白紙上に広げ，各生薬を外観的に選別し，それぞれの生薬につき，次の試験を行う。

（1）ハンゲ　外面は白色〜灰白黄色，上部には茎の跡がくぼみとなり，その周辺には根の跡がくぼんだ細点となっている。横断面は白色，粉性である。味は初めなく，やや粘液性で，後に強いえぐ味を残す。

　横切片を鏡検するとき，主としてでんぷん粒を充満した柔組織からなり，わずかにシュウ酸カルシウムの束晶を含んだ粘液細胞がその間に認められる。でんぷん粒は主として2〜3個の複粒で，通例，径 10〜15 μm，単粒は通例径 3〜7 μm である。束晶は長さ 25〜150 μm である。

（2）バクモンドウ　紡錘形を呈し，長さ 10〜25 mm，径 3〜5 mm，一端はややとがり，他端はや

や丸みをもち，外面は淡黄色〜淡黄褐色で，大小の縦じわがある。皮層は柔軟性でもろく，中心柱は強じんで折りにくい。皮層の折面は淡黄褐色を呈し，やや半透明で粘着性がある。味はわずかに甘く，粘着性がある。

（3）　トウキ　外面は暗褐色〜赤褐色で，縦じわがあり，切断面は淡黄色〜黄褐色を呈する。特異なにおいがあり，味はわずかに甘く，後にやや辛い。

　横切片を鏡検するとき，コルク層は4〜10層からなり，その内側に数層の厚角組織が続いている。皮部には分泌細胞に囲まれた多数の樹脂道並びにしばしば大きなすき間がある。形成層は長方形に偏圧された数層の細胞からなり，明らかに皮部と木部とを区別する。木部では多数の道管と放射組織とが交互に放射状に配列し，その外方の道管は単独又は数個集まってやや密に配列してくさび状をなすが，中心部付近の道管は極めてまばらに存在する。でんぷん粒は径 $19\,\mu$m 以下，まれに2〜5個の複粒があり，複粒の径は $25\,\mu$m に達し，しばしばのり化している。

（4）　センキュウ　外面は灰褐色〜暗褐色で，切断面は灰白色〜灰褐色，半透明で，ときにはうつろがある。質は密で堅い。特異なにおいがあり，味はわずかに苦い。

　横切片を鏡検するとき，皮部及び髄には油道が散在する。木部には厚膜で木化した木部繊維が大小不同の群をなして存在する。でんぷん粒は，通例，のり化していて，まれに径 $5\sim25\,\mu$m のでんぷん粒を認めることがある。シュウ酸カルシウム結晶は認めない。

（5）　シャクヤク　外面は褐色〜淡灰褐色を呈し，横断面はち密で淡灰褐色を呈し，木部には淡褐色の放射状の線がある。わずかに特異なにおいがあり，味は初めわずかに甘く，後に渋くてわずかに苦い。

　また，「シャクヤク」の確認試験を準用する。

（6）　ニンジン　外面は淡黄褐色〜淡灰褐色を呈し，縦じわがあり，横断面は淡黄褐色を呈し，形成層の付近は褐色を呈する。特異なにおいがあり，味は初めわずかに甘く，後にやや苦い。

　また，「ニンジン」の確認試験を準用する。

（7）　ケイヒ　外面は暗赤褐色を呈し，内面は赤褐色を呈し，平滑である。横断面はやや繊維性で赤褐色を呈し淡褐色の薄層が見られる。特異なにおいがあり，味は甘く，辛く，後にやや粘液性で，わずかに収れん性である。

　横切片を鏡検するとき，一次皮部と二次皮部はほとんど連続した石細胞環で区分され，環の外辺にはほぼ円形に結集した繊維束を伴い，環の各石細胞の膜はしばしばU字形に肥厚する。二次皮部中には石細胞を認めず，まばらに少数の厚膜繊維を認める。柔組織中には油細胞，粘液細胞及びでんぷん粒を含む。放射組織中には微細なシュウ酸カルシウムの針晶を含む細胞がある。

（8）　ボタンピ　外面は暗褐色〜帯紫褐色，内面は淡灰褐色〜暗紫色を呈する。内面及び切断面にはしばしば白色の結晶を付着する。特異なにおいがあり，味はわずかに辛くて苦い。

　また，「ボタンピ」の確認試験を準用する。

（9）　カンゾウ　外面（周皮）は暗褐色〜赤褐色で縦じわがあり，切断面は淡黄色で繊維質を呈する。横断面では，皮部と木部の境界はほぼ明らかで，放射状の構造を現わす。味は甘い。

　横切片を鏡検するとき，皮付きカンゾウでは黄褐色の多層のコルク層とその内層に1〜3細胞層のコルク皮層がある。皮部には放射組織が退廃師部と交互に放射状に配列し，師部には結晶細胞列で囲まれた厚膜で木化不十分な師部繊維群がある。木部には3〜10細胞列の放射組織が黄色で巨大な道管と交互に放射状に配列し，道管は結晶細胞列で囲まれた木部繊維及び木部柔細胞を伴い，ストロンに基づくものでは柔細胞性の髄がある。柔細胞中にはでんぷん粒を含み，またしばしばシュウ酸カルシウムの単晶を含む。皮去りカンゾウでは周皮及び師部の一部を欠いている。

（10）　ショウキョウ　淡灰黄色の周皮を付けたままか，又はその一部をはぎとってあり，表面は灰白

色～淡灰褐色で，しばしば白粉を付けている。横断面は繊維性，粉性で，淡帯黄褐色を呈し，皮層と中心柱とに分かれる。横断面をルーペ視するとき，その全面に維管束及び分泌物が褐色の細点として散在している。特異なにおいがあり，味は極めて辛い。

（11）　**ゴシュユ**　偏球形又は球形を呈し，外面は暗褐色～灰褐色，多くの油室がくぼんだ小点として認められ，その中心には花柱の残基があるが，しばしばこれは脱落している。果柄は長さ2～5 mmで，灰緑色の毛を密生している。果皮は，通例，開裂し，子房は5室に分かれ，各室中には倒卵球形又は球形の褐色～黒褐色又は帯青黒色のつやのある種子が存在する。特異なにおいがあり，味は辛く，後に残留性の苦味がある。

　　また，「ゴシュユ」の確認試験を準用する。

乾燥減量　15 ％以下。

灰　　分　5 ％以下。

【196】 K 7

成分及び分量又は本質	日本薬局方	ト ウ キ	4.0 g
	〃	ジ オ ウ	4.0 g
	〃	シャクヤク	3.0 g
	〃	センキュウ	3.0 g
	〃	オ ウ ゴ ン	3.0 g
	〃	サ ン シ シ	2.0 g
	〃	オ ウ レ ン	1.5 g
	〃	オ ウ バ ク	1.5 g
		全 量	22.0 g
製 造 方 法	以上の切断又は破砕した生薬をとり，1包として製する。		
用 法 及 び 用 量	本品1包に水約500 mLを加えて，半量ぐらいまで煎じつめ，煎じかすを除き，煎液を3回に分けて食間に服用する。上記は大人の1日量である。 15才未満7才以上　大人の⅔，7才未満4才以上　大人の½，4才未満2才以上大人の⅓，2才未満　大人の¼以下を服用する。		
効 能 又 は 効 果	体力中等度で，皮膚はかさかさして色つやが悪く，のぼせるものの次の諸症：月経不順，月経困難，血の道症，更年期障害，神経症，湿疹・皮膚炎		
貯蔵方法及び有 効 期 間	密閉容器		
規格及び試験方法	別記のとおり。		
備 考	温清飲		

規 格 及 び 試 験 方 法

性　　状　本品は特異なにおいがある。

確認試験　本品1包を白紙上に広げ，各生薬を外観的に選別し，それぞれの生薬につき，次の試験を行う。

（1）　トウキ　外面は暗褐色～赤褐色で，縦じわがあり，切断面は淡黄色～黄褐色を呈する。特異なにおいがあり，味はわずかに甘く，後にやや辛い。

　横切片を鏡検するとき，コルク層は4～10層からなり，その内側に数層の厚角組織が続いている。皮部には分泌細胞に囲まれた多数の樹脂道並びにしばしば大きなすき間がある。形成層は長方形に偏圧された数層の細胞からなり，明らかに皮部と木部とを区別する。木部では多数の道管と放射組織とが交互に放射状に配列し，その外方の道管は単独又は数個集まってやや密に配列してくさび状をなすが，中心部付近の道管は極めてまばらに存在する。でんぷん粒は径19μm以下，まれに2～5個の複粒があり，複粒の径は25μmに達し，しばしばのり化している。

（2）　ジオウ　外面は黄褐色～黒褐色を呈し，深い縦みぞ及びくびれがある。質は柔らかく粘性である。横断面は黄褐色～黒褐色で，皮部は木部より色が濃く，ほとんど髄を認めない。特異なにおいがあり，味は初めわずかに甘く，後にやや苦い。

　横切片を鏡検するとき，コルク層は7～15層で，皮部はすべて柔細胞からなり，外皮部に褐色の分泌物を含む細胞が散在する。木部はほとんど柔細胞で満たされ，放射状に並ぶ道管は側孔のある網紋があり，弱い木化反応を呈する。

（3）　**シャクヤク**　外面は褐色～淡灰褐色を呈し，横断面はち密で淡灰褐色を呈し，木部には淡褐色の放射状の線がある。わずかに特異なにおいがあり，味は初めわずかに甘く，後に渋くてわずかに苦い。

　　　また，「シャクヤク」の確認試験を準用する。

（4）　**センキュウ**　外面は灰褐色～暗褐色で，切断面は灰白色～灰褐色，半透明で，ときにはうつろがある。質は密で堅い。特異なにおいがあり，味はわずかに苦い。

　　横切片を鏡検するとき，皮部及び髄には油道が散在する。木部には厚膜で木化した木部繊維が大小不同の群をなして存在する。でんぷん粒は，通例，のり化していて，まれに径5～25μmのでんぷん粒を認めることがある。シュウ酸カルシウム結晶は認めない。

（5）　**オウゴン**　外面は黄褐色～暗褐色を呈し，切断面は黄色～帯褐黄色を呈し，縦に繊維性のすじが見られる。味はわずかに苦い。

　　　また，「オウゴン」の確認試験を準用する。

（6）　**サンシシ**　果皮は薄く砕きやすく，その外面は赤褐色，黄褐色を呈し，内面は黄褐色を呈し，平らでつやがある。果実の内部は2室に分かれ，黄赤色～暗赤色の果肉中に黒褐色又は黄赤色で長径約5mmの偏平な種子の団塊を含む。質は軽い。特異なにおいがあり，味は苦い。

　　　また，「サンシシ」の確認試験を準用する。

（7）　**オウレン**　根茎の径は2～7mmで，外面は灰黄褐色～褐色を呈し，輪節及び多数の根の基部を認め，横断面はやや繊維性で，コルク層は淡灰褐色，皮部は黄褐色，木部は黄色，髄は黄褐色である。味は極めて苦く，残留性で，だ液を黄色に染める。

　　横切片を鏡検するとき，コルク層は薄膜のコルク細胞からなり，皮部柔組織中にはコルク層に近い部位に石細胞群，形成層に近い部位に黄色の師部繊維の認められるものが多い。木部は主として道管，仮道管，木部繊維からなり，放射組織は明らかで，髄は大きく，髄中には石細胞あるいは厚膜木化した細胞を伴った石細胞を認めることがある。柔細胞には細かいでんぷん粒を含むが，結晶を含まない。

　　　また，「オウレン」の確認試験を準用する。

（8）　**オウバク**　外面は灰黄褐色～灰褐色で，内面は黄色～暗黄褐色で，細かい縦線がある。横断面は鮮黄色でやや繊維性である。横切面をルーペ視するとき，皮部外層は黄色で薄く，石細胞が黄褐色の点状に分布する。皮部内層は厚く，一次放射組織は外方に向かうにしたがい幅が広がり，それらの一次放射組織の間に，多くの二次放射組織が集まってほぼ三角形の師部を形成し，この組織に褐色を呈する師部繊維束が層積して接線方向に並び，放射組織と交錯して格子状を呈する。味は極めて苦く，粘液性で，だ液を黄色に染める。

　　　また，「オウバク」の確認試験を準用する。

乾燥減量　10%以下。

灰　　分　7%以下。

【197】 K 8

成分及び分量又は本質	日本薬局方	ハ ン ゲ	4.0 g
	〃	ショウキョウ	1.0 g
	〃	チ ン ピ	2.0 g
	〃	キ ジ ツ	1.5 g
	〃	ブクリョウ	4.0 g
	局外生規	チ ク ジ ョ	2.0 g
	日本薬局方	カ ン ゾ ウ	1.0 g
		全　　量	15.5 g
製 造 方 法	以上の切断又は破砕した生薬をとり，1包として製する。		
用 法 及 び 用 量	本品1包に水約500 mL を加えて，半量ぐらいまで煎じつめ，煎じかすを除き，煎液を3回に分けて食間に服用する。上記は大人の1日量である。 15才未満7才以上　大人の⅔，7才未満4才以上　大人の½，4才未満2才以上　大人の⅓，2才未満　大人の¼以下を服用する。		
効 能 又 は 効 果	体力中等度以下で，胃腸が虚弱なものの次の諸症：不眠症，神経症		
貯 蔵 方 法 及 び 有 効 期 間	密閉容器		
規格及び試験方法	別記のとおり。		
備　　考	温胆湯		

規格及び試験方法

性　状　本品は特異なにおいがある。

確認試験　本品1包を白紙上に広げ，各生薬を外観的に選別し，それぞれの生薬につき，次の試験を行う。

（1）**ハンゲ**　外面は白色～灰白黄色，上部には茎の跡がくぼみとなり，その周辺には根の跡がくぼんだ細点となっている。横断面は白色，粉性である。味は初めなく，やや粘液性で，後に強いえぐ味を残す。

　横切片を鏡検するとき，主としてでんぷん粒を充満した柔組織からなり，わずかにシュウ酸カルシウムの束晶を含んだ粘液細胞がその間に認められる。でんぷん粒は主として2～3個の複粒で，通例，径10～15 μm，単粒は通例径3～7 μm である。束晶は長さ25～150 μm である。

（2）**ショウキョウ**　淡灰黄色の周皮を付けたままか，又はその一部をはぎとってあり，表面は灰白色～淡灰褐色で，しばしば白粉を付けている。横断面は繊維性，粉性で，淡帯黄褐色を呈し，皮層と中心柱とに分かれる。横断面をルーペ視するとき，その全面に維管束及び分泌物が褐色の細点として散在している。特異なにおいがあり，味は極めて辛い。

（3）**チンピ**　外面は黄赤色～暗黄褐色で，油室による多数の小さいくぼみがあり，内面は白色～淡灰黄褐色である。厚さ約2 mm で，質は軽くてもろい。芳香があり，味は苦くて，わずかに刺激性である。

　また，「チンピ」の確認試験を準用する。

（4）**キジツ**　外面は濃緑褐色～褐色で，つやがなく，油室による多数のくぼんだ小点がある。切断面は淡灰褐色を呈し，内果皮を付ける部分は褐色を呈する。特異なにおいがあり，味は苦い。

また，「キジツ」の確認試験を準用する。

（5）　**ブクリョウ**　白色又はわずかに淡赤色を帯びた白色で，質は堅いが砕きやすい。味はないがやや粘液ようである。

また，「ブクリョウ」の確認試験を準用する。

（6）　**チクジョ**　淡緑黄色〜淡黄白色〜灰白色を呈し，通例つやがある。質は軽く繊維性である。味はやや苦い。

また，局外生規「チクジョ」の確認試験を準用する。

（7）　**カンゾウ**　外面(周皮)は暗褐色〜赤褐色で縦じわがあり，切断面は淡黄色で繊維質を呈する。横断面では，皮部と木部の境界はほぼ明らかで，放射状の構造を現わす。味は甘い。

横切片を鏡検するとき，皮付きカンゾウでは黄褐色の多層のコルク層とその内層に1〜3細胞層のコルク皮層がある。皮部には放射組織が退廃師部と交互に放射状に配列し，師部には結晶細胞列で囲まれた厚膜で木化不十分な師部繊維群がある。木部には3〜10細胞列の放射組織が黄色で巨大な道管と交互に放射状に配列し，道管は結晶細胞列で囲まれた木部繊維及び木部柔細胞を伴い，ストロンに基づくものでは柔細胞性の髄がある。柔細胞中にはでんぷん粒を含み，またしばしばシュウ酸カルシウムの単晶を含む。皮去りカンゾウでは周皮及び師部の一部を欠いている。

乾燥減量　15％以下。

灰　　分　5％以下。

【198】 K 9

成分及び分量又は本質	日本薬局方	ケイヒ	3.0 g
	〃	タイソウ	3.0 g
	〃	シャクヤク	6.0 g
	〃	カンゾウ	3.0 g
	〃	ショウキョウ	1.0 g
	〃	オウギ	1.5 g
		全　　量	17.5 g
	日本薬局方	コウイ	20.0 g
製 造 方 法	コウイを除く以上の切断又は破砕した生薬をとり，1包として製し，これにコウイ20gを添付する。		
用 法 及 び 用 量	本品1包に水約500mLを加えて，半量ぐらいまで煎じつめ，熱いうちに煎じかすを除き，添付の膠飴を煎液に入れ，かきまぜながら5分ほど熱して膠飴を溶かし，3回に分けて食間に服用する。上記は大人の1日量である。 15才未満7才以上　大人の⅔，7才未満4才以上　大人の½，4才未満2才以上　大人の⅓，2才未満　大人の¼以下を服用する。 本剤は必ず1日分ずつ煎じ，数日分をまとめて煎じないこと。		
効 能 又 は 効 果	体力虚弱で，疲労しやすいものの次の諸症：虚弱体質，病後の衰弱，ねあせ，湿疹・皮膚炎，皮膚のただれ，腹痛，冷え性		
貯 蔵 方 法 及 び有 効 期 間	密閉容器		
規格及び試験方法	別記のとおり。		
備　　　　　考	黄耆建中湯		

規 格 及 び 試 験 方 法

性　状　本品は特異なにおいがある。

確認試験　本品1包を白紙上に広げ，各生薬を外観的に選別し，それぞれの生薬につき，次の試験を行う。

（1）　**ケイヒ**　外面は暗赤褐色を呈し，内面は赤褐色を呈し，平滑である。折面はやや繊維性で赤褐色を呈し淡褐色の薄層がある。特異なにおいがあり，味は甘く，辛く，後にやや粘液性で，わずかに収れん性である。

　横切片を鏡検するとき，一次皮部と二次皮部はほとんど連続した石細胞環で区分され，環の外辺にはほぼ円形に結集した繊維束を伴い，環の各石細胞の壁はしばしばU字形に肥厚する。二次皮部中には石細胞を認めず，まばらに少数の厚膜繊維を認める。柔組織中には油細胞，粘液細胞及びでんぷん粒を含む。放射組織中には微細なシュウ酸カルシウムの針晶を含む細胞がある。

（2）　**タイソウ**　外面は赤褐色であらいしわがあるか，又は暗灰赤色で細かいしわがあり，いずれもつやがある。外果皮は薄く革質で，中果皮は暗灰褐色を呈し，海綿ようで柔らかく粘着性があり，内果皮は極めて堅く，種子は偏平である。わずかに特異なにおいがあり，味は甘い。

（3）　**シャクヤク**　外面は褐色～淡灰褐色を呈し，横断面はち密で淡灰褐色を呈し，木部には淡褐色の放射状の線がある。わずかに特異なにおいがあり，味は初めわずかに甘く，後に渋くてわずかに苦

い。

　また，「シャクヤク」の確認試験を準用する。

（4）　**カンゾウ**　外面(周皮)は暗褐色～赤褐色で縦じわがあり，切断面は淡黄色で繊維質を呈する。横断面では，皮部と木部の境界はほぼ明らかで，放射状の構造を現わす。味は甘い。

　横切片を鏡検するとき，皮付きカンゾウでは黄褐色の多層のコルク層とその内層に1～3細胞層のコルク皮層がある。皮部には放射組織が退廃師部と交互に放射状に配列し，師部には結晶細胞列で囲まれた厚膜で木化不十分な師部繊維群がある。木部には3～10細胞列の放射組織が黄色で巨大な道管と交互に放射状に配列し，道管は結晶細胞列で囲まれた木部繊維及び木部柔細胞を伴い，ストロンに基づくものでは柔細胞性の髄がある。柔細胞中にはでんぷん粒を含み，またしばしばシュウ酸カルシウムの単晶を含む。皮去りカンゾウでは周皮及び師部の一部を欠いている。

（5）　**ショウキョウ**　淡灰黄色の周皮を付けたままか，又はその一部をはぎとってあり，表面は灰白色～淡灰褐色で，しばしば白粉を付けている。横断面は繊維性，粉性で，淡黄褐色を呈し，皮層と中心柱とに分かれる。横断面をルーペ視するとき，その全面に維管束及び分泌物が暗褐色の細点として散在している。特異なにおいがあり，味は極めて辛い。

（6）　**オウギ**　外面は淡灰黄色～淡褐黄色で，不規則なあらい縦じわがあり，折面は繊維性である。横断面をルーペ視するとき，最外層には周皮があり，皮部は淡黄白色，木部は淡黄色，形成層付近はやや褐色を帯びる。木部から皮部にわたって白色の放射組織が認められるが，太いものではしばしば放射状の裂け目となっている。わずかに弱いにおいがあり，味は甘い。

乾燥減量　18％以下。

灰　　分　5％以下。

【199】 K10

成分及び分量 又は本質	日本薬局方	オウゴン	4.0 g
	〃	シャクヤク	3.0 g
	〃	カンゾウ	3.0 g
	〃	タイソウ	4.0 g
		全　　　量	14.0 g
製　造　方　法	以上の切断又は破砕した生薬をとり，1包として製する。
用　法　及　び　用　量	本品1包に水約500 mLを加えて，半量ぐらいまで煎じつめ，煎じかすを除き，煎液を3回に分けて食間に服用する。上記は大人の1日量である。 15才未満7才以上　大人の⅔，　7才未満4才以上　　大人の½，　4才未満2才以上　大人の⅓，　2才未満　大人の¼以下を服用する。
効　能　又　は　効　果	体力中等度で，腹痛，みぞおちのつかえがあり，ときにさむけ，発熱などがあるものの次の諸症：下痢，胃腸炎
貯蔵方法及び 有　効　期　間	密閉容器
規格及び試験方法	別記のとおり。
備　　　　　考	黄芩湯

規 格 及 び 試 験 方 法

性　　状　本品は弱い特異なにおいがある。

確認試験　本品1包を白紙上に広げ，各生薬を外観的に選別し，それぞれの生薬につき，次の試験を行う。

（1）　**オウゴン**　外面は黄褐色～暗褐色を呈し，切断面は黄色～帯褐黄色を呈し，縦に繊維性のすじが見られる。味はわずかに苦い。

　また，「オウゴン」の確認試験を準用する。

（2）　**シャクヤク**　外面は褐色～淡灰褐色を呈し，横断面はち密で淡灰褐色を呈し，木部には淡褐色の放射状の線がある。わずかに特異なにおいがあり，味は初めわずかに甘く，後に渋くてわずかに苦い。

　また，「シャクヤク」の確認試験を準用する。

（3）　**カンゾウ**　外面(周皮)は暗褐色～赤褐色で縦じわがあり，切断面は淡黄色で繊維質を呈する。横断面では，皮部と木部の境界はほぼ明らかで，放射状の構造を現わす。味は甘い。

　横切片を鏡検するとき，皮付きカンゾウでは黄褐色の多層のコルク層とその内層に1～3細胞層のコルク皮層がある。皮部には放射組織が退廃師部と交互に放射状に配列し，師部には結晶細胞列で囲まれた厚膜で木化不十分な師部繊維群がある。木部には3～10細胞列の放射組織が黄色で巨大な道管と交互に放射状に配列し，道管は結晶細胞列で囲まれた木部繊維及び木部柔細胞を伴い，ストロンに基づくものでは柔細胞性の髄がある。柔細胞中にはでんぷん粒を含み，またしばしばシュウ酸カルシウムの単晶を含む。皮去りカンゾウでは周皮及び師部の一部を欠いている。

（4）　**タイソウ**　外面は赤褐色であらいしわがあるか，又は暗灰赤色で細かいしわがあり，いずれもつやがある。外果皮は薄く革質で，中果皮は暗灰褐色を呈し，海綿ようで柔らかく粘着性があり，内果皮は極めて堅く，種子は偏平である。わずかに特異なにおいがあり，味は甘い。

乾燥減量　15 ％以下。
灰　　分　10 ％以下。

【200】 K 11

成分及び分量 又 は 本 質	日本薬局方	ダイオウ	1.0 g
	〃	センキュウ	2.0 g
		全　　量	3.0 g
製 造 方 法	以上の切断又は破砕した生薬をとり，1包として製する。		
用 法 及 び 用 量	本品1包に水約500 mL を加えて，半量ぐらいまで煎じつめ，熱いうちに煎じかすを除き，煎液を3回に分けて食間に服用する。上記は大人の1日量である。 15才未満7才以上　大人の⅔，7才未満4才以上　大人の½，4才未満2才以上大人の⅓，2才未満　大人の¼以下を服用する。 本剤は必ず1日分ずつ煎じ，数日分をまとめて煎じないこと。		
効 能 又 は 効 果	体力中等度以上のものの次の諸症：便秘，便秘に伴うのぼせ・肩こり		
貯 蔵 方 法 及 び 有 効 期 間	密閉容器		
規格及び試験方法	別記のとおり。		
備　　　　考	応鐘散料		

規 格 及 び 試 験 方 法

性　　状　本品は特異なにおいがある。

確認試験　本品1包を白紙上に広げ，各生薬を外観的に選別し，それぞれの生薬につき，次の試験を行う。

（1）　ダイオウ　暗褐色～黄褐色～淡褐色を呈し，ルーペ視すると入り組んだ不規則な模様がある。質はおおむね粗で繊維性ではない。特異なにおいがあり，味はわずかに渋くて苦い。かめば細かい砂をかむような感じがあり，だ液を黄色に染める。

　また，「ダイオウ」の確認試験を準用する。

（2）　センキュウ　外面は灰褐色～暗褐色で，切断面は灰白色～灰褐色，半透明で，ときにはうつろがある。質は密で堅い。特異なにおいがあり，味はわずかに苦い。

　横切片を鏡検するとき，皮部及び髄には油道が散在する。木部には厚膜で木化した木部繊維が大小不同の群をなして存在する。でんぷん粒は，通例，のり化していて，まれに径5～25 μm の粒として認めることがある。シュウ酸カルシウム結晶は認めない。

乾燥減量　10 ％以下。

灰　　分　5 ％以下。

【201】 K 11—①

成 分 及 び 分 量 又 は 本 質	日本薬局方 ダ イ オ ウ	1.0 g
	〃 セ ン キ ュ ウ	2.0 g
	全 量	3.0 g
製 造 方 法	以上の生薬をそれぞれ末とし，散剤の製法により製し，1包とする。	
用 法 及 び 用 量	1回量を次のとおりとし，1日1回，食前又は空腹時に服用する。 大人（15才以上）1包3.0 g，15才未満7才以上　大人の⅔，7才未満4才以上 大人の½，4才未満2才以上　大人の⅓，2才未満　大人の¼を服用する。	
効 能 又 は 効 果	体力中等度以上のものの次の諸症：便秘，便秘に伴うのぼせ・肩こり	
貯 蔵 方 法 及 び 有 効 期 間	密閉容器	
規格及び試験方法	別記のとおり。	
備 考	応鐘散	

規 格 及 び 試 験 方 法

性　　状　本品は特異なにおいがある。

確認試験

（1）**ダイオウ**　本品の粉末2gにメタノール10 mLを加え，還流冷却器をつけ，水浴上で10分間加熱し，冷後，ろ過し，ろ液を試料溶液とする。

別にダイオウの粉末1gをとり，試料溶液と同様に操作して対照溶液とする。

これらの液につき，薄層クロマトグラフ法により試験を行う。試料溶液及び対照溶液10 µLずつを薄層クロマトグラフ用シリカゲルを用いて調製した薄層板にスポットする。次にクロロホルム・メタノール混液（3：1）を展開溶媒として約10 cm展開した後，薄層板を風乾する。Rf値約0.87付近に黄色のスポットを認める。

（2）**センキュウ**　本品の粉末2gにジエチルエーテル10 mLを加え，還流冷却器をつけ，水浴上で10分間加熱し，冷後，ろ過し，ろ液を試料溶液とする。

別に「センキュウ」の粉末1gをとり，試料溶液と同様に操作して対照溶液とする。

これらの液につき，薄層クロマトグラフ法により試験を行う。試料溶液及び対照溶液10 µLずつを薄層クロマトグラフ用シリカゲル（蛍光剤入り）を用いて調製した薄層板にスポットする。次にクロロホルムを展開溶媒として約10 cm展開した後，薄層板を風乾する。

これに紫外線（主波長365 nm）を照射するとき，Rf値約0.59付近に紫色のスポットを認める。

乾燥減量　10 %以下。

灰　　分　5 %以下。

【202】 K 12

成分及び分量 又は本質	日本薬局方　オウレン　　　　　4.0 g 　〃　　　　オウゴン　　　　　2.0 g 　〃　　　　シャクヤク　　　　2.0 g 　　　　全　　量　　　　　　　8.0 g 局外生規　アキョウ　　　　　　3.0 g
製 造 方 法	アキョウを除く以上の切断又は破砕した生薬をとり，1包として製し，これにアキョウ3.0gを添付する。
用 法 及 び 用 量	本品1包に水約240 mLを加えて，80 mLぐらいまで煎じつめ，煎じかすを除き，添付のアキョウを加えて溶かし，少し冷えてから卵黄1個を入れてかきまぜ，3回に分けて食間に服用する。上記は大人の1日量である。 15才未満7才以上　大人の⅔，7才未満4才以上　大人の½，4才未満2才以上大人の⅓，2才未満　大人の¼以下を服用する。
効 能 又 は 効 果	体力中等度以下で，冷えやすくのぼせ気味で胸苦しく不眠の傾向のあるものの次の諸症：鼻血，不眠症，かさかさした湿疹・皮膚炎，皮膚のかゆみ
貯 蔵 方 法 及 び 有 効 期 間	密閉容器，ただし，アキョウは気密容器
規格及び試験方法	別記のとおり。
備 考	黄連阿膠湯

規 格 及 び 試 験 方 法

性　状　本品は特異なにおいがある。

確認試験　本品1包を白紙上に広げ，各生薬を外観的に選別し，それぞれの生薬につき，次の試験を行う。

（1）　**オウレン**　根茎の径は2～7 mmで，外面は灰黄褐色～褐色を呈し，輪節及び多数の根の基部を認め，横断面はやや繊維性で，コルク層は淡灰褐色，皮部は黄褐色，木部は黄色，髄は黄褐色である。味は極めて苦く，残留性で，だ液を黄色に染める。

　横切片を鏡検するとき，コルク層は薄膜のコルク細胞からなり，皮部柔組織中にはコルク層に近い部位に石細胞群，形成層に近い部位に黄色の師部繊維の認められるものが多い。木部は主として道管，仮道管，木部繊維からなり，放射組織は明らかで，髄は大きく，髄中には石細胞あるいは厚膜木化した細胞を伴った石細胞を認めることがある。柔細胞には細かいでんぷん粒を含むが，結晶を含まない。

　また，「オウレン」の確認試験を準用する。

（2）　**オウゴン**　外面は黄褐色～暗褐色を呈し，切断面は黄色～帯褐黄色を呈し，縦に繊維性のすじが見られる。味はわずかに苦い。

　また，「オウゴン」の確認試験を準用する。

（3）　**シャクヤク**　外面は褐色～淡灰褐色を呈し，横断面はち密で淡灰褐色を呈し，木部には淡褐色の放射状の線がある。わずかに特異なにおいがあり，味は初めわずかに甘く，後に渋くてわずかに苦い。

　また，「シャクヤク」の確認試験を準用する。

乾燥減量　15％以下。

灰　分　5％以下。

【203】 K 13

成分及び分量又は本質	日本薬局方 オウレン 1.5 g 〃 オウゴン 3.0 g 〃 オウバク 3.0 g 〃 サンシシ 3.0 g 全 量 10.5 g
製 造 方 法	以上の切断又は破砕した生薬をとり，1包として製する
用 法 及 び 用 量	本品1包に水約500 mL を加えて，半量ぐらいまで煎じつめ，煎じかすを除き，煎液を3回に分けて食間に服用する。上記は大人の1日量である。 15才未満7才以上 大人の⅔，7才未満4才以上 大人の½，4才未満2才以上 大人の⅓，2才未満 大人の¼以下を服用する。
効 能 又 は 効 果	体力中等度以上で，のぼせぎみで顔色赤く，いらいらして落ち着かない傾向のあるものの次の諸症：鼻出血，不眠症，神経症，胃炎，二日酔，血の道症，めまい，動悸，更年期障害，湿疹・皮膚炎，皮膚のかゆみ，口内炎
貯 蔵 方 法 及 び 有 効 期 間	密閉容器
規格及び試験方法	別記のとおり。
備 考	黄連解毒湯

規 格 及 び 試 験 方 法

性　状　本品は特異なにおいがある。

確認試験　本品1包を白紙上に広げ，各生薬を外観的に選別し，それぞれの生薬につき，次の試験を行う。

（1）　**オウレン**　根茎の径は2〜7 mm で，外面は灰黄褐色〜褐色を呈し，輪節及び多数の根の基部を認め，横断面はやや繊維性で，コルク層は淡灰褐色，皮部は黄褐色，木部は黄色，髄は黄褐色である。味は極めて苦く，残留性で，だ液を黄色に染める。

　横切片を鏡検するとき，コルク層は薄膜のコルク細胞からなり，皮部柔組織中にはコルク層に近い部位に石細胞群，形成層に近い部位に黄色の師部繊維の認められるものが多い。木部は主として道管，仮道管，木部繊維からなり，放射組織は明らかで，髄は大きく，髄中には石細胞あるいは厚膜木化した細胞を伴った石細胞を認めることがある。柔細胞には細かいでんぷん粒を含むが，結晶を含まない。

　また，「オウレン」の確認試験を準用する。

（2）　**オウゴン**　外面は黄褐色〜暗褐色を呈し，切断面は黄色〜帯褐黄色を呈し，縦に繊維性のすじが見られる。味はわずかに苦い。

　また，「オウゴン」の確認試験を準用する。

（3）　**オウバク**　外面は灰黄褐色〜灰褐色で，内面は黄色〜暗黄褐色で，細かい縦線がある。横断面は鮮黄色でやや繊維性である。横切面をルーペ視するとき，皮部外層は黄色で薄く，石細胞が黄褐色の点状に分布する。皮部内層は厚く，一次放射組織は外方に向かうにしたがい幅が広がり，それらの一次放射組織の間に，多くの二次放射組織が集まってほぼ三角形の師部を形成し，この組織に褐色を呈する師部繊維束が層積して接線方向に並び，放射組織と交錯して格子状を呈する。味は極めて苦く，粘液性で，だ液を黄色に染める。

また，「オウバク」の確認試験を準用する。

（4）　**サンシシ**　果皮は薄く砕きやすく，その外面は赤褐色～黄褐色又は黒褐色を呈し，内面は黄褐色を呈し，平らでつやがある。果実の内部は2室に分かれ，黄赤色～暗赤色の果肉中に黒褐色又は黄赤色で長径約5mmの偏平な種子の団塊を含む。質は軽い。特異なにおいがあり，味は苦い。

また，「サンシシ」の確認試験を準用する。

乾燥減量　15％以下。

灰　　分　6％以下。

【204】 K 13—①

成 分 及 び 分 量 又 は 本 質	日本薬局方	オ ウ レ ン	1.0 g
	〃	オ ウ ゴ ン	1.5 g
	〃	オ ウ バ ク	1.0 g
	〃	サ ン シ シ	1.0 g
		全　　　量	4.5 g
製 造 方 法	以上の生薬をそれぞれ末とし，散剤の製法により製する。ただし，分包散剤とする。		
用 法 及 び 用 量	1回量を次のとおりとし，1日3回，食前又は空腹時に服用する。 大人（15才以上）1包1.5g，15才未満7才以上　大人の⅔，7才未満4才以上 大人の½，4才未満2才以上　大人の⅓，2才未満　大人の¼を服用する。		
効 能 又 は 効 果	体力中等度以上で，のぼせぎみで顔色赤く，いらいらして落ち着かない傾向のある ものの次の諸症：鼻出血，不眠症，神経症，胃炎，二日酔，血の道症，めまい，動 悸，更年期障害，湿疹・皮膚炎，皮膚のかゆみ，口内炎		
貯 蔵 方 法 及 び 有 効 期 間	密閉容器		
規格及び試験方法	別記のとおり。		
備　　　　　考	黄連解毒散		

規 格 及 び 試 験 方 法

性　　状　本品は黄色の粉末で，特異なにおいがある。

確認試験

（1）　**オウレン**　本品の粉末2gにメタノール10mLを加え，還流冷却器を付け，水浴上で10分間加熱し，冷後，ろ過し，ろ液を試料溶液とする。

　　別に，「オウレン」の粉末1gをとり，試料溶液と同様に操作して，対照溶液とする。

　　これらの液につき，薄層クロマトグラフ法により試験を行う。試料溶液及び対照溶液10μLずつを薄層クロマトグラフ用シリカゲルを用いて調製した薄層板にスポットする。次に1-ブタノール・水・酢酸（100）混液（7：2：1）を展開溶媒として約10cm展開した後，薄層板を風乾する。これに4-メトキシベンズアルデヒド・硫酸試液を均等に噴霧し，105℃で30分間加熱するとき，Rf値約0.16付近に黄色のスポットを認める。

（2）　**オウゴン**　本品の粉末2gにメタノール10mLを加え，還流冷却器を付け，水浴上で10分間加熱し，冷後，ろ過し，ろ液を試料溶液とする。

　　別に，「オウゴン」の粉末1gをとり，試料溶液と同様に操作して，対照溶液とする。

　　これらの液につき，薄層クロマトグラフ法により試験を行う。試料溶液及び対照溶液10μLずつを薄層クロマトグラフ用シリカゲルを用いて調製した薄層板にスポットする。次にクロロホルム・メタノール混液（3：1）を展開溶媒として約10cm展開した後，薄層板を風乾する。これに塩化鉄（Ⅲ）試液を均等に噴霧するとき，Rf値約0.77付近に暗緑色のスポットを認める。

（3）　**オウバク**　本品の粉末2gにメタノール10mLを加え，還流冷却器を付け，水浴上で10分間加熱し，冷後，ろ過し，ろ液を試料溶液とする。

　　別に，「オウバク」の粉末1gをとり，試料溶液と同様に操作して，対照溶液とする。

　　これらの液につき，薄層クロマトグラフ法により試験を行う。試料溶液及び対照溶液10μLずつ

を薄層クロマトグラフ用シリカゲルを用いて調製した薄層板にスポットする。次にクロロホルム・メタノール混液（3：1）を展開溶媒として約10 cm 展開した後，薄層板を風乾する。これに 4-メトキシベンズアルデヒド・硫酸試液を均等に噴霧し，105℃で30分間加熱するとき，Rf 値約0.80付近に紫褐色のスポットを認める。

（4）　**サンシシ**　本品の粉末2 g にメタノール10 mL を加え，還流冷却器を付け，水浴上で10分間加熱し，冷後，ろ過し，ろ液を試料溶液とする。

　別に，「サンシシ」の粉末1 g をとり，試料溶液と同様に操作して，対照溶液とする。

　これらの液につき，薄層クロマトグラフ法により試験を行う。試料溶液及び対照溶液10 μL ずつを薄層クロマトグラフ用シリカゲルを用いて調製した薄層板にスポットする。次にクロロホルム・メタノール混液（3：1）を展開溶媒として約10 cm 展開した後，薄層板を風乾する。これに 4-メトキシベンズアルデヒド・硫酸試液を均等に噴霧し，105℃で30分間加熱するとき，Rf 値約0.41付近に紫色のスポットを認める。

乾燥減量　15 ％以下。

灰　　分　6 ％以下。

【205】 K 14

成分及び分量 又は本質	日本薬局方 オウレン	3.0 g
	〃 カンキョウ	3.0 g
	〃 ケ イ ヒ	3.0 g
	〃 ハ ン ゲ	5.0 g
	〃 カンゾウ	3.0 g
	〃 ニンジン	3.0 g
	〃 タ イ ソ ウ	3.0 g
	全 量	23.0 g
製 造 方 法	以上の切断又は破砕した生薬をとり，1包として製する。	
用 法 及 び 用 量	本品1包に水約500 mLを加えて，半量ぐらいまで煎じつめ，煎じかすを除き，煎液を3回に分けて食間に服用する。上記は大人の1日量である。 15才未満7才以上　大人の2/3，　7才未満4才以上　大人の1/2，　4才未満2才以上　大人の1/3，　2才未満　大人の1/4以下を服用する。	
効 能 又 は 効 果	体力中等度で，胃部の停滞感や重圧感，食欲不振があり，ときにはきけや嘔気のあるものの次の諸症：胃痛，急性胃炎，二日酔，口内炎	
貯 蔵 方 法 及 び 有　効　期　間	密閉容器	
規格及び試験方法	別記のとおり。	
備　　　　　考	黄連湯	

規 格 及 び 試 験 方 法

性　　状　本品は特異なにおいがある。

確認試験　本品1包を白紙上に広げ，各生薬を外観的に選別し，それぞれの生薬につき，次の試験を行う。

（1）　**オウレン**　根茎の径は2～7 mmで，外面は灰黄褐色～褐色を呈し，輪節及び多数の根の基部を認め，横断面はやや繊維性で，コルク層は淡灰褐色，皮部は黄褐色，木部は黄色，髄は黄褐色である。味は極めて苦く，残留性で，だ液を黄色に染める。

　横切片を鏡検するとき，コルク層は薄膜のコルク細胞からなり，皮部柔組織中にはコルク層に近い部位に石細胞群，形成層に近い部位に黄色の師部繊維の認められるものが多い。木部は主として道管，仮道管，木部繊維からなり，放射組織は明らかで，髄は大きく，髄中には石細胞あるいは厚膜木化した細胞を伴った石細胞を認めることがある。柔細胞には細かいでんぷん粒を含むが，結晶を含まない。

　また，「オウレン」の確認試験を準用する。

（2）　**カンキョウ**　偏圧した不規則な塊状でしばしば分枝する。分枝した各部はやや湾曲した卵形又は長卵形を呈し，長さ2～4 cm，径1～2 cmである。外面は灰黄色～灰黄褐色で，しわ及び輪節がある。折面は褐色～暗褐色で透明感があり角質である。横切面をルーペ視するとき皮層と中心柱は区分され，全面に維管束が散在する。特異なにおいがあり，味は極めて辛い。

　横切片を鏡検するとき，外側よりコルク層，皮層，内皮，中心柱が認められる。皮層と中心柱は一層の内皮によって区別される。皮層及び中心柱は柔組織からなり，繊維束で囲まれた維管束が散在する。柔組織中には黄色の油様物質を含む油細胞が散在し，柔細胞中にはシュウ酸カルシウムの単晶が

含まれ，でんぷんは糊化している。

また，「カンキョウ」の確認試験を準用する。

（3）　ケイヒ　外面は暗赤褐色を呈し，内面は赤褐色を呈し，平滑である。横断面は赤褐色を呈し淡褐色の薄層が見られる。特異なにおいがあり，味は甘く，辛く，後にやや粘液性で，わずかに収れん性である。

横切片を鏡検するとき，一次皮部と二次皮部はほとんど連続した石細胞環で区分され，環の外辺にはほぼ円形に結集した繊維束を伴い，環の各石細胞の膜はしばしばU字形に肥厚する。二次皮部中には石細胞を認めず，まばらに少数の厚膜繊維を認める。柔組織中には油細胞，粘液細胞及び微細なシュウ酸カルシウムの針晶を含む細胞があり，柔細胞中にはでんぷん粒を含む。

（4）　ハンゲ　外面は白色～灰白黄色，上部には茎の跡がくぼみとなり，その周辺には根の跡がくぼんだ細点となっている。横断面は白色，粉性である。味は初めなく，やや粘液性で，後に強いえぐ味を残す。

横切片を鏡検するとき，主としてでんぷん粒を充満した柔組織からなり，わずかにシュウ酸カルシウムの束晶を含んだ粘液細胞がその間に認められる。でんぷん粒は主として2～3個の複粒で，通例，径10～15μm，単粒は通例径3～7μmである。束晶は長さ25～150μmである。

（5）　カンゾウ　外面(周皮)は暗褐色～赤褐色で縦じわがあり，切断面は淡黄色で繊維質を呈する。横断面では，皮部と木部の境界はほぼ明らかで，放射状の構造を現わす。味は甘い。

横切片を鏡検するとき，皮付きカンゾウでは黄褐色の多層のコルク層とその内層に1～3細胞層のコルク皮層がある。皮部には放射組織が退廃師部と交互に放射状に配列し，師部には結晶細胞列で囲まれた厚膜で木化不十分な師部繊維群がある。木部には3～10細胞列の放射組織が黄色で巨大な道管と交互に放射状に配列し，道管は結晶細胞列で囲まれた木部繊維及び木部柔細胞を伴い，ストロンに基づくものでは柔細胞性の髄がある。柔細胞中にはでんぷん粒を含み，またしばしばシュウ酸カルシウムの単晶を含む。皮去りカンゾウでは周皮及び師部の一部を欠いている。

（6）　ニンジン　外面は淡黄褐色～淡灰褐色を呈し，縦じわがあり，横断面は淡黄褐色を呈し，形成層の付近は褐色を呈する。特異なにおいがあり，味は初めわずかに甘く，後にやや苦い。

また，「ニンジン」の確認試験を準用する。

（7）　タイソウ　外面は赤褐色であらいしわがあるか，又は暗灰赤色で細かいしわがあり，いずれもつやがある。外果皮は薄く革質で，中果皮は暗灰褐色を呈し，海綿ようで柔らかく粘着性があり，内果皮は極めて堅く，種子は偏平である。わずかに特異なにおいがあり，味は甘い。

乾燥減量　15％以下。

灰　　分　5％以下。

【206】 K 15

成分及び分量又は本質	日本薬局方	ト ウ キ	6.0 g
	〃	サ イ コ	5.0 g
	〃	オ ウ ゴ ン	3.0 g
	〃	カ ン ゾ ウ	2.0 g
	〃	ダ イ オ ウ	0.5 g
	〃	シ ョ ウ マ	1.5 g
		全 量	18.0 g
製 造 方 法	以上の切断又は破砕した生薬をとり，1包として製する。		
用 法 及 び 用 量	本品1包に水約500 mL を加えて，半量ぐらいまで煎じつめ，煎じかすを除き，煎液を3回に分けて食間に服用する。上記は大人の1日量である。15才未満7才以上　大人の⅔，7才未満4才以上　大人の½，4才未満2才以上大人の⅓，2才未満　大人の¼以下を服用する。		
効 能 又 は 効 果	体力中等度以上で，大便がかたく，便秘傾向のあるものの次の諸症：痔核(いぼ痔)，きれ痔，便秘，軽度の脱肛		
貯 蔵 方 法 及 び有 効 期 間	密閉容器		
規格及び試験方法	別記のとおり。		
備　　　　　考	乙字湯		

規 格 及 び 試 験 方 法

性　　状　本品は芳香性のにおいがある。

確認試験　本品1包を白紙上に広げ，各生薬を外観的に選別し，それぞれの生薬につき，次の試験を行う。

（1）　**トウキ**　外面は暗褐色～赤褐色で，縦じわがあり，切断面は淡黄色～黄褐色を呈する。特異なにおいがあり，味はわずかに甘く，後にやや辛い。

　横切片を鏡検するとき，コルク層は4～10層からなり，その内側に数層の厚角組織が続いている。皮部には分泌細胞に囲まれた多数の樹脂道並びにしばしば大きなすき間がある。形成層は長方形に偏圧された数層の細胞からなり，明らかに皮部と木部とを区別する。木部では多数の道管と放射組織とが交互に放射状に配列し，その外方の道管は単独又は数個集まってやや密に配列してくさび状をなすが，中心部付近の道管は極めてまばらに存在する。でんぷん粒は径19 μm 以下，まれに2～5個の複粒があり，複粒の径は25 μm に達し，しばしばのり化している。

（2）　**サイコ**　外面は灰褐色～褐色で，深いしわがあるものがあり，横断面では，皮部は褐色，木部は淡褐色を呈する。特異なにおいがあり，味はわずかに苦い。

　横切片を鏡検するとき，皮部にはしばしば接線方向に長い裂け目があり，皮部の厚さは半径の⅓～½で，径15～35 μm の胞間性離生油道がやや多数散在し，木部には道管が放射状若しくはほぼ階段状に配列し，ところどころに繊維群があり，根頭部の髄には皮部と同様の油道がある。柔細胞中にはでんぷん粒を満たし，また油滴を認める。

　また，「サイコ」の確認試験を準用する。

（3）　**オウゴン**　外面は黄褐色～暗褐色を呈し，切断面は黄色～帯褐黄色を呈し，縦に繊維性のすじ

が見られる。味はわずかに苦い。

また，「オウゴン」の確認試験を準用する。

（4）　**カンゾウ**　外面(周皮)は暗褐色～赤褐色で縦じわがあり，切断面は淡黄色で繊維質を呈する。横断面では，皮部と木部の境界はほぼ明らかで，放射状の構造を現わす。味は甘い。

　横切片を鏡検するとき，皮付きカンゾウでは黄褐色の多層のコルク層とその内層に1～3細胞層のコルク皮層がある。皮部には放射組織が退廃師部と交互に放射状に配列し，師部には結晶細胞列で囲まれた厚膜で木化不十分な師部繊維群がある。木部には3～10細胞列の放射組織が黄色で巨大な道管と交互に放射状に配列し，道管は結晶細胞列で囲まれた木部繊維及び木部柔細胞を伴い，ストロンに基づくものでは柔細胞性の髄がある。柔細胞中にはでんぷん粒を含み，またしばしばシュウ酸カルシウムの単晶を含む。皮去りカンゾウでは周皮及び師部の一部を欠いている。

（5）　**ダイオウ**　暗褐色～黄褐色～淡褐色を呈し，ルーペ視すると入り組んだ不規則な模様がある。質はおおむね粗で繊維性ではない。特異なにおいがあり，味はわずかに渋くて苦い。かめば細かい砂をかむような感じがあり，だ液を黄色に染める。

また，「ダイオウ」の確認試験を準用する。

（6）　**ショウマ**　外面は暗褐色を呈し，切断面では木部は淡褐色～灰褐色繊維性で，網目状を呈する。質は軽い。味は苦くてわずかに渋い。

乾燥減量　10％以下。

灰　　分　10％以下。

【207】 K 16

成分及び分量 又 は 本 質	日本薬局方	ニ ン ジ ン	4.0 g
	〃	ビャクジュツ	4.0 g
	〃	ブ ク リ ョ ウ	4.0 g
	〃	ハ ン ゲ	4.0 g
	〃	チ ン ピ	2.0 g
	〃	タ イ ソ ウ	2.0 g
	別紙規格	シ ン キ ク	2.0 g
	日本薬局方	バ ク ガ	2.0 g
	〃	サ ン ザ シ	2.0 g
	〃	シ ュ ク シ ャ	1.5 g
	〃	シ ョ ウ キ ョ ウ	1.0 g
	〃	カ ン ゾ ウ	1.0 g
		全　　　量	29.5 g

製 造 方 法	以上の切断又は破砕した生薬をとり，1包として製する。
用 法 及 び 用 量	本品1包に水約500 mL を加えて，半量ぐらいまで煎じつめ，熱いうちに煎じかすを除き，煎液を3回に分けて食間に服用する。上記は大人の1日量である。 15才未満7才以上　大人の⅔，7才未満4才以上　大人の½，4才未満2才以上　大人の⅓，2才未満　大人の¼以下を服用する。 本剤は必ず1日分ずつ煎じ，数日分をまとめて煎じないこと。
効 能 又 は 効 果	体力中等度以下で，胃腸が弱く，食欲がなく，みぞおちがつかえ，疲れやすいものの次の症状：胃炎，胃腸虚弱，胃下垂，消化不良，食欲不振，胃痛，嘔吐
貯 蔵 方 法 及 び 有 効 期 間	密閉容器
規格及び試験方法	別記のとおり。
備 考	化食養脾湯

規 格 及 び 試 験 方 法

性　状　本品は特異なにおいがある。

確認試験　本品1包を白紙上に広げ，各生薬を外観的に選別し，それぞれの生薬につき，次の試験を行う。

（1）　**ニンジン**　外面は淡黄褐色〜淡灰褐色を呈し，縦じわがあり，横断面は淡黄褐色を呈し，形成層の付近は褐色を呈する。特異なにおいがあり，味は初めわずかに甘く，後にやや苦い。

　　また，「ニンジン」の確認試験を準用する。

（2）　**ビャクジュツ**　外面は淡灰黄色〜淡黄白色で，ところどころ灰褐色を呈し，横切面には淡黄褐色〜褐色の分泌物による細点がある。特異なにおいがあり，味はわずかに苦い。

　　横切片を鏡検するとき，皮部の柔組織中にはしばしば師部の外側に接して繊維束があり，放射組織の末端部には淡褐色〜褐色の内容物を含む油室がある。木部には大きい髄を囲んで放射状に配列した短径の道管とそれを囲む著しい繊維束がある。髄及び放射組織中には皮部と同様な油室があり，柔組織中にはイヌリンの結晶及びシュウ酸カルシウムの小針晶を含む。

　　また，「ビャクジュツ」の確認試験を準用する。

（3）　ブクリョウ　白色又はわずかに淡赤色を帯びた白色である。外層が残存するものは暗褐色〜暗赤褐色で，きめがあらく，裂け目がある。質は堅いが砕きやすい。味はないがやや粘液ようである。

　　また，「ブクリョウ」の確認試験を準用する。

（4）　ハンゲ　外面は白色〜灰白黄色，上部には茎の跡がくぼみとなり，その周辺には根の跡がくぼんだ細点となっている。横断面は白色，粉性である。味は初めなく，やや粘液性で，後に強いえぐ味を残す。

　　横切片を鏡検するとき，主としてでんぷん粒を充満した柔組織からなり，わずかにシュウ酸カルシウムの束晶を含んだ粘液細胞がその間に認められる。でんぷん粒は主として2〜3個の複粒で，通例，径10〜15μm，単粒は通例径3〜7μmである。束晶は長さ25〜150μmである。

（5）　チンピ　外面は黄赤色〜暗黄褐色で，油室による多数の小さいくぼみがあり，内面は白色〜淡灰黄褐色である。質は軽くてもろい。特異な芳香があり，味は苦くて，わずかに刺激性である。

　　また，「チンピ」の確認試験を準用する。

（6）　タイソウ　外面は赤褐色であらいしわがあるか，又は暗灰赤色で細かいしわがあり，いずれもつやがある。外果皮は薄く革質で，中果皮は暗灰褐色を呈し，海綿ようで柔らかく粘着性があり，内果皮は極めて堅く，種子は偏平である。わずかに特異なにおいがあり，味は甘い。

（7）　シンキク　灰黄色〜褐色の不整の塊片もしくはブロック状の塊状である。表面は粗く，平滑でなく，ところどころに暗赤色の粒が認められる。わずかに発酵臭があり，味はわずかに甘い。

（8）　バクガ　卵形を呈し，長さ約10mm，径3〜4mmで，片面に縦に腹溝が認められる。外面は淡黄色を呈し，幼芽を伴うことがあり，他端には毛があり，根をつけることがある。えい果の横切面は白色，粉性であり，質はつぶれやすく，軽い。わずかににおいがあり，味はわずかに甘い。

　　えい果の横切片を鏡検するとき，外側からえい（穎），果皮，種皮，内乳が認められる。内乳の周辺部には2〜4層のアリューロン層を認め，内乳の内側にはでんぷん粒が充満している。でんぷん粒は，円形〜楕円形で，径約20μmと径約2μmの大小が混在している。

　　また，「バクガ」の確認試験を準用する。

（9）　サンザシ　ほぼ球状で，径8〜14mmである。外面は黄褐色〜灰褐色を呈し，細かい網目状のしわがあり，一端には径4〜6mmのくぼみがあって，その周辺にはしばしばがくの基部が残存し，他端には短い果柄又はその残基がある。真果は通例5室でしばしば5個に分裂する。この分果の長さは5〜8mm，淡褐色を呈し，通例，各々1個の種子を含む。ほとんどにおいがなく，わずかに酸味がある。

　　中央部の横切片を鏡検するとき，最外層は比較的厚いクチクラ層で覆われた表皮からなる。クチクラは表皮細胞の側壁まで入り込みくさび状を呈する。表皮細胞及びその直下の2〜3層の柔細胞中には黄褐色〜赤褐色の内容物が認められる。その内側は柔組織からなり，維管束が散在し，単独又は2〜数個集まった石細胞が多数出現する。シュウ酸カルシウムの集晶及び単晶が認められる。真果の果皮は主として厚壁細胞よりなる。種子は種皮で覆われ，その内側に周乳，内乳，子葉を認める。真果の果皮の厚壁細胞中及び種皮の細胞中にシュウ酸カルシウム単晶が認められる。

　　また，「サンザシ」の確認試験を準用する。

（10）　シュクシャ　ほぼ球形又はだ円形を呈し，長さ1〜1.5cm，径0.8〜1cm，外面は灰褐色〜暗褐色を呈し，石灰を散布して乾燥したものは白粉を付けている。種子塊は薄い膜で三部に分かれ，各部には仮種皮によって接合する10〜20粒の種子がある。種子は多角形の粒状で，長さ0.3〜0.5cm，径約0.3cm，外面には暗褐色で多数の細かい突起があり，質は堅い。種子を縫線に沿って縦断し，ルーペ視するとき，切面は細長く，へそは深くくぼみ，合点はややくぼんでいる。外乳は白色で，淡黄色の内乳及び胚を包み，胚は細長い。かめば特異な芳香があり，味は辛い。

（11）　ショウキョウ　淡灰黄色の周皮を付けたままか，又はその一部をはぎとってあり，表面は灰白色～淡灰褐色で，しばしば白粉を付けている。横断面は繊維性，粉性で，淡黄褐色を呈し，皮層と中心柱とに分かれる。横断面をルーペ視するとき，その全面に維管束及び分泌物が暗褐色の細点として散在している。特異なにおいがあり，味は極めて辛い。

（12）　カンゾウ　外面（周皮）は暗褐色～赤褐色で縦じわがあり，切断面は淡黄色で繊維質を呈する。横断面では，皮部と木部の境界はほぼ明らかで，放射状の構造を現わす。味は甘い。

　　横切片を鏡検するとき，皮付きカンゾウでは黄褐色の多層のコルク層とその内層に１～３細胞層のコルク皮層がある。皮部には放射組織が退廃師部と交互に放射状に配列し，師部には結晶細胞列で囲まれた厚膜で木化不十分な師部繊維群がある。木部には３～10細胞列の放射組織が黄色で巨大な道管と交互に放射状に配列し，道管は結晶細胞列で囲まれた木部繊維及び木部柔細胞を伴い，ストロンに基づくものでは柔細胞性の髄がある。柔細胞中にはでんぷん粒を含み，またしばしばシュウ酸カルシウムの単晶を含む。皮去りカンゾウでは周皮及び師部の一部を欠いている。

乾燥減量　14 ％以下。

灰　　分　4 ％以下。

別紙規格　　　　　　　　　シ ン キ ク の 規 格 及 び 試 験 方 法

　　本品は通例白麴（又は小麦粉），赤小豆，杏仁，青蒿汁，蒼茸汁，野蓼汁を混合したものを圧縮して成型し，数日間発酵させた後，乾燥したものである。

性　　状　本品は灰黄色～褐色の不整の塊片もしくはブロック状の塊状である。表面は粗く，平滑でなく，ところどころに暗赤色の粒が認められる。本品はわずかに発酵臭があり，味はわずかに甘い。

確認試験　（１）　本品の粉末 2.0 g に水 10 mL を加え，水浴上で５分間加温した後，ろ過する。ろ液にヨウ素試液１滴を加えるとき，液は赤紫色を呈する。

　（２）　本品の粉末 2.0 g に水 20 mL を加え，水浴中で２～３分加熱した後，ろ過する。ろ液４mL にフェーリング試液２mL を加え，水浴中で加熱するとき赤色の沈殿を生じる。

純度試験　（１）　重金属　本品 1.0 g をとり，重金属試験法，第３法により操作し，試験を行う。比較液には鉛標準液 2.0 mL を加える（20 ppm 以下）。

　（２）　ヒ素　本品 1.0 g をとり，ヒ素試験法，第３法により検液を調製し，装置Ｂを用いる方法により操作し，試験を行う（2 ppm 以下）。

乾燥減量　15 ％以下（2 g，105 ℃，6 時間）。

灰　　分　7 ％以下。

酸不溶性灰分　2 ％以下。

エキス含量　希エタノールエキス　8 ％以上。

【208】 K 17

成分及び分量 又は本質	日本薬局方	ビャクジュツ	3.0 g
	〃	ブクリョウ	3.0 g
	〃	チ ン ピ	2.0 g
	〃	ビャクシ	1.0 g
	〃	カッコウ	1.0 g
	〃	タイソウ	2.0 g
	〃	カンゾウ	1.0 g
	〃	ハンゲ	3.0 g
	〃	コウボク	2.0 g
	〃	キキョウ	1.5 g
	〃	ソ ヨ ウ	1.0 g
	局外生規	ダイフクヒ	1.0 g
	日本薬局方	ショウキョウ	1.0 g
		全　　量	22.5 g

製 造 方 法	以上の切断又は破砕した生薬をとり，1包として製する。
用 法 及 び 用 量	本品1包に水約500 mLを加えて，半量ぐらいまで煎じつめ，煎じかすを除き，煎液を3回に分けて食間に服用する。上記は大人の1日量である。 15才未満7才以上　大人の⅔，7才未満4才以上　大人の½，4才未満2才以上　大人の⅓，2才未満　大人の¼以下を服用する。
効 能 又 は 効 果	体力中等度以下のものの次の諸症：感冒，暑さによる食欲不振，急性胃腸炎，下痢，全身倦怠
貯 蔵 方 法 及 び 有 効 期 間	密閉容器
規格及び試験方法	別記のとおり。
備　　　　考	藿香正気散料

規格及び試験方法

性　　状　本品は特異なにおいがある。

確認試験　本品1包を白紙上に広げ，各生薬を外観的に選別し，それぞれの生薬につき，次の試験を行う。

（1）　**ビャクジュツ**　外面は淡灰黄色～淡黄白色で，ところどころ灰褐色を呈し，横切面には淡黄褐色～褐色の分泌物による細点がある。特異なにおいがあり，味はわずかに苦い。

　横切片を鏡検するとき，皮部の柔組織中にはしばしば師管の外側に接して繊維束があり，放射組織の末端部には淡褐色～褐色の内容物を含む油室がある。木部には大きい髄を囲んで放射状に配列した短径の道管とそれを囲む著しい繊維束がある。髄及び放射組織中には皮部と同様な油室があり，柔組織中にはイヌリンの小球晶及びシュウ酸カルシウムの針晶を含む。

　また，「ビャクジュツ」の確認試験を準用する。

（2）　**ブクリョウ**　白色又はわずかに淡赤色を帯びた白色で，質は堅いが砕きやすい。味はないがやや粘液ようである。

　また，「ブクリョウ」の確認試験を準用する。

（3）　**チンピ**　外面は黄赤色〜暗黄褐色で，油室による多数の小さいくぼみがあり，内面は白色〜淡灰黄褐色である。厚さ約2 mmで，質は軽くてもろい。芳香があり，味は苦くて，わずかに刺激性である。

　　また，「チンピ」の確認試験を準用する。

（4）　**ビャクシ**　外面は灰褐色〜暗褐色を呈し，縦じわがあり，横断面の周辺は灰白色で空げきが多く，中央部は暗褐色である。特異なにおいがあり，味はわずかに苦い。

　　また，「ビャクシ」の確認試験を準用する。

（5）　**カッコウ**　茎及びこれに対生した葉からなる。葉はしわがよって縮み，水に浸してしわを伸ばすと，卵形〜卵状長楕円形を呈し，長さ2.5〜10 cm，幅2.5〜7 cm，辺縁に鈍きょ歯があり，基部は広いくさび形で葉柄を付ける。葉の上面は暗褐色，下面は灰褐色を呈し，両面に密に毛がある。茎は方柱形，中実で，表面は灰緑色を呈し，灰白色〜黄白色の毛があり，髄は大きく，類白色で海綿状を呈する。ルーペ視するとき，毛，腺毛及び腺りんを認める。特異なにおいがあり，味はわずかに苦い。

　　葉柄の横切片を鏡検するとき，向軸面中央は大きく突出し，その表皮の内側に厚角細胞が認められる。中央部の維管束は2群に分かれる。葉身主脈部の横切片を鏡検するとき，主脈の向軸面は大きく突出し，その表皮の内側に厚角細胞が認められる。中央部には扇状に配列した維管束がある。茎の横切片を鏡検するとき，表皮の内側に数細胞層の厚角組織が認められる。ときに表皮下にコルク層が発達することがある。皮層の内側には並立維管束が環状に配列し，師部の外側に師部繊維群が認められる。皮層の柔細胞中に油滴が，髄の柔細胞中にシュウ酸カルシウムの針晶，単晶又は柱状晶が認められる。

　　また，「カッコウ」の確認試験を準用する。

（6）　**タイソウ**　外面は赤褐色であらいしわがあるか，又は暗灰赤色で細かいしわがあり，いずれもつやがある。外果皮は薄く革質で，中果皮は暗灰褐色を呈し，海綿ようで柔らかく粘着性があり，内果皮は極めて堅く，種子は偏平である。わずかに特異なにおいがあり，味は甘い。

（7）　**カンゾウ**　外面（周皮）は暗褐色〜赤褐色で縦じわがあり，切断面は淡黄色で繊維質を呈する。横断面では，皮部と木部の境界はほぼ明らかで，放射状の構造を現わす。味は甘い。

　　横切片を鏡検するとき，皮付きカンゾウでは黄褐色の多層のコルク層とその内層に1〜3細胞層のコルク皮層がある。皮部には放射組織が退廃師部と交互に放射状に配列し，師部には結晶細胞列で囲まれた厚膜で木化不十分な師部繊維群がある。木部には3〜10細胞列の放射組織が黄色で巨大な道管と交互に放射状に配列し，道管は結晶細胞列で囲まれた木部繊維及び木部柔細胞を伴い，ストロンに基づくものでは柔細胞性の髄がある。柔細胞中にはでんぷん粒を含み，またしばしばシュウ酸カルシウムの単晶を含む。皮去りカンゾウでは周皮及び師部の一部を欠いている。

（8）　**ハンゲ**　外面は白色〜灰白黄色，上部には茎の跡がくぼみとなり，その周辺には根の跡がくぼんだ細点となっている。横断面は白色，粉性である。味は初めなく，やや粘液性で，後に強いえぐ味を残す。

　　横切片を鏡検するとき，主としてでんぷん粒を充満した柔組織からなり，わずかにシュウ酸カルシウムの束晶を含んだ粘液細胞がその間に認められる。でんぷん粒は主として2〜3個の複粒で，通例，径10〜15 µm，単粒は通例径3〜7 µmである。束晶は長さ25〜150 µmである。

（9）　**コウボク**　外面は灰白色〜灰褐色を呈し，内面は淡褐色〜褐色，切断面は淡赤褐色を呈し，繊維性である。わずかに芳香があり，味は苦い。

　　横切片を鏡検するとき，コルク層は厚く，ほぼ等径性の石細胞が環状に内接する。一次皮部は狭く，内しょう部には繊維群が点在し，二次皮部の放射組織間には師部繊維群が階段状に並ぶ。油細胞の多

数は一次皮部に，少数は二次皮部に散在し，狭い放射組織内にも認められることがある。

また，「コウボク」の確認試験を準用する。

(10) **キキョウ** 外面は皮付きは灰褐色，皮去りは白色〜淡褐色を呈し，繊維性でない。横切面をルーペ視するとき，皮部は木部よりやや薄く，ほとんど白色で，ところどころにすき間があり，形成層の付近はしばしば褐色を帯びる。木部は白色〜淡褐色を呈し，その組織は皮部よりもやや密である。味は初めなく，後にえぐくて苦い。

また，「キキョウ」の確認試験を準用する。

(11) **ソヨウ** 縮んだ葉の細片で，両面とも帯褐紫色，あるいは上面は灰緑色〜帯褐緑色で下面は帯褐紫色を呈する。茎を交じえるものは，その横断面は方形である。葉をルーペ視するとき，両面にまばらに毛を認め，特に葉脈上に多く，裏面には細かい腺毛を認める。もみ砕くとき，特異なにおいがあり，味はわずかに苦い。

また，「ソヨウ」の確認試験を準用する。

(12) **ダイフクヒ** 淡灰褐色〜暗褐色の繊維群を主とする。ルーペ視すると，繊維群が淡褐色〜暗褐色の点として認められる。味はわずかに渋い。

また，局外生規「ダイフクヒ」の確認試験を準用する。

(13) **ショウキョウ** 淡灰黄色の周皮を付けたままか，又はその一部をはぎとってあり，表面は灰白色〜淡灰褐色で，しばしば白粉を付けている。横断面は繊維性，粉性で，淡帯黄褐色を呈し，皮層と中心柱とに分かれる。横断面をルーペ視するとき，その全面に維管束及び分泌物が褐色の細点として散在している。特異なにおいがあり，味は極めて辛い。

乾燥減量 15 ％以下。
灰　分 5 ％以下。

【209】 K 18

成分及び分量又は本質	日本薬局方	カッコン	6.0 g
	〃	オウレン	3.0 g
	〃	オウゴン	3.0 g
	〃	カンゾウ	2.0 g
		全　　量	14.0 g
製　造　方　法	以上の切断又は破砕した生薬をとり，1包として製する。		
用　法　及　び　用　量	本品1包に水約500 mLを加えて，半量ぐらいまで煎じつめ，煎じかすを除き，煎液を3回に分けて食間に服用する。上記は大人の1日量である。 15才未満7才以上　大人の⅔，　7才未満4才以上　大人の½，　4才未満2才以上　大人の⅓，　2才未満　大人の¼以下を服用する。		
効　能　又　は　効　果	体力中等度のものの次の諸症：下痢，急性胃腸炎，口内炎，舌炎，肩こり，不眠		
貯蔵方法及び有　効　期　間	密閉容器		
規格及び試験方法	別記のとおり。		
備　　　　　考	葛根黄連黄芩湯		

規 格 及 び 試 験 方 法

性　状　本品は弱い特異なにおいがある。

確認試験　本品1包を白紙上に広げ，各生薬を外観的に選別し，それぞれの生薬につき，次の試験を行う。

（1）　**カッコン**　淡灰黄色～灰白色を呈し，繊維性でやや粉性である。味はわずかに甘い。横切片を鏡検するとき，師部には結晶細胞列を伴った繊維束，木部には道管及び木部繊維が著しく，柔組織を満たすでんぷん粒は長径2～18μm，多くは8～12μmの数面からなる多面体の単粒，まれに2～3個からなる複粒で，中央にへそ又は欠裂を認め，層紋がある。

（2）　**オウレン**　根茎の径は2～7 mmで，外面は灰黄褐色～褐色を呈し，輪節及び多数の根の基部を認め，横断面はやや繊維性で，コルク層は淡灰褐色，皮部は黄褐色，木部は黄色，髄は黄褐色である。味は極めて苦く，残留性で，だ液を黄色に染める。

横切片を鏡検するとき，コルク層は薄膜のコルク細胞からなり，皮部柔組織中にはコルク層に近い部位に石細胞群，形成層に近い部位に黄色の師部繊維の認められるものが多い。木部は主として道管，仮道管，木部繊維からなり，放射組織は明らかで，髄は大きく，髄中には石細胞あるいは厚膜木化した細胞を伴った石細胞を認めることがある。柔細胞には細かいでんぷん粒を含むが，結晶を含まない。

また，「オウレン」の確認試験を準用する。

（3）　**オウゴン**　外面は黄褐色～暗褐色を呈し，切断面は黄色～帯褐黄色を呈し，縦に繊維性のすじが見られる。味はわずかに苦い。

また，「オウゴン」の確認試験を準用する。

（4）　**カンゾウ**　外面（周皮）は暗褐色～赤褐色で縦じわがあり，切断面は淡黄色で繊維質を呈する。横断面では，皮部と木部の境界はほぼ明らかで，放射状の構造を現わす。味は甘い。

横切片を鏡検するとき，皮付きカンゾウでは黄褐色の多層のコルク層とその内層に1～3細胞層のコルク皮層がある。皮部には放射組織が退廃師部と交互に放射状に配列し，師部には結晶細胞列で囲

まれた厚膜で木化不十分な師部繊維群がある。木部には3～10細胞列の放射組織が黄色で巨大な道管と交互に放射状に配列し，道管は結晶細胞列で囲まれた木部繊維及び木部柔細胞を伴い，ストロンに基づくものでは柔細胞性の髄がある。柔細胞中にはでんぷん粒を含み，またしばしばシュウ酸カルシウムの単晶を含む。皮去りカンゾウでは周皮及び師部の一部を欠いている。

乾燥減量 10 ％以下。

灰　分 10 ％以下。

【210】 K 19

成分及び分量又は本質	日本薬局方	カッコン	3.0 g
	〃	ジオウ	3.0 g
	〃	シャクヤク	3.0 g
	〃	オウレン	1.5 g
	〃	サンシシ	1.5 g
	〃	コウカ	1.5 g
	〃	カンゾウ	1.0 g
	〃	ダイオウ	1.0 g
		全　量	15.5 g
製造方法	以上の切断又は破砕した生薬をとり，1包として製する。		
用法及び用量	本品1包に水約500 mLを加えて，半量ぐらいまで煎じつめ，煎じかすを除き，煎液を3回に分けて食間に服用する。上記は大人の1日量である。 15才未満7才以上　大人の⅔，7才未満4才以上　大人の½，4才未満2才以上　大人の⅓，2才未満　大人の¼以下を服用する。		
効能又は効果	体力中等度以上で，便秘傾向のものの次の諸症：あかはな（酒さ），しみ		
貯蔵方法及び有効期間	密閉容器		
規格及び試験方法	別記のとおり。		
備考	葛根紅花湯		

規格及び試験方法

性状 本品は特異なにおいがある。

確認試験 本品1包を白紙上に広げ，各生薬を外観的に選別し，それぞれの生薬につき，次の試験を行う。

（1）**カッコン** 淡灰黄色〜灰白色を呈し，繊維性でやや粉性である。味はわずかに甘い。横切片を鏡検するとき，師部には結晶細胞列を伴った繊維束，木部には道管及び木部繊維が著しく，柔組織を満たすでんぷん粒は長径2〜18 μm，多くは8〜12 μmの数面からなる多面体の単粒，まれに2〜3個からなる複粒で，中央にへそ又は欠裂を認め，層紋がある。

（2）**ジオウ** 外面は黄褐色〜黒褐色を呈し，深い縦みぞ及びくびれがある。質は柔らかく粘性である。横断面は黄褐色〜黒褐色で，皮部は木部より色が濃く，ほとんど髄を認めない。特異なにおいがあり，味は初めわずかに甘く，後にやや苦い。

横切片を鏡検するとき，コルク層は7〜15層で，皮部はすべて柔細胞からなり，外皮部に褐色の分泌物を含む細胞が散在する。木部はほとんど柔細胞で満たされ，放射状に並ぶ道管は側孔のある網紋があり，弱い木化反応を呈する。

（3）**シャクヤク** 外面は褐色〜淡灰褐色を呈し，横断面はち密で淡灰褐色を呈し，木部には淡褐色の放射状の線がある。わずかに特異なにおいがあり，味は初めわずかに甘く，後に渋くてわずかに苦い。

また，「シャクヤク」の確認試験を準用する。

（4）**オウレン** 根茎の径は2〜7 mmで，外面は灰黄褐色〜褐色を呈し，輪節及び多数の根の基部

を認め，横断面はやや繊維性で，コルク層は淡灰褐色，皮部は黄褐色，木部は黄色，髄は黄褐色である。味は極めて苦く，残留性で，だ液を黄色に染める。

　横切片を鏡検するとき，コルク層は薄膜のコルク細胞からなり，皮部柔組織中にはコルク層に近い部位に石細胞群，形成層に近い部位に黄色の師部繊維の認められるものが多い。木部は主として道管，仮道管，木部繊維からなり，放射組織は明らかで，髄は大きく，髄中には石細胞あるいは厚膜木化した細胞を伴った石細胞を認めることがある。柔細胞には細かいでんぷん粒を含むが，結晶を含まない。

　また，「オウレン」の確認試験を準用する。

（5）　**サンシシ**　果皮は薄く砕きやすく，その外面は赤褐色，黄褐色又は黒褐色を呈し，内面は黄褐色を呈し，平らでつやがある。果実の内部は2室に分かれ，黄赤色〜暗赤色の果肉中に黒褐色又は黄赤色で長径約5mmの偏平な種子の団塊を含む。質は軽い。特異なにおいがあり，味は苦い。

　また，「サンシシ」の確認試験を準用する。

（6）　**コウカ**　赤色〜赤褐色の花冠，花柄，黄色の花柱及び雄しべからなり，全長は約1cm，花冠は筒状で5裂し，雄しべは5本で，長い柱頭をもつ雌しべを囲んでいる。花粉はほぼ球形で，径約50μm，黄色で表面に細かい突起がある。特異なにおいがあり，味はわずかに苦い。

　また，「コウカ」の確認試験を準用する。

（7）　**カンゾウ**　外面（周皮）は暗褐色〜赤褐色で縦じわがあり，切断面は淡黄色で繊維質を呈する。横断面では，皮部と木部の境界はほぼ明らかで，放射状の構造を現わす。味は甘い。

　横切片を鏡検するとき，皮付きカンゾウでは黄褐色の多層のコルク層とその内層に1〜3細胞層のコルク皮層がある。皮部には放射組織が退廃師部と交互に放射状に配列し，師部には結晶細胞列で囲まれた厚膜で木化不十分な師部繊維群がある。木部には3〜10細胞列の放射組織が黄色で巨大な道管と交互に放射状に配列し，道管は結晶細胞列で囲まれた木部繊維及び木部柔細胞を伴い，ストロンに基づくものでは柔細胞性の髄がある。柔細胞中にはでんぷん粒を含み，またしばしばシュウ酸カルシウムの単晶を含む。皮去りカンゾウでは周皮及び師部の一部を欠いている。

（8）　**ダイオウ**　暗褐色〜黄褐色〜淡褐色を呈し，ルーペ視すると入り組んだ不規則な模様がある。質はおおむね粗で繊維性ではない。特異なにおいがあり，味はわずかに渋くて苦い。かめば細かい砂をかむような感じがあり，だ液を黄色に染める。

　また，「ダイオウ」の確認試験を準用する。

乾燥減量　15％以下。

灰　分　6％以下。

【211】 K 20

成分及び分量 又は本質	日本薬局方	カッコン	8.0 g
	〃	マオウ	4.0 g
	〃	ショウキョウ	1.0 g
	〃	タイソウ	4.0 g
	〃	ケイヒ	3.0 g
	〃	シャクヤク	3.0 g
	〃	カンゾウ	2.0 g
		全　量	25.0 g
製造方法	以上の切断又は破砕した生薬をとり，1包として製する。		
用法及び用量	本品1包に水約500 mLを加えて，半量ぐらいまで煎じつめ，煎じかすを除き，煎液を3回に分けて食間に服用する。上記は大人の1日量である。 15才未満7才以上　大人の⅔，7才未満4才以上　大人の½，4才未満2才以上大人の⅓，2才未満　大人の¼以下を服用する。		
効能又は効果	体力中等度以上のものの次の諸症：感冒の初期(汗をかいていないもの)，鼻かぜ，鼻炎，頭痛，肩こり，筋肉痛，手や肩の痛み		
貯蔵方法及び 有効期間	密閉容器		
規格及び試験方法	別記のとおり。		
備　考	葛根湯		

規 格 及 び 試 験 方 法

性　状　本品は特異なにおいがある。

確認試験　本品1包を白紙上に広げ，各生薬を外観的に選別し，それぞれの生薬につき，次の試験を行う。

（1）カッコン　淡灰黄色〜灰白色を呈し，繊維性でやや粉性である。味はわずかに甘い。横切片を鏡検するとき，師部には結晶細胞列を伴った繊維束，木部には道管及び木部繊維が著しく，柔組織を満たすでんぷん粒は長径2〜18 μm，多くは8〜12 μm の数面からなる多面体の単粒，まれに2〜3個からなる複粒で，中央にへそ又は欠裂を認め，層紋がある。

（2）マオウ　細い円柱状又はだ円柱を呈し，長さ3〜10 mm，径1〜2 mm，淡緑色〜黄緑色である。表面に多数の平行する縦みぞがあり，節部には，長さ2〜4 mm の2枚のりん片状の葉が対生し，その基部は合着して筒状になっている。りん片状の葉の色は淡褐色〜褐色である。茎の横断面をルーペ視するとき，円形〜だ円形で，周囲部は灰緑色〜黄緑色を呈し，中心部には赤緑色の物質が充満しているか，又は中空のところがある。味は渋くてわずかに苦く，やや麻ひ性である。

　また，「マオウ」の確認試験を準用する。

（3）ショウキョウ　淡灰黄色の周皮を付けたままか，又はその一部をはぎとってあり，表面は灰白色〜淡灰褐色で，しばしば白粉を付けている。横断面は繊維性，粉性で，淡帯黄褐色を呈し，皮層と中心柱とに分かれる。横断面をルーペ視するとき，その全面に維管束及び分泌物が褐色の細点として散在している。特異なにおいがあり，味は極めて辛い。

（4）タイソウ　外面は赤褐色であらいしわがあるか，又は暗灰赤色で細かいしわがあり，いずれも

つやがある。外果皮は薄く革質で，中果皮は暗灰褐色を呈し，海綿ようで柔らかく粘着性があり，内果皮は極めて堅く，種子は偏平である。わずかに特異なにおいがあり，味は甘い。

（5）　ケイヒ　外面は暗赤褐色を呈し，内面は赤褐色を呈し，平滑である。横断面は赤褐色を呈し淡褐色の薄層が見られる。特異なにおいがあり，味は甘く，辛く，後にやや粘液性で，わずかに収れん性である。

　　横切片を鏡検するとき，一次皮部と二次皮部はほとんど連続した石細胞環で区分され，環の外辺にはほぼ円形に結集した繊維束を伴い，環の各石細胞の膜はしばしばU字形に肥厚する。二次皮部中には石細胞を認めず，まばらに少数の厚膜繊維を認める。柔組織中には油細胞，粘液細胞及び微細なシュウ酸カルシウムの針晶を含む細胞があり，柔細胞中にはでんぷん粒を含む。

（6）　シャクヤク　外面は褐色～淡灰褐色を呈し，横断面はち密で淡灰褐色を呈し，木部には淡褐色の放射状の線がある。わずかに特異なにおいがあり，味は初めわずかに甘く，後に渋くてわずかに苦い。

　　また，「シャクヤク」の確認試験を準用する。

（7）　カンゾウ　外面（周皮）は暗褐色～赤褐色で縦じわがあり，切断面は淡黄色で繊維質を呈する。横断面では，皮部と木部の境界はほぼ明らかで，放射状の構造を現わす。味は甘い。

　　横切片を鏡検するとき，皮付きカンゾウでは黄褐色の多層のコルク層とその内層に1～3細胞層のコルク皮層がある。皮部には放射組織が退廃師部と交互に放射状に配列し，師部には結晶細胞列で囲まれた厚膜で木化不十分な師部繊維群がある。木部には3～10細胞列の放射組織が黄色で巨大な道管と交互に放射状に配列し，道管は結晶細胞列で囲まれた木部繊維及び木部柔細胞を伴い，ストロンに基づくものでは柔細胞性の髄がある。柔細胞中にはでんぷん粒を含み，またしばしばシュウ酸カルシウムの単晶を含む。皮去りカンゾウでは周皮及び師部の一部を欠いている。

乾燥減量　15％以下。

灰　　分　5％以下。

【212】 K 21

成分及び分量 又は本質	日本薬局方	カッコン	4.0 g
	〃	マオウ	4.0 g
	〃	ショウキョウ	0.3 g
	〃	タイソウ	3.0 g
	〃	ケイヒ	2.0 g
	〃	シャクヤク	2.0 g
	〃	カンゾウ	2.0 g
	〃	センキュウ	3.0 g
	〃	シンイ	3.0 g
		全　　量	23.3 g
製　造　方　法	以上の切断又は破砕した生薬をとり，1包として製する。		
用法及び用量	本品1包に水約 500 mL を加えて，半量ぐらいまで煎じつめ，煎じかすを除き，煎液を3回に分けて食間に服用する。上記は大人の1日量である。 15才未満7才以上　大人の⅔，　7才未満4才以上　大人の½，　4才未満2才以上　大人の⅓，　2才未満　大人の¼以下を服用する。		
効能又は効果	比較的体力があるものの次の諸症：鼻づまり，蓄膿症（副鼻腔炎），慢性鼻炎		
貯蔵方法及び 有効期間	密閉容器		
規格及び試験方法	別記のとおり。		
備　　　　考	葛根湯加川芎辛夷		

規 格 及 び 試 験 方 法

性　状　本品は特異なにおいがある。

確認試験　本品1包を白紙上に広げ，各生薬を外観的に選別し，それぞれの生薬につき，次の試験を行う。

（1）　**カッコン**　淡灰黄色～灰白色を呈し，繊維性でやや粉性である。味はわずかに甘い。横切片を鏡検するとき，師部には結晶細胞列を伴った繊維束，木部には道管及び木部繊維が著しく，柔組織を満たすでんぷん粒は長径 2～18 μm，多くは 8～12 μm の数面からなる多面体の単粒，まれに 2～3 個からなる複粒で，中央にへそ又は欠裂を認め，層紋がある。

（2）　**マオウ**　細い円柱状又はだ円柱を呈し，長さ 3～10 mm，径 1～2 mm，淡緑色～黄緑色である。表面に多数の平行する縦みぞがあり，節部には，長さ 2～4 mm の 2 枚のりん片状の葉が対生し，その基部は合着して筒状になっている。りん片状の葉の色は淡褐色～褐色である。茎の横断面をルーペ視するとき，円形～だ円形で，周囲部は灰緑色～黄緑色を呈し，中心部には赤緑色の物質が充満しているか，又は中空のところがある。味は渋くてわずかに苦く，やや麻ひ性である。

また，「マオウ」の確認試験を準用する。

（3）　**ショウキョウ**　淡灰黄色の周皮を付けたままか，又はその一部をはぎとってあり，表面は灰白色～淡灰褐色で，しばしば白粉を付けている。横断面は繊維性，粉性で，淡帯黄褐色を呈し，皮層と中心柱とに分かれる。横断面をルーペ視するとき，その全面に維管束及び分泌物が褐色の細点として散在している。特異なにおいがあり，味は極めて辛い。

（4）　**タイソウ**　外面は赤褐色であらいしわがあるか，又は暗灰赤色で細かいしわがあり，いずれもつやがある。外果皮は薄く革質で，中果皮は暗灰褐色を呈し，海綿ようで柔らかく粘着性があり，内果皮は極めて堅く，種子は偏平である。わずかに特異なにおいがあり，味は甘い。

（5）　**ケイヒ**　外面は暗赤褐色を呈し，内面は赤褐色を呈し，平滑である。横断面は赤褐色を呈し淡褐色の薄層が見られる。特異なにおいがあり，味は甘く，辛く，後にやや粘液性で，わずかに収れん性である。

　横切片を鏡検するとき，一次皮部と二次皮部はほとんど連続した石細胞環で区分され，環の外辺にはほぼ円形に結集した繊維束を伴い，環の各石細胞の膜はしばしばU字形に肥厚する。二次皮部中には石細胞を認めず，まばらに少数の厚膜繊維を認める。柔組織中には油細胞，粘液細胞及び微細なシュウ酸カルシウムの針晶を含む細胞があり，柔細胞中にはでんぷん粒を含む。

（6）　**シャクヤク**　外面は褐色〜淡灰褐色を呈し，横断面はち密で淡灰褐色を呈し，木部には淡褐色の放射状の線がある。わずかに特異なにおいがあり，味は初めわずかに甘く，後に渋くてわずかに苦い。

　また，「シャクヤク」の確認試験を準用する。

（7）　**カンゾウ**　外面（周皮）は暗褐色〜赤褐色で縦じわがあり，切断面は淡黄色で繊維質を呈する。横断面では，皮部と木部の境界はほぼ明らかで，放射状の構造を現わす。味は甘い。

　横切片を鏡検するとき，皮付きカンゾウでは黄褐色の多層のコルク層とその内層に1〜3細胞層のコルク皮層がある。皮部には放射組織が退廃師部と交互に放射状に配列し，師部には結晶細胞列で囲まれた厚膜で木化不十分な師部繊維群がある。木部には3〜10細胞列の放射組織が黄色で巨大な道管と交互に放射状に配列し，道管は結晶細胞列で囲まれた木部繊維及び木部柔細胞を伴い，ストロンに基づくものでは柔細胞性の髄がある。柔細胞中にはでんぷん粒を含み，またしばしばシュウ酸カルシウムの単晶を含む。皮去りカンゾウでは周皮及び師部の一部を欠いている。

（8）　**センキュウ**　外面は灰褐色〜暗褐色で，切断面は灰白色〜灰褐色，半透明で，ときにはうつろがある。質は密で堅い。特異なにおいがあり，味はわずかに苦い。

　横切片を鏡検するとき，皮部及び髄には油道が散在する。木部には厚膜で木化した木部繊維が大小不同の群をなして存在する。でんぷん粒は，通例，のり化していて，まれに径5〜25 μm のでんぷん粒を認めることがある。シュウ酸カルシウム結晶は認めない。

（9）　**シンイ**　紡錘形を呈し，長さ15〜45 mm，中央の径6〜20 mm，基部にしばしば木質の花柄を付ける。ほう葉は，通例，3枚で，外面には毛がまばらにあって褐色〜暗褐色を呈するか，又は密毛があって灰白色〜淡黄褐色を呈し，内面は平滑で暗褐色を呈する。内部に9枚又は12枚の花被片があり，花被片は同形又は外側の3枚が小さい。雄ずいは50〜100本あり，雌ずいも多数ある。質はもろい。特有のにおいがあり，味は辛くて，やや苦い。

　また，「シンイ」の確認試験を準用する。

乾燥減量　15 ％以下。

灰　　分　5 ％以下。

【213】 K 22

成分及び分量又は本質	日本薬局方	ハ ン ゲ	5.0 g
	〃	ブ ク リ ョ ウ	4.0 g
	〃	チ ン ピ	3.0 g
	局 外 生 規	チ ク ジ ョ	3.0 g
	日本薬局方	サ ン ソ ウ ニ ン	2.0 g
	局 外 生 規	ゲ ン ジ ン	2.0 g
	日本薬局方	オ ン ジ	2.0 g
	〃	ニ ン ジ ン	2.0 g
	〃	ジ オ ウ	2.0 g
	〃	タ イ ソ ウ	2.0 g
	〃	キ ジ ツ	2.0 g
	〃	シ ョ ウ キ ョ ウ	2.0 g
	〃	カ ン ゾ ウ	2.0 g
		全　　量	33.0 g
製 造 方 法	以上の切断又は破砕した生薬をとり，1包として製する。		
用 法 及 び 用 量	本品1包に水約500 mLを加えて，半量ぐらいまで煎じつめ，煎じかすを除き，煎液を3回に分けて食間に服用する。上記は大人の1日量である。 15才未満7才以上　大人の⅔，7才未満4才以上　大人の½，4才未満2才以上大人の⅓，2才未満　大人の¼以下を服用する。		
効 能 又 は 効 果	体力中等度以下で，胃腸が虚弱なものの次の諸症：神経症，不眠症		
貯 蔵 方 法 及 び有 効 期 間	密閉容器		
規格及び試験方法	別記のとおり。		
備 考	加味温胆湯		

規 格 及 び 試 験 方 法

性　　状　本品は特異なにおいがある。

確認試験　本品1包を白紙上に広げ，各生薬を外観的に選別し，それぞれの生薬につき，次の試験を行う。

（1）　**ハンゲ**　外面は白色～灰白黄色，上部には茎の跡がくぼみとなり，その周辺には根の跡がくぼんだ細点となっている。横断面は白色，粉性である。味は初めなく，やや粘液性で，後に強いえぐ味を残す。

横切片を鏡検するとき，主としてでんぷん粒を充満した柔組織からなり，わずかにシュウ酸カルシウムの束晶を含んだ粘液細胞がその間に認められる。でんぷん粒は主として2～3個の複粒で，通例，径10～15 µm，単粒は通例径3～7 µmである。束晶は長さ25～150 µmである。

（2）　**ブクリョウ**　白色又はわずかに淡赤色を帯びた白色で，質は堅いが砕きやすい。味はないがやや粘液ようである。

また，「ブクリョウ」の確認試験を準用する。

（3）　**チンピ**　外面は黄赤色～暗黄褐色で，油室による多数の小さいくぼみがあり，内面は白色～淡灰黄褐色である。厚さ約2 mmで，質は軽くてもろい。芳香があり，味は苦くて，わずかに刺激性で

ある。

また，「チンピ」の確認試験を準用する。

（4）　**チクジョ**　淡緑黄色～淡黄白色～灰白色を呈し，通例つやがある。質は軽く繊維性である。味はやや苦い。

また，局外生規「チクジョ」の確認試験を準用する。

（5）　**サンソウニン**　扁平な卵形～円形でレンズ状を呈し，長さ5～9mm，幅4～6mm，厚さ2～3mm，外面は褐色～暗赤褐色を呈し，つやがある。一端にはへそ，他端には合点がある。種皮はやや柔軟で，乳白色の内乳及び淡黄色の胚を包む。100粒の質量は3.0～4.5gである。わずかな油臭があり，緩和でやや油様である。

横切片を鏡検するとき，種皮は外側の表皮，柔組織，内側の表皮からなる。外側の表皮は放射方向に長く厚壁化した細胞からなり，内側の表皮にはクチクラが認められる。内乳は柔組織からなり，シュウ酸カルシウムの集晶，アリューロン粒，でんぷん粒を含む。子葉は柔組織からなり，アリューロン粒，でんぷん粒，油滴を含む。

また，「サンソウニン」の確認試験を準用する。

（6）　**ゲンジン**　外面は黄褐色～褐色を呈し，切断面は黒褐色を呈する。特異なにおいがあり，味はやや甘く，後わずかに苦い。

また，局外生規「ゲンジン」の確認試験を準用する。

（7）　**オンジ**　外側面は淡灰褐色で横切されたものは径2～10mm。皮部の厚さは木部の径とほぼ等しいか又は木部の径の約½で淡灰褐色を呈し，ところどころに大きな裂け目がある。木部は円形～だ円形で淡褐色を呈する。味はわずかにえぐい。

また，「オンジ」の確認試験を準用する。

（8）　**ニンジン**　外面は淡黄褐色～淡灰褐色を呈し，縦じわがあり，横断面は淡黄褐色を呈し，形成層の付近は褐色を呈する。特異なにおいがあり，味は初めわずかに甘く，後にやや苦い。

また，「ニンジン」の確認試験を準用する。

（9）　**ジオウ**　外面は黄褐色～黒褐色を呈し，深い縦みぞ及びくびれがある。質は柔らかく粘性である。横断面は黄褐色～黒褐色で，皮部は木部より色が濃く，ほとんど髄を認めない。特異なにおいがあり，味は初めわずかに甘く，後にやや苦い。

横切片を鏡検するとき，コルク層は7～15層で，皮部はすべて柔細胞からなり，外皮部に褐色の分泌物を含む細胞が散在する。木部はほとんど柔細胞で満たされ，放射状に並ぶ道管は側孔のある網紋があり，弱い木化反応を呈する。

（10）　**タイソウ**　外面は赤褐色であらいしわがあるか，又は暗灰赤色で細かいしわがあり，いずれもつやがある。外果皮は薄く革質で，中果皮は暗灰褐色を呈し，海綿ようで柔らかく粘着性があり，内果皮は極めて堅く，種子は偏平である。わずかに特異なにおいがあり，味は甘い。

（11）　**キジツ**　外面は濃緑褐色～褐色で，つやがなく，油室による多数のくぼんだ細点がある。切断面は淡灰褐色を呈し，内果皮を付ける部分は褐色を呈する。特異なにおいがあり，味は苦い。

また，「キジツ」の確認試験を準用する。

（12）　**ショウキョウ**　淡灰黄色の周皮を付けたままか，又はその一部をはぎとってあり，表面は灰白色～淡灰褐色で，しばしば白粉を付けている。横断面は繊維性，粉性で，淡帯黄褐色を呈し，皮層と中心柱とに分かれる。横断面をルーペ視するとき，その全面に維管束及び分泌物が褐色の細点として散在している。特異なにおいがあり，味は極めて辛い。

（13）　**カンゾウ**　外面（周皮）は暗褐色～赤褐色で縦じわがあり，切断面は淡黄色で繊維質を呈する。横断面では，皮部と木部の境界はほぼ明らかで，放射状の構造を現わす。味は甘い。

横切片を鏡検するとき，皮付きカンゾウでは黄褐色の多層のコルク層とその内層に1～3細胞層のコルク皮層がある。皮部には放射組織が退廃師部と交互に放射状に配列し，師部には結晶細胞列で囲まれた厚膜で木化不十分な師部繊維群がある。木部には3～10細胞列の放射組織が黄色で巨大な道管と交互に放射状に配列し，道管は結晶細胞列で囲まれた木部繊維及び木部柔細胞を伴い，ストロンに基づくものでは柔細胞性の髄がある。柔細胞中にはでんぷん粒を含み，またしばしばシュウ酸カルシウムの単晶を含む。皮去りカンゾウでは周皮及び師部の一部を欠いている。

乾燥減量　10％以下。
灰　　分　5％以下。

【214】 K 23

成分及び分量 又は本質	日本薬局方	ニンジン	3.0 g
	〃	ブクリョウ	3.0 g
	〃	リュウガンニク	3.0 g
	〃	トウキ	2.0 g
	〃	サイコ	3.0 g
	〃	カンゾウ	1.0 g
	〃	タイソウ	2.0 g
	〃	ショウキョウ	0.5 g
	〃	ビャクジュツ	3.0 g
	〃	サンソウニン	3.0 g
	〃	オウギ	3.0 g
	〃	オンジ	2.0 g
	〃	サンシシ	2.0 g
	〃	モッコウ	1.0 g
	〃	ボタンピ	2.0 g
		全量	33.5 g

製造方法	以上の切断又は破砕した生薬をとり，1包として製する。
用法及び用量	本品1包に水約500 mLを加えて，半量ぐらいまで煎じつめ，煎じかすを除き，煎液を3回に分けて食間に服用する。上記は大人の1日量である。 15才未満7才以上　大人の⅔，　7才未満4才以上　大人の½，　4才未満2才以上　大人の⅓，　2才未満　大人の¼以下を服用する。
効能又は効果	体力中等度以下で，心身が疲れ，血色が悪く，ときに熱感を伴うものの次の諸症： 貧血，不眠症，精神不安，神経症
貯蔵方法及び 有効期間	密閉容器
規格及び試験方法	別記のとおり。
備考	加味帰脾湯

規格及び試験方法

性状 本品は特異なにおいがある。

確認試験 本品1包を白紙上に広げ，各生薬を外観的に選別し，それぞれの生薬につき，次の試験を行う。

（1）　**ニンジン**　外面は淡黄褐色～淡灰褐色を呈し，縦じわがあり，横断面は淡黄褐色を呈し，形成層の付近は褐色を呈する。特異なにおいがあり，味は初めわずかに甘く，後にやや苦い。

　また，「ニンジン」の確認試験を準用する。

（2）　**ブクリョウ**　白色又はわずかに淡赤色を帯びた白色で，質は堅いが砕きやすい。味はないがやや粘液ようである。

　また，「ブクリョウ」の確認試験を準用する。

（3）　**リュウガンニク**　偏圧された楕円体で，長さ1～2 cm，幅約1 cmである。黄暗赤褐色～黒褐色を呈し，質は柔らかくて粘性である。水に浸して放置するとき，鐘状を呈し，先端は数裂する。特

異なにおいがあり，味は甘い。

　横切片を鏡検するとき，仮種皮の最外層は1層の表皮からなり，その内側には偏圧された柔細胞からなる柔組織があり，最内層はやや厚壁化した表皮からなる。柔組織中には，赤褐色～褐色の内容物及びシュウ酸カルシウムの単晶，不定形の結晶及び砂晶を含む。

　また，「リュウガンニク」の確認試験を準用する。

（4）　トウキ　外面は暗褐色～赤褐色で，縦じわがあり，切断面は淡黄色～黄褐色を呈する。特異なにおいがあり，味はわずかに甘く，後にやや辛い。

　横切片を鏡検するとき，コルク層は4～10層からなり，その内側に数層の厚角組織が続いている。皮部には分泌細胞に囲まれた多数の樹脂道並びにしばしば大きなすき間がある。形成層は長方形に偏圧された数層の細胞からなり，明らかに皮部と木部とを区別する。木部では多数の道管と放射組織とが交互に放射状に配列し，その外方の道管は単独又は数個集まってやや密に配列してくさび状をなすが，中心部付近の道管は極めてまばらに存在する。でんぷん粒は径19μm以下，まれに2～5個の複粒があり，複粒の径は25μmに達し，しばしばのり化している。

（5）　サイコ　外面は灰褐色～褐色で，深いしわがあるものがあり，横断面では，皮部は褐色，木部は淡褐色を呈する。特異なにおいがあり，味はわずかに苦い。

　横切片を鏡検するとき，皮部にはしばしば接線方向に長い裂け目があり，皮部の厚さは半径の⅓～½で，径15～35μmの胞間性離生油道がやや多数散在し，木部には道管が放射状若しくはほぼ階段状に配列し，ところどころに繊維群があり，根頭部の髄には皮部と同様の油道がある。柔細胞中にはでんぷん粒を満たし，また油滴を認める。

　また，「サイコ」の確認試験を準用する。

（6）　カンゾウ　外面（周皮）は暗褐色～赤褐色で縦じわがあり，切断面は淡黄色で繊維質を呈する。横断面では，皮部と木部の境界はほぼ明らかで，放射状の構造を現わす。味は甘い。

　横切片を鏡検するとき，皮付きカンゾウでは黄褐色の多層のコルク層とその内層に1～3細胞層のコルク皮層がある。皮部には放射組織が退廃師部と交互に放射状に配列し，師部には結晶細胞列で囲まれた厚膜で木化不十分な師部繊維群がある。木部には3～10細胞列の放射組織が黄色で巨大な道管と交互に放射状に配列し，道管は結晶細胞列で囲まれた木部繊維及び木部柔細胞を伴い，ストロンに基づくものでは柔細胞性の髄がある。柔細胞中にはでんぷん粒を含み，またしばしばシュウ酸カルシウムの単晶を含む。皮去りカンゾウでは周皮及び師部の一部を欠いている。

（7）　タイソウ　外面は赤褐色であらいしわがあるか，又は暗灰赤色で細かいしわがあり，いずれもつやがある。外果皮は薄く革質で，中果皮は暗灰褐色を呈し，海綿ようで柔らかく粘着性があり，内果皮は極めて堅く，種子は偏平である。わずかに特異なにおいがあり，味は甘い。

（8）　ショウキョウ　淡灰黄色の周皮を付けたままか，又はその一部をはぎとってあり，表面は灰白色～淡灰褐色で，しばしば白粉を付けている。横断面は繊維性，粉性で，淡帯黄褐色を呈し，皮層と中心柱とに分かれる。横断面をルーペ視するとき，その全面に維管束及び分泌物が褐色の細点として散在している。特異なにおいがあり，味は極めて辛い。

（9）　ビャクジュツ　外面は淡灰黄色～淡黄白色で，ところどころ灰褐色を呈し，横切面には淡黄褐色～褐色の分泌物による細点がある。特異なにおいがあり，味はわずかに苦い。

　横切片を鏡検するとき，皮部の柔組織中にはしばしば師管の外側に接して繊維束があり，放射組織の末端部には淡褐色～褐色の内容物を含む油室がある。木部には大きい髄を囲んで放射状に配列した短径の道管とそれを囲む著しい繊維束がある。髄及び放射組織中には皮部と同様な油室があり，柔組織中にはイヌリンの小球晶及びシュウ酸カルシウムの針晶を含む。

　また，「ビャクジュツ」の確認試験を準用する。

（10）　**サンソウニン**　扁平な卵形～円形でレンズ状を呈し，長さ5～9 mm，幅4～6 mm，厚さ2～3 mm，外面は褐色～暗赤褐色を呈し，つやがある。一端にはへそ，他端には合点がある。種皮はやや柔軟で，乳白色の内乳及び淡黄色の胚を包む。100粒の質量は3.0～4.5 gである。わずかな油臭があり，緩和でやや油様である。

横切片を鏡検するとき，種皮は外側の表皮，柔組織，内側の表皮からなる。外側の表皮は放射方向に長く厚壁化した細胞からなり，内側の表皮にはクチクラが認められる。内乳は柔組織からなり，シュウ酸カルシウムの集晶，アリューロン粒，でんぷん粒を含む。子葉は柔組織からなり，アリューロン粒，でんぷん粒，油滴を含む。

また，「サンソウニン」の確認試験を準用する。

（11）　**オウギ**　外面は淡灰黄色～淡褐黄色で，不規則なあらい縦じわがあり，折面は繊維性である。横断面をルーペ視するとき，最外層には周皮があり，皮部は淡黄白色，木部は淡黄色，形成層付近はやや褐色を帯びる。木部から皮部にわたって白色の放射組織が認められる。太いものではしばしば多数の放射状の裂け目となっている。わずかに特異なにおいがあり，味は甘い。

（12）　**オンジ**　外側面は淡灰褐色で横切されたものは径2～10 mm。皮部の厚さは木部の径とほぼ等しいか又は木部の径の約½で淡灰褐色を呈し，ところどころに大きな裂け目がある。木部は円形～だ円形で淡褐色を呈する。味はわずかにえぐい。

また，「オンジ」の確認試験を準用する。

（13）　**サンシシ**　果皮は薄く砕きやすく，その外面は赤褐色，黄褐色又は黒褐色を呈し，内面は黄褐色を呈し，平らでつやがある。果実の内部は2室に分かれ，黄赤色～暗赤色の果肉中に黒褐色又は黄赤色で長径約5 mmの偏平な種子の団塊を含む。質は軽い。特異なにおいがあり，味は苦い。

また，「サンシシ」の確認試験を準用する。

（14）　**モッコウ**　外面は黄褐色～灰褐色で，あらい縦じわがある。横断面は黄褐色～暗褐色で，ルーペ視するとき，環状暗色の形成層が認められ，木部組織と放射組織が放射状の模様を呈し，ところどころに大きな裂け目と褐色の油室が散在している。特異なにおいがあり，味は苦い。

（15）　**ボタンピ**　外面は暗褐色～帯紫褐色，内面は淡灰褐色～暗紫色を呈する。内面及び切断面にはしばしば白色の結晶を付着する。特異なにおいがあり，味はわずかに辛くて苦い。

また，「ボタンピ」の確認試験を準用する。

乾燥減量　15 %以下。

灰　分　5 %以下。

【215】 K 24

成分及び分量 又は本質	日本薬局方	ト　ウ　キ	3.0 g
	〃	ビャクジュツ	3.0 g
	〃	サ　イ　コ	3.0 g
	〃	サ　ン　シ　シ	2.0 g
	〃	ショウキョウ	1.0 g
	〃	シャクヤク	3.0 g
	〃	ブクリョウ	3.0 g
	〃	ボ　タ　ン　ピ	2.0 g
	〃	カ　ン　ゾ　ウ	1.5 g
	〃	ハ　ッ　カ	1.0 g
		全　　量	22.5 g
製　造　方　法	以上の切断又は破砕した生薬をとり，1包として製する。		
用　法　及　び　用　量	本品1包に水約500 mLを加えて，半量ぐらいまで煎じつめ，煎じかすを除き，煎液を3回に分けて食間に服用する。上記は大人の1日量である。 15才未満7才以上　大人の⅔，　7才未満4才以上　大人の½，　4才未満2才以上　大人の⅓，　2才未満　大人の¼以下を服用する。		
効　能　又　は　効　果	体力中等度以下で，のぼせ感があり，肩がこり，疲れやすく，精神不安やいらだちなどの精神神経症状，ときに便秘の傾向のあるものの次の諸症：冷え症，虚弱体質，月経不順，月経困難，更年期障害，血の道症，不眠症		
貯蔵方法及び 有　効　期　間	密閉容器		
規格及び試験方法	別記のとおり。		
備　　　　考	加味逍遙散料		

規 格 及 び 試 験 方 法

性　　状　本品は芳香性のにおいがある。

確認試験　本品1包を白紙上に広げ，各生薬を外観的に選別し，それぞれの生薬につき，次の試験を行う。

（1）**トウキ**　外面は暗褐色～赤褐色で，縦じわがあり，切断面は淡黄色～黄褐色を呈する。特異なにおいがあり，味はわずかに甘く，後にやや辛い。

　横切片を鏡検するとき，コルク層は4～10層からなり，その内側に数層の厚角組織が続いている。皮部には分泌細胞に囲まれた多数の樹脂道並びにしばしば大きなすき間がある。形成層は長方形に偏圧された数層の細胞からなり，明らかに皮部と木部とを区別する。木部では多数の道管と放射組織とが交互に放射状に配列し，その外方の道管は単独又は数個集まってやや密に配列してくさび状をなすが，中心部付近の道管は極めてまばらに存在する。でんぷん粒は径$19\,\mu$m以下，まれに2～5個の複粒があり，複粒の径は$25\,\mu$mに達し，しばしばのり化している。

（2）**ビャクジュツ**　外面は淡灰黄色～淡黄白色で，ところどころ灰褐色を呈し，横切面には淡黄褐色～褐色の分泌物による細点がある。特異なにおいがあり，味はわずかに苦い。

　横切片を鏡検するとき，皮部の柔組織中にはしばしば師管の外側に接して繊維束があり，放射組織の末端部には淡褐色～褐色の内容物を含む油室がある。木部には大きい髄を囲んで放射状に配列した

短径の道管とそれを囲む著しい繊維束がある。髄及び放射組織中には皮部と同様な油室があり，柔組織中にはイヌリンの小球晶及びシュウ酸カルシウムの針晶を含む。

また，「ビャクジュツ」の確認試験を準用する。

（3）**サイコ** 外面は灰褐色～褐色で，深いしわがあるものがあり，横断面では，皮部は褐色，木部は淡褐色を呈する。特異なにおいがあり，味はわずかに苦い。

横切片を鏡検するとき，皮部にはしばしば接線方向に長い裂け目があり，皮部の厚さは半径の⅓～½で，径15～35μmの胞間性離生油道がやや多数散在し，木部には道管が放射状若しくはほぼ階段状に配列し，ところどころに繊維群があり，根頭部の髄には皮部と同様の油道がある。柔細胞中にはでんぷん粒を満たし，また油滴を認める。

また，「サイコ」の確認試験を準用する。

（4）**サンシシ** 果皮は薄く砕きやすく，その外面は赤褐色，黄赤色又は黒褐色を呈し，内面は黄褐色を呈し，平らでつやがある。果実の内部は2室に分かれ，黄赤色～暗赤色の果肉中に黒褐色又は黄赤色で長径約5mmの偏平な種子の団塊を含む。質は軽い。特異なにおいがあり，味は苦い。

また，「サンシシ」の確認試験を準用する。

（5）**ショウキョウ** 淡灰黄色の周皮を付けたままか，又はその一部をはぎとってあり，表面は灰白色～淡灰褐色で，しばしば白粉を付けている。横断面は繊維性，粉性で，淡帯黄褐色を呈し，皮層と中心柱とに分かれる。横断面をルーペ視するとき，その全面に維管束及び分泌物が褐色の細点として散在している。特異なにおいがあり，味は極めて辛い。

（6）**シャクヤク** 外面は褐色～淡灰褐色を呈し，横断面はち密で淡灰褐色を呈し，木部には淡褐色の放射状の線がある。わずかに特異なにおいがあり，味は初めわずかに甘く，後に渋くてわずかに苦い。

また，「シャクヤク」の確認試験を準用する。

（7）**ブクリョウ** 白色又はわずかに淡赤色を帯びた白色で，質は堅いが砕きやすい。味はないがやや粘液ようである。

また，「ブクリョウ」の確認試験を準用する。

（8）**ボタンピ** 外面は暗褐色～帯紫褐色，内面は淡灰褐色～暗紫色を呈する。内面及び切断面にはしばしば白色の結晶を付着する。特異なにおいがあり，味はわずかに辛くて苦い。

また，「ボタンピ」の確認試験を準用する。

（9）**カンゾウ** 外面（周皮）は暗褐色～赤褐色で縦じわがあり，切断面は淡黄色で繊維質を呈する。横断面では，皮部と木部の境界はほぼ明らかで，放射状の構造を現わす。味は甘い。

横切片を鏡検するとき，皮付きカンゾウでは黄褐色の多層のコルク層とその内層に1～3細胞層のコルク皮層がある。皮部には放射組織が退廃師部と交互に放射状に配列し，師部には結晶細胞列で囲まれた厚膜で木化不十分な師部繊維群がある。木部には3～10細胞列の放射組織が黄色で巨大な道管と交互に放射状に配列し，道管は結晶細胞列で囲まれた木部繊維及び木部柔細胞を伴い，ストロンに基づくものでは柔細胞性の髄がある。柔細胞中にはでんぷん粒を含み，またしばしばシュウ酸カルシウムの単晶を含む。皮去りカンゾウでは周皮及び師部の一部を欠いている。

（10）**ハッカ** 上面は淡褐黄色～淡緑黄色，下面は淡緑色～淡緑黄色である。葉をルーペ視するとき，両面に毛，腺毛及び腺りんをまばらに認め，腺毛及び腺りんは下面に多い。特異な芳香があり，口に含むと清涼感がある。

また，「ハッカ」の確認試験を準用する。

乾燥減量 15％以下。

灰　分 6％以下。

【216】 K 25

成分及び分量又は本質	日本薬局方	トウキ	3.0 g
	〃	シャクヤク	3.0 g
	〃	サイコ	3.0 g
	〃	ブクリョウ	3.0 g
	〃	ビャクジュツ	3.0 g
	〃	センキュウ	3.0 g
	〃	ジオウ	3.0 g
	〃	カンゾウ	1.5 g
	〃	ボタンピ	2.0 g
	〃	サンシシ	2.0 g
	〃	ショウキョウ	1.0 g
	〃	ハッカ	1.0 g
		全　量	28.5 g
製造方法	以上の切断又は破砕した生薬をとり，1包として製する。		
用法及び用量	本品1包に水約500 mLを加えて，半量ぐらいまで煎じつめ，煎じかすを除き，煎液を3回に分けて食間に服用する。上記は大人の1日量である。15才未満7才以上　大人の⅔，7才未満4才以上　大人の½，4才未満2才以上大人の⅓，2才未満　大人の¼以下を服用する。		
効能又は効果	体力中等度以下で，皮膚があれてかさかさし，ときに色つやが悪く，胃腸障害はなく，肩がこり，疲れやすく精神不安やいらだちなどの精神神経症状，ときにかゆみ，便秘の傾向のあるものの次の諸症：湿疹・皮膚炎，しみ，冷え症，虚弱体質，月経不順，月経困難，更年期障害，血の道症		
貯蔵方法及び有効期間	密閉容器		
規格及び試験方法	別記のとおり。		
備考	加味逍遙散料加川芎地黄（加味逍遙散合四物湯）		

規格及び試験方法

性　状　本品は特異なにおいがある。

確認試験　本品1包を白紙上に広げ，各生薬を外観的に選別し，それぞれの生薬につき，次の試験を行う。

（1）　**トウキ**　外面は暗褐色～赤褐色で，縦じわがあり，切断面は淡黄色～黄褐色を呈する。特異なにおいがあり，味はわずかに甘く，後にやや辛い。

　横切片を鏡検するとき，コルク層は4～10層からなり，その内側に数層の厚角組織が続いている。皮部には分泌細胞に囲まれた多数の樹脂道並びにしばしば大きなすき間がある。形成層は長方形に偏圧された数層の細胞からなり，明らかに皮部と木部とを区別する。木部では多数の道管と放射組織とが交互に放射状に配列し，その外方の道管は単独又は数個集まってやや密に配列してくさび状をなすが，中心部付近の道管は極めてまばらに存在する。でんぷん粒は径19 μm以下，まれに2～5個の複粒があり，複粒の径は25 μmに達し，しばしばのり化している。

（2）　**シャクヤク**　外面は褐色～淡灰褐色を呈し，横断面はち密で淡灰褐色を呈し，木部には淡褐色

の放射状の線がある。わずかに特異なにおいがあり，味は初めわずかに甘く，後に渋くてわずかに苦い。

また，「シャクヤク」の確認試験を準用する。

（3）**サイコ** 外面は灰褐色～褐色で，深いしわがあるものがあり，横断面では，皮部は褐色，木部は淡褐色を呈する。特異なにおいがあり，味はわずかに苦い。

横切片を鏡検するとき，皮部にはしばしば接線方向に長い裂け目があり，皮部の厚さは半径の$\frac{1}{3}$～$\frac{1}{2}$で，径15～35 μmの胞間性離生油道がやや多数散在し，木部には道管が放射状若しくはほぼ階段状に配列し，ところどころに繊維群があり，根頭部の髄には皮部と同様の油道がある。柔細胞中にはでんぷん粒を満たし，また油滴を認める。

また，「サイコ」の確認試験を準用する。

（4）**ブクリョウ** 白色又はわずかに淡赤色を帯びた白色で，質は堅いが砕きやすい。味はないがやや粘液ようである。

また，「ブクリョウ」の確認試験を準用する。

（5）**ビャクジュツ** 外面は淡灰黄色～淡黄白色で，ところどころ灰褐色を呈し，横切面には淡黄褐色～褐色の分泌物による細点がある。特異なにおいがあり，味はわずかに苦い。

横切片を鏡検するとき，皮部の柔組織中にはしばしば師管の外側に接して繊維束があり，放射組織の末端部には淡褐色～褐色の内容物を含む油室がある。木部には大きい髄を囲んで放射状に配列した短径の道管とそれを囲む著しい繊維束がある。髄及び放射組織中には皮部と同様な油室があり，柔組織中にはイヌリンの小球晶及びシュウ酸カルシウムの針晶を含む。

また，「ビャクジュツ」の確認試験を準用する。

（6）**センキュウ** 外面は灰褐色～暗褐色で，切断面は灰白色～灰褐色，半透明で，ときにはうつろがある。質は密で堅い。特異なにおいがあり，味はわずかに苦い。

横切片を鏡検するとき，皮部及び髄には油道が散在する。木部には厚膜で木化した木部繊維が大小不同の群をなして存在する。でんぷん粒は，通例，のり化していて，まれに径5～25 μmのでんぷん粒を認めることがある。シュウ酸カルシウム結晶は認めない。

（7）**ジオウ** 外面は黄褐色～黒褐色を呈し，深い縦みぞ及びくびれがある。質は柔らかく粘性である。横断面は黄褐色～黒褐色で，皮部は木部より色が濃く，ほとんど髄を認めない。特異なにおいがあり，味は初めわずかに甘く，後にやや苦い。

横切片を鏡検するとき，コルク層は7～15層で，皮部はすべて柔細胞からなり，外皮部に褐色の分泌物を含む細胞が散在する。木部はほとんど柔細胞で満たされ，放射状に並ぶ道管は側孔のある網紋があり，弱い木化反応を呈する。

（8）**カンゾウ** 外面（周皮）は暗褐色～赤褐色で縦じわがあり，切断面は淡黄色で繊維質を呈する。横断面では，皮部と木部の境界はほぼ明らかで，放射状の構造を現わす。味は甘い。

横切片を鏡検するとき，皮付きカンゾウでは黄褐色の多層のコルク層とその内層に1～3細胞層のコルク皮層がある。皮部には放射組織が退廃師部と交互に放射状に配列し，師部には結晶細胞列で囲まれた厚膜で木化不十分な師部繊維群がある。木部には3～10細胞列の放射組織が黄色で巨大な道管と交互に放射状に配列し，道管は結晶細胞列で囲まれた木部繊維及び木部柔細胞を伴い，ストロンに基づくものでは柔細胞性の髄がある。柔細胞中にはでんぷん粒を含み，またしばしばシュウ酸カルシウムの単晶を含む。皮去りカンゾウでは周皮及び師部の一部を欠いている。

（9）**ボタンピ** 外面は暗褐色～帯紫褐色，内面は淡灰褐色～暗紫色を呈する。内面及び切断面にはしばしば白色の結晶を付着する。特異なにおいがあり，味はわずかに辛くて苦い。

また，「ボタンピ」の確認試験を準用する。

（10）　**サンシシ**　果皮は薄く砕きやすく，その外面は赤褐色，黄赤色又は黒褐色を呈し，内面は黄褐色を呈し，平らでつやがある。果実の内部は2室に分かれ，黄赤色～暗赤色の果肉中に黒褐色又は黄赤色で長径約5mmの偏平な種子の団塊を含む。質は軽い。特異なにおいがあり，味は苦い。

　　　また，「サンシシ」の確認試験を準用する。

（11）　**ショウキョウ**　淡灰黄色の周皮を付けたままか，又はその一部をはぎとってあり，表面は灰白色～淡灰褐色で，しばしば白粉を付けている。横断面は繊維性，粉性で，淡帯黄褐色を呈し，皮層と中心柱とに分かれる。横断面をルーペ視するとき，その全面に維管束及び分泌物が褐色の細点として散在している。特異なにおいがあり，味は極めて辛い。

（12）　**ハッカ**　上面は淡褐黄色～淡緑黄色，下面は淡緑色～淡緑黄色である。葉をルーペ視するとき，両面に毛，腺毛及び腺りんをまばらに認め，腺毛及び腺りんは下面に多い。特異な芳香があり，口に含むと清涼感がある。

　　　また，「ハッカ」の確認試験を準用する。

乾燥減量　15％以下。

灰　　分　5％以下。

【217】 K 26

成分及び分量又は本質	日本薬局方　カンキョウ	3.0 g
	〃　　　　ニンジン	3.0 g
	〃　　　　ハンゲ	6.0 g
	全　　　量	12.0 g
製 造 方 法	以上の切断又は破砕した生薬をとり，1包として製する。	
用 法 及 び 用 量	本品1包に水約500 mLを加えて，半量ぐらいまで煎じつめ，熱いうちに煎じかすを除き，煎液を3回に分けて食間に服用する。上記は大人の1日量である。15才未満7才以上　大人の⅔，7才未満4才以上　大人の½，4才未満2才以上大人の⅓，2才未満　大人の¼以下を服用する。本剤は必ず1日分ずつ煎じ，数日分をまとめて煎じないこと。	
効 能 又 は 効 果	体力中等度以下で，はきけ・嘔吐が続きみぞおちのつかえを感じるものの次の諸症：つわり，胃炎，胃腸虚弱	
貯 蔵 方 法 及 び有 効 期 間	密閉容器	
規格及び試験方法	別記のとおり。	
備 考	乾姜人参半夏丸料	

規 格 及 び 試 験 方 法

性　　状　本品は特異なにおいがある。

確認試験　本品1包を白紙上に広げ，各生薬を外観的に選別し，それぞれの生薬につき，次の試験を行う。

（1）**カンキョウ**　偏圧した不規則な塊状でしばしば分枝する。分枝した各部はやや湾曲した卵形又は長卵形を呈し，長さ2～4 cm，径1～2 cmである。外面は灰黄色～灰黄褐色で，しわ及び輪節がある。折面は褐色～暗褐色で透明感があり角質である。横切面をルーペ視するとき皮層と中心柱は区分され，全面に維管束が散在する。特異なにおいがあり，味は極めて辛い。

　横切片を鏡検するとき，外側よりコルク層，皮層，内皮，中心柱が認められる。皮層と中心柱は一層の内皮によって区分される。皮層及び中心柱は柔組織からなり，繊維束で囲まれた維管束が散在する。柔組織中には黄色の油様物質を含む油細胞が散在し，柔細胞中にはシュウ酸カルシウムの単晶が含まれ，でんぷんは糊化している。

　また，「カンキョウ」の確認試験を準用する。

（2）**ニンジン**　外面は淡黄褐色～淡灰褐色を呈し，縦じわがあり，横断面は淡黄褐色を呈し，形成層の付近は褐色を呈する。特異なにおいがあり，味は初めわずかに甘く，後にやや苦い。

　また，「ニンジン」の確認試験を準用する。

（3）**ハンゲ**　外面は白色～灰白黄色，上部には茎の跡がくぼみとなり，その周辺には根の跡がくぼんだ細点となっている。横断面は白色，粉性である。味は初めなく，やや粘液性で，後に強いえぐ味を残す。

　横切片を鏡検するとき，主としてでんぷん粒を充満した柔組織からなり，わずかにシュウ酸カルシウムの束晶を含んだ粘液細胞がその間に認められる。でんぷん粒は主として2～3個の複粒で，通例，径10～15 μm，単粒は通例径3～7 μmである。束晶は長さ25～150 μmである。

乾燥減量　10 %以下。
灰　　分　4 %以下。

【218】 K 26—①

成分及び分量 又 は 本 質	日本薬局方	カンキョウ	3.0 g
	〃	ニ ン ジ ン	3.0 g
	〃	ハ ン ゲ	6.0 g
	全 量		12.0 g
製 造 方 法	以上の生薬をそれぞれ末とし,「生姜汁」と「米糊」を結合剤として丸剤の製法により丸剤120個とする。		
用 法 及 び 用 量	1回量を次のとおりとし, 1日3回, 食前又は空腹時に服用する。 大人(15才以上)1回20個, 15才未満7才以上 大人の⅔, 7才未満5才以上大人の½を服用する。		
効 能 又 は 効 果	体力中等度以下で, はきけ・嘔吐が続きみぞおちのつかえを感じるものの次の諸症:つわり, 胃炎, 胃腸虚弱		
貯 蔵 方 法 及 び 有 効 期 間	密閉容器		
規格及び試験方法	別記のとおり。		
備 考	乾姜人参半夏丸		

規 格 及 び 試 験 方 法

性　　状　本品は淡黄白色～淡黄褐色で, ショウガのにおいがある。

確認試験

（1）**カンキョウ**　本品1個を50％グリセリン液で溶解し, 鏡検するとき, 径が大きく, 細胞壁は淡黄色で斜めの壁孔が明瞭な繊維細胞を認める。

（2）**ニンジン**　本品の粉末5gにメタノール20mLを加え, 還流冷却器を付け, 水浴上で15分間穏やかに煮沸し, 冷後, ろ過し, ろ液を試料溶液とする。別に薄層クロマトグラフ用ジンセノサイドRg_1 1mgをメタノール1mLに溶かし, 標準溶液とする。これらの液につき, 薄層クロマトグラフ法により試験を行う。試料溶液及び標準溶液10μLずつを薄層クロマトグラフ用シリカゲルを用いて調製した薄層板にスポットする。次にクロロホルム・メタノール・水混液（13:7:2）の下層を展開溶媒として約10cm展開した後, 薄層板を風乾する。このうちの1個のスポットは, 標準溶液から得た赤紫色のスポットと色調及びRf値が等しい。

乾燥減量　26％以下。

灰　　分　8％以下。

【219】 K 27

成分及び分量 又は本質	日本薬局方	ハンゲ	5.0 g
	〃	カンキョウ	2.5 g
	〃	ニンジン	2.5 g
	〃	タイソウ	2.5 g
	〃	オウゴン	2.5 g
	〃	カンゾウ	3.5 g
	〃	オウレン	1.0 g
		全　　量	19.5 g
製　造　方　法	以上の切断又は破砕した生薬をとり，1包として製する。		
用　法　及　び　用　量	本品1包に水約500 mLを加えて，半量ぐらいまで煎じつめ，煎じかすを除き，煎液を3回に分けて食間に服用する。上記は大人の1日量である。 15才未満7才以上　大人の⅔，　7才未満4才以上　大人の½，　4才未満2才以上　大人の⅓，　2才未満　大人の¼以下を服用する。		
効　能　又　は　効　果	体力中等度で，みぞおちがつかえた感じがあり，ときにイライラ感，下痢，はきけ，腹が鳴るものの次の諸症：胃腸炎，口内炎，口臭，不眠症，神経症，下痢		
貯　蔵　方　法　及　び 有　効　期　間	密閉容器		
規格及び試験方法	別記のとおり。		
備　　　　考	甘草瀉心湯		

規 格 及 び 試 験 方 法

性　状　本品は特異なにおいがある。

確認試験　本品1包を白紙上に広げ，各生薬を外観的に選別し，それぞれの生薬につき，次の試験を行う。

（1）　**オウレン**　根茎の径は2〜7 mmで，外面は灰黄褐色〜褐色を呈し，輪節及び多数の根の基部を認め，横断面はやや繊維性で，コルク層は淡灰褐色，皮部は黄褐色，木部は黄色，髄は黄褐色である。味は極めて苦く，残留性で，だ液を黄色に染める。

　横切片を鏡検するとき，コルク層は薄膜のコルク細胞からなり，皮部柔組織中にはコルク層に近い部位に石細胞群，形成層に近い部位に黄色の師部繊維の認められるものが多い。木部は主として道管，仮道管，木部繊維からなり，放射組織は明らかで，髄は大きく，髄中には石細胞あるいは厚膜木化した細胞を伴った石細胞を認めることがある。柔細胞には細かいでんぷん粒を含むが，結晶を含まない。

　また，「オウレン」の確認試験を準用する。

（2）　**カンゾウ**　外面(周皮)は暗褐色〜赤褐色で縦じわがあり，切断面は淡黄色で繊維質を呈する。横断面では，皮部と木部の境界はほぼ明らかで，放射状の構造を現わす。味は甘い。

　横切片を鏡検するとき，皮付きカンゾウでは黄褐色の多層のコルク層とその内層に1〜3細胞層のコルク皮層がある。皮部には放射組織が退廃師部と交互に放射状に配列し，師部には結晶細胞列で囲まれた厚膜で木化不十分な師部繊維群がある。木部には3〜10細胞列の放射組織が黄色で巨大な道管と交互に放射状に配列し，道管は結晶細胞列で囲まれた木部繊維及び木部柔細胞を伴い，ストロンに基づくものでは柔細胞性の髄がある。柔細胞中にはでんぷん粒を含み，またしばしばシュウ酸カル

シウムの単晶を含む。皮去りカンゾウでは周皮及び師部の一部を欠いている。

（3）　**オウゴン**　外面は黄褐色〜暗褐色を呈し，切断面は黄色〜帯褐黄色を呈し，縦に繊維性のすじが見られる。味はわずかに苦い。

　　また，「オウゴン」の確認試験を準用する。

（4）　**タイソウ**　外面は赤褐色であらいしわがあるか，又は暗灰赤色で細かいしわがあり，いずれもつやがある。外果皮は薄く革質で，中果皮は暗灰褐色を呈し，海綿ようで柔らかく粘着性があり，内果皮は極めて堅く，種子は偏平である。わずかに特異なにおいがあり，味は甘い。

（5）　**ニンジン**　外面は淡黄褐色〜淡灰褐色を呈し，縦じわがあり，横断面は淡黄褐色を呈し，形成層の付近は褐色を呈する。特異なにおいがあり，味は初めわずかに甘く，後にやや苦い。

　　また，「ニンジン」の確認試験を準用する。

（6）　**カンキョウ**　偏圧した不規則な塊状でしばしば分枝する。分枝した各部はやや湾曲した卵形又は長卵形を呈し，長さ 2〜4 cm，径 1〜2 cm である。外面は灰黄色〜灰黄褐色で，しわ及び輪節がある。折面は褐色〜暗褐色で透明感があり角質である。横切面をルーペ視するとき皮層と中心柱は区分され，全面に維管束が散在する。特異なにおいがあり，味は極めて辛い。

　　横切片を鏡検するとき，外側よりコルク層，皮層，内皮，中心柱が認められる。皮層と中心柱は一層の内皮によって区分される。皮層及び中心柱は柔組織からなり，繊維束で囲まれた維管束が散在する。柔組織中には黄色の油様物質を含む油細胞が散在し，柔細胞中にはシュウ酸カルシウムの単晶が含まれ，でんぷんは糊化している。

　　また，「カンキョウ」の確認試験を準用する。

（7）　**ハンゲ**　外面は白色〜灰白黄色，上部には茎の跡がくぼみとなり，その周辺には根の跡がくぼんだ細点となっている。横断面は白色，粉性がある。味は初めなく，やや粘液性で，後に強いえぐ味を残す。

　　横切片を鏡検するとき，主としてでんぷん粒を充満した柔組織からなり，わずかにシュウ酸カルシウムの束晶を含んだ粘液細胞がその間に認められる。でんぷん粒は主として 2〜3 個の複粒で，通例，径 10〜15 μm，単粒は通例径 3〜7 μm である。束晶は長さ 25〜150 μm である。

乾燥減量　15 ％以下。

灰　　分　5 ％以下。

【220】 K 28

成分及び分量 又は本質	日本薬局方 カンゾウ　　　　　5.0 g
	全　　　量　　　　　　5.0 g
製　造　方　法	以上の切断又は破砕した生薬をとり，1包として製する。
用　法　及　び　用　量	本品1包に水約500 mLを加えて，半量ぐらいまで煎じつめ，煎じかすを除き，煎液を3回に分けて食間に服用する。上記は大人の1日量である。 15才未満7才以上　大人の⅔，7才未満4才以上　大人の½，4才未満2才以上　大人の⅓，2才未満　大人の¼以下を服用する。 外用で用いる場合は，煎液で患部を温湿布する。
効　能　又　は　効　果	激しいせき，口内炎，しわがれ声 外用：痔・脱肛の痛み
貯蔵方法及び 有　効　期　間	密閉容器
規格及び試験方法	日本薬局方による。
備　　　　　考	甘草湯

【221】 K 29

成分及び分量又は本質	日本薬局方	カ ン ゾ ウ	5.0 g
	〃	タ イ ソ ウ	6.0 g
	別紙規格	小　　麦	20.0 g
	全　　　量		31.0 g
製　造　方　法	以上の切断又は破砕した生薬をとり，1包として製する。		
用　法　及　び　用　量	本品1包に水約500 mLを加えて，半量ぐらいまで煎じつめ，煎じかすを除き，煎液を3回に分けて食間に服用する。上記は大人の1日量である。15才未満7才以上　大人の⅔，7才未満4才以上　大人の½，4才未満2才以上大人の⅓，2才未満　大人の¼以下を服用する。		
効　能　又　は　効　果	体力中等度以下で，神経が過敏で，驚きやすく，ときにあくびが出るものの次の諸症：不眠症，小児の夜泣き，ひきつけ		
貯蔵方法及び有効期間	密閉容器		
規格及び試験方法	別記のとおり。		
備　　　考	甘麦大棗湯		

規 格 及 び 試 験 方 法

性　　状　本品は特異なにおいがある。

確認試験　本品1包を白紙上に広げ，各生薬を外観的に選別し，それぞれの生薬につき，次の試験を行う。

（1）　**カンゾウ**　外面（周皮）は暗褐色〜赤褐色で縦じわがあり，切断面は淡黄色で繊維質を呈する。横断面では，皮部と木部の境界はほぼ明らかで，放射状の構造を現わす。味は甘い。

　　横切片を鏡検するとき，皮付きカンゾウでは黄褐色の多層のコルク層とその内層に1〜3細胞層のコルク皮層がある。皮部には放射組織が退廃師部と交互に放射状に配列し，師部には結晶細胞列で囲まれた厚膜で木化不十分な師部繊維群がある。木部には3〜10細胞列の放射組織が黄色で巨大な道管と交互に放射状に配列し，道管は結晶細胞列で囲まれた木部繊維及び木部柔細胞を伴い，ストロンに基づくものでは柔細胞性の髄がある。柔細胞中にはでんぷん粒を含み，またしばしばシュウ酸カルシウムの単晶を含む。皮去りカンゾウでは周皮及び師部の一部を欠いている。

（2）　**タイソウ**　外面は赤褐色であらいしわがあるか，又は暗灰赤色で細かいしわがあり，いずれもつやがある。外果皮は薄く革質で，中果皮は暗灰褐色を呈し，海綿ようで柔らかく粘着性があり，内果皮は極めて堅く，種子は偏平である。わずかに特異なにおいがあり，味は甘い。

（3）　**小麦**　長さ5〜7 mm，径約2 mmの長卵形を呈し，ときに破片を含む。1 gは約32粒である。一端は太く，徐々に細くなり，表面の片面には一本の大きな縦溝がある。外面は淡類褐色を呈し，砕くと内部は白色である。におい及び味はない。

　　また，別紙規格「小麦」の確認試験を準用する。

乾燥減量　15 %以下。

灰　　分　5 %以下。

別紙規格　　　　　　　　**小 麦 の 規 格 及 び 試 験 方 法**

　　本品はコムギ *Triticum Aestivum* Linné（*Gramineae*）の種子である。

性　　状　本品は長さ5～7 mm, 径約2 mm の長卵形を呈し, ときに破片を含む。本品1 g は約32粒
　である。一端は太く, 徐々に細くなり, 表面の片面には一本の大きな縦溝がある。外面は淡類褐色を
　呈し, 砕くと内部は白色である。

　　本品はにおい及び味はない。

確認試験　（1）　本品の粉末1 g に水50 mL を加えて煮沸し, 放冷するとき, 混濁した中性ののり状
　の液となる。

　（2）　本品の粉末にヨウ素試液を加えるとき, 暗青紫色を呈する。

乾燥減量　15.0％以下（6時間）。

灰　　分　2.0％以下。

【222】 K 30

成分及び分量 又は本質	日本薬局方 キ キ ョ ウ 2.0 g
	〃 カ ン ゾ ウ 3.0 g
	全 量 5.0 g
製 造 方 法	以上の切断又は破砕した生薬をとり，1包として製する。
用 法 及 び 用 量	本品1包に水約500 mLを加えて，半量ぐらいまで煎じつめ，煎じかすを除き，煎液を3回に分けて食間に服用する。上記は大人の1日量である。 15才未満7才以上　大人の⅔，7才未満4才以上　大人の½，4才未満2才以上大人の⅓，2才未満　大人の¼以下を服用する。
効 能 又 は 効 果	体力に関わらず使用でき，のどがはれて痛み，ときにせきがでるもの
貯 蔵 方 法 及 び 有 効 期 間	密閉容器
規格及び試験方法	別記のとおり。
備 考	桔梗湯

規 格 及 び 試 験 方 法

性　　状　本品は特異なにおいがある。

確認試験　本品1包を白紙上に広げ，各生薬を外観的に選別し，それぞれの生薬につき，次の試験を行う。

（1）**キキョウ**　外面は皮付きは灰褐色，皮去りは白色～淡褐色を呈し，繊維性でない。横切面をルーペ視するとき，皮部は木部よりやや薄く，ほとんど白色で，ところどころにすき間があり，形成層の付近はしばしば褐色を帯びる。木部は白色～淡褐色を呈し，その組織は皮部よりもやや密である。味は初めなく，後にえぐくて苦い。

　　また，「キキョウ」の確認試験を準用する。

（2）**カンゾウ**　外面(周皮)は暗褐色～赤褐色で縦じわがあり，切断面は淡黄色で繊維質を呈する。横断面では，皮部と木部の境界はほぼ明らかで，放射状の構造を現わす。味は甘い。

　　横切片を鏡検するとき，皮付きカンゾウでは黄褐色の多層のコルク層とその内層に1～3細胞層のコルク皮層がある。皮部には放射組織が退廃師部と交互に放射状に配列し，師部には結晶細胞列で囲まれた厚膜で木化不十分な師部繊維群がある。木部には3～10細胞列の放射組織が黄色で巨大な道管と交互に放射状に配列し，道管は結晶細胞列で囲まれた木部繊維及び木部柔細胞を伴い，ストロンに基づくものでは柔細胞性の髄がある。柔細胞中にはでんぷん粒を含み，またしばしばシュウ酸カルシウムの単晶を含む。皮去りカンゾウでは周皮及び師部の一部を欠いている。

乾燥減量　10 %以下。

灰　　分　5 %以下。

【223】 K 31

成分及び分量 又は本質	日本薬局方	ト ウ キ	4.0 g
	〃	ケ イ ヒ	4.0 g
	〃	ショウキョウ	1.0 g
	〃	タ イ ソ ウ	4.0 g
	〃	シャクヤク	5.0 g
	〃	カ ン ゾ ウ	2.0 g
	〃	オ ウ ギ	2.0 g
		全　　量	22.0 g
製 造 方 法	以上の切断又は破砕した生薬をとり，1包として製する。		
用 法 及 び 用 量	本品1包に水約500 mLを加えて，半量ぐらいまで煎じつめ，煎じかすを除き，煎液を3回に分けて食間に服用する。上記は大人の1日量である。 15才未満7才以上　大人の⅔，　7才未満4才以上　大人の½，　4才未満2才以上大人の⅓，　2才未満　大人の¼以下を服用する。		
効 能 又 は 効 果	体力虚弱で，疲労しやすいものの次の諸症：虚弱体質，病後・術後の衰弱，ねあせ，湿疹・皮膚炎，化膿性皮膚疾患		
貯 蔵 方 法 及 び 有 効 期 間	密閉容器		
規格及び試験方法	別記のとおり。		
備　　　　考	帰耆建中湯		

規 格 及 び 試 験 方 法

性　　状　本品は特異なにおいがある。

確認試験　本品1包を白紙上に広げ，各生薬を外観的に選別し，それぞれの生薬につき，次の試験を行う。

（1）　トウキ　外面は暗褐色～赤褐色で，縦じわがあり，切断面は淡黄色～黄褐色を呈する。特異なにおいがあり，味はわずかに甘く，後にやや辛い。

　横切片を鏡検するとき，コルク層は4～10層からなり，その内側に数層の厚角組織が続いている。皮部には分泌細胞に囲まれた多数の樹脂道並びにしばしば大きなすき間がある。形成層は長方形に偏圧された数層の細胞からなり，明らかに皮部と木部とを区別する。木部では多数の道管と放射組織とが交互に放射状に配列し，その外方の道管は単独又は数個集まってやや密に配列してくさび状をなすが，中心部付近の道管は極めてまばらに存在する。でんぷん粒は径19 μm以下，まれに2～5個の複粒があり，複粒の径は25 μmに達し，しばしばのり化している。

（2）　ケイヒ　外面は暗赤褐色を呈し，内面は赤褐色を呈し，平滑である。横断面は赤褐色を呈し淡褐色の薄層が見られる。特異なにおいがあり，味は甘く，辛く，後にやや粘液性で，わずかに収れん性である。

　横切片を鏡検するとき，一次皮部と二次皮部はほとんど連続した石細胞環で区分され，環の外辺にはほぼ円形に結集した繊維束を伴い，環の各石細胞の膜はしばしばU字形に肥厚する。二次皮部中には石細胞を認めず，まばらに少数の厚膜繊維を認める。柔組織中には油細胞，粘液細胞及び微細なシュウ酸カルシウムの針晶を含む細胞があり，柔細胞中にはでんぷん粒を含む。

（3）　**ショウキョウ**　淡灰黄色の周皮を付けたままか，又はその一部をはぎとってあり，表面は灰白色～淡灰褐色で，しばしば白粉を付けている。横断面は繊維性，粉性で，淡帯黄褐色を呈し，皮層と中心柱とに分かれる。横断面をルーペ視するとき，その全面に維管束及び分泌物が褐色の細点として散在している。特異なにおいがあり，味は極めて辛い。

（4）　**タイソウ**　外面は赤褐色であらいしわがあるか，又は暗灰赤色で細かいしわがあり，いずれもつやがある。外果皮は薄く革質で，中果皮は暗灰褐色を呈し，海綿ようで柔らかく粘着性があり，内果皮は極めて堅く，種子は偏平である。わずかに特異なにおいがあり，味は甘い。

（5）　**シャクヤク**　外面は褐色～淡灰褐色を呈し，横断面はち密で淡灰褐色を呈し，木部には淡褐色の放射状の線がある。わずかに特異なにおいがあり，味は初めわずかに甘く，後に渋くてわずかに苦い。

　　また，「シャクヤク」の確認試験を準用する。

（6）　**カンゾウ**　外面(周皮)は暗褐色～赤褐色で縦じわがあり，切断面は淡黄色で繊維質を呈する。横断面では，皮部と木部の境界はほぼ明らかで，放射状の構造を現わす。味は甘い。

　横切片を鏡検するとき，皮付きカンゾウでは黄褐色の多層のコルク層とその内層に1～3細胞層のコルク皮層がある。皮部には放射組織が退廃師部と交互に放射状に配列し，師部には結晶細胞列で囲まれた厚膜で木化不十分な師部繊維群がある。木部には3～10細胞列の放射組織が黄色で巨大な道管と交互に放射状に配列し，道管は結晶細胞列で囲まれた木部繊維及び木部柔細胞を伴い，ストロンに基づくものでは柔細胞性の髄がある。柔細胞中にはでんぷん粒を含み，またしばしばシュウ酸カルシウムの単晶を含む。皮去りカンゾウでは周皮及び師部の一部を欠いている。

（7）　**オウギ**　外面は淡灰黄色～淡褐黄色で，不規則なあらい縦じわがあり，折面は繊維性である。横断面をルーペ視するとき，最外層には周皮があり，皮部は淡黄白色，木部は淡黄色，形成層付近はやや褐色を帯びる。木部から皮部にわたって白色の放射組織が認められる。太いものではしばしば多数の放射状の裂け目となっている。わずかに特異なにおいがあり，味は甘い。

乾燥減量　15 % 以下。

灰　　分　5 % 以下。

【224】 K 32

成分及び分量 又 は 本 質	日本薬局方	ニ ン ジ ン	2.0 g
	〃	ブ ク リ ョ ウ	2.0 g
	〃	ト ウ キ	2.0 g
	〃	カ ン ゾ ウ	1.0 g
	〃	タ イ ソ ウ	1.5 g
	〃	ビャクジュツ	2.0 g
	〃	オ ウ ギ	2.0 g
	〃	オ ン ジ	1.0 g
	〃	モ ッ コ ウ	1.0 g
	〃	ショウキョウ	0.5 g
	〃	リュウガンニク	2.0 g
	〃	サンソウニン	2.0 g
		全　　　量	19.0 g
製　造　方　法	以上の切断又は破砕した生薬をとり，1包として製する。		
用　法　及　び　用　量	本品1包に水約500 mLを加えて，半量ぐらいまで煎じつめ，煎じかすを除き，煎液を3回に分けて食間に服用する。上記は大人の1日量である。 15才未満7才以上　大人の⅔，　7才未満4才以上　大人の½，　4才未満2才以上大人の⅓，　2才未満　大人の¼以下を服用する。		
効　能　又　は　効　果	体力中等度以下で，心身が疲れ，血色が悪いものの次の諸症：貧血，不眠症，神経症，精神不安		
貯　蔵　方　法　及　び 有　効　期　間	密閉容器		
規格及び試験方法	別記のとおり。		
備　　　　　考	帰脾湯		

規 格 及 び 試 験 方 法

性　　状　本品は特異なにおいがある。

確認試験　本品1包を白紙上に広げ，各生薬を外観的に選別し，それぞれの生薬につき，次の試験を行う。

（1）　**ニンジン**　外面は淡黄褐色〜淡灰褐色を呈し，縦じわがあり，横断面は淡黄褐色を呈し，形成層の付近は褐色を呈する。特異なにおいがあり，味は初めわずかに甘く，後にやや苦い。

　　また，「ニンジン」の確認試験を準用する。

（2）　**ブクリョウ**　白色又はわずかに淡赤色を帯びた白色で，質は堅いが砕きやすい。味はないがやや粘液ようである。

　　また，「ブクリョウ」の確認試験を準用する。

（3）　**トウキ**　外面は暗褐色〜赤褐色で，縦じわがあり，切断面は淡黄色〜黄褐色を呈する。特異なにおいがあり，味はわずかに甘く，後にやや辛い。

　　横切片を鏡検するとき，コルク層は4〜10層からなり，その内側に数層の厚角組織が続いている。皮部には分泌細胞に囲まれた多数の樹脂道並びにしばしば大きなすき間がある。形成層は長方形に偏圧された数層の細胞からなり，明らかに皮部と木部とを区別する。木部では多数の道管と放射組織と

が交互に放射状に配列し，その外方の道管は単独又は数個集まってやや密に配列してくさび状をなすが，中心部付近の道管は極めてまばらに存在する。でんぷん粒は径 19 μm 以下，まれに 2 〜 5 個の複粒があり，複粒の径は 25 μm に達し，しばしばのり化している。

（4）　**カンゾウ**　外面（周皮）は暗褐色〜赤褐色で縦じわがあり，切断面は淡黄色で繊維質を呈する。横断面では，皮部と木部の境界はほぼ明らかで，放射状の構造を現わす。味は甘い。

　　横切片を鏡検するとき，皮付きカンゾウでは黄褐色の多層のコルク層とその内層に 1 〜 3 細胞層のコルク皮層がある。皮部には放射組織が退廃師部と交互に放射状に配列し，師部には結晶細胞列で囲まれた厚膜で木化不十分な師部繊維群がある。木部には 3 〜 10 細胞列の放射組織が黄色で巨大な道管と交互に放射状に配列し，道管は結晶細胞列で囲まれた木部繊維及び木部柔細胞を伴い，ストロンに基づくものでは柔細胞性の髄がある。柔細胞中にはでんぷん粒を含み，またしばしばシュウ酸カルシウムの単晶を含む。皮去りカンゾウでは周皮及び師部の一部を欠いている。

（5）　**タイソウ**　外面は赤褐色であらいしわがあるか，又は暗灰赤色で細かいしわがあり，いずれもつやがある。外果皮は薄く革質で，中果皮は暗灰褐色を呈し，海綿ようで柔らかく粘着性があり，内果皮は極めて堅く，種子は偏平である。わずかに特異なにおいがあり，味は甘い。

（6）　**ビャクジュツ**　外面は淡灰黄色〜淡黄白色で，ところどころ灰褐色を呈し，横切面には淡黄褐色〜褐色の分泌物による細点がある。特異なにおいがあり，味はわずかに苦い。

　　横切片を鏡検するとき，皮部の柔組織中にはしばしば師管の外側に接して繊維束があり，放射組織の末端部には淡褐色〜褐色の内容物を含む油室がある。木部には大きい髄を囲んで放射状に配列した短径の道管とそれを囲む著しい繊維束がある。髄及び放射組織中には皮部と同様な油室があり，柔組織中にはイヌリンの小球晶及びシュウ酸カルシウムの針晶を含む。

　　また，「ビャクジュツ」の確認試験を準用する。

（7）　**オウギ**　外面は淡灰黄色〜淡褐黄色で，不規則なあらい縦じわがあり，折面は繊維性である。横断面をルーペ視するとき，最外層には周皮があり，皮部は淡黄白色，木部は淡黄色，形成層付近はやや褐色を帯びる。木部から皮部にわたって白色の放射組織が認められる。太いものではしばしば多数の放射状の裂け目となっている。わずかに特異なにおいがあり，味は甘い。

（8）　**オンジ**　外側面は淡灰褐色で横切されたものは径 2 〜 10 mm。皮部の厚さは木部の径とほぼ等しいか又は木部の径の約 ½ で淡灰褐色を呈し，ところどころに大きな裂け目がある。木部は円形〜だ円形で淡褐色を呈する。味はわずかにえぐい。

　　また，「オンジ」の確認試験を準用する。

（9）　**モッコウ**　外面は黄褐色〜灰褐色で，あらい縦じわがある。横断面は黄褐色〜暗褐色で，ルーペ視するとき，環状暗色の形成層が認められ，木部組織と放射組織が放射状の模様を呈し，ところどころに大きな裂け目と褐色の油室が散在している。特異なにおいがあり，味は苦い。

（10）　**ショウキョウ**　淡灰黄色の周皮を付けたままか，又はその一部をはぎとってあり，表面は灰白色〜淡灰褐色で，しばしば白粉を付けている。横断面は繊維性，粉性で，淡帯黄褐色を呈し，皮層と中心柱とに分かれる。横断面をルーペ視するとき，その全面に維管束及び分泌物が褐色の細点として散在している。特異なにおいがあり，味は極めて辛い。

（11）　**リュウガンニク**　偏圧された楕円体で，長さ 1 〜 2 cm，幅約 1 cm である。黄赤褐色〜黒褐色を呈し，質は柔らかくて粘性である。水に浸して放置するとき，鐘状を呈し，先端は数裂する。特異なにおいがあり，味は甘い。

　　横切片を鏡検するとき，仮種皮の最外層は 1 層の表皮からなり，その内側には偏圧された柔細胞からなる柔組織があり，最内層はやや厚壁化した表皮からなる。柔組織中には，赤褐色〜褐色の内容物及びシュウ酸カルシウムの単晶，不定形の結晶及び砂晶を含む。

また，「リュウガンニク」の確認試験を準用する。

(12)　**サンソウニン**　扁平な卵形～円形でレンズ状を呈し，長さ5～9mm，幅4～6mm，厚さ2～3mm，外面は褐色～暗赤褐色を呈し，つやがある。一端にはへそ，他端には合点がある。種皮はやや柔軟で，乳白色の内乳及び淡黄色の胚を包む。100粒の質量は3.0～4.5gである。わずかな油臭があり，緩和でやや油様である。

横切片を鏡検するとき，種皮は外側の表皮，柔組織，内側の表皮からなる。外側の表皮は放射方向に長く厚壁化した細胞からなり，内側の表皮にはクチクラが認められる。内乳は柔組織からなり，シュウ酸カルシウムの集晶，アリューロン粒，でんぷん粒を含む。子葉は柔組織からなり，アリューロン粒，でんぷん粒，油滴を含む。

また，「サンソウニン」の確認試験を準用する。

乾燥減量　15％以下。

灰　　分　5％以下。

【225】 K 33

成分及び分量 又は本質	日本薬局方	セ ン キ ュ ウ	3.0 g
	〃	カ ン ゾ ウ	3.0 g
	〃	ト ウ キ	4.0 g
	〃	シャクヤク	4.0 g
	〃	ジ オ ウ	5.0 g
	〃	ガ イ ヨ ウ	3.0 g
	全 量		22.0 g
	局外生規	ア キ ョ ウ	3.0 g
製 造 方 法	アキョウを除く以上の切断又は破砕した生薬をとり，1包として製し，これにアキョウ 3.0 g を添付する。		
用 法 及 び 用 量	本品1包に，水約 500 mL を加えて，半量ぐらいまで煎じつめ，煎じかすを除き，添付のアキョウを煎液に入れ，再び5分ほど熱して溶かし，煎液を3回に分けて食間に服用する。上記は大人の1日量である。 15才未満7才以上　大人の⅔，　7才未満4才以上　大人の½，　4才未満2才以上 大人の⅓，　2才未満　大人の¼以下を服用する。		
効 能 又 は 効 果	体力中等度以下で，冷え症で，出血傾向があり胃腸障害のないものの次の諸症：痔出血，貧血，月経異常・月経過多・不正出血，皮下出血		
貯 蔵 方 法 及 び 有 効 期 間	密閉容器，ただし，アキョウは気密容器		
規格及び試験方法	別記のとおり。		
備　　　　考	芎帰膠艾湯		

規 格 及 び 試 験 方 法

性　　状　本品は特異なにおいがある。

確認試験　本品1包を白紙上に広げ，各生薬を外観的に選別し，それぞれの生薬につき，次の試験を行う。

（1）　**センキュウ**　外面は灰褐色～暗褐色で，切断面は灰白色～灰褐色，半透明で，ときにはうつろがある。質は密で堅い。特異なにおいがあり，味はわずかに苦い。

　横切片を鏡検するとき，皮部及び髄には油道が散在する。木部には厚膜で木化した木部繊維が大小不同の群をなして存在する。でんぷん粒は，通例，のり化していて，まれに径5～25 μm のでんぷん粒を認めることがある。シュウ酸カルシウム結晶は認めない。

（2）　**カンゾウ**　外面(周皮)は暗褐色～赤褐色で縦じわがあり，切断面は淡黄色で繊維質を呈する。横断面では，皮部と木部の境界はほぼ明らかで，放射状の構造を現わす。味は甘い。

　横切片を鏡検するとき，皮付きカンゾウでは黄褐色の多層のコルク層とその内層に1～3細胞層のコルク皮層がある。皮部には放射組織が退廃師部と交互に放射状に配列し，師部には結晶細胞列で囲まれた厚膜で木化不十分な師部繊維群がある。木部には3～10細胞列の放射組織が黄色で巨大な道管と交互に放射状に配列し，道管は結晶細胞列で囲まれた木部繊維及び木部柔細胞を伴い，ストロンに基づくものでは柔細胞性の髄がある。柔細胞中にはでんぷん粒を含み，またしばしばシュウ酸カルシウムの単晶を含む。皮去りカンゾウでは周皮及び師部の一部を欠いている。

（3）　**トウキ**　外面は暗褐色～赤褐色で，縦じわがあり，切断面は淡黄色～黄褐色を呈する。特異なにおいがあり，味はわずかに甘く，後にやや辛い。

　横切片を鏡検するとき，コルク層は4～10層からなり，その内側に数層の厚角組織が続いている。皮部には分泌細胞に囲まれた多数の樹脂道並びにしばしば大きなすき間がある。形成層は長方形に偏圧された数層の細胞からなり，明らかに皮部と木部とを区別する。木部では多数の道管と放射組織とが交互に放射状に配列し，その外方の道管は単独又は数個集まってやや密に配列してくさび状をなすが，中心部付近の道管は極めてまばらに存在する。でんぷん粒は径19 μm以下，まれに2～5個の複粒があり，複粒の径は25 μmに達し，しばしばのり化している。

（4）　**シャクヤク**　外面は褐色～淡灰褐色を呈し，横断面はち密で淡灰褐色を呈し，木部には淡褐色の放射状の線がある。わずかに特異なにおいがあり，味は初めわずかに甘く，後に渋くてわずかに苦い。

　また，「シャクヤク」の確認試験を準用する。

（5）　**ジオウ**　外面は黄褐色～黒褐色を呈し，深い縦みぞ及びくびれがある。質は柔らかく粘性である。横断面は黄褐色～黒褐色で，皮部は木部より色が濃く，ほとんど髄を認めない。特異なにおいがあり，味は初めわずかに甘く，後にやや苦い。

　横切片を鏡検するとき，コルク層は7～15層で，皮部はすべて柔細胞からなり，外皮部に褐色の分泌物を含む細胞が散在する。木部はほとんど柔組織からなり，道管は放射状に配列し，主として，網状道管である。

（6）　**ガイヨウ**　縮んだ葉及びその破片からなり，しばしば細い茎を含む。葉の上面は暗緑色を呈し，下面は灰白色の綿毛を密生する。水に浸して広げると，形の整った葉身は長さ4～15 cm，幅4～12 cm，1～2回羽状中裂又は羽状深裂する。裂片は2～4対で，長楕円状ひ針形又は長楕円形で鋭尖頭，ときに鈍頭，辺縁は不揃いに切れ込むか全縁である。小型の葉は3中裂又は全縁で，ひ針形を呈する。特異なにおいがあり，味はやや苦い。

　横切片を鏡検するとき，主脈部の表皮の内側には数層の厚角組織がある。主脈部の中央部には維管束があり，師部と木部に接して繊維束が認められることがある。葉肉部は上面表皮，柵状組織，海綿状組織，下面表皮からなり，葉肉部の表皮には長柔毛，T字状毛，腺毛が認められる。表皮細胞はタンニン様物質を含み，柔細胞は油状物質，タンニン様物質などを含む。

　また，「ガイヨウ」の確認試験を準用する。

乾燥減量　15 %以下。

灰　　分　5 %以下。

【226】 K 34

成分及び分量又は本質	日本薬局方	トウキ	2.0 g
	〃	センキュウ	2.0 g
	〃	ジオウ	2.0 g
	〃	ビャクジュツ	2.0 g
	〃	ブクリョウ	2.0 g
	〃	チンピ	2.0 g
	〃	コウブシ	2.0 g
	〃	ボタンピ	2.0 g
	〃	タイソウ	1.5 g
	〃	カンゾウ	1.0 g
	〃	ショウキョウ	1.0 g
	〃	ウヤク	2.0 g
	〃	ヤクモソウ	1.5 g
		全　量	23.0 g

製 造 方 法	以上の切断又は破砕した生薬をとり，1包として製する。
用 法 及 び 用 量	本品1包に水約500 mL を加えて，半量ぐらいまで煎じつめ，煎じかすを除き，煎液を3回に分けて食間に服用する。上記は大人の1日量である。 15才未満7才以上　大人の⅔，7才未満4才以上　大人の½，4才未満2才以上大人の⅓，2才未満　大人の¼以下を服用する。
効 能 又 は 効 果	体力中等度以下のものの次の諸症。ただし産後の場合は体力に関わらず使用できる。：月経不順，産後の神経症・体力低下
貯 蔵 方 法 及 び 有 効 期 間	密閉容器
規 格 及 び 試 験 方 法	別記のとおり。
備 考	芎帰調血飲

規 格 及 び 試 験 方 法

性　状　本品は特異なにおいがある。

確認試験　本品1包を白紙上に広げ，各生薬を外観的に選別し，それぞれの生薬につき，次の試験を行う。

（1）**トウキ**　外面は暗褐色～赤褐色で，縦じわがあり，切断面は淡黄色～黄褐色を呈する。特異なにおいがあり，味はわずかに甘く，後にやや辛い。

　横切片を鏡検するとき，コルク層は4～10層からなり，その内側に数層の厚角組織が続いている。皮部には分泌細胞に囲まれた多数の樹脂道並びにしばしば大きなすき間がある。形成層は長方形に偏圧された数層の細胞からなり，明らかに皮部と木部とを区別する。木部では多数の道管と放射組織とが交互に放射状に配列し，その外方の道管は単独又は数個集まってやや密に配列してくさび状をなすが，中心部付近の道管は極めてまばらに存在する。でんぷん粒は径19 μm 以下，まれに2～5個の複粒があり，複粒の径は25 μm に達し，しばしばのり化している。

（2）**センキュウ**　外面は灰褐色～暗褐色で，切断面は灰白色～灰褐色，半透明で，ときにはうつろがある。質は密で堅い。特異なにおいがあり，味はわずかに苦い。

横切片を鏡検するとき，皮部及び髄には油道が散在する。木部には厚膜で木化した木部繊維が大小不同の群をなして存在する。でんぷん粒は，通例，のり化していて，まれに径5〜25μmのでんぷん粒を認めることがある。シュウ酸カルシウム結晶は認めない。

（3）　ジオウ　外面は黄褐色〜黒褐色を呈し，深い縦みぞ及びくびれがある。質は柔らかく粘性である。横断面は黄褐色〜黒褐色で，皮部は木部より色が濃く，ほとんど髄を認めない。特異なにおいがあり，味は初めわずかに甘く，後にやや苦い。

　横切片を鏡検するとき，コルク層は7〜15層で，皮部はすべて柔細胞からなり，外皮部に褐色の分泌物を含む細胞が散在する。木部はほとんど柔細胞で満たされ，放射状に並ぶ道管は側孔のある網紋があり，弱い木化反応を呈する。

（4）　ビャクジュツ　外面は淡灰黄色〜淡黄白色で，ところどころ灰褐色を呈し，横切面には淡黄褐色〜褐色の分泌物による細点がある。特異なにおいがあり，味はわずかに苦い。

　横切片を鏡検するとき，皮部の柔組織中にはしばしば師管の外側に接して繊維束があり，放射組織の末端部には淡褐色〜褐色の内容物を含む油室がある。木部には大きい髄を囲んで放射状に配列した短径の道管とそれを囲む著しい繊維束がある。髄及び放射組織中には皮部と同様な油室があり，柔組織中にはイヌリンの小球晶及びシュウ酸カルシウムの針晶を含む。

　また，「ビャクジュツ」の確認試験を準用する。

（5）　ブクリョウ　白色又はわずかに淡赤色を帯びた白色で，質は堅いが砕きやすい。味はないがやや粘液ようである。

　また，「ブクリョウ」の確認試験を準用する。

（6）　チンピ　外面は黄赤色〜暗黄褐色で，油室による多数の小さいくぼみがあり，内面は白色〜淡灰黄褐色である。厚さ約2mmで，質は軽くてもろい。芳香があり，味は苦くて，わずかに刺激性である。

　また，「チンピ」の確認試験を準用する。

（7）　コウブシ　外面は灰褐色〜灰黒褐色を呈し，不整な輪節があり，その部分に一方に向かって多数の毛がある。質は堅く，横断面は赤褐色〜淡黄色を呈し，ろうようのつやを帯び，皮層部の厚さは中心柱の径とほぼ等しいか又はわずかに薄い。横断面をルーペ視するとき，外面は繊維束が褐色のはん点として輪状に並び，皮層部にはところどころに維管束が赤褐色のはん点として，また分泌細胞が黄褐色の微小なはん点として多数存在する。中心柱には多数の維管束が点又は線として散在する。わずかに特異なにおい及び味がある。

（8）　ボタンピ　外面は暗褐色〜帯紫褐色，内面は淡灰褐色〜暗紫色を呈する。内面及び切断面にはしばしば白色の結晶を付着する。特異なにおいがあり，味はわずかに辛くて苦い。

　また，「ボタンピ」の確認試験を準用する。

（9）　タイソウ　外面は赤褐色であらいしわがあるか，又は暗灰赤色で細かいしわがあり，いずれもつやがある。外果皮は薄く革質で，中果皮は暗灰褐色を呈し，海綿ようで柔らかく粘着性があり，内果皮は極めて堅く，種子は偏平である。わずかに特異なにおいがあり，味は甘い。

（10）　カンゾウ　外面（周皮）は暗褐色〜赤褐色で縦じわがあり，切断面は淡黄色で繊維質を呈する。横断面では，皮部と木部の境界はほぼ明らかで，放射状の構造を現わす。味は甘い。

　横切片を鏡検するとき，皮付きカンゾウでは黄褐色の多層のコルク層とその内層に1〜3細胞層のコルク皮層がある。皮部には放射組織が退廃師部と交互に放射状に配列し，師部には結晶細胞列で囲まれた厚膜で木化不十分な師部繊維群がある。木部には3〜10細胞列の放射組織が黄色で巨大な道管と交互に放射状に配列し，道管は結晶細胞列で囲まれた木部繊維及び木部柔細胞を伴い，ストロンに基づくものでは柔細胞性の髄がある。柔細胞中にはでんぷん粒を含み，またしばしばシュウ酸カル

シウムの単晶を含む。皮去りカンゾウでは周皮及び師部の一部を欠いている。

(11) **ショウキョウ** 淡灰黄色の周皮を付けたままか，又はその一部をはぎとってあり，表面は灰白色〜淡灰褐色で，しばしば白粉を付けている。横断面は繊維性，粉性で，淡帯黄褐色を呈し，皮層と中心柱とに分かれる。横断面をルーペ視するとき，その全面に維管束及び分泌物が褐色の細点として散在している。特異なにおいがあり，味は極めて辛い。

(12) **ウヤク** 紡錘形又はところどころくびれた連珠状を呈し，長さ 10〜15 cm，径 10〜25 mm である。外面は黄褐色〜褐色を呈し，わずかに細根の跡がある。横断面の皮部は褐色，木部は淡黄褐色を呈し，褐色の同心性の輪及び放射状の線がある。質はち密で堅い。樟脳様のにおいがあり，味は苦い。

　横切片を鏡検するとき，周皮を残すものでは数層のコルク層がありコルク層の一部はコルク石細胞からなる。油細胞及び繊維を含む皮部柔組織が認められることがある。木部では道管及び木部繊維と，放射組織が交互に配列する。皮部及び木部の柔細胞中にはシュウ酸カルシウムの砂晶及び柱状晶，径 1〜15 μm の単粒のでんぷん粒及び 2〜4 粒からなる複粒のでんぷん粒を含む。

　また，「ウヤク」の確認試験を準用する。

(13) **ヤクモソウ** 茎，葉及び花からなり，通例，横切したもの。茎は方柱形で，径 0.2〜3 cm，黄緑色〜緑褐色を呈し，白色の短毛を密生する。髄は白色で断面中央部の多くを占める。質は軽い。葉は対生し，有柄で 3 全裂〜3 深裂し，裂片は羽状に裂け，終裂片は線状ひ針形で鋭頭，又は鋭尖頭，上面は淡緑色を呈し，下面は白色の短毛を密生し，灰緑色を呈する。花は輪生し，がくは筒状で上端は針状に 5 裂し，淡緑色〜淡緑褐色，花冠は唇形で淡赤紫色〜淡褐色を呈する。わずかににおいがあり，味はわずかに苦く，収れん性である。

　茎の横切片を鏡検するとき，四稜を認め，Leonurus sibiricus Linné の稜は一部がこぶ状に突出する。表皮には，1〜3 細胞からなる非腺毛，頭部が 1〜4 細胞からなる腺毛及び 8 細胞からなる腺りんが認められる。稜部では表皮下に厚角組織が発達し，木部繊維の発達が著しい。皮層は数層の柔細胞からなる。維管束は並立維管束で，ほぼ環状に配列する。師部の外側には師部繊維を認める。皮層及び髄中の柔細胞にシュウ酸カルシウムの針晶又は板状晶が認められる。

　また，「ヤクモソウ」の確認試験を準用する。

乾燥減量 10 ％以下。

灰　　分 5 ％以下。

【227】 K 35

成分及び分量 又 は 本 質	日本薬局方	ト ウ キ	2.0 g
	〃	ジ オ ウ	2.0 g
	〃	ブ ク リ ョ ウ	2.0 g
	〃	ウ ヤ ク	2.0 g
	〃	ボ タ ン ピ	2.0 g
	〃	タ イ ソ ウ	1.5 g
	〃	シ ョ ウ キ ョ ウ	1.0 g
	〃	セ ン キ ュ ウ	2.0 g
	〃	ビ ャ ク ジ ュ ツ	2.0 g
	〃	チ ン ピ	2.0 g
	〃	コ ウ ブ シ	2.0 g
	〃	ヤ ク モ ソ ウ	1.5 g
	〃	カ ン ゾ ウ	1.0 g
	〃	ト ウ ニ ン	1.5 g
	〃	コ ウ カ	1.5 g
	〃	キ ジ ツ	1.5 g
	〃	ケ イ ヒ	1.5 g
	〃	ゴ シ ツ	1.5 g
	〃	モ ッ コ ウ	1.5 g
	〃	エ ン ゴ サ ク	1.5 g
	〃	シ ャ ク ヤ ク	1.5 g
		全　　　量	35.0 g

製 造 方 法	以上の切断又は破砕した生薬をとり，1包として製する。
用 法 及 び 用 量	本品1包に水約500 mLを加えて，半量ぐらいまで煎じつめ，煎じかすを除き，煎液を3回に分けて食間に服用する。上記は大人の1日量である。 15才未満7才以上　大人の⅔，7才未満4才以上　大人の½，4才未満2才以上大人の⅓，2才未満　大人の¼以下を服用する。
効 能 又 は 効 果	体力中等度以下のものの次の諸症。ただし産後の場合は体力に関わらず使用できる。：血の道症，月経不順，産後の体力低下
貯 蔵 方 法 及 び 有 効 期 間	密閉容器
規格及び試験方法	別記のとおり。
備　　　　　考	芎帰調血飲第一加減

規 格 及 び 試 験 方 法

性　状　本品は特異なにおいがある。

確認試験　本品1包を白紙上に広げ，各生薬を外観的に選別し，それぞれの生薬につき，次の試験を行う。

（1）　**トウキ**　外面は暗褐色～赤褐色で，縦じわがあり，切断面は淡黄色～黄褐色を呈する。特異なにおいがあり，味はわずかに甘く，後にやや辛い。

　横切片を鏡検するとき，コルク層は4～10層からなり，その内側に数層の厚角組織が続いている。

皮部には分泌細胞に囲まれた多数の樹脂道並びにしばしば大きなすき間がある。形成層は長方形に偏圧された数層の細胞からなり，明らかに皮部と木部とを区別する。木部では多数の道管と放射組織とが交互に放射状に配列し，その外方の道管は単独又は数個集まってやや密に配列してくさび状をなすが，中心部付近の道管は極めてまばらに存在する。でんぷん粒は径 19 μm 以下，まれに 2〜5 個の複粒があり，複粒の径は 25 μm に達し，しばしばのり化している。

（2） ジオウ　外面は黄褐色〜黒褐色を呈し，深い縦みぞ及びくびれがある。質は柔らかく粘性である。横断面は黄褐色〜黒褐色で，皮部は木部より色が濃く，ほとんど髄を認めない。特異なにおいがあり，味は初めわずかに甘く，後にやや苦い。

　　横切片を鏡検するとき，コルク層は 7〜15 層で，皮部はすべて柔細胞からなり，外皮部に褐色の分泌物を含む細胞が散在する。木部はほとんど柔細胞で満たされ，放射状に並ぶ道管は側孔のある網紋があり，弱い木化反応を呈する。

（3） ブクリョウ　白色又はわずかに淡赤色を帯びた白色である。外層が残存するものは暗褐色〜暗赤褐色で，きめがあらく，裂け目がある。質は堅いが砕きやすい。ほとんどにおいがなく，味はないがやや粘液ようである。

　　また，「ブクリョウ」の確認試験を準用する。

（4） ウヤク　紡錘形又はところどころくびれた連珠状を呈し，長さ 10〜15 cm，径 10〜25 mm である。外面は黄褐色〜褐色を呈し，わずかに細根の跡がある。横断面の皮部は褐色，木部は淡黄褐色を呈し，褐色の同心性の輪及び放射状の線がある。質はち密で堅い。樟脳様のにおいがあり，味は苦い。

　　横切片を鏡検するとき，周皮を残すものでは数層のコルク層がありコルク層の一部はコルク石細胞からなる。油細胞及び繊維を含む皮部柔組織が認められることがある。木部では道管及び木部繊維と，放射組織が交互に配列する。皮部及び木部の柔細胞中にはシュウ酸カルシウムの砂晶及び柱状晶，径 1〜15 μm の単粒のでんぷん粒及び 2〜4 粒からなる複粒のでんぷん粒を含む。

　　また，「ウヤク」の確認試験を準用する。

（5） ボタンピ　外面は暗褐色〜帯紫褐色，内面は淡灰褐色〜暗紫色を呈する。内面及び切断面にはしばしば白色の結晶を付着する。特異なにおいがあり，味はわずかに辛くて苦い。

　　また，「ボタンピ」の確認試験を準用する。

（6） タイソウ　外面は赤褐色であらいしわがあるか，又は暗灰赤色で細かいしわがあり，いずれもつやがある。外果皮は薄く革質で，中果皮は暗灰褐色を呈し，海綿ようで柔らかく粘着性があり，内果皮は極めて堅く，種子は偏平である。わずかに特異なにおいがあり，味は甘い。

（7） ショウキョウ　淡灰黄色の周皮を付けたままか，又はその一部をはぎとってあり，表面は灰白色〜淡灰褐色で，しばしば白粉を付けている。横断面は繊維性，粉性で，淡帯黄褐色を呈し，皮層と中心柱とに分かれる。横断面をルーペ視するとき，その全面に維管束及び分泌物が褐色の細点として散在している。特異なにおいがあり，味は極めて辛い。

（8） センキュウ　外面は灰褐色〜暗褐色で，切断面は灰白色〜灰褐色，半透明で，ときにはうつろがある。質は密で堅い。特異なにおいがあり，味はわずかに苦い。

　　横切片を鏡検するとき，皮部及び髄には油道が散在する。木部には厚膜で木化した木部繊維が大小不同の群をなして存在する。でんぷん粒は，通例，のり化していて，まれに径 5〜25 μm のでんぷん粒を認めることがある。シュウ酸カルシウム結晶は認めない。

（9） ビャクジュツ　外面は淡灰黄色〜淡黄白色で，ところどころ灰褐色を呈し，横切面には淡黄褐色〜褐色の分泌物による細点がある。特異なにおいがあり，味はわずかに苦い。

　　横切片を鏡検するとき，皮部の柔組織中にはしばしば師管の外側に接して繊維束があり，放射組織

の末端部には淡褐色～褐色の内容物を含む油室がある。木部には大きい髄を囲んで放射状に配列した短径の道管とそれを囲む著しい繊維束がある。髄及び放射組織中には皮部と同様な油室があり，柔組織中にはイヌリンの小球晶及びシュウ酸カルシウムの針晶を含む。

　また，「ビャクジュツ」の確認試験を準用する。

(10)　チンピ　外面は黄赤色～暗黄褐色で，油室による多数の小さいくぼみがあり，内面は白色～淡灰黄褐色である。厚さ約2mmで，質は軽くてもろい。芳香があり，味は苦くて，わずかに刺激性である。

　また，「チンピ」の確認試験を準用する。

(11)　コウブシ　外面は灰褐色～灰黒褐色を呈し，不整な輪節があり，その部分に一方に向かって多数の毛がある。質は堅く，横断面は赤褐色～淡黄色を呈し，ろうようのつやを帯び，皮層部の厚さは中心柱の径とほぼ等しいか又はわずかに薄い。横断面をルーペ視するとき，外面は繊維束が褐色のはん点として輪状に並び，皮層部にはところどころに維管束が赤褐色のはん点として，また分泌細胞が黄褐色の微小なはん点として多数存在する。中心柱には多数の維管束が点又は線として散在する。わずかに特異なにおい及び味がある。

(12)　ヤクモソウ　茎，葉及び花からなり，通例，横切したもの。茎は方柱形で，径0.2～3cm，黄緑色～緑褐色を呈し，白色の短毛を密生する。髄は白色で断面中央部の多くを占める。質は軽い。葉は対生し，有柄で3全裂～3深裂し，裂片は羽状に裂け，終裂片は線状ひ針形で鋭頭，又は鋭尖頭，上面は淡緑色を呈し，下面は白色の短毛を密生し，灰緑色を呈する。花は輪生し，がくは筒状で上端は針状に5裂し，淡緑色～淡緑褐色，花冠は唇形で淡赤紫色～淡褐色を呈する。わずかににおいがあり，味はわずかに苦く，収れん性である。

　茎の横切片を鏡検するとき，四稜を認め，Leonurus sibiricus Linné の稜は一部がこぶ状に突出する。表皮には，1～3細胞からなる非腺毛，頭部が1～4細胞からなる腺毛及び8細胞からなる腺りんが認められる。稜部では表皮下に厚角組織が発達し，木部繊維の発達が著しい。皮層は数層の柔細胞からなる。維管束は並立維管束で，ほぼ環状に配列する。師部の外側には師部繊維を認める。皮層及び髄中の柔細胞にシュウ酸カルシウムの針晶又は板状晶が認められる。

　また，「ヤクモソウ」の確認試験を準用する。

(13)　カンゾウ　外面（周皮）は暗褐色～赤褐色で縦じわがあり，切断面は淡黄色で繊維質を呈する。横断面では，皮部と木部の境界はほぼ明らかで，放射状の構造を現わす。味は甘い。

　横切片を鏡検するとき，皮付きカンゾウでは黄褐色の多層のコルク層とその内層に1～3細胞層のコルク皮層がある。皮部には放射組織が退廃師部と交互に放射状に配列し，師部には結晶細胞列で囲まれた厚膜で木化不十分な師部繊維群がある。木部には3～10細胞列の放射組織が黄色で巨大な道管と交互に放射状に配列し，道管は結晶細胞列で囲まれた木部繊維及び木部柔細胞を伴い，ストロンに基づくものでは柔細胞性の髄がある。柔細胞中にはでんぷん粒を含み，またしばしばシュウ酸カルシウムの単晶を含む。皮去りカンゾウでは周皮及び師部の一部を欠いている。

(14)　トウニン　種皮は薄く，外面は赤褐色を帯び，表面にはすれて落ちやすい石細胞となった表皮細胞があって，粉をふいたようである。切断面は類白色である。味はわずかに苦く，油ようである。

　表皮の表面を鏡検するとき，数個ずつ集合する石細胞はおおむね円形で，その細胞膜は均等に厚く，側面視では方形又は長方形を呈する。

　また，「トウニン」の確認試験を準用する。

(15)　コウカ　赤色～赤褐色の花冠，花柄，黄色の花柱及び雄しべからなり，全長は約1cm，花冠は筒状で5裂し，雄しべは5本で，長い柱頭をもつ雌しべを囲んでいる。花粉はほぼ球形で，径約50μm，黄色で表面に細かい突起がある。特異なにおいがあり，味はわずかに苦い。

また，「コウカ」の確認試験を準用する。

(16) **キジツ**　外面は濃緑褐色〜褐色で，つやがなく，油室による多数のくぼんだ細点がある。切断面は淡灰褐色を呈し，内果皮を付ける部分は褐色を呈する。特異なにおいがあり，味は苦い。

また，「キジツ」の確認試験を準用する。

(17) **ケイヒ**　外面は暗赤褐色を呈し，内面は赤褐色を呈し，平滑である。横断面は赤褐色を呈し淡褐色の薄層が見られる。特異なにおいがあり，味は甘く，辛く，後にやや粘液性で，わずかに収れん性である。

横切片を鏡検するとき，一次皮部と二次皮部はほとんど連続した石細胞環で区分され，環の外辺にはほぼ円形に結集した繊維束を伴い，環の各石細胞の膜はしばしばU字形に肥厚する。二次皮部中には石細胞を認めず，まばらに少数の厚膜繊維を認める。柔組織中には油細胞，粘液細胞及び微細なシュウ酸カルシウムの針晶を含む細胞があり，柔細胞中にはでんぷん粒を含む。

(18) **ゴシツ**　表面は灰黄色〜黄褐色で，多数の縦じわがある。切断面は灰白色〜淡褐色を呈し，黄白色の木部を認める。味はわずかに甘く，粘液性である。

横切片を鏡検するとき，皮部はやや明らかな形成層によって木部と区別できる。木部の中心には小さい原生木部があり，これを囲んで同心円状の環状維管束が外方に配列し，柔細胞中にはシュウ酸カルシウムの砂晶を含み，でんぷん粒は認めない。

また，「ゴシツ」の確認試験を準用する。

(19) **モッコウ**　外面は黄褐色〜灰褐色で，あらい縦じわがある。横断面は黄褐色〜暗褐色で，ルーペ視するとき，環状暗色の形成層が認められ，木部組織と放射組織が放射状の模様を呈し，ところどころに大きな裂け目と褐色の油室が散在している。特異なにおいがあり，味は苦い。

(20) **エンゴサク**　外面は灰黄色〜灰褐色で，切断面は黄色〜灰黄緑色を呈する。味は苦い。

また，「エンゴサク」の確認試験を準用する。

(21) **シャクヤク**　外面は褐色〜淡灰褐色を呈し，横断面はち密で淡灰褐色を呈し，木部には淡褐色の放射状の線がある。わずかに特異なにおいがあり，味は初めわずかに甘く，後に渋くてわずかに苦い。

また，「シャクヤク」の確認試験を準用する。

乾燥減量　15％以下。

灰　　分　5％以下。

【228】 K 36

成分及び分量 又 は 本 質	日本薬局方	レ ン ギ ョ ウ	2.5 g
	〃	カ ン ゾ ウ	2.5 g
	〃	キ キ ョ ウ	2.5 g
	〃	ハ ッ カ	4.0 g
	〃	ア セ ン ヤ ク	2.0 g
	〃	シ ュ ク シ ャ	1.0 g
	〃	セ ン キ ュ ウ	1.0 g
	〃	ダ イ オ ウ	1.0 g
	局 外 生 規	カ シ	1.0 g
		全 量	17.5 g
製 造 方 法	以上の切断又は破砕した生薬をとり，1包として製する。		
用 法 及 び 用 量	本品1包に水約500 mLを加えて，半量ぐらいまで煎じつめ，煎じかすを除き，煎液を3回に分けて食間に服用する。上記は大人の1日量である。 15才未満7才以上　大人の⅔，7才未満4才以上　大人の½，4才未満2才以上　大人の⅓，2才未満　大人の¼以下を服用する。		
効 能 又 は 効 果	しわがれ声，咽喉不快		
貯 蔵 方 法 及 び 有 効 期 間	密閉容器		
規格及び試験方法	別記のとおり。		
備 考	響声破笛丸料		

規 格 及 び 試 験 方 法

性　　状　本品は特異なにおいがある。

確認試験　本品1包を白紙上に広げ，各生薬を外観的に選別し，それぞれの生薬につき，次の試験を行う。

（1）**レンギョウ**　外面は淡褐色～暗褐色を呈し，淡灰色の小隆起点が散在し，内面は黄褐色である。特異な芳香があり，味はわずかに収れん性である。

　また，「レンギョウ」の確認試験を準用する。

（2）**カンゾウ**　外面（周皮）は暗褐色～赤褐色で縦じわがあり，切断面は淡黄色で繊維質を呈する。横断面では，皮部と木部の境界はほぼ明らかで，放射状の構造を現わす。味は甘い。

　横切片を鏡検するとき，皮付きカンゾウでは黄褐色の多層のコルク層とその内層に1～3細胞層のコルク皮層がある。皮部には放射組織が退廃師部と交互に放射状に配列し，師部には結晶細胞列で囲まれた厚膜で木化不十分な師部繊維群がある。木部には3～10細胞列の放射組織が黄色で巨大な道管と交互に放射状に配列し，道管は結晶細胞列で囲まれた木部繊維及び木部柔細胞を伴い，ストロンに基づくものでは柔細胞性の髄がある。柔細胞中にはでんぷん粒を含み，またしばしばシュウ酸カルシウムの単晶を含む。皮去りカンゾウでは周皮及び師部の一部を欠いている。

（3）**キキョウ**　外面は皮付きは灰褐色，皮去りは白色～淡褐色を呈し，繊維性でない。横切片をルーペ視するとき，皮部は木部よりやや薄く，ほとんど白色で，ところどころにすき間があり，形成層の付近はしばしば褐色を帯びる。木部は白色～淡褐色を呈し，その組織は皮部よりもやや密である。味

は初めなく，後にえぐくて苦い。

また，「キキョウ」の確認試験を準用する。

（4） ハッカ　上面は淡褐黄色～淡緑黄色，下面は淡緑色～淡緑黄色である。葉をルーペ視するとき，両面に毛，腺毛及び腺りんをまばらに認め，腺毛及び腺りんは下面に多い。特異な芳香があり，口に含むと清涼感がある。

また，「ハッカ」の確認試験を準用する。

（5） アセンヤク　淡褐色～暗褐色の塊で，味は極めて渋く苦い。

また，「アセンヤク」の確認試験を準用する。

（6） シュクシャ　ほぼ球形又はだ円形を呈し，長さ1～1.5 cm，径0.8～1 cm，外面は灰褐色～暗褐色を呈し，石灰を散布して乾燥したものは白粉を付けている。種子塊は薄い膜で三部に分かれ，各部には仮種皮によって接合する10～20粒の種子がある。種子は多角形の粒状で，長さ0.3～0.5 cm，径約0.3 cm，外面には暗褐色で多数の細かい突起があり，質は堅い。種子を縫線に沿って縦断し，ルーペ視するとき，切面は細長く，へそは深くくぼみ，合点はややくぼんでいる。外乳は白色で，淡黄色の内乳及び胚を包み，胚は細長い。かめば特異な芳香があり，味は辛い。

（7） センキュウ　外面は灰褐色～暗褐色で，切断面は灰白色～灰褐色，半透明で，ときにはうつろがある。質は密で堅い。特異なにおいがあり，味はわずかに苦い。

横切片を鏡検するとき，皮部及び髄には油道が散在する。木部には厚膜で木化した木部繊維が大小不同の群をなして存在する。でんぷん粒は，通例，のり化していて，まれに径5～25 μmのでんぷん粒を認めることがある。シュウ酸カルシウム結晶は認めない。

（8） ダイオウ　暗褐色～黄褐色～淡褐色を呈し，ルーペ視すると入り組んだ不規則な模様がある。質はおおむね粗で繊維性はない。特異なにおいがあり，味はわずかに渋くて苦い。かめば細かい砂をかむような感じがあり，だ液を黄色に染める。

また，「ダイオウ」の確認試験を準用する。

（9） カシ　ほぼ長卵形体～卵形体で，長さ2.5～3.5 cm，径1.5～2.5 cmである。外面は黄褐色～褐色を呈し，ややつやがあり，縦に5稜及びその間に不規則な稜があり，基部に果柄の脱落した小円状の跡がある。質は堅い。横切すると，果肉は厚さ2～5 mmで，暗褐色を呈し，内果皮は厚さ約5 mmで，黄褐色を呈し，その質は極めて堅く，褐色の縫合線が見られ，中央部には径約5 mmの種子1個がある。特異な弱いにおいがあり，味は苦く酸味があり，渋い。

乾燥減量　15 %以下。

灰　分　6 %以下。

【 229 】 K 36—①

成分及び分量又は本質	日本薬局方	レ ン ギ ョ ウ	2.5 g
	〃	カ ン ゾ ウ	2.5 g
	〃	キ キ ョ ウ	2.5 g
	〃	ハ ッ カ	4.0 g
	〃	ア セ ン ヤ ク	2.0 g
	〃	シ ュ ク シ ャ	1.0 g
	〃	セ ン キ ュ ウ	1.0 g
	〃	ダ イ オ ウ	1.0 g
	局 外 生 規	カ シ	1.0 g
		全 量	17.5 g
製 造 方 法	以上の生薬をそれぞれ末とし,「ハチミツ」を結合剤として丸剤の製法により丸剤 175 個とする。		
用 法 及 び 用 量	大人1日数回,1回20個を口に含み,徐々に溶かして服用する。15才未満7才以上 大人の⅔,7才未満5才以上 大人の½を服用する。		
効 能 又 は 効 果	しわがれ声,咽喉不快		
貯 蔵 方 法 及 び 有 効 期 間	密閉容器		
規 格 及 び 試 験 方 法	別記のとおり。		
備 考	響声破笛丸		

規 格 及 び 試 験 方 法

性 状 本品は黄褐色～淡黄褐色で,ハッカのにおいがある。

確認試験

（1） **レンギョウ** （ⅰ） 本品の粉末1gに無水酢酸10mLを加えてよく振り混ぜ,2分間放置した後,ろ過する。ろ液1mLに硫酸0.5mLを穏やかに加えるとき,境界面は赤紫色を呈する（トリテルペノイド）。

（ⅱ） 本品の粉末2gにメタノール10mLを加え,水浴上で2分間加温した後,ろ過する。ろ液5mLにリボン状マグネシウム0.1g及び塩酸1mLを加えて放置するとき,液は淡赤色～黄赤色を呈する（フラボノイド）。

（2） **カンゾウ** 本品の粉末2gにエタノール（95）・水混液（7：3）10mLを加え,水浴上で5分間振り混ぜながら加熱し,冷後,ろ過し,ろ液を試料溶液とする。別に薄層クロマトグラフ用グリチルリチン酸5mgをエタノール（95）・水混液（7：3）1mLに溶かし,標準溶液とする。これらの液につき,薄層クロマトグラフ法により試験を行う。試料溶液10μL及び標準溶液4μLを薄層クロマトグラフ用シリカゲル（蛍光剤入り）を用いて調製した薄層板にスポットする。次に,1-ブタノール・水・酢酸（100）混液（7：2：1）を展開溶媒として約10cm展開した後,薄層板を風乾する。これに紫外線（主波長254nm）を照射するとき,試料溶液から得た数個のスポットのうち1個のスポットは,標準溶液から得た暗紫色のスポットと色調及び *Rf* 値が等しい。

（3） **キキョウ** 本品の粉末4gにメタノール30mLを加え,水浴上で10分間加温し,冷後,ろ過する。ろ液を蒸発乾固し,残留物をメタノール4mLに溶かし,必要ならばろ過し,試料溶液とする。

別にキキョウの粉末 0.7 g をとり，試料溶液と同様に操作して標準溶液とする。これらの液につき，薄層クロマトグラフ法により試験を行う。試料溶液及び標準溶液 10 μL ずつを薄層クロマトグラフ用シリカゲルを用いて調製した薄層板にスポットする。次にクロロホルム・メタノール・水混液（13：10：2）を展開溶媒として約 10 cm 展開した後，薄層板を風乾する。これにバニリン・硫酸試液を均等に噴霧し，105℃で 5 分間加熱するとき試料溶液から得たクロマトグラムの中に，標準溶液から得たスポットと同一の色調及び Rf 値をもつスポットを認める。

（4）　カシ　本品の粉末 3 g に水 10 mL を加えてよく振り混ぜた後，ろ過する。ろ液に塩化鉄（Ⅲ）試液 1〜2 滴を加えるとき，液は暗紫色を呈する。

（5）　シュクシャ　本品の粉末に，薄めたグリセリン（1→2）又は抱水クロラール 50 g を水 15 mL とグリセリン 10 mL の混液に溶かした液を滴加して鏡検するとき，多角形で膜の厚い褐色の石細胞群の破片を認める。

（6）　センキュウ　本品の粉末に，薄めたグリセリン（1→2）又は抱水クロラール 50 g を水 15 mL とグリセリン 10 mL の混液に溶かした液を滴加して鏡検するとき，無色でのり化したでんぷんの塊とこれを含む柔細胞の破片を認める。

（7）　アセンヤク　本品の粉末に，オリブ油又は流動パラフィンを滴加して鏡検するとき，針状結晶の塊又は黄褐色〜赤褐色の有角性の破片を認める。

（8）　ダイオウ　本品の粉末に，薄めたグリセリン（1→2）又は抱水クロラール 50 g を水 15 mL とグリセリン 10 mL の混液に溶かした液を滴加して鏡検するとき，30〜60 μm（稀に 100 μm を超えるものあり）のシュウ酸カルシウムの集晶を認める。

【230】 K 37

成分及び分量又は本質			
	日本薬局方	ソヨウ	3.0 g
	〃	ゴミシ	2.0 g
	〃	キョウニン	2.0 g
	局外生規	ダイフクヒ	2.0 g
	〃	ウバイ	2.0 g
	〃	シオン	1.0 g
	日本薬局方	キキョウ	1.0 g
	〃	ソウハクヒ	1.0 g
	〃	カンゾウ	1.0 g
	〃	チンピ	1.0 g
	〃	マオウ	1.0 g
		全　量	17.0 g
	局外生規	アキョウ	1.0 g

製造方法	アキョウを除く以上の切断又は破砕した生薬をとり，1包として製し，これにアキョウ1.0 gを添付する。
用法及び用量	本品1包に水約500 mLを加えて，半量ぐらいまで煎じつめ，煎じかすを除き，添付のアキョウを煎液に入れ，再び5分ほど熱して溶かし，煎液を3回に分けて食間に服用する。上記は大人の1日量である。 15才未満7才以上　大人の⅔，　7才未満4才以上　大人の½，　4才未満2才以上　大人の⅓，　2才未満　大人の¼以下を服用する。
効能又は効果	体力中等度以下で，気分がすぐれず，汗がなく，ときに顔がむくむものの次の諸症：せき，たん，気管支炎
貯蔵方法及び有効期間	密閉容器，ただし，アキョウは気密容器
規格及び試験方法	別記のとおり。
備考	杏蘇散料

規格及び試験方法

性状　本品は特異なにおいがある。

確認試験　本品1包を白紙上に広げ，各生薬を外観的に選別し，それぞれの生薬につき，次の試験を行う。

（1）　**ソヨウ**　縮んだ葉の細片で，両面とも帯褐紫色，あるいは上面は灰緑色～帯褐緑色で下面は帯褐紫色を呈する。茎を交じえるものは，その横断面は方形である。葉をルーペ視するとき，両面にまばらに毛を認め，特に葉脈上に多く，裏面には細かい腺毛を認める。もみ砕くとき，特異なにおいがあり，味はわずかに苦い。

　また，「ソヨウ」の確認試験を準用する。

（2）　**ゴミシ**　暗赤色～黒褐色を呈し，表面にはしわがあり，またしばしば白い粉を付ける。果肉を除くとじん臓形の種子1～2個を認め，その外種皮は黄褐色～暗赤褐色を呈し，つやがあり，堅くてもろい。外種皮はたやすくはがれるが，内種皮は胚乳に密着し，背面に明らかな縫線を認める。酸味

があり，後に渋くて苦い。

（3）　**キョウニン**　種皮は褐色で，表面にはすれて落ちやすい石細胞となった表皮細胞があって，粉をふいたようである。切断面は類白色である。味は苦く，油ようである。

　表皮の表面を鏡検するとき，数個ずつ集合する石細胞はおおむね円形で，その細胞膜は均等に著しく厚くなり，径60～90μm，側面視では鈍三角形で，細胞膜は先端部で著しく厚い。

　また，「キョウニン」の確認試験を準用する。

（4）　**ダイフクヒ**　淡灰褐色～暗褐色の繊維群を主とする。ルーペ視すると，繊維群が淡褐色～暗褐色の点として認められる。味はわずかに渋い。

　また，局外生規「ダイフクヒ」の確認試験を準用する。

（5）　**ウバイ**　果肉とこれに密着した内果皮，及び種子から成り果肉は黒色，外表面をつける部分は時に白色を帯びる。質は柔らかく粘性である。内果皮は淡褐色～帯赤褐色でややつやがあり堅い。厚さは約2mmである。種子は偏圧した左右不均等な卵形を呈し，一端は鋭くとがり，他の一端は丸みを帯びてここに合点がある。長さ約1cm，幅約0.8cm，厚さ約0.5cm，種皮は暗赤褐色で，合点から先端部に向かう維管束の走行による浅い縦じわがある。胚乳は褐色を呈する。わずかに特異なにおいがあり，果肉部には強い酸味がある。

　また，局外生規「ウバイ」の確認試験を準用する。

（6）　**シオン**　外面は淡褐色～帯紫褐色を呈し，切断面は褐色～淡褐色である。根の径は1～2mmで，根には細かい縦じわがあり，質はやや柔軟である。特異なにおいがあり，味はわずかに苦くてややえぐい。

　また，局外生規「シオン」の確認試験を準用する。

（7）　**キキョウ**　外面は皮付きは灰褐色，皮去りは白色～淡褐色を呈し，繊維性でない。横切面をルーペ視するとき，皮部は木部よりやや薄く，ほとんど白色で，ところどころにすき間があり，形成層の付近はしばしば褐色を帯びる。木部は白色～淡褐色を呈し，その組織は皮部よりもやや密である。味は初めなく，後にえぐくて苦い。

　また，「キキョウ」の確認試験を準用する。

（8）　**ソウハクヒ**　外面は白色～黄褐色を呈し，周皮をつけたものは，その周皮が黄褐色ではがれやすい。横切面は白色～淡褐色を呈し，繊維性で，内面は暗黄褐色である。わずかに特異なにおいがある。

　横切片を鏡検するとき，周皮を付けたものでは外側は5～12層のコルク細胞からなり，皮部にはところどころに師部繊維又はその束があり，しばしば師部柔組織と交互にややしま模様を呈する。また乳管及びシュウ酸カルシウムの単晶を認め，でんぷん粒は径1～7μm，球形又はだ円球形の単粒又は複粒からなる。

　また，「ソウハクヒ」の確認試験を準用する。

（9）　**カンゾウ**　外面（周皮）は暗褐色～赤褐色で縦じわがあり，切断面は淡黄色で繊維質を呈する。横断面では，皮部と木部の境界はほぼ明らかで，放射状の構造を現わす。味は甘い。

　横切片を鏡検するとき，皮付きカンゾウでは黄褐色の多層のコルク層とその内層に1～3細胞層のコルク皮層がある。皮部には放射組織が退廃師部と交互に放射状に配列し，師部には結晶細胞列で囲まれた厚膜で木化不十分な師部繊維群がある。木部には3～10細胞列の放射組織が黄色で巨大な道管と交互に放射状に配列し，道管は結晶細胞列で囲まれた木部繊維及び木部柔細胞を伴い，ストロンに基づくものでは柔細胞性の髄がある。柔細胞中にはでんぷん粒を含み，またしばしばシュウ酸カルシウムの単晶を含む。皮去りカンゾウでは周皮及び師部の一部を欠いている。

（10）　**チンピ**　外面は黄赤色～暗黄褐色で，油室による多数の小さいくぼみがあり，内面は白色～淡

灰黄褐色である。厚さ約 2 mm で，質は軽くてもろい。芳香があり，味は苦くて，わずかに刺激性である。

また，「チンピ」の確認試験を準用する。

（11）　**マオウ**　細い円柱状又はだ円柱を呈し，長さ 3～10 mm，径 1～2 mm，淡緑色～黄緑色である。表面に多数の平行する縦みぞがあり，節部には，長さ 2～4 mm の 2 枚のりん片状の葉が対生し，その基部は合着して筒状になっている。りん片状の葉の色は淡褐色～褐色である。茎の横断面をルーペ視するとき，円形～だ円形で，周囲部は灰緑色～黄緑色を呈し，中心部には赤緑色の物質が充満しているか，又は中空のところがある。味は渋くてわずかに苦く，やや麻ひ性である。

また，「マオウ」の確認試験を準用する。

乾燥減量　10 ％以下。

灰　　分　6 ％以下。

【231】 K 38

成分及び分量 又 は 本 質	日本薬局方　　ク　ジ　ン　　　　　　　10.0 g
	全　　　量　　　　　　　10.0 g
製　造　方　法	以上の切断又は破砕した生薬をとり，1包として製する。
用 法 及 び 用 量	1包につき 500 mL の水で煮て，250 mL に煮つめ，かすをこして取り去り，適宜，患部に塗布する。
効 能 又 は 効 果	ただれ，あせも，かゆみ
貯 蔵 方 法 及 び 有　効　期　間	密閉容器
規格及び試験方法	日本薬局方による。
備　　　　　考	苦参湯

【232】 K 39

成分及び分量又は本質	日本薬局方	ボ ウ フ ウ	3.0 g
	〃	ゴ ボ ウ シ	3.0 g
	〃	レ ン ギ ョ ウ	5.0 g
	〃	ケ イ ガ イ	1.5 g
	〃	キ ョ ウ カ ツ	1.5 g
	〃	カ ン ゾ ウ	1.5 g
	〃	キ キ ョ ウ	3.0 g
	〃	セ ッ コ ウ	5.0 g
		全　　　量	23.5 g
製 造 方 法	以上の切断又は破砕した生薬をとり，1包として製する。		
用 法 及 び 用 量	本品1包に水約500 mLを加えて，半量ぐらいまで煎じつめ，熱いうちに煎じかすを除き，煎液を3回に分けて食間に服用する。上記は大人の1日量である。 15才未満7才以上　大人の⅔，7才未満4才以上　大人の½，4才未満2才以上大人の⅓，2才未満　大人の¼以下を服用する。 本剤は必ず1日分ずつ煎じ，数日分をまとめて煎じないこと。		
効 能 又 は 効 果	体力に関わらず使用でき，のどがはれて痛むものの次の諸症：扁桃炎，扁桃周囲炎		
貯 蔵 方 法 及 び 有 効 期 間	密閉容器		
規格及び試験方法	別記のとおり。		
備　　　　　考	駆風解毒湯		

規 格 及 び 試 験 方 法

性　　状　本品は特異なにおいがある。

確認試験　本品1包を白紙上に広げ，各生薬を外観的に選別し，それぞれの生薬につき，次の試験を行う。

（1）　**ボウフウ**　外面は淡褐色で，多数の縦じわがある。横断面の周辺皮部は灰褐色で，空げきが多く，中央木部は円形に黄色を呈する。味はわずかに甘い。

（2）　**ゴボウシ**　やや湾曲した倒長卵形のそう果で，長さ5〜7 mm，幅2.0〜3.2 mm，厚さ0.8〜1.5 mm，外面は灰褐色〜褐色で，黒色の点がある。幅広い一端は径約1 mmのくぼみがあり，他端は細まり平たんで不明瞭な縦の稜線がある。100粒の質量は1.0〜1.5 gである。ほとんどにおいがなく，味は苦く油様である。

　横切片を鏡検するとき，外果皮は1層の表皮からなり，中果皮はやや厚壁化した柔組織からなり，内果皮は1層の石細胞層からなる。種皮は放射方向に長く厚壁化した表皮と数層の柔組織からなる。種皮の内側には内乳，子葉が見られる。中果皮柔細胞中には褐色物質を，内果皮石細胞中にはシュウ酸カルシウムの単晶を，子葉にはでんぷん粒，油滴，アリューロン粒及びシュウ酸カルシウムの微小な集晶を含む。

　また，「ゴボウシ」の確認試験を準用する。

（3）　**レンギョウ**　外面は淡褐色〜暗褐色を呈し，淡灰色の小隆起点が散在し，内面は黄褐色である。味はない。

また，「レンギョウ」の確認試験を準用する．

（4）　**ケイガイ**　細長い穂状を呈し，帯紫緑褐色～緑褐色である．花穂は細かい唇形花又はしばしば果実を含むがく筒を付ける．花穂の下部にはときに葉をつけるときがあり，葉は線状又は狭ひ針形である．花軸は方柱形で紫褐色を呈する．ルーペ視するとき，類白色の短毛を認める．特異な芳香があり，口に含むとわずかに清涼感がある．

また，「ケイガイ」の確認試験を準用する．

（5）　**キョウカツ**　やや湾曲した円柱形～円錐形を呈し，長さ3～10 cm，径5～20 mm，ときに根茎は分枝する．外面は黄褐色～暗褐色である．根茎はその頂端にやや円形にくぼんだ茎の跡があり，ときには短い茎の残基を付け，外面には隆起した節があり，節間は，通例，短い．節にはいぼ状突起となった根の跡がある．根の外面には粗い縦じわ及びいぼ状突起となった側根の跡がある．質は軽くややもろくて折りやすい．横切面には多くの放射状の裂け目があり，皮部は黄褐色～褐色，木部は淡黄色～淡灰黄色，髄は灰白色～淡褐色を呈し，ルーペ視するとき，皮部及び髄には油道による褐色の細点を認める．特異なにおいがあり，味は初めわずかに酸味があり，後にやや辛く，わずかに麻痺性である．

横切片を鏡検するとき，最外層は数層～十数層のコルク層からなり，その内側に数層の厚角組織がある．皮層には多数の油道があり，大きいものでは径が300 μm に達する．また皮層には放射状に大きなすき間がある．髄にも油道があり，大きいものでは径が500 μm に達する．柔組織中には単粒及び2～3個の複粒のでんぷん粒を含む．

また，「キョウカツ」の確認試験を準用する．

（6）　**カンゾウ**　外面(周皮)は暗褐色～赤褐色で縦じわがあり，切断面は淡黄色で繊維質を呈する．横断面では，皮部と木部の境界はほぼ明らかで，放射状の構造を現わす．味は甘い．

横切片を鏡検するとき，皮付きカンゾウでは黄褐色の多層のコルク層とその内層に1～3細胞層のコルク皮層がある．皮部には放射組織が退廃師部と交互に放射状に配列し，師部には結晶細胞列で囲まれた厚膜で木化不十分な師部繊維群がある．木部には3～10細胞列の放射組織が黄色で巨大な道管と交互に放射状に配列し，道管は結晶細胞列で囲まれた木部繊維及び木部柔細胞を伴い，ストロンに基づくものでは柔細胞性の髄がある．柔細胞中にはでんぷん粒を含み，またしばしばシュウ酸カルシウムの単晶を含む．皮去りカンゾウでは周皮及び師部の一部を欠いている．

（7）　**キキョウ**　外面は皮付きは灰褐色，皮去りは白色～淡褐色を呈し，繊維性でない．横切面をルーペ視するとき，皮部は木部よりやや薄く，ほとんど白色で，ところどころにすき間があり，形成層の付近はしばしば褐色を帯びる．皮部の厚さは木部の径よりやや薄く，ほとんど白色で，ところどころにすき間があり，木部は白色～淡褐色を呈し，その組織は皮部よりもやや密である．味は初めなく，後にえぐくて苦い．

また，「キキョウ」の確認試験を準用する．

（8）　**セッコウ**　光沢のある白色の重い繊維状結晶塊で，におい及び味はない．砕くとたやすく針状～微細結晶性の粉末となる．水に溶けにくい．

また，「セッコウ」の確認試験を準用する．

乾燥減量　14 %以下．

灰　　分　28 %以下．

【233】 K 40

成分及び分量又は本質	日本薬局方	トウキ	1.5 g
	〃	ケイガイ	1.5 g
	〃	シャクヤク	1.5 g
	〃	ボウフウ	1.5 g
	〃	センキュウ	1.5 g
	〃	ハッカ	1.5 g
	〃	ジオウ	1.5 g
	〃	キジツ	1.5 g
	〃	オウレン	1.5 g
	〃	カンゾウ	1.0 g
	〃	オウゴン	1.5 g
	〃	ビャクシ	1.5 g
	〃	オウバク	1.5 g
	〃	キキョウ	1.5 g
	〃	サンシシ	1.5 g
	〃	サイコ	1.5 g
	〃	レンギョウ	1.5 g
		全　　量	25.0 g
製造方法	以上の切断又は破砕した生薬をとり，1包として製する。		
用法及び用量	本品1包に水約500 mLを加えて，半量ぐらいまで煎じつめ，煎じかすを除き，煎液を3回に分けて食間に服用する。上記は大人の1日量である。15才未満7才以上　大人の⅔，7才未満4才以上　大人の½，4才未満2才以上大人の⅓，2才未満　大人の¼以下を服用する。		
効能又は効果	体力中等度以上で，皮膚の色が浅黒く，ときに手足の裏に脂汗をかきやすく腹壁が緊張しているものの次の諸症：蓄膿症（副鼻腔炎），慢性鼻炎，慢性扁桃炎，にきび		
貯蔵方法及び有効期間	密閉容器		
規格及び試験方法	別記のとおり。		
備　　考	荊芥連翹湯		

規格及び試験方法

性　状　本品は特異なにおいがある。

確認試験　本品1包を白紙上に広げ，各生薬を外観的に選別し，それぞれの生薬につき，次の試験を行う。

（1）　トウキ　外面は暗褐色～赤褐色で，縦じわがあり，切断面は淡黄色～黄褐色を呈する。特異なにおいがあり，味はわずかに甘く，後にやや辛い。

　横切片を鏡検するとき，コルク層は4～10層からなり，その内側に数層の厚角組織が続いている。皮部には分泌細胞に囲まれた多数の樹脂道並びにしばしば大きなすき間がある。形成層は長方形に偏圧された数層の細胞からなり，明らかに皮部と木部とを区別する。木部では多数の道管と放射組織とが交互に放射状に配列し，その外方の道管は単独又は数個集まってやや密に配列してくさび状をなす

が，中心部付近の道管は極めてまばらに存在する．でんぷん粒は径 19 μm 以下，まれに 2 ～ 5 個の複粒があり，複粒の径は 25 μm に達し，しばしばのり化している．

（2）　**ケイガイ**　茎，輪散花序に集合したがく筒，これら及びときには葉の砕片，種子ようの微粒の分果からなる．茎は方形で外面はおおむね紫褐色，径約 1 mm である．がく筒は淡褐色～黄緑色で長さ 2～3 mm，ルーペ視するとき，先端はきょ歯辺，筒部には数条の線があり，唇形花又は果実を含み，茎とともに類白色の短毛を認める．分果は黄褐色～黒色，両端の細いだ円体で長さ 1～1.5 mm，径は長さのほぼ½である．特異な芳香があり，口に含むとわずかに清涼感がある．

　　また，「ケイガイ」の確認試験を準用する．

（3）　**シャクヤク**　外面は褐色～淡灰褐色を呈し，横断面はち密で淡灰褐色を呈し，木部には淡褐色の放射状の線がある．わずかに特異なにおいがあり，味は初めわずかに甘く，後に渋くてわずかに苦い．

　　また，「シャクヤク」の確認試験を準用する．

（4）　**ボウフウ**　外面は淡褐色で，多数の縦じわがある．横断面の周辺は灰褐色で，空げきが多く，中央は円形に黄色を呈する．味はわずかに甘い．

（5）　**センキュウ**　外面は灰褐色～暗褐色で，切断面は灰白色～灰褐色，半透明で，ときにはうつろがある．質は密で堅い．特異なにおいがあり，味はわずかに苦い．

　　横切片を鏡検するとき，皮部及び髄には油道が散在する．木部には厚膜で木化した木部繊維が大小不同の群をなして存在する．でんぷん粒は，通例，のり化していて，まれに径 5～25 μm のでんぷん粒を認めることがある．シュウ酸カルシウム結晶は認めない．

（6）　**ハッカ**　上面は淡褐黄色～淡緑黄色，下面は淡緑色～淡緑黄色である．葉をルーペ視するとき，両面に毛，腺毛及び腺りんをまばらに認め，腺毛及び腺りんは下面に多い．特異な芳香があり，口に含むと清涼感がある．

　　また，「ハッカ」の確認試験を準用する．

（7）　**ジオウ**　外面は黄褐色～黒褐色を呈し，深い縦みぞ及びくびれがある．質は柔らかく粘性である．横断面は黄褐色～黒褐色で，皮部は木部より色が濃く，ほとんど髄を認めない．特異なにおいがあり，味は初めわずかに甘く，後にやや苦い．

　　横切片を鏡検するとき，コルク層は 7 ～15 層で，皮部はすべて柔細胞からなり，外皮部に褐色の分泌物を含む細胞が散在する．木部はほとんど柔細胞で満たされ，放射状に並ぶ道管は側孔のある網紋があり，弱い木化反応を呈する．

（8）　**キジツ**　外面は濃緑褐色～褐色で，つやがなく，油室による多数のくぼんだ小点がある．切断面は淡灰褐色を呈し，内果皮を付ける部分は褐色を呈する．特異なにおいがあり，味は苦い．

　　また，「キジツ」の確認試験を準用する．

（9）　**オウレン**　根茎の径は 2～7 mm で，外面は灰黄褐色～褐色を呈し，輪節及び多数の根の基部を認め，横断面はやや繊維性で，コルク層は淡灰褐色，皮部は黄褐色，木部は黄色，髄は黄褐色である．味は極めて苦く，残留性で，だ液を黄色に染める．

　　横切片を鏡検するとき，コルク層は薄膜のコルク細胞からなり，皮部柔組織中にはコルク層に近い部位に石細胞群，形成層に近い部位に黄色の師部繊維の認められるものが多い．木部は主として道管，仮道管，木部繊維からなり，放射組織は明らかで，髄は大きく，髄中には石細胞あるいは厚膜木化した細胞を伴った石細胞を認めることがある．柔細胞には細かいでんぷん粒を含むが，結晶を含まない．

　　また，「オウレン」の確認試験を準用する．

（10）　**カンゾウ**　外面（周皮）は暗褐色～赤褐色で縦じわがあり，切断面は淡黄色で繊維質を呈する．横断面では，皮部と木部の境界はほぼ明らかで，放射状の構造を現わす．味は甘い．

横切片を鏡検するとき，皮付きカンゾウでは黄褐色の多層のコルク層とその内層に1〜3細胞層のコルク皮層がある。皮部には放射組織が退廃師部と交互に放射状に配列し，師部には結晶細胞列で囲まれた厚膜で木化不十分な師部繊維群がある。木部には3〜10細胞列の放射組織が黄色で巨大な道管と交互に放射状に配列し，道管は結晶細胞列で囲まれた木部繊維及び木部柔細胞を伴い，ストロンに基づくものでは柔細胞性の髄がある。柔細胞中にはでんぷん粒を含み，またしばしばシュウ酸カルシウムの単晶を含む。皮去りカンゾウでは周皮及び師部の一部を欠いている。

(11) **オウゴン** 外面は黄褐色〜暗褐色を呈し，切断面は黄色〜帯褐黄色を呈し，縦に繊維性のすじが見られる。味はわずかに苦い。

また，「オウゴン」の確認試験を準用する。

(12) **ビャクシ** 外面は灰褐色〜暗褐色を呈し，縦じわがあり，横断面の周辺は灰白色で空げきが多く，中央部は暗褐色である。特異なにおいがあり，味はわずかに苦い。

また，「ビャクシ」の確認試験を準用する。

(13) **オウバク** 外面は灰黄褐色〜灰褐色で，内面は黄色〜暗黄褐色で，細かい縦線がある。横断面は鮮黄色でやや繊維性である。横切面をルーペ視するとき，皮部外層は黄色で薄く，石細胞が黄褐色の点状に分布する。皮部内層は厚く，一次放射組織は外方に向かうにしたがい幅が広がり，それらの一次放射組織の間に，多くの二次放射組織が集まってほぼ三角形の師部を形成し，この組織に褐色を呈する師部繊維束が層積して接線方向に並び，放射組織と交錯して格子状を呈する。味は極めて苦く，粘液性で，だ液を黄色に染める。

また，「オウバク」の確認試験を準用する。

(14) **キキョウ** 外面は皮付きは灰褐色，皮去りは白色〜淡褐色を呈し，繊維性でない。横切面をルーペ視するとき，皮部は木部よりやや薄く，ほとんど白色で，ところどころにすき間があり，形成層の付近はしばしば褐色を帯びる。木部は白色〜淡褐色を呈し，その組織は皮部よりもやや密である。味は初めなく，後にえぐくて苦い。

また，「キキョウ」の確認試験を準用する。

(15) **サンシシ** 果皮は薄く砕きやすく，その外面は赤褐色，黄赤色又は黒褐色を呈し，内面は黄褐色を呈し，平らでつやがある。果実の内部は2室に分かれ，黄赤色〜暗赤色の果肉中に黒褐色又は黄赤色で長径約5mmの偏平な種子の団塊を含む。質は軽い。弱いにおいがあり，味は苦い。

また，「サンシシ」の確認試験を準用する。

(16) **サイコ** 外面は灰褐色〜褐色で，深いしわがあるものがあり，横断面では，皮部は褐色，木部は淡褐色を呈する。特異なにおいがあり，味はわずかに苦い。

横切片を鏡検するとき，皮部にはしばしば接線方向に長い裂け目があり，皮部の厚さは半径の1/3〜1/2で，径15〜35μmの胞間性離生油道がやや多数散在し，木部には道管が放射状若しくはほぼ階段状に配列し，ところどころに繊維群があり，根頭部の髄には皮部と同様の油道がある。柔細胞中にはでんぷん粒を満たし，また油滴を認める。

また，「サイコ」の確認試験を準用する。

(17) **レンギョウ** 外面は淡褐色〜暗褐色を呈し，淡灰色の小隆起点が散在し，内面は黄褐色である。特異な芳香があり，味はわずかに収れん性である。

また，「レンギョウ」の確認試験を準用する。

乾燥減量 10%以下。

灰　　分 6%以下。

【234】 K 41

成分及び分量又は本質	日本薬局方	ケ イ ヒ	3.0 g
	〃	シャクヤク	3.0 g
	〃	タ イ ソ ウ	4.0 g
	〃	ショウキョウ	1.0 g
	〃	カ ン ゾ ウ	2.0 g
	〃	オ ウ ギ	3.0 g
		全　　量	16.0 g
製 造 方 法	以上の切断又は破砕した生薬をとり，1包として製する。		
用 法 及 び 用 量	本品1包に水約500 mLを加えて，半量ぐらいまで煎じつめ，煎じかすを除き，煎液を3回に分けて食間に服用する。上記は大人の1日量である。15才未満7才以上　大人の⅔，7才未満4才以上　大人の½，4才未満2才以上大人の⅓，2才未満　大人の¼以下を服用する。		
効 能 又 は 効 果	体力虚弱なものの次の諸症：ねあせ，あせも，湿疹・皮膚炎		
貯蔵方法及び有 効 期 間	密閉容器		
規格及び試験方法	別記のとおり。		
備　　　考	桂枝加黄耆湯		

規 格 及 び 試 験 方 法

性　　状　本品は特異なにおいがある。

確認試験　本品1包を白紙上に広げ，各生薬を外観的に選別し，それぞれの生薬につき，次の試験を行う。

（1）　ケイヒ　外面は暗赤褐色を呈し，内面は赤褐色を呈し，平滑である。横断面は赤褐色を呈し淡褐色の薄層が見られる。特異なにおいがあり，味は甘く，辛く，後にやや粘液性で，わずかに収れん性である。

　横切片を鏡検するとき，一次皮部と二次皮部はほとんど連続した石細胞環で区分され，環の外辺にはほぼ円形に結集した繊維束を伴い，環の各石細胞の膜はしばしばU字形に肥厚する。二次皮部中には石細胞を認めず，まばらに少数の厚膜繊維を認める。柔組織中には油細胞，粘液細胞及び微細なシュウ酸カルシウムの針晶を含む細胞があり，柔細胞中にはでんぷん粒を含む。

（2）　シャクヤク　外面は褐色～淡灰褐色を呈し，横断面はち密で淡灰褐色を呈し，木部には淡褐色の放射状の線がある。わずかに特異なにおいがあり，味は初めわずかに甘く，後に渋くてわずかに苦い。

　また，「シャクヤク」の確認試験を準用する。

（3）　タイソウ　外面は赤褐色であらいしわがあるか，又は暗灰赤色で細かいしわがあり，いずれもつやがある。外果皮は薄く革質で，中果皮は暗灰褐色を呈し，海綿ようで柔らかく粘着性があり，内果皮は極めて堅く，種子は偏平である。わずかに特異なにおいがあり，味は甘い。

（4）　ショウキョウ　淡灰黄色の周皮を付けたままか，又はその一部をはぎとってあり，表面は灰白色～淡灰褐色で，しばしば白粉を付けている。横断面は繊維性，粉性で，淡帯黄褐色を呈し，皮層と中心柱とに分かれる。横断面をルーペ視するとき，その全面に維管束及び分泌物が褐色の細点として

散在している。特異なにおいがあり，味は極めて辛い。

（5） **カンゾウ**　外面（周皮）は暗褐色～赤褐色で縦じわがあり，切断面は淡黄色で繊維質を呈する。横断面では，皮部と木部の境界はほぼ明らかで，放射状の構造を現わす。味は甘い。

　　横切片を鏡検するとき，皮付きカンゾウでは黄褐色の多層のコルク層とその内層に1～3細胞層のコルク皮層がある。皮部には放射組織が退廃師部と交互に放射状に配列し，師部には結晶細胞列で囲まれた厚膜で木化不十分な師部繊維群がある。木部には3～10細胞列の放射組織が黄色で巨大な道管と交互に放射状に配列し，道管は結晶細胞列で囲まれた木部繊維及び木部柔細胞を伴い，ストロンに基づくものでは柔細胞性の髄がある。柔細胞中にはでんぷん粒を含み，またしばしばシュウ酸カルシウムの単晶を含む。皮去りカンゾウでは周皮及び師部の一部を欠いている。

（6）　**オウギ**　外面は淡灰黄色～淡褐黄色で，不規則なあらい縦じわがあり，折面は繊維性である。横断面をルーペ視するとき，最外層には周皮があり，皮部は淡黄白色，木部は淡黄色，形成層付近はやや褐色を帯びる。木部から皮部にわたって白色の放射組織が認められる。太いものではしばしば多数の放射状の裂け目となっている。わずかに特異なにおいがあり，味は甘い。

乾燥減量　15％以下。

灰　　分　5％以下。

【235】 K 42

成分及び分量 又は本質	日本薬局方　ケ　イ　ヒ	3.0 g
	〃　　　　シャクヤク	3.0 g
	〃　　　　タイソウ	3.0 g
	〃　　　　ショウキョウ	1.0 g
	〃　　　　カンゾウ	2.0 g
	〃　　　　カッコン	6.0 g
	全　　　量	18.0 g
製　造　方　法	以上の切断又は破砕した生薬をとり，1包として製する。	
用 法 及 び 用 量	本品1包に水約500 mLを加えて，半量ぐらいまで煎じつめ，煎じかすを除き，煎液を3回に分けて食間に服用する。上記は大人の1日量である。 15才未満7才以上　大人の⅔，7才未満4才以上　大人の½，4才未満2才以上大人の⅓，2才未満　大人の¼以下を服用する。	
効 能 又 は 効 果	体力中等度以下で，汗が出て，肩こりや頭痛のあるものの次の症状：かぜの初期	
貯 蔵 方 法 及 び 有　効　期　間	密閉容器	
規格及び試験方法	別記のとおり。	
備　　　　　考	桂枝加葛根湯	

規格及び試験方法

性　状　本品は特異なにおいがある。

確認試験　本品1包を白紙上に広げ，各生薬を外観的に選別し，それぞれの生薬につき，次の試験を行う。

（1）　ケイヒ　外面は暗赤褐色を呈し，内面は赤褐色を呈し，平滑である。横断面は赤褐色を呈し淡褐色の薄層が見られる。特異なにおいがあり，味は甘く，辛く，後にやや粘液性で，わずかに収れん性である。

　横切片を鏡検するとき，一次皮部と二次皮部はほとんど連続した石細胞環で区分され，環の外辺にはほぼ円形に結集した繊維束を伴い，環の各石細胞の膜はしばしばU字形に肥厚する。二次皮部中には石細胞を認めず，まばらに少数の厚膜繊維を認める。柔組織中には油細胞，粘液細胞及び微細なシュウ酸カルシウムの針晶を含む細胞があり，柔細胞中にはでんぷん粒を含む。

（2）　シャクヤク　外面は褐色～淡灰褐色を呈し，横断面はち密で淡灰褐色を呈し，木部には淡褐色の放射状の線がある。わずかに特異なにおいがあり，味は初めわずかに甘く，後に渋くてわずかに苦い。

　また，「シャクヤク」の確認試験を準用する。

（3）　タイソウ　外面は赤褐色であらいしわがあるか，又は暗灰赤色で細かいしわがあり，いずれもつやがある。外果皮は薄く革質で，中果皮は暗灰褐色を呈し，海綿ようで柔らかく粘着性があり，内果皮は極めて堅く，種子は偏平である。わずかに特異なにおいがあり，味は甘い。

（4）　ショウキョウ　淡灰黄色の周皮を付けたままか，又はその一部をはぎとってあり，表面は灰白色～淡灰褐色で，しばしば白粉を付けている。横断面は繊維性，粉性で，淡帯黄褐色を呈し，皮層と中心柱とに分かれる。横断面をルーペ視するとき，その全面に維管束及び分泌物が褐色の細点として

散在している．特異なにおいがあり，味は極めて辛い．

（5）　**カンゾウ**　外面(周皮)は暗褐色～赤褐色で縦じわがあり，切断面は淡黄色で繊維質を呈する．横断面では，皮部と木部の境界はほぼ明らかで，放射状の構造を現わす．味は甘い．

　横切片を鏡検するとき，皮付きカンゾウでは黄褐色の多層のコルク層とその内層に1～3細胞層のコルク皮層がある．皮部には放射組織が退廃師部と交互に放射状に配列し，師部には結晶細胞列で囲まれた厚膜で木化不十分な師部繊維群がある．木部には3～10細胞列の放射組織が黄色で巨大な道管と交互に放射状に配列し，道管は結晶細胞列で囲まれた木部繊維及び木部柔細胞を伴い，ストロンに基づくものでは柔細胞性の髄がある．柔細胞中にはでんぷん粒を含み，またしばしばシュウ酸カルシウムの単晶を含む．皮去りカンゾウでは周皮及び師部の一部を欠いている．

（6）　**カッコン**　淡灰黄色～灰白色を呈し，繊維性でやや粉性である．味はわずかに甘い．横切片を鏡検するとき，師部には結晶細胞列を伴った繊維束，木部には道管及び木部繊維が著しく，柔組織を満たすでんぷん粒は長径2～18 μm，多くは8～12 μm の数面からなる多面体の単粒，まれに2～3個からなる複粒で，中央にへそ又は欠裂を認め，層紋がある．

乾燥減量　15 %以下．

灰　　分　10 %以下．

【236】 K 43

成分及び分量 又 は 本 質	日本薬局方	ケ イ ヒ		3.0 g
	〃	シャクヤク		3.0 g
	〃	タ イ ソ ウ		3.0 g
	〃	カ ン ゾ ウ		2.0 g
	〃	コ ウ ボ ク		2.0 g
	〃	キョウニン		3.0 g
	〃	ショウキョウ		1.0 g
		全　　　量		17.0 g
製 造 方 法	以上の切断又は破砕した生薬をとり，1包として製する。			
用 法 及 び 用 量	本品1包に水約500 mLを加えて，半量ぐらいまで煎じつめ，煎じかすを除き，煎液を3回に分けて食間に服用する。上記は大人の1日量である。 15才未満7才以上　大人の⅔，7才未満4才以上　大人の½，4才未満2才以上　大人の⅓，2才未満　大人の¼以下を服用する。			
効 能 又 は 効 果	体力虚弱なものの次の諸症：せき，気管支炎，気管支ぜんそく			
貯 蔵 方 法 及 び 有 効 期 間	密閉容器			
規格及び試験方法	別記のとおり。			
備　　　　　考	桂枝加厚朴杏仁湯			

規 格 及 び 試 験 方 法

性　状　本品は特異なにおいがある。

確認試験　本品1包を白紙上に広げ，各生薬を外観的に選別し，それぞれの生薬につき，次の試験を行う。

（1）　**ケイヒ**　外面は暗赤褐色を呈し，内面は赤褐色を呈し，平滑である。横断面は赤褐色を呈し淡褐色の薄層が見られる。特異なにおいがあり，味は甘く，辛く，後にやや粘液性で，わずかに収れん性である。

　横切片を鏡検するとき，一次皮部と二次皮部はほとんど連続した石細胞環で区分され，環の外辺にはほぼ円形に結集した繊維束を伴い，環の各石細胞の膜はしばしばU字形に肥厚する。二次皮部中には石細胞を認めず，まばらに少数の厚膜繊維を認める。柔組織中には油細胞，粘液細胞及び微細なシュウ酸カルシウムの針晶を含む細胞があり，柔細胞中にはでんぷん粒を含む。

（2）　**シャクヤク**　外面は褐色～淡灰褐色を呈し，横断面はち密で淡灰褐色を呈し，木部には淡褐色の放射状の線がある。わずかに特異なにおいがあり，味は初めわずかに甘く，後に渋くてわずかに苦い。

　また，「シャクヤク」の確認試験を準用する。

（3）　**タイソウ**　外面は赤褐色であらいしわがあるか，又は暗灰赤色で細かいしわがあり，いずれもつやがある。外果皮は薄く革質で，中果皮は暗灰褐色を呈し，海綿ようで柔らかく粘着性があり，内果皮は極めて堅く，種子は偏平である。わずかに特異なにおいがあり，味は甘い。

（4）　**カンゾウ**　外面（周皮）は暗褐色～赤褐色で縦じわがあり，切断面は淡黄色で繊維質を呈する。横断面では，皮部と木部の境界はほぼ明らかで，放射状の構造を現わす。味は甘い。

横切片を鏡検するとき，皮付きカンゾウでは黄褐色の多層のコルク層とその内層に1～3細胞層のコルク皮層がある。皮部には放射組織が退廃師部と交互に放射状に配列し，師部には結晶細胞列で囲まれた厚膜で木化不十分な師部繊維群がある。木部には3～10細胞列の放射組織が黄色で巨大な道管と交互に放射状に配列し，道管は結晶細胞列で囲まれた木部繊維及び木部柔細胞を伴い，ストロンに基づくものでは柔細胞性の髄がある。柔細胞中にはでんぷん粒を含み，またしばしばシュウ酸カルシウムの単晶を含む。皮去りカンゾウでは周皮及び師部の一部を欠いている。

（5）　**コウボク**　外面は灰白色～灰褐色を呈し，内面は淡褐色～褐色，切断面は淡赤褐色を呈し，繊維性である。わずかに芳香があり，味は苦い。

　横切片を鏡検するとき，コルク層は厚く，ほぼ等径性の石細胞が環状に内接する。一次皮部は狭く，内しょう部には繊維群が点在し，二次皮部の放射組織間には師部繊維群が階段状に並ぶ。油細胞の多数は一次皮部に，少数は二次皮部に散在し，狭い放射組織内にも認められることがある。

　また，「コウボク」の確認試験を準用する。

（6）　**キョウニン**　種皮は褐色で，表面にはすれて落ちやすい石細胞となった表皮細胞があって，粉をふいたようである。切断面は類白色である。味は苦く，油ようである。

　表皮の表面を鏡検するとき，数個ずつ集合する石細胞はおおむね円形で，その細胞膜は均等に著しく厚くなり，径60～90μm，側面視では鈍三角形で，細胞膜は先端部で著しく厚い。

　また，「キョウニン」の確認試験を準用する。

（7）　**ショウキョウ**　淡灰黄色の周皮を付けたままか，又はその一部をはぎとってあり，表面は灰白色～淡灰褐色で，しばしば白粉を付けている。横断面は繊維性，粉性で，淡帯黄褐色を呈し，皮層と中心柱とに分かれる。横断面をルーペ視するとき，その全面に維管束及び分泌物が褐色の細点として散在している。特異なにおいがあり，味は極めて辛い。

乾燥減量　15％以下。

灰　　分　5％以下。

【237】 K 44

成分及び分量 又は本質	日本薬局方	ケ イ ヒ	3.0 g
	〃	タ イ ソ ウ	3.0 g
	〃	シャクヤク	4.0 g
	〃	ショウキョウ	1.5 g
	〃	カ ン ゾ ウ	2.0 g
	〃	ニ ン ジ ン	3.0 g
		全　　量	16.5 g
製 造 方 法	以上の切断又は破砕した生薬をとり，1包として製する。		
用 法 及 び 用 量	本品1包に水約500 mLを加えて，半量ぐらいまで煎じつめ，煎じかすを除き，煎液を3回に分けて食間に服用する。上記は大人の1日量である。 15才未満7才以上　大人の⅔，7才未満4才以上　大人の½，4才未満2才以上大人の⅓，2才未満　大人の¼以下を服用する。		
効 能 又 は 効 果	体力虚弱なものの次の諸症：みぞおちのつかえ，腹痛，手足の痛み		
貯 蔵 方 法 及 び 有 効 期 間	密閉容器		
規格及び試験方法	別記のとおり。		
備　　　　　考	桂枝加芍薬生姜人参湯		

規 格 及 び 試 験 方 法

性　　状　本品は特異なにおいがある。

確認試験　本品1包を白紙上に広げ，各生薬を外観的に選別し，それぞれの生薬につき，次の試験を行う。

（1）　**ケイヒ**　外面は暗赤褐色を呈し，内面は赤褐色を呈し，平滑である。横断面は赤褐色を呈し淡褐色の薄層が見られる。特異なにおいがあり，味は甘く，辛く，後にやや粘液性で，わずかに収れん性である。

　横切片を鏡検するとき，一次皮部と二次皮部はほとんど連続した石細胞環で区分され，環の外辺にはほぼ円形に結集した繊維束を伴い，環の各石細胞の膜はしばしばU字形に肥厚する。二次皮部中には石細胞を認めず，まばらに少数の厚膜繊維を認める。柔組織中には油細胞，粘液細胞及び微細なシュウ酸カルシウムの針晶を含む細胞があり，柔細胞中にはでんぷん粒を含む。

（2）　**タイソウ**　外面は赤褐色であらいしわがあるが，又は暗灰赤色で細かいしわがあり，いずれもつやがある。外果皮は薄く革質で，中果皮は暗灰褐色を呈し，海綿ようで柔らかく粘着性があり，内果皮は極めて堅く，種子は偏平である。わずかに特異なにおいがあり，味は甘い。

（3）　**シャクヤク**　外面は褐色～淡灰褐色を呈し，横断面はち密で淡灰褐色を呈し，木部には淡褐色の放射状の線がある。わずかに特異なにおいがあり，味は初めわずかに甘く，後に渋くてわずかに苦い。

　また，「シャクヤク」の確認試験を準用する。

（4）　**ショウキョウ**　淡灰黄色の周皮を付けたままか，又はその一部をはぎとってあり，表面は灰白色～淡灰褐色で，しばしば白粉を付けている。横断面は繊維性，粉性で，淡帯黄褐色を呈し，皮層と中心柱とに分かれる。横断面をルーペ視するとき，その全面に維管束及び分泌物が褐色の細点として

散在している。特異なにおいがあり，味は極めて辛い。

（5） **カンゾウ**　外面(周皮)は暗褐色～赤褐色で縦じわがあり，切断面は淡黄色で繊維質を呈する。横断面では，皮部と木部の境界はほぼ明らかで，放射状の構造を現わす。味は甘い。

　横切片を鏡検するとき，皮付きカンゾウでは黄褐色の多層のコルク層とその内層に1～3細胞層のコルク皮層がある。皮部には放射組織が退廃師部と交互に放射状に配列し，師部には結晶細胞列で囲まれた厚膜で木化不十分な師部繊維群がある。木部には3～10細胞列の放射組織が黄色で巨大な道管と交互に放射状に配列し，道管は結晶細胞列で囲まれた木部繊維及び木部柔細胞を伴い，ストロンに基づくものでは柔細胞性の髄がある。柔細胞中にはでんぷん粒を含み，またしばしばシュウ酸カルシウムの単晶を含む。皮去りカンゾウでは周皮及び師部の一部を欠いている。

（6） **ニンジン**　外面は淡黄褐色～淡灰褐色を呈し，縦じわがあり，横断面は淡黄褐色を呈し，形成層の付近は褐色を呈する。特異なにおいがあり，味は初めわずかに甘く，後にやや苦い。

　また，「ニンジン」の確認試験を準用する。

乾燥減量　15 %以下。

灰　　分　5 %以下。

【238】 K 45

成分及び分量又は本質	日本薬局方	ケ イ ヒ	4.0 g
	〃	シャクヤク	6.0 g
	〃	タ イ ソ ウ	4.0 g
	〃	ショウキョウ	1.0 g
	〃	カ ン ゾ ウ	2.0 g
	〃	ダ イ オ ウ	1.0 g
		全　　量	18.0 g
製 造 方 法	以上の切断又は破砕した生薬をとり，1包として製する。		
用 法 及 び 用 量	本品1包に水約500 mL を加えて，半量ぐらいまで煎じつめ，煎じかすを除き，煎液を3回に分けて食間に服用する。上記は大人の1日量である。15才未満7才以上　大人の⅔，7才未満4才以上　大人の½，4才未満2才以上大人の⅓，2才未満　大人の¼以下を服用する。		
効 能 又 は 効 果	体力中等度以下で，腹部膨満感，腹痛があり，便秘するものの次の諸症：便秘，しぶり腹		
貯 蔵 方 法 及 び有 効 期 間	密閉容器		
規格及び試験方法	別記のとおり。		
備　　　　考	桂枝加芍薬大黄湯		

規 格 及 び 試 験 方 法

性　　状　本品は特異なにおいがある。

確認試験　本品1包を白紙上に広げ，各生薬を外観的に選別し，それぞれの生薬につき，次の試験を行う。

（1）**ケイヒ**　外面は暗赤褐色を呈し，内面は赤褐色を呈し，平滑である。横断面は赤褐色を呈し淡褐色の薄層が見られる。特異なにおいがあり，味は甘く，辛く，後にやや粘液性で，わずかに収れん性である。

　横切片を鏡検するとき，一次皮部と二次皮部はほとんど連続した石細胞環で区分され，環の外辺にはほぼ円形に結集した繊維束を伴い，環の各石細胞の膜はしばしばU字形に肥厚する。二次皮部中には石細胞を認めず，まばらに少数の厚膜繊維を認める。柔組織中には油細胞，粘液細胞及び微細なシュウ酸カルシウムの針晶を含む細胞があり，柔細胞中にはでんぷん粒を含む。

（2）**シャクヤク**　外面は褐色～淡灰褐色を呈し，横断面はち密で淡灰褐色を呈し，木部には淡褐色の放射状の線がある。わずかに特異なにおいがあり，味は初めわずかに甘く，後に渋くてわずかに苦い。

　また，「シャクヤク」の確認試験を準用する。

（3）**タイソウ**　外面は赤褐色であらいしわがあるか，又は暗灰赤色で細かいしわがあり，いずれもつやがある。外果皮は薄く革質で，中果皮は暗灰褐色を呈し，海綿ようで柔らかく粘着性があり，内果皮は極めて堅く，種子は偏平である。わずかに特異なにおいがあり，味は甘い。

（4）**ショウキョウ**　淡灰黄色の周皮を付けたままか，又はその一部をはぎとってあり，表面は灰白色～淡灰褐色で，しばしば白粉を付けている。横断面は繊維性，粉性で，淡帯黄褐色を呈し，皮層と

中心柱とに分かれる。横断面をルーペ視するとき，その全面に維管束及び分泌物が褐色の細点として散在している。特異なにおいがあり，味は極めて辛い。

（5）　**カンゾウ**　外面（周皮）は暗褐色～赤褐色で縦じわがあり，切断面は淡黄色で繊維質を呈する。横断面では，皮部と木部の境界はほぼ明らかで，放射状の構造を現わす。味は甘い。

　　横切片を鏡検するとき，皮付きカンゾウでは黄褐色の多層のコルク層とその内層に1～3細胞層のコルク皮層がある。皮部には放射組織が退廃師部と交互に放射状に配列し，師部には結晶細胞列で囲まれた厚膜で木化不十分な師部繊維群がある。木部には3～10細胞列の放射組織が黄色で巨大な道管と交互に放射状に配列し，道管は結晶細胞列で囲まれた木部繊維及び木部柔細胞を伴い，ストロンに基づくものでは柔細胞性の髄がある。柔細胞中にはでんぷん粒を含み，またしばしばシュウ酸カルシウムの単晶を含む。皮去りカンゾウでは周皮及び師部の一部を欠いている。

（6）　**ダイオウ**　暗褐色～黄褐色～淡褐色を呈し，ルーペ視すると入り組んだ不規則な模様がある。質はおおむね粗で繊維性ではない。特異なにおいがあり，味はわずかに渋くて苦い。かめば細かい砂をかむような感じがあり，だ液を黄色に染める。

　　また，「ダイオウ」の確認試験を準用する。

乾燥減量　15 %以下。

灰　　分　5 %以下。

【239】 K 46

成分及び分量 又 は 本 質	日本薬局方　ケ イ ヒ　　　　　3.0 g 〃　　　タ イ ソ ウ　　　　3.0 g 〃　　　ショウキョウ　　　1.0 g 〃　　　シャクヤク　　　　6.0 g 〃　　　カ ン ゾ ウ　　　　2.0 g 　　　　全　　量　　　　　　15.0 g
製 造 方 法	以上の切断又は破砕した生薬をとり，1包として製する。
用 法 及 び 用 量	本品1包に水約500 mLを加えて，半量ぐらいまで煎じつめ，煎じかすを除き，煎液を3回に分けて食間に服用する。上記は大人の1日量である。 15才未満7才以上　大人の⅔，7才未満4才以上　大人の½，4才未満2才以上大人の⅓，2才未満　大人の¼以下を服用する。
効 能 又 は 効 果	体力中等度以下で，腹部膨満感のあるものの次の諸症：しぶり腹，腹痛，下痢，便秘
貯 蔵 方 法 及 び 有 効 期 間	密閉容器
規格及び試験方法	別記のとおり。
備　　　　考	桂枝加芍薬湯

規 格 及 び 試 験 方 法

性　　状　本品は特異なにおいがある。

確認試験　本品1包を白紙上に広げ，各生薬を外観的に選別し，それぞれの生薬につき，次の試験を行う。

（1）　**ケイヒ**　外面は暗赤褐色を呈し，内面は赤褐色を呈し，平滑である。横断面は赤褐色を呈し淡褐色の薄層が見られる。特異なにおいがあり，味は甘く，辛く，後にやや粘液性で，わずかに収れん性である。

　横切片を鏡検するとき，一次皮部と二次皮部はほとんど連続した石細胞環で区分され，環の外辺にはほぼ円形に結集した繊維束を伴い，環の各石細胞の膜はしばしばU字形に肥厚する。二次皮部中には石細胞を認めず，まばらに少数の厚膜繊維を認める。柔組織中には油細胞，粘液細胞及び微細なシュウ酸カルシウムの針晶を含む細胞があり，柔細胞中にはでんぷん粒を含む。

（2）　**タイソウ**　外面は赤褐色であらいしわがあるが，又は暗灰赤色で細かいしわがあり，いずれもつやがある。外果皮は薄く革質で，中果皮は暗灰褐色を呈し，海綿ようで柔らかく粘着性があり，内果皮は極めて堅く，種子は偏平である。わずかに特異なにおいがあり，味は甘い。

（3）　**ショウキョウ**　淡灰黄色の周皮を付けたままか，又はその一部をはぎとってあり，表面は灰白色～淡灰褐色で，しばしば白粉を付けている。横断面は繊維性，粉性で，淡帯黄褐色を呈し，皮層と中心柱とに分かれる。横断面をルーペ視するとき，その全面に維管束及び分泌物が褐色の細点として散在している。特異なにおいがあり，味は極めて辛い。

（4）　**シャクヤク**　外面は褐色～淡灰褐色を呈し，横断面はち密で淡灰褐色を呈し，木部には淡褐色の放射状の線がある。わずかに特異なにおいがあり，味は初めわずかに甘く，後に渋くてわずかに苦い。

また，「シャクヤク」の確認試験を準用する。

（5） **カンゾウ**　外面(周皮)は暗褐色～赤褐色で縦じわがあり，切断面は淡黄色で繊維質を呈する。横断面では，皮部と木部の境界はほぼ明らかで，放射状の構造を現わす。味は甘い。

　横切片を鏡検するとき，皮付きカンゾウでは黄褐色の多層のコルク層とその内層に1～3細胞層のコルク皮層がある。皮部には放射組織が退廃師部と交互に放射状に配列し，師部には結晶細胞列で囲まれた厚膜で木化不十分な師部繊維群がある。木部には3～10細胞列の放射組織が黄色で巨大な道管と交互に放射状に配列し，道管は結晶細胞列で囲まれた木部繊維及び木部柔細胞を伴い，ストロンに基づくものでは柔細胞性の髄がある。柔細胞中にはでんぷん粒を含み，またしばしばシュウ酸カルシウムの単晶を含む。皮去りカンゾウでは周皮及び師部の一部を欠いている。

乾燥減量　20 %以下。

灰　　分　5 %以下。

【240】 K 47

成分及び分量 又は本質	日本薬局方	ケ イ ヒ	4.0 g
	〃	シャクヤク	4.0 g
	〃	タ イ ソ ウ	4.0 g
	〃	ショウキョウ	1.0 g
	〃	カ ン ゾ ウ	2.0 g
	〃	ビャクジュツ	4.0 g
	〃	ブ シ	0.5 g
		全 量	19.5 g
製 造 方 法	以上の切断又は破砕した生薬をとり，1包として製する。		
用 法 及 び 用 量	本品1包に水約500 mLを加えて，半量ぐらいまで煎じつめ，煎じかすを除き，煎液を3回に分けて食間に服用する。上記は大人の1日量である。 15才未満7才以上　大人の⅔，7才未満4才以上　大人の½，4才未満2才以上　大人の⅓，2才未満　大人の¼以下を服用する。		
効 能 又 は 効 果	体力虚弱で，汗が出，手足が冷えてこわばり，ときに尿量が少ないものの次の諸症：関節痛，神経痛		
貯 蔵 方 法 及 び 有 効 期 間	密閉容器		
規格及び試験方法	別記のとおり。		
備 　 　 考	桂枝加朮附湯		

規 格 及 び 試 験 方 法

性　　状　本品は特殊なにおいがある。

確認試験　本品1包を白紙上に広げ，各生薬を外観的に選別し，それぞれの生薬につき，次の試験を行う。

（1）　**ケイヒ**　外面は暗赤褐色を呈し，内面は赤褐色を呈し，平滑である。横断面は赤褐色を呈し淡褐色の薄層が見られる。特異なにおいがあり，味は甘く，辛く，後にやや粘液性で，わずかに収れん性である。

　横切片を鏡検するとき，一次皮部と二次皮部はほとんど連続した石細胞環で区分され，環の外辺にはほぼ円形に結集した繊維束を伴い，環の各石細胞の膜はしばしばU字形に肥厚する。二次皮部中には石細胞を認めず，まばらに少数の厚膜繊維を認める。柔組織中には油細胞，粘液細胞及び微細なシュウ酸カルシウムの針晶を含む細胞があり，柔細胞中にはでんぷん粒を含む。

（2）　**シャクヤク**　外面は褐色～淡灰褐色を呈し，横断面はち密で淡灰褐色を呈し，木部には淡褐色の放射状の線がある。わずかに特異なにおいがあり，味は初めわずかに甘く，後に渋くてわずかに苦い。

　また，「シャクヤク」の確認試験を準用する。

（3）　**タイソウ**　外面は赤褐色であらいしわがあるが，又は暗灰赤色で細かいしわがあり，いずれもつやがある。外果皮は薄く革質で，中果皮は暗灰褐色を呈し，海綿ようで柔らかく粘着性があり，内果皮は極めて堅く，種子は偏平である。わずかに特異なにおいがあり，味は甘い。

（4）　**ショウキョウ**　淡灰黄色の周皮を付けたままか，又はその一部をはぎとってあり，表面は灰白

色～淡灰褐色で，しばしば白粉を付けている。横断面は繊維性，粉性で，淡帯黄褐色を呈し，皮層と中心柱とに分かれる。横断面をルーペ視するとき，その全面に維管束及び分泌物が褐色の細点として散在している。特異なにおいがあり，味は極めて辛い。

（5）**カンゾウ** 外面（周皮）は暗褐色～赤褐色で縦じわがあり，切断面は淡黄色で繊維質を呈する。横断面では，皮部と木部の境界はほぼ明らかで，放射状の構造を現わす。味は甘い。

横切片を鏡検するとき，皮付きカンゾウでは黄褐色の多層のコルク層とその内層に1～3細胞層のコルク皮層がある。皮部には放射組織が退廃師部と交互に放射状に配列し，師部には結晶細胞列で囲まれた厚膜で木化不十分な師部繊維群がある。木部には3～10細胞列の放射組織が黄色で巨大な道管と交互に放射状に配列し，道管は結晶細胞列で囲まれた木部繊維及び木部柔細胞を伴い，ストロンに基づくものでは柔細胞性の髄がある。柔細胞中にはでんぷん粒を含み，またしばしばシュウ酸カルシウムの単晶を含む。皮去りカンゾウでは周皮及び師部の一部を欠いている。

（6）**ビャクジュツ** 外面は淡灰黄色～淡黄白色で，ところどころ灰褐色を呈し，横切面には淡黄褐色～褐色の分泌物による細点がある。特異なにおいがあり，味はわずかに苦い。

横切片を鏡検するとき，皮部の柔組織中にはしばしば師管の外側に接して繊維束があり，放射組織の末端部には淡褐色～褐色の内容物を含む油室がある。木部には大きい髄を囲んで放射状に配列した短径の道管とそれを囲む著しい繊維束がある。髄及び放射組織中には皮部と同様な油室があり，柔組織中にはイヌリンの小球晶及びシュウ酸カルシウムの針晶を含む。

また，「ビャクジュツ」の確認試験を準用する。

（7）**ブシ** 本品はほぼ倒円錐形で，長さ15～30 mm，径12～16 mm，又は縦ときに横に切断され，長さ20～60 mm，幅15～40 mm，厚さ200～700 μm，又は径12 mm以下の不整な多角形に破砕されている。外面は淡褐色～暗褐色又は黄褐色を呈する。質は堅く，通例，しわはなく，切面は平らで，淡褐色～暗褐色又は黄白色～淡黄褐色を呈し，通常角質，半透明で光沢がある。弱い特異なにおいがある。

横切片及び縦切片を鏡検するとき，外側から擬上皮，一次皮層，内皮，二次皮層，形成層，木部が認められる。一次皮層には楕円形～楕円状四角形，短径30～75 μm，長径60～150 μm の厚壁細胞がある。内皮は接線方向に長い1層の細胞からなっている。形成層輪は星形又は不整の多角形～円形であり，木部の道管群はV字形を呈する。二次皮層及び髄中に独立した形成層輪が認められるものもある。道管は孔紋，階紋，網紋又はらせん紋道管である。柔細胞中のでんぷん粒は糊化している。

また，「ブシ」の確認試験を準用する。

純度試験 本品1包中のアコニチン（$C_{34}H_{47}O_{11}N$：645.75）の残存量は 0.01 mg 以下である。

本品1包を粉末とし，その重量を精密に量り，これにメタノール50 mLを加え一夜放置した後，1時間振とうし，ろ紙を用いてろ過する。残渣に再びメタノール30 mLを加え1時間振とうした後，前記ろ紙を用いてろ過する。またこの残渣をメタノール30 mLで2回洗い，全量を合わせ減圧下でメタノールをほとんど留去する。残留物に希塩酸10 mLを加え水浴上で加温溶解する。冷後，分液ろう斗に脱脂綿を用いてろ過し，水10 mLで2回洗う。ろ液を合わせ，これにアンモニア水（28）を加えてアルカリ性とする。これにクロロホルム50 mLを加えて良く振り混ぜた後に下層を分取する。この操作を2回繰り返した後，クロロホルムを合わせ，これに水10 mLを加え洗った後，クロロホルム層を分取し，無水硫酸ナトリウムを加えて脱水する。これをろ過し，減圧下で蒸発乾固する。残留物をクロロホルム1 mLに正確に溶かして試料溶液とする。

別にアコニチン20 mgを精密に量り，クロロホルム10 mLに溶かし正確にメスアップする。この溶液1 mLを正確に量り，10 mLに正確に希釈し標準溶液とする。

試料溶液及び標準溶液につき，薄層クロマトグラフ法により試験を行う。あらかじめ薄層クロマト

グラフ用シリカゲルを用いて 0.25 mm の厚さに調製し活性化した薄層板に試料溶液 0.3 mL，標準溶液 10 μL 及び 15 μL を正確に塗布する。次にブタノール・酢酸・水（4：1：5）の混合溶液の上層を展開溶媒として，約 10 cm 展開しこれを風乾した後，噴霧用ドラーゲンドルフ試液を均等に噴霧するとき，試料溶液から得られるアコニチンに対応するスポットの濃さは標準溶液の 10 μL を塗布した方から得られるスポットより濃いことはあっても，標準溶液の 15 μL を塗布した方から得られるスポットより濃くない。

乾燥減量 15 % 以下。

灰 分 5 % 以下。

【241】 K 48

成分及び分量又は本質	日本薬局方　ケ　イ　ヒ　　　　3.0 g
	〃　　　シャクヤク　　　　3.0 g
	〃　　　タ　イ　ソ　ウ　　3.0 g
	〃　　　ショウキョウ　　　1.0 g
	〃　　　カ　ン　ゾ　ウ　　2.0 g
	〃　　　リュウコツ　　　　2.0 g
	〃　　　ボ　レ　イ　　　　3.0 g
	全　　　量　　　17.0 g
製　造　方　法	以上の切断又は破砕した生薬をとり，1包として製する。
用法及び用量	本品1包に水約500 mLを加えて，半量ぐらいまで煎じつめ，煎じかすを除き，煎液を3回に分けて食間に服用する。上記は大人の1日量である。 15才未満7才以上　大人の⅔，　7才未満4才以上　大人の½，　4才未満2才以上大人の⅓，　2才未満　大人の¼以下を服用する。
効　能　又　は　効　果	体力中等度以下で，疲れやすく，神経過敏で，興奮しやすいものの次の諸症：神経質，不眠症，小児夜泣き，夜尿症，眼精疲労，神経症
貯蔵方法及び有　効　期　間	密閉容器
規格及び試験方法	別記のとおり。
備　　　　考	桂枝加竜骨牡蛎湯

規 格 及 び 試 験 方 法

性　状　本品は特異なにおいがある。

確認試験　本品1包を白紙上に広げ，各生薬を外観的に選別し，それぞれの生薬につき，次の試験を行う。

（1）　ケイヒ　外面は暗赤褐色を呈し，内面は赤褐色を呈し，平滑である。横断面は赤褐色を呈し淡褐色の薄層が見られる。特異なにおいがあり，味は甘く，辛く，後にやや粘液性で，わずかに収れん性である。

　横切片を鏡検するとき，一次皮部と二次皮部はほとんど連続した石細胞環で区分され，環の外辺にはほぼ円形に結集した繊維束を伴い，環の各石細胞の膜はしばしばU字形に肥厚する。二次皮部中には石細胞を認めず，まばらに少数の厚膜繊維を認める。柔組織中には油細胞，粘液細胞及び微細なシュウ酸カルシウムの針晶を含む細胞があり，柔細胞中にはでんぷん粒を含む。

（2）　シャクヤク　外面は褐色～淡灰褐色を呈し，横断面はち密で淡灰褐色を呈し，木部には淡褐色の放射状の線がある。わずかに特異なにおいがあり，味は初めわずかに甘く，後に渋くてわずかに苦い。

　また，「シャクヤク」の確認試験を準用する。

（3）　タイソウ　外面は赤褐色であらいしわがあるか，又は暗灰赤色で細かいしわがあり，いずれもつやがある。外果皮は薄く革質で，中果皮は暗灰褐色を呈し，海綿ようで柔らかく粘着性があり，内果皮は極めて堅く，種子は偏平である。わずかに特異なにおいがあり，味は甘い。

（4）　ショウキョウ　淡灰黄色の周皮を付けたままか，又はその一部をはぎとってあり，表面は灰白

色～淡灰褐色で，しばしば白粉を付けている。横断面は繊維性，粉性で，淡帯黄褐色を呈し，皮層と中心柱とに分かれる。横断面をルーペ視するとき，その全面に維管束及び分泌物が褐色の細点として散在している。特異なにおいがあり，味は極めて辛い。

（5） **カンゾウ**　外面(周皮)は暗褐色～赤褐色で縦じわがあり，切断面は淡黄色で繊維質を呈する。横断面では，皮部と木部の境界はほぼ明らかで，放射状の構造を現わす。味は甘い。

　横切片を鏡検するとき，皮付きカンゾウでは黄褐色の多層のコルク層とその内層に1～3細胞層のコルク皮層がある。皮部には放射組織が退廃師部と交互に放射状に配列し，師部には結晶細胞列で囲まれた厚膜で木化不十分な師部繊維群がある。木部には3～10細胞列の放射組織が黄色で巨大な道管と交互に放射状に配列し，道管は結晶細胞列で囲まれた木部繊維及び木部柔細胞を伴い，ストロンに基づくものでは柔細胞性の髄がある。柔細胞中にはでんぷん粒を含み，またしばしばシュウ酸カルシウムの単晶を含む。皮去りカンゾウでは周皮及び師部の一部を欠いている。

（6） **リュウコツ**　不定形の塊又は破片で，ときには円柱状の塊である。表面は淡灰白色を呈し，ところどころに灰黒色又は黄褐色の斑点を付けるものがある。外側は質のち密な2～10 mmの層からなり，その内方は淡褐色を呈する海綿質からなる。質は重くてかたいが，ややもろく，破砕すると小片及び粉末となる。におい及び味はないが，なめると舌に強く吸着する。

　また，「リュウコツ」の確認試験を準用する。

（7） **ボレイ**　薄い小片に砕いた貝がらで，外面は淡緑灰褐色，内面は乳白色を呈する。ほとんどにおい及び味はない。

　また，「ボレイ」の確認試験を準用する。

乾燥減量　10 %以下。

【242】 K 49

成分及び分量 又は本質	日本薬局方	ケ イ ヒ	4.0 g
	〃	シャクヤク	4.0 g
	〃	タ イ ソ ウ	4.0 g
	〃	ショウキョウ	1.0 g
	〃	カ ン ゾ ウ	2.0 g
	〃	ビャクジュツ	4.0 g
	〃	ブ シ	0.5 g
	〃	ブ ク リ ョ ウ	4.0 g
		全 量	23.5 g
製 造 方 法	以上の切断又は破砕した生薬をとり，1包として製する。		
用 法 及 び 用 量	本品1包に水約500 mL を加えて，半量ぐらいまで煎じつめ，熱いうちに煎じかすを除き，煎液を3回に分けて食間に服用する。上記は大人の1日量である。 15才未満7才以上　大人の⅔，7才未満4才以上　大人の½，4才未満2才以上大人の⅓，2才未満　大人の¼以下を服用する。 本剤は必ず1日分ずつ煎じ，数日分をまとめて煎じないこと。		
効 能 又 は 効 果	体力虚弱で，手足が冷えてこわばり，尿量が少なく，ときに，動悸，めまい，筋肉のぴくつきがあるものの次の諸症：関節痛，神経痛		
貯 蔵 方 法 及 び 有 効 期 間	密閉容器		
規格及び試験方法	別記のとおり。		
備 考	桂枝加苓朮附湯		

規 格 及 び 試 験 方 法

性　状　本品は特異なにおいがある。

確認試験　本品1包を白紙上に広げ，各生薬を外観的に選別し，それぞれの生薬につき，次の試験を行う。

（1）**ケイヒ**　外面は暗赤褐色を呈し，内面は赤褐色を呈し，平滑である。折面はやや繊維性で赤褐色を呈し淡褐色の薄層がある。特異なにおいがあり，味は甘く，辛く，後にやや粘液性で，わずかに収れん性である。

　横切片を鏡検するとき，一次皮部と二次皮部はほとんど連続した石細胞環で区分され，環の外辺にはほぼ円形に結集した繊維束を伴い，環の各石細胞の壁はしばしばU字形に肥厚する。二次皮部中には石細胞を認めず，まばらに少数の厚膜繊維を認める。柔組織中には油細胞，粘液細胞及びでんぷん粒を含む。放射組織中には微細なシュウ酸カルシウムの針晶を含む細胞がある。

（2）**シャクヤク**　外面は褐色～淡灰褐色を呈し，横断面はち密で淡灰褐色を呈し，木部には淡褐色の放射状の線がある。わずかに特異なにおいがあり，味は初めわずかに甘く，後に渋くてわずかに苦い。

　また，「シャクヤク」の確認試験を準用する。

（3）**タイソウ**　外面は赤褐色であらいしわがあるか，又は暗灰赤色で細かいしわがあり，いずれもつやがある。外果皮は薄く革質で，中果皮は暗灰褐色を呈し，海綿ようで柔らかく粘着性があり，内

果皮は極めて堅く，種子は偏平である。わずかに特異なにおいがあり，味は甘い。

（4）　ショウキョウ　淡灰黄色の周皮を付けたままか，又はその一部をはぎとってあり，表面は灰白色～淡灰褐色で，しばしば白粉を付けている。横断面は繊維性，粉性で，淡黄褐色を呈し，皮層と中心柱とに分かれる。横断面をルーペ視するとき，その全面に維管束及び分泌物が暗褐色の細点として散在している。特異なにおいがあり，味は極めて辛い。

（5）　カンゾウ　外面（周皮）は暗褐色～赤褐色で縦じわがあり，切断面は淡黄色で繊維質を呈する。横断面では，皮部と木部の境界はほぼ明らかで，放射状の構造を現わす。味は甘い。

　　横切片を鏡検するとき，皮付きカンゾウでは黄褐色の多層のコルク層とその内層に1～3細胞層のコルク皮層がある。皮部には放射組織が退廃師部と交互に放射状に配列し，師部には結晶細胞列で囲まれた厚膜で木化不十分な師部繊維群がある。木部には3～10細胞列の放射組織が黄色で巨大な道管と交互に放射状に配列し，道管は結晶細胞列で囲まれた木部繊維及び木部柔細胞を伴い，ストロンに基づくものでは柔細胞性の髄がある。柔細胞中にはでんぷん粒を含み，またしばしばシュウ酸カルシウムの単晶を含む。皮去りカンゾウでは周皮及び師部の一部を欠いている。

（6）　ビャクジュツ　外面は淡灰黄色～淡黄白色で，ところどころ灰褐色を呈し，横切面には淡黄褐色～褐色の分泌物による細点がある。特異なにおいがあり，味はわずかに苦い。

　　横切片を鏡検するとき，皮部の柔組織中にはしばしば師部の外側に接して繊維束があり，放射組織の末端部には淡褐色～褐色の内容物を含む油室がある。木部には大きい髄を囲んで放射状に配列した短径の道管とそれを囲む著しい繊維束がある。髄及び放射組織中には皮部と同様な油室があり，柔組織中にはイヌリンの結晶及びシュウ酸カルシウムの小針晶を含む。

　　また，「ビャクジュツ」の確認試験を準用する。

（7）　ブシ　本品はほぼ倒円錐形で，長さ15～30 mm，径12～16 mm，又は縦ときに横に切断され，長さ20～60 mm，幅15～40 mm，厚さ200～700 μm，又は径12 mm以下の不整な多角形に破砕されている。外面は淡褐色～暗褐色又は黄褐色を呈する。質は堅く，通例，しわはなく，切面は平らで，淡褐色～暗褐色又は黄白色～淡黄褐色を呈し，通常角質，半透明で光沢がある。弱い特異なにおいがある。

　　横切片及び縦切片を鏡検するとき，外側から擬上皮，一次皮層，内皮，二次皮層，形成層，木部が認められる。一次皮層には楕円形～楕円状四角形，短径30～75 μm，長径60～150 μmの厚壁細胞がある。内皮は接線方向に長い1層の細胞からなっている。形成層輪は星形又は不整の多角形～円形であり，木部の道管群はV字形を呈する。二次皮層及び髄中に独立した形成層輪が認められるものもある。道管は孔紋，階紋，網紋又はらせん紋道管である。柔細胞中のでんぷん粒は糊化している。

　　また，「ブシ」の確認試験を準用する。

（8）　ブクリョウ　白色又はわずかに淡赤色を帯びた白色である。外層が残存するものは暗褐色～暗赤褐色で，きめがあらく，裂け目がある。質は堅いが砕きやすい。味はないがやや粘液ようである。

　　また，「ブクリョウ」の確認試験を準用する。

乾燥減量　15 %以下。

灰　　　分　4 %以下。

【243】 K 50

成分及び分量又は本質	日本薬局方	ケ イ ヒ	3.0 g
	〃	シャクヤク	3.0 g
	〃	タ イ ソ ウ	4.0 g
	〃	ショウキョウ	1.0 g
	〃	カ ン ゾ ウ	2.0 g
		全　　　量	13.0 g
製 造 方 法	以上の切断又は破砕した生薬をとり，1包として製する。		
用 法 及 び 用 量	本品1包に水約500 mLを加えて，半量ぐらいまで煎じつめ，煎じかすを除き，煎液を3回に分けて食間に服用する。上記は大人の1日量である。15才未満7才以上　大人の⅔，7才未満4才以上　大人の½，4才未満2才以上大人の⅓，2才未満　大人の¼以下を服用する。		
効 能 又 は 効 果	体力虚弱で，汗が出るものの次の症状：かぜの初期		
貯 蔵 方 法 及 び 有 効 期 間	密閉容器		
規格及び試験方法	別記のとおり。		
備 　 考	桂枝湯		

規 格 及 び 試 験 方 法

性　状　本品は特異なにおいがある。

確認試験　本品1包を白紙上に広げ，各生薬を外観的に選別し，それぞれの生薬につき，次の試験を行う。

（1）　**ケイヒ**　外面は暗赤褐色を呈し，内面は赤褐色を呈し，平滑である。横断面は赤褐色を呈し淡褐色の薄層が見られる。特異なにおいがあり，味は甘く，辛く，後にやや粘液性で，わずかに収れん性である。

横切片を鏡検するとき，一次皮部と二次皮部はほとんど連続した石細胞環で区分され，環の外辺にはほぼ円形に結集した繊維束を伴い，環の各石細胞の膜はしばしばU字形に肥厚する。二次皮部中には石細胞を認めず，まばらに少数の厚膜繊維を認める。柔組織中には油細胞，粘液細胞及び微細なシュウ酸カルシウムの針晶を含む細胞があり，柔細胞中にはでんぷん粒を含む。

（2）　**シャクヤク**　外面は褐色～淡灰褐色を呈し，横断面はち密で淡灰褐色を呈し，木部には淡褐色の放射状の線がある。わずかに特異なにおいがあり，味は初めわずかに甘く，後に渋くてわずかに苦い。

また，「シャクヤク」の確認試験を準用する。

（3）　**タイソウ**　外面は赤褐色であらいしわがあるか，又は暗灰赤色で細かいしわがあり，いずれもつやがある。外果皮は薄く革質で，中果皮は暗灰褐色を呈し，海綿ようで柔らかく粘着性があり，内果皮は極めて堅く，種子は偏平である。わずかに特異なにおいがあり，味は甘い。

（4）　**ショウキョウ**　淡灰黄色の周皮を付けたままか，又はその一部をはぎとってあり，表面は灰白色～淡灰褐色で，しばしば白粉を付けている。横断面は繊維性，粉性で，淡帯黄褐色を呈し，皮層と中心柱とに分かれる。横断面をルーペ視するとき，その全面に維管束及び分泌物が褐色の細点として散在している。特異なにおいがあり，味は極めて辛い。

（5）　カンゾウ　外面(周皮)は暗褐色〜赤褐色で縦じわがあり，切断面は淡黄色で繊維質を呈する。横断面では，皮部と木部の境界はほぼ明らかで，放射状の構造を現わす。味は甘い。

　横切片を鏡検するとき，皮付きカンゾウでは黄褐色の多層のコルク層とその内層に1〜3細胞層のコルク皮層がある。皮部には放射組織が退廃師部と交互に放射状に配列し，師部には結晶細胞列で囲まれた厚膜で木化不十分な師部繊維群がある。木部には3〜10細胞列の放射組織が黄色で巨大な道管と交互に放射状に配列し，道管は結晶細胞列で囲まれた木部繊維及び木部柔細胞を伴い，ストロンに基づくものでは柔細胞性の髄がある。柔細胞中にはでんぷん粒を含み，またしばしばシュウ酸カルシウムの単晶を含む。皮去りカンゾウでは周皮及び師部の一部を欠いている。

乾燥減量　15 %以下。

灰　　分　10 %以下。

【244】 K 51

成分及び分量 又は本質	日本薬局方　ケ　イ　ヒ　　　　4.0 g 〃　　　　ニ　ン　ジ　ン　　　3.0 g 〃　　　　ビャクジュツ　　　3.0 g 〃　　　　カ　ン　ゾ　ウ　　　3.0 g 〃　　　　カ　ン　キ　ョ　ウ　2.0 g 全　　　量　　　15.0 g
製　造　方　法	以上の切断又は破砕した生薬をとり，1包として製する。
用法及び用量	本品1包に水約500 mLを加えて，半量ぐらいまで煎じつめ，煎じかすを除き，煎液を3回に分けて食間に服用する。上記は大人の1日量である。 15才未満7才以上　大人の⅔，7才未満4才以上　大人の½，4才未満2才以上大人の⅓，2才未満　大人の¼以下を服用する。
効　能　又は効果	体力虚弱で，胃腸が弱く，ときに発熱・悪寒を伴うもの次の諸症：頭痛，動悸，慢性胃腸炎，胃腸虚弱，下痢，消化器症状を伴う感冒
貯蔵方法及び 有　効　期　間	密閉容器
規格及び試験方法	別記のとおり。
備　　　　　考	桂枝人参湯

規格及び試験方法

性　　状　本品は特異なにおいがある。

確認試験　本品1包を白紙上に広げ，各生薬を外観的に選別し，それぞれの生薬につき，次の試験を行う。

（1）　**ケイヒ**　外面は暗赤褐色を呈し，内面は赤褐色を呈し，平滑である。横断面は赤褐色を呈し淡褐色の薄層が見られる。特異なにおいがあり，味は甘く，辛く，後にやや粘液性で，わずかに収れん性である。

　横切片を鏡検するとき，一次皮部と二次皮部はほとんど連続した石細胞環で区分され，環の外辺にはほぼ円形に結集した繊維束を伴い，環の各石細胞の膜はしばしばU字形に肥厚する。二次皮部中には石細胞を認めず，まばらに少数の厚膜繊維を認める。柔組織中には油細胞，粘液細胞及び微細なシュウ酸カルシウムの針晶を含む細胞があり，柔細胞中にはでんぷん粒を含む。

（2）　**ニンジン**　外面は淡黄褐色〜淡灰褐色を呈し，縦じわがあり，横断面は淡黄褐色を呈し，形成層の付近は褐色を呈する。特異なにおいがあり，味は初めわずかに甘く，後にやや苦い。

　また，「ニンジン」の確認試験を準用する。

（3）　**ビャクジュツ**　外面は淡灰黄色〜淡黄白色で，ところどころ灰褐色を呈し，横切面には淡黄褐色〜褐色の分泌物による細点がある。特異なにおいがあり，味はわずかに苦い。

　横切片を鏡検するとき，皮部の柔組織中にはしばしば師管の外側に接して繊維束があり，放射組織の末端部には淡褐色〜褐色の内容物を含む油室がある。木部には大きい髄を囲んで放射状に配列した短径の道管とそれを囲む著しい繊維束がある。髄及び放射組織中には皮部と同様な油室があり，柔組織中にはイヌリンの小球晶及びシュウ酸カルシウムの針晶を含む。

　また，「ビャクジュツ」の確認試験を準用する。

（4） **カンゾウ** 外面（周皮）は暗褐色～赤褐色で縦じわがあり，切断面は淡黄色で繊維質を呈する。横断面では，皮部と木部の境界はほぼ明らかで，放射状の構造を現わす。味は甘い。

横切片を鏡検するとき，皮付きカンゾウでは黄褐色の多層のコルク層とその内層に1～3細胞層のコルク皮層がある。皮部には放射組織が退廃師部と交互に放射状に配列し，師部には結晶細胞列で囲まれた厚膜で木化不十分な師部繊維群がある。木部には3～10細胞列の放射組織が黄色で巨大な道管と交互に放射状に配列し，道管は結晶細胞列で囲まれた木部繊維及び木部柔細胞を伴い，ストロンに基づくものでは柔細胞性の髄がある。柔細胞中にはでんぷん粒を含み，またしばしばシュウ酸カルシウムの単晶を含む。皮去りカンゾウでは周皮及び師部の一部を欠いている。

（5） **カンキョウ** 偏圧した不規則な塊状でしばしば分枝する。分枝した各部はやや湾曲した卵形又は長卵形を呈し，長さ2～4cm，径1～2cmである。外面は灰黄色～灰黄褐色で，しわ及び輪節がある。折面は褐色～暗褐色で透明感があり角質である。横切面をルーペ視するとき皮層と中心柱は区分され，全面に維管束が散在する。特異なにおいがあり，味は極めて辛い。

横切片を鏡検するとき，外側よりコルク層，皮層，内皮，中心柱が認められる。皮層と中心柱は一層の内皮によって区分される。皮層及び中心柱は柔組織からなり，繊維束で囲まれた維管束が散在する。柔組織中には黄色の油様物質を含む油細胞が散在し，柔細胞中にはシュウ酸カルシウムの単晶が含まれ，でんぷんは糊化している。

また，「カンキョウ」の確認試験を準用する。

乾燥減量 15％以下。

灰　　分 8％以下。

【245】 K 52

成分及び分量 又は本質	日本薬局方	ケ イ ヒ	4.0 g
	〃	ブ ク リ ョ ウ	4.0 g
	〃	ボ タ ン ピ	4.0 g
	〃	ト ウ ニ ン	4.0 g
	〃	シ ャ ク ヤ ク	4.0 g
		全　　　量	20.0 g
製 造 方 法	以上の切断又は破砕した生薬をとり，1包として製する。		
用 法 及 び 用 量	本品1包に水約500 mLを加えて，半量ぐらいまで煎じつめ，煎じかすを除き，煎液を3回に分けて食間に服用する。上記は大人の1日量である。 15才未満7才以上　大人の⅔，7才未満4才以上　大人の½，4才未満2才以上大人の⅓，2才未満　大人の¼以下を服用する。		
効 能 又 は 効 果	比較的体力があり，ときに下腹部痛，肩こり，頭痛，めまい，のぼせて足冷えなどを訴えるものの次の諸症：月経不順，月経異常，月経痛，更年期障害，血の道症，肩こり，めまい，頭重，打ち身（打撲傷），しもやけ，しみ，湿疹・皮膚炎，にきび		
貯 蔵 方 法 及 び 有 効 期 間	密閉容器		
規格及び試験方法	別記のとおり。		
備　　　　　考	桂枝茯苓丸料		

規 格 及 び 試 験 方 法

性　　状　本品は特異なにおいがある。

確認試験　本品1包を白紙上に広げ，各生薬を外観的に選別し，それぞれの生薬につき，次の試験を行う。

（1）　**ケイヒ**　外面は暗赤褐色を呈し，内面は赤褐色を呈し，平滑である。横断面はやや繊維性で赤褐色を呈し淡褐色の薄層が見られる。特異なにおいがあり，味は甘く，辛く，後にやや粘液性で，わずかに収れん性である。

　横切片を鏡検するとき，一次皮部と二次皮部はほとんど連続した石細胞環で区分され，環の外辺にはほぼ円形に結集した繊維束を伴い，環の各石細胞の壁はしばしばU字形に肥厚する。二次皮部中には石細胞を認めず，まばらに少数の厚膜繊維を認める。柔組織中には油細胞，粘液細胞及びでんぷん粒を含む。放射組織中には微細なシュウ酸カルシウムの針晶を含む細胞がある。

（2）　**ブクリョウ**　白色又はわずかに淡赤色を帯びた白色である。外層が残存するものは暗褐色〜暗赤褐色で，きめがあらく，裂け目がある。質は堅いが砕きやすい。ほとんどにおいがなく，味はないがやや粘液ようである。

　また，「ブクリョウ」の確認試験を準用する。

（3）　**ボタンピ**　外面は暗褐色〜帯紫褐色，内面は淡灰褐色〜暗紫色を呈する。内面及び切断面にはしばしば白色の結晶を付着する。特異なにおいがあり，味はわずかに辛くて苦い。

　また「ボタンピ」の確認試験を準用する。

（4）　**トウニン**　種皮は薄く，外面は赤褐色を帯び，表面にはすれて落ちやすい石細胞となった表皮

細胞があって，粉をふいたようである。切断面は類白色である。味はわずかに苦く，油ようである。

　表皮の表面を鏡検するとき，数個ずつ集合する石細胞はおおむね円形で，その細胞膜は均等に厚く，側面視では方形又は長方形を呈する。

　また，「トウニン」の確認試験を準用する。

（5）　シャクヤク　外面は褐色～淡灰褐色を呈し，横断面はち密で淡灰褐色を呈し，木部には淡褐色の放射状の線がある。わずかに特異なにおいがあり，味は初めわずかに甘く，後に渋くてわずかに苦い。

　また，「シャクヤク」の確認試験を準用する。

乾燥減量　15％以下。

灰　　分　5％以下。

【246】 K 52—①

成分及び分量 又は本質	日本薬局方　ケ　イ　ヒ　　　　　4.0 g 〃　　　　ブクリョウ　　　　4.0 g 〃　　　　ボタンピ　　　　　4.0 g 〃　　　　トウニン　　　　　4.0 g 〃　　　　シャクヤク　　　　4.0 g 　　　　全　　量　　　　　　20.0 g
製 造 方 法	以上の生薬をそれぞれ末とし，「ハチミツ」を結合剤として丸剤の製法により丸剤200個とする。
用 法 及 び 用 量	大人1日3回，1回20〜30個宛，食前又は空腹時に服用する。 15才未満7才以上　大人の⅔，7才未満5才以上　大人の½を服用する。
効 能 又 は 効 果	比較的体力があり，ときに下腹部痛，肩こり，頭痛，めまい，のぼせて足冷えなどを訴えるものの次の諸症：月経不順，月経異常，月経痛，更年期障害，血の道症，肩こり，めまい，頭重，打ち身（打撲傷），しもやけ，しみ，湿疹・皮膚炎，にきび
貯 蔵 方 法 及 び 有 効 期 間	密閉容器
規格及び試験方法	別記のとおり。
備　　　　　考	桂枝茯苓丸

規 格 及 び 試 験 方 法

性　状　本品は褐色で，特異なにおいがある。

確認試験　本品10個をとり，崩壊し，薄めたグリセリン（1→2）又は抱水クロラール50 gを水15 mL及びグリセリン10 mLの混液に溶かした液を滴加して鏡検するとき淡褐色を呈した石細胞群，繊維束及びじん皮繊維，細胞膜がわずかにコルク化した分泌細胞などの破片を認める（ケイヒ）；菌糸，顆粒体，粘液板又はそれらを含む偽組織の破片を認める（ブクリョウ）；でんぷん粒及び集晶を含む球形〜卵形の柔組織を認め，この細胞膜の内面はところどころ小突起状となってでんぷん粒の間に入り込んでいるか，またこのような傾向が見られる（ボタンピ）；でんぷん粒又はシュウ酸カルシウムの集晶を含む円形，鈍多角形又は長形の柔細胞を認め，この細胞膜には孔紋がある。また重縁孔，孔紋，階紋導管の破片を認める（シャクヤク）；特異の形をした石細胞群を有する子殻組織の破片又はその石細胞を認める。なお，キョウニンとの区別はこの石細胞の形の差による（トウニン）。

【247】 K 53

成分及び分量又は本質	日本薬局方	ケイヒ	4.0 g
	〃	ブクリョウ	4.0 g
	〃	ボタンピ	4.0 g
	〃	トウニン	4.0 g
	〃	シャクヤク	4.0 g
	〃	ヨクイニン	10.0 g
		全　　量	30.0 g
製造方法	以上の切断又は破砕した生薬をとり，1包として製する。		
用法及び用量	本品1包に水約500 mLを加えて，半量ぐらいまで煎じつめ，煎じかすを除き，煎液を3回に分けて食間に服用する。上記は大人の1日量である。15才未満7才以上　大人の⅔，7才未満4才以上　大人の½，4才未満2才以上大人の⅓，2才未満　大人の¼以下を服用する。		
効能又は効果	比較的体力があり，ときに下腹部痛，肩こり，頭重，めまい，のぼせて足冷えなどを訴えるものの次の諸症：にきび，しみ，手足のあれ（手足の湿疹・皮膚炎），月経不順，血の道症		
貯蔵方法及び有効期間	密閉容器		
規格及び試験方法	別記のとおり。		
備　　考	桂枝茯苓丸料加薏苡仁		

規 格 及 び 試 験 方 法

性　　状　本品は特異なにおいがある。

確認試験　本品1包を白紙上に広げ，各生薬を外観的に選別し，それぞれの生薬につき，次の試験を行う。

（1）　**ケイヒ**　外面は暗赤褐色を呈し，内面は赤褐色を呈し，平滑である。横断面は赤褐色を呈し淡褐色の薄層が見られる。特異なにおいがあり，味は甘く，辛く，後にやや粘液性で，わずかに収れん性である。

　横切片を鏡検するとき，一次皮部と二次皮部はほとんど連続した石細胞環で区分され，環の外辺にはほぼ円形に結集した繊維束を伴い，環の各石細胞の膜はしばしばU字形に肥厚する。二次皮部中には石細胞を認めず，まばらに少数の厚膜繊維を認める。柔組織中には油細胞，粘液細胞及び微細なシュウ酸カルシウムの針晶を含む細胞があり，柔細胞中にはでんぷん粒を含む。

（2）　**ブクリョウ**　白色又はわずかに淡赤色を帯びた白色で，質は堅いが砕きやすい。味はないがやや粘液ようである。

　また，「ブクリョウ」の確認試験を準用する。

（3）　**ボタンピ**　外面は暗褐色～帯紫褐色，内面は淡灰褐色～暗紫色を呈する。内面及び切断面にはしばしば白色の結晶を付着する。特異なにおいがあり，味はわずかに辛くて苦い。

　また「ボタンピ」の確認試験を準用する。

（4）　**トウニン**　種皮は薄く，外面は赤褐色を帯び，表面にはすれて落ちやすい石細胞となった表皮細胞があって，粉をふいたようである。切断面は類白色である。味はわずかに苦く，油ようである。

表皮の表面を鏡検するとき，数個ずつ集合する石細胞はおおむね円形で，その細胞膜は均等に厚く，側面視では方形又は長方形を呈する。

また，「トウニン」の確認試験を準用する。

（5） **シャクヤク**　外面は褐色～淡灰褐色を呈し，横断面はち密で淡灰褐色を呈し，木部には淡褐色の放射状の線がある。わずかに特異なにおいがあり，味は初めわずかに甘く，後に渋くてわずかに苦い。

また，「シャクヤク」の確認試験を準用する。

（6） **ヨクイニン**　卵形又は広卵形を呈し，頂端及び基部はややくぼみ，長さ約6mm，幅約5mm，背面は丸くふくれ，腹面の中央には縦に深いみぞがある。背面はほぼ白色，粉質で，腹面のみぞ及びその他の表面のところどころに褐色膜質の果皮及び種皮が付いている。横断面をルーペ視するとき，背面は白色の内乳からなり，腹面のくぼみには淡黄色の胚盤がある。質は堅い。味はわずかに甘く，歯間に粘着する。

また，「ヨクイニン」の確認試験を準用する。

乾燥減量　15％以下。

灰　　分　5％以下。

【248】 K 54

成分及び分量又は本質	日本薬局方	ニ ン ジ ン	3.0 g
	〃	ビャクジュツ	4.0 g
	〃	ブ ク リ ョ ウ	4.0 g
	〃	レ ン ニ ク	3.0 g
	〃	サ ン ヤ ク	3.0 g
	〃	サ ン ザ シ	2.0 g
	〃	チ ン ピ	2.0 g
	〃	タ ク シ ャ	2.0 g
	〃	カ ン ゾ ウ	1.0 g
		全　　量	24.0 g
製 造 方 法	以上の切断又は破砕した生薬をとり，1包として製する。		
用 法 及 び 用 量	本品1包に水約500 mL を加えて，半量ぐらいまで煎じつめ，煎じかすを除き，煎液を3回に分けて食間に服用する。上記は大人の1日量である。 15才未満7才以上　大人の⅔，　7才未満4才以上　　大人の½，　4才未満2才以上　大人の⅓，　2才未満　大人の¼以下を服用する。		
効 能 又 は 効 果	体力虚弱で，痩せて顔色が悪く，食欲がなく，下痢の傾向があるものの次の諸症： 胃腸虚弱，慢性胃腸炎，消化不良，下痢		
貯 蔵 方 法 及 び 有 効 期 間	密閉容器		
規格及び試験方法	別記のとおり。		
備　　　　考	啓脾湯		

規 格 及 び 試 験 方 法

性　　状　本品は特異なにおいがある。

確認試験　本品1包を白紙上に広げ，各生薬を外観的に選別し，それぞれの生薬につき，次の試験を行う。

（1）　**ニンジン**　外面は淡黄褐色～淡灰褐色を呈し，縦じわがあり，横断面は淡黄褐色を呈し，形成層の付近は褐色を呈する。特異なにおいがあり，味は初めわずかに甘く，後にやや苦い。

　　また，「ニンジン」の確認試験を準用する。

（2）　**ビャクジュツ**　外面は淡灰黄色～淡黄白色で，ところどころ灰褐色を呈し，横切面には淡黄褐色～褐色の分泌物による細点がある。特異なにおいがあり，味はわずかに苦い。

　　横切片を鏡検するとき，皮部の柔組織中にはしばしば師管の外側に接して繊維束があり，放射組織の末端部には淡褐色～褐色の内容物を含む油室がある。木部には大きい髄を囲んで放射状に配列した短径の道管とそれを囲む著しい繊維束がある。髄及び放射組織中には皮部と同様な油室があり，柔組織中にはイヌリンの小球晶及びシュウ酸カルシウムの針晶を含む。

　　また，「ビャクジュツ」の確認試験を準用する。

（3）　**ブクリョウ**　白色又はわずかに淡赤色を帯びた白色で，質は堅いが砕きやすい。味はないがやや粘液ようである。

　　また，「ブクリョウ」の確認試験を準用する。

（4）　レンニク　卵形体～楕円体で，一端には乳頭状の突起があり，その周辺はへこんでいる。長さ1.0～1.7 cm，幅0.5～1.2 cm，外面は淡赤褐色～淡黄褐色を呈し，突起部は暗赤褐色を呈する。内果皮はつやがなく，剥離しにくい。内部は黄白色の胚乳からなり，中央部にある胚は緑色である。ほとんどにおいがなく，味はわずかに甘く，やや油様で，胚は極めて苦い。

　　中央部の横切片を鏡検するとき，内果皮は柔組織からなり，ときに脱落して見られないことがある。種皮は表皮と圧縮された柔細胞からなる柔組織で形成され，柔組織中に維管束が散在する。内乳は表皮と柔組織で形成される。残存する内果皮中には，シュウ酸カルシウムの集晶及びタンニン様物質を含み，種皮の柔細胞中にはタンニン様物質を含み，内乳の柔組織中にはでんぷん粒を含む。

　　また，「レンニク」の確認試験を準用する。

（5）　サンヤク　類白色～帯黄白色で，粉質である。味はない。

　　また，「サンヤク」の確認試験を準用する。

（6）　サンザシ　ほぼ球形で，径8～14 mmである。外面は黄褐色～灰褐色を呈し，細かい網目状のしわがあり，一端には径4～6 mmのくぼみがあって，その周辺にはしばしばがくの基部が残存し，他端には短い果柄又はその残基がある。真果は通例5室でしばしば5個に分裂する。この分果の長さは5～8 mm，淡褐色を呈し，通例，各々1個の種子を含む。ほとんどにおいがなく，わずかに酸味がある。

　　中央部の横切片を鏡検するとき，最外層は比較的厚いクチクラ層で覆われた表皮からなる。クチクラは表皮細胞の側壁まで入り込みくさび状を呈する。表皮細胞及びその直下の2～3層の柔細胞中には黄褐色～赤褐色の内容物が認められる。その内側は柔組織からなり，維管束が散在し，単独又は2～数個集まった石細胞が多数出現する。シュウ酸カルシウムの集晶及び単晶が認められる。真果の果皮は主として厚壁細胞よりなる。種子は種皮で覆われ，その内側に周乳，内乳，子葉を認める。真果の果皮の厚壁細胞中及び種皮の細胞中にシュウ酸カルシウム単晶が認められる。

　　また，「サンザシ」の確認試験を準用する。

（7）　チンピ　外面は黄赤色～暗黄褐色で，油室による多数の小さいくぼみがあり，内面は白色～淡灰黄褐色である。厚さ約2 mmで，質は軽くてもろい。芳香があり，味は苦くて，わずかに刺激性である。

　　また，「チンピ」の確認試験を準用する。

（8）　タクシャ　淡黄褐色～淡褐色でコルク層を付ける部位はやや暗色を呈する。ルーペ視するとき，褐色～淡褐色のはん点が散在する。切面は粒状で，繊維性ではない。わずかににおい及び味がある。

（9）　カンゾウ　外面（周皮）は暗褐色～赤褐色で縦じわがあり，切断面は淡黄色で繊維質を呈する。横断面では，皮部と木部の境界はほぼ明らかで，放射状の構造を現わす。味は甘い。

　　横切片を鏡検するとき，皮付きカンゾウでは黄褐色の多層のコルク層とその内層に1～3細胞層のコルク皮層がある。皮部には放射組織が退廃師部と交互に放射状に配列し，師部には結晶細胞列で囲まれた厚膜で木化不十分な師部繊維群がある。木部には3～10細胞列の放射組織が黄色で巨大な道管と交互に放射状に配列し，道管は結晶細胞列で囲まれた木部繊維及び木部柔細胞を伴い，ストロンに基づくものでは柔細胞性の髄がある。柔細胞中にはでんぷん粒を含み，またしばしばシュウ酸カルシウムの単晶を含む。皮去りカンゾウでは周皮及び師部の一部を欠いている。

乾燥減量　15 %以下。

灰　　分　5 %以下。

【249】 K 55

成分及び分量 又 は 本 質	日本薬局方	ブ ク リ ョ ウ	1.5 g
	〃	ニ ン ジ ン	1.5 g
	〃	ケ イ ガ イ	1.5 g
	〃	ボ ウ フ ウ	1.5 g
	〃	サ イ コ	1.5 g
	〃	レ ン ギ ョ ウ	1.5 g
	〃	キ キ ョ ウ	1.5 g
	〃	キ ジ ツ	1.5 g
	〃	セ ン キ ュ ウ	1.5 g
	〃	カ ン ゾ ウ	1.5 g
	〃	シ ョ ウ キ ョ ウ	1.0 g
	〃	キ ョ ウ カ ツ	1.5 g
	〃	ド ク カ ツ	1.5 g
	〃	ゼ ン コ	1.5 g
	局外生規	キ ン ギ ン カ	1.5 g
		全　　　量	22.0 g
製 造 方 法	以上の切断又は破砕した生薬をとり，1包として製する。		
用 法 及 び 用 量	本品1包に水約500 mLを加えて，半量ぐらいまで煎じつめ，煎じかすを除き，煎液を3回に分けて食間に服用する。上記は大人の1日量である。 15才未満7才以上　大人の⅔，　7才未満4才以上　大人の½，　4才未満2才以上大人の⅓，　2才未満　大人の¼以下を服用する。		
効 能 又 は 効 果	比較的体力があるものの次の諸症：急性化膿性皮膚疾患の初期，湿疹・皮膚炎		
貯 蔵 方 法 及 び 有 効 期 間	密閉容器		
規格及び試験方法	別記のとおり。		
備　　　　考	荊防敗毒散料		

規格及び試験方法

性　状　本品は特異なにおいがある。

確認試験　本品1包を白紙上に広げ，各生薬を外観的に選別し，それぞれの生薬につき，次の試験を行う。

（1）　**ブクリョウ**　白色又はわずかに淡赤色を帯びた白色で，質は堅いが砕きやすい。味はないがやや粘液ようである。

　　また，「ブクリョウ」の確認試験を準用する。

（2）　**ニンジン**　外面は淡黄褐色〜淡灰褐色を呈し，縦じわがあり，横断面は淡黄褐色を呈し，形成層の付近は褐色を呈する。特異なにおいがあり，味は初めわずかに甘く，後にやや苦い。

　　また，「ニンジン」の確認試験を準用する。

（3）　**ケイガイ**　茎，輪散花序に集合したがく筒，これら及びときには葉の砕片，種子ようの微粒の分果からなる。茎は方形で外面はおおむね紫褐色，径約1 mmである。がく筒は淡褐色〜黄緑色で長さ2〜3 mm，ルーペ視するとき，先端はきょ歯辺，筒部には数条の線があり，唇形花又は果実を含

み，茎とともに類白色の短毛を認める．分果は黄褐色〜黒色，両端の細いだ円体で長さ1〜1.5 mm，径は長さのほぼ½である．特異な芳香があり，口に含むとわずかに清涼感がある．

また，「ケイガイ」の確認試験を準用する．

（4） ボウフウ　外面は淡褐色で，多数の縦じわがある．横断面の周辺は灰褐色で，空げきが多く，中央は円形に黄色を呈する．味はわずかに甘い．

（5） サイコ　外面は灰褐色〜褐色で，深いしわがあるものがあり，横断面では，皮部は褐色，木部は淡褐色を呈する．特異なにおいがあり，味はわずかに苦い．

横切片を鏡検するとき，皮部にはしばしば接線方向に長い裂け目があり，皮部の厚さは半径の⅓〜½で，径15〜35 μmの胞間性離生油道がやや多数散在し，木部には道管が放射状若しくはほぼ階段状に配列し，ところどころに繊維群があり，根頭部の髄には皮部と同様の油道がある．柔細胞中にはでんぷん粒を満たし，また油滴を認める．

また，「サイコ」の確認試験を準用する．

（6） レンギョウ　外面は淡褐色〜暗褐色を呈し，淡灰色の小隆起点が散在し，内面は黄褐色である．特異な芳香があり，味はわずかに収れん性である．

また，「レンギョウ」の確認試験を準用する．

（7） キキョウ　外面は皮付きは灰褐色，皮去りは白色〜淡褐色を呈し，繊維性でない．横切面をルーペ視するとき，皮部は木部よりやや薄く，ほとんど白色で，ところどころにすき間があり，形成層の付近はしばしば褐色を帯びる．木部は白色〜淡褐色を呈し，その組織は皮部よりもやや密である．味は初めなく，後にえぐくて苦い．

また，「キキョウ」の確認試験を準用する．

（8） キジツ　外面は濃緑褐色〜褐色で，つやがなく，油室による多数のくぼんだ細点がある．切断面は淡灰褐色を呈し，内果皮を付ける部分は褐色を呈する．特異なにおいがあり，味は苦い．

また，「キジツ」の確認試験を準用する．

（9） センキュウ　外面は灰褐色〜暗褐色で，切断面は灰白色〜灰褐色，半透明で，ときにはうつろがある．質は密で堅い．特異なにおいがあり，味はわずかに苦い．

横切片を鏡検するとき，皮部及び髄には油道が散在する．木部には厚膜で木化した木部繊維が大小不同の群をなして存在する．でんぷん粒は，通例，のり化していて，まれに径5〜25 μmのでんぷん粒を認めることがある．シュウ酸カルシウム結晶は認めない．

（10） カンゾウ　外面（周皮）は暗褐色〜赤褐色で縦じわがあり，切断面は淡黄色で繊維質を呈する．横断面では，皮部と木部の境界はほぼ明らかで，放射状の構造を現わす．味は甘い．

横切片を鏡検するとき，皮付きカンゾウでは黄褐色の多層のコルク層とその内層に1〜3細胞層のコルク皮層がある．皮部には放射組織が退廃師部と交互に放射状に配列し，師部には結晶細胞列で囲まれた厚膜で木化不十分な師部繊維群がある．木部には3〜10細胞列の放射組織が黄色で巨大な道管と交互に放射状に配列し，道管は結晶細胞列で囲まれた木部繊維及び木部柔細胞を伴い，ストロンに基づくものでは柔細胞性の髄がある．柔細胞中にはでんぷん粒を含み，またしばしばシュウ酸カルシウムの単晶を含む．皮去りカンゾウでは周皮及び師部の一部を欠いている．

（11） ショウキョウ　淡灰黄色の周皮を付けたままか，又はその一部をはぎとってあり，表面は灰白色〜淡灰褐色で，しばしば白粉を付けている．横断面は繊維性，粉性で，淡帯黄褐色を呈し，皮層と中心柱とに分かれる．横断面をルーペ視するとき，その全面に維管束及び分泌物が褐色の細点として散在している．特異なにおいがあり，味は極めて辛い．

（12） キョウカツ　やや湾曲した円柱形〜円錐形を呈し，長さ3〜10 cm，径5〜20 mm，ときに根茎は分枝する．外面は黄褐色〜暗褐色である．根茎はその頂端にやや円形にくぼんだ茎の跡があり，

ときには短い茎の残基を付け，外面には隆起した節があり，節間は，通例，短い。節にはいぼ状突起となった根の跡がある。根の外面には粗い縦じわ及びいぼ状突起となった側根の跡がある。質は軽くややもろくて折りやすい。横切面には多くの放射状の裂け目があり，皮部は黄褐色〜褐色，木部は淡黄色〜淡灰黄色，髄は灰白色〜淡褐色を呈し，ルーペ視するとき，皮部及び髄には油道による褐色の細点を認める。特異なにおいがあり，味は初めわずかに酸味があり，後にやや辛く，わずかに麻痺性である。

横切片を鏡検するとき，最外層は数層〜十数層のコルク層からなり，その内側に数層の厚角組織がある。皮層には多数の油道があり，大きいものでは径が $300\,\mu\mathrm{m}$ に達する。また皮層には放射状に大きなすき間がある。髄にも油道があり，大きいものでは径が $500\,\mu\mathrm{m}$ に達する。柔組織中には単粒及び $2\sim3$ 個の複粒のでんぷん粒を含む。

また，「キョウカツ」の確認試験を準用する。

(13)　**ドクカツ**　湾曲した不整円柱状〜塊状を呈する根茎で，ときに短い根を付けることがある。長さ $4\sim12\,\mathrm{cm}$，径 $2.5\sim7\,\mathrm{cm}$，しばしば縦割又は横切されている。上部には茎の跡による大きなくぼみが $1\sim$ 数個あるか，又は径 $1.5\sim2.5\,\mathrm{cm}$ の茎の短い残基を 1 個付けるものがある。外面は暗褐色〜黄褐色を呈し，縦じわがあり，根の基部又はその跡がある。横切面は灰黄褐色〜黄褐色を呈し，油道による褐色の細点が散在し，多くの裂け目がある。特異なにおいがあり，味はわずかに苦い。

横切片を鏡検するとき，最外層はコルク層で，コルク石細胞からなる層がある。これに続き数層の厚角組織が認められる。維管束と放射組織は明瞭で，髄は広い。師部の外側に師部繊維群が認められることがある。皮部及び髄に離生細胞間隙からなる油道が認められる。木部は道管，木部繊維及び厚壁化することがある木部柔組織からなる。髄中には維管束が散在する。また，柔細胞にはシュウ酸カルシウムの集晶が認められる。でんぷん粒は，単粒又は $2\sim6$ 個の複粒である。

また，「ドクカツ」の確認試験を準用する。

(14)　**ゼンコ**　１）Peucedanum praeruptorum Dunn 細長い倒円錐形〜円柱形を呈し，下部はときに二股になる。長さ $3\sim15\,\mathrm{cm}$，根頭部の径は $0.8\sim1.8\,\mathrm{cm}$ である。外面は淡褐色〜暗褐色を呈し，根頭部には多数の輪節状のしわがあり，毛状を呈する葉柄の残基を付けるものもある。根にはやや深い縦じわ及び側根を切除した跡がある。横切面は淡褐色〜類白色を呈する。質はもろい。特異なにおいがあり，味はわずかに苦い。

横切片を鏡検するとき，最外層はコルク層からなり，一部のコルク細胞は内側の接線壁が肥厚する。その内側には厚角組織がある。皮部には多数の油道が散在し，空隙が認められる。師部の先端部には師部繊維が見られることがある。木部には道管が認められ，油道が散在する。柔組織中に認められるでんぷん粒は $2\sim10$ 数個の複粒である。

２）Angelica decursiva Franchet et Savatier　１）に似るが，根頭部に毛状を呈する葉柄の残茎を付けない。

横切片を鏡検するとき，１）に似るが，コルク細胞の細胞壁は肥厚せず，師部の先端部には師部繊維を認めない。また，木部中には油道が認められない。

また，「ゼンコ」の確認試験を準用する。

(15)　**キンギンカ**　やや湾曲したこん棒状のつぼみで，長さ $1.5\sim3.0\,\mathrm{cm}$，外面は淡黄色〜黄褐色を呈し，ルーペ視すると，淡褐色の毛を密生している。花は唇形で，5 本の雄しべがある。特異なにおいがあり，味は苦くてわずかに甘い。

また，局外生規「キンギンカ」の確認試験を準用する。

乾燥減量　$10\,\%$以下。

灰　分　$6\,\%$以下。

【250】 K 56

成分及び分量 又 は 本 質	日本薬局方　ケ イ ヒ　　　　　3.5 g 　　〃　　　シャクヤク　　　　2.0 g 　　〃　　　ショウキョウ　　　1.0 g 　　〃　　　カ ン ゾ ウ　　　　2.0 g 　　〃　　　マ オ ウ　　　　　2.0 g 　　〃　　　タ イ ソ ウ　　　　2.0 g 　　〃　　　キョウニン　　　　　2.5 g 　　　　　　全　　量　　　　　15.0 g
製 造 方 法	以上の切断又は破砕した生薬をとり，1包として製する。
用 法 及 び 用 量	本品1包に水約500 mLを加えて，半量ぐらいまで煎じつめ，煎じかすを除き，煎液を3回に分けて食間に服用する。上記は大人の1日量である。 15才未満7才以上　大人の⅔，　7才未満4才以上　大人の½，　4才未満2才以上大人の⅓，　2才未満　大人の¼以下を服用する。
効 能 又 は 効 果	体力中等度又はやや虚弱なものの次の諸症：感冒，せき，かゆみ
貯 蔵 方 法 及 び 有 効 期 間	密閉容器
規格及び試験方法	別記のとおり。
備 　 考	桂麻各半湯

規 格 及 び 試 験 方 法

性　　状　本品は得意なにおいがある。

確認試験　本品1包を白紙上に広げ，各生薬を外観的に選別し，それぞれの生薬につき，次の試験を行う。

（1）　**ケイヒ**　外面は暗赤褐色を呈し，内面は赤褐色を呈し，平滑である。横断面は赤褐色を呈し淡褐色の薄層が見られる。特異なにおいがあり，味は甘く，辛く，後にやや粘液性で，わずかに収れん性である。

　横切片を鏡検するとき，一次皮部と二次皮部はほとんど連続した石細胞環で区分され，環の外辺にはほぼ円形に結集した繊維束を伴い，環の各石細胞の膜はしばしばU字形に肥厚する。二次皮部中には石細胞を認めず，まばらに少数の厚膜繊維を認める。柔組織中には油細胞，粘液細胞及び微細なシュウ酸カルシウムの針晶を含む細胞があり，柔細胞中にはでんぷん粒を含む。

（2）　**シャクヤク**　外面は褐色～淡灰褐色を呈し，横断面はち密で淡灰褐色を呈し，木部には淡褐色の放射状の線がある。わずかに特異なにおいがあり，味は初めわずかに甘く，後に渋くてわずかに苦い。

　また，「シャクヤク」の確認試験を準用する。

（3）　**ショウキョウ**　淡灰黄色の周皮を付けたままか，又はその一部をはぎとってあり，表面は灰白色～淡灰褐色で，しばしば白粉を付けている。横断面は繊維性，粉性で，淡帯黄褐色を呈し，皮層と中心柱とに分かれる。横断面をルーペ視するとき，その全面に維管束及び分泌物が褐色の細点として散在している。特異なにおいがあり，味は極めて辛い。

（4）　**カンゾウ**　外面(周皮)は暗褐色～赤褐色で縦じわがあり，切断面は淡黄色で繊維質を呈する。

横断面では，皮部と木部の境界はほぼ明らかで，放射状の構造を現わす。味は甘い。

横切片を鏡検するとき，皮付きカンゾウでは黄褐色の多層のコルク層とその内層に1〜3細胞層のコルク皮層がある。皮部には放射組織が退廃師部と交互に放射状に配列し，師部には結晶細胞列で囲まれた厚膜で木化不十分な師部繊維群がある。木部には3〜10細胞列の放射組織が黄色で巨大な道管と交互に放射状に配列し，道管は結晶細胞列で囲まれた木部繊維及び木部柔細胞を伴い，ストロンに基づくものでは柔細胞性の髄がある。柔細胞中にはでんぷん粒を含み，またしばしばシュウ酸カルシウムの単晶を含む。皮去りカンゾウでは周皮及び師部の一部を欠いている。

（5）　マオウ　細い円柱状又はだ円柱を呈し，長さ3〜10 mm，径1〜2 mm，淡緑色〜黄緑色である。表面に多数の平行する縦みぞがあり，節部には，長さ2〜4 mm の2枚のりん片状の葉が対生し，その基部は合着して筒状になっている。りん片状の葉の色は淡褐色〜褐色である。茎の横断面をルーペ視するとき，円形〜だ円形で，周囲部は灰緑色〜黄緑色を呈し，中心部には赤緑色の物質が充満しているか，又は中空のところがある。味は渋くてわずかに苦く，やや麻ひ性である。

また，「マオウ」の確認試験を準用する。

（6）　タイソウ　外面は赤褐色であらいしわがあるか，又は暗灰赤色で細かいしわがあり，いずれもつやがある。外果皮は薄く革質で，中果皮は暗灰褐色を呈し，海綿ようで柔らかく粘着性があり，内果皮は極めて堅く，種子は偏平である。わずかに特異なにおいがあり，味は甘い。

（7）　キョウニン　種皮は褐色で，表面にはすれて落ちやすい石細胞となった表皮細胞があって，粉をふいたようである。切断面は類白色である。味は苦く，油ようである。

表皮の表面を鏡検するとき，数個ずつ集合する石細胞はおおむね円形で，その細胞膜は均等に著しく厚くなり，径60〜90 μm，側面視では鈍三角形で，細胞膜は先端部で著しく厚い。

また，「キョウニン」の確認試験を準用する。

乾燥減量　10 %以下。

灰　　分　5 %以下。

【251】 K 57

成分及び分量 又 は 本 質	日本薬局方	ビンロウジ	4.0 g
	〃	ブクリョウ	4.0 g
	局外生規	モッカ	3.0 g
	〃	キッピ	2.0 g
	日本薬局方	キキョウ	2.0 g
	〃	ゴシュユ	1.0 g
	〃	ソヨウ	1.0 g
	〃	ショウキョウ	1.0 g
		全　　量	18.0 g
製 造 方 法	以上の切断又は破砕した生薬をとり，1包として製する。		
用 法 及 び 用 量	本品1包に水約500 mLを加えて，半量ぐらいまで煎じつめ，煎じかすを除き，煎液を3回に分けて食間に服用する。上記は大人の1日量である。 15才未満7才以上　大人の⅔，7才未満4才以上　大人の½，4才未満2才以上　大人の⅓，2才未満　大人の¼以下を服用する。		
効 能 又 は 効 果	体力中等度のものの次の諸症：下肢の倦怠感，ふくらはぎの緊張・圧痛		
貯 蔵 方 法 及 び 有 効 期 間	密閉容器		
規格及び試験方法	別記のとおり。		
備 　 考	鶏鳴散料加茯苓		

規 格 及 び 試 験 方 法

性　　状　本品は特異なにおいがある。

確認試験　本品1包を白紙上に広げ，各生薬を外観的に選別し，それぞれの生薬につき，次の試験を行う。

（1）　ビンロウジ　灰褐色の種皮が白色の胚乳中に入り込んで大理石ようの模様を呈する。味は渋くてわずかに苦い。

　また，「ビンロウジ」の確認試験を準用する。

（2）　ブクリョウ　白色又はわずかに淡赤色を帯びた白色で，質は堅いが砕きやすい。味はないがやや粘液ようである。

　また，「ブクリョウ」の確認試験を準用する。

（3）　モッカ　外面は赤褐色～暗褐色を呈し，切断面は黄褐色で顆粒状を呈する。しばしば種子は偏平で暗褐色を呈する。酸味があって渋い。

　横切片を鏡検するとき，果肉（花托）の皮層には多数の石細胞があり，外辺では単独あるいはほぼ円形の石細胞群をなし，内辺では更に大きな群となっている。皮層の内側は大きな円形の細胞間隙がある柔組織からなる。

　また，局外生規「モッカ」の確認試験を準用する。

（4）　キッピ　外面は黄褐色～赤褐色を呈し，油室による多数のくぼんだ細点があり，内面は類白色～淡赤褐色を呈する。厚さ約1 mmで，質は軽くてもろい。芳香があり，味は苦い。

　切片を鏡検するとき，油室は円く，径410～730 μmである。

また，局外生規「キッピ」の確認試験を準用する。

（5）**キキョウ** 外面は皮付きは灰褐色，皮去りは白色〜淡褐色を呈し，繊維性でない。横切面をルーペ視するとき，皮部は木部よりやや薄く，ほとんど白色で，ところどころにすき間があり，形成層の付近はしばしば褐色を帯びる。木部は白色〜淡褐色を呈し，その組織は皮部よりもやや密である。味は初めなく，後にえぐくて苦い。

また，「キキョウ」の確認試験を準用する。

（6）**ゴシュユ** 偏球形又は球形を呈し，外面は暗褐色〜灰褐色，多くの油室がくぼんだ小点として認められ，その中心には花柱の残基があるが，しばしばこれは脱落している。果柄は長さ2〜5mmで，灰緑色の毛を密生している。果皮は，通例，開裂し，子房は5室に分かれ，各室中には倒卵球形又は球形の褐色〜黒褐色又は帯青黒色のつやのある種子が存在する。特異なにおいがあり，味は辛く，後に残留性の苦味がある。

また，「ゴシュユ」の確認試験を準用する。

（7）**ソヨウ** 縮んだ葉の細片で，両面とも帯褐紫色，あるいは上面は灰緑色〜帯褐緑色で下面は帯褐紫色を呈する。茎を交じえるものは，その横断面は方形である。葉をルーペ視するとき，両面にまばらに毛を認め，特に葉脈上に多く，裏面には細かい腺毛を認める。もみ砕くとき，特異なにおいがあり，味はわずかに苦い。

また，「ソヨウ」の確認試験を準用する。

（8）**ショウキョウ** 淡灰黄色の周皮を付けたままか，又はその一部をはぎとってあり，表面は灰白色〜淡灰褐色で，しばしば白粉を付けている。横断面は繊維性，粉性で，淡帯黄褐色を呈し，皮層と中心柱とに分かれる。横断面をルーペ視するとき，その全面に維管束及び分泌物が褐色の細点として散在している。特異なにおいがあり，味は極めて辛い。

乾燥減量 15％以下。

灰　分 5％以下。

【252】 K 58

成分及び分量又は本質	日本薬局方	ハ ン ゲ	5.0 g
	〃	ブ ク リ ョ ウ	5.0 g
	〃	ケ イ ヒ	4.0 g
	〃	タ イ ソ ウ	3.0 g
	〃	シ ャ ク ヤ ク	3.0 g
	〃	カ ン ゾ ウ	1.5 g
	〃	カ ン キ ョ ウ	1.0 g
		全　　　量	22.5 g
製 造 方 法	以上の切断又は破砕した生薬をとり，1包として製する。		
用 法 及 び 用 量	本品1包に水約500 mLを加えて，半量ぐらいまで煎じつめ，煎じかすを除き，煎液を3回に分けて食間に服用する。上記は大人の1日量である。 15才未満7才以上　大人の⅔，7才未満4才以上　大人の½，4才未満2才以上大人の⅓，2才未満　大人の¼以下を服用する。		
効 能 又 は 効 果	体力虚弱で，ときに胃部に水がたまる感じのするものの次の諸症：慢性胃炎，腹痛		
貯 蔵 方 法 及 び 有 効 期 間	密閉容器		
規格及び試験方法	別記のとおり。		
備　　　　　　考	堅中湯		

規 格 及 び 試 験 方 法

性　　状　本品は特異なにおいがある。

確認試験　本品1包を白紙上に広げ，各生薬を外観的に選別し，それぞれの生薬につき，次の試験を行う。

（1）　**ハンゲ**　外面は白色～灰白黄色，上部には茎の跡がくぼみとなり，その周辺には根の跡がくぼんだ細点となっている。横断面は白色，粉性である。味は初めなく，やや粘液性で，後に強いえぐ味を残す。

　横切片を鏡検するとき，主としてでんぷん粒を充満した柔組織からなり，わずかにシュウ酸カルシウムの束晶を含んだ粘液細胞がその間に認められる。でんぷん粒は主として2～3個の複粒で，通例，径10～15μm，単粒は通例径3～7μmである。束晶は長さ25～150μmである。

（2）　**ブクリョウ**　白色又はわずかに淡赤色を帯びた白色で，質は堅いが砕きやすい。味はないがやや粘液ようである。

　また，「ブクリョウ」の確認試験を準用する。

（3）　**ケイヒ**　外面は暗赤褐色を呈し，内面は赤褐色を呈し，平滑である。横断面は赤褐色を呈し淡褐色の薄層が見られる。特異なにおいがあり，味は甘く，辛く，後にやや粘液性で，わずかに収れん性である。

　横切片を鏡検するとき，一次皮部と二次皮部はほとんど連続した石細胞環で区分され，環の外辺にはほぼ円形に結集した繊維束を伴い，環の各石細胞の膜はしばしばU字形に肥厚する。二次皮部中には石細胞を認めず，まばらに少数の厚膜繊維を認める。柔組織中には油細胞，粘液細胞及び微細なシュウ酸カルシウムの針晶を含む細胞があり，柔細胞中にはでんぷん粒を含む。

（4） **タイソウ** 外面は赤褐色であらいしわがあるか，又は暗灰赤色で細かいしわがあり，いずれもつやがある。外果皮は薄く革質で，中果皮は暗灰褐色を呈し，海綿ようで柔らかく粘着性があり，内果皮は極めて堅く，種子は偏平である。わずかに特異なにおいがあり，味は甘い。

（5） **シャクヤク** 外面は褐色～淡灰褐色を呈し，横断面はち密で淡灰褐色を呈し，木部には淡褐色の放射状の線がある。わずかに特異なにおいがあり，味は初めわずかに甘く，後に渋くてわずかに苦い。

また，「シャクヤク」の確認試験を準用する。

（6） **カンゾウ** 外面（周皮）は暗褐色～赤褐色で縦じわがあり，切断面は淡黄色で繊維質を呈する。横断面では，皮部と木部の境界はほぼ明らかで，放射状の構造を現わす。味は甘い。

横切片を鏡検するとき，皮付きカンゾウでは黄褐色の多層のコルク層とその内層に1～3細胞層のコルク皮層がある。皮部には放射組織が退廃師部と交互に放射状に配列し，師部には結晶細胞列で囲まれた厚膜で木化不十分な師部繊維群がある。木部には3～10細胞列の放射組織が黄色で巨大な道管と交互に放射状に配列し，道管は結晶細胞列で囲まれた木部繊維及び木部柔細胞を伴い，ストロンに基づくものでは柔細胞性の髄がある。柔細胞中にはでんぷん粒を含み，またしばしばシュウ酸カルシウムの単晶を含む。皮去りカンゾウでは周皮及び師部の一部を欠いている。

（7） **カンキョウ** 偏圧した不規則な塊状でしばしば分枝する。分枝した各部はやや湾曲した卵形又は長卵形を呈し，長さ2～4cm，径1～2cmである。外面は灰黄色～灰黄褐色で，しわ及び輪節がある。折面は褐色～暗褐色で透明感があり角質である。横切面をルーペ視するとき皮層と中心柱は区分され，全面に維管束が散在する。特異なにおいがあり，味は極めて辛い。

横切片を鏡検するとき，外側よりコルク層，皮層，内皮，中心柱が認められる。皮層と中心柱は一層の内皮によって区分される。皮層及び中心柱は柔組織からなり，繊維束で囲まれた維管束が散在する。柔組織中には黄色の油様物質を含む油細胞が散在し，柔細胞中にはシュウ酸カルシウムの単晶が含まれ，でんぷんは糊化している。

また，「カンキョウ」の確認試験を準用する。

乾燥減量 15％以下。

灰　　分 5％以下。

【253】 K 59

成分及び分量 又 は 本 質	日本薬局方 ケ イ ヒ	4.0 g
	〃 ブ ク リ ョ ウ	4.0 g
	〃 ボ タ ン ピ	4.0 g
	〃 ト ウ ニ ン	4.0 g
	〃 シ ャ ク ヤ ク	4.0 g
	〃 カ ン ゾ ウ	1.5 g
	〃 シ ョ ウ キ ョ ウ	1.0 g
	全　　量	22.5 g
製 造 方 法	以上の切断又は破砕した生薬をとり，1包として製する。	
用 法 及 び 用 量	本品1包に水約500 mLを加えて，半量ぐらいまで煎じつめ，煎じかすを除き，煎液を3回に分けて食間に服用する。上記は大人の1日量である。 15才未満7才以上　大人の⅔，7才未満4才以上　大人の½，4才未満2才以上大人の⅓，2才未満　大人の¼以下を服用する。	
効 能 又 は 効 果	比較的体力があり，ときに下腹部痛，肩こり，頭重，めまい，のぼせて足冷えなどを訴えるものの次の諸症：月経不順，月経異常，月経痛，更年期障害，血の道症，肩こり，めまい，頭重，打ち身（打撲症），しもやけ，しみ	
貯 蔵 方 法 及 び 有 効 期 間	密閉容器	
規格及び試験方法	別記のとおり。	
備　　　考	甲字湯	

規 格 及 び 試 験 方 法

性　　状　本品は特異なにおいがある。

確認試験　本品1包を白紙上に広げ，各生薬を外観的に選別し，それぞれの生薬につき，次の試験を行う。

（1）　**ケイヒ**　外面は暗赤褐色を呈し，内面は赤褐色を呈し，平滑である。横断面は赤褐色を呈し淡褐色の薄層が見られる。特異なにおいがあり，味は甘く，辛く，後にやや粘液性で，わずかに収れん性である。

　　横切片を鏡検するとき，一次皮部と二次皮部はほとんど連続した石細胞環で区分され，環の外辺にはほぼ円形に結集した繊維束を伴い，環の各石細胞の膜はしばしばU字形に肥厚する。二次皮部中には石細胞を認めず，まばらに少数の厚膜繊維を認める。柔組織中には油細胞，粘液細胞及び微細なシュウ酸カルシウムの針晶を含む細胞があり，柔細胞中にはでんぷん粒を含む。

（2）　**ブクリョウ**　白色又はわずかに淡赤色を帯びた白色で，質は堅いが砕きやすい。味はないがやや粘液ようである。

　　また，「ブクリョウ」の確認試験を準用する。

（3）　**ボタンピ**　外面は暗褐色〜帯紫褐色，内面は淡灰褐色〜暗紫色を呈する。内面及び切断面にはしばしば白色の結晶を付着する。特異なにおいがあり，味はわずかに辛くて苦い。

　　また，「ボタンピ」の確認試験を準用する。

（4）　**トウニン**　種皮は薄く，外面は赤褐色を帯び，表面にはすれて落ちやすい石細胞となった表皮

細胞があって，粉をふいたようである。切断面は類白色である。味はわずかに苦く，油ようである。

　表皮の表面を鏡検するとき，数個ずつ集合する石細胞はおおむね円形で，その細胞膜は均等に厚く，側面視では方形又は長方形を呈する。

　また，「トウニン」の確認試験を準用する。

（5）　**シャクヤク**　外面は褐色〜淡灰褐色を呈し，横断面はち密で淡灰褐色を呈し，木部には淡褐色の放射状の線がある。わずかに特異なにおいがあり，味は初めわずかに甘く，後に渋くてわずかに苦い。

　また，「シャクヤク」の確認試験を準用する。

（6）　**カンゾウ**　外面(周皮)は暗褐色〜赤褐色で縦じわがあり，切断面は淡黄色で繊維質を呈する。横断面では，皮部と木部の境界はほぼ明らかで，放射状の構造を現わす。味は甘い。

　横切片を鏡検するとき，皮付きカンゾウでは黄褐色の多層のコルク層とその内層に1〜3細胞層のコルク皮層がある。皮部には放射組織が退廃師部と交互に放射状に配列し，師部には結晶細胞列で囲まれた厚膜で木化不十分な師部繊維群がある。木部には3〜10細胞列の放射組織が黄色で巨大な道管と交互に放射状に配列し，道管は結晶細胞列で囲まれた木部繊維及び木部柔細胞を伴い，ストロンに基づくものでは柔細胞性の髄がある。柔細胞中にはでんぷん粒を含み，またしばしばシュウ酸カルシウムの単晶を含む。皮去りカンゾウでは周皮及び師部の一部を欠いている。

（7）　**ショウキョウ**　淡灰黄色の周皮を付けたままか，又はその一部をはぎとってあり，表面は灰白色〜淡灰褐色で，しばしば白粉を付けている。横断面は繊維性，粉性で，淡帯黄褐色を呈し，皮層と中心柱とに分かれる。横断面をルーペ視するとき，その全面に維管束及び分泌物が褐色の細点として散在している。特異なにおいがあり，味は極めて辛い。

乾燥減量　15％以下。

灰　　分　5％以下。

【254】 K 60

成分及び分量又は本質	日本薬局方	ソウジュツ	4.0 g
	〃	コウボク	3.0 g
	〃	チンピ	3.0 g
	〃	コウブシ	4.0 g
	〃	タイソウ	2.0 g
	〃	ショウキョウ	0.5 g
	〃	カンゾウ	1.0 g
	〃	シュクシャ	1.5 g
	〃	カッコウ	1.0 g
		全　量	20.0 g
製 造 方 法	以上の切断又は破砕した生薬をとり，1包として製する。		
用 法 及 び 用 量	本品1包に水約500 mLを加えて，半量ぐらいまで煎じつめ，煎じかすを除き，煎液を3回に分けて食間に服用する。上記は大人の1日量である。15才未満7才以上　大人の⅔，7才未満4才以上　大人の½，4才未満2才以上　大人の⅓，2才未満　大人の¼以下を服用する。		
効 能 又 は 効 果	体力中等度で，食べ過ぎて胃がもたれる傾向のあるものの次の諸症：食欲異常，食欲不振，急・慢性胃炎，消化不良		
貯 蔵 方 法 及 び有 効 期 間	密閉容器		
規格及び試験方法	別記のとおり。		
備　　　　考	香砂平胃散料		

規 格 及 び 試 験 方 法

性　状　本品は特異なにおいがある。

確認試験　本品1包を白紙上に広げ，各生薬を外観的に選別し，それぞれの生薬につき，次の試験を行う。

（1）　**ソウジュツ**　外面は暗灰褐色～暗黄褐色である。横断面は淡褐色～赤褐色の分泌物による細点を認める。しばしば白色綿状の結晶を析出する。特異なにおいがあり，味はわずかに苦い。

　横切片を鏡検するとき，皮部の柔組織中には，通例，繊維束を欠き，放射組織の末端部には淡褐色～黄褐色の内容物を含む油室がある。木部は形成層に接して道管を囲んだ繊維束が放射状に配列し，髄及び放射組織中には皮部と同様な油室がある。柔細胞中にはイヌリンの球晶及びシュウ酸カルシウムの針晶を含む。

（2）　**コウボク**　外面は灰白色～灰褐色を呈し，内面は淡褐色～褐色，切断面は淡赤褐色を呈し，繊維性である。わずかに芳香があり，味は苦い。

　横切片を鏡検するとき，コルク層は厚く，ほぼ等径性の石細胞が環状に内接する。一次皮部は狭く，内しょう部には繊維群が点在し，二次皮部の放射組織間には師部繊維群が階段状に並ぶ。油細胞の多数は一次皮部に，少数は二次皮部に散在し，狭い放射組織内にも認められることがある。

　また，「コウボク」の確認試験を準用する。

（3）　**チンピ**　外面は黄赤色～暗黄褐色で，油室による多数の小さいくぼみがあり，内面は白色～淡

灰黄褐色である。厚さ約 2 mm で，質は軽くてもろい。芳香があり，味は苦くて，わずかに刺激性である。

また，「チンピ」の確認試験を準用する。

（4） **コウブシ** 外面は灰褐色〜灰黒褐色を呈し，不整な輪節があり，その部分に一方に向かって多数の毛がある。質は堅く，横断面は赤褐色〜淡黄色を呈し，ろうようのつやを帯び，皮層部の厚さは中心柱の径とほぼ等しいか又はわずかに薄い。横断面をルーペ視するとき，外面は繊維束が褐色のはん点として輪状に並び，皮層部にはところどころに維管束が赤褐色のはん点として，また分泌細胞が黄褐色の微小なはん点として多数存在する。中心柱には多数の維管束が点又は線として散在する。わずかに特異なにおい及び味がある。

（5） **タイソウ** 外面は赤褐色であらいしわがあるか，又は暗灰赤色で細かいしわがあり，いずれもつやがある。外果皮は薄く革質で，中果皮は暗灰褐色を呈し，海綿ようで柔らかく粘着性があり，内果皮は極めて堅く，種子は偏平である。わずかに特異なにおいがあり，味は甘い。

（6） **ショウキョウ** 淡灰黄色の周皮を付けたままか，又はその一部をはぎとってあり，表面は灰白色〜淡灰褐色で，しばしば白粉を付けている。横断面は繊維性，粉性で，淡帯黄褐色を呈し，皮層と中心柱とに分かれる。横断面をルーペ視するとき，その全面に維管束及び分泌物が褐色の細点として散在している。特異なにおいがあり，味は極めて辛い。

（7） **カンゾウ** 外面(周皮)は暗褐色〜赤褐色で縦じわがあり，切断面は淡黄色で繊維質を呈する。横断面では，皮部と木部の境界はほぼ明らかで，放射状の構造を現わす。味は甘い。

横切片を鏡検するとき，皮付きカンゾウでは黄褐色の多層のコルク層とその内層に 1 〜 3 細胞層のコルク皮層がある。皮部には放射組織が退廃師部と交互に放射状に配列し，師部には結晶細胞列で囲まれた厚膜で木化不十分な師部繊維群がある。木部には 3 〜10 細胞列の放射組織が黄色で巨大な道管と交互に放射状に配列し，道管は結晶細胞列で囲まれた木部繊維及び木部柔細胞を伴い，ストロンに基づくものでは柔細胞性の髄がある。柔細胞中にはでんぷん粒を含み，またしばしばシュウ酸カルシウムの単晶を含む。皮去りカンゾウでは周皮及び師部の一部を欠いている。

（8） **シュクシャ** ほぼ球形又はだ円球形を呈し，長さ 1〜1.5 cm，径 0.8〜1 cm，外面は灰褐色〜暗褐色を呈し，石灰を散布して乾燥したものは白粉を付けている。種子塊は薄い膜で 3 室に分かれ，各室に 10〜20 個の種子を含む。種子は多角形の粒状で，長さ 3〜5 mm，径約 3 mm，表面には多数の細かい突起があり，質は堅い。種子を縫線に沿って縦断すると，断面は細長く，へそは深くくぼみ，合点はややくぼんでいる。種皮は暗褐色，外乳は白色で，淡黄色の内乳及び胚を包み，胚は細長い。かめば特異なにおいがあり，味は辛い。

（9） **カッコウ** 茎及びこれに対生した葉からなる。葉はしわがよって縮み，水に浸してしわを伸ばすと，卵形〜卵状長楕円形を呈し，長さ 2.5〜10 cm，幅 2.5〜7 cm，辺縁に鈍きょ歯があり，基部は広いくさび形で葉柄を付ける。葉の上面は暗褐色，下面は灰褐色を呈し，両面に密に毛がある。茎は方柱形，中実で，表面は灰緑色を呈し，灰白色〜黄白色の毛があり，髄は大きく，類白色で海綿状を呈する。ルーペ視するとき，毛，腺毛及び腺りんを認める。特異なにおいがあり，味はわずかに苦い。

葉柄の横切片を鏡検するとき，向軸面中央は大きく突出し，その表皮の内側に厚角細胞が認められる。中央部の維管束は 2 群に分かれる。葉身主脈部の横切片を鏡検するとき，主脈の向軸面は大きく突出し，その表皮の内側に厚角細胞が認められる。中央部には扇状に配列した維管束がある。茎の横切片を鏡検するとき，表皮の内側に数細胞層の厚角組織が認められる。ときに表皮下にコルク層が発達することがある。皮層の内側には並立維管束が環状に配列し，師部の外側に師部繊維群が認められる。皮層の柔細胞中に油滴が，髄の柔細胞中にシュウ酸カルシウムの針晶，単晶又は柱状晶が認めら

れる。

　また，「カッコウ」の確認試験を準用する。

乾燥減量　15 ％以下。

灰　　分　6 ％以下。

438

【255】 K 61

成分及び分量又は本質	日本薬局方	ビャクジュツ	3.0 g
	〃	ブクリョウ	3.0 g
	〃	ソウジュツ	2.0 g
	〃	コウボク	2.0 g
	〃	チンピ	2.0 g
	〃	コウブシ	2.0 g
	〃	ショウズク	2.0 g
	〃	ニンジン	2.0 g
	〃	モッコウ	1.5 g
	〃	シュクシャ	1.5 g
	〃	カンゾウ	1.5 g
	〃	タイソウ	1.5 g
	〃	ショウキョウ	1.0 g
		全　量	25.0 g
製造方法	以上の切断又は破砕した生薬をとり，1包として製する。		
用法及び用量	本品1包に水約500 mLを加えて，半量ぐらいまで煎じつめ，煎じかすを除き，煎液を3回に分けて食間に服用する。上記は大人の1日量である。15才未満7才以上　大人の⅔，7才未満4才以上　大人の½，4才未満2才以上大人の⅓，2才未満　大人の¼以下を服用する。		
効能又は効果	体力虚弱なものの次の諸症：胃弱，胃腸虚弱，慢性胃腸炎，食欲不振		
貯蔵方法及び有効期間	密閉容器		
規格及び試験方法	別記のとおり。		
備考	香砂養胃湯		

規格及び試験方法

性　状　本品は特異なにおいがある。

確認試験　本品1包を白紙上に広げ，各生薬を外観的に選別し，それぞれの生薬につき，次の試験を行う。

（1）　ビャクジュツ　外面は淡灰黄色～淡黄白色で，ところどころ灰褐色を呈し，横切面には淡黄褐色～褐色の分泌物による細点がある。特異なにおいがあり，味はわずかに苦い。

　横切片を鏡検するとき，皮部の柔組織中にはしばしば師管の外側に接して繊維束があり，放射組織の末端部には淡褐色～褐色の内容物を含む油室がある。木部には大きい髄を囲んで放射状に配列した短径の道管とそれを囲む著しい繊維束がある。髄及び放射組織中には皮部と同様な油室があり，柔組織中にはイヌリンの小球晶及びシュウ酸カルシウムの針晶を含む。

　また，「ビャクジュツ」の確認試験を準用する。

（2）　ブクリョウ　白色又はわずかに淡赤色を帯びた白色で，質は堅いが砕きやすい。味はないがやや粘液ようである。

　また，「ブクリョウ」の確認試験を準用する。

（3）　ソウジュツ　外面は暗灰褐色～暗黄褐色である。横断面は淡褐色～赤褐色の分泌物による細点

を認める。しばしば白色綿状の結晶を析出する。特異なにおいがあり，味はわずかに苦い。

横切片を鏡検するとき，皮部の柔組織中には，通例，繊維束を欠き，放射組織の末端部には淡褐色～黄褐色の内容物を含む油室がある。木部は形成層に接して道管を囲んだ繊維束が放射状に配列し，髄及び放射組織中には皮部と同様な油室がある。柔細胞中にはイヌリンの球晶及びシュウ酸カルシウムの針晶を含む。

（4）**コウボク** 外面は灰白色～灰褐色を呈し，内面は淡褐色～褐色，切断面は淡赤褐色を呈し，繊維性である。わずかに芳香があり，味は苦い。

横切片を鏡検するとき，コルク層は厚く，ほぼ等径性の石細胞が環状に内接する。一次皮部は狭く，内しょう部には繊維群が点在し，二次皮部の放射組織間には師部繊維群が階段状に並ぶ。油細胞の多数は一次皮部に，少数は二次皮部に散在し，狭い放射組織内にも認められることがある。

また，「コウボク」の確認試験を準用する。

（5）**チンピ** 外面は黄赤色～暗黄褐色で，油室による多数の小さいくぼみがあり，内面は白色～淡灰黄褐色である。厚さ約2mmで，質は軽くてもろい。芳香があり，味は苦くて，わずかに刺激性である。

また，「チンピ」の確認試験を準用する。

（6）**コウブシ** 外面は灰褐色～灰黒褐色を呈し，不整な輪節があり，その部分に一方に向かって多数の毛がある。質は堅く，横断面は赤褐色～淡黄色を呈し，ろうようのつやを帯び，皮層部の厚さは中心柱の径とほぼ等しいか又はわずかに薄い。横断面をルーペ視するとき，外面は繊維束が褐色のはん点として輪状に並び，皮層部にはところどころに維管束が赤褐色のはん点として，また分泌細胞が黄褐色の微小なはん点として多数存在する。中心柱には多数の維管束が点又は線として散在する。わずかに特異なにおい及び味がある。

（7）**ショウズク** 淡黄色を呈し，ほぼ長だ円球形をなし，長さ10～20mm，径5～10mm，表面には3本の鈍いりょうと多数の縦線があり，頂端には1～2mmの小突起がある。果皮は薄く軽く繊維性である。内部は薄い膜によって3室に分かれ，各室中には仮種皮によって縦に接合する3～7個の種子がある。種子は暗褐色～黒褐色を呈し，長卵形又は不整有角性で，長さ3～4mm，背部はとつ形で，腹部には深い縦みぞがあり，また粗雑な小隆起がある。種子は特異な芳香があり，味は辛くてわずかに苦く，果皮はにおい及び味がない。

（8）**ニンジン** 外面は淡黄褐色～淡灰褐色を呈し，縦じわがあり，横断面は淡黄褐色を呈し，形成層の付近は褐色を呈する。特異なにおいがあり，味は初めわずかに甘く，後にやや苦い。

また，「ニンジン」の確認試験を準用する。

（9）**モッコウ** 外面は黄褐色～灰褐色で，あらい縦じわがある。横断面は黄褐色～暗褐色で，ルーペ視するとき，環状暗色の形成層が認められ，木部組織と放射組織が放射状の模様を呈し，ところどころに大きな裂け目と褐色の油室が散在している。特異なにおいがあり，味は苦い。

（10）**シュクシャ** ほぼ球形又はだ円球形を呈し，長さ1～1.5cm，径0.8～1cm，外面は灰褐色～暗褐色を呈し，石灰を散布して乾燥したものは白粉を付けている。種子塊は薄い膜で3室に分かれ，各室に10～20個の種子を含む。種子は多角形の粒状で，長さ3～5mm，径約3mm，表面には多数の細かい突起があり，質は堅い。種子を縫線に沿って縦断すると，断面は細長く，へそは深くくぼみ，合点はややくぼんでいる。種皮は暗褐色，外乳は白色で，淡黄色の内乳及び胚を包み，胚は細長い。かめば特異なにおいがあり，味は辛い。

（11）**カンゾウ** 外面（周皮）は暗褐色～赤褐色で縦じわがあり，切断面は淡黄色で繊維質を呈する。横断面では，皮部と木部の境界はほぼ明らかで，放射状の構造を現わす。味は甘い。

横切片を鏡検するとき，皮付きカンゾウでは黄褐色の多層のコルク層とその内層に1～3細胞層の

440

コルク皮層がある。皮部には放射組織が退廃師部と交互に放射状に配列し，師部には結晶細胞列で囲まれた厚膜で木化不十分な師部繊維群がある。木部には 3 ～10 細胞列の放射組織が黄色で巨大な道管と交互に放射状に配列し，道管は結晶細胞列で囲まれた木部繊維及び木部柔細胞を伴い，ストロンに基づくものでは柔細胞性の髄がある。柔細胞中にはでんぷん粒を含み，またしばしばシュウ酸カルシウムの単晶を含む。皮去りカンゾウでは周皮及び師部の一部を欠いている。

(12)　**タイソウ**　外面は赤褐色であらいしわがあるか，又は暗灰赤色で細かいしわがあり，いずれもつやがある。外果皮は薄く革質で，中果皮は暗灰褐色を呈し，海綿ようで柔らかく粘着性があり，内果皮は極めて堅く，種子は偏平である。わずかに特異なにおいがあり，味は甘い。

(13)　**ショウキョウ**　淡灰黄色の周皮を付けたままか，又はその一部をはぎとってあり，表面は灰白色～淡灰褐色で，しばしば白粉を付けている。横断面は繊維性，粉性で，淡帯黄褐色を呈し，皮層と中心柱とに分かれる。横断面をルーペ視するとき，その全面に維管束及び分泌物が褐色の細点として散在している。特異なにおいがあり，味は極めて辛い。

乾燥減量　15 ％以下。

灰　　分　5 ％以下。

【256】 K 62

成分及び分量又は本質	日本薬局方	ニンジン	3.0 g
	〃	ビャクジュツ	3.0 g
	〃	ブクリョウ	3.0 g
	〃	ハンゲ	3.0 g
	〃	チンピ	2.0 g
	〃	コウブシ	2.0 g
	〃	タイソウ	1.5 g
	〃	ショウキョウ	0.5 g
	〃	カンゾウ	1.0 g
	〃	シュクシャ	1.0 g
	〃	カッコウ	1.0 g
		全　量	21.0 g

製造方法	以上の切断又は破砕した生薬をとり，1包として製する。
用法及び用量	本品1包に水約500 mLを加えて，半量ぐらいまで煎じつめ，煎じかすを除き，煎液を3回に分けて食間に服用する。上記は大人の1日量である。 15才未満7才以上　大人の⅔，7才未満4才以上　大人の½，4才未満2才以上大人の⅓，2才未満　大人の¼以下を服用する。
効能又は効果	体力中等度以下で，気分が沈みがちで頭が重く，胃腸が弱く，食欲がなく，みぞおちがつかえて疲れやすく，貧血性で手足が冷えやすいものの次の諸症：胃炎，胃腸虚弱，胃下垂，消化不良，食欲不振，胃痛，嘔吐
貯蔵方法及び有効期間	密閉容器
規格及び試験方法	別記のとおり。
備　考	香砂六君子湯

規格及び試験方法

性状　本品は特異なにおいがある。

確認試験　本品1包を白紙上に広げ，各生薬を外観的に選別し，それぞれの生薬につき，次の試験を行う。

（1）　ニンジン　外面は淡黄褐色～淡灰褐色を呈し，縦じわがあり，横断面は淡黄褐色を呈し，形成層の付近は褐色を呈する。特異なにおいがあり，味は初めわずかに甘く，後にやや苦い。

　また，「ニンジン」の確認試験を準用する。

（2）　ビャクジュツ　外面は淡灰黄色～淡黄白色で，ところどころ灰褐色を呈し，横切面には淡黄褐色～褐色の分泌物による細点がある。特異なにおいがあり，味はわずかに苦い。

　横切片を鏡検するとき，皮部の柔組織中にはしばしば師管の外側に接して繊維束があり，放射組織の末端部には淡褐色～褐色の内容物を含む油室がある。木部には大きい髄を囲んで放射状に配列した短径の道管とそれを囲む著しい繊維束がある。髄及び放射組織中には皮部と同様な油室があり，柔組織中にはイヌリンの小球晶及びシュウ酸カルシウムの針晶を含む。

　また，「ビャクジュツ」の確認試験を準用する。

（3）　ブクリョウ　白色又はわずかに淡赤色を帯びた白色で，質は堅いが砕きやすい。味はないがやや粘液ようである。

また，「ブクリョウ」の確認試験を準用する。

（4）　**ハンゲ**　外面は白色～灰白黄色，上部には茎の跡がくぼみとなり，その周辺には根の跡がくぼんだ細点となっている。横断面は白色，粉性である。味は初めなく，やや粘液性で，後に強いえぐ味を残す。

　横切片を鏡検するとき，主としてでんぷん粒を充満した柔組織からなり，わずかにシュウ酸カルシウムの束晶を含んだ粘液細胞がその間に認められる。でんぷん粒は主として2～3個の複粒で，通例，径10～15μm，単粒は通例径3～7μmである。束晶は長さ25～150μmである。

（5）　**チンピ**　外面は黄赤色～暗黄褐色で，油室による多数の小さいくぼみがあり，内面は白色～淡灰黄褐色である。厚さ約2mmで，質は軽くてもろい。芳香があり，味は苦くて，わずかに刺激性である。

　また，「チンピ」の確認試験を準用する。

（6）　**コウブシ**　外面は灰褐色～灰黒褐色を呈し，不整な輪節があり，その部分に一方に向かって多数の毛がある。質は堅く，横断面は赤褐色～淡黄色を呈し，ろうようのつやを帯び，皮層部の厚さは中心柱の径とほぼ等しいか又はわずかに薄い。横断面をルーペ視するとき，外面は繊維束が褐色のはん点として輪状に並び，皮層部はところどころに維管束が赤褐色のはん点として，また分泌細胞が黄褐色の微小なはん点として多数存在する。中心柱には多数の維管束が点又は線として散在する。わずかに特異なにおい及び味がある。

（7）　**タイソウ**　外面は赤褐色であらいしわがあるか，又は暗灰赤色で細かいしわがあり，いずれもつやがある。外果皮は薄く革質で，中果皮は暗灰褐色を呈し，海綿ようで柔らかく粘着性があり，内果皮は極めて堅く，種子は偏平である。わずかに特異なにおいがあり，味は甘い。

（8）　**ショウキョウ**　淡灰黄色の周皮をつけたままか，又はその一部をはぎとってあり，表面は灰白色～淡灰褐色で，しばしば白粉を付けている。横断面は繊維性，粉性で，淡帯黄褐色を呈し，皮層と中心柱とに分かれる。横断面をルーペ視するとき，その全面に維管束及び分泌物が褐色の細点として散在している。特異なにおいがあり，味は極めて辛い。

（9）　**カンゾウ**　外面（周皮）は暗褐色～赤褐色で縦じわがあり，切断面は淡黄色で繊維質を呈する。横断面では，皮部と木部の境界はほぼ明らかで，放射状の構造を現わす。味は甘い。

　横切片を鏡検するとき，皮付きカンゾウでは黄褐色の多層のコルク層とその内層に1～3細胞層のコルク皮層がある。皮部には放射組織が退廃師部と交互に放射状に配列し，師部には結晶細胞列で囲まれた厚膜で木化不十分な師部繊維群がある。木部には3～10細胞列の放射組織が黄色で巨大な道管と交互に放射状に配列し，道管は結晶細胞列で囲まれた木部繊維及び木部柔細胞を伴い，ストロンに基づくものでは柔細胞性の髄がある。柔細胞中にはでんぷん粒を含み，またしばしばシュウ酸カルシウムの単晶を含む。皮去りカンゾウでは周皮及び師部の一部を欠いている。

（10）　**シャクヤク**　外面は褐色～淡灰褐色を呈し，横断面はち密で淡灰褐色を呈し，木部には淡褐色の放射状の線がある。わずかに特異なにおいがあり，味は初めわずかに甘く，後に渋くてわずかに苦い。

　また，「シャクヤク」の確認試験を準用する。

（11）　**カッコウ**　茎及びこれに対生した葉からなる。葉はしわがよって縮み，水に浸してしわを伸ばすと，卵形～卵状長楕円形を呈し，長さ2.5～10cm，幅2.5～7cm，辺縁に鈍きょ歯があり，基部は広いくさび形で葉柄を付ける。葉の上面は暗褐色，下面は灰褐色を呈し，両面に密に毛がある。茎は方柱形，中実で，表面は灰緑色を呈し，灰白色～黄白色の毛があり，髄は大きく，類白色で海綿状を呈する。ルーペ視するとき，毛，腺毛及び腺りんを認める。特異なにおいがあり，味はわずかに苦い。

　葉柄の横切片を鏡検するとき，向軸面中央は大きく突出し，その表皮の内側に厚角細胞が認められ

る。中央部の維管束は2群に分かれる。葉身主脈部の横切片を鏡検するとき，主脈の向軸面は大きく突出し，その表皮の内側に厚角細胞が認められる。中央部には扇状に配列した維管束がある。茎の横切片を鏡検するとき，表皮の内側に数細胞層の厚角組織が認められる。ときに表皮下にコルク層が発達することがある。皮層の内側には並立維管束が環状に配列し，師部の外側に師部繊維群が認められる。皮層の柔細胞中に油滴が，髄の柔細胞中にシュウ酸カルシウムの針晶，単晶又は柱状晶が認められる。

　また，「カッコウ」の確認試験を準用する。

乾燥減量　15％以下。

灰　　分　5％以下。

【257】 K 63

成分及び分量 又は本質	日本薬局方	コ ウ ブ シ	3.5 g
	〃	ソ ヨ ウ	1.5 g
	〃	チ ン ピ	3.0 g
	〃	カ ン ゾ ウ	1.0 g
	〃	ショウキョウ	1.0 g
		全　　　量	10.0 g

製 造 方 法	以上の切断又は破砕した生薬をとり，1包として製する。
用 法 及 び 用 量	本品1包に水約500 mLを加えて，半量ぐらいまで煎じつめ，熱いうちに煎じかすを除き，煎液を3回に分けて食間に服用する。上記は大人の1日量である。 15才未満7才以上　大人の⅔，7才未満4才以上　大人の½，4才未満2才以上　大人の⅓，2才未満　大人の¼以下を服用する。 本剤は必ず1日分ずつ煎じ，数日分をまとめて煎じないこと。
効 能 又 は 効 果	体力虚弱で，神経過敏で気分がすぐれず胃腸の弱いものの次の諸症：かぜの初期，血の道症
貯 蔵 方 法 及 び 有 効 期 間	密閉容器
規格及び試験方法	別記のとおり。
備　　　　　考	香蘇散料

規 格 及 び 試 験 方 法

性　　状　本品は特異なにおいがある。

確認試験　本品1包を白紙上に広げ，各生薬を外観的に選別し，それぞれの生薬につき，次の試験を行う。

（1）　**コウブシ**　紡錘形を呈し，長さ1.5〜2.5 cm，径0.5〜1 cmである。外面は灰褐色〜灰黒褐色で，5〜8個の不整な輪節があり，その部分に毛状になった繊維束がある。質は堅く，横断面は赤褐色〜淡黄色を呈し，ろうようのつやを帯び，皮層部の厚さは中心柱の径とほぼ等しいか又はわずかに薄い。これをルーペ視するとき，周辺には繊維束が褐色のはん点として輪状に並び，皮層部にはところどころに維管束が赤褐色のはん点として，また分泌細胞が黄褐色の微小なはん点として多数存在する。中心柱には多数の維管束が点又は線として散在する。わずかに特異なにおい及び味がある。

（2）　**ソヨウ**　縮んだ葉の細片で，両面とも帯褐紫色，又は上面は灰緑色〜帯褐緑色で下面は帯褐紫色を呈する。茎を交えるものは，その横断面は方形である。葉をルーペ視するとき，両面にまばらに毛を認め，特に葉脈上に多く，裏面には細かい腺毛を認める。もみ砕くとき，特異なにおいがあり，味はわずかに苦い。

　また，「ソヨウ」の確認試験を準用する。

（3）　**チンピ**　外面は黄赤色〜暗黄褐色で，油室による多数の小さいくぼみがあり，内面は白色〜淡灰黄褐色である。質は軽くてもろい。特異な芳香があり，味は苦くて，わずかに刺激性である。

　また，「チンピ」の確認試験を準用する。

（4）　**カンゾウ**　外面（周皮）は暗褐色〜赤褐色で縦じわがあり，切断面は淡黄色で繊維質を呈する。横断面では，皮部と木部の境界はほぼ明らかで，放射状の構造を現わす。味は甘い。

横切片を鏡検するとき，皮付きカンゾウでは黄褐色の多層のコルク層とその内層に 1 ～ 3 細胞層のコルク皮層がある。皮部には放射組織が退廃師部と交互に放射状に配列し，師部には結晶細胞列で囲まれた厚膜で木化不十分な師部繊維群がある。木部には 3 ～ 10 細胞列の放射組織が黄色で巨大な道管と交互に放射状に配列し，道管は結晶細胞列で囲まれた木部繊維及び木部柔細胞を伴い，ストロンに基づくものでは柔細胞性の髄がある。柔細胞中にはでんぷん粒を含み，またしばしばシュウ酸カルシウムの単晶を含む。皮去りカンゾウでは周皮及び師部の一部を欠いている。

（5） ショウキョウ　淡灰黄色の周皮を付けたままか，又はその一部をはぎとってあり，表面は灰白色～淡灰褐色で，しばしば白粉を付けている。横断面は繊維性，粉性で，淡黄褐色を呈し，皮層と中心柱とに分かれる。横断面をルーペ視するとき，その全面に維管束及び分泌物が暗褐色の細点として散在している。特異なにおいがあり，味は極めて辛い。

乾燥減量　15 ％以下。

灰　　分　6 ％以下。

【258】 K 63—①

成分及び分量又は本質	日本薬局方	コウブシ	2.1 g
	〃	ソ ヨ ウ	0.9 g
	〃	チ ン ピ	1.8 g
	〃	カンゾウ	0.6 g
	〃	ショウキョウ	0.6 g
		全　　量	6.0 g
製 造 方 法	以上の生薬をそれぞれ末とし，散剤の製法により製する。ただし，分包散剤とする。		
用法及び用量	1回量を次のとおりとし，1日3回，食前又は空腹時に服用する。大人(15才以上)1包2.0 g，15才未満7才以上　大人の⅔，7才未満4才以上　大人の½，4才未満2才以上　大人の⅓，2才未満　大人の¼を服用する。		
効 能 又 は 効 果	体力虚弱で，神経過敏で気分がすぐれず胃腸の弱いものの次の諸症：かぜの初期，血の道症		
貯 蔵 方 法 及 び 有 効 期 間	密閉容器		
規格及び試験方法	別記のとおり。		
備　　　　考	香蘇散		

規 格 及 び 試 験 方 法

性　状　本品は褐色の粉末で，特異なにおいがある。

確認試験

（1）　**コウブシ**　本品の粉末2gにジエチルエーテル10 mLを加え，還流冷却器を付け，水浴上で10分間加熱し，冷後，ろ過し，ろ液を試料溶液とする。

　別に「コウブシ」の粉末1gをとり，試料溶液と同様に操作して対照溶液とする。

　これらの液につき，薄層クロマトグラフ法により試験を行う。試料溶液及び対照溶液10 μLずつを薄層クロマトグラフ用シリカゲルを用いて調製した薄層板にスポットする。次にクロロホルム・メタノール混液（3：1）を展開溶媒として約10 cm展開した後，薄層板を風乾する。

　これにp-ジメチルアミノベンズアルデヒド試液を均等に噴霧し，105℃で30分間加熱するとき，Rf値約0.84付近に暗紫色スポットを認める。

（2）　**ソヨウ**　本品の粉末2gにジエチルエーテル10 mLを加え，還流冷却器をつけ，水浴上で10分間加熱し，冷後，ろ過し，ろ液を試料溶液とする。

　別に「ソヨウ」の粉末1gをとり，試料溶液と同様に操作して対照溶液とする。

　これらの液につき，薄層クロマトグラフ法により試験を行う。試料溶液及び対照溶液10 μLずつを薄層クロマトグラフ用シリカゲルを用いて調製した薄層板にスポットする。次にヘキサン・ベンゼン・アセトン混液（70：15：15）を展開溶媒として約10 cm展開した後，薄層板を風乾するとき，Rf値約0.32付近に緑色のスポットを認める。

（3）　**チンピ**　本品の粉末2gにメタノール10 mLを加え，還流冷却器をつけ，水浴上で10分間加熱し，冷後，ろ過し，ろ液を試料溶液とする。

　別に「チンピ」の粉末1gをとり，試料溶液と同様に操作して対照溶液とする。

　これらの液につき，薄層クロマトグラフ法により試験を行う。試料溶液及び対照溶液10 μLずつ

を薄層クロマトグラフ用シリカゲルを用いて調製した薄層板にスポットする。次にクロロホルム・メタノール混液（3：1）を展開溶媒として約 10 cm 展開した後，薄層板を風乾する。

これに硫酸試液を均等に噴霧し，105 ℃で 30 分間加熱するとき，Rf 値約 0.89 付近に黄色のスポットを認める。

（4） **カンゾウ**　本品の粉末 2 g にエタノール（95）・水混液（7：3）10 mL を加え，還流冷却器を付け，水浴上で 10 分間加熱し，冷後，ろ過し，ろ液を試料溶液とする。別に「カンゾウ」の粉末 1 g をとり，試料溶液と同様に操作して対照溶液とする。

これらの液につき，薄層クロマトグラフ法により試験を行う。試料溶液及び対照溶液 10 μL ずつを薄層クロマトグラフ用シリカゲルを用いて調製した薄層板にスポットする。次にベンゼン・酢酸エチル混液（3：7）を展開溶媒として約 10 cm 展開した後，薄層板を風乾する。

これに 4－メトキシベンズアルデヒド・硫酸試液を均等に噴霧し，105 ℃で 30 分間加熱するとき，Rf 値約 0.55 付近に橙色のスポットを認める。

（5） **ショウキョウ**　本品の粉末 2 g にアセトン 10 mL を加え，還流冷却器をつけ，水浴上で 10 分間加熱し，冷後，ろ過し，ろ液を試料溶液とする。

別に「ショウキョウ」の粉末 1 g をとり，試料溶液と同様に操作して対照溶液とする。

これらの液につき，薄層クロマトグラフ法により試験を行う。試料溶液及び対照溶液 10 μL ずつを薄層クロマトグラフ用シリカゲルを用いて調製した薄層板にスポットする。次に四塩化炭素・アセトン混液（5：1）を展開溶媒として約 10 cm 展開した後，薄層板を風乾する。

これにバニリン・硫酸・エタノール試液を均等に噴霧し，105 ℃で 30 分間加熱するとき，Rf 値約 0.55 付近に紫色のスポットを認める。

乾燥減量　15 ％以下。

灰　　分　6 ％以下。

【259】 K 64

成分及び分量又は本質	日本薬局方	コ ウ ボ ク	3.0 g
	〃	シ ョ ウ キ ョ ウ	0.5 g
	〃	ハ ン ゲ	4.0 g
	〃	ニ ン ジ ン	2.0 g
	〃	カ ン ゾ ウ	2.0 g
		全　量	11.5 g
製 造 方 法	以上の切断又は破砕した生薬をとり，1包として製する。		
用 法 及 び 用 量	本品1包に水約500 mLを加えて，半量ぐらいまで煎じつめ，煎じかすを除き，煎液を3回に分けて食間に服用する。上記は大人の1日量である。15才未満7才以上　大人の⅔，7才未満4才以上　大人の½，4才未満2才以上大人の⅓，2才未満　大人の¼以下を服用する。		
効 能 又 は 効 果	体力虚弱で，腹部膨満感のあるものの次の諸症：胃腸虚弱，嘔吐		
貯 蔵 方 法 及 び有 効 期 間	密閉容器		
規格及び試験方法	別記のとおり。		
備 考	厚朴生姜半夏人参甘草湯		

規 格 及 び 試 験 方 法

性　状　本品は特異なにおいがある。

確認試験　本品1包を白紙上に広げ，各生薬を外観的に選別し，それぞれの生薬につき，次の試験を行う。

（1）**コウボク**　外面は灰白色～灰褐色を呈し，内面は淡褐色～褐色，切断面は淡赤褐色を呈し，繊維性である。わずかに芳香があり，味は苦い。

　横切片を鏡検するとき，コルク層は厚く，ほぼ等径性の石細胞が環状に内接する。一次皮部は狭く，内しょう部には繊維群が点在し，二次皮部の放射組織間には師部繊維群が階段状に並ぶ。油細胞の多数は一次皮部に，少数は二次皮部に散在し，狭い放射組織内にも認められることがある。

　また，「コウボク」の確認試験を準用する。

（2）**ショウキョウ**　淡灰黄色の周皮を付けたままか，又はその一部をはぎとってあり，表面は灰白色～淡灰褐色で，しばしば白粉を付けている。横断面は繊維性，粉性で，淡帯黄褐色を呈し，皮層と中心柱とに分かれる。横断面をルーペ視するとき，その全面に維管束及び分泌物が褐色の細点として散在している。特異なにおいがあり，味は極めて辛い。

（3）**ハンゲ**　外面は白色～灰白黄色，上部には茎の跡がくぼみとなり，その周辺には根の跡がくぼんだ細点となっている。横断面は白色，粉性である。味は初めなく，やや粘液性で，後に強いえぐ味を残す。

　横切片を鏡検するとき，主としてでんぷん粒を充満した柔組織からなり，わずかにシュウ酸カルシウムの束晶を含んだ粘液細胞がその間に認められる。でんぷん粒は主として2～3個の複粒で，通例，径10～15 µm，単粒は通例径3～7 µmである。束晶は長さ25～150 µmである。

（4）**ニンジン**　外面は淡黄褐色～淡灰褐色を呈し，縦じわがあり，横断面は淡黄褐色を呈し，形成層の付近は褐色を呈する。特異なにおいがあり，味は初めわずかに甘く，後にやや苦い。

また，「ニンジン」の確認試験を準用する。

（5）　カンゾウ　外面(周皮)は暗褐色〜赤褐色で縦じわがあり，切断面は淡黄色で繊維質を呈する。横断面では，皮部と木部の境界はほぼ明らかで，放射状の構造を現わす。味は甘い。

　横切片を鏡検するとき，皮付きカンゾウでは黄褐色の多層のコルク層とその内層に1〜3細胞層のコルク皮層がある。皮部には放射組織が退廃師部と交互に放射状に配列し，師部には結晶細胞列で囲まれた厚膜で木化不十分な師部繊維群がある。木部には3〜10細胞列の放射組織が黄色で巨大な道管と交互に放射状に配列し，道管は結晶細胞列で囲まれた木部繊維及び木部柔細胞を伴い，ストロンに基づくものでは柔細胞性の髄がある。柔細胞中にはでんぷん粒を含み，またしばしばシュウ酸カルシウムの単晶を含む。皮去りカンゾウでは周皮及び師部の一部を欠いている。

乾燥減量　15％以下。

灰　　分　5％以下。

【260】 K 65

成分及び分量 又は本質	日本薬局方	マ オ ウ	4.0 g
	〃	キョウニン	4.0 g
	〃	セッコウ	10.0 g
	〃	カンゾウ	2.0 g
	〃	ソウハクヒ	3.0 g
		全 量	23.0 g
製 造 方 法	以上の切断又は破砕した生薬をとり，1包として製する。		
用 法 及 び 用 量	本品1包に水約500 mLを加えて，半量ぐらいまで煎じつめ，煎じかすを除き，煎液を3回に分けて食間に服用する。上記は大人の1日量である。 15才未満7才以上　大人の⅔，7才未満4才以上　大人の½，4才未満2才以上大人の⅓，2才未満　大人の¼以下を服用する。		
効 能 又 は 効 果	体力中等度以上で，せきが強くでるものの諸症：せき，気管支ぜんそく，気管支炎，小児ぜんそく，感冒，痔の痛み		
貯蔵方法及び 有 効 期 間	密閉容器		
規格及び試験方法	別記のとおり。		
備 考	五虎湯		

規 格 及 び 試 験 方 法

性　　状　本品は特異なにおいがある。

確認試験　本品1包を白紙上に広げ，各生薬を外観的に選別し，それぞれの生薬につき，次の試験を行う。

（1）　**マオウ**　細い円柱状又はだ円柱を呈し，長さ3〜10 mm，径1〜2 mm，淡緑色〜黄緑色である。表面に多数の平行する縦みぞがあり，節部には，長さ2〜4 mmの2枚のりん片状の葉が対生し，その基部は合着して筒状になっている。りん片状の葉の色は淡褐色〜褐色である。茎の横断面をルーペ視するとき，円形〜だ円形で，周囲部は灰緑色〜黄緑色を呈し，中心部には赤緑色の物質が充満しているか，又は中空のところがある。味は渋くてわずかに苦く，やや麻ひ性である。

また「マオウ」の確認試験を準用する。

（2）　**キョウニン**　種皮は褐色で，表面にはすれて落ちやすい石細胞となった表皮細胞があって，粉をふいたようである。切断面は類白色である。味は苦く，油ようである。

表皮の表面を鏡検するとき，数個ずつ集合する石細胞はおおむね円形で，その細胞膜は均等に著しく厚くなり，径60〜90 μm，側面視では鈍三角形で，細胞膜は先端部で著しく厚い。

また，「キョウニン」の確認試験を準用する。

（3）　**セッコウ**　光沢のある白色の重い繊維状結晶塊で，におい及び味はない。砕くとたやすく針状〜微細結晶性の粉末となる。水に溶けにくい。

また，「セッコウ」の確認試験を準用する。

（4）　**カンゾウ**　外面（周皮）は暗褐色〜赤褐色で縦じわがあり，切断面は淡黄色で繊維質を呈する。横断面では，皮部と木部の境界はほぼ明らかで，放射状の構造を現わす。味は甘い。

横切片を鏡検するとき，皮付きカンゾウでは黄褐色の多層のコルク層とその内層に1〜3細胞層の

コルク皮層がある。皮部には放射組織が退廃師部と交互に放射状に配列し，師部には結晶細胞列で囲まれた厚膜で木化不十分な師部繊維群がある。木部には3〜10細胞列の放射組織が黄色で巨大な道管と交互に放射状に配列し，道管は結晶細胞列で囲まれた木部繊維及び木部柔細胞を伴い，ストロンに基づくものでは柔細胞性の髄がある。柔細胞中にはでんぷん粒を含み，またしばしばシュウ酸カルシウムの単晶を含む。皮去りカンゾウでは周皮及び師部の一部を欠いている。

（5） **ソウハクヒ**　外面は白色〜黄褐色を呈し，周皮をつけたものは，その周皮が黄褐色ではがれやすい。横切面は白色〜淡褐色を呈し，繊維性で，内面は暗黄褐色である。わずかに特異な味がある。

　横切片を鏡検するとき，周皮を付けたものでは外側は5〜12層のコルク細胞からなり，皮部にはところどころに師部繊維又はその束があり，しばしば師部柔組織と交互にややしま模様を呈する。また乳管及びシュウ酸カルシウムの単晶を認め，でんぷん粒は径1〜7μm，球形又はだ円球形の単粒又は複粒からなる。

　また，「ソウハクヒ」の確認試験を準用する。

乾燥減量　10％以下。

灰　　分　45％以下。

【261】 K 66

成分及び分量 又は本質	日本薬局方	ゴ シ ツ	3.0 g
	〃	ケ イ ヒ	3.0 g
	〃	シャクヤク	3.0 g
	〃	ト ウ ニ ン	3.0 g
	〃	ト ウ キ	3.0 g
	〃	ボ タ ン ピ	3.0 g
	〃	エ ン ゴ サ ク	3.0 g
	〃	モ ッ コ ウ	1.0 g
		全　　量	22.0 g
製　造　方　法	以上の切断又は破砕した生薬をとり，1包として製する。		
用 法 及 び 用 量	本品1包に水約500 mLを加えて，半量ぐらいまで煎じつめ，煎じかすを除き，煎液を3回に分けて食間に服用する。上記は大人の1日量である。 15才未満7才以上　大人の⅔，　7才未満4才以上　大人の½，　4才未満2才以上　大人の⅓，　2才未満　大人の¼以下を服用する。		
効 能 又 は 効 果	比較的体力があるものの次の諸症：月経困難，月経不順，月経痛		
貯 蔵 方 法 及 び 有 効 期 間	密閉容器		
規格及び試験方法	別記のとおり。		
備　　　　　考	牛膝散料		

規 格 及 び 試 験 方 法

性　状　本品は特異なにおいがある。

確認試験　本品1包を白紙上に広げ，各生薬を外観的に選別し，それぞれの生薬につき，次の試験を行う。

（1）　**ゴシツ**　表面は灰黄色～黄褐色で，多数の縦じわがある。切断面は灰白色～淡褐色を呈し，黄白色の木部を認める。味はわずかに甘く，粘液性である。

　横切片を鏡検するとき，皮部はやや明らかな形成層によって木部と区別できる。木部の中心には小さい原生木部があり，これを囲んで同心円状の環状維管束が外方に配列し，柔細胞中にはシュウ酸カルシウムの砂晶を含み，でんぷん粒は認めない。

　また，「ゴシツ」の確認試験を準用する。

（2）　**ケイヒ**　外面は暗赤褐色を呈し，内面は赤褐色を呈し，平滑である。横断面は赤褐色を呈し淡褐色の薄層が見られる。特異なにおいがあり，味は甘く，辛く，後にやや粘液性で，わずかに収れん性である。

　横切片を鏡検するとき，一次皮部と二次皮部はほとんど連続した石細胞環で区分され，環の外辺にはほぼ円形に結集した繊維束を伴い，環の各石細胞の膜はしばしばU字形に肥厚する。二次皮部中には石細胞を認めず，まばらに少数の厚膜繊維を認める。柔組織中には油細胞，粘液細胞及び微細なシュウ酸カルシウムの針晶を含む細胞があり，柔細胞中にはでんぷん粒を含む。

（3）　**シャクヤク**　外面は褐色～淡灰褐色を呈し，横断面はち密で淡灰褐色を呈し，木部には淡褐色の放射状の線がある。わずかに特異なにおいがあり，味は初めわずかに甘く，後に渋くてわずかに苦

い。

　また，「シャクヤク」の確認試験を準用する。

（4）　トウニン　種皮は薄く，外面は赤褐色を帯び，表面にはすれて落ちやすい石細胞となった表皮細胞があって，粉をふいたようである。切断面は類白色である。味はわずかに苦く，油ようである。

　表皮の表面を鏡検するとき，数個ずつ集合する石細胞はおおむね円形で，その細胞膜は均等に厚く，側面視では方形又は長方形を呈する。

　また，「トウニン」の確認試験を準用する。

（5）　トウキ　外面は暗褐色〜赤褐色で，縦じわがあり，切断面は淡黄色〜黄褐色を呈する。特異なにおいがあり，味はわずかに甘く，後にやや辛い。

　横切片を鏡検するとき，コルク層は4〜10層からなり，その内側に数層の厚角組織が続いている。皮部には分泌細胞に囲まれた多数の樹脂道並びにしばしば大きなすき間がある。形成層は長方形に偏圧された数層の細胞からなり，明らかに皮部と木部とを区別する。木部では多数の道管と放射組織とが交互に放射状に配列し，その外方の道管は単独又は数個集まってやや密に配列してくさび状をなすが，中心部付近の道管は極めてまばらに存在する。でんぷん粒は径 19 μm 以下，まれに2〜5個の複粒があり，複粒の径は 25 μm に達し，しばしばのり化している。

（6）　ボタンピ　外面は暗褐色〜帯紫褐色，内面は淡灰褐色〜暗紫色を呈する。内面及び切断面にはしばしば白色の結晶を付着する。特異なにおいがあり，味はわずかに辛くて苦い。

　また，「ボタンピ」の確認試験を準用する。

（7）　エンゴサク　外面は灰黄色〜灰褐色で，切断面は黄色〜灰黄緑色を呈する。味は苦い。

　また，「エンゴサク」の確認試験を準用する。

（8）　モッコウ　外面は黄褐色〜灰褐色で，あらい縦じわがある。横断面は黄褐色〜暗褐色で，ルーペ視するとき，環状暗色の形成層が認められ，木部組織と放射組織が放射状の模様を呈し，ところどころに大きな裂け目と褐色の油室が散在している。特異なにおいがあり，味は苦い。

乾燥減量　10 %以下。

灰　　分　5 %以下。

【262】 K 67

成分及び分量又は本質	日本薬局方	ブクリョウ	2.0 g
	〃	ビャクジュツ	3.0 g
	〃	チンピ	2.0 g
	〃	ハンゲ	2.0 g
	〃	トウキ	2.0 g
	〃	シャクヤク	1.0 g
	〃	センキュウ	1.0 g
	〃	コウボク	1.0 g
	〃	ビャクシ	1.0 g
	〃	キジツ	1.0 g
	〃	キキョウ	1.0 g
	〃	ショウキョウ	1.3 g
	〃	ケイヒ	1.0 g
	〃	マオウ	1.0 g
	〃	タイソウ	1.0 g
	〃	カンゾウ	1.0 g
		全　　　量	22.3 g
製　造　方　法	以上の切断又は破砕した生薬をとり，1包として製する。		
用　法　及　び　用　量	本品1包に水約500 mLを加えて，半量ぐらいまで煎じつめ，煎じかすを除き，煎液を3回に分けて食間に服用する。上記は大人の1日量である。15才未満7才以上　大人の⅔，7才未満4才以上　大人の½，4才未満2才以上大人の⅓，2才未満　大人の¼以下を服用する。		
効　能　又　は　効　果	体力中等度又はやや虚弱で，冷えがあるものの次の諸症：胃腸炎，腰痛，神経痛，関節痛，月経痛，頭痛，更年期障害，感冒		
貯　蔵　方　法　及　び有　効　期　間	密閉容器		
規格及び試験方法	別記のとおり。		
備　　　　　考	五積散料		

規 格 及 び 試 験 方 法

性　　状　本品は特異なにおいがある。

確認試験　本品1包を白紙上に広げ，各生薬を外観的に選別し，それぞれの生薬につき，次の試験を行う。

（1）　**ブクリョウ**　白色又はわずかに淡赤色を帯びた白色で，質は堅いが砕きやすい。ほとんどにおいがなく，味はないがやや粘液ようである。

　また，「ブクリョウ」の確認試験を準用する。

（2）　**ビャクジュツ**　外面は淡灰黄色〜淡黄白色で，ところどころ灰褐色を呈し，横切面には淡黄褐色〜褐色の分泌物による細点がある。特異なにおいがあり，味はわずかに苦い。

　横切片を鏡検するとき，皮部の柔組織中にはしばしば師管の外側に接して繊維束があり，放射組織の末端部には淡褐色〜褐色の内容物を含む油室がある。木部には大きい髄を囲んで放射状に配列した

短径の道管とそれを囲む著しい繊維束がある。髄及び放射組織中には皮部と同様な油室があり，柔組織中にはイヌリンの小球晶及びシュウ酸カルシウムの針晶を含む。

また，「ビャクジュツ」の確認試験を準用する。

（3）　チンピ　外面は黄赤色～暗黄褐色で，油室による多数の小さいくぼみがあり，内面は白色～淡灰黄褐色である。厚さ約2mmで，質は軽くてもろい。芳香があり，味は苦くて，わずかに刺激性である。

また，「チンピ」の確認試験を準用する。

（4）　ハンゲ　外面は白色～灰白黄色，上部には茎の跡がくぼみとなり，その周辺には根の跡がくぼんだ細点となっている。横断面は白色，粉性である。味は初めなく，やや粘液性で，後に強いえぐ味を残す。

横切片を鏡検するとき，主としてでんぷん粒を充満した柔組織からなり，わずかにシュウ酸カルシウムの束晶を含んだ粘液細胞がその間に認められる。でんぷん粒は主として2～3個の複粒で，通例，径10～15μm，単粒は通例径3～7μmである。束晶は長さ25～150μmである。

（5）　トウキ　外面は暗褐色～赤褐色で，縦じわがあり，切断面は淡黄色～黄褐色を呈する。特異なにおいがあり，味はわずかに甘く，後にやや辛い。

横切片を鏡検するとき，コルク層は4～10層からなり，その内側に数層の厚角組織が続いている。皮部には分泌細胞に囲まれた多数の樹脂道並びにしばしば大きなすき間がある。形成層は長方形に偏圧された数層の細胞からなり，明らかに皮部と木部とを区別する。木部では多数の道管と放射組織とが交互に放射状に配列し，その外方の道管は単独又は数個集まってやや密に配列してくさび状をなすが，中心部付近の道管は極めてまばらに存在する。でんぷん粒は径19μm以下，まれに2～5個の複粒があり，複粒の径は25μmに達し，しばしばのり化している。

（6）　シャクヤク　外面は褐色～淡灰褐色を呈し，横断面はち密で淡灰褐色を呈し，木部には淡褐色の放射状の線がある。わずかに特異なにおいがあり，味は初めわずかに甘く，後に渋くてわずかに苦い。

また，「シャクヤク」の確認試験を準用する。

（7）　センキュウ　外面は灰褐色～暗褐色で，切断面は灰白色～灰褐色，半透明で，ときにはうつろがある。質は密で堅い。特異なにおいがあり，味はわずかに苦い。

横切片を鏡検するとき，皮部及び髄には油道が散在する。木部には厚膜で木化した木部繊維が大小不同の群をなして存在する。でんぷん粒は，通例，のり化していて，まれに径5～25μmのでんぷん粒を認めることがある。シュウ酸カルシウム結晶は認めない。

（8）　コウボク　外面は灰白色～灰褐色を呈し，内面は淡褐色～褐色，切断面は淡赤褐色を呈し，繊維性である。わずかに芳香があり，味は苦い。

横切片を鏡検するとき，コルク層は厚く，ほぼ等径性の石細胞が環状に内接する。一次皮部は狭く，内しょう部には繊維群が点在し，二次皮部の放射組織間には師部繊維群が階段状に並ぶ。油細胞の多数は一次皮部に，少数は二次皮部に散在し，狭い放射組織内にも認められることがある。

また，「コウボク」の確認試験を準用する。

（9）　ビャクシ　外面は灰褐色～暗褐色を呈し，縦じわがあり，横断面の周辺は灰白色で空げきが多く，中央部は暗褐色である。特異なにおいがあり，味はわずかに苦い。

また，「ビャクシ」の確認試験を準用する。

（10）　キジツ　外面は濃緑褐色～褐色で，つやがなく，油室による多数のくぼんだ細点がある。切断面は淡灰褐色を呈し，内果皮を付ける部分は褐色を呈する。特異なにおいがあり，味は苦い。

また，「キジツ」の確認試験を準用する。

(11)　**キキョウ**　外面は皮付きは灰褐色，皮去りは白色〜淡褐色を呈し，繊維性でない。横切面をルーペ視するとき，皮部は木部よりやや薄く，ほとんど白色で，ところどころにすき間があり，形成層の付近はしばしば褐色を帯びる。木部は白色〜淡褐色を呈し，その組織は皮部よりもやや密である。味は初めなく，後にえぐくて苦い。

　また，「キキョウ」の確認試験を準用する。

(12)　**ショウキョウ**　淡灰黄色の周皮を付けたままか，又はその一部をはぎとってあり，表面は灰白色〜淡灰褐色で，しばしば白粉を付けている。横断面は繊維性，粉性で，淡帯黄褐色を呈し，皮層と中心柱とに分かれる。横断面をルーペ視するとき，その全面に維管束及び分泌物が褐色の細点として散在している。特異なにおいがあり，味は極めて辛い。

(13)　**ケイヒ**　外面は暗赤褐色を呈し，内面は赤褐色を呈し，平滑である。横断面は赤褐色を呈し淡褐色の薄層が見られる。特異なにおいがあり，味は甘く，辛く，後にやや粘液性で，わずかに収れん性である。

　横切片を鏡検するとき，一次皮部と二次皮部はほとんど連続した石細胞環で区分され，環の外辺にはほぼ円形に結集した繊維束を伴い，環の各石細胞の膜はしばしばU字形に肥厚する。二次皮部中には石細胞を認めず，まばらに少数の厚膜繊維を認める。柔組織中には油細胞，粘液細胞及び微細なシュウ酸カルシウムの針晶を含む細胞があり，柔細胞中にはでんぷん粒を含む。

(14)　**マオウ**　細い円柱状又はだ円柱を呈し，長さ3〜10 mm，径1〜2 mm，淡緑色〜黄緑色である。表面に多数の平行する縦みぞがあり，節部には，長さ2〜4 mmの2枚のりん片状の葉が対生し，その基部は合着して筒状になっている。りん片状の葉の色は淡褐色〜褐色である。茎の横断面をルーペ視するとき，円形〜だ円形で，周囲部は灰緑色〜黄緑色を呈し，中心部には赤緑色の物質が充満しているか，又は中空のところがある。味は渋くてわずかに苦く，やや麻ひ性である。

　また，「マオウ」の確認試験を準用する。

(15)　**タイソウ**　外面は赤褐色であらいしわがあるか，又は暗灰赤色で細かいしわがあり，いずれもつやがある。外果皮は薄く革質で，中果皮は暗灰褐色を呈し，海綿ようで柔らかく粘着性があり，内果皮は極めて堅く，種子は偏平である。わずかに特異なにおいがあり，味は甘い。

(16)　**カンゾウ**　外面(周皮)は暗褐色〜赤褐色で縦じわがあり，切断面は淡黄色で繊維質を呈する。横断面では，皮部と木部の境界はほぼ明らかで，放射状の構造を現わす。味は甘い。

　横切片を鏡検するとき，皮付きカンゾウでは黄褐色の多層のコルク層とその内層に1〜3細胞層のコルク皮層がある。皮部には放射組織が退廃師部と交互に放射状に配列し，師部には結晶細胞列で囲まれた厚膜で木化不十分な師部繊維群がある。木部には3〜10細胞列の放射組織が黄色で巨大な道管と交互に放射状に配列し，道管は結晶細胞列で囲まれた木部繊維及び木部柔細胞を伴い，ストロンに基づくものでは柔細胞性の髄がある。柔細胞中にはでんぷん粒を含み，またしばしばシュウ酸カルシウムの単晶を含む。皮去りカンゾウでは周皮及び師部の一部を欠いている。

乾燥減量　15 %以下。

灰　　分　5 %以下。

【263】 K 68

成分及び分量 又は本質	日本薬局方	ジ オ ウ	6.0 g
	〃	サンシュユ	3.0 g
	〃	サンヤク	3.0 g
	〃	タクシャ	3.0 g
	〃	ブクリョウ	3.0 g
	〃	ボタンピ	3.0 g
	〃	ケ イ ヒ	1.0 g
	〃	ゴ シ ツ	3.0 g
	〃	シャゼンシ	3.0 g
	〃	ブ シ	0.5 g
		全 量	28.5 g
製 造 方 法	以上の切断又は破砕した生薬をとり，1包として製する。		
用 法 及 び 用 量	本品1包に水約500 mLを加えて，半量ぐらいまで煎じつめ，煎じかすを除き，煎液を3回に分けて食間に服用する。上記は大人の1日量である。 15才未満7才以上　大人の⅔，7才未満4才以上　大人の½，4才未満2才以上　大人の⅓，2才未満　大人の¼以下を服用する。		
効 能 又 は 効 果	体力中等度以下で，疲れやすくて，四肢が冷えやすく尿量減少し，むくみがあり，ときに口渇があるものの次の諸症：下肢痛，腰痛，しびれ，高齢者のかすみ目，かゆみ，排尿困難，頻尿，むくみ，高血圧に伴う随伴症状の改善（肩こり，頭重，耳鳴り）		
貯蔵方法及び 有 効 期 間	密閉容器		
規格及び試験方法	別記のとおり。		
備 考	牛車腎気丸料		

規 格 及 び 試 験 方 法

性　　状　本品は特異なにおいがある。

確認試験　本品1包を白紙上に広げ，各生薬を外観的に選別し，それぞれの生薬につき，次の試験を行う。

（1）　**ジオウ**　外面は黄褐色～黒褐色を呈し，深い縦みぞ及びくびれがある。質は柔らかく粘性である。横断面は黄褐色～黒褐色で，皮部は木部より色が濃く，ほとんど髄を認めない。特異なにおいがあり，味は初めわずかに甘く，後にやや苦い。

　横切片を鏡検するとき，コルク層は7～15層で，皮部はすべて柔細胞からなり，外皮部に褐色の分泌物を含む細胞が散在する。木部はほとんど柔細胞で満たされ，放射状に並ぶ道管は側孔のある網紋があり，弱い木化反応を呈する。

（2）　**サンシュユ**　偏圧された長だ円形を呈し，長さ1.5～2 cm，幅約1 cmである。表面は暗赤紫色～暗紫色を呈し，つやがあり，あらいしわがある。表面には種子を抜きとった跡の裂け目があり，頂端にがくの跡があり，基部に果柄の跡がある。質は柔軟である。酸味があって，わずかに甘い。

（3）　**サンヤク**　類白色～帯黄白色で，粉質である。味はない。

　また，「サンヤク」の確認試験を準用する。

（4）　タクシャ　淡黄褐色～淡褐色でコルク層をつける部位はやや暗色を呈する。ルーペ視するとき，褐色～淡褐色のはん点が散在する。切面は粒状で，繊維性ではない。わずかににおい及び味がある。

（5）　ブクリョウ　白色又はわずかに淡赤色を帯びた白色で，質は堅いが砕きやすい。味はないがやや粘液ようである。

　　また，「ブクリョウ」の確認試験を準用する。

（6）　ボタンピ　外面は暗褐色～帯紫褐色，内面は淡灰褐色～暗紫色を呈する。内面及び切断面にはしばしば白色の結晶を付着する。特異なにおいがあり，味はわずかに辛くて苦い。

　　また，「ボタンピ」の確認試験を準用する。

（7）　ケイヒ　外面は暗赤褐色を呈し，内面は赤褐色を呈し，平滑である。横断面は赤褐色を呈し淡褐色の薄層が見られる。特異なにおいがあり，味は甘く，辛く，後にやや粘液性で，わずかに収れん性である。

　　横切片を鏡検するとき，一次皮部と二次皮部はほとんど連続した石細胞環で区分され，環の外辺にはほぼ円形に結集した繊維束を伴い，環の各石細胞の膜はしばしばU字形に肥厚する。二次皮部中には石細胞を認めず，まばらに少数の厚膜繊維を認める。柔組織中には油細胞，粘液細胞及び微細なシュウ酸カルシウムの針晶を含む細胞があり，柔細胞中にはでんぷん粒を含む。

（8）　ゴシツ　表面は灰黄色～黄褐色で，多数の縦じわがある。切断面は灰白色～淡褐色を呈し，黄白色の木部を認める。味はわずかに甘く，粘液性である。

　　横切片を鏡検するとき，皮部はやや明らかな形成層によって木部と区別できる。木部の中心には小さい原生木部があり，これを囲んで同心円状の環状維管束が外方に配列し，柔細胞中にはシュウ酸カルシウムの砂晶を含み，でんぷん粒は認めない。

　　また，「ゴシツ」の確認試験を準用する。

（9）　シャゼンシ　長さ2～2.5 mm，幅0.7～1 mm，厚さ0.3～0.5 mmの偏だ円体で，つやのある褐色～黄褐色を呈する。ルーペ視するとき，ほぼ平滑で背面は弓状に隆起するが，腹面はややくぼんでいる。珠孔及び縫線は認められない。味はわずかに苦く，粘液性である。

　　横切片を鏡検するとき，種皮は粘液を含む表皮，栄養層及びほぼ等径性の細胞からなる色素層の3層からなり，その内部には種皮より厚い内乳が2枚の子葉を包んでいる。

　　また，「シャゼンシ」の確認試験を準用する。

（10）　ブシ　本品はほぼ倒円錐形で，長さ15～30 mm，径12～16 mm，又は縦ときに横に切断され，長さ20～60 mm，幅15～40 mm，厚さ200～700 μm，又は径12 mm以下の不整な多角形に破砕されている。外面は淡褐色～暗褐色又は黄褐色を呈する。質は堅く，通例，しわはなく，切面は平らで，淡褐色～暗褐色又は黄白色～淡黄褐色を呈し，通常角質，半透明で光沢がある。弱い特異なにおいがある。

　　横切片及び縦切片を鏡検するとき，外側から擬上皮，一次皮層，内皮，二次皮層，形成層，木部が認められる。一次皮層には楕円形～楕円状四角形，短径30～75 μm，長径60～150 μmの厚壁細胞がある。内皮は接線方向に長い1層の細胞からなっている。形成層輪は星形又は不整の多角形～円形であり，木部の道管群はV字形を呈する。二次皮層及び髄中に独立した形成層輪が認められるものもある。道管は孔紋，階紋，網紋又はらせん紋道管である。柔細胞中のでんぷん粒は糊化している。

　　また，「ブシ」の確認試験を準用する。

純度試験　本品1包中のアコニチン（$C_{34}H_{47}O_{11}N$：645.75）の残存量は0.01 mg以下である。

　　本品1包を粉末とし，その重量を精密に量り，これにメタノール50 mLを加え一夜放置した後，1時間振とうし，ろ紙を用いてろ過する。残渣に再びメタノール30 mLを加え1時間振とうした後，前記ろ紙を用いてろ過する。またこの残渣をメタノール30 mLで2回洗い，全量を合わせ減圧下で

メタノールをほとんど留去する。残留物に希塩酸 10 mL を加え水浴上で加温溶解する。冷後，分液ろう斗に脱脂綿を用いてろ過し，水 10 mL で 2 回洗う。ろ液を合わせ，これにアンモニア水（28）を加えてアルカリ性とする。これにクロロホルム 50 mL を加えて良く振り混ぜた後に下層を分取する。この操作を 2 回繰り返した後，クロロホルムを合わせ，これに水 10 mL を加え洗った後，クロロホルム層を分取し，無水硫酸ナトリウムを加えて脱水する。これをろ過し，減圧下で蒸発乾固する。残留物をクロロホルム 1 mL に正確に溶かして試料溶液とする。

別にアコニチン 20 mg を精密に量り，クロロホルム 10 mL に溶かし正確にメスアップする。この溶液 1 mL を正確に量り，10 mL に正確に希釈し標準溶液とする。

試料溶液及び標準溶液につき，薄層クロマトグラフ法により試験を行う。あらかじめ薄層クロマトグラフ用シリカゲルを用いて 0.25 mm の厚さに調製し活性化した薄層板に試料溶液 0.3 mL，標準溶液 10 μL 及び 15 μL を正確に塗布する。次にブタノール・酢酸・水（4：1：5）の混合溶液の上層を展開溶媒として，約 10 cm 展開しこれを風乾した後，噴霧用ドラーゲンドルフ試液を均等に噴霧するとき，試料溶液から得られるアコニチンに対応するスポットの濃さは標準溶液の 10 μL を塗布した方から得られるスポットより濃いことはあっても，標準溶液の 15 μL を塗布した方から得られるスポットより濃くない。

乾燥減量　15 ％以下。

灰　　分　5 ％以下。

【264】 K 69

成分及び分量 又 は 本 質	日本薬局方　ゴ シ ュ ユ　　　4.0 g 〃　　　　ニ ン ジ ン　　　3.0 g 〃　　　　タ イ ソ ウ　　　3.0 g 〃　　　　ショウキョウ　　　2.0 g ──────────────────── 　　　全　　　量　　　12.0 g
製 造 方 法	以上の切断又は破砕した生薬をとり，1包として製する。
用 法 及 び 用 量	本品1包に水約500 mLを加えて，半量ぐらいまで煎じつめ，煎じかすを除き，煎液を3回に分けて食間に服用する。上記は大人の1日量である。 15才未満7才以上　大人の⅔，　7才未満4才以上　大人の½，　4才未満2才以上　大人の⅓，　2才未満　大人の¼以下を服用する。
効 能 又 は 効 果	体力中等度以下で，手足が冷えて肩がこり，ときにみぞおちが膨満するものの次の諸症：頭痛，頭痛に伴うはきけ・嘔吐，しゃっくり
貯 蔵 方 法 及 び 有 効 期 間	密閉容器
規格及び試験方法	別記のとおり。
備　　　　考	呉茱萸湯

規 格 及 び 試 験 方 法

性　　状　本品は特異なにおいがある。

確認試験　本品1包を白紙上に広げ，各生薬を外観的に選別し，それぞれの生薬につき，次の試験を行う。

（1）　**ゴシュユ**　偏球形又は球形を呈し，外面は暗褐色～灰褐色，多くの油室がくぼんだ小点として認められ，その中心には花柱の残基があるが，しばしばこれは脱落している。果柄は長さ2～5 mmで，灰緑色の毛を密生している。果皮は，通例，開裂し，予房は5室に分かれ，各室中には倒卵球形又は球形の褐色～黒褐色又は帯青黒色のつやのある種子がある。特異なにおいがあり，味は辛く，後に残留性の苦味がある。

　　また，「ゴシュユ」の確認試験を準用する。

（2）　**ニンジン**　外面は淡黄褐色～淡灰褐色を呈し，縦じわがあり，横断面は淡黄褐色を呈し，形成層の付近は褐色を呈する。特異なにおいがあり，味は初めわずかに甘く，後にやや苦い。

　　また，「ニンジン」の確認試験を準用する。

（3）　**タイソウ**　外面は赤褐色であらいしわがあるか，又は暗灰赤色で細かいしわがあり，いずれもつやがある。外果皮は薄く革質で，中果皮は暗灰褐色を呈し，海綿ようで柔らかく粘着性があり，内果皮は極めて堅く，種子は偏平である。わずかに特異なにおいがあり，味は甘い。

（4）　**ショウキョウ**　淡灰黄色の周皮を付けたままか，又はその一部をはぎとってあり，表面は灰白色～淡灰褐色で，しばしば白粉を付けている。横断面は繊維性，粉性で，淡帯黄褐色を呈し，皮層と中心柱とに分かれる。横断面をルーペ視するとき，その全面に維管束及び分泌物が褐色の細点として散在している。特異なにおいがあり，味は極めて辛い。

乾燥減量　15 %以下。

灰　　分　10 %以下。

【265】 K 70

成分及び分量 又 は 本 質	日本薬局方	センキュウ	5.0 g
	〃	ジュウヤク	2.0 g
	〃	ケイガイ	1.5 g
	〃	ダイオウ	1.0 g
	局 外 生 規	キンギンカ	2.0 g
		全 量	11.5 g
製 造 方 法	以上の切断又は破砕した生薬をとり，1包として製する。		
用 法 及 び 用 量	本品1包に水約500 mL を加えて，半量ぐらいまで煎じつめ，煎じかすを除き，煎液を3回に分けて食間に服用する。上記は大人の1日量である。 15才未満7才以上　大人の⅔，7才未満4才以上　大人の½，4才未満2才以上　大人の⅓，2才未満　大人の¼以下を服用する。		
効 能 又 は 効 果	体力中等度以上のものの次の諸症：かゆみ，湿疹・皮膚炎		
貯 蔵 方 法 及 び 有 効 期 間	密閉容器		
規格及び試験方法	別記のとおり。		
備 考	五物解毒散料		

規 格 及 び 試 験 方 法

性　　状　本品は特異なにおいがある。

確認試験　本品1包を白紙上に広げ，各生薬を外観的に選別し，それぞれの生薬につき，次の試験を行う。

（1）　**センキュウ**　外面は灰褐色～暗褐色で，切断面は灰白色～灰褐色，半透明で，ときにはうつろがある。質は密で堅い。特異なにおいがあり，味はわずかに苦い。

　横切片を鏡検するとき，皮部及び髄には油道が散在する。木部には厚膜で木化した木部繊維が大小不同の群をなして存在する。でんぷん粒は，通例，のり化していて，まれに径5～25 μm のでんぷん粒を認めることがある。シュウ酸カルシウム結晶は認めない。

（2）　**ジュウヤク**　葉，花穂及び少量の茎で，茎及び葉はともに毛がない。葉は淡緑褐色を呈し，花穂は淡黄褐色で無花被の多数の小花を付け，その基部に長卵円形の淡黄色～淡黄褐色の総包がある。茎は淡褐色を呈し，縦みぞと結節がある。ほとんど味がない。

　また，「ジュウヤク」の確認試験を準用する。

（3）　**ケイガイ**　茎，輪散花序に集合したがく筒，これら及びときには葉の砕片，種子ような微粒の分果からなる。茎は方形で外面はおおむね紫褐色，径約1 mm である。がく筒は淡褐色～黄緑色で長さ2～3 mm，ルーペ視するとき，先端はきょ歯辺，筒部には数条の線があり，唇形花又は果実を含み，茎とともに類白色の短毛を認める。分果は黄褐色～黒色，両端の細いだ円体で長さ1～1.5 mm，径は長さのほぼ½である。特異な芳香があり，口に含むとわずかに清涼感がある。

　また，「ケイガイ」の確認試験を準用する。

（4）　**ダイオウ**　暗褐色～黄褐色～淡褐色を呈し，ルーペ視すると入り組んだ不規則な模様がある。質はおおむね粗で繊維性ではない。特異なにおいがあり，味はわずかに渋くて苦い。かめば細かい砂をかむような感じがあり，だ液を黄色に染める。

462

また，「ダイオウ」の確認試験を準用する。

（5）　**キンギンカ**　やや湾曲したこん棒状のつぼみで，長さ1.5～3.0 cm，外面は淡黄色～黄褐色を呈し，ルーペ視すると，淡褐色の毛を密生している。花は唇形で，5本の雄しべがある。特異なにおいがあり，味は渋くてわずかに甘い。

また，局外生規「キンギンカ」の確認試験を準用する。

乾燥減量　15 %以下。

灰　　分　10 %以下。

【266】　K 71

成分及び分量又は本質	日本薬局方　ブクリョウ	5.0 g
	〃　　　　トウキ	3.0 g
	〃　　　　オウゴン	3.0 g
	〃　　　　カンゾウ	2.0 g
	〃　　　　シャクヤク	2.0 g
	〃　　　　サンシシ	2.0 g
	全　　量	17.0 g
製 造 方 法	以上の切断又は破砕した生薬をとり，1包として製する。	
用 法 及 び 用 量	本品1包に水約500 mLを加えて，半量ぐらいまで煎じつめ，煎じかすを除き，煎液を3回に分けて食間に服用する。上記は大人の1日量である。15才未満7才以上　大人の⅔，7才未満4才以上　大人の½，4才未満2才以上大人の⅓，2才未満　大人の¼以下を服用する。	
効 能 又 は 効 果	体力中等度のものの次の諸症：頻尿，排尿痛，残尿感，尿のにごり	
貯 蔵 方 法 及 び有 効 期 間	密閉容器	
規格及び試験方法	別記のとおり。	
備　　　　考	五淋散料	

規 格 及 び 試 験 方 法

性　　状　本品は特異なにおいがある。

確認試験　本品1包を白紙上に広げ，各生薬を外観的に選別し，それぞれの生薬につき，次の試験を行う。

（1）　ブクリョウ　白色又はわずかに淡赤色を帯びた白色で，質は堅いが砕きやすい。味はないがやや粘液ようである。

　また，「ブクリョウ」の確認試験を準用する。

（2）　トウキ　外面は暗褐色～赤褐色で，縦じわがあり，切断面は淡黄色～黄褐色を呈する。特異なにおいがあり，味はわずかに甘く，後にやや辛い。

　横切片を鏡検するとき，コルク層は4～10層からなり，その内側に数層の厚角組織が続いている。皮部には分泌細胞に囲まれた多数の樹脂道並びにしばしば大きなすき間がある。形成層は長方形に偏圧された数層の細胞からなり，明らかに皮部と木部とを区別する。木部では多数の道管と放射組織とが交互に放射状に配列し，その外方の道管は単独又は数個集まってやや密に配列してくさび状をなすが，中心部付近の道管は極めてまばらに存在する。でんぷん粒は径 19 μm 以下，まれに2～5個の複粒があり，複粒の径は 25 μm に達し，しばしばのり化している。

（3）　オウゴン　外面は黄褐色～暗褐色を呈し，切断面は黄色～帯褐黄色を呈し，縦に繊維性のすじが見られる。味はわずかに苦い。

　また，「オウゴン」の確認試験を準用する。

（4）　カンゾウ　外面（周皮）は暗褐色～赤褐色で縦じわがあり，切断面は淡黄色で繊維質を呈する。横断面では，皮部と木部の境界はほぼ明らかで，放射状の構造を現わす。味は甘い。

　横切片を鏡検するとき，皮付きカンゾウでは黄褐色の多層のコルク層とその内層に1～3細胞層の

コルク皮層がある。皮部には放射組織が退廃師部と交互に放射状に配列し，師部には結晶細胞列で囲まれた厚膜で木化不十分な師部繊維群がある。木部には3～10細胞列の放射組織が黄色で巨大な道管と交互に放射状に配列し，道管は結晶細胞列で囲まれた木部繊維及び木部柔細胞を伴い，ストロンに基づくものでは柔細胞性の髄がある。柔細胞中にはでんぷん粒を含み，またしばしばシュウ酸カルシウムの単晶を含む。皮去りカンゾウでは周皮及び師部の一部を欠いている。

（5）　シャクヤク　外面は褐色～淡灰褐色を呈し，横断面はち密で淡灰褐色を呈し，木部には淡褐色の放射状の線がある。わずかに特異なにおいがあり，味は初めわずかに甘く，後に渋くてわずかに苦い。

　　また，「シャクヤク」の確認試験を準用する。

（6）　サンシシ　果皮は薄く砕きやすく，その外面は赤褐色，黄褐色又は黒褐色を呈し，内面は黄褐色を呈し，平らでつやがある。果実の内部は2室に分かれ，黄赤色～暗赤色の果肉中に黒褐色又は黄赤色で長径約5 mmの偏平な種子の団塊を含む。質は軽い。弱いにおいがあり，味は苦い。

　　また，「サンシシ」の確認試験を準用する。

乾燥減量　15 %以下。

灰　　分　5 %以下。

【267】 K 72

成分及び分量 又 は 本 質	日本薬局方	チョレイ	3.0 g
	〃	ブクリョウ	4.0 g
	〃	タクシャ	4.0 g
	〃	ケ イ ヒ	2.5 g
	〃	ビャクジュツ	3.0 g
		全　　量	16.5 g
製 造 方 法	以上の切断又は破砕した生薬をとり，1包として製する。		
用 法 及 び 用 量	本品1包に水約500 mLを加えて，半量ぐらいまで煎じつめ，煎じかすを除き，煎液を3回に分けて食間に服用する。上記は大人の1日量である。 15才未満7才以上　大人の⅔，7才未満4才以上　大人の½，4才未満2才以上大人の⅓，2才未満　大人の¼以下を服用する。		
効 能 又 は 効 果	体力に関わらず使用でき，のどが渇いて尿量が少ないもので，めまい，はきけ，嘔吐，腹痛，頭痛，むくみなどのいずれかを伴う次の諸症：水様性下痢，急性胃腸炎（しぶり腹のものには使用しないこと），暑気あたり，頭痛，むくみ，二日酔		
貯 蔵 方 法 及 び 有 効 期 間	密閉容器		
規格及び試験方法	別記のとおり。		
備　　　　考	五苓散料		

規 格 及 び 試 験 方 法

性　　状　本品は特異なにおいがある。

確認試験（I）　本品1包を白紙上に広げ，各生薬を外観的に選別し，それぞれの生薬につき，次の試験を行う。

（1）　**チョレイ**　外面は黒褐色～灰褐色を呈し，切断面はやや柔らかくコルクようで，ほぼ白色～淡褐色を呈し，内部には白色のまだら模様がある。質は軽い。味がない。

　また，「チョレイ」の確認試験を準用する。

（2）　**ブクリョウ**　白色又はわずかに淡赤色を帯びた白色である。外層が残存するものは暗褐色～暗赤褐色で，きめがあらく，裂け目がある。質は堅いが砕きやすい。ほとんどにおいがなく，味はないがやや粘液ようである。

　また，「ブクリョウ」の確認試験を準用する。

（3）　**タクシャ**　淡黄褐色～淡褐色でコルク層をつける部位はやや暗色を呈する。ルーペ視するとき，褐色～淡褐色のはん点が散在する。切面は粒状で，繊維性ではない。わずかににおい及び味がある。

（4）　**ケイヒ**　外面は暗赤褐色を呈し，内面は赤褐色を呈し，平滑である。横断面は赤褐色を呈し淡褐色の薄層が見られる。特異なにおいがあり，味は甘く，辛く，後にやや粘液性で，わずかに収れん性である。

　横切片を鏡検するとき，一次皮部と二次皮部はほとんど連続した石細胞環で区分され，環の外辺にはほぼ円形に結集した繊維束を伴い，環の各石細胞の膜はしばしばU字形に肥厚する。二次皮部中には石細胞を認めず，まばらに少数の厚膜繊維を認める。柔組織中には油細胞，粘液細胞及び微細なシュウ酸カルシウムの針晶を含む細胞があり，柔細胞中にはでんぷん粒を含む。

（5）　ビャクジュツ　外面は淡灰黄色〜淡黄白色で，ところどころ灰褐色を呈し，横切面には淡黄褐色〜褐色の分泌物による細点がある。特異なにおいがあり，味はわずかに苦い。

　　横切片を鏡検するとき，皮部の柔組織中にはしばしば師部の外側に接して繊維束があり，放射組織の末端部には淡褐色〜褐色の内容物を含む油室がある。木部には大きい髄を囲んで放射状に配列した短径の道管とそれを囲む著しい繊維束がある。髄及び放射組織中には皮部と同様な油室があり，柔組織中にはイヌリンの結晶及びシュウ酸カルシウムの小針晶を含む。

　　また，「ビャクジュツ」の確認試験を準用する。

確認試験（Ⅱ）

（1）　ケイヒ　本品の粉末2gにジエチルエーテル10mLを加え，還流冷却器を付け，水浴上で10分間加熱し，冷後，ろ過し，ろ液を試料溶液とする。別に，「ケイヒ」の粉末1gをとり，試料溶液と同様に操作して対照溶液とする。

　　これらの液につき，薄層クロマトグラフ法により試験を行う。試料溶液及び対照溶液10μLずつを薄層クロマトグラフ用シリカゲルを用いて調製した薄層板にスポットする。次にヘキサン・クロロホルム・酢酸エチル混液（4：1：1）を展開溶媒として約10cm展開した後，薄層板を風乾する。これに2,4-ジニトロフェニルヒドラジン試液を均等に噴霧するとき，Rf値約0.45付近に橙色のスポットを認める。

（2）　ビャクジュツ　本品の粉末2gにヘキサン10mLを加え，還流冷却器を付け，水浴上で10分間加熱し，冷後，ろ過し，ろ液を試料溶液とする。別に「ビャクジュツ」の粉末1gをとり，試料溶液と同様に操作して対照溶液とする。

　　これらの液につき，薄層クロマトグラフ法により試験を行う。試料溶液及び対照溶液10μLずつを薄層クロマトグラフ用シリカゲルを用いて調製した薄層板にスポットする。次にn-ヘキサン・ベンゼン・酢酸エチル混液（14：3：3）を展開溶媒として約10cm展開した後，薄層板を風乾する。

　　これにp-ジメチルアミノベンズアルデヒド試液を均等に噴霧し，105℃で5分間加熱するとき，Rf値約0.61付近に紅色のスポットを認める。

乾燥減量　15％以下。

灰　　分　5％以下。

【268】 K 72—①

成分及び分量又は本質	日本薬局方	チョレイ末	1.1 g
	〃	ブクリョウ末	1.1 g
	〃	タクシャ末	1.9 g
	〃	ケイヒ末	0.8 g
	〃	ビャクジュツ末	1.1 g
		全　量	6.0 g
製造方法	以上をとり，散剤の製法により製し，3包とする。		
用法及び用量	大人1日3回1包宛，食前又は空腹時に服用する。 15才未満7才以上　大人の⅔，7才未満4才以上　大人の½，4才未満2才以上 大人の⅓，2才未満　大人の¼以下を服用する。		
効能又は効果	体力に関わらず使用でき，のどが渇いて尿量が少ないもので，めまい，はきけ，嘔吐，腹痛，頭痛，むくみなどのいずれかを伴う次の諸症：水様性下痢，急性胃腸炎（しぶり腹のものには使用しないこと），暑気あたり，頭痛，むくみ，二日酔		
貯蔵方法及び有効期間	密閉容器		
規格及び試験方法	別記のとおり。		
備　考	五苓散		

規格及び試験方法

性　状　本品は褐色の粉末で，特異なにおいがある。

確認試験　本品に薄めたグリセリン（1→2）又は抱水クロラール50 gを水15 mL及びグリセリン10 mLの混液に溶かした液を滴加して鏡検するとき，淡褐色を呈した石細胞群，繊維束及びじん皮繊維，細胞膜がわずかにコルク化した分泌細胞などの破片を認める（ケイヒ）；菌糸，顆粒体，粘液板又はそれらを含む偽組織の破片を認める（ブクリョウ）；イヌリンの小球晶を含んだ柔細胞及び褐色の内容物を含む油室があり少数の石細胞を認める（ビャクジュツ）。

乾燥減量　20 %以下。

灰　分　5 %以下。

【269】 K 73

成分及び分量又は本質	日本薬局方	サ イ コ	7.0 g
	〃	ハ ン ゲ	5.0 g
	〃	オ ウ ゴ ン	3.0 g
	〃	タ イ ソ ウ	3.0 g
	〃	ニ ン ジ ン	3.0 g
	〃	カ ン ゾ ウ	2.0 g
	〃	ショウキョウ	1.0 g
	〃	オ ウ レ ン	1.5 g
	局外生規	カ ロ ニ ン	3.0 g
		全　　　量	28.5 g
製 造 方 法	以上の切断又は破砕した生薬をとり，1包として製する。		
用 法 及 び 用 量	本品1包に水約500 mLを加えて，半量ぐらいまで煎じつめ，煎じかすを除き，煎液を3回に分けて食間に服用する。上記は大人の1日量である。 15才未満7才以上　大人の⅔，7才未満4才以上　大人の½，4才未満2才以上大人の⅓，2才未満　大人の¼以下を服用する。		
効 能 又 は 効 果	体力中等度以上で，ときに脇腹（腹）からみぞおちあたりにかけて苦しく，食欲不振で口が苦く，舌に白苔がつき，強いせきが出てたんが切れにくく，ときに胸痛があるものの次の諸症：せき，胸痛，気管支炎		
貯 蔵 方 法 及 び 有 効 期 間	密閉容器		
規格及び試験方法	別記のとおり。		
備 考	柴陥湯		

規 格 及 び 試 験 方 法

性　状　本品は特異なにおいがある。

確認試験　本品1包を白紙上に広げ，各生薬を外観的に選別し，それぞれの生薬につき，次の試験を行う。

（1）　**サイコ**　外面は灰褐色～褐色で，深いしわがあるものがあり，横断面では，皮部は褐色，木部は淡褐色を呈する。特異なにおいがあり，味はわずかに苦い。

　横切片を鏡検するとき，皮部にはしばしば接線方向に長い裂け目があり，皮部の厚さは半径の⅓～½で，径15～35 μmの胞間性離生油道がやや多数散在し，木部には道管が放射状若しくはほぼ階段状に配列し，ところどころに繊維群があり，根頭部の髄には皮部と同様の油道がある。柔細胞中にはでんぷん粒を満たし，また油滴を認める。

　また，「サイコ」の確認試験を準用する。

（2）　**ハンゲ**　外面は白色～灰白黄色，上部には茎の跡がくぼみとなり，その周辺には根の跡がくぼんだ細点となっている。横断面は白色，粉性である。味は初めなく，やや粘液性で，後に強いえぐ味を残す。

　横切片を鏡検するとき，主としてでんぷん粒を充満した柔組織からなり，わずかにシュウ酸カルシウムの束晶を含んだ粘液細胞がその間に認められる。でんぷん粒は主として2～3個の複粒で，通例，径10～15 μm，単粒は通例径3～7 μmである。束晶は長さ25～150 μmである。

（3）　**オウゴン**　外面は黄褐色～暗褐色を呈し，切断面は黄色～帯褐黄色を呈し，縦に繊維性のすじ

が見られる。味はわずかに苦い。

また,「オウゴン」の確認試験を準用する。

（４）　タイソウ　外面は赤褐色であらいしわがあるか，又は暗灰赤色で細かいしわがあり，いずれもつやがある。外果皮は薄く革質で，中果皮は暗灰褐色を呈し，海綿ようで柔らかく粘着性があり，内果皮は極めて堅く，種子は偏平である。わずかに特異なにおいがあり，味は甘い。

（５）　ニンジン　外面は淡黄褐色〜淡灰褐色を呈し，縦じわがあり，横断面は淡黄褐色を呈し，形成層の付近は褐色を呈する。特異なにおいがあり，味は初めわずかに甘く，後にやや苦い。

また,「ニンジン」の確認試験を準用する。

（６）　カンゾウ　外面（周皮）は暗褐色〜赤褐色で縦じわがあり，切断面は淡黄色で繊維質を呈する。横断面では，皮部と木部の境界はほぼ明らかで，放射状の構造を現わす。味は甘い。

横切片を鏡検するとき，皮付きカンゾウでは黄褐色の多層のコルク層とその内層に１〜３細胞層のコルク皮層がある。皮部には放射組織が退廃師部と交互に放射状に配列し，師部には結晶細胞列で囲まれた厚膜で木化不十分な師部繊維群がある。木部には３〜10細胞列の放射組織が黄色で巨大な道管と交互に放射状に配列し，道管は結晶細胞列で囲まれた木部繊維及び木部柔細胞を伴い，ストロンに基づくものでは柔細胞性の髄がある。柔細胞中にはでんぷん粒を含み，またしばしばシュウ酸カルシウムの単晶を含む。皮去りカンゾウでは周皮及び師部の一部を欠いている。

（７）　ショウキョウ　淡灰黄色の周皮をつけたままか，又はその一部をはぎとってあり，表面は灰白色〜淡灰褐色で，しばしば白粉を付けている。横断面は繊維性，粉性で，淡帯黄褐色を呈し，皮層と中心柱とに分かれる。横断面をルーペ視するとき，その全面に維管束及び分泌物が褐色の細点として散在している。特異なにおいがあり，味は極めて辛い。

（８）　オウレン　根茎の径は２〜７mmで，外面は灰黄褐色〜褐色を呈し，輪節及び多数の根の基部を認め，横断面はやや繊維性で，コルク層は淡灰褐色，皮部は黄褐色，木部は黄色，髄は黄褐色である。味は極めて苦く，残留性で，だ液を黄色に染める。

横切片を鏡検するとき，コルク層は薄膜のコルク細胞からなり，皮部柔組織中にはコルク層に近い部位に石細胞群，形成層に近い部位に黄色の師部繊維の認められるものが多い。木部は主として道管，仮道管，木部繊維からなり，放射組織は明らかで，髄は大きく，髄中には石細胞あるいは厚膜木化した細胞を伴った石細胞を認めることがある。柔細胞には細かいでんぷん粒を含むが，結晶を含まない。

また,「オウレン」の確認試験を準用する。

（９）　カロニン　種子で，次の(1)，(2)又は(3)である。(1)は偏平な卵形〜広卵形，ときにだ円形を呈し，多くは左右非相称である。長さ９〜18mm，幅５〜10mm，厚さ約３mm，灰褐色〜暗赤褐色あるいは淡褐色を呈する。細まった一端にはへそと発芽口があり，この部分はやや隆起し，切形又は鈍頭を呈する。周辺に沿って幅１〜３mmの縁どりがあるものと，これが明らかでないものとがある。表面はなめらかであるが，ルーペ視すると，多数の小さなくぼみが見られる。(2)は偏平な長だ円形を呈し，長さ12〜15mm，幅５〜７mm，厚さ約４mm，灰白色〜灰褐色を呈する。へそ及び発芽口の部分は(1)に類似するが，周辺の縁どりはおおむね明らかでなく，表面はざらつき，小隆起が密集する。(3)は(1)に類似するが，大形で，長さ18〜27mm，幅10〜16mm，厚さ３〜６mmのもの，(1)にやや類似するがおおむね左右相称で，へそと発芽口は極めて接近し，その付近は淡黄褐色を呈するもの，及び(1)に極めて類似するものとがある。種皮をはぐと通例表面灰緑色を呈する子葉が見られる。においがなく，味は苦く油ようである。

また，局外生規「カロニン」の確認試験を準用する。

乾燥減量　15％以下。

灰　　分　5％以下。

【270】 K 74

成分及び分量又は本質	日本薬局方	サ イ コ	5.0 g
	〃	ハ ン ゲ	4.0 g
	〃	ブ ク リ ョ ウ	3.0 g
	〃	ケ イ ヒ	3.0 g
	〃	タ イ ソ ウ	2.5 g
	〃	ニ ン ジ ン	2.5 g
	〃	リ ュ ウ コ ツ	2.5 g
	〃	ボ レ イ	2.5 g
	〃	ショウキョウ	0.5 g
	〃	ダ イ オ ウ	1.0 g
		全　　　　量	26.5 g
製 造 方 法	以上の切断又は破砕した生薬をとり，1包として製する。		
用 法 及 び 用 量	本品1包に水約500 mLを加えて，半量ぐらいまで煎じつめ，煎じかすを除き，煎液を3回に分けて食間に服用する。上記は大人の1日量である。 15才未満7才以上　大人の⅔，7才未満4才以上　大人の½，4才未満2才以上大人の⅓，2才未満　大人の¼以下を服用する。		
効 能 又 は 効 果	体力中等度以上で，精神不安があって，動悸，不眠，便秘などを伴う次の諸症：高血圧の随伴症状（動悸，不安，不眠），神経症，更年期神経症，小児夜泣き，便秘		
貯 蔵 方 法 及 び 有 効 期 間	密閉容器		
規格及び試験方法	別記のとおり。		
備 　　　 考	柴胡加竜骨牡蛎湯		

規 格 及 び 試 験 方 法

性　　状　本品は特異なにおいがある。

確認試験　本品1包を白紙上に広げ，各生薬を外観的に選別し，それぞれの生薬につき，次の試験を行う。

（1）　**サイコ**　外面は灰褐色〜褐色で，深いしわがあるものがあり，横断面では，皮部は褐色，木部は淡褐色を呈する。特異なにおいがあり，味はわずかに苦い。

横切片を鏡検するとき，皮部にはしばしば接線方向に長い裂け目があり，皮部の厚さは半径の⅓〜½で，径15〜35 μmの胞間性離生油道がやや多数散在し，木部には道管が放射状若しくはほぼ階段状に配列し，ところどころに繊維群があり，根頭部の髄には皮部と同様の油道がある。柔細胞中にはでんぷん粒を満たし，また油滴を認める。

また，「サイコ」の確認試験を準用する。

（2）　**ハンゲ**　外面は白色〜灰白黄色，上部には茎の跡がくぼみとなり，その周辺には根の跡がくぼんだ細点となっている。横断面は白色，粉性である。味は初めなく，やや粘液性で，後に強いえぐ味を残す。

横切片を鏡検するとき，主としてでんぷん粒を充満した柔組織からなり，わずかにシュウ酸カルシウムの束晶を含んだ粘液細胞がその間に認められる。でんぷん粒は主として2〜3個の複粒で，通例，径10〜15 μm，単粒は通例径3〜7 μmである。束晶は長さ25〜150 μmである。

（3） ブクリョウ　白色又はわずかに淡赤色を帯びた白色で，質は堅いが砕きやすい。味はないがやや粘液ようである。

　また，「ブクリョウ」の確認試験を準用する。

（4） ケイヒ　外面は暗赤褐色を呈し，内面は赤褐色を呈し，平滑である。横断面は赤褐色を呈し淡褐色の薄層が見られる。特異なにおいがあり，味は甘く，辛く，後にやや粘液性で，わずかに収れん性である。

　横切片を鏡検するとき，一次皮部と二次皮部はほとんど連続した石細胞環で区分され，環の外辺にはほぼ円形に結集した繊維束を伴い，環の各石細胞の膜はしばしばU字形に肥厚する。二次皮部中には石細胞を認めず，まばらに少数の厚膜繊維を認める。柔組織中には油細胞，粘液細胞及び微細なシュウ酸カルシウムの針晶を含む細胞があり，柔細胞中にはでんぷん粒を含む。

（5） タイソウ　外面は赤褐色であらいしわがあるか，又は暗灰赤色で細かいしわがあり，いずれもつやがある。外果皮は薄く革質で，中果皮は暗灰褐色を呈し，海綿ようで柔らかく粘着性があり，内果皮は極めて堅く，種子は偏平である。わずかに特異なにおいがあり，味は甘い。

（6） ニンジン　外面は淡黄褐色〜淡灰褐色を呈し，縦じわがあり，横断面は淡黄褐色を呈し，形成層の付近は褐色を呈する。特異なにおいがあり，味は初めわずかに甘く，後にやや苦い。

　また，「ニンジン」の確認試験を準用する。

（7） リュウコツ　不定形の塊又は破片で，ときには円柱状の塊である。表面は淡灰白色を呈し，ところどころに灰黒色又は黄褐色のはん点を付けるものがある。外側は質のち密な2〜10 mmの層からなり，その内方は淡褐色を呈する海綿質からなる。質は重くてかたいが，ややもろく，破砕すると小片及び粉末となる。におい及び味はないが，なめると舌に強く吸着する。

　また，「リュウコツ」の確認試験を準用する。

（8） ボレイ　薄い小片に砕いた貝がらで，外面は淡緑灰褐色，内面は乳白色を呈する。ほとんどにおい及び味はない。

　また，「ボレイ」の確認試験を準用する。

（9） ショウキョウ　淡灰黄色の周皮をつけたままか，又はその一部をはぎとってあり，表面は灰白色〜淡灰褐色で，しばしば白粉を付けている。横断面は繊維性，粉性で，淡帯黄褐色を呈し，皮層と中心柱とに分かれる。横断面をルーペ視するとき，その全面に維管束及び分泌物が褐色の細点として散在している。特異なにおいがあり，味は極めて辛い。

（10） ダイオウ　暗褐色〜黄褐色〜淡褐色を呈し，ルーペ視すると入り組んだ不規則な模様がある。質はおおむね粗で繊維性ではない。特異なにおいがあり，味はわずかに渋くて苦い。かめば細かい砂をかむような感じがあり，だ液を黄色に染める。

　また，「ダイオウ」の確認試験を準用する。

乾燥減量　15 %以下。

【271】 K 74—①

成分及び分量 又は本質	日本薬局方	サ イ コ	5.0 g
	〃	ハ ン ゲ	4.0 g
	〃	ブクリョウ	3.0 g
	〃	ケ イ ヒ	3.0 g
	〃	オ ウ ゴ ン	2.5 g
	〃	タ イ ソ ウ	2.5 g
	〃	ニ ン ジ ン	2.5 g
	〃	リュウコツ	2.5 g
	〃	ボ レ イ	2.5 g
	〃	ショウキョウ	0.5 g
	〃	ダ イ オ ウ	1.0 g
		全 量	29.0 g

製 造 方 法	以上の切断又は破砕した生薬をとり，1包として製する。
用 法 及 び 用 量	本品1包に水約500 mLを加えて，半量ぐらいまで煎じつめ，熱いうちに煎じかすを除き，煎液を3回に分けて食間に服用する。上記は大人の1日量である。 15才未満7才以上　大人の2/3，7才未満4才以上　大人の1/2，4才未満2才以上大人の1/3，2才未満　大人の1/4以下を服用する。 本剤は必ず1日分ずつ煎じ，数日分をまとめて煎じないこと。
効 能 又 は 効 果	体力中等度以上で，精神不安があって，動悸，不眠，便秘などを伴う次の諸症：高血圧の随伴症状（動悸，不安，不眠），神経症，更年期神経症，小児夜泣き，便秘
貯 蔵 方 法 及 び 有 効 期 間	密閉容器
規格及び試験方法	別記のとおり。
備　　　　考	柴胡加竜骨牡蛎湯（黄芩）

規 格 及 び 試 験 方 法

性　　状　本品は特異なにおいがある。

確認試験　本品1包を白紙上に広げ，各生薬を外観的に選別し，それぞれの生薬につき，次の試験を行う。

（1）　**サイコ**　外面は淡褐色～褐色で，深いしわがあるものがあり，横断面では，皮部は褐色，木部は淡褐色を呈する。特異なにおいがあり，味はわずかに苦い。

　横切片を鏡検するとき，皮部にはしばしば接線方向に長い裂け目があり，皮部の厚さは半径の1/3～1/2で，径15～35 μm の胞間性離生油道がやや多数散在する。木部には道管が放射状若しくはほぼ階段状に配列し，ところどころに繊維群があり，根頭部の髄には皮部と同様の油道がある。柔細胞中にはでんぷん粒及び油滴を認める。

　また，「サイコ」の確認試験を準用する。

（2）　**ハンゲ**　外面は白色～灰白黄色，上部には茎の跡がくぼみとなり，その周辺には根の跡がくぼんだ細点となっている。横断面は白色，粉性である。味は初めなく，やや粘液性で，後に強いえぐ味を残す。

　横切片を鏡検するとき，主としてでんぷん粒を充満した柔組織からなり，わずかにシュウ酸カルシ

ウムの束晶を含んだ粘液細胞がその間に認められる。でんぷん粒は主として2～3個の複粒で，通例，径10～15μm，単粒は通例径3～7μmである。束晶は長さ25～150μmである。

（3）　ブクリョウ　白色又はわずかに淡赤色を帯びた白色である。外層が残存するものは暗褐色～暗赤褐色で，きめがあらく，裂け目がある。質は堅いが砕きやすい。味はないがやや粘液ようである。

　　また，「ブクリョウ」の確認試験を準用する。

（4）　ケイヒ　外面は暗赤褐色を呈し，内面は赤褐色を呈し，平滑である。折面はやや繊維性で赤褐色を呈し淡褐色の薄層がある。特異なにおいがあり，味は甘く，辛く，後にやや粘液性で，わずかに収れん性である。

　　横切片を鏡検するとき，一次皮部と二次皮部はほとんど連続した石細胞環で区分され，環の外辺にはほぼ円形に結集した繊維束を伴い，環の各石細胞の壁はしばしばU字形に肥厚する。二次皮部中には石細胞を認めず，まばらに少数の厚膜繊維を認める。柔組織中には油細胞，粘液細胞及びでんぷん粒を含む。放射組織中には微細なシュウ酸カルシウムの針晶を含む細胞がある。

（5）　オウゴン　外面は黄褐色を呈し，切断面は黄色～黄褐色を呈し，縦に繊維性のすじが見られる。味はわずかに苦い。

　　また，「オウゴン」の確認試験を準用する。

（6）　タイソウ　外面は赤褐色であらいしわがあるか，または暗灰赤色で細かいしわがあり，いずれもつやがある。外果皮は薄く革質で，中果皮は暗灰褐色を呈し，海綿ようで柔らかく粘着性があり，内果皮は極めて堅く，種子は偏平である。わずかに特異なにおいがあり，味は甘い。

（7）　ニンジン　外面は淡黄褐色～淡灰褐色を呈し，縦じわがあり，横断面は淡黄褐色を呈し，形成層の付近は褐色を呈する。特異なにおいがあり，味は初めわずかに甘く，後にやや苦い。

　　また，「ニンジン」の確認試験を準用する。

（8）　リュウコツ　不定形の塊又は破片で，ときには円柱状の塊である。表面は淡灰白色を呈し，ところどころに灰黒色又は黄褐色の斑点を付けるものがある。外側は質のち密な2～10mmの層からなり，その内方は淡褐色を呈する多孔質部からなる。質は重くてかたいが，ややもろく，破砕すると小片及び粉末となる。におい及び味はないが，なめると舌に強く吸着する。

　　また，「リュウコツ」の確認試験を準用する。

（9）　ボレイ　薄い小片に砕いた貝がらで，外面は淡緑灰褐色，内面は乳白色を呈する。味はない。

　　また，「ボレイ」の確認試験を準用する。

（10）　ショウキョウ　淡灰黄色の周皮を付けたままか，又はその一部をはぎとってあり，表面は灰白色～淡灰褐色で，しばしば白粉を付けている。横断面は繊維性，粉性で，淡帯黄褐色を呈し，皮層と中心柱とに分かれる。横断面をルーペ視するとき，その全面に維管束及び分泌物が暗褐色の細点として散在している。特異なにおいがあり，味は極めて辛い。

（11）　ダイオウ　暗褐色～黄褐色～淡褐色を呈し，ルーペ視すると入り組んだ不規則な模様がある。質はおおむね粗で繊維性はない。特異なにおいがあり，味はわずかに渋くて苦い。かめば細かい砂をかむような感じがあり，だ液を黄色に染める。

　　また，「ダイオウ」の確認試験を準用する。

乾燥減量　11％以下。

灰　　分　25％以下。

【272】 K 75

成分及び分量 又　は　本　質	日本薬局方	サ　イ　コ	6.0 g
	〃	ケ　イ　ヒ	3.0 g
	〃	カ　ロ　コ　ン	4.0 g
	〃	オ　ウ　ゴ　ン	3.0 g
	〃	ボ　レ　イ	3.0 g
	〃	カ　ン　キ　ョ　ウ	2.0 g
	〃	カ　ン　ゾ　ウ	2.0 g
		全　　　量	23.0 g
製　造　方　法	以上の切断又は破砕した生薬をとり，1包として製する。		
用　法　及　び　用　量	本品1包に水約500 mLを加えて，半量ぐらいまで煎じつめ，煎じかすを除き，煎液を3回に分けて食間に服用する。上記は大人の1日量である。 15才未満7才以上　大人の⅔，　7才未満4才以上　大人の½，　4才未満2才以上大人の⅓，　2才未満　大人の¼以下を服用する。		
効　能　又　は　効　果	体力中等度以下で，冷え症，貧血気味，神経過敏で，動悸，息切れ，ときにねあせ，頭部の発汗，口の乾きがあるものの次の諸症：更年期障害，血の道症，不眠症，神経症，動悸，息切れ，かぜの後期の症状，気管支炎		
貯　蔵　方　法　及　び 有　効　期　間	密閉容器		
規格及び試験方法	別記のとおり。		
備　　　　　考	柴胡桂枝乾姜湯		

規 格 及 び 試 験 方 法

性　　状　本品は特異なにおいがある。

確認試験　本品1包を白紙上に広げ，各生薬を外観的に選別し，それぞれの生薬につき，次の試験を行う。

（1）　**サイコ**　外面は灰褐色～褐色で，深いしわがあるものがあり，横断面では，皮部は褐色，木部は淡褐色を呈する。特異なにおいがあり，味はわずかに苦い。

　横切片を鏡検するとき，皮部にはしばしば接線方向に長い裂け目があり，皮部の厚さは半径の⅓～½で，径15～35 μmの胞間性離生油道がやや多数散在し，木部には道管が放射状若しくはほぼ階段状に配列し，ところどころに繊維群があり，根頭部の髄には皮部と同様の油道がある。柔細胞中にはでんぷん粒を満たし，また油滴を認める。

　また，「サイコ」の確認試験を準用する。

（2）　**ケイヒ**　外面は暗赤褐色を呈し，内面は赤褐色を呈し，平滑である。横断面は赤褐色を呈し淡褐色の薄層が見られる。特異なにおいがあり，味は甘く，辛く，後にやや粘液性で，わずかに収れん性である。

　横切片を鏡検するとき，一次皮部と二次皮部はほとんど連続した石細胞環で区分され，環の外辺にはほぼ円形に結集した繊維束を伴い，環の各石細胞の膜はしばしばU字形に肥厚する。二次皮部中には石細胞を認めず，まばらに少数の厚膜繊維を認める。柔組織中には油細胞，粘液細胞及び微細なシュウ酸カルシウムの針晶を含む細胞があり，柔細胞中にはでんぷん粒を含む。

（3）　カロコン　外面は淡黄色で，帯褐黄色の不規則な維管束の走行が見られる。切断面は淡黄色で，やや繊維性である。横断面をルーペ視するとき，幅の広い放射組織及び帯褐黄色の道管によるはん点又は小孔を認める。味はわずかに苦い。

（4）　オウゴン　外面は黄褐色～暗褐色を呈し，切断面は黄色～帯褐黄色を呈し，縦に繊維性のすじが見られる。味はわずかに苦い。

　また，「オウゴン」の確認試験を準用する。

（5）　ボレイ　薄い小片に砕いた貝がらで，外面は淡緑灰褐色，内面は乳白色を呈する。ほとんどにおい及び味はない。

　また，「ボレイ」の確認試験を準用する。

（6）　カンキョウ　偏圧した不規則な塊状でしばしば分枝する。分枝した各部はやや湾曲した卵形又は長卵形を呈し，長さ2～4 cm，径1～2 cmである。外面は灰黄色～灰黄褐色で，しわ及び輪節がある。折面は褐色～暗褐色で透明感があり角質である。横切面をルーペ視するとき皮層と中心柱は区分され，全面に維管束が散在する。特異なにおいがあり，味は極めて辛い。

　横切片を鏡検するとき，外側よりコルク層，皮層，内皮，中心柱が認められる。皮層と中心柱は一層の内皮によって区分される。皮層及び中心柱は柔組織からなり，繊維束で囲まれた維管束が散在する。柔組織中には黄色の油様物質を含む油細胞が散在し，柔細胞中にはシュウ酸カルシウムの単晶が含まれ，でんぷんは糊化している。

　また，「カンキョウ」の確認試験を準用する。

（7）　カンゾウ　外面(周皮)は暗褐色～赤褐色で縦じわがあり，切断面は淡黄色で繊維質を呈する。横断面では，皮部と木部の境界はほぼ明らかで，放射状の構造を現わす。味は甘い。

　横切片を鏡検するとき，皮付きカンゾウでは黄褐色の多層のコルク層とその内層に1～3細胞層のコルク皮層がある。皮部には放射組織が退廃師部と交互に放射状に配列し，師部には結晶細胞列で囲まれた厚膜で木化不十分な師部繊維群がある。木部には3～10細胞列の放射組織が黄色で巨大な道管と交互に放射状に配列し，道管は結晶細胞列で囲まれた木部繊維及び木部柔細胞を伴い，ストロンに基づくものでは柔細胞性の髄がある。柔細胞中にはでんぷん粒を含み，またしばしばシュウ酸カルシウムの単晶を含む。皮去りカンゾウでは周皮及び師部の一部を欠いている。

乾燥減量　15％以下。

灰　　分　25％以下。

【273】 K 76

成分及び分量又は本質	日本薬局方	サ イ コ	5.0 g
	〃	ハ ン ゲ	4.0 g
	〃	ケ イ ヒ	2.0 g
	〃	シャクヤク	2.0 g
	〃	オ ウ ゴ ン	2.0 g
	〃	ニ ン ジ ン	2.0 g
	〃	タ イ ソ ウ	2.0 g
	〃	カ ン ゾ ウ	1.5 g
	〃	ショウキョウ	1.0 g
	全　　量		21.5 g
製 造 方 法	以上の切断又は破砕した生薬をとり，1包として製する。		
用 法 及 び 用 量	本品1包に水約500 mLを加えて，半量ぐらいまで煎じつめ，煎じかすを除き，煎液を3回に分けて食間に服用する。上記は大人の1日量である。 15才未満7才以上　大人の⅔，7才未満4才以上　大人の½，4才未満2才以上大人の⅓，2才未満　大人の¼以下を服用する。		
効 能 又 は 効 果	体力中等度又はやや虚弱で，多くは腹痛を伴い，ときに微熱・寒気・頭痛・はきけなどのあるものの次の諸症：胃腸炎，かぜの中期から後期の症状		
貯 蔵 方 法 及 び有 効 期 間	密閉容器		
規格及び試験方法	別記のとおり。		
備　　　　考	柴胡桂枝湯		

規 格 及 び 試 験 方 法

性　　状　本品は特異なにおいがある。

確認試験　本品1包を白紙上に広げ，各生薬を外観的に選別し，それぞれの生薬につき，次の試験を行う。

（1）　サイコ　外面は灰褐色～褐色で，深いしわがあるものがあり，横断面では，皮部は褐色，木部は淡褐色を呈する。特異なにおいがあり，味はわずかに苦い。

　横切片を鏡検するとき，皮部にはしばしば接線方向に長い裂け目があり，皮部の厚さは半径の⅓～½で，径15～35 μm の胞間性離生油道がやや多数散在し，木部には道管が放射状若しくはほぼ階段状に配列し，ところどころに繊維群があり，根頭部の髄には皮部と同様の油道がある。柔細胞中にはでんぷん粒を満たし，また油滴を認める。

　また，「サイコ」の確認試験を準用する。

（2）　ハンゲ　外面は白色～灰白黄色，上部には茎の跡がくぼみとなり，その周辺には根の跡がくぼんだ細点となっている。横断面は白色，粉性である。味は初めなく，やや粘液性で，後に強いえぐ味を残す。

　横切片を鏡検するとき，主としてでんぷん粒を充満した柔組織からなり，わずかにシュウ酸カルシウムの束晶を含んだ粘液細胞がその間に認められる。でんぷん粒は主として2～3個の複粒で，通例，径10～15 μm，単粒は通例径3～7 μm である。束晶は長さ25～150 μm である。

（3）　ケイヒ　外面は暗赤褐色を呈し，内面は赤褐色を呈し，平滑である。横断面は赤褐色を呈し淡褐色の薄層が見られる。特異なにおいがあり，味は甘く，辛く，後にやや粘液性で，わずかに収れん性である。

　横切片を鏡検するとき，一次皮部と二次皮部はほとんど連続した石細胞環で区分され，環の外辺にはほぼ円形に結集した繊維束を伴い，環の各石細胞の膜はしばしばU字形に肥厚する。二次皮部中には石細胞を認めず，まばらに少数の厚膜繊維を認める。柔組織中には油細胞，粘液細胞及び微細なシュウ酸カルシウムの針晶を含む細胞があり，柔細胞中にはでんぷん粒を含む。

（4）　シャクヤク　外面は褐色～淡灰褐色を呈し，横断面はち密で淡灰褐色を呈し，木部には淡褐色の放射状の線がある。わずかに特異なにおいがあり，味は初めわずかに甘く，後に渋くてわずかに苦い。

　また，「シャクヤク」の確認試験を準用する。

（5）　オウゴン　外面は黄褐色～暗褐色を呈し，切断面は黄色～帯褐黄色を呈し，縦に繊維性のすじが見られる。味はわずかに苦い。

　また，「オウゴン」の確認試験を準用する。

（6）　ニンジン　外面は淡黄褐色～淡灰褐色を呈し，縦じわがあり，横断面は淡黄褐色を呈し，形成層の付近は褐色を呈する。特異なにおいがあり，味は初めわずかに甘く，後にやや苦い。

　また，「ニンジン」の確認試験を準用する。

（7）　タイソウ　外面は赤褐色であらいしわがあるか，又は暗灰赤色で細かいしわがあり，いずれもつやがある。外果皮は薄く革質で，中果皮は暗灰褐色を呈し，海綿ようで柔らかく粘着性があり，内果皮は極めて堅く，種子は偏平である。わずかに特異なにおいがあり，味は甘い。

（8）　カンゾウ　外面（周皮）は暗褐色～赤褐色で縦じわがあり，切断面は淡黄色で繊維質を呈する。横断面では，皮部と木部の境界はほぼ明らかで，放射状の構造を現わす。味は甘い。

　横切片を鏡検するとき，皮付きカンゾウでは黄褐色の多層のコルク層とその内層に1～3細胞層のコルク皮層がある。皮部には放射組織が退廃師部と交互に放射状に配列し，師部には結晶細胞列で囲まれた厚膜で木化不十分な師部繊維群がある。木部には3～10細胞列の放射組織が黄色で巨大な道管と交互に放射状に配列し，道管は結晶細胞列で囲まれた木部繊維及び木部柔細胞を伴い，ストロンに基づくものでは柔細胞性の髄がある。柔細胞中にはでんぷん粒を含み，またしばしばシュウ酸カルシウムの単晶を含む。皮去りカンゾウでは周皮及び師部の一部を欠いている。

（9）　ショウキョウ　淡灰黄色の周皮を付けたままか，又はその一部をはぎとってあり，表面は灰白色～淡灰褐色で，しばしば白粉を付けている。横断面は繊維性，粉性で，淡帯黄褐色を呈し，皮層と中心柱とに分かれる。横断面をルーペ視するとき，その全面に維管束及び分泌物が褐色の細点として散在している。特異なにおいがあり，味は極めて辛い。

乾燥減量　15％以下。

灰　　分　10％以下。

【274】 K77

成分及び分量又は本質	日本薬局方	サ イ コ	2.0 g
	〃	ト ウ キ	1.5 g
	〃	シャクヤク	1.5 g
	〃	センキュウ	1.5 g
	〃	ジ オ ウ	1.5 g
	〃	オ ウ レ ン	1.5 g
	〃	オ ウ ゴ ン	1.5 g
	〃	オ ウ バ ク	1.5 g
	〃	サ ン シ シ	1.5 g
	〃	カ ロ コ ン	1.5 g
	〃	ハ ッ カ	1.5 g
	〃	カ ン ゾ ウ	1.5 g
	〃	レ ン ギ ョ ウ	1.5 g
	〃	キ キ ョ ウ	1.5 g
	〃	ゴ ボ ウ シ	1.5 g
		全　　量	23.0 g

製 造 方 法	以上の切断又は破砕した生薬をとり，1包として製する。
用 法 及 び 用 量	本品1包に水約500 mL を加えて，半量ぐらいまで煎じつめ，煎じかすを除き，煎液を3回に分けて食間に服用する。上記は大人の1日量である。 15才未満7才以上　大人の⅔，　7才未満4才以上　大人の½，　4才未満2才以上　大人の⅓，　2才未満　大人の¼以下を服用する。
効 能 又 は 効 果	体力中等度で，疳の強い傾向（神経過敏）にあるものの次の諸症：神経症，慢性扁桃炎，湿疹・皮膚炎，虚弱児の体質改善
貯 蔵 方 法 及 び 有 効 期 間	密閉容器
規格及び試験方法	別記のとおり。
備　　　　考	柴胡清肝湯

規 格 及 び 試 験 方 法

性　状　本品は特異なにおいがある。

確認試験　本品1包を白紙上に広げ，各生薬を外観的に選別し，それぞれの生薬につき，次の試験を行う。

（1）　**サイコ**　外面は灰褐色～褐色で，深いしわがあるものがあり，横断面では，皮部は褐色，木部は淡褐色を呈する。特異なにおいがあり，味はわずかに苦い。

　横切片を鏡検するとき，皮部にはしばしば接線方向に長い裂け目があり，皮部の厚さは半径の⅓～½で，径15～35 μm の胞間性離生油道がやや多数散在し，木部には道管が放射状若しくはほぼ階段状に配列し，ところどころに繊維群があり，根頭部の髄には皮部と同様の油道がある。柔細胞中にはでんぷん粒を満たし，また油滴を認める。

　また，「サイコ」の確認試験を準用する。

（2）　**トウキ**　外面は暗褐色～赤褐色で，縦じわがあり，切断面は淡黄色～黄褐色を呈する。特異な

においがあり，味はわずかに甘く，後にやや辛い。

横切片を鏡検するとき，コルク層は 4〜10 層からなり，その内側に数層の厚角組織が続いている。皮部には分泌細胞に囲まれた多数の樹脂道並びにしばしば大きなすき間がある。形成層は長方形に偏圧された数層の細胞からなり，明らかに皮部と木部とを区別する。木部では多数の道管木部では多数の道管と放射組織とが交互に放射状に配列し，その外方の道管は単独又は数個集まってやや密に配列してくさび状をなすが，中心部付近の道管は極めてまばらに存在する。でんぷん粒は径 19 μm 以下，まれに 2〜5 個の複粒があり，複粒の径は 25 μm に達し，しばしばのり化している。

（3） シャクヤク 外面は褐色〜淡灰褐色を呈し，横断面はち密で淡灰褐色を呈し，木部には淡褐色の放射状の線がある。わずかに特異なにおいがあり，味は初めわずかに甘く，後に渋くてわずかに苦い。

また，「シャクヤク」の確認試験を準用する。

（4） センキュウ 外面は灰褐色〜暗褐色で，切断面は灰白色〜灰褐色，半透明で，ときにはうつろがある。質は密で堅い。特異なにおいがあり，味はわずかに苦い。

横切片を鏡検するとき，皮部及び髄には油道が散在する。木部には厚膜で木化した木部繊維が大小不同の群をなして存在する。でんぷん粒は，通例，のり化していて，まれに径 5〜25 μm のでんぷん粒を認めることがある。シュウ酸カルシウム結晶は認めない。

（5） ジオウ 外面は黄褐色〜黒褐色を呈し，深い縦みぞ及びくびれがある。質は柔らかく粘性である。横断面は黄褐色〜黒褐色で，皮部は木部より色が濃く，ほとんど髄を認めない。特異なにおいがあり，味は初めわずかに甘く，後にやや苦い。

横切片を鏡検するとき，コルク層は 7〜15 層で，皮部はすべて柔細胞からなり，外皮部に褐色の分泌物を含む細胞が散在する。木部はほとんど柔細胞で満たされ，放射状に並ぶ道管は側孔のある網紋があり，弱い木化反応を呈する。

（6） オウレン 根茎の径は 2〜7 mm で，外面は灰黄褐色〜褐色を呈し，輪節及び多数の根の基部を認め，横断面はやや繊維性で，コルク層は淡灰褐色，皮部は黄褐色，木部は黄色，髄は黄褐色である。味は極めて苦く，残留性で，だ液を黄色に染める。

横切片を鏡検するとき，コルク層は薄膜のコルク細胞からなり，皮部柔組織中にはコルク層に近い部位に石細胞群，形成層に近い部位に黄色の師部繊維の認められるものが多い。木部は主として道管，仮道管，木部繊維からなり，放射組織は明らかで，髄は大きく，髄中には石細胞あるいは厚膜木化した細胞を伴った石細胞を認めることがある。柔細胞には細かいでんぷん粒を含むが，結晶を含まない。

また，「オウレン」の確認試験を準用する。

（7） オウゴン 外面は黄褐色〜暗褐色を呈し，切断面は黄色〜帯褐黄色を呈し，縦に繊維性のすじが見られる。味はわずかに苦い。

また，「オウゴン」の確認試験を準用する。

（8） オウバク 外面は灰黄褐色〜灰褐色で，内面は黄色〜暗黄褐色で，細かい縦線がある。横断面は鮮黄色でやや繊維性である。横切面をルーペ視するとき，皮部外層は黄色で薄く，石細胞が黄褐色の点状に分布する。皮部内層は厚く，一次放射組織は外方に向かうにしたがい幅が広がり，それらの一次放射組織の間に，多くの二次放射組織が集まってほぼ三角形の師部を形成し，この組織に褐色を呈する師部繊維束が層積して接線方向に並び，放射組織と交錯して格子状を呈する。味は極めて苦く，粘液性で，だ液を黄色に染める。

また，「オウバク」の確認試験を準用する。

（9） サンシシ 果皮は薄く砕きやすく，その外面は赤褐色，黄褐色又は黒褐色を呈し，内面は黄褐色を呈し，平らでつやがある。果実の内部は 2 室に分かれ，黄赤色〜暗赤色の果肉中に黒褐色又は黄

赤色で長径約5mmの偏平な種子の団塊を含む。質は軽い。特異なにおいがあり，味は苦い。

また，「サンシシ」の確認試験を準用する。

(10) **カロコン** 外面は淡黄色で，帯褐黄色の不規則な維管束の走行が見られる。切断面は淡黄色で，やや繊維性である。横断面をルーペ視するとき，幅の広い放射組織及び帯褐黄色の道管によるはん点又は小孔を認める。味はわずかに苦い。

(11) **ハッカ** 上面は淡褐黄色～淡緑黄色，下面は淡緑色～淡緑黄色である。葉をルーペ視するとき，両面に毛，腺毛及び腺りんをまばらに認め，腺毛及び腺りんは下面に多い。特異な芳香があり，口に含むと清涼感がある。

また，「ハッカ」の確認試験を準用する。

(12) **カンゾウ** 外面(周皮)は暗褐色～赤褐色で縦じわがあり，切断面は淡黄色で繊維質を呈する。横断面では，皮部と木部の境界はほぼ明らかで，放射状の構造を現わす。味は甘い。

　横切片を鏡検するとき，皮付きカンゾウでは黄褐色の多層のコルク層とその内層に1～3細胞層のコルク皮層がある。皮部には放射組織が退廃師部と交互に放射状に配列し，師部には結晶細胞列で囲まれた厚膜で木化不十分な師部繊維群がある。木部には3～10細胞列の放射組織が黄色で巨大な道管と交互に放射状に配列し，道管は結晶細胞列で囲まれた木部繊維及び木部柔細胞を伴い，ストロンに基づくものでは柔細胞性の髄がある。柔細胞中にはでんぷん粒を含み，またしばしばシュウ酸カルシウムの単晶を含む。皮去りカンゾウでは周皮及び師部の一部を欠いている。

(13) **レンギョウ** 外面は淡褐色～暗褐色を呈し，淡灰色の小隆起点が散在し，内面は黄褐色である。特異な芳香があり，味はわずかに収れん性である。

また，「レンギョウ」の確認試験を準用する。

(14) **キキョウ** 外面は皮付きは灰褐色，皮去りは白色～淡褐色を呈し，繊維性でない。横切面をルーペ視するとき，皮部は木部よりやや薄く，ほとんど白色で，ところどころにすき間があり，形成層の付近はしばしば褐色を帯びる。木部は白色～淡褐色を呈し，その組織は皮部よりもやや密である。味は初めなく，後にえぐくて苦い。

また，「キキョウ」の確認試験を準用する。

(15) **ゴボウシ** やや湾曲した倒長卵形のそう果で，長さ5～7mm，幅2.0～3.2mm，厚さ0.8～1.5mm，外面は灰褐色～褐色で，黒色の点がある。幅広い一端は径約1mmのくぼみがあり，他端は細まり平たんで不明瞭な縦の稜線がある。100粒の質量は1.0～1.5gである。ほとんどにおいがなく，味は苦く油様である。

　横切片を鏡検するとき，外果皮は1層の表皮からなり，中果皮はやや厚壁化した柔組織からなり，内果皮は1層の石細胞層からなる。種皮は放射方向に長く厚壁化した表皮と数層の柔組織からなる。種皮の内側には内乳，子葉が見られる。中果皮柔細胞中には褐色物質を，内果皮石細胞中にはシュウ酸カルシウムの単晶を，子葉にはでんぷん粒，油滴，アリューロン粒及びシュウ酸カルシウムの微小な集晶を含む。

また，「ゴボウシ」の確認試験を準用する。

乾燥減量 15％以下。

灰　　分 5％以下。

【275】 K 78

成分及び分量又は本質	日本薬局方	ニンジン	4.0 g
	〃	ビャクジュツ	4.0 g
	〃	ブクリョウ	4.0 g
	〃	ハンゲ	4.0 g
	〃	チンピ	2.0 g
	〃	タイソウ	2.0 g
	〃	カンゾウ	1.0 g
	〃	ショウキョウ	0.5 g
	〃	サイコ	3.0 g
	〃	シャクヤク	3.0 g
		全量	27.5 g
製造方法	以上の切断又は破砕した生薬をとり，1包として製する。		
用法及び用量	本品1包に水約500 mLを加えて，半量ぐらいまで煎じつめ，煎じかすを除き，煎液を3回に分けて食間に服用する。上記は大人の1日量である。 15才未満7才以上　大人の2/3，　7才未満4才以上　大人の1/2，　4才未満2才以上　大人の1/3，　2才未満　大人の1/4以下を服用する。		
効能又は効果	体力中等度以下で，神経質であり，胃腸が弱く，みぞおちがつかえ，食欲不振，腹痛，貧血，冷え症の傾向のあるものの次の諸症：胃炎，胃腸虚弱，胃下垂，消化不良，食欲不振，胃痛，嘔吐，神経性胃炎		
貯蔵方法及び有効期間	密閉容器		
規格及び試験方法	別記のとおり。		
備考	柴芍六君子湯		

規格及び試験方法

性状　本品はわずかに芳香性のにおいがある。

確認試験　本品1包を白紙上に広げ，各生薬を外観的に選別し，それぞれの生薬につき，次の試験を行う。

（1）　**ニンジン**　外面は淡黄褐色～淡灰褐色を呈し，縦じわがあり，横断面は淡黄褐色を呈し，形成層の付近は褐色を呈する。特異なにおいがあり，味は初めわずかに甘く，後にやや苦い。

　また，「ニンジン」の確認試験を準用する。

（2）　**ビャクジュツ**　外面は淡灰黄色～淡黄白色で，ところどころ灰褐色を呈し，横切面には淡黄褐色～褐色の分泌物による細点がある。特異なにおいがあり，味はわずかに苦い。

　横切片を鏡検するとき，皮部の柔組織中にはしばしば師管の外側に接して繊維束があり，放射組織の末端部には淡褐色～褐色の内容物を含む油室がある。木部には大きい髄を囲んで放射状に配列した短径の道管とそれを囲む著しい繊維束がある。髄及び放射組織中には皮部と同様な油室があり，柔組織中にはイヌリンの小球晶及びシュウ酸カルシウムの針晶を含む。

　また，「ビャクジュツ」の確認試験を準用する。

（3）　**ブクリョウ**　白色又はわずかに淡赤色を帯びた白色で，質は堅いが砕きやすい。味はないがやや粘液ようである。

また,「ブクリョウ」の確認試験を準用する。

（4） ハンゲ 外面は白色～灰白黄色，上部には茎の跡がくぼみとなり，その周辺には根の跡がくぼんだ細点となっている。横断面は白色，粉性である。味は初めなく，やや粘液性で，後に強いえぐ味を残す。

横切片を鏡検するとき，主としてでんぷん粒を充満した柔組織からなり，わずかにシュウ酸カルシウムの束晶を含んだ粘液細胞がその間に認められる。でんぷん粒は主として2～3個の複粒で，通例，径10～15μm，単粒は通例径3～7μmである。束晶は長さ25～150μmである。

（5） チンピ 外面は黄赤色～暗黄褐色で，油室による多数の小さいくぼみがあり，内面は白色～淡灰黄褐色である。厚さ約2mmで，質は軽くてもろい。芳香があり，味は苦くて，わずかに刺激性である。

また,「チンピ」の確認試験を準用する。

（6） タイソウ 外面は赤褐色であらいしわがあるか，又は暗灰赤色で細かいしわがあり，いずれもつやがある。外果皮は薄く革質で，中果皮は暗灰褐色を呈し，海綿ようで柔らかく粘着性があり，内果皮は極めて堅く，種子は偏平である。わずかに特異なにおいがあり，味は甘い。

（7） カンゾウ 外面（周皮）は暗褐色～赤褐色で縦じわがあり，切断面は淡黄色で繊維質を呈する。横断面では，皮部と木部の境界はほぼ明らかで，放射状の構造を現わす。味は甘い。

横切片を鏡検するとき，皮付きカンゾウでは黄褐色の多層のコルク層とその内層に1～3細胞層のコルク皮層がある。皮部には放射組織が退廃師部と交互に放射状に配列し，師部には結晶細胞列で囲まれた厚膜で木化不十分な師部繊維群がある。木部には3～10細胞列の放射組織が黄色で巨大な道管と交互に放射状に配列し，道管は結晶細胞列で囲まれた木部繊維及び木部柔細胞を伴い，ストロンに基づくものでは柔細胞性の髄がある。柔細胞中にはでんぷん粒を含み，またしばしばシュウ酸カルシウムの単晶を含む。皮去りカンゾウでは周皮及び師部の一部を欠いている。

（8） ショウキョウ 淡灰黄色の周皮を付けたままか，又はその一部をはぎとってあり，表面は灰白色～淡灰褐色で，しばしば白粉を付けている。横断面は繊維性，粉性で，淡帯黄褐色を呈し，皮層と中心柱とに分かれる。横断面をルーペ視するとき，その全面に維管束及び分泌物が褐色の細点として散在している。特異なにおいがあり，味は極めて辛い。

（9） サイコ 外面は灰褐色～褐色で，深いしわがあるものがあり，横断面では，皮部は褐色，木部は淡褐色を呈する。特異なにおいがあり，味はわずかに苦い。

横切片を鏡検するとき，皮部にはしばしば接線方向に長い裂け目があり，皮部の厚さは半径の1/3～1/2で，径15～35μmの胞間性離生油道がやや多数散在し，木部には道管が放射状若しくはほぼ階段状に配列し，ところどころに繊維群があり，根頭部の髄には皮部と同様の油道がある。柔細胞中にはでんぷん粒を満たし，また油滴を認める。

また,「サイコ」の確認試験を準用する。

（10） シャクヤク 外面は褐色～淡灰褐色を呈し，横断面はち密で淡灰褐色を呈し，木部には淡褐色の放射状の線がある。わずかに特異なにおいがあり，味は初めわずかに甘く，後に渋くてわずかに苦い。

また,「シャクヤク」の確認試験を準用する。

乾燥減量 15％以下。

灰 分 5％以下。

【276】 K 79

成分及び分量 又は本質	日本薬局方	サイコ	7.0 g
	〃	ハンゲ	5.0 g
	〃	ショウキョウ	1.0 g
	〃	オウゴン	3.0 g
	〃	タイソウ	3.0 g
	〃	ニンジン	3.0 g
	〃	カンゾウ	2.0 g
	〃	ブクリョウ	5.0 g
	〃	コウボク	3.0 g
	〃	ソヨウ	2.0 g
		全　量	34.0 g
製造方法	以上の切断又は破砕した生薬をとり，1包として製する。		
用法及び用量	本品1包に水約500 mLを加えて，半量ぐらいまで煎じつめ，煎じかすを除き，煎液を3回に分けて食間に服用する。上記は大人の1日量である。 15才未満7才以上　大人の2/3，　7才未満4才以上　大人の1/2，　4才未満2才以上　大人の1/3，　2才未満　大人の1/4以下を服用する。		
効能又は効果	体力中等度で，気分がふさいで，咽喉，食道部に異物感があり，かぜをひきやすく，ときに動悸，めまい，嘔気などを伴うものの次の諸症：小児ぜんそく，気管支ぜんそく，気管支炎，せき，不安神経症，虚弱体質		
貯蔵方法及び有効期間	密閉容器		
規格及び試験方法	別記のとおり。		
備考	柴朴湯		

規格及び試験方法

性　状　本品はソヨウのにおいがある。

確認試験　本品1包を白紙上に広げ，各生薬を外観的に選別し，それぞれの生薬につき，次の試験を行う。

（1）**サイコ**　外面は灰褐色～褐色で，深いしわがあるものがあり，横断面では，皮部は褐色，木部は淡褐色を呈する。特異なにおいがあり，味はわずかに苦い。

横切片を鏡検するとき，皮部にはしばしば接線方向に長い裂け目があり，皮部の厚さは半径の1/3～1/2で，径15～35 μmの胞間性離生油道がやや多数散在し，木部には道管が放射状若しくはほぼ階段状に配列し，ところどころに繊維群があり，根頭部の髄には皮部と同様の油道がある。柔細胞中にはでんぷん粒を満たし，また油滴を認める。

また，「サイコ」の確認試験を準用する。

（2）**ハンゲ**　外面は白色～灰白黄色，上部には茎の跡がくぼみとなり，その周辺には根の跡がくぼんだ細点となっている。横断面は白色，粉性である。味は初めなく，やや粘液性で，後に強いえぐ味を残す。

横切片を鏡検するとき，主としてでんぷん粒を充満した柔組織からなり，わずかにシュウ酸カルシウムの束晶を含んだ粘液細胞がその間に認められる。でんぷん粒は主として2～3個の複粒で，通例，

径 10〜15 μm，単粒は通例径 3〜7 μm である．束晶は長さ 25〜150 μm である．

（3）　**ショウキョウ**　淡灰黄色の周皮を付けたままか，又はその一部をはぎとってあり，表面は灰白色〜淡灰褐色で，しばしば白粉を付けている．横断面は繊維性，粉性で，淡帯黄褐色を呈し，皮層と中心柱とに分かれる．横断面をルーペ視するとき，その全面に維管束及び分泌物が褐色の細点として散在している．特異なにおいがあり，味は極めて辛い．

（4）　**オウゴン**　外面は黄褐色〜暗褐色を呈し，切断面は黄色〜帯褐黄色を呈し，縦に繊維性のすじが見られる．味はわずかに苦い．

　また，「オウゴン」の確認試験を準用する．

（5）　**タイソウ**　外面は赤褐色であらいしわがあるか，又は暗灰赤色で細かいしわがあり，いずれもつやがある．外果皮は薄く革質で，中果皮は暗灰褐色を呈し，海綿ようで柔らかく粘着性があり，内果皮は極めて堅く，種子は偏平である．わずかに特異なにおいがあり，味は甘い．

（6）　**ニンジン**　外面は淡黄褐色〜淡灰褐色を呈し，縦じわがあり，横断面は淡黄褐色を呈し，形成層の付近は褐色を呈する．特異なにおいがあり，味は初めわずかに甘く，後にやや苦い．

　また，「ニンジン」の確認試験を準用する．

（7）　**カンゾウ**　外面（周皮）は暗褐色〜赤褐色で縦じわがあり，切断面は淡黄色で繊維質を呈する．横断面では，皮部と木部の境界はほぼ明らかで，放射状の構造を現わす．味は甘い．

　横切片を鏡検するとき，皮付きカンゾウでは黄褐色の多層のコルク層とその内層に 1〜3 細胞層のコルク皮層がある．皮部には放射組織が退廃師部と交互に放射状に配列し，師部には結晶細胞列で囲まれた厚膜で木化不十分な師部繊維群がある．木部には 3〜10 細胞列の放射組織が黄色で巨大な道管と交互に放射状に配列し，道管は結晶細胞列で囲まれた木部繊維及び木部柔細胞を伴い，ストロンに基づくものでは柔細胞性の髄がある．柔細胞中にはでんぷん粒を含み，またしばしばシュウ酸カルシウムの単晶を含む．皮去りカンゾウでは周皮及び師部の一部を欠いている．

（8）　**ブクリョウ**　白色又はわずかに淡赤色を帯びた白色で，質は堅いが砕きやすい．味はないがやや粘液ようである．

　また，「ブクリョウ」の確認試験を準用する．

（9）　**コウボク**　外面は灰白色〜灰褐色を呈し，内面は淡褐色〜褐色，切断面は淡赤褐色を呈し，繊維性である．わずかに芳香があり，味は苦い．

　横切片を鏡検するとき，コルク層は厚く，ほぼ等径性の石細胞が環状に内接する．一次皮部は狭く，内しょう部には繊維群が点在し，二次皮部の放射組織間には師部繊維群が階段状に並ぶ．油細胞の多数は一次皮部に，少数は二次皮部に散在し，狭い放射組織内にも認められることがある．

　また，「コウボク」の確認試験を準用する．

（10）　**ソヨウ**　縮んだ葉の細片で，両面とも帯褐紫色，あるいは上面は灰緑色〜帯褐緑色で下面は帯褐紫色を呈する．茎を交じえるものは，その横断面は方形である．葉をルーペ視するとき，両面にまばらに毛を認め，特に葉脈上に多く，裏面には細かい腺毛を認める．もみ砕くとき，特異なにおいがあり，味はわずかに苦い．

　また，「ソヨウ」の確認試験を準用する．

乾燥減量　10 %以下．

灰　　分　10 %以下．

【277】 K 80

成分及び分量 又　は　本　質	日本薬局方	サ　イ　コ	5.0 g
	〃	ハ　ン　ゲ	4.0 g
	〃	ショウキョウ	1.0 g
	〃	オ　ウ　ゴ　ン	3.0 g
	〃	タ　イ　ソ　ウ	2.5 g
	〃	ニ　ン　ジ　ン	2.5 g
	〃	カ　ン　ゾ　ウ	2.0 g
	〃	タ　ク　シ　ャ	5.0 g
	〃	チ　ョ　レ　イ	3.0 g
	〃	ブ　ク　リ　ョ　ウ	3.0 g
	〃	ビャクジュツ	3.0 g
	〃	ケ　イ　ヒ	2.5 g
		全　　量	36.5 g
製　造　方　法	以上の切断又は破砕した生薬をとり，1包として製する。		
用　法　及　び　用　量	本品1包に水約500 mLを加えて，半量ぐらいまで煎じつめ，煎じかすを除き，煎液を3回に分けて食間に服用する。上記は大人の1日量である。 15才未満7才以上　大人の⅔，7才未満4才以上　大人の½，4才未満2才以上大人の⅓，2才未満　大人の¼以下を服用する。		
効　能　又　は　効　果	体力中等度で，のどが渇いて尿量が少なく，ときにはきけ，食欲不振，むくみなどを伴うものの次の諸症：水様性下痢，急性胃腸炎，暑気あたり，むくみ		
貯　蔵　方　法　及　び 有　効　期　間	密閉容器		
規格及び試験方法	別記のとおり。		
備　　　　考	柴苓湯		

規 格 及 び 試 験 方 法

性　　状　本品は特異なにおいがある。

確認試験　本品1包を白紙上に広げ，各生薬を外観的に選別し，それぞれの生薬につき，次の試験を行う。

（1）　**サイコ**　外面は灰褐色〜褐色で，深いしわがあるものがあり，横断面では，皮部は褐色，木部は淡褐色を呈する。特異なにおいがあり，味はわずかに苦い。

　横切片を鏡検するとき，皮部にはしばしば接線方向に長い裂け目があり，皮部の厚さは半径の⅓〜½で，径15〜35 μmの胞間性離生油道がやや多数散在し，木部には道管が放射状若しくはほぼ階段状に配列し，ところどころに繊維群があり，根頭部の髄には皮部と同様の油道がある。柔細胞中にはでんぷん粒を満たし，また油滴を認める。

　また，「サイコ」の確認試験を準用する。

（2）　**ハンゲ**　外面は白色〜灰白黄色，上部には茎の跡がくぼみとなり，その周辺には根の跡がくぼんだ細点となっている。横断面は白色，粉性である。味は初めなく，やや粘液性で，後に強いえぐ味を残す。

　横切片を鏡検するとき，主としてでんぷん粒を充満した柔組織からなり，わずかにシュウ酸カルシ

ウムの束晶を含んだ粘液細胞がその間に認められる。でんぷん粒は主として2～3個の複粒で，通例，径10～15μm，単粒は通例径3～7μmである。束晶は長さ25～150μmである。

（3）　ショウキョウ　淡灰黄色の周皮を付けたままか，又はその一部をはぎとってあり，表面は灰白色～淡灰褐色で，しばしば白粉を付けている。横断面は繊維性，粉性で，淡帯黄褐色を呈し，皮層と中心柱とに分かれる。横断面をルーペ視するとき，その全面に維管束及び分泌物が褐色の細点として散在している。特異なにおいがあり，味は極めて辛い。

（4）　オウゴン　外面は黄褐色～暗褐色を呈し，切断面は黄色～帯褐黄色を呈し，縦に繊維性のすじが見られる。味はわずかに苦い。

　　また，「オウゴン」の確認試験を準用する。

（5）　タイソウ　外面は赤褐色であらいしわがあるか，又は暗灰赤色で細かいしわがあり，いずれもつやがある。外果皮は薄く革質で，中果皮は暗灰褐色を呈し，海綿ようで柔らかく粘着性があり，内果皮は極めて堅く，種子は偏平である。わずかに特異なにおいがあり，味は甘い。

（6）　ニンジン　外面は淡黄褐色～淡灰褐色を呈し，縦じわがあり，横断面は淡黄褐色を呈し，形成層の付近は褐色を呈する。特異なにおいがあり，味は初めわずかに甘く，後にやや苦い。

　　また，「ニンジン」の確認試験を準用する。

（7）　カンゾウ　外面（周皮）は暗褐色～赤褐色で縦じわがあり，切断面は淡黄色で繊維質を呈する。横断面では，皮部と木部の境界はほぼ明らかで，放射状の構造を現わす。味は甘い。

　　横切片を鏡検するとき，皮付きカンゾウでは黄褐色の多層のコルク層とその内層に1～3細胞層のコルク皮層がある。皮部には放射組織が退廃師部と交互に放射状に配列し，師部には結晶細胞列で囲まれた厚膜で木化不十分な師部繊維群がある。木部には3～10細胞列の放射組織が黄色で巨大な道管と交互に放射状に配列し，道管は結晶細胞列で囲まれた木部繊維及び木部柔細胞を伴い，ストロンに基づくものでは柔細胞性の髄がある。柔細胞中にはでんぷん粒を含み，またしばしばシュウ酸カルシウムの単晶を含む。皮去りカンゾウでは周皮及び師部の一部を欠いている。

（8）　タクシャ　淡黄褐色～淡褐色でコルク層をつける部位はやや暗色を呈する。ルーペ視するとき，褐色～淡褐色のはん点が散在する。切面は粒状で，繊維性ではない。わずかににおい及び味がある。

（9）　チョレイ　外面は黒褐色を呈し，切断面はやや柔らかくコルクようで，ほぼ白色～淡褐色を呈し，内部には白色のまだら模様がある。質は軽い。味がない。

　　また，「チョレイ」の確認試験を準用する。

（10）　ブクリョウ　白色又はわずかに淡赤色を帯びた白色で，質は堅いが砕きやすい。味はないがやや粘液ようである。

　　また，「ブクリョウ」の確認試験を準用する。

（11）　ビャクジュツ　外面は淡灰黄色～淡黄白色で，ところどころ灰褐色を呈し，横切面には淡黄褐色～褐色の分泌物による細点がある。特異なにおいがあり，味はわずかに苦い。

　　横切片を鏡検するとき，皮部の柔組織中にはしばしば師管の外側に接して繊維束があり，放射組織の末端部には淡褐色～褐色の内容物を含む油室がある。木部には大きい髄を囲んで放射状に配列した短径の道管とそれを囲む著しい繊維束がある。髄及び放射組織中には皮部と同様な油室があり，柔組織中にはイヌリンの小球晶及びシュウ酸カルシウムの針晶を含む。

　　また，「ビャクジュツ」の確認試験を準用する。

（12）　ケイヒ　外面は暗赤褐色を呈し，内面は赤褐色を呈し，平滑である。横断面は赤褐色を呈し淡褐色の薄層が見られる。特異なにおいがあり，味は甘く，辛く，後にやや粘液性で，わずかに収れん性である。

　　横切片を鏡検するとき，一次皮部と二次皮部はほとんど連続した石細胞環で区分され，環の外辺に

はほぼ円形に結集した繊維束を伴い，環の各石細胞の膜はしばしばU字形に肥厚する。二次皮部中には石細胞を認めず，まばらに少数の厚膜繊維を認める。柔組織中には油細胞，粘液細胞及び微細なシュウ酸カルシウムの針晶を含む細胞があり，柔細胞中にはでんぷん粒を含む。

乾燥減量 15％以下。

灰　分 10％以下。

【278】 K 81

成分及び分量 又 は 本 質	日本薬局方	ダ イ オ ウ 末	4.0 g
	〃	オ ウ ゴ ン 末	4.0 g
	〃	オ ウ レ ン 末	2.0 g
	全　　量		10.0 g
製 造 方 法	以上をとり，散剤の製法により製する。		
用 法 及 び 用 量	1回量を次のとおりとし，1日3回食間に服用する。 大人（15才以上）　1包0.8 g，15才未満7才以上　大人の⅔，7才未満4才以上 大人の½，4才未満2才以上　大人の⅓，2才未満　大人の¼以下を服用する。		
効 能 又 は 効 果	体力中等度以上で，のぼせ気味で顔面紅潮し，精神不安，みぞおちのつかえ，便秘 傾向などのあるものの次の諸症：高血圧の随伴症状（のぼせ，肩こり，耳なり，頭 重，不眠，不安)，鼻血，痔出血，便秘，更年期障害，血の道症		
貯 蔵 方 法 及 び 有 効 期 間	密閉容器		
規格及び試験方法	別記のとおり。		
備　　　　考	三黄散		

規 格 及 び 試 験 方 法

性　状　本品は黄褐色で，味はきわめて苦く，特異なにおいがある。

確認試験

（1）　**オウゴン**　本品の粉末2 gにメタノール10 mLを加え，還流冷却器を付け，水浴上で10分間加熱し，冷後，ろ過し，ろ液を試料溶液とする。

別に「オウゴン」の粉末1 gをとり，試料溶液と同様に操作して，対照溶液とする。

これらの液につき，薄層クロマトグラフ法により試験を行う。試料溶液及び対照溶液10 μLずつを薄層クロマトグラフ用シリカゲルを用いて調製した薄層板にスポットする。次にクロロホルム・メタノール混液（3：1）を展開溶媒として約10 cm展開した後，薄層板を風乾する。これに塩化鉄（Ⅲ）試液を均等に噴霧するとき，Rf値約0.61付近に暗褐色のスポットを認める。

（2）　**オウレン**　本品の粉末2 gにメタノール10 mLを加え，還流冷却器を付け，水浴上で10分間加熱し，冷後，ろ過し，ろ液を試料溶液とする。

別に「オウレン」の粉末1 gをとり，試料溶液と同様に操作して，対照溶液とする。

これらの液につき，薄層クロマトグラフ法により試験を行う。試料溶液及び対照溶液5 μLずつを薄層クロマトグラフ用シリカゲルを用いて調製した薄層板にスポットする。次に1-ブタノール・酢酸・水混液（6：2：2）を展開溶媒として約10 cm展開した後，薄層板を風乾する。これに4-メトキシベンズアルデヒド・硫酸試液を均等に噴霧するとき，Rf値約0.23付近に黄色のスポットを認める。

（3）　**ダイオウ**　本品の粉末2 gにメタノール10 mLを加え，還流冷却器を付け，水浴上で10分間加熱し，冷後，ろ過し，ろ液を試料溶液とする。

別に「ダイオウ」の粉末1 gをとり，試料溶液と同様に操作して，対照溶液とする。

これらの液につき，薄層クロマトグラフ法により試験を行う。試料溶液及び対照溶液5 μLずつを薄層クロマトグラフ用シリカゲルを用いて調製した薄層板にスポットする。次にクロロホルム・メタノール混液（3：1）を展開溶媒として約10 cm展開した後，薄層板を風乾する。Rf値約0.84付近に

黄色のスポットを認める。

乾燥減量 10 ％以下。

灰　　分 7 ％以下。

【279】 K 82

成分及び分量 又は本質	日本薬局方	ダイオウ	2.0 g
	〃	オウゴン	1.0 g
	〃	オウレン	1.0 g
	全 量		4.0 g
製 造 方 法	以上の切断又は破砕した生薬をとり，1包として製する。		
用 法 及 び 用 量	本品1包に水約500 mLを加えて，半量ぐらいまで煎じつめ，煎じかすを除き，煎液を3回に分けて食間に服用する。上記は大人の1日量である。 15才未満7才以上　大人の⅔，7才未満4才以上　大人の½，4才未満2才以上　大人の⅓，2才未満　大人の¼以下を服用する。		
効 能 又 は 効 果	体力中等度以上で，のぼせ気味で顔面紅潮し，精神不安，みぞおちのつかえ，便秘傾向などのあるものの次の諸症：高血圧の随伴症状（のぼせ，肩こり，耳なり，頭重，不眠，不安），鼻血，痔出血，便秘，更年期障害，血の道症		
貯蔵方法及び 有 効 期 間	密閉容器		
規格及び試験方法	別記のとおり。		
備　　　　考	三黄瀉心湯		

規 格 及 び 試 験 方 法

性　　状　本品は特異なにおいがある。

確認試験　本品1包を白紙上に広げ，各生薬を外観的に選別し，それぞれの生薬につき，次の試験を行う。

（1）　**ダイオウ**　暗褐色～黄褐色～淡褐色を呈し，ルーペ視すると入り組んだ不規則な模様がある。質はおおむね粗で繊維性ではない。特異なにおいがあり，味はわずかに渋くて苦い。かめば細かい砂をかむような感じがあり，だ液を黄色に染める。

　　また，「ダイオウ」の確認試験を準用する。

（2）　**オウゴン**　外面は黄褐色～暗褐色を呈し，切断面は黄色～帯褐黄色を呈し，縦に繊維性のすじが見られる。味はわずかに苦い。

　　また，「オウゴン」の確認試験を準用する。

（3）　**オウレン**　根茎の径は2～7 mmで，外面は灰黄褐色～褐色を呈し，輪節及び多数の根の基部を認め，横断面はやや繊維性で，コルク層は淡灰褐色，皮部は黄褐色，木部は黄色，髄は黄褐色である。味は極めて苦く，残留性で，だ液を黄色に染める。

　　横切片を鏡検するとき，コルク層は薄膜のコルク細胞からなり，皮部柔組織中にはコルク層に近い部位に石細胞群，形成層に近い部位に黄色の師部繊維の認められるものが多い。木部は主として道管，仮道管，木部繊維からなり，放射組織は明らかで，髄は大きく，髄中には石細胞あるいは厚膜木化した細胞を伴った石細胞を認めることがある。柔細胞には細かいでんぷん粒を含むが，結晶を含まない。

　　また，「オウレン」の確認試験を準用する。

乾燥減量　10 %以下。

灰　　分　7 %以下。

【280】 K 83

成分及び分量 又は本質	日本薬局方	サンソウニン	15.0 g
	〃	チ モ	3.0 g
	〃	センキュウ	3.0 g
	〃	ブクリョウ	5.0 g
	〃	カンゾウ	1.0 g
		全 量	27.0 g
製 造 方 法	以上の切断又は破砕した生薬をとり，1包として製する。		
用 法 及 び 用 量	本品1包に水約500 mLを加えて，半量ぐらいまで煎じつめ，煎じかすを除き，煎液を3回に分けて食間に服用する。上記は大人の1日量である。 15才未満7才以上　大人の⅔，7才未満4才以上　大人の½，4才未満2才以上大人の⅓，2才未満　大人の¼以下を服用する。		
効 能 又 は 効 果	体力中等度以上で，心身が疲れ，精神不安，不眠などがあるものの次の諸症：不眠症，神経症		
貯蔵方法及び 有 効 期 間	密閉容器		
規格及び試験方法	別記のとおり。		
備　　　考	酸棗仁湯		

規 格 及 び 試 験 方 法

性　　状　本品は特異なにおいがある。

確認試験　本品1包を白紙上に広げ，各生薬を外観的に選別し，それぞれの生薬につき，次の試験を行う。

（1）　**サンソウニン**　扁平な卵形～円形でレンズ状を呈し，長さ5～9 mm，幅4～6 mm，厚さ2～3 mm，外面は褐色～暗赤褐色を呈し，つやがある。一端にはへそ，他端には合点がある。種皮はやや柔軟で，乳白色の内乳及び淡黄色の胚を包む。100粒の質量は3.0～4.5 gである。わずかな油臭があり，緩和でやや油様である。

　横切片を鏡検するとき，種皮は外側の表皮，柔組織，内側の表皮からなる。外側の表皮は放射方向に長く厚壁化した細胞からなり，内側の表皮にはクチクラが認められる。内乳は柔組織からなり，シュウ酸カルシウムの集晶，アリューロン粒，でんぷん粒を含む。子葉は柔組織からなり，アリューロン粒，でんぷん粒，油滴を含む。

　また，「サンソウニン」の確認試験を準用する。

（2）　**チモ**　外面は黄褐色～褐色を呈し，質は軽くて折りやすい。横断面は淡黄褐色を呈し，これをルーペ視するとき，皮層は極めて狭く，広い中心柱には多くの維管束が不規則に点在し，粘液細胞又はその集合による多孔性を示す。味はわずかに甘く，粘液性で，後に苦い。

　また，「チモ」の確認試験を準用する。

（3）　**センキュウ**　外面は灰褐色～暗褐色で，切断面は灰白色～灰褐色，半透明で，ときにはうつろがある。質は密で堅い。特異なにおいがあり，味はわずかに苦い。

　横切片を鏡検するとき，皮部及び髄には油道が散在する。木部には厚膜で木化した木部繊維が大小不同の群をなして存在する。でんぷん粒は，通例，のり化していて，まれに径5～25 μmのでんぷん

粒を認めることがある。シュウ酸カルシウム結晶は認めない。

（4）　ブクリョウ　白色又はわずかに淡赤色を帯びた白色で，質は堅いが砕きやすい。味はないがやや粘液ようである。

　　また，「ブクリョウ」の確認試験を準用する。

（5）　カンゾウ　外面(周皮)は暗褐色〜赤褐色で縦じわがあり，切断面は淡黄色で繊維質を呈する。横断面では，皮部と木部の境界はほぼ明らかで，放射状の構造を現わす。味は甘い。

　　横切片を鏡検するとき，皮付きカンゾウでは黄褐色の多層のコルク層とその内層に1〜3細胞層のコルク皮層がある。皮部には放射組織が退廃師部と交互に放射状に配列し，師部には結晶細胞列で囲まれた厚膜で木化不十分な師部繊維群がある。木部には3〜10細胞列の放射組織が黄色で巨大な道管と交互に放射状に配列し，道管は結晶細胞列で囲まれた木部繊維及び木部柔細胞を伴い，ストロンに基づくものでは柔細胞性の髄がある。柔細胞中にはでんぷん粒を含み，またしばしばシュウ酸カルシウムの単晶を含む。皮去りカンゾウでは周皮及び師部の一部を欠いている。

乾燥減量　10％以下。

灰　　分　5％以下。

【281】 K 84

成分及び分量 又 は 本 質	日本薬局方	オ ウ ゴ ン	3.0 g
	〃	ク ジ ン	3.0 g
	〃	ジ オ ウ	6.0 g
	全　　量		12.0 g
製 造 方 法	以上の切断又は破砕した生薬をとり，1包として製する。		
用 法 及 び 用 量	本品1包に水約500 mLを加えて，半量ぐらいまで煎じつめ，煎じかすを除き，煎液を3回に分けて食間に服用する。上記は大人の1日量である。 15才未満7才以上　大人の⅔，7才未満4才以上　大人の½，4才未満2才以上大人の⅓，2才未満　大人の¼以下を服用する。		
効 能 又 は 効 果	体力中等度又はやや虚弱で，手足のほてりがあるものの次の諸症：湿疹・皮膚炎，手足のあれ（手足の湿疹・皮膚炎），不眠		
貯 蔵 方 法 及 び 有 効 期 間	密閉容器		
規格及び試験方法	別記のとおり。		
備　　　考	三物黄芩湯		

規 格 及 び 試 験 方 法

性　　状　本品は特異なにおいがある。

確認試験　本品1包を白紙上に広げ，各生薬を外観的に選別し，それぞれの生薬につき，次の試験を行う。

（1）　**オウゴン**　外面は黄褐色～暗褐色を呈し，切断面は黄色～帯褐黄色を呈し，縦に繊維性のすじが見られる。味はわずかに苦い。

　また，「オウゴン」の確認試験を準用する。

（2）　**クジン**　外面は暗褐色～黄褐色で，切断面は黄白色～淡灰褐色を呈し，繊維性である。味は極めて苦く，残留性である。

　また，「クジン」の確認試験を準用する。

（3）　**ジオウ**　外面は黄褐色～黒褐色を呈し，深い縦みぞ及びくびれがある。質は柔らかく粘性である。横断面は黄褐色～黒褐色で，皮部は木部より色が濃く，ほとんど髄を認めない。特異なにおいがあり，味は初めわずかに甘く，後にやや苦い。

　横切片を鏡検するとき，コルク層は7～15層で，皮部はすべて柔細胞からなり，外皮部に褐色の分泌物を含む細胞が散在する。木部はほとんど柔細胞で満たされ，放射状に並ぶ道管は側孔のある網紋があり，弱い木化反応を呈する。

乾燥減量　15 %以下。

灰　　分　6 %以下。

【282】 K 85

成分及び分量又は本質	日本薬局方	ト　ウ　キ	2.5 g
	〃	シャクヤク	2.5 g
	〃	ジ　オ　ウ	2.5 g
	〃	テンモンドウ	2.5 g
	〃	バクモンドウ	2.5 g
	〃	チ　ン　ピ	2.5 g
	〃	ビャクジュツ	3.0 g
	〃	チ　　　モ	1.5 g
	〃	オ　ウ　バ　ク	1.5 g
	〃	カ　ン　ゾ　ウ	1.5 g
		全　　量	22.5 g

製　造　方　法	以上の切断又は破砕した生薬をとり，1包として製する。
用　法　及　び　用　量	本品1包に水約500 mLを加えて，半量ぐらいまで煎じつめ，煎じかすを除き，煎液を3回に分けて食間に服用する。上記は大人の1日量である。 15才未満7才以上　大人の⅔，7才未満4才以上　大人の½，4才未満2才以上大人の⅓，2才未満　大人の¼以下を服用する。
効　能　又　は　効　果	体力虚弱で，のどにうるおいがなく，たんが切れにくくてせきこみ，皮膚が浅黒く乾燥し，便秘傾向のあるものの次の諸症：気管支炎，せき
貯　蔵　方　法　及　び有　効　期　間	密閉容器
規格及び試験方法	別記のとおり。
備　　　　考	滋陰降火湯

規格及び試験方法

性　状　本品は特異なにおいがある。

確認試験　本品1包を白紙上に広げ，各生薬を外観的に選別し，それぞれの生薬につき，次の試験を行う。

（1）　**トウキ**　外面は暗褐色～赤褐色で，縦じわがあり，切断面は淡黄色～黄褐色を呈する。特異なにおいがあり，味はわずかに甘く，後にやや辛い。

　横切片を鏡検するとき，コルク層は4～10層からなり，その内側に数層の厚角組織が続いている。皮部には分泌細胞に囲まれた多数の樹脂道並びにしばしば大きなすき間がある。形成層は長方形に偏圧された数層の細胞からなり，明らかに皮部と木部とを区別する。木部では多数の道管と放射組織とが交互に放射状に配列し，その外方の道管は単独又は数個集まってやや密に配列してくさび状をなすが，中心部付近の道管は極めてまばらに存在する。でんぷん粒は径19 μm以下，まれに2～5個の複粒があり，複粒の径は25 μmに達し，しばしばのり化している。

（2）　**シャクヤク**　外面は褐色～淡灰褐色を呈し，横断面はち密で淡灰褐色を呈し，木部には淡褐色の放射状の線がある。わずかに特異なにおいがあり，味は初めわずかに甘く，後に渋くてわずかに苦い。

　また，「シャクヤク」の確認試験を準用する。

（3）　**ジオウ**　外面は黄褐色～黒褐色を呈し，深い縦みぞ及びくびれがある。質は柔らかく粘性であ

る．横断面は黄褐色～黒褐色で，皮部は木部より色が濃く，ほとんど髄を認めない．特異なにおいがあり，味は初めわずかに甘く，後にやや苦い．

横切片を鏡検するとき，コルク層は 7～15 層で，皮部はすべて柔細胞からなり，外皮部に褐色の分泌物を含む細胞が散在する．木部はほとんど柔細胞で満たされ，放射状に並ぶ道管は側孔のある網紋があり，弱い木化反応を呈する．

（4） テンモンドウ 紡錘形～円柱形を呈し，長さ 5～15 cm，径 5～20 mm，外面は淡黄褐色～淡褐色を呈し，半透明で，しばしば縦じわがある．質は柔軟性であるか，又は堅い．折面は灰黄色でつやがあり，やや角質様である．特異なにおいがあり，味は初め甘く，後わずかに苦い．

横切片を鏡検するとき，皮層の外辺には石細胞及びその群が散在し，皮層及び中心柱の柔細胞中にはシュウ酸カルシウムの束針晶を含む粘液細胞を認める．でんぷん粒を認めない．

また，「テンモンドウ」の確認試験を準用する．

（5） バクモンドウ 紡錘形を呈し，長さ 10～25 mm，径 3～5 mm，一端はややとがり，他端はやや丸みをもち，外面は淡黄色～淡黄褐色で，大小の縦じわがある．皮層は柔軟性でもろく，中心柱は強じんで折りにくい．皮層の折面は淡黄褐色を呈し，やや半透明で粘着性がある．味はわずかに甘く，粘着性である．

（6） チンピ 外面は黄赤色～暗黄褐色で，油室による多数の小さいくぼみがあり，内面は白色～淡灰黄褐色である．厚さ約 2 mm で，質は軽くてもろい．芳香があり，味は苦くて，わずかに刺激性である．

また，「チンピ」の確認試験を準用する．

（7） ビャクジュツ 外面は淡灰黄色～淡黄白色で，ところどころ灰褐色を呈し，横切面には淡黄褐色～褐色の分泌物による細点がある．特異なにおいがあり，味はわずかに苦い．

横切片を鏡検するとき，皮部の柔組織中にはしばしば師管の外側に接して繊維束があり，放射組織の末端部には淡褐色～褐色の内容物を含む油室がある．木部には大きい髄を囲んで放射状に配列した短径の道管とそれを囲む著しい繊維束がある．髄及び放射組織中には皮部と同様な油室があり，柔組織中にはイヌリンの小球晶及びシュウ酸カルシウムの針晶を含む．

また，「ビャクジュツ」の確認試験を準用する．

（8） チモ 外面は黄褐色～褐色を呈し，質は軽くて折りやすい．横断面は淡黄褐色を呈し，これをルーペ視するとき，皮層は極めて狭く，広い中心柱には，多くの維管束が不規則に点在し，粘液細胞又はその集合による多孔性を示す．味はわずかに甘く，粘液性で，後に苦い．

また，「チモ」の確認試験を準用する．

（9） オウバク 外面は灰黄褐色～灰褐色で，内面は黄色～暗黄褐色で，細かい縦線がある．横断面は鮮黄色でやや繊維性である．横切面をルーペ視するとき，皮部外層は黄色で薄く，石細胞が黄褐色の点状に分布する．皮部内層は厚く，一次放射組織は外方に向かうにしたがい幅が広がり，それらの一次放射組織の間に，多くの二次放射組織が集まってほぼ三角形の師部を形成し，この組織に褐色を呈する師部繊維束が層積して接線方向に並び，放射組織と交錯して格子状を呈する．味は極めて苦く，粘液性で，だ液を黄色に染める．

また，「オウバク」の確認試験を準用する．

（10） カンゾウ 外面（周皮）は暗褐色～赤褐色で縦じわがあり，切断面は淡黄色で繊維質を呈する．横断面では，皮部と木部の境界はほぼ明らかで，放射状の構造を現わす．味は甘い．

横切片を鏡検するとき，皮付きカンゾウでは黄褐色の多層のコルク層とその内層に 1～3 細胞層のコルク皮層がある．皮部には放射組織が退廃師部と交互に放射状に配列し，師部には結晶細胞列で囲まれた厚膜で木化不十分な師部繊維群がある．木部には 3～10 細胞列の放射組織が黄色で巨大な道

管と交互に放射状に配列し，道管は結晶細胞列で囲まれた木部繊維及び木部柔細胞を伴い，ストロン
に基づくものでは柔細胞性の髄がある。柔細胞中にはでんぷん粒を含み，またしばしばシュウ酸カル
シウムの単晶を含む。皮去りカンゾウでは周皮及び師部の一部を欠いている。

乾燥減量　15 ％以下。

灰　　分　5 ％以下。

【283】 K 86

成分及び分量 又は本質	日本薬局方	トウキ	3.0 g
	〃	シャクヤク	3.0 g
	〃	ビャクジュツ	3.0 g
	〃	ブクリョウ	3.0 g
	〃	チンピ	3.0 g
	〃	サイコ	3.0 g
	〃	チモ	3.0 g
	〃	コウブシ	3.0 g
	〃	ジコッピ	3.0 g
	〃	バクモンドウ	3.0 g
	〃	バイモ	2.0 g
	〃	ハッカ	1.0 g
	〃	カンゾウ	1.0 g
		全　量	34.0 g
製　造　方　法	以上の切断又は破砕した生薬をとり，1包として製する。		
用　法　及　び　用　量	本品1包に水約500 mLを加えて，半量ぐらいまで煎じつめ，熱いうちに煎じかすを除き，煎液を3回に分けて食間に服用する。上記は大人の1日量である。 15才未満7才以上　大人の⅔，7才未満4才以上　大人の½，4才未満2才以上　大人の⅓，2才未満　大人の¼以下を服用する。 本剤は必ず1日分ずつ煎じ，数日分をまとめて煎じないこと。		
効　能　又　は　効　果	体力虚弱なものの次の諸症：慢性のせき，たん，気管支炎		
貯蔵方法及び 有　効　期　間	密閉容器		
規格及び試験方法	別記のとおり。		
備　　　考	滋陰至宝湯		

規格及び試験方法

性　状　本品は特異なにおいがある。

確認試験　本品1包を白紙上に広げ，各生薬を外観的に選別し，それぞれの生薬につき，次の試験を行う。

（1）トウキ　外面は暗褐色～赤褐色で，縦じわがあり，切断面は淡黄色～黄褐色を呈する。特異なにおいがあり，味はわずかに甘く，後にやや辛い。

　横切片を鏡検するとき，コルク層は4～10層からなり，その内側に数層の厚角組織が続いている。皮部には分泌細胞に囲まれた多数の樹脂道並びにしばしば大きなすき間がある。形成層は長方形に偏圧された数層の細胞からなり，明らかに皮部と木部とを区別する。木部では多数の道管と放射組織とが交互に放射状に配列し，その外方の道管は単独又は数個集まってやや密に配列してくさび状をなすが，中心部付近の道管は極めてまばらに存在する。でんぷん粒は径19 μm以下，まれに2～5個の複粒があり，複粒の径は25 μmに達し，しばしばのり化している。

（2）シャクヤク　外面は褐色～淡灰褐色を呈し，横断面はち密で淡灰褐色を呈し，木部には淡褐色の放射状の線がある。わずかに特異なにおいがあり，味は初めわずかに甘く，後に渋くてわずかに苦

い。

また，「シャクヤク」の確認試験を準用する。

（3）　ビャクジュツ　外面は淡灰黄色〜淡黄白色で，ところどころ灰褐色を呈し，横切面には淡黄褐色〜褐色の分泌物による細点がある。特異なにおいがあり，味はわずかに苦い。

横切片を鏡検するとき，皮部の柔組織中にはしばしば師部の外側に接して繊維束があり，放射組織の末端部には淡褐色〜褐色の内容物を含む油室がある。木部には大きい髄を囲んで放射状に配列した短径の道管とそれを囲む著しい繊維束がある。髄及び放射組織中には皮部と同様な油室があり，柔組織中にはイヌリンの結晶及びシュウ酸カルシウムの小針晶を含む。

また，「ビャクジュツ」の確認試験を準用する。

（4）　ブクリョウ　白色又はわずかに淡赤色を帯びた白色である。外層が残存するものは暗褐色〜暗赤褐色で，きめがあらく，裂け目がある。質は堅いが砕きやすい。ほとんどにおいがなく，味はないがやや粘液ようである。

また，「ブクリョウ」の確認試験を準用する。

（5）　チンピ　外面は黄赤色〜暗黄褐色で，油室による多数の小さいくぼみがあり，内面は白色〜淡灰黄褐色である。質は軽くてもろい。特異な芳香があり，味は苦くて，わずかに刺激性である。

また，「チンピ」の確認試験を準用する。

（6）　サイコ　外面は淡褐色〜褐色で，深いしわがあるものがあり，横断面では，皮部は褐色，木部は淡褐色を呈する。特異なにおいがあり，味はわずかに苦い。

横切片を鏡検するとき，皮部にはしばしば接線方向に長い裂け目があり，皮部の厚さは半径の$\frac{1}{3}$〜$\frac{1}{2}$で，径15〜35μmの胞間性離生油道がやや多数散在し，木部には道管が放射状若しくはほぼ階段状に配列し，ところどころに繊維群があり，根頭部の髄には皮部と同様の油道がある。柔細胞中にはでんぷん粒を満たし，また油滴を認める。

また，「サイコ」の確認試験を準用する。

（7）　チモ　外面は黄褐色〜褐色を呈し，質は軽くて折りやすい。横断面は淡黄褐色を呈し，これをルーペ視するとき，皮層は極めて狭く，広い中心柱には多くの維管束が不規則に点在し，粘液細胞またはその集合による多孔性を示す。味はわずかに甘く，粘液性で，後に苦い。

また，「チモ」の確認試験を準用する。

（8）　コウブシ　紡錘形を呈し，長さ1.5〜2.5cm，径0.5〜1cmである。外面は灰褐色〜灰黒褐色で，5〜8個の不整な輪節があり，その部分に毛状になった繊維束がある。質は堅く，横断面は赤褐色〜淡黄色を呈し，ろうようのつやを帯び，皮層部の厚さは中心柱の径とほぼ等しいか又はわずかに薄い。これをルーペ視するとき，周辺には繊維束が褐色のはん点として輪状に並び，皮層部にはところどころに維管束が赤褐色のはん点として，また分泌細胞が黄褐色の微小なはん点として多数存在する。中心柱には多数の維管束が点又は線として散在する。わずかに特異なにおい及び味がある。

（9）　ジコッピ　厚さ1〜6mmの管状又は半管状の皮片である。外側は淡褐色〜淡黄褐色で，周皮はりん片状にはがれやすい。内側は灰褐色を呈し，縦に条線がある。質はもろく，折面は灰白色を呈し，繊維性でない。特異な弱いにおいがあり，味は初めわずかに甘い。

横切片を鏡検するとき，周皮のコルク層は数層の薄膜のコルク細胞からなる。皮部にはシュウ酸カルシウムの砂晶を含む柔細胞が散在し，少数の繊維を認めることがある。柔細胞に含まれるでんぷん粒は径1〜10μmである。石細胞は認めることがあっても，極めてまれである。

また，「ジコッピ」の確認試験を準用する。

（10）　バクモンドウ　外面は淡黄色〜淡黄褐色で，大小の縦じわがある。折るとき皮層は柔軟であるがもろく，中心柱は強じんである。皮層の折面は淡黄褐色を呈し，やや半透明で粘着性がある。味は

わずかに甘く，粘着性である。

（11）　バイモ　偏球形を呈し，肥厚した2個のりん片葉からなり，径2～3cm，高さ1～2cm，しばしば分離したものがある。外面及び内面は白色～淡黄褐色，内面の基部はやや暗色を呈する。石灰を散布して乾燥したものは白粉を付けている。折面は白色を呈し，粉性である。特異な弱いにおいがあり，味は苦い。

　　横切片を鏡検するとき，最外層は1層の表皮からなりその内側は柔組織で満たされ，多数の維管束が散在する。柔組織中にはでんぷん粒を含む。でんぷん粒は主に単粒で，径5～50μm，層紋が明瞭で，長卵形～卵形又は三角状卵形，まれに2～3個からなる複粒もある。

　　また，表皮細胞及び道管付近の柔細胞にはシュウ酸カルシウムの単晶を含む。

　　また，「バイモ」の確認試験を準用する。

（12）　ハッカ　上面は淡褐黄色～淡緑黄色，下面は淡緑色～淡緑黄色である。葉をルーペ視するとき，両面に毛，腺毛及び腺りんをまばらに認め，腺毛及び腺りんは下面に多い。特異な芳香があり，口に含むと清涼感がある。

　　また，「ハッカ」の確認試験を準用する。

（13）　カンゾウ　外面（周皮）は暗褐色～赤褐色で縦じわがあり，切断面は淡黄色で繊維質を呈する。横断面では，皮部と木部の境界はほぼ明らかで，放射状の構造を現わす。味は甘い。

　　横切片を鏡検するとき，皮付きカンゾウでは黄褐色の多層のコルク層とその内層に1～3細胞層のコルク皮層がある。皮部には放射組織が退廃師部と交互に放射状に配列し，師部には結晶細胞列で囲まれた厚膜で木化不十分な師部繊維群がある。木部には3～10細胞列の放射組織が黄色で巨大な道管と交互に放射状に配列し，道管は結晶細胞列で囲まれた木部繊維及び木部柔細胞を伴い，ストロンに基づくものでは柔細胞性の髄がある。柔細胞中にはでんぷん粒を含み，またしばしばシュウ酸カルシウムの単晶を含む。皮去りカンゾウでは周皮及び師部の一部を欠いている。

乾燥減量　13％以下。

灰　　分　6％以下。

【284】 K 87

成分及び分量 又は本質	日本薬局方	シ コ ン	120 g
	〃	ト ウ キ	60 g
	〃	ゴ マ 油	1000 g
	〃	ミ ツ ロ ウ	340 g
	〃	豚 脂	20 g
		全 量	1540 g
製 造 方 法	ゴマ油を煮て，ミツロウ及び豚脂を入れて溶かし，次いでトウキを入れる。トウキの色が焦げるのを度として火力を増し，シコンを入れて2～3沸させ，鮮明な紫赤色になったら速やかに火よりおろし，布でこして冷却して軟膏とする。		
用法及び用量	適量を皮膚に塗布する。		
効能又は効果	ひび，あかぎれ，しもやけ，魚の目，あせも，ただれ，外傷，火傷，痔核による疼痛，肛門裂傷，湿疹・皮膚炎		
貯蔵方法及び 有 効 期 間	気密容器		
規格及び試験方法	別記のとおり。		
備 考	紫雲膏		

規 格 及 び 試 験 方 法

性　　状　本品は紫赤色で，特異なにおいがある。

確認試験　本品0.1 gにジエチルエーテル10 mLを加えて溶かし，これに水酸化ナトリウム試液1 mLを加え，よく振り混ぜる。しばらく静置するとき，水層は，青色を呈する（シコン）。

【285】 K88

成分及び分量 又は本質	日本薬局方 サ イ コ 2.0 g 〃 シャクヤク 2.0 g 〃 キ ジ ツ 2.0 g 〃 カンゾウ 1.0 g ――――――――――――――― 全 量 7.0 g
製 造 方 法	以上の切断又は破砕した生薬をとり，1包として製する。
用 法 及 び 用 量	本品1包に水約500 mL を加えて，半量ぐらいまで煎じつめ，熱いうちに煎じかすを除き，煎液を3回に分けて食間に服用する。上記は大人の1日量である。 15才未満7才以上 大人の⅔，7才未満4才以上 大人の½，4才未満2才以上 大人の⅓，2才未満 大人の¼以下を服用する。 本剤は必ず1日分ずつ煎じ，数日分をまとめて煎じないこと。
効 能 又 は 効 果	体力中等度以上で，胸腹部に重苦しさがあり，ときに不安，不眠などがあるものの次の諸症：胃炎，胃痛，腹痛，神経症
貯 蔵 方 法 及 び 有 効 期 間	密閉容器
規格及び試験方法	別記のとおり。
備 考	四逆散料

規格及び試験方法

性　状 本品は特異なにおいがある。

確認試験 本品1包を白紙上に広げ，各生薬を外観的に選別し，それぞれの生薬につき，次の試験を行う。

（1） **サイコ** 外面は淡褐色～褐色で，深いしわがあるものがあり，横断面では，皮部は褐色，木部は淡褐色を呈する。特異なにおいがあり，味はわずかに苦い。

　横切片を鏡検するとき，皮部にはしばしば接線方向に長い裂け目があり，皮部の厚さは半径の⅓～½で，径15～35 μm の胞間性離生油道がやや多数散在し，木部には道管が放射状若しくはほぼ階段状に配列し，ところどころに繊維群があり，根頭部の髄には皮部と同様の油道がある。柔細胞中にはでんぷん粒を満たし，また油滴を認める。

　また，「サイコ」の確認試験を準用する。

（2） **シャクヤク** 外面は褐色～淡灰褐色を呈し，横断面はち密で淡灰褐色を呈し，木部には淡褐色の放射状の線がある。わずかに特異なにおいがあり，味は初めわずかに甘く，後に渋くてわずかに苦い。

　また，「シャクヤク」の確認試験を準用する。

（3） **キジツ** 外面は濃緑褐色～褐色で，つやがなく，油室による多数のくぼんだ小点がある。切断面は淡灰褐色を呈し，内果皮を付ける部分は褐色を呈する。特異なにおいがあり，味は苦い。

　また，「キジツ」の確認試験を準用する。

（4） **カンゾウ** 外面(周皮)は暗褐色～赤褐色で縦じわがあり，切断面は淡黄色で繊維質を呈する。横断面では，皮部と木部の境界はほぼ明らかで，放射状の構造を現わす。味は甘い。

　横切片を鏡検するとき，皮付きカンゾウでは黄褐色の多層のコルク層とその内層に1～3細胞層の

コルク皮層がある。皮部には放射組織が退廃師部と交互に放射状に配列し，師部には結晶細胞列で囲まれた厚膜で木化不十分な師部繊維群がある。木部には3～10細胞列の放射組織が黄色で巨大な道管と交互に放射状に配列し，道管は結晶細胞列で囲まれた木部繊維及び木部柔細胞を伴い，ストロンに基づくものでは柔細胞性の髄がある。柔細胞中にはでんぷん粒を含み，またしばしばシュウ酸カルシウムの単晶を含む。皮去りカンゾウでは周皮及び師部の一部を欠いている。

乾燥減量 10 ％以下。

灰　　分 5 ％以下。

【286】 K 88―①

成分及び分量又は本質	日本薬局方	サ　イ　コ	1.8 g
	〃	シャクヤク	1.8 g
	〃	キ　ジ　ツ	1.8 g
	〃	カンゾウ	0.9 g
		全　　量	6.3 g

製　造　方　法	以上の生薬をそれぞれ末とし，散剤の製法により製する。ただし，分包散剤とする。
用　法　及　び　用　量	1回量を次のとおりとし，1日3回，食前又は空腹時に服用する。 大人（15才以上）1包2.0 g，15才未満7才以上　大人の⅔，7才未満4才以上 大人の½，4才未満2才以上　大人の⅓，2才未満　大人の¼を服用する。
効　能　又　は　効　果	体力中等度以上で，胸腹部に重苦しさがあり，ときに不安，不眠などがあるものの次の諸症：胃炎，胃痛，腹痛，神経症
貯蔵方法及び有効期間	密閉容器
規格及び試験方法	別記のとおり。
備　　　考	四逆散

規 格 及 び 試 験 方 法

性　状　本品は淡褐色の粉末で，特異なにおいがある。

確認試験

（1）**サイコ**　本品の粉末2gにメタノール10 mLを加え，還流冷却器を付け，水浴上で10分間加熱し，冷後，ろ過し，ろ液を試料溶液とする。

別に「サイコ」の粉末1gをとり，試料溶液と同様に操作して対照溶液とする。

これらの液につき，薄層クロマトグラフ法により試験を行う。試料溶液及び対照溶液10 μLずつを薄層クロマトグラフ用シリカゲルを用いて調製した薄層板にスポットする。次にクロロホルム・メタノール・水混液（30：10：1）を展開溶媒として約10 cm展開した後，薄層板を風乾する。

これにエタノール（95）・硫酸（1：1）試液を均等に噴霧し，50℃で5分間加熱するとき，Rf値約0.42付近に紫色のスポットを認める。

（2）**シャクヤク**　本品の粉末2gにメタノール10 mLを加え，還流冷却器を付け，水浴上で10分間加熱し，冷後，ろ過し，ろ液を試料溶液とする。

別に「シャクヤク」の粉末1gをとり，試料溶液と同様に操作して対照溶液とする。

これらの液につき，薄層クロマトグラフ法により試験を行う。試料溶液及び対照溶液10 μLずつを薄層クロマトグラフ用シリカゲルを用いて調製した薄層板にスポットする。次にトルエン・ギ酸・ギ酸エチル混液（3：1：6）を展開溶媒として約10 cm展開した後，薄層板を風乾する。

これに塩化鉄（Ⅲ）試液を均等に噴霧するとき，Rf値約0.48付近に暗紫色のスポットを認める。

（3）**キジツ**　本品の粉末2gにメタノール10 mLを加え，還流冷却器を付け，水浴上で10分間加熱し，冷後，ろ過し，ろ液を試料溶液とする。

別に「キジツ」の粉末1gをとり，試料溶液と同様に操作して対照溶液とする。

これらの液につき，薄層クロマトグラフ法により試験を行う。試料溶液及び対照溶液10 μLずつを薄層クロマトグラフ用シリカゲルを用いて調製した薄層板にスポットする。次にクロロホルム・ア

セトン混液（6：1）を展開溶媒として約10 cm展開した後，薄層板を風乾する。

これに硫酸試液を均等に噴霧し，105℃で30分間加熱するとき，Rf値約0.48付近に黄色のスポットを認める。

（4）**カンゾウ** 本品の粉末2gにメタノール・水混液（7：3）10 mLを加え，還流冷却器を付け，水浴上で10分間加熱し，冷後，ろ過し，ろ液を試料溶液とする。別に「カンゾウ」の粉末1gをとり，試料溶液と同様に操作して対照溶液とする。

これらの液につき，薄層クロマトグラフ法により試験を行う。試料溶液及び対照溶液10 μLずつを薄層クロマトグラフ用シリカゲルを用いて調製した薄層板にスポットする。次にベンゼン・酢酸エチル混液（3：7）を展開溶媒として約10 cm展開した後，薄層板を風乾する。

これに4-メトキシベンズアルデヒド・硫酸試液を均等に噴霧し，105℃で30分間加熱するとき，Rf値約0.51付近に橙色のスポットを認める。

乾燥減量 10％以下。

灰　　分 5％以下。

【287】 K 89

成分及び分量 又 は 本 質	日本薬局方	ニ ン ジ ン	4.0 g
	〃	ビャクジュツ	4.0 g
	〃	ブ ク リ ョ ウ	4.0 g
	〃	カ ン ゾ ウ	1.0 g
	〃	ショウキョウ	0.3 g
	〃	タ イ ソ ウ	1.0 g
		全　　　量	14.3 g
製 造 方 法	以上の切断又は破砕した生薬をとり，1包として製する。		
用 法 及 び 用 量	本品1包に水約500 mLを加えて，半量ぐらいまで煎じつめ，煎じかすを除き，煎液を3回に分けて食間に服用する。上記は大人の1日量である。 15才未満7才以上　大人の⅔，7才未満4才以上　大人の½，4才未満2才以上大人の⅓，2才未満　大人の¼以下を服用する。		
効 能 又 は 効 果	体力虚弱で，痩せて顔色が悪くて，食欲がなく，疲れやすいものの次の諸症：胃腸虚弱，慢性胃炎，胃のもたれ，嘔吐，下痢，夜尿症		
貯 蔵 方 法 及 び 有 効 期 間	密閉容器		
規格及び試験方法	別記のとおり。		
備 考	四君子湯		

規 格 及 び 試 験 方 法

性　　状　本品は特異なにおいがある。

確認試験　本品1包を白紙上に広げ，各生薬を外観的に選別し，それぞれの生薬につき，次の試験を行う。

（1）　ニンジン　外面は淡黄褐色～淡灰褐色を呈し，縦じわがあり，横断面は淡黄褐色を呈し，形成層の付近は褐色を呈する。特異なにおいがあり，味は初めわずかに甘く，後にやや苦い。

　　また，「ニンジン」の確認試験を準用する。

（2）　ビャクジュツ　外面は淡灰黄色～淡黄白色で，ところどころ灰褐色を呈し，横切面には淡黄褐色～褐色の分泌物による細点がある。特異なにおいがあり，味はわずかに苦い。

　　横切片を鏡検するとき，皮部の柔組織中にはしばしば師管の外側に接して繊維束があり，放射組織の末端部には淡褐色～褐色の内容物を含む油室がある。木部には大きい髄を囲んで放射状に配列した短径の道管とそれを囲む著しい繊維束がある。髄及び放射組織中には皮部と同様な油室があり，柔組織中にはイヌリンの小球晶及びシュウ酸カルシウムの針晶を含む。

　　また，「ビャクジュツ」の確認試験を準用する。

（3）　ブクリョウ　白色又はわずかに淡赤色を帯びた白色で，質は堅いが砕きやすい。味はないがやや粘液ようである。

　　また，「ブクリョウ」の確認試験を準用する。

（4）　カンゾウ　外面（周皮）は暗褐色～赤褐色で縦じわがあり，切断面は淡黄色で繊維質を呈する。横断面では，皮部と木部の境界はほぼ明らかで，放射状の構造を現わす。味は甘い。

　　横切片を鏡検するとき，皮付きカンゾウでは黄褐色の多層のコルク層とその内層に1～3細胞層の

コルク皮層がある。皮部には放射組織が退廃師部と交互に放射状に配列し，師部には結晶細胞列で囲まれた厚膜で木化不十分な師部繊維群がある。木部には3〜10細胞列の放射組織が黄色で巨大な道管と交互に放射状に配列し，道管は結晶細胞列で囲まれた木部繊維及び木部柔細胞を伴い，ストロンに基づくものでは柔細胞性の髄がある。柔細胞中にはでんぷん粒を含み，またしばしばシュウ酸カルシウムの単晶を含む。皮去りカンゾウでは周皮及び師部の一部を欠いている。

（5） **ショウキョウ** 淡灰黄色の周皮を付けたままか，又はその一部をはぎとってあり，表面は灰白色〜淡灰褐色で，しばしば白粉を付けている。横断面は繊維性，粉性で，淡帯黄褐色を呈し，皮層と中心柱とに分かれる。横断面をルーペ視するとき，その全面に維管束及び分泌物が褐色の細点として散在している。特異なにおいがあり，味は極めて辛い。

（6） **タイソウ** 外面は赤褐色であらいしわがあるか，又は暗灰赤色で細かいしわがあり，いずれもつやがある。外果皮は薄く革質で，中果皮は暗灰褐色を呈し，海綿ようで柔らかく粘着性があり，内果皮は極めて堅く，種子は偏平である。わずかに特異なにおいがあり，味は甘い。

乾燥減量 15％以下。

灰　　分 5％以下。

【288】 K 90

成分及び分量又は本質	日本薬局方　ト ウ キ	3.0 g
	〃　　　　シャクヤク	3.0 g
	〃　　　　センキュウ	3.0 g
	〃　　　　ジ オ ウ	3.0 g
	〃　　　　オ ウ ギ	3.0 g
	〃　　　　オ ウ バ ク	2.0 g
	〃　　　　チョウトウコウ	4.0 g
	全　　量	21.0 g
製 造 方 法	以上の切断又は破砕した生薬をとり，1包として製する。	
用 法 及 び 用 量	本品1包に水約500 mLを加えて，半量ぐらいまで煎じつめ，煎じかすを除き，煎液を3回に分けて食間に服用する。上記は大人の1日量である。15才未満7才以上　大人の⅔，7才未満4才以上　大人の½，4才未満2才以上大人の⅓，2才未満　大人の¼以下を服用する。	
効 能 又 は 効 果	体力中等度以下で，顔色が悪くて疲れやすく，胃腸障害のないものの次の諸症：高血圧に伴う随伴症状（のぼせ，肩こり，耳なり，頭重）	
貯 蔵 方 法 及 び有 効 期 間	密閉容器	
規格及び試験方法	別記のとおり。	
備　　　　考	七物降下湯	

規 格 及 び 試 験 方 法

性　　状　　本品は特異なにおいがある。

確認試験　本品1包を白紙上に広げ，各生薬を外観的に選別し，それぞれの生薬につき，次の試験を行う。

（1）　トウキ　外面は暗褐色～赤褐色で，縦じわがあり，切断面は淡黄色～黄褐色を呈する。特異なにおいがあり，味はわずかに甘く，後にやや辛い。

　横切片を鏡検するとき，コルク層は4～10層からなり，その内側に数層の厚角組織が続いている。皮部には分泌細胞に囲まれた多数の樹脂道並びにしばしば大きなすき間がある。形成層は長方形に偏圧された数層の細胞からなり，明らかに皮部と木部とを区別する。木部では多数の道管と放射組織とが交互に放射状に配列し，その外方の道管は単独又は数個集まってやや密に配列してくさび状をなすが，中心部付近の道管は極めてまばらに存在する。でんぷん粒は径 19 μm 以下，まれに2～5個の複粒があり，複粒の径は 25 μm に達し，しばしばのり化している。

（2）　シャクヤク　外面は褐色～淡灰褐色を呈し，横断面はち密で淡灰褐色を呈し，木部には淡褐色の放射状の線がある。わずかに特異なにおいがあり，味は初めわずかに甘く，後に渋くてわずかに苦い。

　また，「シャクヤク」の確認試験を準用する。

（3）　センキュウ　外面は灰褐色～暗褐色で，切断面は灰白色～灰褐色，半透明で，ときにはうつろがある。質は密で堅い。特異なにおいがあり，味はわずかに苦い。

　横切片を鏡検するとき，皮部及び髄には油道が散在する。木部には厚膜で木化した木部繊維が大小

不同の群をなして存在する。でんぷん粒は，通例，のり化していて，まれに径5～25μmのでんぷん粒を認めることがある。シュウ酸カルシウム結晶は認めない。

（4）　ジオウ　外面は黄褐色～黒褐色を呈し，深い縦みぞ及びくびれがある。質は柔らかく粘性である。横断面は黄褐色～黒褐色で，皮部は木部より色が濃く，ほとんど髄を認めない。特異なにおいがあり，味は初めわずかに甘く，後にやや苦い。

　横切片を鏡検するとき，コルク層は7～15層で，皮部はすべて柔細胞からなり，外皮部に褐色の分泌物を含む細胞が散在する。木部はほとんど柔細胞で満たされ，放射状に並ぶ道管は側孔のある網紋があり，弱い木化反応を呈する。

（5）　オウギ　外面は淡灰黄色～淡褐黄色で，不規則なあらい縦じわがあり，折面は繊維性である。横断面をルーペ視するとき，最外層には周皮があり，皮部は淡黄白色，木部は淡黄色，形成層付近はやや褐色を帯びる。木部から皮部にわたって白色の放射組織が認められる。太いものではしばしば多数の放射状の裂け目となっている。わずかに特異なにおいがあり，味は甘い。

（6）　オウバク　外面は灰黄褐色～灰褐色で，内面は黄色～暗黄褐色で，細かい縦線がある。横断面は鮮黄色でやや繊維性である。横切面をルーペ視するとき，皮部外層は黄色で薄く，石細胞が黄褐色の点状に分布する。皮部内層は厚く，一次放射組織は外方に向かうにしたがい幅が広がり，それらの一次放射組織の間に，多くの二次放射組織が集まってほぼ三角形の師部を形成し，この組織に褐色を呈する師部繊維束が層積して接線方向に並び，放射組織と交錯して格子状を呈する。味は極めて苦く，粘液性で，だ液を黄色に染める。

　また，「オウバク」の確認試験を準用する。

（7）　チョウトウコウ　かぎ状のとげ又はとげが対生又は単生する短い茎からなる。とげは長さ1～4cmで，湾曲して先端はとがり，外面は赤褐色～暗褐色，又は黄褐色を呈し，毛を付けるものもある。横切面は長楕円形～楕円形で，淡褐色を呈する。茎は細長い方柱形～円柱形で，径2～5mm，外面は赤褐色～暗褐色，又は黄褐色を呈し，横切面は方形で，髄は淡褐色で方形～楕円形を呈するか又は空洞化している。質は堅い。ほとんどにおいがなく，味はほとんどない。

　とげの横切面を鏡検するとき，表皮のクチクラは平滑又は歯牙上の細かい凹凸があり，師部に外接する繊維はほぼ環状に配列し，皮部の柔細胞中にはシュウ酸カルシウムの砂晶を認める。

　また，「チョウトウコウ」の確認試験を準用する。

乾燥減量　10％以下。

灰　　分　5％以下。

【289】 K 91

成分及び分量 又は本質	日本薬局方　チョウジ	1.5 g
	〃　　　　ショウキョウ	1.0 g
	局外生規　シ　テ　イ	5.0 g
	全　　量	7.5 g
製　造　方　法	以上の切断又は破砕した生薬をとり，1包として製する。	
用法及び用量	本品1包に水約500 mLを加えて，半量ぐらいまで煎じつめ，煎じかすを除き，煎液を3回に分けて食間に服用する。上記は大人の1日量である。 15才未満7才以上　大人の⅔，　7才未満4才以上　大人の½，　4才未満2才以上大人の⅓，　2才未満　大人の¼以下を服用する。	
効能又は効果	しゃっくり	
貯蔵方法及び 有　効　期　間	密閉容器	
規格及び試験方法	別記のとおり。	
備　　　　考	柿蒂湯	

規格及び試験方法

性　　状　本品は特異なにおいがある。

確認試験　本品1包を白紙上に広げ，各生薬を外観的に選別し，それぞれの生薬につき，次の試験を行う。

（1）　**チョウジ**　暗褐色～暗赤色のつぼみで，長さ1～1.8 cm，やや偏平な四りょう柱状の花床と，その上端には厚いがく片4枚及び4枚の膜質花べんとがあり，花べんは重なり合いほぼ球形を呈する。花べんに包まれた内部には多数の雄しべと1本の花柱とがある。強い特異なにおいがあり，味はやくようで，後わずかに舌を麻ひする。

また，「チョウジ」の確認試験を準用する。

（2）　**ショウキョウ**　淡灰黄色の周皮を付けたままか，又はその一部をはぎとってあり，表面は灰白色～淡灰褐色で，しばしば白粉を付けている。横断面は繊維性，粉性で，淡帯黄褐色を呈し，皮層と中心柱とに分かれる。横断面をルーペ視するとき，その全面に維管束及び分泌物が褐色の細点として散在している。特異なにおいがあり，味は極めて辛い。

（3）　**シテイ**　4裂した合片がくで，皿状を呈し，径1.5～2.5 cmである。裂片は広卵形～三角状広卵形，合片部はほぼ四角形を呈し，やや厚い。外面は灰褐色～褐色を呈し，通例，4本の隆起線があり，しばしば果柄の残基を付けている。内面の合片部には褐色の短毛を密生し，中央部には果実の分離した跡がある。味はわずかに渋い。

また，局外生規「シテイ」の確認試験を準用する。

乾燥減量　15 %以下。

灰　　分　6 %以下。

【290】 K 92

成分及び分量又は本質	日本薬局方	トウキ	3.0 g
	〃	シャクヤク	3.0 g
	〃	センキュウ	3.0 g
	〃	ジオウ	3.0 g
		全　　量	12.0 g
製　造　方　法	以上の切断又は破砕した生薬をとり，1包として製する。		
用　法　及　び　用　量	本品1包に水約500 mLを加えて，半量ぐらいまで煎じつめ，煎じかすを除き，煎液を3回に分けて食間に服用する。上記は大人の1日量である。 15才未満7才以上　大人の⅔，　7才未満4才以上　大人の½，　4才未満2才以上大人の⅓，　2才未満　大人の¼以下を服用する。		
効　能　又　は　効　果	体力虚弱で，冷え性で皮膚が乾燥，色つやの悪い体質で胃腸障害のないものの次の諸症：月経不順，月経異常の，更年期障害，血の道症，冷え症，しもやけ，しみ，貧血，産後あるいは流産後の疲労回復		
貯蔵方法及び有　効　期　間	密閉容器		
規格及び試験方法	別記のとおり。		
備　　　　考	四物湯		

規 格 及 び 試 験 方 法

性　　状　　本品は特異なにおいがある。

確認試験　本品1包を白紙上に広げ，各生薬を外観的に選別し，それぞれの生薬につき，次の試験を行う。

（1）　トウキ　外面は暗褐色〜赤褐色で，縦じわがあり，切断面は淡黄色〜黄褐色を呈する。特異なにおいがあり，味はわずかに甘く，後にやや辛い。

　横切片を鏡検するとき，コルク層は4〜10層からなり，その内側に数層の厚角組織が続いている。皮部には分泌細胞に囲まれた多数の樹脂道並びにしばしば大きなすき間がある。形成層は長方形に偏圧された数層の細胞からなり，明らかに皮部と木部とを区別する。木部では多数の道管と放射組織とが交互に放射状に配列し，その外方の道管は単独又は数個集まってやや密に配列してくさび状をなすが，中心部付近の道管は極めてまばらに存在する。でんぷん粒は径19 μm以下，まれに2〜5個の複粒があり，複粒の径は25 μmに達し，しばしばのり化している。

（2）　シャクヤク　外面は褐色〜淡灰褐色を呈し，横断面はち密で淡灰褐色を呈し，木部には淡褐色の放射状の線がある。わずかに特異なにおいがあり，味は初めわずかに甘く，後に渋くてわずかに苦い。

　また，「シャクヤク」の確認試験を準用する。

（3）　センキュウ　外面は灰褐色〜暗褐色で，切断面は灰白色〜灰褐色，半透明で，ときにはうつろがある。質は密で堅い。特異なにおいがあり，味はわずかに苦い。

　横切片を鏡検するとき，皮部及び髄には油道が散在する。木部には厚膜で木化した木部繊維が大小不同の群をなして存在する。でんぷん粒は，通例，のり化していて，まれに径5〜25 μmのでんぷん粒を認めることがある。シュウ酸カルシウム結晶は認めない。

（4）　ジオウ　外面は黄褐色〜黒褐色を呈し，深い縦みぞ及びくびれがある。質は柔らかく粘性である。横断面は黄褐色〜黒褐色で，皮部は木部より色が濃く，ほとんど髄を認めない。特異なにおいがあり，味は初めわずかに甘く，後にやや苦い。

　　横切片を鏡検するとき，コルク層は 7 〜15 層で，皮部はすべて柔細胞からなり，外皮部に褐色の分泌物を含む細胞が散在する。木部はほとんど柔細胞で満たされ，放射状に並ぶ道管は側孔のある網紋があり，弱い木化反応を呈する。

乾燥減量　10 ％以下。

灰　　分　10 ％以下。

【291】 K 93

成分及び分量又は本質	日本薬局方	カンゾウ	4.0 g
	〃	ショウキョウ	1.0 g
	〃	ケ イ ヒ	3.0 g
	〃	タ イ ソ ウ	5.0 g
	〃	ニ ン ジ ン	2.0 g
	〃	ジ オ ウ	4.0 g
	〃	バクモンドウ	6.0 g
	〃	マ シ ニ ン	3.0 g
		全　量	28.0 g
	局外生規	ア キ ョ ウ	2.0 g
製 造 方 法	アキョウを除く以上の切断又は破砕した生薬をとり，1包として製し，これにアキョウ2.0gを添付する。		
用 法 及 び 用 量	本品1包に，水約500 mLを加えて，半量ぐらいまで煎じつめ，煎じかすを除き，添付のアキョウを煎液に入れ，再び5分ほど熱して溶かし，煎液を3回に分けて食間に服用する。上記は大人の1日量である。15才未満7才以上　大人の⅔，7才未満4才以上　大人の½，4才未満2才以上大人の⅓，2才未満　大人の¼以下を服用する。		
効 能 又 は 効 果	体力中等度以下で，疲れやすく，ときに手足のほてりなどがあるものの次の諸症：動悸，息切れ，脈のみだれ		
貯蔵方法及び有 効 期 間	密閉容器，ただし，アキョウは気密容器		
規格及び試験方法	別記のとおり。		
備　　　考	炙甘草湯		

規 格 及 び 試 験 方 法

性　状 本品は特異なにおいがある。

確認試験 本品1包を白紙上に広げ，各生薬を外観的に選別し，それぞれの生薬につき，次の試験を行う。

（1）　**カンゾウ** 外面（周皮）は暗褐色～赤褐色で縦じわがあり，切断面は淡黄色で繊維質を呈する。横断面では，皮部と木部の境界はほぼ明らかで，放射状の構造を現わす。味は甘い。

　横切片を鏡検するとき，皮付きカンゾウでは黄褐色の多層のコルク層とその内層に1～3細胞層のコルク皮層がある。皮部には放射組織が退廃師部と交互に放射状に配列し，師部には結晶細胞列で囲まれた厚膜で木化不十分な師部繊維群がある。木部には3～10細胞列の放射組織が黄色で巨大な道管と交互に放射状に配列し，道管は結晶細胞列で囲まれた木部繊維及び木部柔細胞を伴い，ストロンに基づくものでは柔細胞性の髄がある。柔細胞中にはでんぷん粒を含み，またしばしばシュウ酸カルシウムの単晶を含む。皮去りカンゾウでは周皮及び師部の一部を欠いている。

（2）　**ショウキョウ** 淡灰黄色の周皮を付けたままか，又はその一部をはぎとってあり，表面は灰白色～淡灰褐色で，しばしば白粉を付けている。横断面は繊維性，粉性で，淡帯黄褐色を呈し，皮層と中心柱とに分かれる。横断面をルーペ視するとき，その全面に維管束及び分泌物が褐色の細点として

散在している．特異なにおいがあり，味は極めて辛い．

（3）　ケイヒ　外面は暗赤褐色を呈し，内面は赤褐色を呈し，平滑である．横断面はやや繊維性で赤褐色を呈し淡褐色の薄層が見られる．特異な芳香があり，味は甘く，辛く，後にやや粘液性で，わずかに収れん性である．

　横切片を鏡検するとき，一次皮部と二次皮部はほとんど連続した石細胞環で区分され，環の外辺にはほぼ円形に結集した繊維束を伴い，環の各石細胞の膜はしばしばU字形に肥厚する．二次皮部中には石細胞を認めず，まばらに少数の厚膜繊維を認める．柔組織中には油細胞，粘液細胞及びでんぷん粒を含む．放射組織中には微細なシュウ酸カルシウムの針晶を含む細胞がある．

（4）　タイソウ　外面は赤褐色であらいしわがあるか，又は暗灰赤色で細かいしわがあり，いずれもつやがある．外果皮は薄く革質で，中果皮は暗灰褐色を呈し，海綿ようで柔らかく粘着性があり，内果皮は極めて堅く，種子は偏平である．わずかに特異なにおいがあり，味は甘い．

（5）　ニンジン　外面は淡黄褐色〜淡灰褐色を呈し，縦じわがあり，横断面は淡黄褐色を呈し，形成層の付近は褐色を呈する．特異なにおいがあり，味は初めわずかに甘く，後にやや苦い．

　また，「ニンジン」の確認試験を準用する．

（6）　ジオウ　外面は黄褐色〜黒褐色を呈し，深い縦みぞ及びくびれがある．質は柔らかく粘性である．横断面は黄褐色〜黒褐色で，皮部は木部より色が濃く，ほとんど髄を認めない．特異なにおいがあり，味は初めわずかに甘く，後にやや苦い．

　横切片を鏡検するとき，コルク層は7〜15層で，皮部はすべて柔細胞からなり，外皮部に褐色の分泌物を含む細胞が散在する．木部はほとんど柔細胞で満たされ，放射状に並ぶ道管は側孔のある網紋があり，弱い木化反応を呈する．

（7）　バクモンドウ　紡錘形を呈し，長さ10〜25 mm，径3〜5 mm，一端はややとがり，他端はやや丸みをもち，外面は淡黄色〜淡黄褐色で，大小の縦じわがある．皮層は柔軟性でもろく，中心柱は強じんで折りにくい．皮層の折面は淡黄褐色を呈し，やや半透明で粘着性がある．味はわずかに甘く，粘着性である．

（8）　マシニン　わずかに偏平な卵球形を呈し，長さ4〜5 mm，径3〜4 mm，外面は灰緑色〜灰褐色を呈する．一端はややとがり，他の一端には果柄の跡があり，両側には稜線がある．外面はつやがあり，白色の網脈模様がある．果皮はやや堅い．種子はやや緑色を帯び，内部には灰白色の胚乳がある．100粒の質量は1.6〜2.7 gである．ほとんどにおいはないが，かめば香ばしく，味は緩和で油様である．

　横切片を鏡検するとき，外果皮は1層の表皮からなり，中果皮は柔組織，色素細胞層，及び短小細胞列からなり，内果皮は1層の放射方向に長い石細胞層からなる．種皮は管状細胞層と海綿状組織からなる．種子の内側には1層の柔細胞からなる周乳と1層〜数層の柔細胞からなる内乳がある．胚の大部分は柔組織からなり胚軸の中央及び子葉の各部に維管束が認められる．胚の柔組織にはアリューロン粒及び油滴を含む．

　また，「マシニン」の確認試験を準用する．

乾燥減量　10 %以下．

灰　　分　5 %以下．

【292】 K 94

成分及び分量 又は本質	日本薬局方　シャクヤク　　　　　4.0 g 　〃　　　　カンゾウ　　　　　　4.0 g
	全　量　　　　　8.0 g
製　造　方　法	以上の切断又は破砕した生薬をとり，1包として製する。
用法及び用量	本品1包に水約500 mLを加えて，半量ぐらいまで煎じつめ，煎じかすを除き，煎液を3回に分けて食間に服用する。上記は大人の1日量である。 15才未満7才以上　大人の⅔，7才未満4才以上　大人の½，4才未満2才以上　大人の⅓，2才未満　大人の¼以下を服用する。
効　能　又　は　効　果	体力に関わらず使用でき，筋肉の急激なけいれんを伴う痛みのあるものの次の諸症：こむらがえり，筋肉のけいれん，腹痛，腰痛
貯蔵方法及び 有　効　期　間	密閉容器
規格及び試験方法	別記のとおり。
備　　　　　考	芍薬甘草湯

規 格 及 び 試 験 方 法

性　　状　本品はカンゾウのにおいがある。

確認試験　本品1包を白紙上に広げ，各生薬を外観的に選別し，それぞれの生薬につき，次の試験を行う。

（1）**シャクヤク**　外面は褐色〜淡灰褐色を呈し，横断面はち密で淡灰褐色を呈し，木部には淡褐色の放射状の線がある。わずかに特異なにおいがあり，味は初めわずかに甘く，後に渋くてわずかに苦い。

　　また，「シャクヤク」の確認試験を準用する。

（2）**カンゾウ**　外面（周皮）は暗褐色〜赤褐色で縦じわがあり，切断面は淡黄色で繊維質を呈する。横断面では，皮部と木部の境界はほぼ明らかで，放射状の構造を現わす。味は甘い。

　　横切片を鏡検するとき，皮付きカンゾウでは黄褐色の多層のコルク層とその内層に1〜3細胞層のコルク皮層がある。皮部には放射組織が退廃師部と交互に放射状に配列し，師部には結晶細胞列で囲まれた厚膜で木化不十分な師部繊維群がある。木部には3〜10細胞列の放射組織が黄色で巨大な道管と交互に放射状に配列し，道管は結晶細胞列で囲まれた木部繊維及び木部柔細胞を伴い，ストロンに基づくものでは柔細胞性の髄がある。柔細胞中にはでんぷん粒を含み，またしばしばシュウ酸カルシウムの単晶を含む。皮去りカンゾウでは周皮及び師部の一部を欠いている。

乾燥減量　10 %以下。

灰　　分　5 %以下。

【293】 K 95

成分及び分量 又 は 本 質	日本薬局方	マ ク リ	5.0 g
	〃	ダ イ オ ウ	1.5 g
	〃	カ ン ゾ ウ	1.5 g
		全 量	8.0 g
製 造 方 法	以上の切断又は破砕した生薬をとり，1包として製する。		
用 法 及 び 用 量	本品1包に水約500 mLを加えて，半量ぐらいまで煎じつめ，煎じかすを除き，煎液を3回に分けて食間に服用する。上記は大人の1日量である。 15才未満7才以上　大人の⅔，　7才未満4才以上　大人の½，　4才未満2才以上　大人の⅓，　2才未満　大人の¼以下を服用する。		
効 能 又 は 効 果	回虫の駆除		
貯 蔵 方 法 及 び 有 効 期 間	密閉容器		
規格及び試験方法	別記のとおり。		
備 考	鷓鴣菜湯		

規 格 及 び 試 験 方 法

性　状　本品は特異なにおいがある。

確認試験　本品1包を白紙上に広げ，各生薬を外観的に選別し，それぞれの生薬につき，次の試験を行う。

（1）　**マクリ**　外面は暗赤紫色，暗灰赤色〜灰褐色，径2〜3 mm の丸いひも状を呈し，短い毛のような小枝でおおわれ，不規則な二また状に数回分枝する。しばしば石灰そう類や小形の海そう類を付けている。海そう臭があり，味はわずかに塩辛く不快である。

　また，「マクリ」の確認試験を準用する。

（2）　**ダイオウ**　暗褐色〜黄褐色〜淡褐色を呈し，ルーペ視すると入り組んだ不規則な模様がある。質はおおむね粗で繊維性ではない。特異なにおいがあり，味はわずかに渋くて苦い。かめば細かい砂をかむような感じがあり，だ液を黄色に染める。

　また，「ダイオウ」の確認試験を準用する。

（3）　**カンゾウ**　外面（周皮）は暗褐色〜赤褐色で縦じわがあり，切断面は淡黄色で繊維質を呈する。横断面では，皮部と木部の境界はほぼ明らかで，放射状の構造を現わす。味は甘い。

　横切片を鏡検するとき，皮付きカンゾウでは黄褐色の多層のコルク層とその内層に1〜3細胞層のコルク皮層がある。皮部には放射組織が退廃師部と交互に放射状に配列し，師部には結晶細胞列で囲まれた厚膜で木化不十分な師部繊維群がある。木部には3〜10細胞列の放射組織が黄色で巨大な道管と交互に放射状に配列し，道管は結晶細胞列で囲まれた木部繊維及び木部柔細胞を伴い，ストロンに基づくものでは柔細胞性の髄がある。柔細胞中にはでんぷん粒を含み，またしばしばシュウ酸カルシウムの単晶を含む。皮去りカンゾウでは周皮及び師部の一部を欠いている。

乾燥減量　10 %以下。

灰　分　44 %以下。

【294】 K 96

成分及び分量又は本質	日本薬局方	ニ ン ジ ン		3.0 g
	〃	オ ウ ギ		3.0 g
	〃	ビャクジュツ		3.0 g
	〃	ブクリョウ		3.0 g
	〃	ト ウ キ		3.0 g
	〃	シャクヤク		3.0 g
	〃	ジ オ ウ		3.0 g
	〃	センキュウ		3.0 g
	〃	ケ イ ヒ		3.0 g
	〃	カ ン ゾ ウ		1.5 g
		全　　量		28.5 g
製 造 方 法	以上の切断又は破砕した生薬をとり，1包として製する。			
用 法 及 び 用 量	本品1包に水約500 mLを加えて，半量ぐらいまで煎じつめ，煎じかすを除き，煎液を3回に分けて食間に服用する。上記は大人の1日量である。 15才未満7才以上　大人の⅔，7才未満4才以上　大人の½，4才未満2才以上大人の⅓，2才未満　大人の¼以下を服用する。			
効 能 又 は 効 果	体力虚弱なものの次の諸症：病後・術後の体力低下，疲労倦怠，食欲不振，ねあせ，手足の冷え，貧血			
貯 蔵 方 法 及 び 有 効 期 間	密閉容器			
規格及び試験方法	別記のとおり。			
備　　　　考	十全大補湯			

規 格 及 び 試 験 方 法

性　　状　本品は特異なにおいがある。

確認試験　本品1包を白紙上に広げ，各生薬を外観的に選別し，それぞれの生薬につき，次の試験を行う。

（1）　**ニンジン**　外面は淡黄褐色～淡灰褐色を呈し，縦じわがあり，横断面は淡黄褐色を呈し，形成層の付近は褐色を呈する。特異なにおいがあり，味は初めわずかに甘く，後にやや苦い。

　また，「ニンジン」の確認試験を準用する。

（2）　**オウギ**　外面は淡灰黄色～淡褐黄色で，不規則なあらい縦じわがあり，折面は繊維性である。横断面はルーペ視するとき，最外層には周皮があり，皮部は淡黄白色，木部は淡黄色，形成層付近はやや褐色を帯びる。木部から皮部にわたって白色の放射組織が認められる。太いものではしばしば多数の放射状の裂け目となっている。わずかに特異なにおいがあり，味は甘い。

（3）　**ビャクジュツ**　外面は淡灰黄色～淡黄白色で，ところどころ灰褐色を呈し，横切面には淡黄褐色～褐色の分泌物による細点がある。特異なにおいがあり，味はわずかに苦い。

　横切片を鏡検するとき，皮部の柔組織中にはしばしば師管の外側に接して繊維束があり，放射組織の末端部には淡褐色～褐色の内容物を含む油室がある。木部には大きい髄を囲んで放射状に配列した短径の道管とそれを囲む著しい繊維束がある。髄及び放射組織中には皮部と同様な油室があり，柔組織中にはイヌリンの小球晶及びシュウ酸カルシウムの針晶を含む。

　また，「ビャクジュツ」の確認試験を準用する。

（4）　ブクリョウ　白色又はわずかに淡赤色を帯びた白色で，質は堅いが砕きやすい。味はないがやや粘液ようである。

　　また，「ブクリョウ」の確認試験を準用する。

（5）　トウキ　外面は暗褐色～赤褐色で，縦じわがあり，切断面は淡黄色～黄褐色を呈する。特異なにおいがあり，味はわずかに甘く，後にやや辛い。

　　横切片を鏡検するとき，コルク層は4～10層からなり，その内側に数層の厚角組織が続いている。皮部には分泌細胞に囲まれた多数の樹脂道並びにしばしば大きなすき間がある。形成層は長方形に偏圧された数層の細胞からなり，明らかに皮部と木部とを区別する。木部では多数の道管と放射組織とが交互に放射状に配列し，その外方の道管は単独又は数個集まってやや密に配列してくさび状をなすが，中心部付近の道管は極めてまばらに存在する。でんぷん粒は径19μm以下，まれに2～5個の複粒があり，複粒の径は25μmに達し，しばしばのり化している。

（6）　シャクヤク　外面は褐色～淡灰褐色を呈し，横断面はち密で淡灰褐色を呈し，木部には淡褐色の放射状の線がある。わずかに特異なにおいがあり，味は初めわずかに甘く，後に渋くてわずかに苦い。

　　また，「シャクヤク」の確認試験を準用する。

（7）　ジオウ　外面は黄褐色～黒褐色を呈し，深い縦みぞ及びくびれがある。質は柔らかく粘性である。横断面は黄褐色～黒褐色で，皮部は木部より色が濃く，ほとんど髄を認めない。特異なにおいがあり，味は初めわずかに甘く，後にやや苦い。

　　横切片を鏡検するとき，コルク層は7～15層で，皮部はすべて柔細胞からなり，外皮部に褐色の分泌物を含む細胞が散在する。木部はほとんど柔細胞で満たされ，放射状に並ぶ道管は側孔のある網紋があり，弱い木化反応を呈する。

（8）　センキュウ　外面は灰褐色～暗褐色で，切断面は灰白色～灰褐色，半透明で，ときにはうつろがある。質は密で堅い。特異なにおいがあり，味はわずかに苦い。

　　横切片を鏡検するとき，皮部及び髄には油道が散在する。木部には厚膜で木化した木部繊維が大小不同の群をなして存在する。でんぷん粒は，通例，のり化していて，まれに径5～25μmのでんぷん粒を認めることがある。シュウ酸カルシウム結晶は認めない。

（9）　ケイヒ　外面は暗赤褐色を呈し，内面は赤褐色を呈し，平滑である。横断面は赤褐色を呈し淡褐色の薄層が見られる。特異なにおいがあり，味は甘く，辛く，後にやや粘液性で，わずかに収れん性である。

　　横切片を鏡検するとき，一次皮部と二次皮部はほとんど連続した石細胞環で区分され，環の外辺にはほぼ円形に結集した繊維束を伴い，環の各石細胞の膜はしばしばU字形に肥厚する。二次皮部中には石細胞を認めず，まばらに少数の厚膜繊維を認める。柔組織中には油細胞，粘液細胞及び微細なシュウ酸カルシウムの針晶を含む細胞があり，柔細胞中にはでんぷん粒を含む。

（10）　カンゾウ　外面（周皮）は暗褐色～赤褐色で縦じわがあり，切断面は淡黄色で繊維質を呈する。横断面では，皮部と木部の境界はほぼ明らかで，放射状の構造を現わす。味は甘い。

　　横切片を鏡検するとき，皮付きカンゾウでは黄褐色の多層のコルク層とその内側に1～3細胞層のコルク皮層がある。皮部には放射組織が退廃師部と交互に放射状に配列し，師部には結晶細胞列で囲まれた厚膜で木化不十分な師部繊維群がある。木部には3～10細胞列の放射組織が黄色で巨大な道管と交互に放射状に配列し，道管は結晶細胞列で囲まれた木部繊維及び木部柔細胞を伴い，ストロンに基づくものでは柔細胞性の髄がある。柔細胞中にはでんぷん粒を含み，またしばしばシュウ酸カルシウムの単晶を含む。皮去りカンゾウでは周皮及び師部の一部を欠いている。

乾燥減量　15％以下。

灰　　分　5％以下。

【295】 K 97

成分及び分量又は本質	日本薬局方	サイコ	3.0 g
	〃	オウヒ	3.0 g
	〃	キキョウ	3.0 g
	〃	センキュウ	3.0 g
	〃	ブクリョウ	3.0 g
	〃	ドクカツ	2.0 g
	〃	ボウフウ	3.0 g
	〃	カンゾウ	2.0 g
	〃	ショウキョウ	1.0 g
	〃	ケイガイ	2.0 g
		全　量	25.0 g
製造方法	以上の切断又は破砕した生薬をとり，1包として製する。		
用法及び用量	本品1包に水約500 mL を加えて，半量ぐらいまで煎じつめ，煎じかすを除き，煎液を3回に分けて食間に服用する。上記は大人の1日量である。15才未満7才以上　大人の⅔，7才未満4才以上　大人の½，4才未満2才以上大人の⅓，2才未満　大人の¼以下を服用する。		
効能又は効果	体力中等度なものの皮膚疾患で，発赤があり，ときに化膿するものの次の諸症：化膿性皮膚疾患・急性皮膚疾患の初期，じんましん，湿疹・皮膚炎，水虫		
貯蔵方法及び有効期間	密閉容器		
規格及び試験方法	別記のとおり。		
備考	十味敗毒湯		

規格及び試験方法

性状　本品は特異なにおいがある。

確認試験　本品1包を白紙上に広げ，各生薬を外観的に選別し，それぞれの生薬につき，次の試験を行う。

（1）**サイコ**　外面は灰褐色～褐色で，深いしわがあるものがあり，横断面では，皮部は褐色，木部は淡褐色を呈する。特異なにおいがあり，味はわずかに苦い。

　横切片を鏡検するとき，皮部にはしばしば接線方向に長い裂け目があり，皮部の厚さは半径の⅓～½で，径15～35 μm の胞間性離生油道がやや多数散在し，木部には道管が放射状若しくはほぼ階段状に配列し，ところどころに繊維群があり，根頭部の髄には皮部と同様の油道がある。柔細胞中にはでんぷん粒を満たし，また油滴を認める。

　また，「サイコ」の確認試験を準用する。

（2）**オウヒ**　板状又は半管状の皮片で，厚さ3～6 mm，外面は淡褐色～褐色を呈し，内面は平滑で，灰褐色～褐色を呈する。周皮は脱落していることがある。周皮を付けているものは，外面は粗雑で皮目を認める。内面には多数の細かい縦線がある。横切面は灰褐色～褐色を呈し，繊維性である。わずかに特異なにおいがあり，味はわずかに苦く，収れん性である。

　横切片を鏡検するとき周皮を付けているものは，コルク層にシュウ酸カルシウムの単晶及び集晶を認める。皮部には多数の石細胞及び異形細胞が不規則に並び，シュウ酸カルシウムの単晶及び集晶を

含む柔細胞が点在する。放射組織間では師部繊維群がそれ以外の師部組織と交互に並ぶ。

また，「オウヒ」の確認試験を準用する。

（3）　**キキョウ**　外面は皮付きは灰褐色，皮去りは白色〜淡褐色を呈し，繊維性でない。横切面をルーペ視するとき，皮部は木部よりやや薄く，ほとんど白色で，ところどころにすき間があり，形成層の付近はしばしば褐色を帯びる。木部は白色〜淡褐色を呈し，その組織は皮部よりもやや密である。味は初めなく，後にえぐくて苦い。

また，「キキョウ」の確認試験を準用する。

（4）　**センキュウ**　外面は灰褐色〜暗褐色で，切断面は灰白色〜灰褐色，半透明で，ときにはうつろがある。質は密で堅い。特異なにおいがあり，味はわずかに苦い。

横切片を鏡検するとき，皮部及び髄には油道が散在する。木部には厚膜で木化した木部繊維が大小不同の群をなして存在する。でんぷん粒は，通例，のり化していて，まれに径5〜25 μm のでんぷん粒を認めることがある。シュウ酸カルシウム結晶は認めない。

（5）　**ブクリョウ**　白色又はわずかに淡赤色を帯びた白色で，質は堅いが砕きやすい。味はないがやや粘液ようである。

また，「ブクリョウ」の確認試験を準用する。

（6）　**ドクカツ**　湾曲した不整円柱状〜塊状を呈する根茎で，ときに短い根を付けることがある。長さ4〜12 cm，径2.5〜7 cm，しばしば縦割又は横切されている。上部には茎の跡による大きなくぼみが1〜数個あるか，又は径1.5〜2.5 cm の茎の短い残基を1個付けるものがある。外面は暗褐色〜黄褐色を呈し，縦じわがあり，根の基部又はその跡がある。横切面は灰黄褐色〜黄褐色を呈し，油道による褐色の細点が散在し，多くの裂け目がある。特異なにおいがあり，味はわずかに苦い。

横切片を鏡検するとき，最外層はコルク層で，コルク石細胞からなる層がある。これに続き数層の厚角組織が認められる。維管束と放射組織は明瞭で，髄は広い。師部の外側に師部繊維群が認められることがある。皮部及び髄に離生細胞間隙からなる油道が認められる。木部は道管，木部繊維及び厚壁化することがある木部柔組織からなる。髄中には維管束が散在する。また，柔細胞にはシュウ酸カルシウムの集晶が認められる。でんぷん粒は，単粒又は2〜6個の複粒である。

また，「ドクカツ」の確認試験を準用する。

（7）　**ボウフウ**　外面は淡褐色で，多数の縦じわがある。横断面の周辺は灰褐色で，空げきが多く，中央は円形に黄色を呈する。味はわずかに甘い。

（8）　**カンゾウ**　外面（周皮）は暗褐色〜赤褐色で縦じわがあり，切断面は淡黄色で繊維質を呈する。横断面では，皮部と木部の境界はほぼ明らかで，放射状の構造を現わす。味は甘い。

横切片を鏡検するとき，皮付きカンゾウでは黄褐色の多層のコルク層とその内層に1〜3細胞層のコルク皮層がある。皮部には放射組織が退廃師部と交互に放射状に配列し，師部には結晶細胞列で囲まれた厚膜で木化不十分な師部繊維群がある。木部には3〜10細胞列の放射組織が黄色で巨大な道管と交互に放射状に配列し，道管は結晶細胞列で囲まれた木部繊維及び木部柔細胞を伴い，ストロンに基づくものでは柔細胞性の髄がある。柔細胞中にはでんぷん粒を含み，またしばしばシュウ酸カルシウムの単晶を含む。皮去りカンゾウでは周皮及び師部の一部を欠いている。

（9）　**ショウキョウ**　淡灰黄色の周皮を付けたままか，又はその一部をはぎとってあり，表面は灰白色〜淡灰褐色で，しばしば白粉を付けている。横断面は繊維性，粉性で，淡帯黄褐色を呈し，皮層と中心柱とに分かれる。横断面をルーペ視するとき，その全面に維管束及び分泌物が褐色の細点として散在している。特異なにおいがあり，味は極めて辛い。

（10）　**ケイガイ**　茎，輪散花序に集合したがく筒，これら及びときには葉の砕片，種子ようの微粒の分果からなる。茎は方形で外面はおおむね紫褐色，径約1 mm である。がく筒は淡褐色〜黄緑色で長

さ2～3mm，ルーペ視するとき，先端はきょ歯辺，筒部には数条の線があり，唇形花又は果実を含み，茎とともに類白色の短毛を認める。分果は黄褐色～黒色，両端の細いだ円体で長さ1～1.5mm，径は長さのほぼ½である。特異な芳香があり，口に含むとわずかに清涼感がある。

また，「ケイガイ」の確認試験を準用する。

乾燥減量　15％以下。

灰　　分　5％以下。

【296】 K 98

成分及び分量又は本質	日本薬局方	ト ウ キ	3.0 g
	〃	ジ オ ウ	6.0 g
	〃	ト ウ ニ ン	2.0 g
	〃	キ ョ ウ ニ ン	2.0 g
	〃	キ ジ ツ	2.0 g
	〃	オ ウ ゴ ン	2.0 g
	〃	コ ウ ボ ク	2.0 g
	〃	ダ イ オ ウ	2.0 g
	〃	カ ン ゾ ウ	1.5 g
	〃	マ シ ニ ン	2.0 g
		全　　量	24.5 g
製 造 方 法	以上の切断又は破砕した生薬をとり，1包として製する。		
用 法 及 び 用 量	本品1包に水約500 mLを加えて，半量ぐらいまで煎じつめ，煎じかすを除き，煎液を3回に分けて食間に服用する。上記は大人の1日量である。 15才未満7才以上　大人の⅔，　7才未満4才以上　大人の½，　4才未満2才以上　大人の⅓，　2才未満　大人の¼以下を服用する。		
効 能 又 は 効 果	体力中等度又はやや虚弱で，ときに皮膚乾燥などがあるものの次の症状：便秘		
貯 蔵 方 法 及 び 有 効 期 間	密閉容器		
規格及び試験方法	別記のとおり。		
備 考	潤腸湯		

規 格 及 び 試 験 方 法

性　　状　本品は特異なにおいがある。

確認試験　本品1包を白紙上に広げ，各生薬を外観的に選別し，それぞれの生薬につき，次の試験を行う。

（1）　**トウキ**　外面は暗褐色～赤褐色で，縦じわがあり，切断面は淡黄色～黄褐色を呈する。特異なにおいがあり，味はわずかに甘く，後にやや辛い。

　横切片を鏡検するとき，コルク層は4～10層からなり，その内側に数層の厚角組織が続いている。皮部には分泌細胞に囲まれた多数の樹脂道並びにしばしば大きなすき間がある。形成層は長方形に偏圧された数層の細胞からなり，明らかに皮部と木部とを区別する。木部では多数の道管と放射組織とが交互に放射状に配列し，外方の道管は単独又は数個集まってやや密に配列してくさび状をなすが，中心部付近の道管は極めてまばらに存在する。でんぷん粒は径19μm以下，まれに2～5個の複粒があり，複粒の径は25μmに達し，しばしばのり化している。

（2）　**ジオウ**　外面は黄褐色～黒褐色を呈し，深い縦みぞ及びくびれがある。質は柔らかく粘性である。横断面は黄褐色～黒褐色で，皮部は木部より色が濃く，ほとんど髄を認めない。特異なにおいがあり，味は初めわずかに甘く，後にやや苦い。

　横切片を鏡検するとき，コルク層は7～15層で，皮部はすべて柔細胞からなり，外皮部に褐色の分泌物を含む細胞が散在する。木部はほとんど柔細胞で満たされ，放射状に並ぶ道管は側孔のある網

紋があり，弱い木化反応を呈する。

（3）　トウニン　種皮は薄く，外面は赤褐色を帯び，表面にはすれて落ちやすい石細胞となった表皮細胞があって，粉をふいたようである。切断面は類白色である。味はわずかに苦く，油ようである。

　表皮の表面を鏡検するとき，数個ずつ集合する石細胞はおおむね円形で，その細胞膜は均等に厚く，側面視では方形又は長方形を呈する。

　また，「トウニン」の確認試験を準用する。

（4）　キョウニン　種皮は褐色で，表面にはすれて落ちやすい石細胞となった表皮細胞があって，粉をふいたようである。切断面は類白色である。味は苦く，油ようである。

　表皮の表面を鏡検するとき，数個ずつ集合する石細胞はおおむね円形で，その細胞膜は均等に著しく厚くなり，径$60 \sim 90 \mu \mathrm{m}$，側面視では鈍三角形で，細胞膜は先端部で著しく厚い。

　また，「キョウニン」の確認試験を準用する。

（5）　キジツ　外面は濃緑褐色〜褐色で，つやがなく，油室による多数のくぼんだ細点がある。切断面は淡灰褐色を呈し，内果皮を付ける部分は褐色を呈する。特異なにおいがあり，味は苦い。

　また，「キジツ」の確認試験を準用する。

（6）　オウゴン　外面は黄褐色〜暗褐色を呈し，切断面は黄色〜帯褐黄色を呈し，縦に繊維性のすじが見られる。味はわずかに苦い。

　また，「オウゴン」の確認試験を準用する。

（7）　コウボク　外面は灰白色〜灰褐色を呈し，内面は淡褐色〜褐色，切断面は淡赤褐色を呈し，繊維性である。わずかに芳香があり，味は苦い。

　横切片を鏡検するとき，コルク層は厚く，ほぼ等径性の石細胞が環状に内接する。一次皮部は狭く，内しょう部には繊維群が点在し，二次皮部の放射組織間には師部繊維群が階段状に並ぶ。油細胞の多数は一次皮部に，少数は二次皮部に散在し，狭い放射組織内にも認められることがある。

　また，「コウボク」の確認試験を準用する。

（8）　ダイオウ　暗褐色〜黄褐色〜淡褐色を呈し，ルーペ視すると入り組んだ不規則な模様がある。質はおおむね粗で繊維性ではない。特異なにおいがあり，味はわずかに渋くて苦い。かめば細かい砂をかむような感じがあり，だ液を黄色に染める。

　また，「ダイオウ」の確認試験を準用する。

（9）　カンゾウ　外面（周皮）は暗褐色〜赤褐色で縦じわがあり，切断面は淡黄色で繊維質を呈する。横断面では，皮部と木部の境界はほぼ明らかで，放射状の構造を現わす。味は甘い。

　横切片を鏡検するとき，皮付きカンゾウでは黄褐色の多層のコルク層とその内層に$1 \sim 3$細胞層のコルク皮層がある。皮部には放射組織が退廃師部と交互に放射状に配列し，師部には結晶細胞列で囲まれた厚膜で木化不十分な師部繊維群がある。木部には$3 \sim 10$細胞列の放射組織が黄色で巨大な道管と交互に放射状に配列し，道管は結晶細胞列で囲まれた木部繊維及び木部柔細胞を伴い，ストロンに基づくものでは柔細胞性の髄がある。柔細胞中にはでんぷん粒を含み，またしばしばシュウ酸カルシウムの単晶を含む。皮去りカンゾウでは周皮及び師部の一部を欠いている。

（10）　マシニン　わずかに偏平な卵球形を呈し，長さ$4 \sim 5 \mathrm{mm}$，径$3 \sim 4 \mathrm{mm}$，外面は灰緑色〜灰褐色を呈する。一端はややとがり，他の一端には果柄の跡があり，両側には稜線がある。外面はつやがあり，白色の網脈模様がある。果皮はやや堅い。種子はやや緑色を帯び，内部には灰白色の胚乳がある。100粒の質量は$1.6 \sim 2.7 \mathrm{g}$である。ほとんどにおいはないが，かめば香ばしく，味は緩和である。

　横切片を鏡検するとき，外果皮は1層の表皮からなり，中果皮は柔組織，色素細胞層，及び短小細胞列からなり，内果皮は1層の放射方向に長い石細胞層からなる。種皮は管状細胞層と海綿状組織か

らなる。種子の内側には1層の柔細胞からなる周乳と1層～数層の柔細胞からなる内乳がある。胚の大部分は柔組織からなり胚軸の中央及び子葉の各部に維管束が認められる。胚の柔組織にはアリューロン粒及び油滴を含む。

また，「マシニン」の確認試験を準用する。

乾燥減量　10％以下。

灰　　分　6％以下。

【297】 K 99

成分及び分量又は本質	日本薬局方	ハ ン ゲ	5.0 g
	〃	ニ ン ジ ン	2.5 g
	〃	オ ウ ゴ ン	2.5 g
	〃	カ ン ゾ ウ	2.5 g
	〃	タ イ ソ ウ	2.5 g
	〃	オ ウ レ ン	1.0 g
	〃	カ ン キ ョ ウ	1.5 g
	〃	シ ョ ウ キ ョ ウ	2.0 g
		全　　　量	19.5 g

製 造 方 法	以上の切断又は破砕した生薬をとり，1包として製する。
用 法 及 び 用 量	本品1包に水約500 mL を加えて，半量ぐらいまで煎じつめ，煎じかすを除き，煎液を3回に分けて食間に服用する。上記は大人の1日量である。 15才未満7才以上　大人の⅔，7才未満4才以上　大人の½，4才未満2才以上大人の⅓，2才未満　大人の¼以下を服用する。
効 能 又 は 効 果	体力中等度で，みぞおちがつかえた感じがあり，はきけやげっぷを伴うものの次の諸症：食欲不振，胸やけ，はきけ，嘔吐，下痢，胃腸炎，口臭
貯 蔵 方 法 及 び 有 効 期 間	密閉容器
規格及び試験方法	別記のとおり。
備　　　　考	生姜瀉心湯

規 格 及 び 試 験 方 法

性　　状　本品は特異なにおいがある。

確認試験　本品1包を白紙上に広げ，各生薬を外観的に選別し，それぞれの生薬につき，次の試験を行う。

（1）　**ハンゲ**　外面は白色～灰白黄色，上部には茎の跡がくぼみとなり，その周辺には根の跡がくぼんだ細点となっている。横断面は白色，粉性である。味は初めなく，やや粘液性で，後に強いえぐ味を残す。

横切片を鏡検するとき，主としてでんぷん粒を充満した柔組織からなり，わずかにシュウ酸カルシウムの束晶を含んだ粘液細胞がその間に認められる。でんぷん粒は主として2～3個の複粒で，通例，径10～15 μm，単粒は通例径3～7 μm である。束晶は長さ25～150 μm である。

（2）　**ニンジン**　外面は淡黄褐色～淡灰褐色を呈し，縦じわがあり，横断面は淡黄褐色を呈し，形成層の付近は褐色を呈する。特異なにおいがあり，味は初めわずかに甘く，後にやや苦い。

また，「ニンジン」の確認試験を準用する。

（3）　**オウゴン**　外面は黄褐色～暗褐色を呈し，切断面は黄色～帯褐黄色を呈し，縦に繊維性のすじが見られる。味はわずかに苦い。

また，「オウゴン」の確認試験を準用する。

（4）　**カンゾウ**　外面（周皮）は暗褐色～赤褐色で縦じわがあり，切断面は淡黄色で繊維質を呈する。横断面では，皮部と木部の境界はほぼ明らかで，放射状の構造を現わす。味は甘い。

横切片を鏡検するとき，皮付きカンゾウでは黄褐色の多層のコルク層とその内層に 1 ～ 3 細胞層のコルク皮層がある．皮部には放射組織が退廃師部と交互に放射状に配列し，師部には結晶細胞列で囲まれた厚膜で木化不十分な師部繊維群がある．木部には 3 ～10 細胞列の放射組織が黄色で巨大な道管と交互に放射状に配列し，道管は結晶細胞列で囲まれた木部繊維及び木部柔細胞を伴い，ストロンに基づくものでは柔細胞性の髄がある．柔細胞中にはでんぷん粒を含み，またしばしばシュウ酸カルシウムの単晶を含む．皮去りカンゾウでは周皮及び師部の一部を欠いている．

（5）　**タイソウ**　外面は赤褐色であらいしわがあるか，又は暗灰赤色で細かいしわがあり，いずれもつやがある．外果皮は薄く革質で，中果皮は暗灰褐色を呈し，海綿ようで柔らかく粘着性があり，内果皮は極めて堅く，種子は偏平である．わずかに特異なにおいがあり，味は甘い．

（6）　**オウレン**　根茎の径は 2～7 mm で，外面は灰黄褐色～褐色を呈し，輪節及び多数の根の基部を認め，横断面はやや繊維性で，コルク層は淡灰褐色，皮部は黄褐色，木部は黄色，髄は黄褐色である．味は極めて苦く，残留性で，だ液を黄色に染める．

横切片を鏡検するとき，コルク層は薄膜のコルク細胞からなり，皮部柔組織中にはコルク層に近い部位に石細胞群，形成層に近い部位に黄色の師部繊維の認められるものが多い．木部は主として道管，仮道管，木部繊維からなり，放射組織は明らかで，髄は大きく，髄中には石細胞あるいは厚膜木化した細胞を伴った石細胞を認めることがある．柔細胞には細かいでんぷん粒を含むが，結晶を含まない．

また，「オウレン」の確認試験を準用する．

（7）　**カンキョウ**　偏圧した不規則な塊状でしばしば分枝する．分枝した各部はやや湾曲した卵形又は長卵形を呈し，長さ 2～4 cm，径 1～2 cm である．外面は灰黄色～灰黄褐色で，しわ及び輪節がある．折面は褐色～暗褐色で透明感があり角質である．横切面をルーペ視するとき皮層と中心柱は区分され，全面に維管束が散在する．特異なにおいがあり，味は極めて辛い．

横切片を鏡検するとき，外側よりコルク層，皮層，内皮，中心柱が認められる．皮層と中心柱は一層の内皮によって区分される．皮層及び中心柱は柔組織からなり，繊維束で囲まれた維管束が散在する．柔組織中には黄色の油様物質を含む油細胞が散在し，柔細胞中にはシュウ酸カルシウムの単晶が含まれ，でんぷんは糊化している．

また，「カンキョウ」の確認試験を準用する．

（8）　**ショウキョウ**　淡灰黄色の周皮を付けたままか，又はその一部をはぎとってあり，表面は灰白色～淡灰褐色で，しばしば白粉を付けている．横断面は繊維性，粉性で，淡帯黄褐色を呈し，皮層と中心柱とに分かれる．横断面をルーペ視するとき，その全面に維管束及び分泌物が褐色の細点として散在している．特異なにおいがあり，味は極めて辛い．

乾燥減量　15 ％以下．

灰　　分　5 ％以下．

【298】 K 100

成分及び分量又は本質	日本薬局方	ケ イ ヒ	4.0 g
	〃	ショウキョウ	1.0 g
	〃	タ イ ソ ウ	4.0 g
	〃	シャクヤク	6.0 g
	〃	カ ン ゾ ウ	2.0 g
		全 量	17.0 g
	日本薬局方	コ ウ イ	20.0 g
製 造 方 法	コウイを除く以上の切断又は破砕した生薬をとり，1包として製し，これにコウイ20 g を添付する。		
用 法 及 び 用 量	本品1包に水約 500 mL を加えて，半量ぐらいまで煎じつめ，熱いうちに煎じかすを除き，添付の膠飴を煎液に入れ，かきまぜながら5分ほど熱して膠飴を溶かし，3回に分けて食間に服用する。上記は大人の1日量である。 15才未満7才以上 大人の⅔，7才未満4才以上 大人の½，4才未満2才以上 大人の⅓，2才未満 大人の¼以下を服用する。 本剤は必ず1日分ずつ煎じ，数日分をまとめて煎じないこと。		
効 能 又 は 効 果	体力虚弱で，疲労しやすく腹痛があり，血色がすぐれず，ときに動悸，手足のほてり，冷え，ねあせ，鼻血，頻尿および多尿などを伴うものの次の諸症：小児虚弱体質，疲労倦怠，慢性胃腸炎，腹痛，神経質，小児夜尿症，夜泣き		
貯蔵方法及び有効期間	密閉容器		
規格及び試験方法	別記のとおり。		
備 考	小建中湯		

規 格 及 び 試 験 方 法

性 状 本品は特異なにおいがある。

確認試験 本品1包を白紙上に広げ，各生薬を外観的に選別し，それぞれの生薬につき，次の試験を行う。

（1） **ケイヒ** 外面は暗赤褐色を呈し，内面は赤褐色を呈し，平滑である。折面はやや繊維性で赤褐色を呈し淡褐色の薄層がある。特異なにおいがあり，味は甘く，辛く，後にやや粘液性で，わずかに収れん性である。

　横切片を鏡検するとき，一次皮部と二次皮部はほとんど連続した石細胞環で区分され，環の外辺にはほぼ円形に結集した繊維束を伴い，環の各石細胞の壁はしばしばU字形に肥厚する。二次皮部中には石細胞を認めず，まばらに少数の厚膜繊維を認める。柔組織中には油細胞，粘液細胞及びでんぷん粒を含む。放射組織中には微細なシュウ酸カルシウムの針晶を含む細胞がある。

（2） **ショウキョウ** 淡灰黄色の周皮を付けたままか，又はその一部をはぎとってあり，表面は灰白色～淡灰褐色で，しばしば白粉を付けている。横断面は繊維性，粉性で，淡黄褐色を呈し，皮層と中心柱とに分かれる。横断面をルーペ視するとき，その全面に維管束及び分泌物が暗褐色の細点として散在している。特異なにおいがあり，味は極めて辛い。

（3） **タイソウ** 外面は赤褐色であらいしわがあるか，又は暗灰赤色で細かいしわがあり，いずれも

つやがある．外果皮は薄く革質で，中果皮は暗灰褐色を呈し，海綿ようで柔らかく粘着性があり，内果皮は極めて堅く，種子は偏平である．わずかに特異なにおいがあり，味は甘い．

（4）　シャクヤク　外面は褐色〜淡灰褐色を呈し，横断面はち密で淡灰褐色を呈し，木部には淡褐色の放射状の線がある．わずかに特異なにおいがあり，味は初めわずかに甘く，後に渋くてわずかに苦い．

　　また，「シャクヤク」の確認試験を準用する．

（5）　カンゾウ　外面（周皮）は暗褐色〜赤褐色で縦じわがあり，切断面は淡黄色で繊維質を呈する．横断面では，皮部と木部の境界はほぼ明らかで，放射状の構造を現わす．味は甘い．

　　横切片を鏡検するとき，皮付きカンゾウでは黄褐色の多層のコルク層とその内層に1〜3細胞層のコルク皮層がある．皮部には放射組織が退廃師部と交互に放射状に配列し，師部には結晶細胞列で囲まれた厚膜で木化不十分な師部繊維群がある．木部には3〜10細胞列の放射組織が黄色で巨大な道管と交互に放射状に配列し，道管は結晶細胞列で囲まれた木部繊維及び木部柔細胞を伴い，ストロンに基づくものでは柔細胞性の髄がある．柔細胞中にはでんぷん粒を含み，またしばしばシュウ酸カルシウムの単晶を含む．皮去りカンゾウでは周皮及び師部の一部を欠いている．

乾燥減量　18％以下．
灰　　分　5％以下．

【299】 K 101

成分及び分量又は本質	日本薬局方	サ イ コ	6.0 g
	〃	ハ ン ゲ	5.0 g
	〃	オ ウ ゴ ン	3.0 g
	〃	ニ ン ジ ン	3.0 g
	〃	タ イ ソ ウ	3.0 g
	〃	ショウキョウ	1.0 g
	〃	カ ン ゾ ウ	2.0 g
		全　量	23.0 g
製 造 方 法	以上の切断又は破砕した生薬をとり，1包として製する。		
用 法 及 び 用 量	本品1包に水約500 mLを加えて，半量ぐらいまで煎じつめ，煎じかすを除き，煎液を3回に分けて食間に服用する。上記は大人の1日量である。15才未満7才以上　大人の⅔，7才未満4才以上　大人の½，4才未満2才以上　大人の⅓，2才未満　大人の¼を服用する。		
効 能 又 は 効 果	体力中等度で，ときに脇腹（腹）からみぞおちあたりにかけて苦しく，食欲不振や口の苦味があり，舌に白苔がつくものの次の諸症：食欲不振，はきけ，胃炎，胃痛，胃腸虚弱，疲労感，かぜの後期の諸症状		
貯 蔵 方 法 及 び 有 効 期 間	密閉容器		
規格及び試験方法	別記のとおり。		
備　　　考	小柴胡湯		

規 格 及 び 試 験 方 法

性　　状　本品は弱い刺激性の特異なにおいがある。

確認試験　本品1包を白紙上に広げ，各生薬を外観的に選別し，それぞれの生薬につき，次の試験を行う。

（1）　**サイコ**　外面は淡褐色～褐色で，深いしわがあるものがあり，横断面では，皮部は褐色，木部は淡褐色を呈する。特異なにおいがあり，味はわずかに苦い。

横切片を鏡検するとき，皮部にはしばしば接線方向に長い裂け目があり，皮部の厚さは半径の⅓～½で，径15～35 µmの胞間性離生油道がやや多数散在し，木部には道管が放射状もしくはほぼ階段状に配列し，ところどころに繊維群があり，根頭部の髄には皮部と同様の油道がある。柔細胞中にはでんぷん粒を満たし，また油滴を認める。

また，「サイコ」の確認試験を準用する。

（2）　**ハンゲ**　外面は白色～灰白黄色，上部には茎の跡がくぼみとなり，その周辺には根の跡がくぼんだ細点となっている。横断面は白色，粉性である。味は初めなく，やや粘液性で，後に強いえぐ味を残す。

横切片を鏡検するとき，主としてでんぷん粒を充満した柔組織からなり，わずかにシュウ酸カルシウムの束晶を含んだ粘液細胞がその間に認められる。でんぷん粒は主として2～3個の複粒で，通例，径10～15 µm，単粒は通例径3～7 µmである。束晶は長さ25～150 µmである。

（3）　**オウゴン**　外面は黄褐色～暗褐色を呈し，切断面は黄色～帯褐黄色を呈し，縦に繊維性のすじ

が見られる。味はわずかに苦い。

また，「オウゴン」の確認試験を準用する。

（4）　ニンジン　外面は淡黄褐色～淡灰褐色を呈し，縦じわがあり，横断面は淡黄褐色を呈し，形成層の付近は褐色を呈する。特異なにおいがあり，味は初めわずかに甘く，後にやや苦い。

また，「ニンジン」の確認試験を準用する。

（5）　タイソウ　外面は赤褐色であらいしわがあるか，又は暗灰赤色で細かいしわがあり，いずれもつやがある。外果皮は薄く革質で，中果皮は暗灰褐色を呈し，海綿ようで柔らかく粘着性があり，内果皮は極めて堅く，種子は偏平である。わずかに特異なにおいがあり，味は甘い。

（6）　ショウキョウ　淡灰黄色の周皮を付けたままか，又はその一部をはぎとってあり，表面は灰白色～淡灰褐色で，しばしば白粉を付けている。横断面は繊維性，粉性で，淡黄褐色を呈し，皮層と中心柱とに分かれる。横断面をルーペ視するとき，その全面に維管束及び分泌物が褐色の細点として散在している。特異なにおいがあり，味は極めて辛い。

（7）　カンゾウ　外面（周皮）は暗褐色～赤褐色で縦じわがあり，切断面は淡黄色で繊維質を呈する。横断面では，皮部と木部の境界はほぼ明らかで，放射状の構造を現わす。味は甘い。

横切片を鏡検するとき，皮付きカンゾウでは黄褐色の多層のコルク層とその内層に1～3細胞層のコルク皮層がある。皮部には放射組織が退廃師部と交互に放射状に配列し，師部には結晶細胞列で囲まれた厚膜で木化不十分な師部繊維群がある。木部には3～10細胞列の放射組織が黄色で巨大な道管と交互に放射状に配列し，道管は結晶細胞列で囲まれた木部繊維及び木部柔細胞を伴い，ストロンに基づくものでは柔細胞性の髄がある。柔細胞中にはでんぷん粒を含み，またしばしばシュウ酸カルシウムの単晶を含む。皮去りカンゾウでは周皮及び師部の一部を欠いている。

乾燥減量　20％以下。

灰　　分　5％以下。

【300】 K 101―①

成分及び分量又は本質	日本薬局方　サ　イ　コ	6.0 g
	〃　　　　ハ　ン　ゲ	6.0 g
	〃　　　　オ　ウ　ゴ　ン	3.0 g
	〃　　　　チクセツニンジン	3.0 g
	〃　　　　タ　イ　ソ　ウ	3.0 g
	〃　　　　ショウキョウ	1.0 g
	〃　　　　カ　ン　ゾ　ウ	2.0 g
	全　　　量	24.0 g
製 造 方 法	以上の切断又は破砕した生薬をとり，1包として製する。	
用 法 及 び 用 量	本品1包に水約500 mLを加えて，半量ぐらいまで煎じつめ，熱いうちに煎じかすを除き，煎液を3回に分けて食間に服用する。上記は大人の1日量である。 15才未満7才以上　大人の⅔，7才未満4才以上　大人の½，4才未満2才以上大人の⅓，2才未満　大人の¼以下を服用する。 本剤は必ず1日分ずつ煎じ，数日分をまとめて煎じないこと。	
効 能 又 は 効 果	体力中等度で，ときに脇腹（腹）からみぞおちあたりにかけて苦しく，食欲不振や口の苦味があり，舌に白苔がつくものの次の諸症：食欲不振，はきけ，胃炎，胃痛，胃腸虚弱，疲労感，かぜの後期の諸症状	
貯 蔵 方 法 及 び 有 効 期 間	密閉容器	
規格及び試験方法	別記のとおり。	
備 考	小柴胡湯（竹参）	

規 格 及 び 試 験 方 法

性　状　本品は弱い刺激性の特異なにおいがある。

確認試験　本品1包を白紙上に広げ，各生薬を外観的に選別し，それぞれの生薬につき，次の試験を行う。

（1）**サイコ**　外面は淡褐色〜褐色で，深いしわがあるものがあり，横断面では，皮部は褐色，木部は淡褐色を呈する。特異なにおいがあり，味はわずかに苦い。

横切片を鏡検するとき，皮部にはしばしば接線方向に長い裂け目があり，皮部の厚さは半径の⅓〜½で，径15〜35 μmの胞間性離生油道がやや多数散在する。木部には道管が放射状若しくはほぼ階段状に配列し，ところどころに繊維群があり，根頭部の髄には皮部と同様の油道がある。柔細胞中にはでんぷん粒及び油滴を認める。

また，「サイコ」の確認試験を準用する。

（2）**ハンゲ**　外面は白色〜灰白黄色，上部には茎の跡がくぼみとなり，その周辺には根の跡がくぼんだ細点となっている。横断面は白色，粉性である。味は初めなく，やや粘液性で，後に強いえぐ味を残す。

横切片を鏡検するとき，主としてでんぷん粒を充満した柔組織からなり，わずかにシュウ酸カルシウムの束晶を含んだ粘液細胞がその間に認められる。でんぷん粒は主として2〜3個の複粒で，通例，径10〜15 μm，単粒は通例径3〜7 μmである。束晶は長さ25〜150 μmである。

（3） オウゴン　外面は黄褐色を呈し，切断面は黄色～黄褐色を呈し，縦に繊維性のすじが見られる。味はわずかに苦い。

　また，「オウゴン」の確認試験を準用する。

（4） チクセツニンジン　外面は淡黄褐色で，質は堅く，横断面はほぼ平らで淡黄褐色を呈し，角質ようである。弱いにおいがあり，味はわずかに苦い。

　また，「チクセツニンジン」の確認試験を準用する。

（5） タイソウ　外面は赤褐色であらいしわがあるか，又は暗灰赤色で細かいしわがあり，いずれもつやがある。外果皮は薄く革質で，中果皮は暗灰褐色を呈し，海綿ようで柔らかく粘着性があり，内果皮は極めて堅く，種子は偏平である。わずかに特異なにおいがあり，味は甘い。

（6） ショウキョウ　淡灰黄色の周皮を付けたままか，又はその一部をはぎとってあり，表面は灰白色～淡灰褐色で，しばしば白粉を付けている。横断面は繊維性，粉性で，淡黄褐色を呈し，皮層と中心柱とに分かれる。横断面をルーペ視するとき，その全面に維管束及び分泌物が暗褐色の細点として散在している。特異なにおいがあり，味は極めて辛い。

（7） カンゾウ　外面(周皮)は暗褐色～赤褐色で縦じわがあり，切断面は淡黄色で繊維質を呈する。横断面では，皮部と木部の境界はほぼ明らかで，放射状の構造を現わす。味は甘い。

　横切片を鏡検するとき，皮付きカンゾウでは黄褐色の多層のコルク層とその内層に1～3細胞層のコルク皮層がある。皮部には放射組織が退廃師部と交互に放射状に配列し，師部には結晶細胞列で囲まれた厚膜で木化不十分な師部繊維群がある。木部には3～10細胞列の放射組織が黄色で巨大な道管と交互に放射状に配列し，道管は結晶細胞列で囲まれた木部繊維及び木部柔細胞を伴い，ストロンに基づくものでは柔細胞性の髄がある。柔細胞中にはでんぷん粒を含み，またしばしばシュウ酸カルシウムの単晶を含む。皮去りカンゾウでは周皮及び師部の一部を欠いている。

乾燥減量　20％以下。

灰　　分　5％以下。

【301】 K 102

成分及び分量又は本質	日本薬局方	サ イ コ	7.0 g
	〃	ハ ン ゲ	5.0 g
	〃	オ ウ ゴ ン	3.0 g
	〃	タ イ ソ ウ	3.0 g
	〃	ニ ン ジ ン	3.0 g
	〃	ショウキョウ	1.0 g
	〃	カ ン ゾ ウ	2.0 g
	〃	キ キ ョ ウ	3.0 g
	〃	セ ッ コ ウ	10.0 g
		全　量	37.0 g
製 造 方 法	以上の切断又は破砕した生薬をとり，1包として製する。		
用 法 及 び 用 量	本品1包に水約500 mLを加えて，半量ぐらいまで煎じつめ，煎じかすを除き，煎液を3回に分けて食間に服用する。上記は大人の1日量である。15才未満7才以上　大人の⅔，7才未満4才以上　大人の½，4才未満2才以上大人の⅓，2才未満　大人の¼以下を服用する。		
効 能 又 は 効 果	比較的体力があり，ときに脇腹（腹）からみぞおちあたりにかけて苦しく，食欲不振や口の苦味があり，舌に白苔がつき，のどがはれて痛むものの次の諸症：のどの痛み，扁桃炎，扁桃周囲炎		
貯 蔵 方 法 及 び 有 効 期 間	密閉容器		
規格及び試験方法	別記のとおり。		
備　　　　　考	小柴胡湯加桔梗石膏		

規 格 及 び 試 験 方 法

性　　状　本品は特異なにおいがある。

確認試験　本品1包を白紙上に広げ，各生薬を外観的に選別し，それぞれの生薬につき，次の試験を行う。

（1）　**サイコ**　外面は灰褐色～褐色で，深いしわがあるものがあり，横断面では，皮部は褐色，木部は淡褐色を呈する。特異なにおいがあり，味はわずかに苦い。

　横切片を鏡検するとき，皮部にはしばしば接線方向に長い裂け目があり，皮部の厚さは半径の⅓～½で，径15～35 μmの胞間性離生油道がやや多数散在し，木部には道管が放射状若しくはほぼ階段状に配列し，ところどころに繊維群があり，根頭部の髄には皮部と同様の油道がある。柔細胞中にはでんぷん粒を満たし，また油滴を認める。

　また，「サイコ」の確認試験を準用する。

（2）　**ハンゲ**　外面は白色～灰白黄色，上部には茎の跡がくぼみとなり，その周辺には根の跡がくぼんだ細点となっている。横断面は白色，粉性である。味は初めなく，やや粘液性で，後に強いえぐ味を残す。

　横切片を鏡検するとき，主としてでんぷん粒を充満した柔組織からなり，わずかにシュウ酸カルシウムの束晶を含んだ粘液細胞がその間に認められる。でんぷん粒は主として2～3個の複粒で，通例，径10～15 μm，単粒は通例径3～7 μmである。束晶は長さ25～150 μmである。

（3）　オウゴン　外面は黄褐色～暗褐色を呈し，切断面は黄色～帯褐黄色を呈し，縦に繊維性のすじが見られる。味はわずかに苦い。

また，「オウゴン」の確認試験を準用する。

（4）　タイソウ　外面は赤褐色であらいしわがあるか，又は暗灰赤色で細かいしわがあり，いずれもつやがある。外果皮は薄く革質で，中果皮は暗灰褐色を呈し，海綿ようで柔らかく粘着性があり，内果皮は極めて堅く，種子は偏平である。わずかに特異なにおいがあり，味は甘い。

（5）　ニンジン　外面は淡黄褐色～淡灰褐色を呈し，縦じわがあり，横断面は淡黄褐色を呈し，形成層の付近は褐色を呈する。特異なにおいがあり，味は初めわずかに甘く，後にやや苦い。

また，「ニンジン」の確認試験を準用する。

（6）　ショウキョウ　淡灰黄色の周皮を付けたままか，又はその一部をはぎとってあり，表面は灰白色～淡灰褐色で，しばしば白粉を付けている。横断面は繊維性，粉性で，淡帯黄褐色を呈し，皮層と中心柱とに分かれる。横断面をルーペ視するとき，その全面に維管束及び分泌物が褐色の細点として散在している。特異なにおいがあり，味は極めて辛い。

（7）　カンゾウ　外面(周皮)は暗褐色～赤褐色で縦じわがあり，切断面は淡黄色で繊維質を呈する。横断面では，皮部と木部の境界はほぼ明らかで，放射状の構造を現わす。味は甘い。

横切片を鏡検するとき，皮付きカンゾウでは黄褐色の多層のコルク層とその内層に1～3細胞層のコルク皮層がある。皮部には放射組織が退廃師部と交互に放射状に配列し，師部には結晶細胞列で囲まれた厚膜で木化不十分な師部繊維群がある。木部には3～10細胞列の放射組織が黄色で巨大な道管と交互に放射状に配列し，道管は結晶細胞列で囲まれた木部繊維及び木部柔細胞を伴い，ストロンに基づくものでは柔細胞性の髄がある。柔細胞中にはでんぷん粒を含み，またしばしばシュウ酸カルシウムの単晶を含む。皮去りカンゾウでは周皮及び師部の一部を欠いている。

（8）　キキョウ　外面は皮付きは灰褐色，皮去りは白色～淡褐色を呈し，繊維性でない。横切面をルーペ視するとき，皮部は木部よりやや薄く，ほとんど白色で，ところどころにすき間があり，形成層の付近はしばしば褐色を帯びる。木部は白色～淡褐色を呈し，その組織は皮部よりもやや密である。味は初めなく，後にえぐくて苦い。

また，「キキョウ」の確認試験を準用する。

（9）　セッコウ　光沢のある白色の重い繊維状結晶塊で，におい及び味はない。砕くとたやすく針状～微細結晶性の粉末となる。水に溶けにくい。

また，「セッコウ」の確認試験を準用する。

乾燥減量　15％以下。

灰　　分　32％以下。

【302】 K 103

成分及び分量 又 は 本 質	日本薬局方	ダイオウ	2.0 g
	〃	キ ジ ツ	2.0 g
	〃	コ ウ ボ ク	3.0 g
	全　　量		7.0 g
製 造 方 法	以上の切断又は破砕した生薬をとり，1包として製する。		
用 法 及 び 用 量	本品1包に水約500 mL を加えて，半量ぐらいまで煎じつめ，煎じかすを除き，煎液を3回に分けて食間に服用する。上記は大人の1日量である。 15才未満7才以上　大人の⅔，7才未満4才以上　大人の½，4才未満2才以上　大人の⅓，2才未満　大人の¼以下を服用する。		
効 能 又 は 効 果	比較的体力があり，腹部が張って膨満し，ときに発熱するものの次の症状：便秘		
貯 蔵 方 法 及 び 有 効 期 間	密閉容器		
規格及び試験方法	別記のとおり。		
備　　　考	小承気湯		

規 格 及 び 試 験 方 法

性　　状　本品は特異なにおいがある。

確認試験　本品1包を白紙上に広げ，各生薬を外観的に選別し，それぞれの生薬につき，次の試験を行う。

（1）　**ダイオウ**　暗褐色～黄褐色～淡褐色を呈し，ルーペ視すると入り組んだ不規則な模様がある。質はおおむね粗で繊維性ではない。特異なにおいがあり，味はわずかに渋くて苦い。かめば細かい砂をかむような感じがあり，だ液を黄色に染める。

　また，「ダイオウ」の確認試験を準用する。

（2）　**キジツ**　外面は濃緑褐色～褐色で，つやがなく，油室による多数のくぼんだ細点がある。切断面は淡灰褐色を呈し，内果皮を付ける部分は褐色を呈する。特異なにおいがあり，味は苦い。

　また，「キジツ」の確認試験を準用する。

（3）　**コウボク**　外面は灰白色～灰褐色を呈し，内面は淡褐色～褐色，切断面は淡赤褐色を呈し，繊維性である。わずかに芳香があり，味は苦い。

　横切片を鏡検するとき，コルク層は厚く，ほぼ等径性の石細胞が環状に内接する。一次皮部は狭く，内しょう部には繊維群が点在し，二次皮部の放射組織間には師部繊維群が階段状に並ぶ。油細胞の多数は一次皮部に，少数は二次皮部に散在し，狭い放射組織内にも認められることがある。

　また，「コウボク」の確認試験を準用する。

乾燥減量　15 %以下。

灰　　分　6 %以下。

【303】 K 104

成分及び分量 又 は 本 質	日本薬局方	マ オ ウ	3.0 g
	〃	シャクヤク	3.0 g
	〃	カンキョウ	3.0 g
	〃	カンゾウ	3.0 g
	〃	ケ イ ヒ	3.0 g
	〃	サ イ シ ン	3.0 g
	〃	ゴ ミ シ	3.0 g
	〃	ハ ン ゲ	6.0 g
		全　　量	27.0 g
製 造 方 法	以上の切断又は破砕した生薬をとり，1包として製する。		
用 法 及 び 用 量	本品1包に水約500 mLを加えて，半量ぐらいまで煎じつめ，煎じかすを除き，煎液を3回に分けて食間に服用する。上記は大人の1日量である。 15才未満7才以上　大人の⅔，7才未満4才以上　大人の½，4才未満2才以上　大人の⅓，2才未満　大人の¼以下を服用する。		
効 能 又 は 効 果	体力中等度又はやや虚弱で，うすい水様のたんを伴うせきや鼻水が出るものの次の諸症：気管支炎，気管支ぜんそく，鼻炎，アレルギー性鼻炎，むくみ，感冒，花粉症		
貯 蔵 方 法 及 び 有 効 期 間	密閉容器		
規格及び試験方法	別記のとおり。		
備 考	小青竜湯		

規 格 及 び 試 験 方 法

性　状　本品は特異なにおいがある。

確認試験　本品1包を白紙上に広げ，各生薬を外観的に選別し，それぞれの生薬につき，次の試験を行う。

（1）**マオウ**　細い円柱状又はだ円柱を呈し，長さ3～10 mm，径1～2 mm，淡緑色～黄緑色である。表面に多数の平行する縦みぞがあり，節部には，長さ2～4 mmの2枚のりん片状の葉が対生し，その基部は合着して筒状になっている。りん片状の葉の色は淡褐色～褐色である。茎の横断面をルーペ視するとき，円形～だ円形で，周囲部は灰緑色～黄緑色を呈し，中心部には赤緑色の物質が充満しているか，又は中空のところがある。味は渋くてわずかに苦く，やや麻ひ性である。

　また，「マオウ」の確認試験を準用する。

（2）**シャクヤク**　外面は褐色～淡灰褐色を呈し，横断面はち密で淡灰褐色を呈し，木部には淡褐色の放射状の線がある。わずかに特異なにおいがあり，味は初めわずかに甘く，後に渋くてわずかに苦い。

　また，「シャクヤク」の確認試験を準用する。

（3）**カンキョウ**　偏圧した不規則な塊状でしばしば分枝する。分枝した各部はやや湾曲した卵形又は長卵形を呈し，長さ2～4 cm，径1～2 cmである。外面は灰黄色～灰黄褐色で，しわ及び輪節がある。折面は褐色～暗褐色で透明感があり角質である。横切面をルーペ視するとき皮層と中心柱は区分

され，全面に維管束が散在する．特異なにおいがあり，味は極めて辛い．

横切片を鏡検するとき，外側よりコルク層，皮層，内皮，中心柱が認められる．皮層と中心柱は一層の内皮によって区分される．皮層及び中心柱は柔組織からなり，繊維束で囲まれた維管束が散在する．柔組織中には黄色の油様物質を含む油細胞が散在し，柔細胞中にはシュウ酸カルシウムの単晶が含まれ，でんぷんは糊化している．

また，「カンキョウ」の確認試験を準用する．

（4）**カンゾウ** 外面（周皮）は暗褐色〜赤褐色で縦じわがあり，切断面は淡黄色で繊維質を呈する．横断面では，皮部と木部の境界はほぼ明らかで，放射状の構造を現わす．味は甘い．

横切片を鏡検するとき，皮付きカンゾウでは黄褐色の多層のコルク層とその内層に1〜3細胞層のコルク皮層がある．皮部には放射組織が退廃師部と交互に放射状に配列し，師部には結晶細胞列で囲まれた厚膜で木化不十分な師部繊維群がある．木部には3〜10細胞列の放射組織が黄色で巨大な道管と交互に放射状に配列し，道管は結晶細胞列で囲まれた木部繊維及び木部柔細胞を伴い，ストロンに基づくものでは柔細胞性の髄がある．柔細胞中にはでんぷん粒を含み，またしばしばシュウ酸カルシウムの単晶を含む．皮去りカンゾウでは周皮及び師部の一部を欠いている．

（5）**ケイヒ** 外面は暗赤褐色を呈し，内面は赤褐色を呈し，平滑である．横断面は赤褐色を呈し淡褐色の薄層が見られる．特異なにおいがあり，味は甘く，辛く，後にやや粘液性で，わずかに収れん性である．

横切片を鏡検するとき，一次皮部と二次皮部はほとんど連続した石細胞環で区分され，環の外辺にはほぼ円形に結集した繊維束を伴い，環の各石細胞の膜はしばしばU字形に肥厚する．二次皮部中には石細胞を認めず，まばらに少数の厚膜繊維を認める．柔組織中には油細胞，粘液細胞及び微細なシュウ酸カルシウムの針晶を含む細胞があり，柔細胞中にはでんぷん粒を含む．

（6）**サイシン** 根の外面は淡褐色で，径約1mm，切断面は黄白色である．根茎は不整に湾曲し外面は暗褐色を呈する．特異なにおいがあり，味は辛く舌をやや麻ひする．

（7）**ゴミシ** 暗赤色〜黒褐色を呈し，表面にはしわがあり，またしばしば白い粉を付ける．果肉を除くとじん臓形の種子1〜2個を認め，その外種皮は黄褐色〜暗赤褐色を呈し，つやがあり，堅くてもろい．外種皮はたやすくはがれるが，内種皮は胚乳に密着し，背面に明らかな縫線を認める．酸味があり，後に渋くて苦い．

（8）**ハンゲ** 外面は白色〜灰白黄色，上部には茎の跡がくぼみとなり，その周辺には根の跡がくぼんだ細点となっている．横断面は白色，粉性である．味は初めなく，やや粘液性で，後に強いえぐ味を残す．

横切片を鏡検するとき，主としてでんぷん粒を充満した柔組織からなり，わずかにシュウ酸カルシウムの束晶を含んだ粘液細胞がその間に認められる．でんぷん粒は主として2〜3個の複粒で，通例，径10〜15μm，単粒は通例径3〜7μmである．束晶は長さ25〜150μmである．

乾燥減量 15％以下．

灰　分 6％以下．

【304】 K 105

成分及び分量 又 は 本 質	日本薬局方	マ オ ウ	3.0 g
	〃	シャクヤク	3.0 g
	〃	カンキョウ	3.0 g
	〃	カンゾウ	3.0 g
	〃	ケ イ ヒ	3.0 g
	〃	サイシン	3.0 g
	〃	ゴ ミ シ	3.0 g
	〃	ハ ン ゲ	6.0 g
	〃	セッコウ	5.0 g
		全　　　量	32.0 g
製 造 方 法	以上の切断又は破砕した生薬をとり，1包として製する。		
用 法 及 び 用 量	本品1包水約500 mL を加えて，半量ぐらいまで煎じつめ，煎じかすを除き，煎液を3回に分けて食間に服用する。上記は大人の1日量である。 15才未満7才以上　大人の⅔，7才未満4才以上　大人の½，4才未満2才以上大人の⅓，2才未満　大人の¼以下を服用する。		
効 能 又 は 効 果	体力中等度で，うすい水様のたんを伴うせきや鼻水が出て，のどの渇きがあるものの次の諸症：気管支炎，気管支ぜんそく，鼻炎，アレルギー性鼻炎，むくみ，感冒		
貯 蔵 方 法 及 び 有 効 期 間	密閉容器		
規格及び試験方法	別記のとおり。		
備　　　　　考	小青竜湯加石膏		

規 格 及 び 試 験 方 法

性　　状　本品は特異なにおいがある。

確認試験　本品1包を白紙上に広げ，各生薬を外観的に選別し，それぞれの生薬につき，次の試験を行う。

（1）　**マオウ**　細い円柱状又はだ円柱を呈し，長さ3～10 mm，径1～2 mm，淡緑色～黄緑色である。表面に多数の平行する縦みぞがあり，節部には，長さ2～4 mm の2枚のりん片状の葉が対生し，その基部は合着して筒状になっている。りん片状の葉の色は淡褐色～褐色である。茎の横断面をルーペ視するとき，円形～だ円形で，周囲部は灰緑色～黄緑色を呈し，中心部には赤緑色の物質が充満しているか，又は中空のところがある。味は渋くてわずかに苦く，やや麻ひ性である。

　　また，「マオウ」の確認試験を準用する。

（2）　**シャクヤク**　外面は褐色～淡灰褐色を呈し，横断面はち密で淡灰褐色を呈し，木部には淡褐色の放射状の線がある。わずかに特異なにおいがあり，味は初めわずかに甘く，後に渋くてわずかに苦い。

　　また，「シャクヤク」の確認試験を準用する。

（3）　**カンキョウ**　偏圧した不規則な塊状でしばしば分枝する。分枝した各部はやや湾曲した卵形又は長卵形を呈し，長さ2～4 cm，径1～2 cm である。外面は灰黄色～灰黄褐色で，しわ及び輪節がある。折面は褐色～暗褐色で透明感があり角質である。横切面をルーペ視するとき皮層と中心柱は区分

され，全面に維管束が散在する。特異なにおいがあり，味は極めて辛い。

　横切片を鏡検するとき，外側よりコルク層，皮層，内皮，中心柱が認められる。皮層と中心柱は一層の内皮によって区分される。皮層及び中心柱は柔組織からなり，繊維束で囲まれた維管束が散在する。柔組織中には黄色の油様物質を含む油細胞が散在し，柔細胞中にはシュウ酸カルシウムの単晶が含まれ，でんぷんは糊化している。

　また，「カンキョウ」の確認試験を準用する。

（4）　**カンゾウ**　外面(周皮)は暗褐色〜赤褐色で縦じわがあり，切断面は淡黄色で繊維質を呈する。横断面では，皮部と木部の境界はほぼ明らかで，放射状の構造を現わす。味は甘い。

　横切片を鏡検するとき，皮付きカンゾウでは黄褐色の多層のコルク層とその内層に1〜3細胞層のコルク皮層がある。皮部には放射組織が退廃師部と交互に放射状に配列し，師部には結晶細胞列で囲まれた厚膜で木化不十分な師部繊維群がある。木部には3〜10細胞列の放射組織が黄色で巨大な道管と交互に放射状に配列し，道管は結晶細胞列で囲まれた木部繊維及び木部柔細胞を伴い，ストロンに基づくものでは柔細胞性の髄がある。柔細胞中にはでんぷん粒を含み，またしばしばシュウ酸カルシウムの単晶を含む。皮去りカンゾウでは周皮及び師部の一部を欠いている。

（5）　**ケイヒ**　外面は暗赤褐色を呈し，内面は赤褐色を呈し，平滑である。横断面は赤褐色を呈し淡褐色の薄層が見られる。特異なにおいがあり，味は甘く，辛く，後にやや粘液性で，わずかに収れん性である。

　横切片を鏡検するとき，一次皮部と二次皮部はほとんど連続した石細胞環で区分され，環の外辺にはほぼ円形に結集した繊維束を伴い，環の各石細胞の膜はしばしばU字形に肥厚する。二次皮部中には石細胞を認めず，まばらに少数の厚膜繊維を認める。柔組織中には油細胞，粘液細胞及び微細なシュウ酸カルシウムの針晶を含む細胞があり，柔細胞中にはでんぷん粒を含む。

（6）　**サイシン**　根の外面は淡褐色で，径約1mm，切断面は黄白色である。根茎は不整に湾曲し外面は暗褐色を呈する。特異なにおいがあり，味は辛く舌をやや麻ひする。

（7）　**ゴミシ**　暗赤色〜黒褐色を呈し，表面にはしわがあり，またしばしば白い粉を付ける。果肉を除くとじん臓形の種子1〜2個を認め，その外種皮は黄褐色〜暗赤褐色を呈し，つやがあり，堅くてもろい。外種皮はたやすくはがれるが，内種皮は胚乳に密着し，背面に明らかな縫線を認める。酸味があり，後に渋くて苦い。

（8）　**ハンゲ**　外面は白色〜灰白黄色，上部には茎の跡がくぼみとなり，その周辺には根の跡がくぼんだ細点となっている。横断面は白色，粉性である。味は初めなく，やや粘液性で，後に強いえぐ味を残す。

　横切片を鏡検するとき，主としてでんぷん粒を充満した柔組織からなり，わずかにシュウ酸カルシウムの束晶を含んだ粘液細胞がその間に認められる。でんぷん粒は主として2〜3個の複粒で，通例，径10〜15μm，単粒は通例径3〜7μmである。束晶は長さ25〜150μmである。

（9）　**セッコウ**　光沢のある白色の重い繊維状結晶塊で，におい及び味はない。砕くとたやすく針状〜微細結晶性の粉末となる。水に溶けにくい。

　また，「セッコウ」の確認試験を準用する。

乾燥減量　15％以下。

灰　　分　21％以下。

【305】 K 106

成分及び分量又は本質	日本薬局方	マ オ ウ	4.0 g
	〃	シャクヤク	3.0 g
	〃	カンキョウ	3.0 g
	〃	カンゾウ	3.0 g
	〃	ケ イ ヒ	3.0 g
	〃	サ イ シ ン	3.0 g
	〃	ゴ ミ シ	3.0 g
	〃	ハ ン ゲ	6.0 g
	〃	キョウニン	4.0 g
	〃	セッコウ	10.0 g
		全　量	42.0 g
製 造 方 法	以上の切断又は破砕した生薬をとり，1包として製する。		
用 法 及 び 用 量	本品1包に水約500 mLを加えて，半量ぐらいまで煎じつめ，煎じかすを除き，煎液を3回に分けて食間に服用する。上記は大人の1日量である。15才未満7才以上　大人の⅔，　7才未満4才以上　大人の½，　4才未満2才以上大人の⅓，　2才未満　大人の¼以下を服用する。		
効 能 又 は 効 果	体力中等度で，せきが出て，のどの渇きがあるものの次の諸症：気管支ぜんそく，小児ぜんそく，せき		
貯 蔵 方 法 及 び 有 効 期 間	密閉容器		
規格及び試験方法	別記のとおり。		
備　　　考	小青竜湯加杏仁石膏（小青竜湯合麻杏甘石湯）		

規 格 及 び 試 験 方 法

性　状　本品は特異なにおいがある。

確認試験　本品1包を白紙上に広げ，各生薬を外観的に選別し，それぞれの生薬につき，次の試験を行う。

（1）　**マオウ**　細い円柱状又はだ円柱を呈し，長さ3～10 mm，径1～2 mm，淡緑色～黄緑色である。表面に多数の平行する縦みぞがあり，節部には，長さ2～4 mmの2枚のりん片状の葉が対生し，その基部は合着して筒状になっている。りん片状の葉の色は淡褐色～褐色である。茎の横断面をルーペ視するとき，円形～だ円形で，周囲部は灰緑色～黄緑色を呈し，中心部には赤緑色の物質が充満しているか，又は中空のところがある。味は渋くてわずかに苦く，やや麻ひ性である。

　また，「マオウ」の確認試験を準用する。

（2）　**シャクヤク**　外面は褐色～淡灰褐色を呈し，横断面はち密で淡灰褐色を呈し，木部には淡褐色の放射状の線がある。わずかに特異なにおいがあり，味は初めわずかに甘く，後に渋くてわずかに苦い。

　また，「シャクヤク」の確認試験を準用する。

（3）　**カンキョウ**　偏圧した不規則な塊状でしばしば分枝する。分枝した各部はやや湾曲した卵形又は長卵形を呈し，長さ2～4 cm，径1～2 cmである。外面は灰黄色～灰黄褐色で，しわ及び輪節がある。折面は褐色～暗褐色で透明感があり角質である。横切面をルーペ視するとき皮層と中心柱は区分

540

され，全面に維管束が散在する．特異なにおいがあり，味は極めて辛い．

　横切片を鏡検するとき，外側よりコルク層，皮層，内皮，中心柱が認められる．皮層と中心柱は一層の内皮によって区分される．皮層及び中心柱は柔組織からなり，繊維束で囲まれた維管束が散在する．柔組織中には黄色の油様物質を含む油細胞が散在し，柔細胞中にはシュウ酸カルシウムの単晶が含まれ，でんぷんは糊化している．

　また，「カンキョウ」の確認試験を準用する．

（4）　**カンゾウ**　外面（周皮）は暗褐色～赤褐色で縦じわがあり，切断面は淡黄色で繊維質を呈する．横断面では，皮部と木部の境界はほぼ明らかで，放射状の構造を現わす．味は甘い．

　横切片を鏡検するとき，皮付きカンゾウでは黄褐色の多層のコルク層とその内層に1～3細胞層のコルク皮層がある．皮部には放射組織が退廃師部と交互に放射状に配列し，師部には結晶細胞列で囲まれた厚膜で木化不十分な師部繊維群がある．木部には3～10細胞列の放射組織が黄色で巨大な道管と交互に放射状に配列し，道管は結晶細胞列で囲まれた木部繊維及び木部柔細胞を伴い，ストロンに基づくものでは柔細胞性の髄がある．柔細胞中にはでんぷん粒を含み，またしばしばシュウ酸カルシウムの単晶を含む．皮去りカンゾウでは周皮及び師部の一部を欠いている．

（5）　**ケイヒ**　外面は暗赤褐色を呈し，内面は赤褐色を呈し，平滑である．横断面は赤褐色を呈し淡褐色の薄層が見られる．特異なにおいがあり，味は甘く，辛く，後にやや粘液性で，わずかに収れん性である．

　横切片を鏡検するとき，一次皮部と二次皮部はほとんど連続した石細胞環で区分され，環の外辺にはほぼ円形に結集した繊維束を伴い，環の各石細胞の膜はしばしばU字形に肥厚する．二次皮部中には石細胞を認めず，まばらに少数の厚膜繊維を認める．柔組織中には油細胞，粘液細胞及び微細なシュウ酸カルシウムの針晶を含む細胞があり，柔細胞中にはでんぷん粒を含む．

（6）　**サイシン**　根の外面は淡褐色で，径約1mm，切断面は黄白色である．根茎は不整に湾曲し外面は暗褐色を呈する．特異なにおいがあり，味は辛く舌をやや麻ひする．

（7）　**ゴミシ**　暗赤色～黒褐色を呈し，表面にはしわがあり，またしばしば白い粉を付ける．果肉を除くとじん臓形の種子1～2個を認め，その外種皮は黄褐色～暗赤褐色を呈し，つやがあり，堅くてもろい．外種皮はたやすくはがれるが，内種皮は胚乳に密着し，背面に明らかな縫線を認める．酸味があり，後に渋くて苦い．

（8）　**ハンゲ**　外面は白色～灰白黄色，上部には茎の跡がくぼみとなり，その周辺には根の跡がくぼんだ細点となっている．横断面は白色，粉性である．味は初めなく，やや粘液性で，後に強いえぐ味を残す．

　横切片を鏡検するとき，主としてでんぷん粒を充満した柔組織からなり，わずかにシュウ酸カルシウムの束晶を含んだ粘液細胞がその間に認められる．でんぷん粒は主として2～3個の複粒で，通例，径10～15μm，単粒は通例径3～7μmである．束晶は長さ25～150μmである．

（9）　**キョウニン**　種皮は褐色で，表面にはすれて落ちやすい石細胞となった表皮細胞があって，粉をふいたようである．切断面は類白色である．味は苦く，油ようである．

　表皮の表面を鏡検するとき，数個ずつ集合する石細胞はおおむね円形で，その細胞膜は均等に著しく厚くなり，径60～90μm，側面視では鈍三角形で，細胞膜は先端部で著しく厚い．

　また，「キョウニン」の確認試験を準用する．

（10）　**セッコウ**　光沢のある白色の重い繊維状結晶塊で，におい及び味はない．砕くとたやすく針状～微細結晶性の粉末となる．水に溶けにくい．

　また，「セッコウ」の確認試験を準用する．

乾燥減量　10％以下．

灰　　分　43％以下。

【306】 K 107

成分及び分量 又 は 本 質	日本薬局方	ハ ン ゲ	8.0 g
	〃	ブ ク リ ョ ウ	3.0 g
	〃	シ ョ ウ キ ョ ウ	2.0 g
	全 量		13.0 g
製 造 方 法	以上の切断又は破砕した生薬をとり，1包として製する。		
用 法 及 び 用 量	本品1包に水約500 mLを加えて，半量ぐらいまで煎じつめ，煎じかすを除き，煎液を3回に分けて食間に服用する。上記は大人の1日量である。 15才未満7才以上　大人の⅔，　7才未満4才以上　大人の½，　4才未満2才以上大人の⅓，　2才未満　大人の¼以下を服用する。		
効 能 又 は 効 果	体力に関わらず使用でき，悪心があり，ときに嘔吐するものの次の諸症：つわり，嘔吐，悪心，胃炎		
貯 蔵 方 法 及 び 有 効 期 間	密閉容器		
規格及び試験方法	別記のとおり。		
備 考	小半夏加茯苓湯		

規 格 及 び 試 験 方 法

性　状　本品は特異なにおいがある。

確認試験　本品1包を白紙上に広げ，各生薬を外観的に選別し，それぞれの生薬につき，次の試験を行う。

（1）　ハンゲ　外面は白色～灰白黄色，上部には茎の跡がくぼみとなり，その周辺には根の跡がくぼんだ細点となっている。横断面は白色，粉性である。味は初めなく，やや粘液性で，後に強いえぐ味を残す。

　横切片を鏡検するとき，主としてでんぷん粒を充満した柔組織からなり，わずかにシュウ酸カルシウムの束晶を含んだ粘液細胞がその間に認められる。でんぷん粒は主として2～3個の複粒で，通例，径10～15 μm，単粒は通例径3～7 μm である。束晶は長さ25～150 μm である。

（2）　ブクリョウ　白色又はわずかに淡赤色を帯びた白色で，質は堅いが砕きやすい。味はないがやや粘液ようである。

　また，「ブクリョウ」の確認試験を準用する。

（3）　ショウキョウ　淡灰黄色の周皮を付けたままか，又はその一部をはぎとってあり，表面は灰白色～淡灰褐色で，しばしば白粉を付けている。横断面は繊維性，粉性で，淡帯黄褐色を呈し，皮層と中心柱とに分かれる。横断面をルーペ視するとき，その全面に維管束及び分泌物が褐色の細点として散在している。特異なにおいがあり，味は極めて辛い。

乾燥減量　15％以下。

灰　分　5％以下。

【307】 K 108

成分及び分量又は本質	日本薬局方	トウキ	3.0 g
	〃	ジオウ	3.0 g
	〃	セッコウ	3.0 g
	〃	ボウフウ	2.0 g
	〃	ソウジュツ	2.0 g
	〃	モクツウ	2.0 g
	〃	ゴボウシ	2.0 g
	〃	チ モ	1.5 g
	〃	ゴ マ	1.5 g
	局外生規	センタイ	1.0 g
	日本薬局方	クジン	1.0 g
	〃	ケイガイ	1.0 g
	〃	カンゾウ	1.0 g
		全 量	24.0 g
製 造 方 法	以上の切断又は破砕した生薬をとり，1包として製する。		
用 法 及 び 用 量	本品1包に水約500 mLを加えて，半量ぐらいまで煎じつめ，煎じかすを除き，煎液を3回に分けて食間に服用する。上記は大人の1日量である。15才未満7才以上 大人の⅔，7才未満4才以上 大人の½，4才未満2才以上 大人の⅓，2才未満 大人の¼を服用する。		
効 能 又 は 効 果	体力中等度以上の人の皮膚疾患で，かゆみが強くて分泌物が多く，ときに局所の熱感があるものの次の諸症：湿疹・皮膚炎，じんましん，水虫，あせも		
貯蔵方法及び有効期間	密閉容器		
規格及び試験方法	別記のとおり。		
備 考	消風散料		

規 格 及 び 試 験 方 法

性 状 本品は特異なにおいがある。

確認試験 本品1包を白紙上に広げ，各生薬を外観的に選別し，それぞれの生薬につき，次の試験を行う。

（1） **トウキ** 外面は暗褐色～赤褐色で，縦じわがあり，切断面は淡黄色～黄褐色を呈する。特異なにおいがあり，味はわずかに甘く，後にやや辛い。

横切片を鏡検するとき，コルク層は4～10層からなり，その内側に数層の厚角組織が続いている。皮部には分泌細胞に囲まれた多数の樹脂道並びにしばしば大きなすき間がある。形成層は長方形に偏圧された数層の細胞からなり，明らかに皮部と木部とを区別する。木部では多数の道管と放射組織とが交互に放射状に配列し，その外方の道管は単独又は数個集まってやや密に配列してくさび状をなすが，中心部付近の道管は極めてまばらに存在する。でんぷん粒は径19 μm以下，まれに2～5個の複粒があり，複粒の径は25 μmに達し，しばしばのり化している。

（2） **ジオウ** 外面は黄褐色～黒褐色を呈し，深い縦みぞ及びくびれがある。質は柔らかく粘性である。横断面は黄褐色～黒褐色で，皮部は木部より色が濃く，ほとんど髄を認めない。特異なにおいが

あり，味は初めわずかに甘く，後にやや苦い。

　横切片を鏡検するとき，コルク層は7〜15層で，皮部はすべて柔細胞からなり，外皮部に褐色の分泌物を含む細胞が散在する。木部はほとんど柔細胞で満たされ，放射状に並ぶ道管は側孔のある網紋があり，弱い木化反応を呈する。

（3）　セッコウ　光沢のある白色の重い繊維状結晶塊で，におい及び味はない。砕くとたやすく針状〜微細結晶性の粉末となる。水に溶けにくい。

　また，「セッコウ」の確認試験を準用する。

（4）　ボウフウ　外面は淡褐色で，多数の縦じわがある。横断面の周辺は灰褐色で，空げきが多く，中央は円形に黄色を呈する。味はわずかに甘い。

（5）　ソウジュツ　外面は暗灰褐色〜暗黄褐色である。横断面は淡褐色〜赤褐色の分泌物による細点を認める。しばしば白色綿状の結晶を析出する。特異なにおいがあり，味はわずかに苦い。

　横切片を鏡検するとき，皮部の柔組織中には，通例，繊維束を欠き，放射組織の末端部には淡褐色〜黄褐色の内容物を含む油室がある。木部は形成層に接して道管を囲んだ繊維束が放射状に配列し，髄及び放射組織中には皮部と同様な油室がある。柔細胞中にはイヌリンの球晶及びシュウ酸カルシウムの針晶を含む。

（6）　モクツウ　外側のコルク層は灰褐色で，円形又は横に長いだ円形の皮目がある。皮部は暗灰褐色を呈し，木部は淡褐色で，灰白色の放射組織と交互に配列する。髄は淡灰黄色で，明らかである。味はわずかにえぐい。

　横切片を鏡検するとき，師部の外辺を囲む弧状の輪層は主として結晶細胞列をなす繊維束と石細胞群からなり，皮部の放射組織は単晶を含む厚膜細胞からなる。形成層は明らかで，束外では著しく内方に湾入している。髄周辺の細胞は，はなはだ厚膜で，しばしば単晶を含んでいる。でんぷん粒の大きさは8mm以下である。

　また，「モクツウ」の確認試験を準用する。

（7）　ゴボウシ　やや湾曲した倒長卵形のそう果で，長さ5〜7mm，幅2.0〜3.2mm，厚さ0.8〜1.5mm，外面は灰褐色〜褐色で，黒色の点がある。幅広い一端は径約1mmのくぼみがあり，他端は細まり平たんで不明瞭な縦の稜線がある。100粒の質量は1.0〜1.5gである。ほとんどにおいがなく，味は苦く油様である。

　横切片を鏡検するとき，外果皮は1層の表皮からなり，中果皮はやや厚壁化した柔組織からなり，内果皮は1層の石細胞層からなる。種皮は放射方向に長く厚壁化した表皮と数層の柔組織からなる。種皮の内側には内乳，子葉が見られる。中果皮柔細胞中には褐色物質を，内果皮石細胞中にはシュウ酸カルシウムの単晶を，子葉にはでんぷん粒，油滴，アリューロン粒及びシュウ酸カルシウムの微小な集晶を含む。

　また，「ゴボウシ」の確認試験を準用する。

（8）　チモ　外面は黄褐色〜褐色を呈し，質は軽くて折りやすい。横断面は淡黄褐色を呈し，これをルーペ視するとき，皮層は極めて狭く，広い中心柱には多くの維管束が不規則に点在し，粘液細胞又はその集合による多孔性を示す。味はわずかに甘く，粘液性で，後に苦い。

　また，「チモ」の確認試験を準用する。

（9）　ゴマ　本品は卵形〜へら形を呈し，長さ3〜4mm，幅約2mm，厚さ約1mmである。外面は暗褐色〜黒色を呈し，まれに淡褐色〜褐色のものも認められる。本品をルーペ視するとき，縁に細い稜が認められる。本品100粒の質量は0.2〜0.3gである。本品はにおいがなく，味はわずかに甘く，やや油様である。

　本品の横切片を鏡検するとき，種皮はさく状の表皮細胞と扁圧された柔細胞からなり，種皮の内側

に，内乳及び子葉が認められる．表皮細胞中には球状のシュウ酸カルシウム集晶及び黒色の色素があり，内乳及び子葉の柔細胞中にはアリューロン粒及び脂肪油が認められる．

また，「ゴマ」の確認試験を準用する．

(10) **センタイ**　長だ円体，中空で，頭部，胸部，腹部からなり，長さ3〜4cm，幅1.3〜2cm，表面は淡黄褐色，半透明で光沢がある．頭部には前方に半球形の頭，だ円形の頭楯，それにつづく針形の口吻，両側に偏球形の透明な複眼がある．糸状の1対の触角があり，しばしば脱落している．胸部は背面が縦裂し，内部には白色の繊維状のものがあり，側面の両側の2対の羽は長さ約1.5cm及び約0.5cmである．腹面には3対の足があり，前脚は肥大した鎌状であり，中脚と後脚は細長い．腹部の背面は9環節からなり，腹面の中央部は長三角形で階段状の凹凸がある．質は軽く，膜質が破砕しやすい．また，これらの部分がばらばらになっている場合もある．におい及び味はほとんどない．

また，局外生規「センタイ」の確認試験を準用する．

(11) **クジン**　外面は暗褐色〜黄褐色で，切断面は淡黄褐色を呈し，繊維性である．味は極めて苦く，残留性である．

また，「クジン」の確認試験を準用する．

(12) **ケイガイ**　茎，輪散花序に集合したがく筒，これら及びときには葉の砕片，種子ようの微粒の分果からなる．茎は方形で外面はおおむね紫褐色，径約1mmである．がく筒は淡褐色〜黄緑色で長さ2〜3mm，ルーペ視するとき，先端はきょ歯辺，筒部には数条の線があり，唇形花又は果実を含み，茎とともに類白色の短毛を認める．分果は黄褐色〜黒色，両端の細いだ円体で長さ1〜1.5mm，径は長さのほぼ½である．特異な芳香があり，口に含むとわずかに清涼感がある．

また，「ケイガイ」の確認試験を準用する．

(13) **カンゾウ**　外面(周皮)は暗褐色〜赤褐色で縦じわがあり，切断面は淡黄色で繊維質を呈する．横断面では，皮部と木部の境界はほぼ明らかで，放射状の構造を現わす．味は甘い．

横切片を鏡検するとき，皮付きカンゾウでは黄褐色の多層のコルク層とその内層に1〜3細胞層のコルク皮層がある．皮部には放射組織が退廃師部と交互に放射状に配列し，師部には結晶細胞列で囲まれた厚膜で木化不十分な師部繊維群がある．木部には3〜10細胞列の放射組織が黄色で巨大な道管と交互に放射状に配列し，道管は結晶細胞列で囲まれた木部繊維及び木部柔細胞を伴い，ストロンに基づくものでは柔細胞性の髄がある．柔細胞中にはでんぷん粒を含み，またしばしばシュウ酸カルシウムの単晶を含む．皮去りカンゾウでは周皮及び師部の一部を欠いている．

【308】 K 109

成分及び分量又は本質	日本薬局方	カッコン	5.0 g
	〃	シャクヤク	3.0 g
	〃	ショウマ	1.0 g
	〃	ショウキョウ	1.0 g
	〃	カンゾウ	1.5 g
		全　量	11.5 g
製 造 方 法	以上の切断又は破砕した生薬をとり，1包として製する。		
用 法 及 び 用 量	本品1包に水約500 mL を加えて，半量ぐらいまで煎じつめ，煎じかすを除き，煎液を3回に分けて食間に服用する。上記は大人の1日量である。 15才未満7才以上　大人の⅔，7才未満4才以上　大人の½，4才未満2才以上大人の⅓，2才未満　大人の¼以下を服用する。		
効 能 又 は 効 果	体力中等度で，頭痛，発熱，悪寒などがあるものの次の諸症：感冒の初期，湿疹・皮膚炎		
貯 蔵 方 法 及 び有 効 期 間	密閉容器		
規格及び試験方法	別記のとおり。		
備　　　　考	升麻葛根湯		

規 格 及 び 試 験 方 法

性　　状　本品は特異なにおいがある。

確認試験　本品1包を白紙上に広げ，各生薬を外観的に選別し，それぞれの生薬につき，次の試験を行う。

（1）　**カッコン**　淡灰黄色～灰白色を呈し，繊維性でやや粉性である。味はわずかに甘い。横切片を鏡検するとき，師部には結晶細胞列を伴った繊維束，木部には道管及び木部繊維が著しく，柔組織を満たすでんぷん粒は長径2～18 μm，多くは8～12 μm の数面からなる多面体の単粒，まれに2～3個からなる複粒で，中央にへそ又は欠裂を認め，層紋がある。

（2）　**シャクヤク**　外面は褐色～淡灰褐色を呈し，横断面はち密で淡灰褐色を呈し，木部には淡褐色の放射状の線がある。わずかに特異なにおいがあり，味は初めわずかに甘く，後に渋くてわずかに苦い。

　また，「シャクヤク」の確認試験を準用する。

（3）　**ショウマ**　外面は暗褐色を呈し，切断面では木部は淡褐色～灰褐色繊維性で，網目状を呈する。質は軽い。味は苦くてわずかに渋い。

（4）　**ショウキョウ**　淡灰黄色の周皮を付けたままか，又はその一部をはぎとってあり，表面は灰白色～淡灰褐色で，しばしば白粉を付けている。横断面は繊維性，粉性で，淡帯黄褐色を呈し，皮層と中心柱とに分かれる。横断面をルーペ視するとき，その全面に維管束及び分泌物が褐色の細点として散在している。特異なにおいがあり，味は極めて辛い。

（5）　**カンゾウ**　外面（周皮）は暗褐色～赤褐色で縦じわがあり，切断面は淡黄色で繊維質を呈する。横断面では，皮部と木部の境界はほぼ明らかで，放射状の構造を現わす。味は甘い。

　横切片を鏡検するとき，皮付きカンゾウでは黄褐色の多層のコルク層とその内層に1～3細胞層の

コルク皮層がある。皮部には放射組織が退廃師部と交互に放射状に配列し，師部には結晶細胞列で囲まれた厚膜で木化不十分な師部繊維群がある。木部には3～10細胞列の放射組織が黄色で巨大な道管と交互に放射状に配列し，道管は結晶細胞列で囲まれた木部繊維及び木部柔細胞を伴い，ストロンに基づくものでは柔細胞性の髄がある。柔細胞中にはでんぷん粒を含み，またしばしばシュウ酸カルシウムの単晶を含む。皮去りカンゾウでは周皮及び師部の一部を欠いている。

乾燥減量 15 ％以下。

灰　分 5 ％以下。

【309】 K 110

成分及び分量又は本質	日本薬局方	ト ウ キ	3.0 g
	〃	シャクヤク	3.0 g
	〃	サ イ コ	3.0 g
	〃	ビャクジュツ	3.0 g
	〃	ブクリョウ	3.0 g
	〃	カ ン ゾ ウ	1.5 g
	〃	ショウキョウ	1.0 g
	〃	ハ ッ カ	1.0 g
		全　量	18.5 g
製 造 方 法	以上の切断又は破砕した生薬をとり，1包として製する。		
用 法 及 び 用 量	本品1包に水約500 mLを加えて，半量ぐらいまで煎じつめ，煎じかすを除き，煎液を3回に分けて食間に服用する。上記は大人の1日量である。 15才未満7才以上　大人の⅔，7才未満4才以上　大人の½，4才未満2才以上大人の⅓，2才未満　大人の¼以下を服用する。		
効 能 又 は 効 果	体力中等度以下で，肩がこり，疲れやすく精神不安などの精神神経症状，ときに便秘の傾向のあるものの次の諸症：冷え症，虚弱体質，月経不順，月経困難，更年期障害，血の道症，不眠症，神経症		
貯 蔵 方 法 及 び 有 効 期 間	密閉容器		
規格及び試験方法	別記のとおり。		
備 考	逍遙散料		

規 格 及 び 試 験 方 法

性　状　本品は特異なにおいがある。

確認試験　本品1包を白紙上に広げ，各生薬を外観的に選別し，それぞれの生薬につき，次の試験を行う。

（1）　**トウキ**　外面は暗褐色～赤褐色で，縦じわがあり，切断面は淡黄色～黄褐色を呈する。特異なにおいがあり，味はわずかに甘く，後にやや辛い。

　横切片を鏡検するとき，コルク層は4～10層からなり，その内側に数層の厚角組織が続いている。皮部には分泌細胞に囲まれた多数の樹脂道並びにしばしば大きなすき間がある。形成層は長方形に偏圧された数層の細胞からなり，明らかに皮部と木部とを区別する。木部では多数の道管と放射組織とが交互に放射状に配列し，その外方の道管は単独又は数個集まってやや密に配列してくさび状をなすが，中心部付近の道管は極めてまばらに存在する。でんぷん粒は径19 μm以下，まれに2～5個の複粒があり，複粒の径は25 μmに達し，しばしばのり化している。

（2）　**シャクヤク**　外面は褐色～淡灰褐色を呈し，横断面はち密で淡灰褐色を呈し，木部には淡褐色の放射状の線がある。わずかに特異なにおいがあり，味は初めわずかに甘く，後に渋くてわずかに苦い。

　また，「シャクヤク」の確認試験を準用する。

（3）　**サイコ**　外面は灰褐色～褐色で，深いしわがあるものがあり，横断面では，皮部は褐色，木部

は淡褐色を呈する．特異なにおいがあり，味はわずかに苦い．

横切片を鏡検するとき，皮部にはしばしば接線方向に長い裂け目があり，皮部の厚さは半径の⅓～½で，径15～35 μm の胞間性離生油道がやや多数散在し，木部には道管が放射状若しくはほぼ階段状に配列し，ところどころに繊維群があり，根頭部の髄には皮部と同様の油道がある．柔細胞中にはでんぷん粒を満たし，また油滴を認める．

また，「サイコ」の確認試験を準用する．

（4）ビャクジュツ　外面は淡灰黄色～淡黄白色で，ところどころ灰褐色を呈し，横切面には淡黄褐色～褐色の分泌物による細点がある．特異なにおいがあり，味はわずかに苦い．

横切片を鏡検するとき，皮部の柔組織中にはしばしば師管の外側に接して繊維束があり，放射組織の末端部には淡褐色～褐色の内容物を含む油室がある．木部には大きい髄を囲んで放射状に配列した短径の道管とそれを囲む著しい繊維束がある．髄及び放射組織中には皮部と同様な油室があり，柔組織中にはイヌリンの小球晶及びシュウ酸カルシウムの針晶を含む．

また，「ビャクジュツ」の確認試験を準用する．

（5）ブクリョウ　白色又はわずかに淡赤色を帯びた白色で，質は堅いが砕きやすい．味はないがやや粘液ようである．

また，「ブクリョウ」の確認試験を準用する．

（6）カンゾウ　外面（周皮）は暗褐色～赤褐色で縦じわがあり，切断面は淡黄色で繊維質を呈する．横断面では，皮部と木部の境界はほぼ明らかで，放射状の構造を現わす．味は甘い．

横切片を鏡検するとき，皮付きカンゾウでは黄褐色の多層のコルク層とその内層に1～3細胞層のコルク皮層がある．皮部には放射組織が退廃師部と交互に放射状に配列し，師部には結晶細胞列で囲まれた厚膜で木化不十分な師部繊維群がある．木部には3～10細胞列の放射組織が黄色で巨大な道管と交互に放射状に配列し，道管は結晶細胞列で囲まれた木部繊維及び木部柔細胞を伴い，ストロンに基づくものでは柔細胞性の髄がある．柔細胞中にはでんぷん粒を含み，またしばしばシュウ酸カルシウムの単晶を含む．皮去りカンゾウでは周皮及び師部の一部を欠いている．

（7）ショウキョウ　淡灰黄色の周皮を付けたままか，又はその一部をはぎとってあり，表面は灰白色～淡灰褐色で，しばしば白粉を付けている．横断面は繊維性，粉性で，淡帯黄褐色を呈し，皮層と中心柱とに分かれる．横断面をルーペ視するとき，その全面に維管束及び分泌物が褐色の細点として散在している．特異なにおいがあり，味は極めて辛い．

（8）ハッカ　上面は淡褐黄色～淡緑黄色，下面は淡緑色～淡緑黄色である．葉をルーペ視するとき，両面に毛，腺毛及び腺りんをまばらに認め，腺毛及び腺りんは下面に多い．特異な芳香があり，口に含むと清涼感がある．

また，「ハッカ」の確認試験を準用する．

乾燥減量　15％以下．
灰　　分　6％以下．

【310】 K 111

成分及び分量 又 は 本 質	日本薬局方	タ ク シ ャ	4.0 g
	〃	ブ ク リ ョ ウ	4.0 g
	〃	ビャクジュツ	4.0 g
	〃	チ ョ レ イ	4.0 g
		全　　量	16.0 g
製 造 方 法	以上の切断又は破砕した生薬をとり，1包として製する。		
用 法 及 び 用 量	本品1包に水約500 mLを加えて，半量ぐらいまで煎じつめ，煎じかすを除き，煎液を3回に分けて食間に服用する。上記は大人の1日量である。 15才未満7才以上　大人の⅔，7才未満4才以上　大人の½，4才未満2才以上大人の⅓，2才未満　大人の¼以下を服用する。		
効 能 又 は 効 果	体力に関わらず使用でき，のどが渇いて水を飲んでも尿量が少なく，はきけ，嘔吐，腹痛，むくみなどのいずれかを伴うものの次の諸症：暑気あたり，急性胃腸炎，むくみ		
貯 蔵 方 法 及 び 有 効 期 間	密閉容器		
規格及び試験方法	別記のとおり。		
備　　　　考	四苓湯		

規 格 及 び 試 験 方 法

性　　状　本品は弱い特異なにおいがある。

確認試験　本品1包を白紙上に広げ，各生薬を外観的に選別し，それぞれの生薬につき，次の試験を行う。

（1）**タクシャ**　淡黄褐色～淡褐色でコルク層をつける部位はやや暗色を呈する。ルーペ視するとき，褐色～淡褐色のはん点が散在する。切面は粒状で，繊維性ではない。わずかににおい及び味がある。

（2）**ブクリョウ**　白色又はわずかに淡赤色を帯びた白色で，質は堅いが砕きやすい。味はないがやや粘液ようである。

　　また，「ブクリョウ」の確認試験を準用する。

（3）**ビャクジュツ**　外面は淡灰黄色～淡黄白色で，ところどころ灰褐色を呈し，横切面には淡黄褐色～褐色の分泌物による細点がある。特異なにおいがあり，味はわずかに苦い。

　　横切片を鏡検するとき，皮部の柔組織中にはしばしば師管の外側に接して繊維束があり，放射組織の末端部には淡褐色～褐色の内容物を含む油室がある。木部には大きい髄を囲んで放射状に配列した短径の道管とそれを囲む著しい繊維束がある。髄及び放射組織中には皮部と同様な油室があり，柔組織中にはイヌリンの小球晶及びシュウ酸カルシウムの針晶を含む。

　　また，「ビャクジュツ」の確認試験を準用する。

（4）**チョレイ**　外面は黒褐色を呈し，切断面はやや柔らかくコルクようで，ほぼ白色～淡褐色を呈し，内部には白色のまだら模様がある。質は軽い。味がない。

　　また，「チョレイ」の確認試験を準用する。

乾燥減量　15 %以下。

灰　　分　10 %以下。

【311】 K 112

成分及び分量 又 は 本 質	日本薬局方	チ　　　モ	3.0 g
	〃	オ ウ ゴ ン	3.0 g
	〃	サ ン シ シ	1.5 g
	〃	バ ク モ ン ド ウ	6.0 g
	〃	セ ッ コ ウ	6.0 g
	〃	シ ョ ウ マ イ	1.5 g
	〃	シ ン イ	3.0 g
	〃	ビ ャ ク ゴ ウ	3.0 g
	〃	ビ ワ ヨ ウ	1.0 g
		全　　　量	28.0 g
製 造 方 法	以上の切断又は破砕した生薬をとり，1包として製する。		
用 法 及 び 用 量	本品1包に水約500 mLを加えて，半量ぐらいまで煎じつめ，煎じかすを除き，煎液を3回に分けて食間に服用する。上記は大人の1日量である。 15才未満7才以上　大人の⅔，　7才未満4才以上　大人の½，　4才未満2才以上大人の⅓，　2才未満　大人の¼以下を服用する。		
効 能 又 は 効 果	体力中等度以上で，濃い鼻汁が出て，ときに熱感を伴うものの次の諸症：鼻づまり，慢性鼻炎，蓄膿症（副鼻腔炎）		
貯 蔵 方 法 及 び 有 効 期 間	密閉容器		
規格及び試験方法	別記のとおり。		
備 考	辛夷清肺湯		

規 格 及 び 試 験 方 法

性　状　本品は特異なにおいがある。

確認試験　本品1包を白紙上に広げ，各生薬を外観的に選別し，それぞれの生薬につき，次の試験を行う。

（1）**チモ**　外面は黄褐色〜褐色を呈し，質は軽くて折りやすい。横断面は淡黄褐色を呈し，これをルーペ視するとき，皮層は極めて狭く，広い中心柱には多くの維管束が不規則に点在し，粘液細胞又はその集合による多孔性を示す。味はわずかに甘く，粘液性で，後に苦い。

　また，「チモ」の確認試験を準用する。

（2）**オウゴン**　外面は黄褐色〜暗褐色を呈し，切断面は黄色〜帯褐黄色を呈し，縦に繊維性のすじが見られる。味はわずかに苦い。

　また，「オウゴン」の確認試験を準用する。

（3）**サンシシ**　果皮は薄く砕きやすく，その外面は赤褐色，黄褐色又は黒褐色を呈し，内面は黄褐色を呈し，平らでつやがある。果実の内部は2室に分かれ，黄赤色〜暗赤色の果肉中に黒褐色又は黄赤色で長径約5 mmの偏平な種子の団塊を含む。質は軽い。特異なにおいがあり，味は苦い。

　また，「サンシシ」の確認試験を準用する。

（4）**バクモンドウ**　紡錘形を呈し，長さ10〜25 mm，径3〜5 mm，一端はややとがり，他端はやや丸みをもち，外面は淡黄色〜淡黄褐色で，大小の縦じわがある。皮層は柔軟性でもろく，中心柱は

強じんで折りにくい。皮層の折面は淡黄褐色を呈し，やや半透明で粘着性がある。味はわずかに甘く，粘着性である。

（5）　セッコウ　光沢のある白色の重い繊維状結晶塊で，におい及び味はない。砕くとたやすく針状～微細結晶性の粉末となる。水に溶けにくい。

　また，「セッコウ」の確認試験を準用する。

（6）　ショウマ　外面は暗褐色を呈し，切断面では木部は淡褐色～灰褐色繊維性で，網目状を呈する。質は軽い。味は苦くてわずかに渋い。

（7）　シンイ　紡錘形を呈し，長さ15～45 mm，中央の径6～20 mm，基部にしばしば木質の花柄を付ける。ほう葉は，通例，3枚で，外面には毛がまばらにあって褐色～暗褐色を呈するか，又は密毛があって灰白色～淡黄褐色を呈し，内面は平滑で暗褐色を呈する。内部に9枚又は12枚の花被片があり，花被片は同形又は外側の3枚が小さい。雄ずいは50～100本あり，雌ずいも多数ある。質はもろい。特有のにおいがあり，味は辛くて，やや苦い。

　また，「シンイ」の確認試験を準用する。

（8）　ビャクゴウ　頂端の細まった長楕円形，ひ針形又は長三角形の舟形を呈し，半透明で長さ1.3～6 cm，幅0.5～2.0 cmである。外面は乳白色～淡黄褐色，ときに紫色を帯び，ほぼ平滑である。中央部はやや厚く，周辺部は薄くてわずかに波状，ときに内巻に曲がる。数条の縦に平行な維管束が，通例，透けて見える。質は堅いが折りやすく，折面は角質様で滑らかである。においがなく，わずかに酸味及び苦味がある。

　表面を鏡検するとき，表皮細胞は長方形からほぼ正方形，気孔は類円形，気孔に接する細胞は多くは4個である。横切片を鏡検するとき，最外層は滑らかなクチクラで覆われた表皮細胞からなり，その下には円形から四角形の柔細胞が等しく分布し，さく状組織は認められない。葉肉の柔組織中には，りん片葉の向軸側から背軸側へ縦長に伸びる並列維管束が，ほぼ横一列に並ぶ。柔細胞に含まれるでんぷん粒は，通例，糊化している。

　また，「ビャクゴウ」の確認試験を準用する。

（9）　ビワヨウ　長楕円形～広ひ針形で，長さ12～30 cm，幅4～9 cm，先端はとがり，基部はくさび形で，短い葉柄を付け，辺縁には粗いきょ歯がある。ときに，短径5～10 mm，長径数cmの短冊状に切裁されている。上面は緑色～緑褐色を呈し，下面は淡緑褐色で，淡褐色の綿毛を残存する。葉脈部は淡黄褐色を呈し，下面に突出している。わずかににおいがあり，味はほとんどない。

　横切片を鏡検するとき，上面及び下面のクチクラは厚く，さく状組織はおおむね4～5層で，ところどころに葉緑粒を欠く大型の細胞を認める。主脈部では並立維管束は木部側の基本組織の湾入によって一部切断されたほぼ環状を呈し，師部に接する繊維群を認める。葉肉中にはシュウ酸カルシウムの単晶及び集晶を認める。綿毛は単細胞性で湾曲し，太さ約25 μm，長さ1.5 mmに達する。

　また，「ビワヨウ」の確認試験を準用する。

乾燥減量　15 %以下。

灰　　分　25 %以下。

【312】 K 113

成分及び分量又は本質	日本薬局方	ソ ヨ ウ	1.5 g
	〃	キ ジ ツ	1.5 g
	〃	チ ン ピ	2.0 g
	〃	カ ッ コ ン	2.0 g
	〃	ハ ン ゲ	3.0 g
	〃	ブ ク リ ョ ウ	3.0 g
	〃	ニ ン ジ ン	1.5 g
	〃	タ イ ソ ウ	1.5 g
	〃	カ ン キ ョ ウ	1.0 g
	〃	モ ッ コ ウ	1.5 g
	〃	カ ン ゾ ウ	1.0 g
	〃	キ キ ョ ウ	2.0 g
	〃	ゼ ン コ	2.0 g
		全　　　量	23.5 g
製 造 方 法	以上の切断又は破砕した生薬をとり，1包として製する。		
用 法 及 び 用 量	本品1包に水約500 mLを加えて，半量ぐらいまで煎じつめ，煎じかすを除き，煎液を3回に分けて食間に服用する。上記は大人の1日量である。 15才未満7才以上　大人の⅔，　7才未満4才以上　大人の½，　4才未満2才以上大人の⅓，　2才未満　大人の¼以下を服用する。		
効 能 又 は 効 果	体力虚弱で，胃腸が弱いものの次の諸症：感冒，せき		
貯 蔵 方 法 及 び有 効 期 間	密閉容器		
規格及び試験方法	別記のとおり。		
備 考	参蘇飲		

規 格 及 び 試 験 方 法

性　状　本品は特異なにおいがある。

確認試験　本品1包を白紙上に広げ，各生薬を外観的に選別し，それぞれの生薬につき，次の試験を行う。

（1）　ソヨウ　縮んだ葉の細片で，両面とも帯褐紫色，あるいは上面は灰緑色～帯褐緑色で下面は帯褐紫色を呈する。茎を交じえるものは，その横断面は方形である。葉をルーペ視するとき，両面にまばらに毛を認め，特に葉脈上に多く，裏面には細かい腺毛を認める。もみ砕くとき，特異なにおいがあり，味はわずかに苦い。

　また，「ソヨウ」の確認試験を準用する。

（2）　キジツ　外面は濃緑褐色～褐色で，つやがなく，油室による多数のくぼんだ細点がある。切断面は淡灰褐色を呈し，内果皮を付ける部分は褐色を呈する。特異なにおいがあり，味は苦い。

　また，「キジツ」の確認試験を準用する。

（3）　チンピ　外面は黄赤色～暗黄褐色で，油室による多数の小さいくぼみがあり，内面は白色～淡灰黄褐色である。厚さ約2 mmで，質は軽くてもろい。芳香があり，味は苦くて，わずかに刺激性である。

また，「チンピ」の確認試験を準用する。

（4）　**カッコン**　淡灰黄色〜灰白色を呈し，繊維性でやや粉性である。味はわずかに甘い。横切片を鏡検するとき，師部には結晶細胞列を伴った繊維束，木部には道管及び木部繊維が著しく，柔組織を満たすでんぷん粒は長径 2〜18 μm，多くは 8〜12 μm の数面からなる多面体の単粒，まれに 2〜3 個からなる複粒で，中央にへそ又は欠裂を認め，層紋がある。

（5）　**ハンゲ**　外面は白色〜灰白黄色，上部には茎の跡がくぼみとなり，その周辺には根の跡がくぼんだ細点となっている。横断面は白色，粉性である。味は初めなく，やや粘液性で，後に強いえぐ味を残す。

横切片を鏡検するとき，主としてでんぷん粒を充満した柔組織からなり，わずかにシュウ酸カルシウムの束晶を含んだ粘液細胞がその間に認められる。でんぷん粒は主として 2〜3 個の複粒で，通例，径 10〜15 μm，単粒は通例径 3〜7 μm である。束晶は長さ 25〜150 μm である。

（6）　**ブクリョウ**　白色又はわずかに淡赤色を帯びた白色で，質は堅いが砕きやすい。味はないがやや粘液ようである。

また，「ブクリョウ」の確認試験を準用する。

（7）　**ニンジン**　外面は淡黄褐色〜淡灰褐色を呈し，縦じわがあり，横断面は淡黄褐色を呈し，形成層の付近は褐色を呈する。特異なにおいがあり，味は初めわずかに甘く，後にやや苦い。

また，「ニンジン」の確認試験を準用する。

（8）　**タイソウ**　外面は赤褐色であらいしわがあるか，又は暗灰赤色で細かいしわがあり，いずれもつやがある。外果皮は薄く革質で，中果皮は暗灰褐色を呈し，海綿ようで柔らかく粘着性があり，内果皮は極めて堅く，種子は偏平である。わずかに特異なにおいがあり，味は甘い。

（9）　**カンキョウ**　偏圧した不規則な塊状でしばしば分枝する。分枝した各部はやや湾曲した卵形又は長卵形を呈し，長さ 2〜4 cm，径 1〜2 cm である。外面は灰黄色〜灰黄褐色で，しわ及び輪節がある。折面は褐色〜暗褐色で透明感があり角質である。横切面をルーペ視するとき皮層と中心柱は区分され，全面に維管束が散在する。特異なにおいがあり，味は極めて辛い。

横切片を鏡検するとき，外側よりコルク層，皮層，内皮，中心柱が認められる。皮層と中心柱は一層の内皮によって区分される。皮層及び中心柱は柔組織からなり，繊維束で囲まれた維管束が散在する。柔組織中には黄色の油様物質を含む油細胞が散在し，柔細胞中にはシュウ酸カルシウムの単晶が含まれ，でんぷんは糊化している。

また，「カンキョウ」の確認試験を準用する。

（10）　**モッコウ**　外面は黄褐色〜灰褐色で，あらい縦じわがある。横断面は黄褐色〜暗褐色で，ルーペ視するとき，環状暗色の形成層が認められ，木部組織と放射組織が放射状の模様を呈し，ところどころに大きな裂け目と褐色の油室が散在している。特異なにおいがあり，味は苦い。

（11）　**カンゾウ**　外面（周皮）は暗褐色〜赤褐色で縦じわがあり，切断面は淡黄色で繊維質を呈する。横断面では，皮部と木部の境界はほぼ明らかで，放射状の構造を現わす。味は甘い。

横切片を鏡検するとき，皮付きカンゾウでは黄褐色の多層のコルク層とその内層に 1〜3 細胞層のコルク皮層がある。皮部には放射組織が退廃師部と交互に放射状に配列し，師部には結晶細胞列で囲まれた厚膜で木化不十分な師部繊維群がある。木部には 3〜10 細胞列の放射組織が黄色で巨大な道管と交互に放射状に配列し，道管は結晶細胞列で囲まれた木部繊維及び木部柔細胞を伴い，ストロンに基づくものでは柔細胞性の髄がある。柔細胞中にはでんぷん粒を含み，またしばしばシュウ酸カルシウムの単晶を含む。皮去りカンゾウでは周皮及び師部の一部を欠いている。

（12）　**キキョウ**　外面は皮付きは灰褐色，皮去りは白色〜淡褐色を呈し，繊維性でない。横切面をルーペ視するとき，皮部は木部よりやや薄く，ほとんど白色で，ところどころにすき間があり，形成層の

付近はしばしば褐色を帯びる。木部は白色～淡褐色を呈し，その組織は皮部よりもやや密である。味は初めなく，後にえぐくて苦い。

また，「キキョウ」の確認試験を準用する。

（13）　ゼンコ　1）Peucedanum praeruptorum Dunn 細長い倒円錐形～円柱形を呈し，下部はときに二股になる。長さ3～15 cm，根頭部の径は0.8～1.8 cm である。外面は淡褐色～暗褐色を呈し，根頭部には多数の輪節状のしわがあり，毛状を呈する葉柄の残基を付けるものもある。根にはやや深い縦じわ及び側根を切除した跡がある。横切面は淡褐色～類白色を呈する。質はもろい。特異なにおいがあり，味はわずかに苦い。

横切片を鏡検するとき，最外層はコルク層からなり，一部のコルク細胞は内側の接線壁が肥厚する。その内側には厚角組織がある。皮部には多数の油道が散在し，空隙が認められる。師部の先端部には師部繊維が見られることがある。木部には道管が認められ，油道が散在する。柔組織中に認められるでんぷん粒は2～10数個の複粒である。

2）Angelica decursiva Franchet et Savatier　1）に似るが，根頭部に毛状を呈する葉柄の残茎を付けない。

横切片を鏡検するとき，1）に似るが，コルク細胞の細胞壁は肥厚せず，師部の先端部には師部繊維を認めない。また，木部中には油道が認められない。

また，「ゼンコ」の確認試験を準用する。

乾燥減量　15 ％以下。

灰　　分　5 ％以下。

【313】 K 114

成分及び分量又は本質	日本薬局方	マ オ ウ	5.0 g
	〃	キョウニン	4.0 g
	〃	コウボク	3.0 g
	〃	チ ン ピ	2.5 g
	〃	カンゾウ	2.0 g
	〃	サ イ コ	2.0 g
	〃	ソ ヨ ウ	1.5 g
		全　　量	20.0 g
製 造 方 法	以上の切断又は破砕した生薬をとり，1包として製する。		
用 法 及 び 用 量	本品1包に水約500 mL を加えて，半量ぐらいまで煎じつめ，煎じかすを除き，煎液を3回に分けて食間に服用する。上記は大人の1日量である。 15才未満7才以上　大人の⅔，　7才未満4才以上　大人の½，　4才未満2才以上大人の⅓，　2才未満　大人の¼以下を服用する。		
効 能 又 は 効 果	体力中等度で，せき，喘鳴，息苦しさがあり，たんが少ないものの次の諸症：小児ぜんそく，気管支ぜんそく，気管支炎		
貯 蔵 方 法 及 び 有 効 期 間	密閉容器		
規格及び試験方法	別記のとおり。		
備 考	神秘湯		

規 格 及 び 試 験 方 法

性　　状　本品は芳香性のにおいがある。

確認試験　本品1包を白紙上に広げ，各生薬を外観的に選別し，それぞれの生薬につき，次の試験を行う。

（1）**マオウ**　細い円柱状又はだ円柱を呈し，長さ3〜10 mm，径1〜2 mm，淡緑色〜黄緑色である。表面に多数の平行する縦みぞがあり，節部には，長さ2〜4 mm の2枚のりん片状の葉が対生し，その基部は合着して筒状になっている。りん片状の葉の色は淡褐色〜褐色である。茎の横断面をルーペ視するとき，円形〜だ円形で，周囲部は灰緑色〜黄緑色を呈し，中心部には赤緑色の物質が充満しているか，又は中空のところがある。味は渋くてわずかに苦く，やや麻ひ性である。

また，「マオウ」の確認試験を準用する。

（2）**キョウニン**　種皮は褐色で，表面にはすれて落ちやすい石細胞となった表皮細胞があって，粉をふいたようである。切断面は類白色である。味は苦く，油ようである。

表皮の表面を鏡検するとき，数個ずつ集合する石細胞はおおむね円形で，その細胞膜は均等に著しく厚くなり，径60〜90 µm，側面視では鈍三角形で，細胞膜は先端部で著しく厚い。

また，「キョウニン」の確認試験を準用する。

（3）**コウボク**　外面は灰白色〜灰褐色を呈し，内面は淡褐色〜褐色，切断面は淡赤褐色を呈し，繊維性である。わずかに芳香があり，味は苦い。

横切片を鏡検するとき，コルク層は厚く，ほぼ等径性の石細胞が環状に内接する。一次皮部は狭く，内しょう部には繊維群が点在し，二次皮部の放射組織間には師部繊維群が階段状に並ぶ。油細胞の多

数は一次皮部に，少数は二次皮部に散在し，狭い放射組織内にも認められることがある。

また，「コウボク」の確認試験を準用する。

（4）　**チンピ**　外面は黄赤色～暗黄褐色で，油室による多数の小さいくぼみがあり，内面は白色～淡灰黄褐色である。厚さ約2mmで，質は軽くてもろい。芳香があり，味は苦くて，わずかに刺激性である。

また，「チンピ」の確認試験を準用する。

（5）　**カンゾウ**　外面（周皮）は暗褐色～赤褐色で縦じわがあり，切断面は淡黄色で繊維質を呈する。横断面では，皮部と木部の境界はほぼ明らかで，放射状の構造を現わす。味は甘い。

横切片を鏡検するとき，皮付きカンゾウでは黄褐色の多層のコルク層とその内層に1～3細胞層のコルク皮層がある。皮部には放射組織が退廃師部と交互に放射状に配列し，師部には結晶細胞列で囲まれた厚膜で木化不十分な師部繊維群がある。木部には3～10細胞列の放射組織が黄色で巨大な道管と交互に放射状に配列し，道管は結晶細胞列で囲まれた木部繊維及び木部柔細胞を伴い，ストロンに基づくものでは柔細胞性の髄がある。柔細胞中にはでんぷん粒を含み，またしばしばシュウ酸カルシウムの単晶を含む。皮去りカンゾウでは周皮及び師部の一部を欠いている。

（6）　**サイコ**　外面は灰褐色～褐色で，深いしわがあるものがあり，横断面では，皮部は褐色，木部は淡褐色を呈する。特異なにおいがあり，味はわずかに苦い。

横切片を鏡検するとき，皮部にはしばしば接線方向に長い裂け目があり，皮部の厚さは半径の$\frac{1}{3}$～$\frac{1}{2}$で，径15～35μmの胞間性離生油道がやや多数散在し，木部には道管が放射状若しくはほぼ階段状に配列し，ところどころに繊維群があり，根頭部の髄には皮部と同様の油道がある。柔細胞中にはでんぷん粒を満たし，また油滴を認める。

また，「サイコ」の確認試験を準用する。

（7）　**ソヨウ**　縮んだ葉の細片で，両面とも帯褐紫色，あるいは上面は灰緑色～帯褐緑色で下面は帯褐紫色を呈する。茎を交じえるものは，その横断面は方形である。葉をルーペ視するとき，両面にまばらに毛を認め，特に葉脈上に多く，裏面には細かい腺毛を認める。もみ砕くとき，特異なにおいがあり，味はわずかに苦い。

また，「ソヨウ」の確認試験を準用する。

乾燥減量　10％以下。

灰　　分　10％以下。

【314】 K 115

成分及び分量又は本質	日本薬局方	ニンジン	3.0 g
	〃	サンヤク	3.0 g
	〃	ビャクジュツ	4.0 g
	〃	ブクリョウ	4.0 g
	〃	ヨクイニン	8.0 g
	〃	ヘンズ	3.0 g
	〃	レンニク	3.0 g
	〃	キキョウ	2.5 g
	〃	シュクシャ	2.0 g
	〃	カンゾウ	1.5 g
		全　量	34.0 g
製　造　方　法	以上の切断又は破砕した生薬をとり，1包として製する。		
用　法　及　び　用　量	本品1包に水約500 mLを加えて，半量ぐらいまで煎じつめ，熱いうちに煎じかすを除き，煎液を3回に分けて食間に服用する。上記は大人の1日量である。15才未満7才以上　大人の⅔，7才未満4才以上　大人の½，4才未満2才以上大人の⅓，2才未満　大人の¼以下を服用する。本剤は必ず1日分ずつ煎じ，数日分をまとめて煎じないこと。		
効　能　又　は　効　果	体力虚弱で，胃腸が弱く痩せて顔色が悪く，食欲がなく下痢が続く傾向があるものの次の諸症：食欲不振，慢性下痢，病後の体力低下，疲労倦怠，消化不良，慢性胃腸炎		
貯蔵方法及び有効期間	密閉容器		
規格及び試験方法	別記のとおり。		
備　　　　考	参苓白朮散料		

規格及び試験方法

性　状　本品は特異なにおいがある。

確認試験　本品1包を白紙上に広げ，各生薬を外観的に選別し，それぞれの生薬につき，次の試験を行う。

（1）　**ニンジン**　外面は淡黄褐色～淡灰褐色を呈し，縦じわがあり，横断面は淡黄褐色を呈し，形成層の付近は褐色を呈する。特異なにおいがあり，味は初めわずかに甘く，後にやや苦い。

　また，「ニンジン」の確認試験を準用する。

（2）　**サンヤク**　類白色～帯黄白色で，折面は類白色を呈し平らで，粉質である。ほとんどにおい及び味はない。

　また，「サンヤク」の確認試験を準用する。

（3）　**ビャクジュツ**　外面は淡灰黄色～淡黄白色で，ところどころ灰褐色を呈する。横切面には淡黄褐色～褐色の分泌物による細点がある。特異なにおいがあり，味はわずかに苦い。

　横切片を鏡検するとき，皮部の柔組織中にはしばしば師部の外側に接して繊維束があり，放射組織の末端部には淡褐色～褐色の内容物を含む油室がある。木部には大きい髄を囲んで放射状に配列した短径の道管とそれを囲む著しい繊維束がある。髄及び放射組織中には皮部と同様な油室があり，柔組

織中にはイヌリンの結晶及びシュウ酸カルシウムの小針晶を含む。

また，「ビャクジュツ」の確認試験を準用する。

（4）　ブクリョウ　白色又はわずかに淡赤色を帯びた白色である。外層が残存するものは暗褐色～暗赤褐色で，きめがあらく，裂け目がある。質は堅いが砕きやすい。味はないがやや粘液ようである。

また，「ブクリョウ」の確認試験を準用する。

（5）　ヨクイニン　卵形又は広卵形を呈し，頂端及び基部はややくぼみ，長さ約 6 mm，幅約 5 mm，背面は丸くふくれ，腹面に中央には縦に深いみぞがある。背面はほぼ白色，粉質で，腹面のみぞ及びその他の表面のところどころに褐色膜質の果皮及び種皮が付いている。横断面をルーペ視するとき，背面は白色の内乳からなり，腹面のくぼみには淡黄色の胚盤がある。質は堅い。味はわずかに甘く，歯間に粘着する。

また，「ヨクイニン」の確認試験を準用する。

（6）　ヘンズ　偏楕円形～偏卵円形を呈し，長さ 9～14 mm，幅 6～10 mm，厚さ 4～7 mm である。外面は淡黄白色～淡黄色を呈し，平滑でややつやがある。一辺に隆起する白色の半月形の種枕がある。質は堅い。においがほとんどなく，わずかに甘味と酸味がある。

横切片を鏡検するとき，種皮の最外層はクチクラで覆われた 1 細胞層のさく状の表皮細胞からなる。表皮下は 1 細胞層の砂時計状の厚壁化した細胞からなり，その内側に柔組織があり，その最内部は退廃化する。種皮の内側には子葉がある。子葉の最外層は 1 細胞層の表皮細胞がとりまき，その内部は主として柔組織からなり，アリューロン粒，油滴を含み，でんぷん粒を認めることがある。

また，「ヘンズ」の確認試験を準用する。

（7）　レンニク　卵形体～楕円体で，一端には乳頭状の突起があり，その周辺はへこんでいる。長さ 1.0～1.7 cm，幅 0.5～1.2 cm，外面は淡赤褐色～淡黄褐色を呈し，突起部は暗赤褐色を呈する。内果皮はつやがなく，剥離しにくい。内部は黄白色の胚乳からなり，中央部にある胚は緑色である。ほとんどにおいがなく，味はわずかに甘く，やや油様で，胚は極めて苦い。

中央部の横切片を鏡検するとき，内果皮は柔組織からなり，ときに脱落して見られないことがある。種皮は表皮と圧縮された柔細胞からなる柔組織で形成され，柔組織中に維管束が散在する。内乳は表皮と柔組織で形成される。残存する内果皮中には，シュウ酸カルシウムの集晶及びタンニン様物質を含み，種皮の柔細胞中にはタンニン様物質を含み，内乳の柔組織中にはでんぷん粒を含む。

また，「レンニク」の確認試験を準用する。

（8）　キキョウ　外面は皮付きは灰褐色，皮去りは白色～淡褐色を呈し，繊維性でない。横切面をルーペ視するとき，皮部は木部よりやや薄く，ほとんど白色で，ところどころにすき間があり，形成層の付近はしばしば褐色を帯びる。皮部の厚さは木部の径よりやや薄く，ほとんど白色で，ところどころにすき間があり，木部は白色～淡褐色を呈し，その組織は皮部よりもやや密である。味は初めなく，後にえぐくて苦い。

また，「キキョウ」の確認試験を準用する。

（9）　シュクシャ　ほぼ球形又はだ円形を呈し，長さ 1～1.5 cm，径 0.8～1 cm，外面は灰褐色～暗褐色を呈し，石灰を散布して乾燥したものは白粉を付けている。種子塊は薄い膜で三部に分かれ，各部には仮種皮によって接合する 10～20 粒の種子がある。種子は多角形の粒状で，長さ 0.3～0.5 cm，径約 0.3 cm，外面には暗褐色で多数の細かい突起があり，質は堅い。種子を縫線に沿って縦断し，ルーペ視するとき，切面は細長く，へそは深くくぼみ，合点はややくぼんでいる。外乳は白色で，淡黄色の内乳及び胚を包み，胚は細長い。かめば特異な芳香があり，味は辛い。

（10）　カンゾウ　外面（周皮）は暗褐色～赤褐色で縦じわがあり，切断面は淡黄色で繊維質を呈する。横断面では，皮部と木部の境界はほぼ明らかで，放射状の構造を現わす。味は甘い。

横切片を鏡検するとき，皮付きカンゾウでは黄褐色の多層のコルク層とその内層に 1～3 細胞層の
コルク皮層がある。皮部には放射組織が退廃師部と交互に放射状に配列し，師部には結晶細胞列で囲
まれた厚膜で木化不十分な師部繊維群がある。木部には 3～10 細胞列の放射組織が黄色で巨大な道
管と交互に放射状に配列し，道管は結晶細胞列で囲まれた木部繊維及び木部柔細胞を伴い，ストロン
に基づくものでは柔細胞性の髄がある。柔細胞中にはでんぷん粒を含み，またしばしばシュウ酸カル
シウムの単晶を含む。皮去りカンゾウでは周皮及び師部の一部を欠いている。

乾燥減量 15％以下。

灰　分 4％以下。

【315】 K 115—①

成分及び分量 又は本質	日本薬局方	ニ ン ジ ン	0.53 g
	〃	サ ン ヤ ク	0.53 g
	〃	ビャクジュツ	0.71 g
	〃	ブ ク リ ョ ウ	0.71 g
	〃	ヨ ク イ ニ ン	1.41 g
	〃	ヘ ン ズ	0.53 g
	〃	レ ン ニ ク	0.53 g
	〃	キ キ ョ ウ	0.44 g
	〃	シ ュ ク シ ャ	0.35 g
	〃	カ ン ゾ ウ	0.26 g
		全　　　量	6.0 g
製 造 方 法	以上の生薬をそれぞれ末とし，散剤の製法により製する。ただし，分包散剤とする。		
用 法 及 び 用 量	1回量を次のとおりとし，1日3回，食前又は空腹時に服用する。 大人（15才以上）1包2.0g，15才未満7才以上　大人の⅔，7才未満4才以上 大人の½，4才未満2才以上　大人の⅓，2才未満　大人の¼を服用する。		
効 能 又 は 効 果	体力虚弱で，胃腸が弱く痩せて顔色が悪く，食欲がなく下痢が続く傾向があるもの の次の諸症：食欲不振，慢性下痢，病後の体力低下，疲労倦怠，消化不良，慢性胃 腸炎		
貯 蔵 方 法 及 び 有 効 期 間	密閉容器		
規格及び試験方法	別記のとおり。		
備 考	参苓白朮散		

規 格 及 び 試 験 方 法

性　状　本品は淡黄白色～淡黄褐色で，特異なにおいがある。

確認試験

（1）　**ニンジン**　本品の粉末5gにメタノール20mLを加え，還流冷却器を付けて水浴上で15分間穏やかに煮沸し，冷後，ろ過し，ろ液を試料溶液とする。別に薄層クロマトグラフ用ジンセノサイドRg₁ 1mgをメタノール1mLに溶かし，標準溶液とする。これらの液につき，薄層クロマトグラフ法により試験を行う。試料溶液20μL及び標準溶液10μLを薄層クロマトグラフ用シリカゲルを用いて調製した薄層板にスポットする。次にクロロホルム・メタノール・水混液（13：7：2）の下層を展開溶媒として約10cm展開した後，薄層板を風乾する。これに希硫酸を均等に噴霧し，110℃で10分間加熱するとき，試料溶液から得た数個のスポットのうち1個のスポットは，標準溶液から得た赤紫色のスポットと色調及び*Rf*値が等しい。

（2）　**ビャクジュツ**　本品の粉末5gにヘキサン10mLを加え，還流冷却器を付け，水浴上で5分間加熱し，冷後，ろ過し，ろ液を試料溶液とする。別に「ビャクジュツ」の粉末1gをとり，試料溶液と同様に操作して対照溶液とする。

　これらの液につき，薄層クロマトグラフ法により試験を行う。試料溶液及び対照溶液10μLずつを薄層クロマトグラフ用シリカゲルを用いて調製した薄層板にスポットする。次にヘキサン・ベンゼン・酢酸エチル混液（14：3：3）を展開溶媒として約10cm展開した後，薄層板を風乾する。

これに *p*-ジメチルアミノベンズアルデヒド試液を均等に噴霧し，110℃で10分間加熱するとき，*Rf* 値約0.80付近に紫色のスポットを認める。

（3）　シュクシャ　本品の粉末に，薄めたグリセリン（1→2）又は抱水クロラール50gを水15mLとグリセリン10mLの混液に溶かした液を滴加して鏡検するとき，多角形で膜の厚い石細胞群の破片を認める。

（4）　カンゾウ　本品の粉末5gにエタノール（95）・水混液（7：3）10mLを加え，水浴上で5分間振り混ぜながら加熱し，冷後，ろ過し，ろ液を試料溶液とする。別に薄層クロマトグラフ用グリチルリチン酸5mgをエタノール（95）・水混液（7：3）1mLに溶かし，標準溶液とする。これらの液につき，薄層クロマトグラフ法により試験を行う。試料溶液10μL及び標準溶液4μLを薄層クロマトグラフ用シリカゲル（蛍光剤入り）を用いて調製した薄層板にスポットする。次に1-ブタノール・水・酢酸（100）混液（7：2：1）を展開溶媒として約10cm展開した後，薄層板を風乾する。これに紫外線（主波長254nm）を照射するとき，試料溶液から得た数個のスポットのうち1個のスポットは，標準溶液から得た暗紫色のスポットと色調及び *Rf* 値が等しい。

【316】 K 116

成分及び分量又は本質	日本薬局方	サ イ コ	6.0 g
	〃	ハ ン ゲ	6.0 g
	〃	オ ウ ゴ ン	3.0 g
	〃	マ ク リ	3.0 g
	〃	バクモンドウ	3.0 g
	〃	ニ ン ジ ン	3.0 g
	〃	カ ン ゾ ウ	2.0 g
	〃	ショウキョウ	1.0 g
		全 量	27.0 g
製 造 方 法	以上の切断又は破砕した生薬をとり，1包として製する。		
用 法 及 び 用 量	本品1包に水約500 mLを加えて，半量ぐらいまで煎じつめ，煎じかすを除き，煎液を3回に分けて食間に服用する。上記は大人の1日量である。 15才未満7才以上 大人の⅔，7才未満4才以上 大人の½，4才未満2才以上 大人の⅓，2才未満 大人の¼以下を服用する。		
効 能 又 は 効 果	体力中等度で，ときに脇腹（腹）からみぞおちあたりにかけて苦しく，食欲不振や口の苦味があり，舌に白苔がつくものの次の症状：回虫の駆除		
貯 蔵 方 法 及 び 有 効 期 間	密閉容器		
規格及び試験方法	別記のとおり。		
備 考	清肌安蛔湯		

規 格 及 び 試 験 方 法

性 状 本品は特異なにおいがある。

確認試験 本品1包を白紙上に広げ，各生薬を外観的に選別し，それぞれの生薬につき，次の試験を行う。

（1） **サイコ** 外面は灰褐色～褐色で，深いしわがあるものがあり，横断面では，皮部は褐色，木部は淡褐色を呈する。特異なにおいがあり，味はわずかに苦い。

横切片を鏡検するとき，皮部にはしばしば接線方向に長い裂け目があり，皮部の厚さは半径の⅓～½で，径15～35 μm の胞間性離生油道がやや多数散在し，木部には道管が放射状若しくはほぼ階段状に配列し，ところどころに繊維群があり，根頭部の髄には皮部と同様の油道がある。柔細胞中にはでんぷん粒を満たし，また油滴を認める。

また，「サイコ」の確認試験を準用する。

（2） **ハンゲ** 外面は白色～灰白黄色，上部には茎の跡がくぼみとなり，その周辺には根の跡がくぼんだ細点となっている。横断面は白色，粉性である。味は初めなく，やや粘液性で，後に強いえぐ味を残す。

横切片を鏡検するとき，主としてでんぷん粒を充満した柔組織からなり，わずかにシュウ酸カルシウムの束晶を含んだ粘液細胞がその間に認められる。でんぷん粒は主として2～3個の複粒で，通例，径10～15 μm，単粒は通例径3～7 μm である。束晶は長さ25～150 μm である。

（3） **オウゴン** 外面は黄褐色～暗褐色を呈し，切断面は黄色～帯褐黄色を呈し，縦に繊維性のすじ

が見られる。味はわずかに苦い。

また，「オウゴン」の確認試験を準用する。

（4）　マクリ　外面は暗赤紫色，暗灰赤色～灰褐色，径2～3 mm のまるいひも状を呈し，短い毛のような小枝でおおわれ，不規則な二また状に数回分枝する。しばしば石灰そう類や小形の海そう類を付けている。海そう臭があり，味はわずかに塩辛く不快である。

また，「マクリ」の確認試験を準用する。

（5）　バクモンドウ　紡錘形を呈し，長さ10～25 mm，径3～5 mm，一端はややとがり，他端はやや丸みをもち，外面は淡黄色～淡黄褐色で，大小の縦じわがある。皮層は柔軟性でもろく，中心柱は強じんで折りにくい。皮層の折面は淡黄褐色を呈し，やや半透明で粘着性がある。味はわずかに甘く，粘着性である。

（6）　ニンジン　外面は淡黄褐色～淡灰褐色を呈し，縦じわがあり，横断面は淡黄褐色を呈し，形成層の付近は褐色を呈する。特異なにおいがあり，味は初めわずかに甘く，後にやや苦い。

また，「ニンジン」の確認試験を準用する。

（7）　カンゾウ　外面(周皮)は暗褐色～赤褐色で縦じわがあり，切断面は淡黄色で繊維質を呈する。横断面では，皮部と木部の境界はほぼ明らかで，放射状の構造を現わす。味は甘い。

横切片を鏡検するとき，皮付きカンゾウでは黄褐色の多層のコルク層とその内層に1～3細胞層のコルク皮層がある。皮部には放射組織が退廃師部と交互に放射状に配列し，師部には結晶細胞列で囲まれた厚膜で木化不十分な師部繊維群がある。木部には3～10細胞列の放射組織が黄色で巨大な道管と交互に放射状に配列し，道管は結晶細胞列で囲まれた木部繊維及び木部柔細胞を伴い，ストロンに基づくものでは柔細胞性の髄がある。柔細胞中にはでんぷん粒を含み，またしばしばシュウ酸カルシウムの単晶を含む。皮去りカンゾウでは周皮及び師部の一部を欠いている。

（8）　ショウキョウ　淡灰黄色の周皮を付けたままか，又はその一部をはぎとってあり，表面は灰白色～淡灰褐色で，しばしば白粉を付けている。横断面は繊維性，粉性で，淡帯黄褐色を呈し，皮層と中心柱とに分かれる。横断面をルーペ視するとき，その全面に維管束及び分泌物が褐色の細点として散在している。特異なにおいがあり，味は極めて辛い。

乾燥減量　15 ％以下。

灰　　分　15 ％以下。

【317】 K 117

成分及び分量 又は本質	日本薬局方	ニンジン	3.0 g
	〃	ビャクジュツ	3.0 g
	〃	バクモンドウ	3.0 g
	〃	トウキ	3.0 g
	〃	オウギ	3.0 g
	〃	チンピ	2.0 g
	〃	ゴミシ	2.0 g
	〃	オウバク	2.0 g
	〃	カンゾウ	2.0 g
		全 量	23.0 g
製 造 方 法	以上の切断又は破砕した生薬をとり，1包として製する。		
用 法 及 び 用 量	本品1包に水約500 mLを加えて，半量ぐらいまで煎じつめ，煎じかすを除き，煎液を3回に分けて食間に服用する。上記は大人の1日量である。15才未満7才以上　大人の⅔，7才未満4才以上　大人の½，4才未満2才以上 大人の⅓，2才未満　大人の¼以下を服用する。		
効 能 又 は 効 果	体力虚弱で，疲れやすく，食欲不振，ときに口渇などがあるものの次の諸症：暑気あたり，暑さによる食欲不振・下痢，夏瘦せ，全身倦怠，慢性疾患による体力低下・食欲不振		
貯蔵方法及び 有効期間	密閉容器		
規格及び試験方法	別記のとおり。		
備 考	清暑益気湯		

規 格 及 び 試 験 方 法

性　状　本品は特異なにおいがある。

確認試験　本品1包を白紙上に広げ，各生薬を外観的に選別し，それぞれの生薬につき，次の試験を行う。

（1）**ニンジン**　外面は淡黄褐色～淡灰褐色を呈し，縦じわがあり，横断面は淡黄褐色を呈し，形成層の付近は褐色を呈する。特異なにおいがあり，味は初めわずかに甘く，後にやや苦い。

　また，「ニンジン」の確認試験を準用する。

（2）**ビャクジュツ**　外面は淡灰黄色～淡黄白色で，ところどころ灰褐色を呈し，横切面には淡黄褐色～褐色の分泌物による細点がある。特異なにおいがあり，味はわずかに苦い。

　横切片を鏡検するとき，皮部の柔組織中にはしばしば師管の外側に接して繊維束があり，放射組織の末端部には淡褐色～褐色の内容物を含む油室がある。木部には大きい髄を囲んで放射状に配列した短径の道管とそれを囲む著しい繊維束がある。髄及び放射組織中には皮部と同様な油室があり，柔組織中にはイヌリンの小球晶及びシュウ酸カルシウムの針晶を含む。

　また，「ビャクジュツ」の確認試験を準用する。

（3）**バクモンドウ**　紡錘形を呈し，長さ10～25 mm，径3～5 mm，一端はややとがり，他端はやや丸みをもち，外面は淡黄色～淡黄褐色で，大小の縦じわがある。皮層は柔軟性でもろく，中心柱は強じんで折りにくい。皮層の折面は淡黄褐色を呈し，やや半透明で粘着性がある。味はわずかに甘く，

粘着性である。

（4）　**トウキ**　外面は暗褐色～赤褐色で，縦じわがあり，切断面は淡黄色～黄褐色を呈する。特異なにおいがあり，味はわずかに甘く，後にやや辛い。

　横切片を鏡検するとき，コルク層は4～10層からなり，その内側に数層の厚角組織が続いている。皮部には分泌細胞に囲まれた多数の樹脂道並びにしばしば大きなすき間がある。形成層は長方形に偏圧された数層の細胞からなり，明らかに皮部と木部とを区別する。木部では多数の道管と放射組織とが交互に放射状に配列し，その外方の道管は単独又は数個集まってやや密に配列してくさび状をなすが，中心部付近の道管は極めてまばらに存在する。でんぷん粒は径 $19\,\mu\mathrm{m}$ 以下，まれに2～5個の複粒があり，複粒の径は $25\,\mu\mathrm{m}$ に達し，しばしばのり化している。

（5）　**オウギ**　外面は淡灰黄色～淡褐黄色で，不規則なあらい縦じわがあり，折面は繊維性である。横断面をルーペ視するとき，最外層には周皮があり，皮部は淡黄白色，木部は淡黄色，形成層付近はやや褐色を帯びる。木部から皮部にわたって白色の放射組織が認められる。太いものではしばしば多数の放射状の裂け目となっている。わずかに特異なにおいがあり，味は甘い。

（6）　**チンピ**　外面は黄赤色～暗黄褐色で，油室による多数の小さいくぼみがあり，内面は白色～淡灰黄褐色である。厚さ約2mmで，質は軽くてもろい。芳香があり，味は苦くて，わずかに刺激性である。

　また，「チンピ」の確認試験を準用する。

（7）　**ゴミシ**　暗赤色～黒褐色を呈し，表面にはしわがあり，またしばしば白い粉を付ける。果肉を除くとじん臓形の種子1～2個を認め，その外種皮は黄褐色～暗赤褐色を呈し，つやがあり，堅くてもろい。外種皮はたやすくはがれるが，内種皮は胚乳に密着し，背面に明らかな縫線を認める。酸味があり，後に渋くて苦い。

（8）　**オウバク**　外面は灰黄褐色～灰褐色で，内面は黄色～暗黄褐色で，細かい縦線がある。横断面は鮮黄色でやや繊維性である。横切面をルーペ視するとき，皮部外層は黄色で薄く，石細胞が黄褐色の点状に分布する。皮部内層は厚く，一次放射組織は外方に向かうにしたがい幅が広がり，それらの一次放射組織の間に，多くの二次放射組織が集まってほぼ三角形の師部を形成し，この組織に褐色を呈する師部繊維束が層積して接線方向に並び，放射組織と交錯して格子状を呈する。味は極めて苦く，粘液性で，だ液を黄色に染める。

　また，「オウバク」の確認試験を準用する。

（9）　**カンゾウ**　外面（周皮）は暗褐色～赤褐色で縦じわがあり，切断面は淡黄色で繊維質を呈する。横断面では，皮部と木部の境界はほぼ明らかで，放射状の構造を現わす。味は甘い。

　横切片を鏡検するとき，皮付きカンゾウでは黄褐色の多層のコルク層とその内層に1～3細胞層のコルク皮層がある。皮部には放射組織が退廃師部と交互に放射状に配列し，師部には結晶細胞列で囲まれた厚膜で木化不十分な師部繊維群がある。木部には3～10細胞列の放射組織が黄色で巨大な道管と交互に放射状に配列し，道管は結晶細胞列で囲まれた木部繊維及び木部柔細胞を伴い，ストロンに基づくものでは柔細胞性の髄がある。柔細胞中にはでんぷん粒を含み，またしばしばシュウ酸カルシウムの単晶を含む。皮去りカンゾウでは周皮及び師部の一部を欠いている。

乾燥減量　15％以下。

灰　　分　5％以下。

【318】 K 118

成分及び分量 又は本質	日本薬局方	オウゴン	3.0 g
	〃	バクモンドウ	2.5 g
	〃	ビャクシ	2.5 g
	〃	ボウフウ	2.5 g
	〃	ソウジュツ	2.5 g
	〃	トウキ	2.5 g
	〃	センキュウ	2.5 g
	〃	キョウカツ	2.5 g
	〃	ドクカツ	2.5 g
	局外生規	マンケイシ	1.5 g
	日本薬局方	キクカ	1.5 g
	〃	サイシン	1.0 g
	〃	ショウキョウ	1.0 g
	〃	カンゾウ	1.0 g
		全　量	29.0 g
製 造 方 法	以上の切断又は破砕した生薬をとり，1包として製する。		
用 法 及 び 用 量	本品1包に水約500 mLを加えて，半量ぐらいまで煎じつめ，煎じかすを除き，煎液を3回に分けて食間に服用する。上記は大人の1日量である。 15才未満7才以上　大人の⅔，7才未満4才以上　大人の½，4才未満2才以上大人の⅓，2才未満　大人の¼以下を服用する。		
効 能 又 は 効 果	体力に関わらず使用でき，慢性化した痛みのあるものの次の諸症：顔面痛，頭痛		
貯 蔵 方 法 及 び 有 効 期 間	密閉容器		
規格及び試験方法	別記のとおり。		
備 　 　 考	清上蠲痛湯		

規 格 及 び 試 験 方 法

性　状　本品は特異なにおいがある。

確認試験　本品1包を白紙上に広げ，各生薬を外観的に選別し，それぞれの生薬につき，次の試験を行う。

（1）　**オウゴン**　外面は黄褐色～暗褐色を呈し，切断面は黄色～帯褐黄色を呈し，縦に繊維性のすじが見られる。味はわずかに苦い。

　また，「オウゴン」の確認試験を準用する。

（2）　**バクモンドウ**　紡錘形を呈し，長さ10～25 mm，径3～5 mm，一端はややとがり，他端はやや丸みをもち，外面は淡黄色～淡黄褐色で，大小の縦じわがある。皮層は柔軟性でもろく，中心柱は強じんで折りにくい。皮層の折面は淡黄褐色を呈し，やや半透明で粘着性がある。味はわずかに甘く，粘着性である。

（3）　**ビャクシ**　外面は灰褐色～暗褐色を呈し，縦じわがあり，横断面の周辺は灰白色で空げきが多く，中央部は暗褐色である。特異なにおいがあり，味はわずかに苦い。

　また，「ビャクシ」の確認試験を準用する。

（4）　ボウフウ　外面は淡褐色で，多数の縦じわがある。横断面の周辺は灰褐色で，空げきが多く，中央は円形に黄色を呈する。味はわずかに甘い。

（5）　ソウジュツ　外面は暗灰褐色～暗黄褐色である。横断面は淡褐色～赤褐色の分泌物による細点を認める。しばしば白色綿状の結晶を析出する。特異なにおいがあり，味はわずかに苦い。

　横切片を鏡検するとき，皮部の柔組織中には，通例，繊維束を欠き，放射組織の末端部には淡褐色～黄褐色の内容物を含む油室がある。木部は形成層に接して道管を囲んだ繊維束が放射状に配列し，髄及び放射組織中には皮部と同様な油室がある。柔細胞中にはイヌリンの球晶及びシュウ酸カルシウムの針晶を含む。

（6）　トウキ　外面は暗褐色～赤褐色で，縦じわがあり，切断面は淡黄色～黄褐色を呈する。特異なにおいがあり，味はわずかに甘く，後にやや辛い。

　横切片を鏡検するとき，コルク層は 4～10 層からなり，その内側に数層の厚角組織が続いている。皮部には分泌細胞に囲まれた多数の樹脂道並びにしばしば大きなすき間がある。形成層は長方形に偏圧された数層の細胞からなり，明らかに皮部と木部とを区別する。木部では多数の道管と放射組織とが交互に放射状に配列し，その外方の道管は単独又は数個集まってやや密に配列してくさび状をなすが，中心部付近の道管は極めてまばらに存在する。でんぷん粒は径 19 μm 以下，まれに 2～5 個の複粒があり，複粒の径は 25 μm に達し，しばしばのり化している。

（7）　センキュウ　外面は灰褐色～暗褐色で，切断面は灰白色～灰褐色，半透明で，ときにはうつろがある。質は密で堅い。特異なにおいがあり，味はわずかに苦い。

　横切片を鏡検するとき，皮部及び髄には油道が散在する。木部には厚膜で木化した木部繊維が大小不同の群をなして存在する。でんぷん粒は，通例，のり化していて，まれに径 5～25 μm のでんぷん粒を認めることがある。シュウ酸カルシウム結晶は認めない。

（8）　キョウカツ　やや湾曲した円柱形～円錐形を呈し，長さ 3～10 cm，径 5～20 mm，ときに根茎は分枝する。外面は黄褐色～暗褐色である。根茎はその頂端にやや円形にくぼんだ茎の跡があり，ときには短い茎の残基を付け，外面には隆起した節があり，節間は，通例，短い。節にはいぼ状突起となった根の跡がある。根の外面には粗い縦じわ及びいぼ状突起となった側根の跡がある。質は軽くややもろくて折りやすい。横切面には多くの放射状の裂け目があり，皮部は黄褐色～褐色，木部は淡黄色～淡灰黄色，髄は灰白色～淡褐色を呈し，ルーペ視するとき，皮部及び髄には油道による褐色の細点を認める。特異なにおいがあり，味は初めわずかに酸味があり，後にやや辛く，わずかに麻痺性である。

　横切片を鏡検するとき，最外層は数層～十数層のコルク層からなり，その内側に数層の厚角組織がある。皮層には多数の油道があり，大きいものでは径が 300 μm に達する。また皮層には放射状に大きなすき間がある。髄にも油道があり，大きいものでは径が 500 μm に達する。柔組織中には単粒及び 2～3 個の複粒のでんぷん粒を含む。

　また，「キョウカツ」の確認試験を準用する。

（9）　ドクカツ　湾曲した不整円柱状～塊状を呈する根茎で，ときに短い根を付けることがある。長さ 4～12 cm，径 2.5～7 cm，しばしば縦割又は横切されている。上部には茎の跡による大きなくぼみが 1～数個あるか，又は径 1.5～2.5 cm の茎の短い残基を 1 個付けるものがある。外面は暗褐色～黄褐色を呈し，縦じわがあり，根の基部又はその跡がある。横切面は灰黄褐色～黄褐色を呈し，油道による褐色の細点が散在し，多くの裂け目がある。特異なにおいがあり，味はわずかに苦い。

　横切片を鏡検するとき，最外層はコルク層で，コルク石細胞からなる層がある。これに続き数層の厚角組織が認められる。維管束と放射組織は明瞭で，髄は広い。師部の外側に師部繊維群が認められることがある。皮部及び髄に離生細胞間隙からなる油道が認められる。木部は道管，木部繊維及び厚

壁化することがある木部柔組織からなる。髄中には維管束が散在する。また，柔細胞にはシュウ酸カルシウムの集晶が認められる。でんぷん粒は，単粒又は2～6個の複粒である。

また，「ドクカツ」の確認試験を準用する。

（10）**マンケイシ** 球形～倒卵形体で，径3～7 mm，外面は灰黒色～灰褐色でつやがない。下半は通例灰白色の薄いがくで覆われる。果実の内部は4室に分かれ，各室に1個の種子がある。味はわずかに辛い。

また，局外生規「マンケイシ」の確認試験を準用する。

（11）**キクカ** 径15～40 mmの頭花で，総ほうは3～4列の総ほう片からなり，総ほう外片は線形～ひ針形，内片は狭卵形～卵形を呈する。舌状花は多数で，類白色～黄色，管状花は少数で淡黄褐色を呈し，ときに退化して欠くことがある。総ほうの外面は緑褐色～褐色を呈する。質は軽く，砕きやすい。特有のにおいがあり，味はわずかに苦い。

また，「キクカ」の確認試験を準用する。

（12）**サイシン** 根の外面は淡褐色で，径約1 mm，切断面は黄白色である。根茎は不整に湾曲し外面は暗褐色を呈する。特異なにおいがあり，味は辛く舌をやや麻ひする。

（13）**ショウキョウ** 淡灰黄色の周皮を付けたままか，又はその一部をはぎとってあり，表面は灰白色～淡灰褐色で，しばしば白粉を付けている。横断面は繊維性，粉性で，淡帯黄褐色を呈し，皮層と中心柱とに分かれる。横断面をルーペ視するとき，その全面に維管束及び分泌物が褐色の細点として散在している。特異なにおいがあり，味は極めて辛い。

（14）**カンゾウ** 外面(周皮)は暗褐色～赤褐色で縦じわがあり，切断面は淡黄色で繊維質を呈する。横断面では，皮部と木部の境界はほぼ明らかで，放射状の構造を現わす。味は甘い。

横切片を鏡検するとき，皮付きカンゾウでは黄褐色の多層のコルク層とその内層に1～3細胞層のコルク皮層がある。皮部には放射組織が退廃師部と交互に放射状に配列し，師部には結晶細胞列で囲まれた厚膜で木化不十分な師部繊維群がある。木部には3～10細胞列の放射組織が黄色で巨大な道管と交互に放射状に配列し，道管は結晶細胞列で囲まれた木部繊維及び木部柔細胞を伴い，ストロンに基づくものでは柔細胞性の髄がある。柔細胞中にはでんぷん粒を含み，またしばしばシュウ酸カルシウムの単晶を含む。皮去りカンゾウでは周皮及び師部の一部を欠いている。

乾燥減量　15％以下。

灰　　分　6％以下。

【319】 K 119

成分及び分量又は本質	日本薬局方	ケ イ ガ イ	1.0 g
	〃	オ ウ レ ン	1.0 g
	〃	ハ ッ カ	1.0 g
	〃	キ ジ ツ	1.0 g
	〃	カ ン ゾ ウ	1.0 g
	〃	サ ン シ シ	2.5 g
	〃	セ ン キ ュ ウ	2.5 g
	〃	オ ウ ゴ ン	2.5 g
	〃	レ ン ギ ョ ウ	2.5 g
	〃	ビ ャ ク シ	2.5 g
	〃	キ キ ョ ウ	2.5 g
	〃	ボ ウ フ ウ	2.5 g
		全　　　量	22.5 g

製 造 方 法	以上の切断又は破砕した生薬をとり，1包として製する。
用 法 及 び 用 量	本品1包に水約500 mLを加えて，半量ぐらいまで煎じつめ，煎じかすを除き，煎液を3回に分けて食間に服用する。上記は大人の1日量である。 15才未満7才以上　大人の⅔，　7才未満4才以上　大人の½，　4才未満2才以上　大人の⅓，　2才未満　大人の¼以下を服用する。
効 能 又 は 効 果	体力中等度以上で，赤ら顔でときにのぼせがあるものの次の諸症：にきび，顔面・頭部の湿疹・皮膚炎，あかはな（酒さ）
貯 蔵 方 法 及 び 有 効 期 間	密閉容器
規格及び試験方法	別記のとおり。
備　　　　考	清上防風湯

規 格 及 び 試 験 方 法

性　　状　本品は特異なにおいがある。

確認試験　本品1包を白紙上に広げ，各生薬を外観的に選別し，それぞれの生薬につき，次の試験を行う。

（1）**ケイガイ**　茎，輪散花序に集合したがく筒，これら及びときには葉の砕片，種子ようの微粒の分果からなる。茎は方形で外面はおおむね紫褐色，径約1 mmである。がく筒は淡褐色～黄緑色で長さ2～3 mm，ルーペ視するとき，先端はきょ歯辺，筒部には数条の線があり，唇形花又は果実を含み，茎とともに類白色の短毛を認める。分果は黄褐色～黒色，両端の細いだ円体で長さ1～1.5 mm，径は長さのほぼ½である。特異な芳香があり，口に含むとわずかに清涼感がある。

　また，「ケイガイ」の確認試験を準用する。

（2）**オウレン**　根茎の径は2～7 mmで，外面は灰黄褐色～褐色を呈し，輪節及び多数の根の基部を認め，横断面はやや繊維性で，コルク層は淡灰褐色，皮部は黄褐色，木部は黄色，髄は黄褐色である。味は極めて苦く，残留性で，だ液を黄色に染める。

　横切片を鏡検するとき，コルク層は薄膜のコルク細胞からなり，皮部柔組織中にはコルク層に近い部位に石細胞群，形成層に近い部位に黄色の師部繊維の認められるものが多い。木部は主として道管，

仮道管，木部繊維からなり，放射組織は明らかで，髄は大きく，髄中には石細胞あるいは厚膜木化した細胞を伴った石細胞を認めることがある。柔細胞には細かいでんぷん粒を含むが，結晶を含まない。

また，「オウレン」の確認試験を準用する。

（3）　ハッカ　上面は淡褐黄色〜淡緑黄色，下面は淡緑色〜淡緑黄色である。葉をルーペ視するとき，両面に毛，腺毛及び腺りんをまばらに認め，腺毛及び腺りんは下面に多い。特異な芳香があり，口に含むと清涼感がある。

また，「ハッカ」の確認試験を準用する。

（4）　キジツ　外面は濃緑褐色〜褐色で，つやがなく，油室による多数のくぼんだ細点がある。切断面は淡灰褐色を呈し，内果皮を付ける部分は褐色を呈する。特異なにおいがあり，味は苦い。

また，「キジツ」の確認試験を準用する。

（5）　カンゾウ　外面（周皮）は暗褐色〜赤褐色で縦じわがあり，切断面は淡黄色で繊維質を呈する。横断面では，皮部と木部の境界はほぼ明らかで，放射状の構造を現わす。味は甘い。

横切片を鏡検するとき，皮付きカンゾウでは黄褐色の多層のコルク層とその内層に1〜3細胞層のコルク皮層がある。皮部には放射組織が退廃師部と交互に放射状に配列し，師部には結晶細胞列で囲まれた厚膜で木化不十分な師部繊維群がある。木部には3〜10細胞列の放射組織が黄色で巨大な道管と交互に放射状に配列し，道管は結晶細胞列で囲まれた木部繊維及び木部柔細胞を伴い，ストロンに基づくものでは柔細胞性の髄がある。柔細胞中にはでんぷん粒を含み，またしばしばシュウ酸カルシウムの単晶を含む。皮去りカンゾウでは周皮及び師部の一部を欠いている。

（6）　サンシシ　果皮は薄く砕きやすく，その外面は赤褐色，黄褐色又は黒褐色を呈し，内面は黄褐色を呈し，平らでつやがある。果実の内部は2室に分かれ，黄赤色〜暗赤色の果肉中に黒褐色又は黄赤色で長径約5mmの偏平な種子の団塊を含む。質は軽い。特異なにおいがあり，味は苦い。

また，「サンシシ」の確認試験を準用する。

（7）　センキュウ　外面は灰褐色〜暗褐色で，切断面は灰白色〜灰褐色，半透明で，ときにはうつろがある。質は密で堅い。特異なにおいがあり，味はわずかに苦い。

横切片を鏡検するとき，皮部及び髄には油道が散在する。木部には厚膜で木化した木部繊維が大小不同の群をなして存在する。でんぷん粒は，通例，のり化していて，まれに径5〜25μmのでんぷん粒を認めることがある。シュウ酸カルシウム結晶は認めない。

（8）　オウゴン　外面は黄褐色〜暗褐色を呈し，切断面は黄色〜帯褐黄色を呈し，縦に繊維性のすじが見られる。味はわずかに苦い。

また，「オウゴン」の確認試験を準用する。

（9）　レンギョウ　外面は淡褐色〜暗褐色を呈し，淡灰色の小隆起点が散在し，内面は黄褐色である。特異な芳香があり，味はわずかに収れん性である。

また，「レンギョウ」の確認試験を準用する。

（10）　ビャクシ　外面は灰褐色〜暗褐色を呈し，縦じわがあり，横断面の周辺は灰白色で空げきが多く，中央部は暗褐色である。特異なにおいがあり，味はわずかに苦い。

また，「ビャクシ」の確認試験を準用する。

（11）　キキョウ　外面は皮付きは灰褐色，皮去りは白色〜淡褐色を呈し，繊維性でない。横切面をルーペ視するとき，皮部は木部よりやや薄く，ほとんど白色で，ところどころにすき間があり，形成層の付近はしばしば褐色を帯びる。木部は白色〜淡褐色を呈し，その組織は皮部よりもやや密である。味は初めなく，後にえぐくて苦い。

また，「キキョウ」の確認試験を準用する。

（12）　ボウフウ　外面は淡褐色で，多数の縦じわがある。横断面の周辺は灰褐色で，空げきが多く，

中央は円形に黄色を呈する。味はわずかに甘い。

乾燥減量 15 ％以下。

灰　分 5 ％以下。

【320】 K 120

成分及び分量 又は本質	日本薬局方 〃 〃 〃 〃 〃 〃 〃 〃	バクモンドウ ブクリョウ ニンジン シャゼンシ オウゴン オウギ カンゾウ レンニク ジコッピ	4.0 g 4.0 g 3.0 g 3.0 g 3.0 g 2.0 g 1.5 g 4.0 g 2.0 g
		全　　　量	26.5 g
製 造 方 法	以上の切断又は破砕した生薬をとり，1包として製する。		
用 法 及 び 用 量	本品1包に水約 500 mL を加えて，半量ぐらいまで煎じつめ，煎じかすを除き，煎液を3回に分けて食間に服用する。上記は大人の1日量である。 15才未満7才以上　大人の⅔，7才未満4才以上　大人の½，4才未満2才以上大人の⅓，2才未満　大人の¼以下を服用する。		
効 能 又 は 効 果	体力中等度以下で，胃腸が弱く，全身倦怠感があり，口や舌が乾き，尿が出しぶるものの次の諸症：残尿感，頻尿，排尿痛，尿のにごり，排尿困難，こしけ（おりもの）		
貯 蔵 方 法 及 び 有 効 期 間	密閉容器		
規格及び試験方法	別記のとおり。		
備　　　　考	清心蓮子飲		

規 格 及 び 試 験 方 法

性　状　本品は特異なにおいがある。

確認試験　本品1包を白紙上に広げ，各生薬を外観的に選別し，それぞれの生薬につき，次の試験を行う。

（1）　**バクモンドウ**　紡錘形を呈し，長さ 10～25 mm，径 3～5 mm，一端はややとがり，他端はやや丸みをもち，外面は淡黄色～淡黄褐色で，大小の縦じわがある。皮層は柔軟性でもろく，中心柱は強じんで折りにくい。皮層の折面は淡黄褐色を呈し，やや半透明で粘着性がある。味はわずかに甘く，粘着性である。

（2）　**ブクリョウ**　白色又はわずかに淡赤色を帯びた白色で，質は堅いが砕きやすい。味はないがやや粘液ようである。

　また，「ブクリョウ」の確認試験を準用する。

（3）　**ニンジン**　外面は淡黄褐色～淡灰褐色を呈し，縦じわがあり，横断面は淡黄褐色を呈し，形成層の付近は褐色を呈する。特異なにおいがあり，味は初めわずかに甘く，後にやや苦い。

　また，「ニンジン」の確認試験を準用する。

（4）　**シャゼンシ**　長さ 2～5 mm，幅 0.7～1 mm，厚さ 0.3～0.5 mm の偏だ円体で，つやのある褐色～黄褐色を呈する。ルーペ視するとき，ほぼ平滑で背面は弓状に隆起するが，腹面はややくぼんでいる。珠孔及び縫線は認められない。味はわずかに苦く，粘液性である。

横切片を鏡検するとき，種皮は粘液を含む表皮，栄養層及びほぼ等径性の細胞からなる色素層の3層からなり，その内部には種皮より厚い内乳が2枚の子葉を包んでいる。

また，「シャゼンシ」の確認試験を準用する。

（5）　**オウゴン**　外面は黄褐色〜暗褐色を呈し，切断面は黄色〜帯褐黄色を呈し，縦に繊維性のすじが見られる。味はわずかに苦い。

また，「オウゴン」の確認試験を準用する。

（6）　**オウギ**　外面は淡灰黄色〜淡褐黄色で，不規則なあらい縦じわがあり，折面は繊維性である。横断面をルーペ視するとき，最外層には周皮があり，皮部は淡黄白色，木部は淡黄色，形成層付近はやや褐色を帯びる。木部から皮部にわたって白色の放射組織が認められる。太いものではしばしば多数の放射状の裂け目となっている。わずかに特異なにおいがあり，味は甘い。

（7）　**カンゾウ**　外面(周皮)は暗褐色〜赤褐色で縦じわがあり，切断面は淡黄色で繊維質を呈する。横断面では，皮部と木部の境界はほぼ明らかで，放射状の構造を現わす。味は甘い。

横切片を鏡検するとき，皮付きカンゾウでは黄褐色の多層のコルク層とその内層に1〜3細胞層のコルク皮層がある。皮部には放射組織が退廃師部と交互に放射状に配列し，師部には結晶細胞列で囲まれた厚膜で木化不十分な師部繊維群がある。木部には3〜10細胞列の放射組織が黄色で巨大な道管と交互に放射状に配列し，道管は結晶細胞列で囲まれた木部繊維及び木部柔細胞を伴い，ストロンに基づくものでは柔細胞性の髄がある。柔細胞中にはでんぷん粒を含み，またしばしばシュウ酸カルシウムの単晶を含む。皮去りカンゾウでは周皮及び師部の一部を欠いている。

（8）　**レンニク**　卵形体〜楕円体で，一端には乳頭状の突起があり，その周辺はへこんでいる。長さ1.0〜1.7 cm，幅0.5〜1.2 cm，外面は淡赤褐色〜淡黄褐色を呈し，突起部は暗赤褐色を呈する。内果皮はつやがなく，剥離しにくい。内部は黄白色の胚乳からなり，中央部にある胚は緑色である。ほとんどにおいがなく，味はわずかに甘く，やや油様で，胚は極めて苦い。

中央部の横切片を鏡検するとき，内果皮は柔組織からなり，ときに脱落して見られないことがある。種皮は表皮と圧縮された柔細胞からなる柔組織で形成され，柔組織中に維管束が散在する。内乳は表皮と柔組織で形成される。残存する内果皮中には，シュウ酸カルシウムの集晶及びタンニン様物質を含み，種皮の柔細胞中にはタンニン様物質を含み，内乳の柔組織中にはでんぷん粒を含む。

また，「レンニク」の確認試験を準用する。

（9）　**ジコッピ**　厚さ1〜6 mmの管状又は半管状の皮片である。外側は淡褐色〜淡黄褐色で，周皮はりん片状にはがれやすい。内側は灰褐色を呈し，縦に条線がある。質はもろく，折面は灰白色を呈し，繊維性でない。特異な弱いにおいがあり，味は初めわずかに甘い。

横切片を鏡検するとき，周皮のコルク層は数層の薄膜のコルク細胞からなる。皮部にはシュウ酸カルシウムの砂晶を含む柔細胞が散在し，少数の繊維を認めることがある。柔細胞に含まれるでんぷん粒は径1〜10 μmである。石細胞は認めることがあっても，極めてまれである。

また，「ジコッピ」の確認試験を準用する。

乾燥減量　15 %以下。

灰　　分　5 %以下。

【321】 K 121

成分及び分量 又は本質	日本薬局方	オウゴン	2.0 g
	〃	キキョウ	2.0 g
	〃	ソウハクヒ	2.0 g
	〃	キョウニン	2.0 g
	〃	サンシシ	2.0 g
	〃	テンモンドウ	2.0 g
	〃	バイモ	2.0 g
	〃	チンピ	2.0 g
	〃	タイソウ	2.0 g
	局外生規	チクジョ	2.0 g
	日本薬局方	ブクリョウ	3.0 g
	〃	トウキ	3.0 g
	〃	バクモンドウ	3.0 g
	〃	ゴミシ	1.0 g
	〃	ショウキョウ	1.0 g
	〃	カンゾウ	1.0 g
		全量	32.0 g
製造方法	以上の切断又は破砕した生薬をとり，1包として製する。		
用法及び用量	本品1包に水約500 mLを加えて，半量ぐらいまで煎じつめ，煎じかすを除き，煎液を3回に分けて食間に服用する。上記は大人の1日量である。 15才未満7才以上　大人の⅔，7才未満4才以上　大人の½，4才未満2才以上　大人の⅓，2才未満　大人の¼以下を服用する。		
効能又は効果	体力中等度で，せきが続き，たんが多くて切れにくいものの次の諸症：たんの多く出るせき，気管支炎		
貯蔵方法及び 有効期間	密閉容器		
規格及び試験方法	別記のとおり。		
備考	清肺湯		

規格及び試験方法

性状　本品は特異なにおいがある。

確認試験　本品1包を白紙上に広げ，各生薬を外観的に選別し，それぞれの生薬につき，次の試験を行う。

（1）**オウゴン**　外面は黄褐色～暗褐色を呈し，切断面は黄色～帯褐黄色を呈し，縦に繊維性のすじが見られる。味はわずかに苦い。

　また，「オウゴン」の確認試験を準用する。

（2）**キキョウ**　外面は皮付きは灰褐色，皮去りは白色～淡褐色を呈し，繊維性でない。横切面をルーペ視するとき，皮部は木部よりやや薄く，ほとんど白色で，ところどころにすき間があり，形成層の付近はしばしば褐色を帯びる。木部は白色～淡褐色を呈し，その組織は皮部よりもやや密である。味は初めなく，後にえぐくて苦い。

また，「キキョウ」の確認試験を準用する。

（3）　ソウハクヒ　外面は白色～黄褐色を呈し，周皮をつけたものは，その周皮が黄褐色ではがれやすい。横切面は白色～淡褐色を呈し，繊維性で，内面は暗黄褐色である。わずかに特異な味がある。

横切片を鏡検するとき，周皮を付けたものでは外側は5～12層のコルク細胞からなり，皮部にはところどころに師部繊維又はその束があり，しばしば師部柔組織と交互にややしま模様を呈する。また乳管及びシュウ酸カルシウムの単晶を認め，でんぷん粒は径1～7μm，球形又はだ円球形の単粒又は複粒からなる。

また，「ソウハクヒ」の確認試験を準用する。

（4）　キョウニン　種皮は褐色で，表面にはすれて落ちやすい石細胞となった表皮細胞があって，粉をふいたようである。切断面は類白色である。味は苦く，油ようである。

表皮の表面を鏡検するとき，数個ずつ集合する石細胞はおおむね円形で，その細胞膜は均等に著しく厚くなり，径60～90μm，側面視では鈍三角形で，細胞膜は先端部で著しく厚い。

また，「キョウニン」の確認試験を準用する。

（5）　サンシシ　果皮は薄く砕きやすく，その外面は赤褐色，黄赤色又は黒褐色を呈し，内面は黄褐色を呈し，平らでつやがある。果実の内部は2室に分かれ，黄赤色～暗赤色の果肉中に黒褐色又は黄赤色で長径約5mmの偏平な種子の団塊を含む。質は軽い。特異なにおいがあり，味は苦い。

また，「サンシシ」の確認試験を準用する。

（6）　テンモンドウ　紡錘形～円柱形を呈し，長さ5～15cm，径5～20mm，外面は淡黄褐色～淡褐色を呈し，半透明で，しばしば縦じわがある。質は柔軟性であるか，又は堅い。折面は灰黄色でつやがあり，やや角質様である。特異なにおいがあり，味は初め甘く，後わずかに苦い。

横切片を鏡検するとき，皮層の外辺には石細胞及びその群が散在し，皮層及び中心柱の柔細胞中にはシュウ酸カルシウムの束針晶を含む粘液細胞を認める。でんぷん粒を認めない。

また，「テンモンドウ」の確認試験を準用する。

（7）　バイモ　偏球形を呈し，肥厚した2個のりん片葉からなり，径2～3cm，高さ1～2cm，しばしば分離したものがある。外面及び内面は白色～淡黄褐色，内面の基部はやや暗色を呈する。石灰を散布して乾燥したものは白粉を付けている。折面は白色を呈し，粉性である。特異な弱いにおいがあり，味は苦い。

横切片を鏡検するとき，最外層は1層の表皮からなりその内側は柔組織で満たされ，多数の維管束が散在する。柔組織中にはでんぷん粒を含む。でんぷん粒は主に単粒で，径5～50μm，層紋が明瞭で，長卵形～卵形又は三角状卵形，まれに2～3個からなる複粒もある。また，表皮細胞及び道管付近の柔細胞にはシュウ酸カルシウムの単晶を含む。

また，「バイモ」の確認試験を準用する。

（8）　チンピ　外面は黄赤色～暗黄褐色で，油室による多数の小さいくぼみがあり，内面は白色～淡灰黄褐色である。厚さ約2mmで，質は軽くてもろい。芳香があり，味は苦くて，わずかに刺激性である。

また，「チンピ」の確認試験を準用する。

（9）　タイソウ　外面は赤褐色であらいしわがあるか，又は暗灰赤色で細かいしわがあり，いずれもつやがある。外果皮は薄く革質で，中果皮は暗灰褐色を呈し，海綿ようで柔らかく粘着性があり，内果皮は極めて堅く，種子は偏平である。わずかに特異なにおいがあり，味は甘い。

（10）　チクジョ　淡緑黄色～淡黄白色～灰白色を呈し，通例つやがある。質は軽く繊維性である。味はやや苦い。

また，局外生規「チクジョ」の確認試験を準用する。

(11) **ブクリョウ**　白色又はわずかに淡赤色を帯びた白色で，質は堅いが砕きやすい。味はないがやや粘液ようである。

　また，「ブクリョウ」の確認試験を準用する。

(12) **トウキ**　外面は暗褐色〜赤褐色で，縦じわがあり，切断面は淡黄色〜黄褐色を呈する。特異なにおいがあり，味はわずかに甘く，後にやや辛い。

　横切片を鏡検するとき，コルク層は4〜10層からなり，その内側に数層の厚角組織が続いている。皮部には分泌細胞に囲まれた多数の樹脂道並びにしばしば大きなすき間がある。形成層は長方形に偏圧された数層の細胞からなり，明らかに皮部と木部とを区別する。木部では多数の道管と放射組織とが交互に放射状に配列し，その外方の道管は単独又は数個集まってやや密に配列してくさび状をなすが，中心部付近の道管は極めてまばらに存在する。でんぷん粒は径 $19 \mu m$ 以下，まれに2〜5個の複粒があり，複粒の径は $25 \mu m$ に達し，しばしばのり化している。

(13) **バクモンドウ**　紡錘形を呈し，長さ 10〜25 mm，径 3〜5 mm，一端はややとがり，他端はやや丸みをもち，外面は淡黄色〜淡黄褐色で，大小の縦じわがある。皮層は柔軟性でもろく，中心柱は強じんで折りにくい。皮層の折面は淡黄褐色を呈し，やや半透明で粘着性がある。味はわずかに甘く，粘着性である。

(14) **ゴミシ**　暗赤色〜黒褐色を呈し，表面にはしわがあり，またしばしば白い粉を付ける。果肉を除くとじん臓形の種子1〜2個を認め，その外種皮は黄褐色〜暗赤褐色を呈し，つやがあり，堅くてもろい。外種皮はたやすくはがれるが，内種皮は胚乳に密着し，背面に明らかな縫線を認める。酸味があり，後に渋くて苦い。

(15) **ショウキョウ**　淡灰黄色の周皮を付けたままか，又はその一部をはぎとってあり，表面は灰白色〜淡灰褐色で，しばしば白粉を付けている。横断面は繊維性，粉性で，淡帯黄褐色を呈し，皮層と中心柱とに分かれる。横断面をルーペ視するとき，その全面に維管束及び分泌物が褐色の細点として散在している。特異なにおいがあり，味は極めて辛い。

(16) **カンゾウ**　外面（周皮）は暗褐色〜赤褐色で縦じわがあり，切断面は淡黄色で繊維質を呈する。横断面では，皮部と木部の境界はほぼ明らかで，放射状の構造を現わす。味は甘い。

　横切片を鏡検するとき，皮付きカンゾウでは黄褐色の多層のコルク層とその内層に1〜3細胞層のコルク皮層がある。皮部には放射組織が退廃師部と交互に放射状に配列し，師部には結晶細胞列で囲まれた厚膜で木化不十分な師部繊維群がある。木部には3〜10細胞列の放射組織が黄色で巨大な道管と交互に放射状に配列し，道管は結晶細胞列で囲まれた木部繊維及び木部柔細胞を伴い，ストロンに基づくものでは柔細胞性の髄がある。柔細胞中にはでんぷん粒を含み，またしばしばシュウ酸カルシウムの単晶を含む。皮去りカンゾウでは周皮及び師部の一部を欠いている。

乾燥減量　15％以下。

灰　　分　5％以下。

【322】 K 122

成分及び分量又は本質	日本薬局方	ボ タ ン ピ	3.0 g
	〃	セ ン キ ュ ウ	3.0 g
	〃	シ ャ ク ヤ ク	3.0 g
	〃	ケ イ ヒ	3.0 g
	〃	ト ウ ニ ン	4.0 g
	〃	ト ウ キ	4.0 g
	〃	エ ン ゴ サ ク	2.0 g
	〃	ゴ シ ツ	2.0 g
	〃	コ ウ カ	1.0 g
		全　　量	25.0 g

製 造 方 法	以上の切断又は破砕した生薬をとり，1包として製する。
用 法 及 び 用 量	本品1包に水約500 mLを加えて，半量ぐらいまで煎じつめ，煎じかすを除き，煎液を3回に分けて食間に服用する。上記は大人の1日量である。 15才未満7才以上　大人の²⁄₃，7才未満4才以上　大人の½，4才未満2才以上　大人の⅓，2才未満　大人の¼以下を服用する。
効 能 又 は 効 果	体力中等度以上で，下腹部痛があるものの次の諸症：月経不順，月経痛，月経困難，神経痛，腰痛，肩こり
貯 蔵 方 法 及 び 有 効 期 間	密閉容器
規格及び試験方法	別記のとおり。
備　　　考	折衝飲

規 格 及 び 試 験 方 法

性　状　本品は特異なにおいがある。

確認試験　本品1包を白紙上に広げ，各生薬を外観的に選別し，それぞれの生薬につき，次の試験を行う。

（1）　**ボタンピ**　外面は暗褐色～帯紫褐色，内面は淡灰褐色～暗紫色を呈する。内面及び切断面にはしばしば白色の結晶を付着する。特異なにおいがあり，味はわずかに辛くて苦い。

　また「ボタンピ」の確認試験を準用する。

（2）　**センキュウ**　外面は灰褐色～暗褐色で，切断面は灰白色～灰褐色，半透明で，ときにはうつろがある。質は密で堅い。特異なにおいがあり，味はわずかに苦い。

　横切片を鏡検するとき，皮部及び髄には油道が散在する。木部には厚膜で木化した木部繊維が大小不同の群をなして存在する。でんぷん粒は，通例，のり化していて，まれに径5～25 μmのでんぷん粒を認めることがある。シュウ酸カルシウム結晶は認めない。

（3）　**シャクヤク**　外面は褐色～淡灰褐色を呈し，横断面はち密で淡灰褐色を呈し，木部には淡褐色の放射状の線がある。わずかに特異なにおいがあり，味は初めわずかに甘く，後に渋くてわずかに苦い。

　また，「シャクヤク」の確認試験を準用する。

（4）　**ケイヒ**　外面は暗赤褐色を呈し，内面は赤褐色を呈し，平滑である。横断面は赤褐色を呈し淡

褐色の薄層が見られる。特異なにおいがあり，味は甘く，辛く，後にやや粘液性で，わずかに収れん性である。

横切片を鏡検するとき，一次皮部と二次皮部はほとんど連続した石細胞環で区分され，環の外辺にはほぼ円形に結集した繊維束を伴い，環の各石細胞の膜はしばしばU字形に肥厚する。二次皮部中には石細胞を認めず，まばらに少数の厚膜繊維を認める。柔組織中には油細胞，粘液細胞及び微細なシュウ酸カルシウムの針晶を含む細胞があり，柔細胞中にはでんぷん粒を含む。

（5）　トウニン　種皮は薄く，外面は赤褐色を帯び，表面にはすれて落ちやすい石細胞となった表皮細胞があって，粉をふいたようである。切断面は類白色である。味はわずかに苦く，油ようである。

表皮の表面を鏡検するとき，数個ずつ集合する石細胞はおおむね円形で，その細胞膜は均等に厚く，側面視では方形又は長方形を呈する。

また，「トウニン」の確認試験を準用する。

（6）　トウキ　外面は暗褐色～赤褐色で，縦じわがあり，切断面は淡黄色～黄褐色を呈する。特異なにおいがあり，味はわずかに甘く，後にやや辛い。

横切片を鏡検するとき，コルク層は4～10層からなり，その内側に数層の厚角組織が続いている。皮部には分泌細胞に囲まれた多数の樹脂道並びにしばしば大きなすき間がある。形成層は長方形に偏圧された数層の細胞からなり，明らかに皮部と木部とを区別する。木部では多数の道管と放射組織とが交互に放射状に配列し，その外方の道管は単独又は数個集まってやや密に配列してくさび状をなすが，中心部付近の道管は極めてまばらに存在する。でんぷん粒は径 $19\mu m$ 以下，まれに2～5個の複粒があり，複粒の径は $25\mu m$ に達し，しばしばのり化している。

（7）　エンゴサク　外面は灰黄色～灰褐色で，切断面は黄色～灰黄緑色を呈する。味は苦い。

また，「エンゴサク」の確認試験を準用する。

（8）　ゴシツ　表面は灰黄色～黄褐色で，多数の縦じわがある。切断面は灰白色～淡褐色を呈し，黄白色の木部を認める。味はわずかに甘く，粘液性である。

横切片を鏡検するとき，皮部はやや明らかな形成層によって木部と区別できる。木部の中心には小さい原生木部があり，これを囲んで同心円状の環状維管束が外方に配列し，柔細胞中にはシュウ酸カルシウムの砂晶を含み，でんぷん粒は認めない。

また，「ゴシツ」の確認試験を準用する。

（9）　コウカ　赤色～赤褐色の花冠，花柄，黄色の花柱及び雄しべからなり，全長は約1cm，花冠は筒状で5裂し，雄しべは5本で，長い柱頭をもつ雌しべを囲んでいる。花粉はほぼ球形で，径約 $50\mu m$，黄色で表面に細かい突起がある。特異なにおいがあり，味はわずかに苦い。

また，「コウカ」の確認試験を準用する。

乾燥減量　15％以下。

灰　分　5％以下。

【323】 K 123

成分及び分量又は本質	日本薬局方　ダイオウ　　　　2.0 g
	〃　　　　　トウニン　　　　5.0 g
	〃　　　　　トウキ　　　　　5.0 g
	全　　量　　　　　　　12.0 g
製　造　方　法	以上の切断又は破砕した生薬をとり，1包として製する。
用法及び用量	本品1包に水約500 mLを加えて，半量ぐらいまで煎じつめ，煎じかすを除き，煎液を3回に分けて食間に服用する。上記は大人の1日量である。 15才未満7才以上　大人の⅔，　7才未満4才以上　大人の½，　4才未満2才以上　大人の⅓，　2才未満　大人の¼以下を服用する。
効　能　又　は　効　果	打撲のはれと痛み
貯蔵方法及び有　効　期　間	密閉容器
規格及び試験方法	別記のとおり。
備　　　　　考	千金鶏鳴散料

規格及び試験方法

性　　状　本品は特異なにおいがある。

確認試験　本品1包を白紙上に広げ，各生薬を外観的に選別し，それぞれの生薬につき，次の試験を行う。

（1）　**ダイオウ**　暗褐色～黄褐色～淡褐色を呈し，ルーペ視すると入り組んだ不規則な模様がある。質はおおむね粗で繊維性ではない。特異なにおいがあり，味はわずかに渋くて苦い。かめば細かい砂をかむような感じがあり，だ液を黄色に染める。

　また，「ダイオウ」の確認試験を準用する。

（2）　**トウニン**　種皮は薄く，外面は赤褐色を帯び，表面にはすれて落ちやすい石細胞となった表皮細胞があって，粉をふいたようである。切断面は類白色である。味はわずかに苦く，油ようである。

　表皮の表面を鏡検するとき，数個ずつ集合する石細胞はおおむね円形で，その細胞膜は均等に厚く，側面視では方形又は長方形を呈する。

　また，「トウニン」の確認試験を準用する。

（3）　**トウキ**　外面は暗褐色～赤褐色で，縦じわがあり，切断面は淡黄色～黄褐色を呈する。特異なにおいがあり，味はわずかに甘く，後にやや辛い。

　横切片を鏡検するとき，コルク層は4～10層からなり，その内側に数層の厚角組織が続いている。皮部には分泌細胞に囲まれた多数の樹脂道並びにしばしば大きなすき間がある。形成層は長方形に偏圧された数層の細胞からなり，明らかに皮部と木部とを区別する。木部では多数の道管と放射組織とが交互に放射状に配列し，その外方の道管は単独又は数個集まってやや密に配列してくさび状をなすが，中心部付近の道管は極めてまばらに存在する。でんぷん粒は径19 μm以下，まれに2～5個の複粒があり，複粒の径は25 μmに達し，しばしばのり化している。

乾燥減量　15 %以下。

灰　　分　6 %以下。

【324】 K 124

成分及び分量 又 は 本 質	日本薬局方	ビャクジュツ	4.0 g
	〃	ブ ク リ ョ ウ	4.0 g
	〃	カ ッ コ ン	4.0 g
	〃	ニ ン ジ ン	3.0 g
	〃	モ ッ コ ウ	1.0 g
	〃	カ ン ゾ ウ	1.0 g
	〃	カ ッ コ ウ	1.0 g
		全　　　量	18.0 g
製　造　方　法	以上の切断又は破砕した生薬をとり，1包として製する。		
用 法 及 び 用 量	本品1包に水約500 mL を加えて，半量ぐらいまで煎じつめ，煎じかすを除き，煎液を3回に分けて食間に服用する。上記は大人の1日量である。 15才未満7才以上　大人の⅔，　7才未満4才以上　大人の½，　4才未満2才以上 大人の⅓，　2才未満　大人の¼以下を服用する。		
効 能 又 は 効 果	体力虚弱で，嘔吐や下痢があり，ときに口渇や発熱があるものの次の諸症：感冒時の嘔吐・下痢，小児の消化不良		
貯 蔵 方 法 及 び 有　効　期　間	密閉容器		
規格及び試験方法	別記のとおり。		
備　　　　考	銭氏白朮散料		

規 格 及 び 試 験 方 法

性　状　本品は特異なにおいがある。

確認試験　本品1包を白紙上に広げ，各生薬を外観的に選別し，それぞれの生薬につき，次の試験を行う。

（1）　ビャクジュツ　外面は淡灰黄色～淡黄白色で，ところどころ灰褐色を呈し，横切面には淡黄褐色～褐色の分泌物による細点がある。特異なにおいがあり，味はわずかに苦い。

　　横切片を鏡検するとき，皮部の柔組織中にはしばしば師管の外側に接して繊維束があり，放射組織の末端部には淡褐色～褐色の内容物を含む油室がある。木部には大きい髄を囲んで放射状に配列した短径の道管とそれを囲む著しい繊維束がある。髄及び放射組織中には皮部と同様な油室があり，柔組織中にはイヌリンの小球晶及びシュウ酸カルシウムの針晶を含む。

　　また，「ビャクジュツ」の確認試験を準用する。

（2）　ブクリョウ　白色又はわずかに淡赤色を帯びた白色で，質は堅いが砕きやすい。味はないがやや粘液ようである。

　　また，「ブクリョウ」の確認試験を準用する。

（3）　カッコン　淡灰黄色～灰白色を呈し，繊維性でやや粉性である。味はわずかに甘い。横切片を鏡検するとき，師部には結晶細胞列を伴った繊維束，木部には道管及び木部繊維が著しく，柔組織を満たすでんぷん粒は長径2～18 μm，多くは8～12 μm の数面からなる多面体の単粒，まれに2～3個からなる複粒で，中央にへそ又は欠裂を認め，層紋がある。

（4）　ニンジン　外面は淡黄褐色～淡灰褐色を呈し，縦じわがあり，横断面は淡黄褐色を呈し，形成

層の付近は褐色を呈する。特異なにおいがあり，味は初めわずかに甘く，後にやや苦い。

また，「ニンジン」の確認試験を準用する。

（5） **モッコウ**　外面は黄褐色～灰褐色で，あらい縦じわがある。横断面は黄褐色～暗褐色で，ルーペ視するとき，環状暗色の形成層が認められ，木部組織と放射組織が放射状の模様を呈し，ところどころに大きな裂け目と褐色の油室が散在している。特異なにおいがあり，味は苦い。

（6） **カンゾウ**　外面（周皮）は暗褐色～赤褐色で縦じわがあり，切断面は淡黄色で繊維質を呈する。横断面では，皮部と木部の境界はほぼ明らかで，放射状の構造を現わす。味は甘い。

横切片を鏡検するとき，皮付きカンゾウでは黄褐色の多層のコルク層とその内層に1～3細胞層のコルク皮層がある。皮部には放射組織が退廃師部と交互に放射状に配列し，師部には結晶細胞列で囲まれた厚膜で木化不十分な師部繊維群がある。木部には3～10細胞列の放射組織が黄色で巨大な道管と交互に放射状に配列し，道管は結晶細胞列で囲まれた木部繊維及び木部柔細胞を伴い，ストロンに基づくものでは柔細胞性の髄がある。柔細胞中にはでんぷん粒を含み，またしばしばシュウ酸カルシウムの単晶を含む。皮去りカンゾウでは周皮及び師部の一部を欠いている。

（7） **カッコウ**　茎及びこれに対生した葉からなる。葉はしわがよって縮み，水に浸してしわを伸ばすと，卵形～卵状長楕円形を呈し，長さ2.5～10 cm，幅2.5～7 cm，辺縁に鈍きょ歯があり，基部は広いくさび形で葉柄を付ける。葉の上面は暗褐色，下面は灰褐色を呈し，両面に密に毛がある。茎は方柱形，中実で，表面は灰緑色を呈し，灰白色～黄白色の毛があり，髄は大きく，類白色で海綿状を呈する。ルーペ視するとき，毛，腺毛及び腺りんを認める。特異なにおいがあり，味はわずかに苦い。

葉柄の横切片を鏡検するとき，向軸面中央は大きく突出し，その表皮の内側に厚角細胞が認められる。中央部の維管束は2群に分かれる。葉身主脈部の横切片を鏡検するとき，主脈の向軸面は大きく突出し，その表皮の内側に厚角細胞が認められる。中央部には扇状に配列した維管束がある。茎の横切片を鏡検するとき，表皮の内側に数細胞層の厚角組織が認められる。ときに表皮下にコルク層が発達することがある。皮層の内側には並立維管束が環状に配列し，師部の外側に師部繊維群が認められる。皮層の柔細胞中に油滴が，髄の柔細胞中にシュウ酸カルシウムの針晶，単晶又は柱状晶が認められる。

また，「カッコウ」の確認試験を準用する。

乾燥減量　15 %以下。

灰　　分　5 %以下。

【325】 K 125

成分及び分量又は本質	日本薬局方	ト ウ キ	2.0 g
	〃	ジ オ ウ	2.0 g
	〃	セ ン キ ュ ウ	2.0 g
	〃	ビ ャ ク ジ ュ ツ	2.0 g
	〃	ブ ク リ ョ ウ	2.0 g
	〃	ト ウ ニ ン	2.0 g
	〃	シ ャ ク ヤ ク	2.5 g
	〃	ゴ シ ツ	1.5 g
	〃	ボ ウ イ	1.5 g
	〃	ボ ウ フ ウ	1.5 g
	〃	リ ュ ウ タ ン	1.5 g
	〃	シ ョ ウ キ ョ ウ	0.5 g
	〃	チ ン ピ	1.5 g
	〃	ビ ャ ク シ	1.0 g
	〃	カ ン ゾ ウ	1.0 g
	〃	イ レ イ セ ン	1.5 g
	〃	キ ョ ウ カ ツ	1.5 g
		全　　　量	27.5 g
製 造 方 法	以上の切断又は破砕した生薬をとり，1包として製する。		
用 法 及 び 用 量	本品1包に水約500 mLを加えて，半量ぐらいまで煎じつめ，煎じかすを除き，煎液を3回に分けて食間に服用する。上記は大人の1日量である。 15才未満7才以上　大人の⅔，7才未満4才以上　大人の½，4才未満2才以上大人の⅓，2才未満　大人の¼以下を服用する。		
効 能 又 は 効 果	体力中等度で，痛みがあり，ときにしびれがあるものの次の諸症：関節痛，神経痛，腰痛，筋肉痛		
貯 蔵 方 法 及 び有 効 期 間	密閉容器		
規格及び試験方法	別記のとおり。		
備 考	疎経活血湯		

規 格 及 び 試 験 方 法

性　状　本品は特異なにおいがある。

確認試験　本品1包を白紙上に広げ，各生薬を外観的に選別し，それぞれの生薬につき，次の試験を行う。

（1）　**トウキ**　外面は暗褐色～赤褐色で，縦じわがあり，切断面は淡黄色～黄褐色を呈する。特異なにおいがあり，味はわずかに甘く，後にやや辛い。

　横切片を鏡検するとき，コルク層は4～10層からなり，その内側に数層の厚角組織が続いている。皮部には分泌細胞に囲まれた多数の樹脂道並びにしばしば大きなすき間がある。形成層は長方形に偏圧された数層の細胞からなり，明らかに皮部と木部とを区別する。木部では多数の道管と放射組織とが交互に放射状に配列し，その外方の道管は単独又は数個集まってやや密に配列してくさび状をなすが，中心部付近の道管は極めてまばらに存在する。でんぷん粒は径19μm以下，まれに2～5個の

複粒があり，複粒の径は 25μm に達し，しばしばのり化している。

（2） ジオウ　外面は黄褐色〜黒褐色を呈し，深い縦みぞ及びくびれがある。質は柔らかく粘性である。横断面は黄褐色〜黒褐色で，皮部は木部より色が濃く，ほとんど髄を認めない。特異なにおいがあり，味は初めわずかに甘く，後にやや苦い。

横切片を鏡検するとき，コルク層は 7〜15 層で，皮部はすべて柔細胞からなり，外皮部に褐色の分泌物を含む細胞が散在する。木部はほとんど柔細胞で満たされ，放射状に並ぶ道管は側孔のある網紋があり，弱い木化反応を呈する。

（3） センキュウ　外面は灰褐色〜暗褐色で，切断面は灰白色〜灰褐色，半透明で，ときにはうつろがある。質は密で堅い。特異なにおいがあり，味はわずかに苦い。

横切片を鏡検するとき，皮部及び髄には油道が散在する。木部には厚膜で木化した木部繊維が大小不同の群をなして存在する。でんぷん粒は，通例，のり化していて，まれに径 5〜25μm のでんぷん粒を認めることがある。シュウ酸カルシウム結晶は認めない。

（4） ビャクジュツ　外面は淡灰黄色〜淡黄白色で，ところどころ灰褐色を呈し，横切面には淡黄褐色〜褐色の分泌物による細点がある。特異なにおいがあり，味はわずかに苦い。

横切片を鏡検するとき，皮部の柔組織中にはしばしば師管の外側に接して繊維束があり，放射組織の末端部には淡褐色〜褐色の内容物を含む油室がある。木部には大きい髄を囲んで放射状に配列した短径の道管とそれを囲む著しい繊維束がある。髄及び放射組織中には皮部と同様な油室があり，柔組織中にはイヌリンの小球晶及びシュウ酸カルシウムの針晶を含む。

また，「ビャクジュツ」の確認試験を準用する。

（5） ブクリョウ　白色又はわずかに淡赤色を帯びた白色で，質は堅いが砕きやすい。味はないがやや粘液ようである。

また，「ブクリョウ」の確認試験を準用する。

（6） トウニン　種皮は薄く，外面は赤褐色を帯び，表面にはすれて落ちやすい石細胞となった表皮細胞があって，粉をふいたようである。切断面は類白色である。味はわずかに苦く，油ようである。

表皮の表面を鏡検するとき，数個ずつ集合する石細胞はおおむね円形で，その細胞膜は均等に厚く，側面視では方形又は長方形を呈する。

また，「トウニン」の確認試験を準用する。

（7） シャクヤク　外面は褐色〜淡灰褐色を呈し，横断面はち密で淡灰褐色を呈し，木部には淡褐色の放射状の線がある。わずかに特異なにおいがあり，味は初めわずかに甘く，後に渋くてわずかに苦い。

また，「シャクヤク」の確認試験を準用する。

（8） ゴシツ　表面は灰黄色〜黄褐色で，多数の縦じわがある。切断面は灰白色〜淡褐色を呈し，黄白色の木部を認める。味はわずかに甘く，粘液性である。

横切片を鏡検するとき，皮部はやや明らかな形成層によって木部と区別できる。木部の中心には小さい原生木部があり，これを囲んで同心円状の環状維管束が外方に配列し，柔細胞中にはシュウ酸カルシウムの砂晶を含み，でんぷん粒は認めない。

また，「ゴシツ」の確認試験を準用する。

（9） ボウイ　外面は暗灰褐色を呈し，縦みぞがあり，横断面の外部は暗灰褐色のコルク層でおおわれ，内部には灰褐色の道管部と暗褐色の放射組織とが交互に放射状に配列する。味は苦い。

横切片を鏡検するとき，一次皮部にはシュウ酸カルシウムの針晶を含み，一次皮部及び内しょうには著しく膜の厚い石細胞が認められ，道管部では大小の道管がほぼ階段状に配列する。放射組織の細胞の大部分は木化せず，径 3〜10μm のでんぷん粒及びシュウ酸カルシウムの小針晶を含み，ところどころに極めて厚膜の大きな石細胞が散在する。

また，「ボウイ」の確認試験を準用する。

(10) **ボウフウ** 外面は淡褐色で，多数の縦じわがある。横断面の周辺は灰褐色で，空げきが多く，中央は円形に黄色を呈する。味はわずかに甘い。

(11) **リュウタン** 根の径は約3mm，外面は灰黄褐色で，あらい縦じわがあり，切断面は黄褐色を呈する。味は極めて苦く，残留性である。

根の横切片を鏡検するとき，幼若な根では表皮，外皮及び数層の一次皮部を残すが，通例，その最外層は数個の娘細胞に分割した特異な細胞からなる内皮で，しばしばこれに内接して1〜2層の厚角組織がある。二次皮部はところどころに裂け目があり，不規則に師管を分布し，木部には道管がやや放射状に配列し，木部内師管があり，根茎部には大きい髄があり，髄には師管を認めることがある。柔細胞中にはシュウ酸カルシウムの針晶，板晶又は砂晶あるいは油滴を含み，でんぷん粒は，通例，認めない。

また，「リュウタン」の確認試験を準用する。

(12) **ショウキョウ** 淡灰黄色の周皮を付けたままか，又はその一部をはぎとってあり，表面は灰白色〜淡灰褐色で，しばしば白粉を付けている。横断面は繊維性，粉性で，淡帯黄褐色を呈し，皮層と中心柱とに分かれる。横断面をルーペ視するとき，その全面に維管束及び分泌物が褐色の細点として散在している。特異なにおいがあり，味は極めて辛い。

(13) **チンピ** 外面は黄赤色〜暗黄褐色で，油室による多数の小さいくぼみがあり，内面は白色〜淡灰黄褐色である。厚さ約2mmで，質は軽くてもろい。芳香があり，味は苦くて，わずかに刺激性である。

また，「チンピ」の確認試験を準用する。

(14) **ビャクシ** 外面は灰褐色〜暗褐色を呈し，縦じわがあり，横断面の周辺は灰白色で空げきが多く，中央部は暗褐色である。特異なにおいがあり，味はわずかに苦い。

また，「ビャクシ」の確認試験を準用する。

(15) **カンゾウ** 外面(周皮)は暗褐色〜赤褐色で縦じわがあり，切断面は淡黄色で繊維質を呈する。横断面では，皮部と木部の境界はほぼ明らかで，放射状の構造を現わす。味は甘い。

横切片を鏡検するとき，皮付きカンゾウでは黄褐色の多層のコルク層とその内層に1〜3細胞層のコルク皮層がある。皮部には放射組織が退廃師部と交互に放射状に配列し，師部には結晶細胞列で囲まれた厚膜で木化不十分な師部繊維群がある。木部には3〜10細胞列の放射組織が黄色で巨大な道管と交互に放射状に配列し，道管は結晶細胞列で囲まれた木部繊維及び木部柔細胞を伴い，ストロンに基づくものでは柔細胞性の髄がある。柔細胞中にはでんぷん粒を含み，またしばしばシュウ酸カルシウムの単晶を含む。皮去りカンゾウでは周皮及び師部の一部を欠いている。

(16) **イレイセン** 短い根茎と多数の細長い根からなる。根は長さ10〜20cm，径1〜2mm，外面は褐色〜黒褐色を呈し，細かい縦じわがあり，折りやすく，皮層と中心柱は離れやすい。根の横断面は灰白色〜淡黄褐色を呈し，中心柱は淡灰黄色〜黄色，ルーペ視するとき，中心柱はほぼ円形で，木部の2〜4箇所がわずかに湾入している。根茎は長さ2〜4cm，径5〜20mm，表面は淡灰褐色〜灰褐色で，皮部は脱落し繊維状を呈し，しばしば隆起した節があり，頂端に木質の茎の残基を付ける。弱いにおいがあり，味はほとんどない。

根の横切片を鏡検するとき，最外層は一層の表皮からなり，表皮下に一層の外皮がある。内皮により皮層と中心柱に区分される。皮層は柔組織からなる。木部の2〜4箇所がわずかに湾入し，その部分に師部があり，しばしば繊維を含む。柔組織中には単粒及び2〜8個の複粒のでんぷん粒を含む。

また，「イレイセン」の確認試験を準用する。

(17) **キョウカツ** やや湾曲した円柱形〜円錐形を呈し，長さ3〜10cm，径5〜20mm，ときに根茎は分枝する。外面は黄褐色〜暗褐色である。根茎はその頂端にやや円形にくぼんだ茎の跡があり，

ときには短い茎の残基を付け，外面には隆起した節があり，節間は，通例，短い。節にはいぼ状突起となった根の跡がある。根の外面には粗い縦じわ及びいぼ状突起となった側根の跡がある。質は軽くややもろくて折りやすい。横切面には多くの放射状の裂け目があり，皮部は黄褐色〜褐色，木部は淡黄色〜淡灰黄色で，髄は灰白色〜淡褐色を呈し，ルーペ視するとき，皮部及び髄には油道による褐色の細点を認める。特異なにおいがあり，味は初めわずかに酸味があり，後にやや辛く，わずかに麻痺性である。

横切片を鏡検するとき，最外層は数層〜十数層のコルク層からなり，その内側に数層の厚角組織がある。皮層には多数の油道があり，大きいものでは径が300 μmに達する。また皮層には放射状に大きなすき間がある。髄にも油道があり，大きいものでは径が500 μmに達する。柔組織中には単粒及び2〜3個の複粒のでんぷん粒を含む。

また，「キョウカツ」の確認試験を準用する。

乾燥減量　10 %以下。

灰　　分　6 %以下。

【326】 K 126

成分及び分量 又は本質	局外生規	シ ソ シ		3.0 g
	日本薬局方	コウボク		2.5 g
	〃	タ イ ソ ウ		1.5 g
	〃	ショウキョウ		0.5 g
	〃	カ ン ゾ ウ		1.0 g
	〃	ト ウ キ		2.5 g
	〃	ハ ン ゲ		4.0 g
	〃	チ ン ピ		2.5 g
	〃	ゼ ン コ		2.5 g
	〃	ケ イ ヒ		2.5 g
		全 量		22.5 g
製 造 方 法	以上の切断又は破砕した生薬をとり，1包として製する。			
用 法 及 び 用 量	本品1包に水約500 mLを加えて，半量ぐらいまで煎じつめ，煎じかすを除き，煎液を3回に分けて食間に服用する。上記は大人の1日量である。 15才未満7才以上　大人の⅔，　7才未満4才以上　大人の½，　4才未満2才以上　大人の⅓，　2才未満　大人の¼以下を服用する。			
効 能 又 は 効 果	体力虚弱で，足冷えや顔ののぼせがあり，息苦しさのあるものの次の諸症：慢性気管支炎，気管支ぜんそく			
貯蔵方法及び 有 効 期 間	密閉容器			
規格及び試験方法	別記のとおり。			
備 考	蘇子降気湯			

規 格 及 び 試 験 方 法

性　　状　本品は特異なにおいがある。

確認試験　本品1包を白紙上に広げ，各生薬を外観的に選別し，それぞれの生薬につき，次の試験を行う。

（1）　**シソシ**　球形～やや偏平な球形の小堅果で，径1.0～1.5 mm，表面は淡灰褐色～暗褐色，あるいは淡黄褐色を呈し，ルーペ視すると，表面にやや隆起した網紋が見られる。かむと特異な香気がわずかに感じられ，味は油ようである。

　　また，局外生規「シソシ」の確認試験を準用する。

（2）　**コウボク**　外面は灰白色～灰褐色を呈し，内面は淡褐色～褐色，切断面は淡赤褐色を呈し，繊維性である。わずかに芳香があり，味は苦い。

　　横切片を鏡検するとき，コルク層は厚く，ほぼ等径性の石細胞が環状に内接する。一次皮部は狭く，内しょう部には繊維群が点在し，二次皮部の放射組織間には師部繊維群が階段状に並ぶ。油細胞の多数は一次皮部に，少数は二次皮部に散在し，狭い放射組織内にも認められることがある。

　　また，「コウボク」の確認試験を準用する。

（3）　**タイソウ**　外面は赤褐色であらいしわがあるか，又は暗灰赤色で細かいしわがあり，いずれもつやがある。外果皮は薄く革質で，中果皮は暗灰褐色を呈し，海綿ようで柔らかく粘着性があり，内果皮は極めて堅く，種子は偏平である。わずかに特異なにおいがあり，味は甘い。

（4）　**ショウキョウ**　淡灰黄色の周皮を付けたままか，又はその一部をはぎとってあり，表面は灰白

色～淡灰褐色で，しばしば白粉を付けている。横断面は繊維性，粉性で，淡帯黄褐色を呈し，皮層と中心柱とに分かれる。横断面をルーペ視するとき，その全面に維管束及び分泌物が褐色の細点として散在している。特異なにおいがあり，味は極めて辛い。

（5）　カンゾウ　外面（周皮）は暗褐色～赤褐色で縦じわがあり，切断面は淡黄色で繊維質を呈する。横断面では，皮部と木部の境界はほぼ明らかで，放射状の構造を現わす。味は甘い。

　横切片を鏡検するとき，皮付きカンゾウでは黄褐色の多層のコルク層とその内層に1～3細胞層のコルク皮層がある。皮部には放射組織が退廃師部と交互に放射状に配列し，師部には結晶細胞列で囲まれた厚膜で木化不十分な師部繊維群がある。木部には3～10細胞列の放射組織が黄色で巨大な道管と交互に放射状に配列し，道管は結晶細胞列で囲まれた木部繊維及び木部柔細胞を伴い，ストロンに基づくものでは柔細胞性の髄がある。柔細胞中にはでんぷん粒を含み，またしばしばシュウ酸カルシウムの単晶を含む。皮去りカンゾウでは周皮及び師部の一部を欠いている。

（6）　トウキ　外面は暗褐色～赤褐色で，縦じわがあり，切断面は淡黄色～黄褐色を呈する。特異なにおいがあり，味はわずかに甘く，後にやや辛い。

　横切片を鏡検するとき，コルク層は4～10層からなり，その内側に数層の厚角組織が続いている。皮部には分泌細胞に囲まれた多数の樹脂道並びにしばしば大きなすき間がある。形成層は長方形に偏圧された数層の細胞からなり，明らかに皮部と木部とを区別する。木部では多数の道管と放射組織とが交互に放射状に配列し，その外方の道管は単独又は数個集まってやや密に配列してくさび状をなすが，中心部付近の道管は極めてまばらに存在する。でんぷん粒は径 $19\mu m$ 以下，まれに2～5個の複粒があり，複粒の径は $25\mu m$ に達し，しばしばのり化している。

（7）　ハンゲ　外面は白色～灰白黄色，上部には茎の跡がくぼみとなり，その周辺には根の跡がくぼんだ細点となっている。横断面は白色，粉性である。味は初めなく，やや粘液性で，後に強いえぐ味を残す。

　横切片を鏡検するとき，主としてでんぷん粒を充満した柔組織からなり，わずかにシュウ酸カルシウムの束晶を含んだ粘液細胞がその間に認められる。でんぷん粒は主として2～3個の複粒で，通例，径 $10\sim15\mu m$，単粒は通例径 $3\sim7\mu m$ である。束晶は長さ $25\sim150\mu m$ である。

（8）　チンピ　外面は黄赤色～暗黄褐色で，油室による多数の小さいくぼみがあり，内面は白色～淡灰黄褐色である。厚さ約2mmで，質は軽くてもろい。芳香があり，味は苦くて，わずかに刺激性である。

　また，「チンピ」の確認試験を準用する。

（9）　ゼンコ　1）Peucedanum praeruptorum Dunn 細長い倒円錐形～円柱形を呈し，下部はときに二股になる。長さ3～15cm，根頭部の径は0.8～1.8cmである。外面は淡褐色～暗褐色を呈し，根頭部には多数の輪節状のしわがあり，毛状を呈する葉柄の残基を付けるものもある。根にはやや深い縦じわ及び側根を切除した跡がある。横切面は淡褐色～類白色を呈する。質はもろい。特異なにおいがあり，味はわずかに苦い。

　横切片を鏡検するとき，最外層はコルク層からなり，一部のコルク細胞は内側の接線壁が肥厚する。その内側には厚角組織がある。皮部には多数の油道が散在し，空隙が認められる。師部の先端部には師部繊維が見られることがある。木部には道管が認められ，油道が散在する。柔組織中に認められるでんぷん粒は2～10数個の複粒である。

　2）Angelica decursiva Franchet et Savatier　1）に似るが，根頭部に毛状を呈する葉柄の残茎を付けない。

　横切片を鏡検するとき，1）に似るが，コルク細胞の細胞壁は肥厚せず，師部の先端部には師部繊維を認めない。また，木部中には油道が認められない。

また,「ゼンコ」の確認試験を準用する。

（10）　**ケイヒ**　外面は暗赤褐色を呈し，内面は赤褐色を呈し，平滑である。横断面は赤褐色を呈し淡褐色の薄層が見られる。特異なにおいがあり，味は甘く，辛く，後にやや粘液性で，わずかに収れん性である。

　横切片を鏡検するとき，一次皮部と二次皮部はほとんど連続した石細胞環で区分され，環の外辺にはほぼ円形に結集した繊維束を伴い，環の各石細胞の膜はしばしばU字形に肥厚する。二次皮部中には石細胞を認めず，まばらに少数の厚膜繊維を認める。柔組織中には油細胞，粘液細胞及び微細なシュウ酸カルシウムの針晶を含む細胞があり，柔細胞中にはでんぷん粒を含む。

乾燥減量　15％以下。

灰　　分　5％以下。

【327】 K 127

成分及び分量 又は本質	日本薬局方　ダ イ オ ウ　　　　　4.0 g
	〃　　　カ ン ゾ ウ　　　　　1.0 g
	全　　量　　　　　5.0 g
製 造 方 法	以上の切断又は破砕した生薬をとり，1包として製する。
用 法 及 び 用 量	本品1包に水約500 mL を加えて，半量ぐらいまで煎じつめ，煎じかすを除き，煎液を3回に分けて食間に服用する。上記は大人の1日量である。 15才未満7才以上　大人の⅔，7才未満4才以上　大人の½，4才未満2才以上大人の⅓，2才未満　大人の¼以下を服用する。
効 能 又 は 効 果	便秘，便秘に伴う頭重・のぼせ・湿疹・皮膚炎・ふきでもの（にきび）・食欲不振（食欲減退）・腹部膨満・腸内異常醱酵・痔などの症状の緩和
貯 蔵 方 法 及 び 有 効 期 間	密閉容器
規格及び試験方法	別記のとおり。
備　　　　　　考	大黄甘草湯

規 格 及 び 試 験 方 法

性　　状　本品は特異なにおいがある。

確認試験　本品1包を白紙上に広げ，各生薬を外観的に選別し，それぞれの生薬につき，次の試験を行う。

（1）　**ダイオウ**　暗褐色〜黄褐色〜淡褐色を呈し，ルーペ視すると入り組んだ不規則な模様がある。質はおおむね粗で繊維性ではない。特異なにおいがあり，味はわずかに渋くて苦い。かめば細かい砂をかむような感じがあり，だ液を黄色に染める。

　また，「ダイオウ」の確認試験を準用する。

（2）　**カンゾウ**　外面（周皮）は暗褐色〜赤褐色で縦じわがあり，切断面は淡黄色で繊維質を呈する。横断面では，皮部と木部の境界はほぼ明らかで，放射状の構造を現わす。味は甘い。

　横切片を鏡検するとき，皮付きカンゾウでは黄褐色の多層のコルク層とその内層に1〜3細胞層のコルク皮層がある。皮部には放射組織が退廃師部と交互に放射状に配列し，師部には結晶細胞列で囲まれた厚膜で木化不十分な師部繊維群がある。木部には3〜10細胞列の放射組織が黄色で巨大な道管と交互に放射状に配列し，道管は結晶細胞列で囲まれた木部繊維及び木部柔細胞を伴い，ストロンに基づくものでは柔細胞性の髄がある。柔細胞中にはでんぷん粒を含み，またしばしばシュウ酸カルシウムの単晶を含む。皮去りカンゾウでは周皮及び師部の一部を欠いている。

乾燥減量　10 ％以下。

灰　　分　6 ％以下。

【328】 K 128

成分及び分量又は本質	日本薬局方	ダ イ オ ウ	2.0 g
	〃	ボ タ ン ピ	4.0 g
	〃	ト ウ ニ ン	4.0 g
	別紙規格	乾燥硫酸ナトリウム	1.7 g
	日本薬局方	ト ウ ガ シ	4.0 g
		全　　量	15.7 g
製 造 方 法	以上の切断又は破砕した生薬をとり，1包として製する。		
用 法 及 び 用 量	本品1包に水約500 mLを加えて，半量ぐらいまで煎じつめ，煎じかすを除き，煎液を3回に分けて食間に服用する。上記は大人の1日量である。 15才未満7才以上　大人の⅔，7才未満4才以上　大人の½，4才未満2才以上大人の⅓，2才未満　大人の¼以下を服用する。		
効 能 又 は 効 果	体力中等度以上であり，下腹部痛があって，便秘しがちなものの次の諸症：月経不順，月経困難，月経痛，便秘，痔疾		
貯 蔵 方 法 及 び 有 効 期 間	密閉容器		
規格及び試験方法	別記のとおり。		
備　　　考	大黄牡丹皮湯		

規 格 及 び 試 験 方 法

性　状　本品は特異なにおいがある。

確認試験　本品1包を白紙上に広げ，各生薬を外観的に選別し，それぞれの生薬につき，次の試験を行う。

（1）　**ダイオウ**　暗褐色～黄褐色～淡褐色を呈し，ルーペ視すると入り組んだ不規則な模様がある。質はおおむね粗で繊維性ではない。特異なにおいがあり，味はわずかに渋くて苦い。かめば細かい砂をかむような感じがあり，だ液を黄色に染める。

　また，「ダイオウ」の確認試験を準用する。

（2）　**ボタンピ**　外面は暗褐色～帯紫褐色，内面は淡灰褐色～暗紫色を呈する。内面及び切断面にはしばしば白色の結晶を付着する。特異なにおいがあり，味はわずかに辛くて苦い。

　また「ボタンピ」の確認試験を準用する。

（3）　**トウニン**　種皮は薄く，外面は赤褐色を帯び，表面にはすれて落ちやすい石細胞となった表皮細胞があって，粉をふいたようである。切断面は類白色である。味はわずかに苦く，油ようである。

　表皮の表面を鏡検するとき，数個ずつ集合する石細胞はおおむね円形で，その細胞膜は均等に厚く，側面視では方形又は長方形を呈する。

　また，「トウニン」の確認試験を準用する。

（4）　**乾燥硫酸ナトリウム**　白色の粉末で，味はやや苦く，塩辛い。

　また，別紙規格「乾燥硫酸ナトリウム」の確認試験を準用する。

（5）　**トウガシ**　1）Benincasa cerifera Savi は偏平な卵形～卵円形を呈し，長さ10～13 mm，幅6～7 mm，厚さ約2 mm，一端はややとがり，へそ及び発芽口の部分が2個の小突起となっている。表面は淡灰黄色～淡黄褐色を呈し，周辺にそって隆起帯がある。表面をルーペ視するとき，細かいし

わ及びへこみを認める。

2）Benincasa cerifera Savi forma emarginata K.Kimura et Sugiyama は偏平な卵形～楕円形を呈し，長さ9～12 mm，幅5～6 mm，厚さ約2 mm，へその付近は⑴と同様であるが，表面は淡灰黄色を呈し，平滑で，周辺には隆起帯がない。

1）及び2）はにおいがなく，味は緩和でわずかに油様である。

中央部横切片を鏡検するとき，1）の種皮の最外層は1細胞層のさく状の表皮からなり，隆起帯に相当する部位で明瞭である。2）の種皮の最外層は薄いクチクラで覆われた1細胞層の表皮で，しばしば脱落している。1）及び2）の表皮に内接する下皮はやや厚壁化した柔組織からなり，その内側は数細胞層の石細胞からなる。種皮の最内層は数細胞層の柔組織である。周乳はクチクラで覆われ，数細胞層の柔組織からなる。内乳は横に長い細胞が一列に配列する。子葉は油滴，アリューロン粒を含み，でんぷん粒を認めることがある。

また，「トウガシ」の確認試験を準用する。

乾燥減量 15 ％以下。

灰　分 15 ％以下。

別紙規格　　　　　　　　　　**乾燥硫酸ナトリウムの規格及び試験方法**

本品を乾燥したものは定量するとき，硫酸ナトリウム（Na_2SO_4）99.0 ％以上を含む。

性　状 本品は白色の粉末で，味はやや苦く，塩辛い。

本品は水に溶けやすく，エタノール（95）にほとんど溶けない。

確認試験 本品の水溶液（1→20）はナトリウム塩及び硫酸塩の定性反応を呈する。

純度試験 （1）溶状及び液性　本品0.5 gに新たに煮沸し冷却した水5 mLを加えて溶かすとき，液は無色澄明で，中性である。

（2）塩化物　本品0.5 gをとり，試験を行う。比較液には0.01 mol/L塩酸0.50 mLを加える（0.036 ％以下）。

（3）重金属　本品2.0 gをとり，第1法により操作し，試験を行う。比較液には鉛標準液2.0 mLを加える（10 ppm以下）。

（4）ヒ素　本品1.0 gをとり，第1法により操作し，試験を行う（2 ppm以下）。

乾燥減量 11.4 ％以下（2 g，105 ℃，4時間）。

定量法 本品は乾燥し，その約0.4 gを精密に量り，水200 mLを加えて溶かし，塩酸1 mLを加えて煮沸し，熱時塩化バリウム試液8 mLを徐々に加える。この液を水浴上で1時間加熱したのち，冷後，沈殿をろ取し，洗液に硝酸銀試液を加えても混濁を生じなくなるまで水で洗い，乾燥し，恒量になるまで強熱し，重量を量り，硫酸バリウム（$BaSO_4$：233.40）の量とする。

硫酸ナトリウム（Na_2SO_4）の量（mg）

＝硫酸バリウム（$BaSO_4$）の量（mg）×0.6086

【329】 K 129

成分及び分量 又 は 本 質	日本薬局方	サンショウ	1.0 g
	〃	ニ ン ジ ン	2.0 g
	〃	カンキョウ	4.0 g
		全　　　量	7.0 g
	日本薬局方	コ ウ イ	20.0 g
製 造 方 法	コウイを除く以上の切断又は破砕した生薬をとり，1包として製し，これにコウイ20 g を添付する。		
用 法 及 び 用 量	本品1包に水約500 mL を加えて，半量ぐらいまで煎じつめ，熱いうちに煎じかすを除き，添付の膠飴を煎液に入れ，かきまぜながら5分ほど熱して膠飴を溶かし，3回に分けて食間に服用する。上記は大人の1日量である。 15才未満7才以上　大人の2/3，7才未満4才以上　大人の1/2，4才未満2才以上大人の1/3，2才未満　大人の1/4以下を服用する。 本剤は必ず1日分ずつ煎じ，数日分をまとめて煎じないこと。		
効 能 又 は 効 果	体力虚弱で，腹が冷えて痛むものの次の諸症：下腹部痛，腹部膨満感		
貯 蔵 方 法 及 び 有 効 期 間	密閉容器		
規格及び試験方法	別記のとおり。		
備　　　　　考	大建中湯		

規 格 及 び 試 験 方 法

性　　状　本品は特異なにおいがある。

確認試験　本品1包を白紙上に広げ，各生薬を外観的に選別し，それぞれの生薬につき，次の試験を行う。

（1）　**サンショウ**　偏球形のさく果の果皮で，開裂した径約5 mm の2心皮からなり，1果柄に，通例，2～3個合着するが，しばしば，そのうちの1個は，い縮退化していることがある。外面は暗黄赤色～暗赤褐色で，多数のくぼんだ小点があり，内面は淡黄白色である。特異な芳香があり，味は辛く舌を麻ひする。

　横切片を鏡検するとき，外面表皮とこれに接する1細胞層中には赤褐色のタンニン質を含み，果皮内部には径約500 μm に達する油室があり，ところどころにらせん紋道管を主とする維管束が点在し，内層は石細胞層からなり，内面表皮細胞は極めて小さい。

（2）　**ニンジン**　外面は淡黄褐色～淡灰褐色を呈し，縦じわがあり，横断面は淡黄褐色を呈し，形成層の付近は褐色を呈する。特異なにおいがあり，味は初めわずかに甘く，後にやや苦い。

　また，「ニンジン」の確認試験を準用する。

（3）　**カンキョウ**　偏圧した不規則な塊状でしばしば分枝する。分枝した各部はやや湾曲した卵形又は長卵形を呈し，長さ2～4 cm，径1～2 cm である。外面は灰黄色～灰黄褐色で，しわ及び輪節がある。折面は褐色～暗褐色で透明感があり角質である。横切面をルーペ視するとき皮層と中心柱は区分され，全面に維管束が散在する。特異なにおいがあり，味は極めて辛い。

　横切片を鏡検するとき，外側よりコルク層，皮層，内皮，中心柱が認められる。皮層と中心柱は一

594

層の内皮によって区分される。皮層及び中心柱は柔組織からなり，繊維束で囲まれた維管束が散在する。柔組織中には黄色の油様物質を含む油細胞が散在し，柔細胞中にはシュウ酸カルシウムの単晶が含まれ，でんぷんは糊化している。

また，「カンキョウ」の確認試験を準用する。

乾燥減量 20 ％以下。

灰　　分 5 ％以下。

【330】 K 130

成分及び分量又は本質	日本薬局方	サ　イ　コ	6.0 g
	〃	ハ　ン　ゲ	6.0 g
	〃	オ　ウ　ゴ　ン	3.0 g
	〃	シャクヤク	3.0 g
	〃	タ　イ　ソ　ウ	3.0 g
	〃	キ　ジ　ツ	3.0 g
	〃	ショウキョウ	1.5 g
	〃	ダ　イ　オ　ウ	0.5 g
		全　　量	26.0 g
製　造　方　法	以上の切断又は破砕した生薬をとり，1包として製する。		
用　法　及　び　用　量	本品1包に水約500 mL を加えて，半量ぐらいまで煎じつめ，煎じかすを除き，煎液を3回に分けて食間に服用する。上記は大人の1日量である。 15才未満7才以上　大人の⅔，7才未満4才以上　大人の½，4才未満2才以上大人の⅓，2才未満　大人の¼以下を服用する。		
効　能　又　は　効　果	体力が充実して，脇腹からみぞおちあたりにかけて苦しく，便秘の傾向があるものの次の諸症：胃炎，常習便秘，高血圧や肥満に伴う肩こり・頭痛・便秘，神経症，肥満症		
貯蔵方法及び有効期間	密閉容器		
規格及び試験方法	別記のとおり。		
備　　　考	大柴胡湯		

規格及び試験方法

性　状　本品はわずかに芳香性のにおいがある。

確認試験　本品1包を白紙上に広げ，各生薬を外観的に選別し，それぞれの生薬につき，次の試験を行う。

（1）　**サイコ**　外面は灰褐色～褐色で，深いしわがあるものがあり，横断面では，皮部は褐色，木部は淡褐色を呈する。特異なにおいがあり，味はわずかに苦い。

　横切片を鏡検するとき，皮部にはしばしば接線方向に長い裂け目があり，皮部の厚さは半径の⅓～½で，径15～35μm の胞間性離生油道がやや多数散在し，木部には道管が放射状若しくはほぼ階段状に配列し，ところどころに繊維群があり，根頭部の髄には皮部と同様の油道がある。柔細胞中にはでんぷん粒を満たし，また油滴を認める。

　また，「サイコ」の確認試験を準用する。

（2）　**ハンゲ**　外面は白色～灰白黄色，上部には茎の跡がくぼみとなり，その周辺には根の跡がくぼんだ細点となっている。横断面は白色，粉性である。味は初めなく，やや粘液性で，後に強いえぐ味を残す。

　横切片を鏡検するとき，主としてでんぷん粒を充満した柔組織からなり，わずかにシュウ酸カルシウムの束晶を含んだ粘液細胞がその間に認められる。でんぷん粒は主として2～3個の複粒で，通例，径10～15μm，単粒は通例径3～7μm である。束晶は長さ25～150μm である。

（3）　**オウゴン**　外面は黄褐色～暗褐色を呈し，切断面は黄色～帯褐黄色を呈し，縦に繊維性のすじが見られる。味はわずかに苦い。

また，「オウゴン」の確認試験を準用する。

（4）　**シャクヤク**　外面は褐色～淡灰褐色を呈し，横断面はち密で淡灰褐色を呈し，木部には淡褐色の放射状の線がある。わずかに特異なにおいがあり，味は初めわずかに甘く，後に渋くてわずかに苦い。

また，「シャクヤク」の確認試験を準用する。

（5）　**タイソウ**　外面は赤褐色であらいしわがあるか，又は暗灰赤色で細かいしわがあり，いずれもつやがある。外果皮は薄く革質で，中果皮は暗灰褐色を呈し，海綿ようで柔らかく粘着性があり，内果皮は極めて堅く，種子は偏平である。わずかに特異なにおいがあり，味は甘い。

（6）　**キジツ**　外面は濃緑褐色～褐色で，つやがなく，油室による多数のくぼんだ細点がある。切断面は淡灰褐色を呈し，内果皮を付ける部分は褐色を呈する。特異なにおいがあり，味は苦い。

また，「キジツ」の確認試験を準用する。

（7）　**ショウキョウ**　淡灰黄色の周皮を付けたままか，又はその一部をはぎとってあり，表面は灰白色～淡灰褐色で，しばしば白粉を付けている。横断面は繊維性，粉性で，淡帯黄褐色を呈し，皮層と中心柱とに分かれる。横断面をルーペ視するとき，その全面に維管束及び分泌物が褐色の細点として散在している。特異なにおいがあり，味は極めて辛い。

（8）　**ダイオウ**　暗褐色～黄褐色～淡褐色を呈し，ルーペ視すると入り組んだ不規則な模様がある。質はおおむね粗で繊維性ではない。特異なにおいがあり，味はわずかに渋くて苦い。かめば細かい砂をかむような感じがあり，だ液を黄色に染める。

また，「ダイオウ」の確認試験を準用する。

乾燥減量　20 ％以下。

灰　　分　5 ％以下。

【331】 K 131

成 分 及 び 分 量 又 は 本 質	日本薬局方　ハ　ン　ゲ　　　　　　　　7.0 g 　〃　　　　ニ　ン　ジ　ン　　　　　　3.0 g 　　　　　全　　量　　　　　　　　　10.0 g 日本薬局方　ハ　チ　ミ　ツ　　　　　　20.0 g
製 造 方 法	ハチミツを除く以上の切断又は破砕した生薬をとり，1包として製し，これにハチミツ20.0 gを添付する。
用 法 及 び 用 量	本品1包に水約500 mLを加えて，半量ぐらいまで煎じつめ，煎じかすを除き，添付のハチミツを煎液に加えて，よくかきまぜ，煎液を3回に分けて食間に服用する。上記は大人の1日量である。 15才未満7才以上　大人の⅔，7才未満4才以上　大人の½，4才未満2才以上大人の⅓，2才未満　大人の¼以下を服用する。
効 能 又 は 効 果	体力中等度以下で，みぞおちがつかえた感じがあるものの次の諸症：嘔吐，むかつき，はきけ，悪心
貯 蔵 方 法 及 び 有 効 期 間	密閉容器，ただし，ハチミツは気密容器
規格及び試験方法	別記のとおり。
備 考	大半夏湯

規 格 及 び 試 験 方 法

性　状　本品は特異なにおいがある。

確認試験　本品1包を白紙上に広げ，各生薬を外観的に選別し，それぞれの生薬につき，次の試験を行う。

（1）　**ハンゲ**　外面は白色～灰白黄色，上部には茎の跡がくぼみとなり，その周辺には根の跡がくぼんだ細点となっている。横断面は白色，粉性である。味は初めなく，やや粘液性で，後に強いえぐ味を残す。

　横切片を鏡検するとき，主としてでんぷん粒を充満した柔組織からなり，わずかにシュウ酸カルシウムの束晶を含んだ粘液細胞がその間に認められる。でんぷん粒は主として2～3個の複粒で，通例，径10～15 μm，単粒は通例径3～7 μmである。束晶は長さ25～150 μmである。

（2）　**ニンジン**　外面は淡黄褐色～淡灰褐色を呈し，縦じわがあり，横断面は淡黄褐色を呈し，形成層の付近は褐色を呈する。特異なにおいがあり，味は初めわずかに甘く，後にやや苦い。

　また，「ニンジン」の確認試験を準用する。

乾燥減量　15 %以下。

灰　分　5 %以下。

【332】 K 132

成分及び分量又は本質	日本薬局方	サ イ コ	3.0 g
	局外生規	チ ク ジ ョ	3.0 g
	日本薬局方	ブ ク リ ョ ウ	3.0 g
	〃	バ ク モ ン ド ウ	3.0 g
	〃	シ ョ ウ キ ョ ウ	1.0 g
	〃	ハ ン ゲ	5.0 g
	〃	コ ウ ブ シ	2.0 g
	〃	キ キ ョ ウ	2.0 g
	〃	チ ン ピ	2.0 g
	〃	キ ジ ツ	2.0 g
	〃	オ ウ レ ン	1.0 g
	〃	カ ン ゾ ウ	1.0 g
	〃	ニ ン ジ ン	1.0 g
		全　　量	29.0 g

製 造 方 法	以上の切断又は破砕した生薬をとり，1包として製する。
用 法 及 び 用 量	本品1包に水約500 mLを加えて，半量ぐらいまで煎じつめ，煎じかすを除き，煎液を3回に分けて食間に服用する。上記は大人の1日量である。 15才未満7才以上　大人の⅔，7才未満4才以上　大人の½，4才未満2才以上大人の⅓，2才未満　大人の¼以下を服用する。
効 能 又 は 効 果	体力中等度のものの次の諸症：かぜ，インフルエンザ，肺炎などの回復期に熱が長びいたり，また平熱になっても，気分がさっぱりせず，せきやたんが多くて安眠が出来ないもの
貯 蔵 方 法 及 び 有 効 期 間	密閉容器
規格及び試験方法	別記のとおり。
備　　　　考	竹茹温胆湯

規 格 及 び 試 験 方 法

性　　状　本品は特異なにおいがある。

確認試験　本品1包を白紙上に広げ，各生薬を外観的に選別し，それぞれの生薬につき，次の試験を行う。

（1）**サイコ**　外面は灰褐色～褐色で，深いしわがあるものがあり，横断面では，皮部は褐色，木部は淡褐色を呈する。特異なにおいがあり，味はわずかに苦い。

横切片を鏡検するとき，皮部にはしばしば接線方向に長い裂け目があり，皮部の厚さは半径の⅓～½で，径15～35 μmの胞間性離生油道がやや多数散在し，木部には道管が放射状若しくはほぼ階段状に配列し，ところどころに繊維群があり，根頭部の髄には皮部と同様の油道がある。柔細胞中にはでんぷん粒を満たし，また油滴を認める。

また，「サイコ」の確認試験を準用する。

（2）**チクジョ**　淡緑黄色～淡黄白色～灰白色を呈し，通例つやがある。質は軽く繊維性である。味はやや苦い。

また，局外生規「チクジョ」の確認試験を準用する。

（3） **ブクリョウ**　白色又はわずかに淡赤色を帯びた白色で，質は堅いが砕きやすい。味はないがやや粘液ようである。

　また，「ブクリョウ」の確認試験を準用する。

（4） **バクモンドウ**　紡錘形を呈し，長さ10～25 mm，径3～5 mm，一端はややとがり，他端はやや丸みをもち，外面は淡黄色～淡黄褐色で，大小の縦じわがある。皮層は柔軟性でもろく，中心柱は強じんで折りにくい。皮層の折面は淡黄褐色を呈し，やや半透明で粘着性がある。味はわずかに甘く，粘着性である。

（5） **ショウキョウ**　淡灰黄色の周皮を付けたままか，又はその一部をはぎとってあり，表面は灰白色～淡灰褐色で，しばしば白粉を付けている。横断面は繊維性，粉性で，淡帯黄褐色を呈し，皮層と中心柱とに分かれる。横断面をルーペ視するとき，その全面に維管束及び分泌物が褐色の細点として散在している。特異なにおいがあり，味は極めて辛い。

（6） **ハンゲ**　外面は白色～灰白黄色，上部には茎の跡がくぼみとなり，その周辺には根の跡がくぼんだ細点となっている。横断面は白色，粉性である。味は初めなく，やや粘液性で，後に強いえぐ味を残す。

　横切片を鏡検するとき，主としてでんぷん粒を充満した柔組織からなり，わずかにシュウ酸カルシウムの束晶を含んだ粘液細胞がその間に認められる。でんぷん粒は主として2～3個の複粒で，通例，径10～15 μm，単粒は通例径3～7 μm である。束晶は長さ25～150 μm である。

（7） **コウブシ**　外面は灰褐色～灰黒褐色を呈し，不整な輪節があり，その部分に一方に向かって多数の毛がある。質は堅く，横断面は赤褐色～淡黄色を呈し，ろうようのつやを帯び，皮層部の厚さは中心柱の径とほぼ等しいか又はわずかに薄い。横断面をルーペ視するとき，外面は繊維束が褐色のはん点として輪状に並び，皮層部にはところどころに維管束が赤褐色のはん点として，また分泌細胞が黄褐色の微小なはん点として多数存在する。中心柱には多数の維管束が点又は線として散在する。わずかに特異なにおい及び味がある。

（8） **キキョウ**　外面は皮付きは灰褐色，皮去りは白色～淡褐色を呈し，繊維性でない。横切面をルーペ視するとき，皮部は木部よりやや薄く，ほとんど白色で，ところどころにすき間があり，形成層の付近はしばしば褐色を帯びる。木部は白色～淡褐色を呈し，その組織は皮部よりもやや密である。味は初めなく，後にえぐくて苦い。

　また，「キキョウ」の確認試験を準用する。

（9） **チンピ**　外面は黄赤色～暗黄褐色で，油室による多数の小さいくぼみがあり，内面は白色～淡灰黄褐色である。厚さ約2 mmで，質は軽くてもろい。芳香があり，味は苦くて，わずかに刺激性である。

　また，「チンピ」の確認試験を準用する。

（10） **キジツ**　外面は濃緑褐色～褐色で，つやがなく，油室による多数のくぼんだ細点がある。切断面は淡灰褐色を呈し，内果皮を付ける部分は褐色を呈する。特異なにおいがあり，味は苦い。

　また，「キジツ」の確認試験を準用する。

（11） **オウレン**　根茎の径は2～7 mmで，外面は灰黄褐色～褐色を呈し，輪節及び多数の根の基部を認め，横断面はやや繊維性で，コルク層は淡灰褐色，皮部は黄褐色，木部は黄色，髄は黄褐色である。味は極めて苦く，残留性で，だ液を黄色に染める。

　横切片を鏡検するとき，コルク層は薄膜のコルク細胞からなり，皮部柔組織中にはコルク層に近い部位に石細胞群，形成層に近い部位に黄色の師部繊維の認められるものが多い。木部は主として道管，仮道管，木部繊維からなり，放射組織は明らかで，髄は大きく，髄中には石細胞あるいは厚膜木化し

た細胞を伴った石細胞を認めることがある。柔細胞には細かいでんぷん粒を含むが，結晶を含まない。

また，「オウレン」の確認試験を準用する。

(12) **カンゾウ** 外面（周皮）は暗褐色～赤褐色で縦じわがあり，切断面は淡黄色で繊維質を呈する。横断面では，皮部と木部の境界はほぼ明らかで，放射状の構造を現わす。味は甘い。

横切片を鏡検するとき，皮付きカンゾウでは黄褐色の多層のコルク層とその内層に1～3細胞層のコルク皮層がある。皮部には放射組織が退廃師部と交互に放射状に配列し，師部には結晶細胞列で囲まれた厚膜で木化不十分な師部繊維群がある。木部には3～10細胞列の放射組織が黄色で巨大な道管と交互に放射状に配列し，道管は結晶細胞列で囲まれた木部繊維及び木部柔細胞を伴い，ストロンに基づくものでは柔細胞性の髄がある。柔細胞中にはでんぷん粒を含み，またしばしばシュウ酸カルシウムの単晶を含む。皮去りカンゾウでは周皮及び師部の一部を欠いている。

(13) **ニンジン** 外面は淡黄褐色～淡灰褐色を呈し，縦じわがあり，横断面は淡黄褐色を呈し，形成層の付近は褐色を呈する。特異なにおいがあり，味は初めわずかに甘く，後にやや苦い。

また，「ニンジン」の確認試験を準用する。

乾燥減量 15％以下。

灰　分 5％以下。

【333】 K 133

成分及び分量又は本質	日本薬局方	セ ン キ ュ ウ	3.0 g
	〃	ボ ク ソ ク	3.0 g
	〃	セ ン コ ツ	3.0 g
	〃	ケ イ ヒ	3.0 g
	〃	カ ン ゾ ウ	1.5 g
	〃	チ ョ ウ ジ	1.0 g
	〃	ダ イ オ ウ	1.0 g
		全　　　量	15.5 g
製 造 方 法	以上の切断又は破砕した生薬をとり，1包として製する。		
用 法 及 び 用 量	本品1包に水約500 mL を加えて，半量ぐらいまで煎じつめ，煎じかすを除き，煎液を3回に分けて食間に服用する。上記は大人の1日量である。 15才未満7才以上　大人の⅔，7才未満4才以上　大人の½，4才未満2才以上大人の⅓，2才未満　大人の¼以下を服用する。		
効 能 又 は 効 果	体力に関わらず使用でき，はれ，痛みがあるものの次の諸症：打撲，捻挫		
貯 蔵 方 法 及 び有 効 期 間	密閉容器		
規格及び試験方法	別記のとおり。		
備　　　　考	治打撲一方		

規 格 及 び 試 験 方 法

性　　状　本品は特異なにおいがある。

確認試験　本品1包を白紙上に広げ，各生薬を外観的に選別し，それぞれの生薬につき，次の試験を行う。

（1）　**センキュウ**　外面は灰褐色～暗褐色で，切断面は灰白色～灰褐色，半透明で，ときにはうつろがある。質は密で堅い。特異なにおいがあり，味はわずかに苦い。

　横切片を鏡検するとき，皮部及び髄には油道が散在する。木部には厚膜で木化した木部繊維が大小不同の群をなして存在する。でんぷん粒は，通例，のり化していて，まれに径5～25 μm のでんぷん粒を認めることがある。シュウ酸カルシウム結晶は認めない。

（2）　**ボクソク**　板状又は半管状の皮片で，厚さ5～15 mm，外面は灰褐色～暗褐色を呈し，内面は褐色～淡褐色を呈する。外面は厚い周皮を付け，縦に粗い裂け目があり，内面には縦の隆起線がある。横切面は褐色～淡褐色を呈し，ところどころに石細胞群による白色の細点を認める。におい及び味はほとんどない。

　横切片を鏡検するとき，コルク層にはコルク石細胞が散在し，二次皮層には繊維群がほぼ階段状に並び，大きな石細胞群が不規則に配列する。柔組織中にシュウ酸カルシウムの集晶が散在する。石細胞や繊維細胞に隣接してシュウ酸カルシウムの単晶を含む細胞が認められ，縦切片では結晶細胞列となる。

　また，「ボクソク」の確認試験を準用する。

（3）　**センコツ**　外面は暗褐色，切断面は白色～灰白色を呈し，質は軽く海綿ようである。横断面をルーペ視するとき，外辺は黒色で，内部は多孔性の基本組織からなり，維管束が散在する。味はわず

かに苦く不快である。

また,「センコツ」の確認試験を準用する。

（４）　ケイヒ　外面は暗赤褐色を呈し，内面は赤褐色を呈し，平滑である。横断面は赤褐色を呈し淡褐色の薄層が見られる。特異なにおいがあり，味は甘く，辛く，後にやや粘液性で，わずかに収れん性である。

　横切片を鏡検するとき，一次皮部と二次皮部はほとんど連続した石細胞環で区分され，環の外辺にはほぼ円形に結集した繊維束を伴い，環の各石細胞の膜はしばしばU字形に肥厚する。二次皮部中には石細胞を認めず，まばらに少数の厚膜繊維を認める。柔組織中には油細胞，粘液細胞及び微細なシュウ酸カルシウムの針晶を含む細胞があり，柔細胞中にはでんぷん粒を含む。

（５）　カンゾウ　外面（周皮）は暗褐色～赤褐色で縦じわがあり，切断面は淡黄色で繊維質を呈する。横断面では，皮部と木部の境界はほぼ明らかで，放射状の構造を現わす。味は甘い。

　横切片を鏡検するとき，皮付きカンゾウでは黄褐色の多層のコルク層とその内層に１～３細胞層のコルク皮層がある。皮部には放射組織が退廃師部と交互に放射状に配列し，師部には結晶細胞列で囲まれた厚膜で木化不十分な師部繊維群がある。木部には３～10細胞列の放射組織が黄色で巨大な道管と交互に放射状に配列し，道管は結晶細胞列で囲まれた木部繊維及び木部柔細胞を伴い，ストロンに基づくものでは柔細胞性の髄がある。柔細胞中にはでんぷん粒を含み，またしばしばシュウ酸カルシウムの単晶を含む。皮去りカンゾウでは周皮及び師部の一部を欠いている。

（６）　チョウジ　暗褐色～暗赤色のつぼみで，長さ１～1.8 cm，やや偏平な四稜柱状の花床と，その上端には厚いがく片４枚及び４枚の膜質花弁とがあり，花弁は重なり合いほぼ球形を呈する。花弁に包まれた内部には多数の雄しべと１本の花柱とがある。強い特異なにおいがあり，味はやくようで，後わずかに舌を麻ひする。

また,「チョウジ」の確認試験を準用する。

（７）　ダイオウ　暗褐色～黄褐色～淡褐色を呈し，ルーペ視すると入り組んだ不規則な模様がある。質はおおむね粗で繊維性ではない。特異なにおいがあり，味はわずかに渋くて苦い。かめば細かい砂をかむような感じがあり，だ液を黄色に染める。

また,「ダイオウ」の確認試験を準用する。

乾燥減量　15％以下。

灰　分　6％以下。

【334】 K 134

成分及び分量又は本質	日本薬局方	レンギョウ	3.0 g
	〃	ソウジュツ	3.0 g
	〃	センキュウ	3.0 g
	〃	ボウフウ	2.0 g
	〃	ニンドウ	2.0 g
	〃	ケイガイ	1.0 g
	〃	カンゾウ	1.0 g
	〃	コウカ	1.0 g
	〃	ダイオウ	0.5 g
		全　量	16.5 g
製造方法	以上の切断又は破砕した生薬をとり，1包として製する。		
用法及び用量	本品1包に水約500 mL を加えて，半量ぐらいまで煎じつめ，煎じかすを除き，煎液を3回に分けて食間に服用する。上記は大人の1日量である。 15才未満7才以上　大人の⅔，7才未満4才以上　大人の½，4才未満2才以上大人の⅓，2才未満　大人の¼以下を服用する。		
効能又は効果	体力中等度以上のものの顔面，頭部などの皮膚疾患で，ときにかゆみ，分泌物などがあるものの次の諸症：湿疹・皮膚炎，乳幼児の湿疹・皮膚炎		
貯蔵方法及び有効期間	密閉容器		
規格及び試験方法	別記のとおり。		
備　　考	治頭瘡一方		

規格及び試験方法

性　状　本品は特異なにおいがある。

確認試験　本品1包を白紙上に広げ，各生薬を外観的に選別し，それぞれの生薬につき，次の試験を行う。

（1）　**レンギョウ**　外面は淡褐色～暗褐色を呈し，淡灰色の小隆起点が散在し，内面は黄褐色である。特異な芳香があり，味はわずかに収れん性である。

　　また，「レンギョウ」の確認試験を準用する。

（2）　**ソウジュツ**　外面は暗灰褐色～暗黄褐色である。横断面は淡褐色～赤褐色の分泌物による細点を認める。しばしば白色綿状の結晶を析出する。特異なにおいがあり，味はわずかに苦い。

　　横切片を鏡検するとき，皮部の柔組織中には，通例，繊維束を欠き，放射組織の末端部には淡褐色～黄褐色の内容物を含む油室がある。木部は形成層に接して道管を囲んだ繊維束が放射状に配列し，髄及び放射組織中には皮部と同様な油室がある。柔細胞中にはイヌリンの球晶及びシュウ酸カルシウムの針晶を含む。

（3）　**センキュウ**　外面は灰褐色～暗褐色で，切断面は灰白色～灰褐色，半透明で，ときにはうつろがある。質は密で堅い。特異なにおいがあり，味はわずかに苦い。

　　横切片を鏡検するとき，皮部及び髄には油道が散在する。木部には厚膜で木化した木部繊維が大小不同の群をなして存在する。でんぷん粒は，通例，のり化していて，まれに径5～25 μm のでんぷん

604

粒を認めることがある。シュウ酸カルシウム結晶は認めない。

（4）　**ボウフウ**　外面は淡褐色で，多数の縦じわがある。横断面の周辺は灰褐色で，空げきが多く，中央は円形に黄色を呈する。味はわずかに甘い。

（5）　**ニンドウ**　葉及び短い茎に対生する葉からなる。葉は短い葉柄を付け，楕円形で全縁，長さ3～7cm，幅1～3cm，上面は緑褐色，下面は淡灰緑色を呈し，ルーペ視するとき，両面に軟毛をまばらに認める。茎は径1～4mm，外面は灰黄褐色～帯紫褐色で，横切面は円形，中空である。ほとんどにおいがなく，味は収れん性で，後わずかに苦い。

　葉の横切片を鏡検するとき，最外層は上下面とも1層の表皮からなり，表皮には単細胞性の非腺毛と多細胞性の腺毛が認められる。主脈部では，表皮の内側数層は厚角組織からなり，中央部には維管束がある。葉肉部では上面表皮に接してさく状組織があり，下面表皮に接して海綿状組織がある。腺毛には褐色の分泌物が含まれ，柔細胞中にはシュウ酸カルシウムの集晶を含み，でんぷん粒が認められることがある。

　また，「ニンドウ」の確認試験を準用する。

（6）　**ケイガイ**　茎，輪散花序に集合したがく筒，これら及びときには葉の砕片，種子ような微粒の分果からなる。茎は方形で外面はおおむね紫褐色，径約1mmである。がく筒は淡褐色～黄緑色で長さ2～3mm，ルーペ視するとき，先端はきょ歯辺，筒部には数条の線があり，唇形花又は果実を含み，茎とともに類白色の短毛を認める。分果は黄褐色～黒色，両端の細いだ円体で長さ1～1.5mm，径は長さのほぼ½である。特異な芳香があり，口に含むとわずかに清涼感がある。

　また，「ケイガイ」の確認試験を準用する。

（7）　**カンゾウ**　外面（周皮）は暗褐色～赤褐色で縦じわがあり，切断面は淡黄色で繊維質を呈する。横断面では，皮部と木部の境界はほぼ明らかで，放射状の構造を現わす。味は甘い。

　横切片を鏡検するとき，皮付きカンゾウでは黄褐色の多層のコルク層とその内層に1～3細胞層のコルク皮層がある。皮部には放射組織が退廃師部と交互に放射状に配列し，師部には結晶細胞列で囲まれた厚膜で木化不十分な師部繊維群がある。木部には3～10細胞列の放射組織が黄色で巨大な道管と交互に放射状に配列し，道管は結晶細胞列で囲まれた木部繊維及び木部柔細胞を伴い，ストロンに基づくものでは柔細胞性の髄がある。柔細胞中にはでんぷん粒を含み，またしばしばシュウ酸カルシウムの単晶を含む。皮去りカンゾウでは周皮及び師部の一部を欠いている。

（8）　**コウカ**　赤色～赤褐色の花冠，花柄，黄色の花柱及び雄しべからなり，全長は約1cm，花冠は筒状で5裂し，雄しべは5本で，長い柱頭をもつ雌しべを囲んでいる。花粉はほぼ球形で，径約50μm，黄色で表面に細かい突起がある。特異なにおいがあり，味はわずかに苦い。

　また，「コウカ」の確認試験を準用する。

（9）　**ダイオウ**　暗褐色～黄褐色～淡褐色を呈し，ルーペ視すると入り組んだ不規則な模様がある。質はおおむね粗で繊維性ではない。特異なにおいがあり，味はわずかに渋くて苦い。かめば細かい砂をかむような感じがあり，だ液を黄色に染める。

　また，「ダイオウ」の確認試験を準用する。

乾燥減量　10％以下。

灰　　分　6％以下。

【335】 K 135

成 分 及 び 分 量 又 は 本 質	日本薬局方	ゴ マ 油	1000 g
	〃	ミ ツ ロ ウ	380 g
	〃	ウ コ ン	40 g
	〃	オ ウ バ ク	20 g
		全 量	1440 g
製 造 方 法	ゴマ油をよく煮て水分を蒸発させ，これにミツロウを加え，溶かし，布でろ過し，やや冷えた頃ウコン末及びオウバク末を徐々に混合し，かく拌しながら凝固させる。		
用 法 及 び 用 量	適量を皮膚に塗布する。		
効 能 又 は 効 果	急性化膿性皮膚疾患（はれもの）の初期，うち身，捻挫		
貯 蔵 方 法 及 び 有 効 期 間	気密容器		
規格及び試験方法	別記のとおり。		
備 考	中黄膏		

規 格 及 び 試 験 方 法

性　　状　本品は黄褐色で，特異なにおいがある。

確認試験　（1）　本品3.5 gに希エタノール10 mLを加え，水浴上で2分間加温した後，氷冷し，ろ過する。ろ液に水酸化ナトリウム溶液（1→100）1滴を加えるとき，液は濃赤色を呈する（ウコン）。

（2）　本品1 gをろ紙上にとり，ジエチルエーテル10〜20滴を滴加するとき，ろ紙は淡黄色に染まる。ろ紙を風乾して本品を除いた後，その裏面にホウ酸溶液（1→50）を滴加するとき，黄色の部分は淡褐色に変わる。更にこのろ紙を乾燥した後，これにアンモニア試液を滴加するとき，褐色の部分は青色を呈し，徐々に淡褐色にもどる（ウコン）。

（3）　本品5 gにジエチルエーテル50 mLを加え，よくかき混ぜた後，ろ過し，残留物をとり，ジエチルエーテル30 mLを加えてよくかき混ぜ，ろ過する。残留物を集め，エタノール（95）10 mLを加えてよくかき混ぜた後，ろ過し，ろ液1 mLに塩酸1 mL及び過酸化水素試液0.5 mLを加えて振り混ぜ，しばらく放置するとき液は淡赤色を呈する（オウバク）。

【336】 K 136

成分及び分量 又 は 本 質	日本薬局方	ダイオウ	2.0 g
	別 紙 規 格	乾燥硫酸ナトリウム	0.4 g
	日本薬局方	カンゾウ	1.0 g
	全 量		3.4 g
製 造 方 法	以上の切断又は破砕した生薬をとり，1包として製する。		
用 法 及 び 用 量	本品1包に水約500 mL を加えて，半量ぐらいまで煎じつめ，煎じかすを除き，煎液を3回に分けて食間に服用する。上記は大人の1日量である。 15才未満7才以上 大人の⅔，7才未満4才以上 大人の½，4才未満2才以上大人の⅓，2才未満 大人の¼以下を服用する。		
効 能 又 は 効 果	体力中等度なものの次の諸症：便秘，便秘に伴う頭重・のぼせ・湿疹・皮膚炎・ふきでもの（にきび）・食欲不振（食欲減退）・腹部膨満，腸内異常醗酵・痔などの症状の緩和		
貯 蔵 方 法 及 び 有 効 期 間	密閉容器		
規格及び試験方法	別記のとおり。		
備 考	調胃承気湯		

規 格 及 び 試 験 方 法

性　　状　本品は特異なにおいがある。

確認試験　本品1包を白紙上に広げ，各生薬を外観的に選別し，それぞれの生薬につき，次の試験を行う。

（1）　**ダイオウ**　暗褐色～黄褐色～淡褐色を呈し，ルーペ視すると入り組んだ不規則な模様がある。質はおおむね粗で繊維性ではない。特異なにおいがあり，味はわずかに渋くて苦い。かめば細かい砂をかむような感じがあり，だ液を黄色に染める。

　　また，「ダイオウ」の確認試験を準用する。

（2）　**乾燥硫酸ナトリウム**　白色の粉末で，味はやや苦く，塩辛い。

　　また，別紙規格「乾燥硫酸ナトリウム」の確認試験を準用する。

（3）　**カンゾウ**　外面（周皮）は暗褐色～赤褐色で縦じわがあり，切断面は淡黄色で繊維質を呈する。横断面では，皮部と木部の境界はほぼ明らかで，放射状の構造を現わす。味は甘い。

　　横切片を鏡検するとき，皮付きカンゾウでは黄褐色の多層のコルク層とその内層に1～3細胞層のコルク皮層がある。皮部には放射組織が退廃師部と交互に放射状に配列し，師部には結晶細胞列で囲まれた厚膜で木化不十分な師部繊維群がある。木部には3～10細胞列の放射組織が黄色で巨大な道管と交互に放射状に配列し，道管は結晶細胞列で囲まれた木部繊維及び木部柔細胞を伴い，ストロンに基づくものでは柔細胞性の髄がある。柔細胞中にはでんぷん粒を含み，またしばしばシュウ酸カルシウムの単晶を含む。皮去りカンゾウでは周皮及び師部の一部を欠いている。

乾燥減量　15 %以下。

灰　　分　15 %以下。

別紙規格　　　　　　　　　　乾燥硫酸ナトリウムの規格及び試験方法

本品を乾燥したものは定量するとき，硫酸ナトリウム（Na₂SO₄）99.0％以上を含む。

性　　状　本品は白色の粉末で，味はやや苦く，塩辛い。

本品は水に溶けやすく，エタノール（95）にほとんど溶けない。

確認試験　本品の水溶液（1→20）はナトリウム塩及び硫酸塩の定性反応を呈する。

純度試験　（1）　溶状及び液性　本品0.5gに新たに煮沸し冷却した水5mLを加えて溶かすとき，液は無色澄明で，中性である。

（2）　塩化物　本品0.5gをとり，試験を行う。比較液には0.01mol/L塩酸0.50mLを加える（0.036％以下）。

（3）　重金属　本品2.0gをとり，第1法により操作し，試験を行う。比較液には鉛標準液2.0mLを加える（10ppm以下）。

（4）　ヒ素　本品1.0gをとり，第1法により操作し，試験を行う（2ppm以下）。

乾燥減量　11.4％以下（2g，105℃，4時間）。

定　量　法　本品を乾燥し，その約0.4gを精密に量り，水200mLを加えて溶かし，塩酸1mLを加えて煮沸し，熱時塩化バリウム試液8mLを徐々に加える。この液を水浴上で1時間加熱したのち，冷後，沈殿をろ取し，洗液に硝酸銀試液を加えても混濁を生じなくなるまで水で洗い，乾燥し，恒量になるまで強熱し，重量を量り，硫酸バリウム（BaSO₄：233.40）の量とする。

硫酸ナトリウム（Na₂SO₄）の量（mg）

＝硫酸バリウム（BaSO₄）の量（mg）×0.6086

【337】 K 137

成分及び分量又は本質	日本薬局方	チョウトウコウ	3.0 g
	局外生規	キッピ	3.0 g
	日本薬局方	キクカ	2.0 g
	〃	ボウフウ	2.0 g
	〃	ハンゲ	3.0 g
	〃	バクモンドウ	3.0 g
	〃	ブクリョウ	3.0 g
	〃	ニンジン	2.0 g
	〃	ショウキョウ	1.0 g
	〃	カンゾウ	1.0 g
	〃	セッコウ	5.0 g
		全　量	28.0 g
製　造　方　法	以上の切断又は破砕した生薬をとり，1包として製する。		
用法及び用量	本品1包に水約500 mLを加えて，半量ぐらいまで煎じつめ，煎じかすを除き，煎液を3回に分けて食間に服用する。上記は大人の1日量である。 15才未満7才以上　大人の⅔，7才未満4才以上　大人の½，4才未満2才以上大人の⅓，2才未満　大人の¼以下を服用する。		
効能又は効果	体力中等度で，慢性に経過する頭痛，めまい，肩こりなどがあるものの次の諸症：慢性頭痛，神経症，高血圧の傾向のあるもの		
貯蔵方法及び有効期間	密閉容器		
規格及び試験方法	別記のとおり。		
備　　　　考	釣藤散料		

規格及び試験方法

性　状　本品は特異なにおいがある。

確認試験　本品1包を白紙上に広げ，各生薬を外観的に選別し，それぞれの生薬につき，次の試験を行う。

（1）**チョウトウコウ**　かぎ状のとげ又はとげが対生又は単生する短い茎からなる。とげは長さ1〜4 cmで，湾曲して先端はとがり，外面は赤褐色〜暗褐色，又は黄褐色を呈し，毛を付けるものもある。横切面は長楕円形〜楕円形で，淡褐色を呈する。茎は細長い方柱形〜円柱形で，径2〜5 mm，外面は赤褐色〜暗褐色，又は黄褐色を呈し，横切面は方形で，髄は淡褐色で方形〜楕円形を呈するか又は空洞化している。質は堅い。ほとんどにおいがなく，味はほとんどない。

とげの横切面を鏡検するとき，表皮のクチクラは平滑又は歯牙上の細かい凹凸があり，師部に外接する繊維はほぼ環状に配列し，皮部の柔細胞中にはシュウ酸カルシウムの砂晶を認める。

また，「チョウトウコウ」の確認試験を準用する。

（2）**キッピ**　外面は黄褐色〜赤褐色を呈し，油室による多数のくぼんだ細点があり，内面は類白色〜淡赤褐色を呈する。厚さ約1 mmで，質は軽くてもろい。芳香があり，味は苦い。

切片を鏡検するとき，油室は円く，径410〜730 μmである。

また，局外生規「キッピ」の確認試験を準用する。

（3）　キクカ　径 15～40 mm の頭花で，総ほうは 3 ～ 4 列の総ほう片からなり，総ほう外片は線形〜ひ針形，内片は狭卵形〜卵形を呈する。舌状花は多数で，類白色〜黄色，管状花は少数で淡黄褐色を呈し，ときに退化して欠くことがある。総ほうの外面は緑褐色〜褐色を呈する。質は軽く，砕きやすい。特有のにおいがあり，味はわずかに苦い。

　　また，「キクカ」の確認試験を準用する。

（4）　ボウフウ　外面は淡褐色で，多数の縦じわがある。横断面の周辺は灰褐色で，空げきが多く，中央は円形に黄色を呈する。味はわずかに甘い。

（5）　ハンゲ　外面は白色〜灰白黄色，上部には茎の跡がくぼみとなり，その周辺には根の跡がくぼんだ細点となっている。横断面は白色，粉性である。味は初めなく，やや粘液性で，後に強いえぐ味を残す。

　　横切片を鏡検するとき，主としてでんぷん粒を充満した柔組織からなり，わずかにシュウ酸カルシウムの束晶を含んだ粘液細胞がその間に認められる。でんぷん粒は主として 2 ～ 3 個の複粒で，通例，径 10～15 μm，単粒は通例径 3～7 μm である。束晶は長さ 25～150 μm である。

（6）　バクモンドウ　紡錘形を呈し，長さ 10～25 mm，径 3～5 mm，一端はややとがり，他端はやや丸みをもち，外面は淡黄色〜淡黄褐色で，大小の縦じわがある。皮層は柔軟性でもろく，中心柱は強じんで折りにくい。皮層の折面は淡黄褐色を呈し，やや半透明で粘着性がある。味はわずかに甘く，粘着性である。

（7）　ブクリョウ　白色又はわずかに淡赤色を帯びた白色で，質は堅いが砕きやすい。味はないがやや粘液ようである。

　　また，「ブクリョウ」の確認試験を準用する。

（8）　ニンジン　外面は淡黄褐色〜淡灰褐色を呈し，縦じわがあり，横断面は淡黄褐色を呈し，形成層の付近は褐色を呈する。特異なにおいがあり，味は初めわずかに甘く，後にやや苦い。

　　また，「ニンジン」の確認試験を準用する。

（9）　ショウキョウ　淡灰黄色の周皮を付けたままか，又はその一部をはぎとってあり，表面は灰白色〜淡灰褐色で，しばしば白粉を付けている。横断面は繊維性，粉性で，淡帯黄褐色を呈し，皮層と中心柱とに分かれる。横断面をルーペ視するとき，その全面に維管束及び分泌物が褐色の細点として散在している。特異なにおいがあり，味は極めて辛い。

（10）　カンゾウ　外面（周皮）は暗褐色〜赤褐色で縦じわがあり，切断面は淡黄色で繊維質を呈する。横断面では，皮部と木部の境界はほぼ明らかで，放射状の構造を現わす。味は甘い。

　　横切片を鏡検するとき，皮付きカンゾウでは黄褐色の多層のコルク層とその内層に 1 ～ 3 細胞層のコルク皮層がある。皮部には放射組織が退廃師部と交互に放射状に配列し，師部には結晶細胞列で囲まれた厚膜で木化不十分な師部繊維群がある。木部には 3 ～10 細胞列の放射組織が黄色で巨大な道管と交互に放射状に配列し，道管は結晶細胞列で囲まれた木部繊維及び木部柔細胞を伴い，ストロンに基づくものでは柔細胞性の髄がある。柔細胞中にはでんぷん粒を含み，またしばしばシュウ酸カルシウムの単晶を含む。皮去りカンゾウでは周皮及び師部の一部を欠いている。

（11）　セッコウ　光沢のある白色の重い繊維状結晶塊で，におい及び味はない。砕くとたやすく針状〜微細結晶性の粉末となる。水に溶けにくい。

　　また，「セッコウ」の確認試験を準用する。

乾燥減量　10 % 以下。

灰　　　分　21 % 以下。

【338】 K 138

成分及び分量又は本質	日本薬局方	チョレイ	3.0 g
	〃	ブクリョウ	3.0 g
	〃	タクシャ	3.0 g
	〃	カッセキ	3.0 g
		全　　量	12.0 g
	局外生規	アキョウ	3.0 g
製 造 方 法	アキョウを除く以上の切断又は破砕した生薬をとり，1包として製し，これにアキョウ3.0 gを添付する。		
用 法 及 び 用 量	本品1包に，水約500 mLを加えて，半量ぐらいまで煎じつめ，煎じかすを除き，添付のアキョウを煎液に入れ，再び5分ほど熱して溶かし，煎液を3回に分けて食間に服用する。上記は大人の1日量である。15才未満7才以上　大人の⅔，　7才未満4才以上　大人の½，　4才未満2才以上　大人の⅓，　2才未満　大人の¼以下を服用する。		
効 能 又 は 効 果	体力に関わらず使用でき，排尿異常があり，ときに口が渇くものの次の諸症：排尿困難，排尿痛，残尿感，頻尿，むくみ		
貯 蔵 方 法 及 び 有 効 期 間	密閉容器，ただし，アキョウは気密容器		
規格及び試験方法	別記のとおり。		
備　　　考	猪苓湯		

規 格 及 び 試 験 方 法

性　　状　本品は特異なにおいがある。

確認試験　本品1包を白紙上に広げ，各生薬を外観的に選別し，それぞれの生薬につき，次の試験を行う。

（1）　**チョレイ**　外面は黒褐色を呈し，切断面はやや柔らかくコルクようで，ほぼ白色～淡褐色を呈し，内部には白色のまだら模様がある。質は軽い。味がない。

　また，「チョレイ」の確認試験を準用する。

（2）　**ブクリョウ**　白色又はわずかに淡赤色を帯びた白色で，質は堅いが砕きやすい。味はないがやや粘液ようである。

　また，「ブクリョウ」の確認試験を準用する。

（3）　**タクシャ**　淡黄褐色～淡褐色でコルク層をつける部位はやや暗色を呈する。ルーペ視するとき，褐色～淡褐色のはん点が散在する。切面は粒状で，繊維性ではない。わずかにおい及び味がある。

（4）　**カッセキ**　白色～淡紅色の粉末性の結晶塊で，砕くと容易に微細な粉末となる。粉末はややざらつき，皮膚につきやすい。粉末を水で潤すとき，やや暗色を帯び，可塑性となる。特異なにおいがあり，味はほとんどない。かめば細かい砂をかむような感じがある。

　粉末を封入剤と共にスライドガラスとカバーガラスの間で十分にすりつぶしたものを鏡検するとき，円形～多角形を呈する径10 μm以上の結晶を多く認める。

　また，「カッセキ」の確認試験を準用する。

乾燥減量 10 %以下。

灰　分 24 %以下。

【339】 K 139

成分及び分量 又は本質	日本薬局方	トウキ	3.0 g
	〃	シャクヤク	3.0 g
	〃	センキュウ	3.0 g
	〃	ジオウ	3.0 g
	〃	チョレイ	3.0 g
	〃	ブクリョウ	3.0 g
	〃	タクシャ	3.0 g
	〃	カッセキ	3.0 g
		全　量	24.0 g
	局外生規	アキョウ	3.0 g
製 造 方 法	アキョウを除く以上の切断又は破砕した生薬をとり，1包として製し，これにアキョウ3.0 gを添付する。		
用 法 及 び 用 量	本品1包に，水約500 mLを加えて，半量ぐらいまで煎じつめ，煎じかすを除き，添付のアキョウを煎液に入れ，再び5分ほど熱して溶かし，煎液を3回に分けて食間に服用する。上記は大人の1日量である。 15才未満7才以上　大人の⅔，　7才未満4才以上　大人の½，　4才未満2才以上大人の⅓，　2才未満　大人の¼以下を服用する。		
効 能 又 は 効 果	体力に関わらず使用でき，皮膚が乾燥し，色つやが悪く，胃腸障害のない人で，排尿異常があり口が渇くものの次の諸症：排尿困難，排尿痛，残尿感，頻尿		
貯 蔵 方 法 及 び 有 効 期 間	密閉容器，ただし，アキョウは気密容器		
規格及び試験方法	分包品については別記のとおり。		
備 考	猪苓湯合四物湯		

規 格 及 び 試 験 方 法

性　状　本品は特異なにおいがある。

確認試験　本品1包を白紙上に広げ，各生薬を外観的に選別し，それぞれの生薬につき，次の試験を行う。

（1）　**トウキ**　外面は暗褐色〜赤褐色で，縦じわがあり，切断面は淡黄色〜黄褐色を呈する。特異なにおいがあり，味はわずかに甘く，後にやや辛い。

　横切片を鏡検するとき，コルク層は4〜10層からなり，その内側に数層の厚角組織が続いている。皮部には分泌細胞に囲まれた多数の樹脂道並びにしばしば大きなすき間がある。形成層は長方形に偏圧された数層の細胞からなり，明らかに皮部と木部とを区別する。木部では多数の道管と放射組織とが交互に放射状に配列し，その外方の道管は単独又は数個集まってやや密に配列してくさび状をなすが，中心部付近の道管は極めてまばらに存在する。でんぷん粒は径19 μm以下，まれに2〜5個の複粒があり，複粒の径は25 μmに達し，しばしばのり化している。

（2）　**シャクヤク**　外面は褐色〜淡灰褐色を呈し，横断面はち密で淡灰褐色を呈し，木部には淡褐色の放射状の線がある。わずかに特異なにおいがあり，味は初めわずかに甘く，後に渋くてわずかに苦い。

また，「シャクヤク」の確認試験を準用する。

（3）　**センキュウ**　外面は灰褐色～暗褐色で，切断面は灰白色～灰褐色，半透明で，ときにはうつろがある。質は密で堅い。特異なにおいがあり，味はわずかに苦い。

横切片を鏡検するとき，皮部及び髄には油道が散在する。木部には厚膜で木化した木部繊維が大小不同の群をなして存在する。でんぷん粒は，通例，のり化していて，まれに径 $5～25\,\mu\mathrm{m}$ のでんぷん粒を認めることがある。シュウ酸カルシウム結晶は認めない。

（4）　**ジオウ**　外面は黄褐色～黒褐色を呈し，深い縦みぞ及びくびれがある。質は柔らかく粘性である。横断面は黄褐色～黒褐色で，皮部は木部より色が濃く，ほとんど髄を認めない。特異なにおいがあり，味は初めわずかに甘く，後にやや苦い。

横切片を鏡検するとき，コルク層は7～15層で，皮部はすべて柔細胞からなり，外皮部に褐色の分泌物を含む細胞が散在する。木部はほとんど柔細胞で満たされ，放射状に並ぶ道管は側孔のある網紋があり，弱い木化反応を呈する。

（5）　**チョレイ**　外面は黒褐色を呈し，切断面はやや柔らかくコルクようで，ほぼ白色～淡褐色を呈し，内部には白色のまだら模様がある。質は軽い。味がない。

また，「チョレイ」の確認試験を準用する。

（6）　**ブクリョウ**　白色又はわずかに淡赤色を帯びた白色で，質は堅いが砕きやすい。味はないがやや粘液ようである。

また，「ブクリョウ」の確認試験を準用する。

（7）　**タクシャ**　淡黄褐色～淡褐色でコルク層をつける部位はやや暗色を呈する。ルーペ視するとき，褐色～淡褐色のはん点が散在する。切面は粒状で，繊維性ではない。わずかににおい及び味がある。

（8）　**カッセキ**　白色～淡紅色の粉末性の結晶塊で，砕くと容易に微細な粉末となる。粉末はややざらつき，皮膚につきやすい。粉末を水で潤すとき，やや暗色を帯び，可塑性となる。特異なにおいがあり，味はほとんどない。かめば細かい砂をかむような感じがある。

粉末を封入剤と共にスライドガラスとカバーガラスの間で十分にすりつぶしたものを鏡検するとき，円形～多角形を呈する径 $10\,\mu\mathrm{m}$ 以上の結晶を多く認める。

また，「カッセキ」の確認試験を準用する。

乾燥減量　10 ％以下。

灰　　分　24 ％以下。

【340】 K 140

成分及び分量又は本質	日本薬局方	トウキ	3.0 g
	〃	ダイオウ	3.0 g
	別紙規格	乾燥硫酸ナトリウム	1.7 g
	日本薬局方	キジツ	3.0 g
	〃	コウボク	2.0 g
	〃	チンピ	2.0 g
	〃	モクツウ	2.0 g
	〃	コウカ	2.0 g
	〃	カンゾウ	2.0 g
	〃	ソボク	2.0 g
		全　量	22.7 g
製造方法	以上の切断又は破砕した生薬をとり，1包として製する。		
用法及び用量	本品1包に水約500 mLを加えて，半量ぐらいまで煎じつめ，煎じかすを除き，煎液を3回に分けて食間に服用する。上記は大人の1日量である。15才未満7才以上　大人の⅔，7才未満4才以上　大人の½，4才未満2才以上大人の⅓，2才未満　大人の¼以下を服用する。		
効能又は効果	体力中等度以上で，下腹部に圧痛があって便秘しがちなものの次の諸症：月経不順，月経痛，更年期障害，腰痛，便秘，打ち身（打撲），高血圧の随伴症状（頭痛，めまい，肩こり）		
貯蔵方法及び有効期間	密閉容器		
規格及び試験方法	別記のとおり。		
備考	通導散料		

規格及び試験方法

性状　本品は特異なにおいがある。

確認試験　本品1包を白紙上に広げ，各生薬を外観的に選別し，それぞれの生薬につき，次の試験を行う。

（1）　**トウキ**　外面は暗褐色〜赤褐色で，縦じわがあり，切断面は淡黄色〜黄褐色を呈する。特異なにおいがあり，味はわずかに甘く，後にやや辛い。

　横切片を鏡検するとき，コルク層は4〜10層からなり，その内側に数層の厚角組織が続いている。皮部には分泌細胞に囲まれた多数の油道及びしばしば大きなすき間がある。形成層は長方形に偏圧された数層の細胞からなり，明らかに皮部と木部とを区別する。木部では多数の道管と放射組織とが交互に放射状に配列し，その外方の道管は単独又は数個集まってやや密に配列してくさび状をなすが，中心部付近の道管は極めてまばらに存在する。でんぷん粒は径19 μm以下，まれに2〜5個の複粒があり，複粒の径は25 μmに達し，しばしばのり化している。

（2）　**ダイオウ**　暗褐色〜黄褐色〜淡褐色を呈し，ルーペ視すると入り組んだ不規則な模様がある。質はおおむね粗で繊維性ではない。特異なにおいがあり，味はわずかに渋くて苦い。かめば細かい砂をかむような感じがあり，だ液を黄色に染める。

　また，「ダイオウ」の確認試験を準用する。

（3） 乾燥硫酸ナトリウム　白色の粉末で，味はやや苦く，塩辛い。

また，別紙規格「乾燥硫酸ナトリウム」の確認試験を準用する。

（4） キジツ　外面は濃緑褐色〜褐色で，つやがなく，油室による多数のくぼんだ細点がある。切断面は淡灰褐色を呈し，内果皮を付ける部分は褐色を呈する。特異なにおいがあり，味は苦い。

また，「キジツ」の確認試験を準用する。

（5） コウボク　外面は灰白色〜灰褐色を呈し，内面は淡褐色〜暗紫褐色，切断面は淡赤褐色を呈し，繊維性である。わずかに芳香があり，味は苦い。

横切片を鏡検するとき，コルク層は厚く，ほぼ等径性の石細胞が環状に内接する。一次皮部は狭く，内しょう部には繊維群が点在し，二次皮部の放射組織間には師部繊維群が階段状に並ぶ。油細胞の多数は一次皮部に，少数は二次皮部に散在し，狭い放射組織内にも認められることがある。

また，「コウボク」の確認試験を準用する。

（6） チンピ　外面は黄赤色〜暗黄褐色で，油室による多数の小さいくぼみがあり，内面は白色〜淡灰黄褐色である。厚さ約2mmで，質は軽くてもろい。芳香があり，味は苦くて，わずかに刺激性である。

また，「チンピ」の確認試験を準用する。

（7） モクツウ　外側のコルク層は灰褐色で，円形又は横に長いだ円形の皮目がある。皮部は暗灰褐色を呈し，木部は淡褐色で，灰白色の放射組織と交互に配列する。髄は淡灰黄色で，明らかである。味はわずかにえぐい。

横切片を鏡検するとき，師部の外辺を囲む弧状の輪層は主として結晶細胞列をなす繊維束と石細胞群とからなり，皮部の放射組織は単晶を含む厚膜細胞からなる。形成層は明らかで，束外では著しく内方に湾入している。髄周辺の細胞は，はなはだ厚膜で，しばしば単晶を含んでいる。でんぷん粒の大きさは8mm以下である。

また，「モクツウ」の確認試験を準用する。

（8） コウカ　赤色〜赤褐色の花冠，花柄，黄色の花柱及び雄しべからなり，全長は約1cm，花冠は筒状で5裂し，雄しべは5本で，長い柱頭をもつ雌しべを囲んでいる。花粉はほぼ球形で，径約50μm，黄色で表面に細かい突起がある。特異なにおいがあり，味はわずかに苦い。

また，「コウカ」の確認試験を準用する。

（9） カンゾウ　外面（周皮）は暗褐色〜赤褐色で縦じわがあり，切断面は淡黄色で繊維質を呈する。横断面では，皮部と木部の境界はほぼ明らかで，放射状の構造を現わす。味は甘い。

横切片を鏡検するとき，皮付きカンゾウでは黄褐色の多層のコルク層とその内層に1〜3細胞層のコルク皮層がある。皮部には放射組織が退廃師部と交互に放射状に配列し，師部には結晶細胞列で囲まれた厚膜で木化不十分な師部繊維群がある。木部には3〜10細胞列の放射組織が黄色で巨大な道管と交互に放射状に配列し，道管は結晶細胞列で囲まれた木部繊維及び木部柔細胞を伴い，ストロンに基づくものでは柔細胞性の髄がある。柔細胞中にはでんぷん粒を含み，またしばしばシュウ酸カルシウムの単晶を含む。皮去りカンゾウでは周皮及び師部の一部を欠いている。

（10） ソボク　切片，削片又は短い木片で，黄赤色〜灰黄褐色を呈し，ときには淡褐色〜灰白色の辺材を付けることがある。質は堅い。横断面には年輪様の紋様がある。におい及び味がほとんどない。

横切片を鏡検するとき，1〜2列の細長い細胞からなる放射組織がある。放射組織間は繊維細胞からなり，楕円形で大きな道管が散在する。木部の最も内側の柔細胞中にはシュウ酸カルシウムの単晶が認められる。

また，「ソボク」の確認試験を準用する。

乾燥減量　10％以下。

616

灰　　分　15％以下。

別紙規格　　　　　　　　　　　　**乾燥硫酸ナトリウムの規格及び試験方法**
　　本品を乾燥したものは定量するとき，硫酸ナトリウム（Na_2SO_4）99.0％以上を含む。
性　　状　本品は白色の粉末で，味はやや苦く，塩辛い。
　　本品は水に溶けやすく，エタノール（95）にほとんど溶けない。
確認試験　本品の水溶液（1→20）はナトリウム塩及び硫酸塩の定性反応を呈する。
純度試験　（1）　溶状及び液性　本品0.5gに新たに煮沸し冷却した水5mLを加えて溶かすとき，液は無色澄明で，中性である。
（2）　塩化物　本品0.5gをとり，試験を行う。比較液には0.01mol/L塩酸0.50mLを加える（0.036％以下）。
（3）　重金属　本品2.0gをとり，第1法により操作し，試験を行う。比較液には鉛標準液2.0mLを加える（10ppm以下）。
（4）　ヒ素　本品1.0gをとり，第1法により操作し，試験を行う（2ppm以下）。
乾燥減量　11.4％以下（2g，105℃，4時間）。
定　量　法　本品を乾燥し，その約0.4gを精密に量り，水200mLを加えて溶かし，塩酸1mLを加えて煮沸し，熱時塩化バリウム試液8mLを徐々に加える。この液を水浴上で1時間加熱したのち，冷後，沈殿をろ取し，洗液に硝酸銀試液を加えても混濁を生じなくなるまで水で洗い，乾燥し，恒量になるまで強熱し，重量を量り，硫酸バリウム（$BaSO_4$：233.40）の量とする。

　　　　　　　硫酸ナトリウム（Na_2SO_4）の量（mg）
　　　　　　　＝硫酸バリウム（$BaSO_4$）の量（mg）×0.6086

【341】 K 141

成分及び分量 又は本質	日本薬局方　トウニン	4.0 g
	〃　　　　ケイヒ	2.0 g
	〃　　　　カンゾウ	2.0 g
	〃　　　　硫酸マグネシウム水和物	2.0 g
	〃　　　　ダイオウ	0.5 g
	全　　　量	10.5 g
製　造　方　法	以上の切断又は破砕した生薬をとり，1包として製する。	
用　法　及　び　用　量	本品1包に水約500 mLを加えて，半量ぐらいまで煎じつめ，煎じかすを除き，煎液を3回に分けて食間に服用する。上記は大人の1日量である。 15才未満7才以上　大人の⅔，7才未満4才以上　大人の½，4才未満2才以上大人の⅓，2才未満　大人の¼以下を服用する。	
効　能　又　は　効　果	体力中等度以上で，のぼせて便秘しがちなものの次の諸症：月経不順，月経困難症，月経痛，月経時や産後の精神不安，腰痛，便秘，高血圧の随伴症状(頭痛，めまい，肩こり)，痔疾，打撲症	
貯　蔵　方　法　及　び 有　効　期　間	密閉容器	
規格及び試験方法	別記のとおり。	
備　　　　　考	桃核承気湯	

規　格　及　び　試　験　方　法

性　　状　本品は特異なにおいがある。

確認試験　本品1包を白紙上に広げ，各生薬を外観的に選別し，それぞれの生薬及び白色粉末につき，次の試験を行う。

（1）　**トウニン**　種皮は薄く，外面は赤褐色を帯び，表面にはすれて落ちやすい石細胞となった表皮細胞があって，粉をふいたようである。切断面は類白色である。味はわずかに苦く，油ようである。

表皮の表面を鏡検するとき，数個ずつ集合する石細胞はおおむね円形で，その細胞膜は均等に厚く，側面視では方形又は長方形を呈する。

また，「トウニン」の確認試験を準用する。

（2）　**ケイヒ**　外面は暗赤褐色を呈し，内面は赤褐色を呈し，平滑である。横断面は赤褐色を呈し淡褐色の薄層が見られる。特異なにおいがあり，味は甘く，辛く，後にやや粘液性で，わずかに収れん性である。

横切片を鏡検するとき，一次皮部と二次皮部はほとんど連続した石細胞環で区分され，環の外辺にはほぼ円形に結集した繊維束を伴い，環の各石細胞の膜はしばしばU字形に肥厚する。二次皮部中には石細胞を認めず，まばらに少数の厚膜繊維を認める。柔組織中には油細胞，粘液細胞及び微細なシュウ酸カルシウムの針晶を含む細胞があり，柔細胞中にはでんぷん粒を含む。

（3）　**カンゾウ**　外面(周皮)は暗褐色～赤褐色で縦じわがあり，切断面は淡黄色で繊維質を呈する。横断面では，皮部と木部の境界はほぼ明らかで，放射状の構造を現わす。味は甘い。

横切片を鏡検するとき，皮付きカンゾウでは黄褐色の多層のコルク層とその内層に1～3細胞層のコルク皮層がある。皮部には放射組織が退廃師部と交互に放射状に配列し，師部には結晶細胞列で囲

まれた厚膜で木化不十分な師部繊維群がある。木部には 3 ～10 細胞列の放射組織が黄色で巨大な道管と交互に放射状に配列し，道管は結晶細胞列で囲まれた木部繊維及び木部柔細胞を伴い，ストロンに基づくものでは柔細胞性の髄がある。柔細胞中にはでんぷん粒を含み，またしばしばシュウ酸カルシウムの単晶を含む。皮去りカンゾウでは周皮及び師部の一部を欠いている。

（4）　**硫酸マグネシウム水和物**　結晶性粉末で，水に溶けやすく，味は苦く，清涼味及び塩味がある。

　また，「硫酸マグネシウム水和物」の確認試験を準用する。

（5）　**ダイオウ**　暗褐色～黄褐色～淡褐色を呈し，ルーペ視すると入り組んだ不規則な模様がある。質はおおむね粗で繊維性ではない。特異なにおいがあり，味はわずかに渋くて苦い。かめば細かい砂をかむような感じがあり，だ液を黄色に染める。

　また，「ダイオウ」の確認試験を準用する。

乾燥減量　20 ％以下。

【342】 K 142

成分及び分量 又 は 本 質	日本薬局方	ト ウ キ	5.0 g
	〃	シャクヤク	3.0 g
	〃	センキュウ	3.0 g
	〃	ボ ウ フ ウ	3.0 g
	〃	ジ オ ウ	4.0 g
	〃	ケ イ ガ イ	1.5 g
	〃	オ ウ ギ	1.5 g
	〃	カ ン ゾ ウ	1.0 g
	〃	シ ツ リ シ	3.0 g
	〃	カ シ ュ ウ	2.0 g
		全　　　量	27.0 g
製 造 方 法	以上の切断又は破砕した生薬をとり，1包として製する。		
用 法 及 び 用 量	本品1包に水約500 mLを加えて，半量ぐらいまで煎じつめ，煎じかすを除き，煎液を3回に分けて食間に服用する。上記は大人の1日量である。 15才未満7才以上　大人の⅔，　7才未満4才以上　大人の½，　4才未満2才以上大人の⅓，　2才未満　大人の¼以下を服用する。		
効 能 又 は 効 果	体力中等度以下で，冷え症で，皮膚が乾燥するものの次の諸症：湿疹・皮膚炎（分泌物の少ないもの），かゆみ		
貯 蔵 方 法 及 び 有 効 期 間	密閉容器		
規格及び試験方法	別記のとおり。		
備　　　考	当帰飲子		

規 格 及 び 試 験 方 法

性　状　本品は特異なにおいがある。

確認試験　本品1包を白紙上に広げ，各生薬を外観的に選別し，それぞれの生薬につき，次の試験を行う。

（1）　**トウキ**　外面は暗褐色～赤褐色で，縦じわがあり，切断面は淡黄色～黄褐色を呈する。特異なにおいがあり，味はわずかに甘く，後にやや辛い。

　横切片を鏡検するとき，コルク層は4～10層からなり，その内側に数層の厚角組織が続いている。皮部には分泌細胞に囲まれた多数の樹脂道並びにしばしば大きなすき間がある。形成層は長方形に偏圧された数層の細胞からなり，明らかに皮部と木部とを区別する。木部では多数の道管と放射組織とが交互に放射状に配列し，その外方の道管は単独又は数個集まってやや密に配列してくさび状をなすが，中心部付近の道管は極めてまばらに存在する。でんぷん粒は径19 μm以下，まれに2～5個の複粒があり，複粒の径は25 μmに達し，しばしばのり化している。

（2）　**シャクヤク**　外面は褐色～淡灰褐色を呈し，横断面はち密で淡灰褐色を呈し，木部には淡褐色の放射状の線がある。わずかに特異なにおいがあり，味は初めわずかに甘く，後に渋くてわずかに苦い。

　また，「シャクヤク」の確認試験を準用する。

（3）　**センキュウ**　外面は灰褐色～暗褐色で，切断面は灰白色～灰褐色，半透明で，ときにはうつろ

がある。質は密で堅い。特異なにおいがあり，味はわずかに苦い。

横切片を鏡検するとき，皮部及び髄には油道が散在する。木部には厚膜で木化した木部繊維が大小不同の群をなして存在する。でんぷん粒は，通例，のり化していて，まれに径5～25μmのでんぷん粒を認めることがある。シュウ酸カルシウム結晶は認めない。

（4）　**ボウフウ**　外面は淡褐色で，多数の縦じわがある。横断面の周辺は灰褐色で，空げきが多く，中央は円形に黄色を呈する。味はわずかに甘い。

（5）　**ジオウ**　外面は黄褐色～黒褐色を呈し，深い縦みぞ及びくびれがある。質は柔らかく粘性である。横断面は黄褐色～黒褐色で，皮部は木部より色が濃く，ほとんど髄を認めない。特異なにおいがあり，味は初めわずかに甘く，後にやや苦い。

横切片を鏡検するとき，コルク層は7～15層で，皮部はすべて柔細胞からなり，外皮部に褐色の分泌物を含む細胞が散在する。木部はほとんど柔細胞で満たされ，放射状に並ぶ道管は側孔のある網紋があり，弱い木化反応を呈する。

（6）　**ケイガイ**　茎，輪散花序に集合したがく筒，これら及びときには葉の砕片，種子ようの微粒の分果からなる。茎は方形で外面はおおむね紫褐色，径約1mmである。がく筒は淡褐色～黄緑色で長さ2～3mm，ルーペ視するとき，先端はきょ歯辺，筒部には数条の線があり，唇形花又は果実を含み，茎とともに類白色の短毛を認める。分果は黄褐色～黒色，両端の細いだ円体で長さ1～1.5mm，径は長さのほぼ½である。特異な芳香があり，口に含むとわずかに清涼感がある。

また，「ケイガイ」の確認試験を準用する。

（7）　**オウギ**　外面は淡灰黄色～淡褐黄色で，不規則なあらい縦じわがあり，折面は繊維性である。横断面をルーペ視するとき，最外層には周皮があり，皮部は淡黄白色，木部は淡黄色，形成層付近はやや褐色を帯びる。木部から皮部にわたって白色の放射組織が認められる。太いものではしばしば多数の放射状の裂け目となっている。わずかに特異なにおいがあり，味は甘い。

（8）　**カンゾウ**　外面（周皮）は暗褐色～赤褐色で縦じわがあり，切断面は淡黄色で繊維質を呈する。横断面では，皮部と木部の境界はほぼ明らかで，放射状の構造を現わす。味は甘い。

横切片を鏡検するとき，皮付きカンゾウでは黄褐色の多層のコルク層とその内層に1～3細胞層のコルク皮層がある。皮部には放射組織が退廃師部と交互に放射状に配列し，師部には結晶細胞列で囲まれた厚膜で木化不十分な師部繊維群がある。木部には3～10細胞列の放射組織が黄色で巨大な道管と交互に放射状に配列し，道管は結晶細胞列で囲まれた木部繊維及び木部柔細胞を伴い，ストロンに基づくものでは柔細胞性の髄がある。柔細胞中にはでんぷん粒を含み，またしばしばシュウ酸カルシウムの単晶を含む。皮去りカンゾウでは周皮及び師部の一部を欠いている。

（9）　**シツリシ**　5角星状で，5個の分果からなり，径7～12mm，しばしば各分果に分離している。外面は灰緑色～灰褐色を呈し，各分果の外面に長短2対のとげがある。その1対は長さ3～7mm，他は長さ2～5mmである。肋線上に多くの小突起がある。果皮は堅く，切面は淡黄色を呈する。分果は1～3個の種子を含む。ほとんどにおいがなく，味は初め緩和で，後に苦い。

横切片を鏡検するとき，外果皮は1層の表皮からなり，中果皮は柔組織と厚壁細胞層からなり，内果皮は数層の繊維細胞層からなる。中果皮と内果皮との間にはシュウ酸カルシウムの単晶を含む1層の細胞層がある。種子の子葉中には油滴及びアリューロン粒を含み，でんぷん粒が認められることがある。

また，「シツリシ」の確認試験を準用する。

（10）　**カシュウ**　ほぼ紡錘形を呈し，長さ10～15cm，径2～5cm。外面は赤褐色～暗褐色で，粗いしわがある。横切面は淡赤褐色又は淡灰褐色で，中央部に大型の維管束とその回りに小形の多数の異常維管束が不規則に散在する。質は重く堅い。特異な弱いにおいがあり，味は渋くてやや苦い。

横切片を鏡検するとき，最外層は数層のコルク層からなり，コルク細胞には褐色の物質が含まれる。皮層は柔組織からなる。各異常維管束は環状の形成層とそれを挟む師部と木部からなる。師部に外接して繊維が見られる。根の中心部は木化している。柔組織中には単粒及び2〜8個の複粒のでんぷん粒とシュウ酸カルシウムの集晶を含む。でんぷん粒のへそは明瞭である。

また，「カシュウ」の確認試験を準用する。

乾燥減量 15％以下。

灰　　分 7％以下。

【343】 K 143

成分及び分量又は本質	日本薬局方	トウキ	4.0 g
	〃	ケイヒ	4.0 g
	〃	ショウキョウ	1.0 g
	〃	タイソウ	4.0 g
	〃	シャクヤク	6.0 g
	〃	カンゾウ	2.0 g
		全　量	21.0 g
製造方法	以上の切断又は破砕した生薬をとり，1包として製する。		
用法及び用量	本品1包に水約500 mLを加えて，半量ぐらいまで煎じつめ，煎じかすを除き，煎液を3回に分けて食間に服用する。上記は大人の1日量である。15才未満7才以上　大人の⅔，7才未満4才以上　大人の½，4才未満2才以上　大人の⅓，2才未満　大人の¼以下を服用する。		
効能又は効果	体力虚弱で，疲労しやすく血色のすぐれないものの次の諸症：月経痛，月経困難症，月経不順，腹痛，下腹部痛，腰痛，痔，脱肛の痛み，病後・術後の体力低下		
貯蔵方法及び有効期間	密閉容器		
規格及び試験方法	別記のとおり。		
備考	当帰建中湯		

規格及び試験方法

性　状　本品は特異なにおいがある。

確認試験　本品1包を白紙上に広げ，各生薬を外観的に選別し，それぞれの生薬につき，次の試験を行う。

（1）　**トウキ**　外面は暗褐色〜赤褐色で，縦じわがあり，切断面は淡黄色〜黄褐色を呈する。特異なにおいがあり，味はわずかに甘く，後にやや辛い。

　横切片を鏡検するとき，コルク層は4〜10層からなり，その内側に数層の厚角組織が続いている。皮部には分泌細胞に囲まれた多数の樹脂道並びにしばしば大きなすき間がある。形成層は長方形に偏圧された数層の細胞からなり，明らかに皮部と木部とを区別する。木部では多数の道管と放射組織とが交互に放射状に配列し，その外方の道管は単独又は数個集まってやや密に配列してくさび状をなすが，中心部付近の道管は極めてまばらに存在する。でんぷん粒は径 $19 \mu m$ 以下，まれに 2〜5個の複粒があり，複粒の径は $25 \mu m$ に達し，しばしばのり化している。

（2）　**ケイヒ**　外面は暗赤褐色を呈し，内面は赤褐色を呈し，平滑である。横断面は赤褐色を呈し淡褐色の薄層が見られる。特異なにおいがあり，味は甘く，辛く，後にやや粘液性で，わずかに収れん性である。

　横切片を鏡検するとき，一次皮部と二次皮部はほとんど連続した石細胞環で区分され，環の外辺にはほぼ円形に結集した繊維束を伴い，環の各石細胞の膜はしばしばU字形に肥厚する。二次皮部中には石細胞を認めず，まばらに少数の厚膜繊維を認める。柔組織中には油細胞，粘液細胞及び微細なシュウ酸カルシウムの針晶を含む細胞があり，柔細胞中にはでんぷん粒を含む。

（3）　**ショウキョウ**　淡灰黄色の周皮を付けたままか，又はその一部をはぎとってあり，表面は灰白

色～淡灰褐色で，しばしば白粉を付けている。横断面は繊維性，粉性で，淡帯黄褐色を呈し，皮層と中心柱とに分かれる。横断面をルーペ視するとき，その全面に維管束及び分泌物が褐色の細点として散在している。特異なにおいがあり，味は極めて辛い。

（4）　**タイソウ**　外面は赤褐色であらいしわがあるか，又は暗灰赤色で細かいしわがあり，いずれもつやがある。外果皮は薄く革質で，中果皮は暗灰褐色を呈し，海綿ようで柔らかく粘着性があり，内果皮は極めて堅く，種子は偏平である。わずかに特異なにおいがあり，味は甘い。

（5）　**シャクヤク**　外面は褐色～淡灰褐色を呈し，横断面はち密で淡灰褐色を呈し，木部には淡褐色の放射状の線がある。わずかに特異なにおいがあり，味は初めわずかに甘く，後に渋くてわずかに苦い。

　　また，「シャクヤク」の確認試験を準用する。

（6）　**カンゾウ**　外面（周皮）は暗褐色～赤褐色で縦じわがあり，切断面は淡黄色で繊維質を呈する。横断面では，皮部と木部の境界はほぼ明らかで，放射状の構造を現わす。味は甘い。

　　横切片を鏡検するとき，皮付きカンゾウでは黄褐色の多層のコルク層とその内層に1～3細胞層のコルク皮層がある。皮部には放射組織が退廃師部と交互に放射状に配列し，師部には結晶細胞列で囲まれた厚膜で木化不十分な師部繊維群がある。木部には3～10細胞列の放射組織が黄色で巨大な道管と交互に放射状に配列し，道管は結晶細胞列で囲まれた木部繊維及び木部柔細胞を伴い，ストロンに基づくものでは柔細胞性の髄がある。柔細胞中にはでんぷん粒を含み，またしばしばシュウ酸カルシウムの単晶を含む。皮去りカンゾウでは周皮及び師部の一部を欠いている。

乾燥減量　15 ％以下。
灰　　分　10 ％以下。

【344】 K 144

成分及び分量又は本質	日本薬局方　トウキ　　　　3.0 g
	〃　　　　シャクヤク　　　3.0 g
	〃　　　　センキュウ　　　3.0 g
	〃　　　　オウゴン　　　　3.0 g
	〃　　　　ビャクジュツ　　1.5 g
	全　　　量　　　　　　13.5 g
製　造　方　法	以上の切断又は破砕した生薬をとり，1包として製する。
用法及び用量	本品1包に水約500 mL を加えて，半量ぐらいまで煎じつめ，熱いうちに煎じかすを除き，煎液を3回に分けて食間に服用する。上記は大人の1日量である。 15才未満7才以上　大人の⅔，7才未満4才以上　大人の½，4才未満2才以上大人の⅓，2才未満　大人の¼以下を服用する。 本剤は必ず1日分ずつ煎じ，数日分をまとめて煎じないこと。
効能又は効果	体力中等度以下のものの次の諸症：産前産後の障害（貧血，疲労倦怠，めまい，むくみ）
貯蔵方法及び有効期間	密閉容器
規格及び試験方法	別記のとおり。
備　　　考	当帰散料

規 格 及 び 試 験 方 法

性　状　本品は特異なにおいがある。

確認試験　本品1包を白紙上に広げ，各生薬を外観的に選別し，それぞれの生薬につき，次の試験を行う。

（1）トウキ　外面は暗褐色～赤褐色で，縦じわがあり，切断面は暗褐色～黄褐色を呈する。特異なにおいがあり，味はわずかに甘く，後にやや辛い。

　横切片を鏡検するとき，コルク層は4～10層からなり，その内側に数層の厚角組織がある。皮部には分泌細胞に囲まれた多数の油道及びしばしば大きなすき間がある。皮部と木部の境界は明らかで，木部では多数の道管と放射組織とが交互に放射状に配列し，その外方の道管は単独又は数個集まってやや密に配列してくさび状をなすが，中心部付近の道管は極めてまばらに存在する。でんぷん粒は径19 μm 以下，まれに2～5個の複粒があり，複粒の径は25 μm に達し，しばしばのり化している。

（2）シャクヤク　外面は褐色～淡灰褐色を呈し，横断面はち密で淡灰褐色を呈し，木部には淡褐色の放射状の線がある。わずかに特異なにおいがあり，味は初めわずかに甘く，後に渋くてわずかに苦い。

　また，「シャクヤク」の確認試験を準用する。

（3）センキュウ　外面は灰褐色～暗褐色で，切断面は灰白色～灰褐色，半透明で，ときにはうつろがある。質は密で堅い。特異なにおいがあり，味はわずかに苦い。

　横切片を鏡検するとき，皮部及び髄には油道が散在する。木部には厚膜で木化した木部繊維が大小不同の群をなして存在する。でんぷん粒は，通例，のり化していて，まれに径5～25 μm の粒として認めることがある。シュウ酸カルシウム結晶は認めない。

（4）　**オウゴン**　外面は黄褐色を呈し，切断面は黄色～黄褐色を呈し，縦に繊維性のすじが見られる。味はわずかに苦い。

また，「オウゴン」の確認試験を準用する。

（5）　**ビャクジュツ**　外面は淡灰黄色～淡黄白色で，ところどころ灰褐色を呈し，横切面には淡黄褐色～褐色の分泌物による細点がある。特異なにおいがあり，味はわずかに苦い。

横切片を鏡検するとき，皮部の柔組織中にはしばしば師部の外側に接して繊維束があり，放射組織の末端部には淡褐色～褐色の内容物を含む油室がある。木部には大きい髄を囲んで放射状に配列した短径の道管とそれを囲む著しい繊維束がある。髄及び放射組織中には皮部と同様な油室があり，柔組織中にはイヌリンの結晶及びシュウ酸カルシウムの小針晶を含む。

また，「ビャクジュツ」の確認試験を準用する。

乾燥減量　15 ％以下。

灰　　分　5 ％以下。

【345】 K 144—①

成 分 及 び 分 量 又 は 本 質	日本薬局方　ト　ウ　キ	1.2 g
	〃　　　　シャクヤク	1.2 g
	〃　　　　センキュウ	1.2 g
	〃　　　　オウゴン	1.2 g
	〃　　　　ビャクジュツ	0.6 g
	全　　量	5.4 g
製 造 方 法	以上の生薬をそれぞれ末とし，散剤の製法により製する。ただし，分包散剤とする。
用 法 及 び 用 量	大人1回1.8 g，1日3回，食前又は空腹時に服用する。 15才未満7才以上　大人の⅔，7才未満4才以上　大人の½，4才未満2才以上 大人の⅓，2才未満　大人の¼以下を服用する。
効 能 又 は 効 果	体力中等度以下のものの次の諸症：産前産後の障害（貧血，疲労倦怠，めまい，む くみ）
貯 蔵 方 法 及 び 有 効 期 間	密閉容器
規格及び試験方法	別記のとおり。
備　　　　考	当帰散

規 格 及 び 試 験 方 法

性　　状　本品は淡褐色の粉末で，特異なにおいがある。

確認試験

（1）　**トウキ**　本品の粉末2 gにジエチルエーテル10 mLを加え，還流冷却器を付け，水浴上で10分間加熱し，冷後，ろ過し，ろ液を試料溶液とする。

別に「トウキ」の粉末1 gをとり，試料溶液と同様に操作して対照溶液とする。

これらの液につき，薄層クロマトグラフ法により試験を行う。試料溶液及び対照溶液10 μLずつを薄層クロマトグラフ用シリカゲル（蛍光剤入り）を用いて調製した薄層板にスポットする。次にクロロホルム・アセトン混液（4：2）を展開溶媒として約10 cm展開した後，薄層板を風乾する。

これに紫外線（主波長365 nm）を照射するとき，Rf値約0.71付近に紫色蛍光のスポットを認める。

（2）　**シャクヤク**　本品の粉末2 gにメタノール10 mLを加え，還流冷却器を付け，水浴上で10分間加熱し，冷後，ろ過し，ろ液を試料溶液とする。

別に「シャクヤク」の粉末1 gをとり，試料溶液と同様に操作して対照溶液とする。

これらの液につき，薄層クロマトグラフ法により試験を行う。試料溶液及び対照溶液10 μLずつを薄層クロマトグラフ用シリカゲルを用いて調製した薄層板にスポットする。次にトルエン・ギ酸・ギ酸エチル混液（3：1：6）を展開溶媒として約10 cm展開した後，薄層板を風乾する。

これに塩化鉄（Ⅲ）試液を均等に噴霧するとき，Rf値約0.5付近に暗紫色のスポットを認める。

（3）　**センキュウ**　本品の粉末2 gにジエチルエーテル10 mLを加え，還流冷却器を付け，水浴上で10分間加熱し，冷後，ろ過し，ろ液を試料溶液とする。

別に「センキュウ」の粉末1 gをとり，試料溶液と同様に操作して対照溶液とする。

これらの液につき，薄層クロマトグラフ法により試験を行う。試料溶液及び対照溶液10 μLずつを薄層クロマトグラフ用シリカゲル（蛍光剤入り）を用いて調製した薄層板にスポットする。次にク

ロロホルム・アセトン・ギ酸混液（4：2：0.5）を展開溶媒として約10cm展開した後，薄層板を風乾する。

これに紫外線（主波長365nm）を照射するとき，Rf値約0.73付近に白色蛍光のスポットを認める。

（4）　**オウゴン**　本品の粉末2gにメタノール10mLを加え，還流冷却器を付け，水浴上で10分間加熱し，冷後，ろ過し，ろ液を試料溶液とする。

別に，「オウゴン」の粉末1gをとり，試料溶液と同様に操作して，対照溶液とする。

これらの液につき，薄層クロマトグラフ法により試験を行う。試料溶液及び対照溶液10μLずつを薄層クロマトグラフ用シリカゲルを用いて調製した薄層板にスポットする。次にクロロホルム・メタノール混液（3：1）を展開溶媒として約10cm展開した後，薄層板を風乾する。これに塩化鉄（III）試液を均等に噴霧するとき，Rf値約0.86付近に褐色のスポットを認める。

（5）　**ビャクジュツ**　本品の粉末2gにヘキサン10mLを加え，還流冷却器を付け，水浴上で10分間加熱し，冷後，ろ過し，ろ液を試料溶液とする。

別に「ビャクジュツ」の粉末1gをとり，試料溶液と同様に操作して対照溶液とする。

これらの液につき，薄層クロマトグラフ法により試験を行う。試料溶液及び対照溶液10μLずつを薄層クロマトグラフ用シリカゲルを用いて調製した薄層板にスポットする。次にヘキサン・ベンゼン・酢酸エチル混液（14：3：3）を展開溶媒として約10cm展開した後，薄層板を風乾する。

これにp-ジメチルアミノベンズアルデヒド試液を均等に噴霧し，100℃で5分間加熱するとき，Rf値約0.89付近に紫色のスポットを認める。

乾燥減量　15％以下。

灰　分　5％以下。

【346】 K 145

成分及び分量又は本質	日本薬局方	トウキ	3.0 g
	〃	ケイヒ	3.0 g
	〃	シャクヤク	3.0 g
	〃	モクツウ	3.0 g
	〃	サイシン	2.0 g
	〃	カンゾウ	2.0 g
	〃	タイソウ	5.0 g
	〃	ゴシュユ	2.0 g
	〃	ショウキョウ	1.0 g
		全　量	24.0 g
製 造 方 法	以上の切断又は破砕した生薬をとり，1包として製する。		
用 法 及 び 用 量	本品1包に水約500 mLを加えて，半量ぐらいまで煎じつめ，煎じかすを除き，煎液を3回に分けて食間に服用する。上記は大人の1日量である。15才未満7才以上　大人の⅔，7才未満4才以上　大人の½，4才未満2才以上大人の⅓，2才未満　大人の¼以下を服用する。		
効 能 又 は 効 果	体力中等度以下で，手足の冷えを感じ，下肢の冷えが強く，下肢又は下腹部が痛くなりやすいものの次の諸症：冷え症，しもやけ，頭痛，下腹部痛，腰痛，下痢，月経痛		
貯 蔵 方 法 及 び 有 効 期 間	密閉容器		
規格及び試験方法	別記のとおり。		
備 　 考	当帰四逆加呉茱萸生姜湯		

規 格 及 び 試 験 方 法

性　状　本品は特異なにおいがある。

確認試験　本品1包を白紙上に広げ，各生薬を外観的に選別し，それぞれの生薬につき，次の試験を行う。

（1）　**トウキ**　外面は暗褐色～赤褐色で，縦じわがあり，切断面は淡黄色～黄褐色を呈する。特異なにおいがあり，味はわずかに甘く，後にやや辛い。

　横切片を鏡検するとき，コルク層は4～10層からなり，その内側に数層の厚角組織が続いている。皮部には分泌細胞に囲まれた多数の樹脂道並びにしばしば大きなすき間がある。形成層は長方形に偏圧された数層の細胞からなり，明らかに皮部と木部とを区別する。木部では多数の道管と放射組織とが交互に放射状に配列し，その外方の道管は単独又は数個集まってやや密に配列してくさび状をなすが，中心部付近の道管は極めてまばらに存在する。でんぷん粒は径19 μm以下，まれに2～5個の複粒があり，複粒の径は25 μmに達し，しばしばのり化している。

（2）　**ケイヒ**　外面は暗赤褐色を呈し，内面は赤褐色を呈し，平滑である。横断面は赤褐色を呈し淡褐色の薄層が見られる。特異なにおいがあり，味は甘く，辛く，後にやや粘液性で，わずかに収れん性である。

　横切片を鏡検するとき，一次皮部と二次皮部はほとんど連続した石細胞環で区分され，環の外辺にはほぼ円形に結集した繊維束を伴い，環の各石細胞の膜はしばしばU字形に肥厚する。二次皮部中に

は石細胞を認めず，まばらに少数の厚膜繊維を認める。柔組織中には油細胞，粘液細胞及び微細なシュウ酸カルシウムの針晶を含む細胞があり，柔細胞中にはでんぷん粒を含む。

（3） シャクヤク　外面は褐色〜淡灰褐色を呈し，横断面はち密で淡灰褐色を呈し，木部には淡褐色の放射状の線がある。わずかに特異なにおいがあり，味は初めわずかに甘く，後に渋くてわずかに苦い。

また，「シャクヤク」の確認試験を準用する。

（4） モクツウ　外側のコルク層は灰褐色で，円形又は横に長いだ円形の皮目がある。皮部は暗灰褐色を呈し，木部は淡褐色で，灰白色の放射組織と交互に配列する。髄は淡灰黄色で，明らかである。味はわずかにえぐい。

横切片を鏡検するとき，師部の外辺を囲む弧状の輪層は主として結晶細胞列をなす繊維束と石細胞群とからなり，皮部の放射組織は単晶を含む厚膜細胞からなる。形成層は明らかで，束外では著しく内方に湾入している。髄周辺の細胞は，はなはだ厚膜で，しばしば単晶を含んでいる。でんぷん粒の大きさは8μm以下である。

また，「モクツウ」の確認試験を準用する。

（5） サイシン　根の外面は淡褐色で，径約1mm，切断面は黄白色である。根茎は不整に湾曲し外面は暗褐色を呈する。特異なにおいがあり，味は辛く舌をやや麻ひする。

（6） カンゾウ　外面（周皮）は暗褐色〜赤褐色で縦じわがあり，切断面は淡黄色で繊維質を呈する。横断面では，皮部と木部の境界はほぼ明らかで，放射状の構造を現わす。味は甘い。

横切片を鏡検するとき，皮付きカンゾウでは黄褐色の多層のコルク層とその内層に1〜3細胞層のコルク皮層がある。皮部には放射組織が退廃師部と交互に放射状に配列し，師部には結晶細胞列で囲まれた厚膜で木化不十分な師部繊維群がある。木部には3〜10細胞列の放射組織が黄色で巨大な道管と交互に放射状に配列し，道管は結晶細胞列で囲まれた木部繊維及び木部柔細胞を伴い，ストロンに基づくものでは柔細胞性の髄がある。柔細胞中にはでんぷん粒を含み，またしばしばシュウ酸カルシウムの単晶を含む。皮去りカンゾウでは周皮及び師部の一部を欠いている。

（7） タイソウ　外面は赤褐色であらいしわがあるか，又は暗灰赤色で細かいしわがあり，いずれもつやがある。外果皮は薄く革質で，中果皮は暗灰褐色を呈し，海綿ようで柔らかく粘着性があり，内果皮は極めて堅く，種子は偏平である。わずかに特異なにおいがあり，味は甘い。

（8） ゴシュユ　偏球形又は球形を呈し，外面は暗褐色〜灰褐色，多くの油室がくぼんだ小点として認められ，その中心には花柱の残基があるが，しばしばこれは脱落している。果柄は長さ2〜5mmで，灰緑色の毛を密生している。果皮は，通例，開裂し，子房は5室に分かれ，各室中には倒卵球形又は球形の褐色〜黒褐色又は帯青黒色のつやのある種子がある。特異なにおいがあり，味は辛く，後に残留性の苦味がある。

また，「ゴシュユ」の確認試験を準用する。

（9） ショウキョウ　淡灰黄色の周皮を付けたままか，又はその一部をはぎとってあり，表面は灰白色〜淡灰褐色で，しばしば白粉を付けている。横断面は繊維性，粉性で，淡帯黄褐色を呈し，皮層と中心柱とに分かれる。横断面をルーペ視するとき，その全面に維管束及び分泌物が褐色の細点として散在している。特異なにおいがあり，味は極めて辛い。

乾燥減量　15％以下。

灰　　分　5％以下。

【347】 K 146

成分及び分量 又は本質	日本薬局方	トウキ	3.0 g
	〃	ケイヒ	3.0 g
	〃	シャクヤク	3.0 g
	〃	モクツウ	3.0 g
	〃	サイシン	2.0 g
	〃	カンゾウ	2.0 g
	〃	タイソウ	5.0 g
		全　量	21.0 g

製造方法	以上の切断又は破砕した生薬をとり，1包として製する。
用法及び用量	本品1包に水約500 mLを加えて，半量ぐらいまで煎じつめ，煎じかすを除き，煎液を3回に分けて食間に服用する。上記は大人の1日量である。 15才未満7才以上　大人の⅔，　7才未満4才以上　大人の½，　4才未満2才以上　大人の⅓，　2才未満　大人の¼以下を服用する。
効能又は効果	体力中等度以下で，手足が冷えて下腹部がいたくなりやすいものの次の諸症：しもやけ，下腹部痛，腰痛，下痢，月経痛，冷え症
貯蔵方法及び有効期間	密閉容器
規格及び試験方法	別記のとおり。
備　考	当帰四逆湯

規格及び試験方法

性　状　本品は特異なにおいがある。

確認試験　本品1包を白紙上に広げ，各生薬を外観的に選別し，それぞれの生薬につき，次の試験を行う。

（1）　**トウキ**　外面は暗褐色～赤褐色で，縦じわがあり，切断面は淡黄色～黄褐色を呈する。特異なにおいがあり，味はわずかに甘く，後にやや辛い。

　横切片を鏡検するとき，コルク層は4～10層からなり，その内側に数層の厚角組織が続いている。皮部には分泌細胞に囲まれた多数の樹脂道並びにしばしば大きなすき間がある。形成層は長方形に偏圧された数層の細胞からなり，明らかに皮部と木部とを区別する。木部では多数の道管と放射組織とが交互に放射状に配列し，その外方の道管は単独又は数個集まってやや密に配列してくさび状をなすが，中心部付近の道管は極めてまばらに存在する。でんぷん粒は径19 μm以下，まれに2～5個の複粒があり，複粒の径は25 μmに達し，しばしばのり化している。

（2）　**ケイヒ**　外面は暗赤褐色を呈し，内面は赤褐色を呈し，平滑である。横断面は赤褐色を呈し淡褐色の薄層が見られる。特異なにおいがあり，味は甘く，辛く，後にやや粘液性で，わずかに収れん性である。

　横切片を鏡検するとき，一次皮部と二次皮部はほとんど連続した石細胞環で区分され，環の外辺にはほぼ円形に結集した繊維束を伴い，環の各石細胞の膜はしばしばU字形に肥厚する。二次皮部中には石細胞を認めず，まばらに少数の厚膜繊維を認める。柔組織中には油細胞，粘液細胞及び微細なシュウ酸カルシウムの針晶を含む細胞があり，柔細胞中にはでんぷん粒を含む。

（3）　シャクヤク　外面は褐色～淡灰褐色を呈し，横断面はち密で淡灰褐色を呈し，木部には淡褐色の放射状の線がある．わずかに特異なにおいがあり，味は初めわずかに甘く，後に渋くてわずかに苦い．

また，「シャクヤク」の確認試験を準用する．

（4）　モクツウ　外側のコルク層は灰褐色で，円形又は横に長いだ円形の皮目がある．皮部は暗灰褐色を呈し，木部は淡褐色で，灰白色の放射組織と交互に配列する．髄は淡灰黄色で，明らかである．味はわずかにえぐい．

横切片を鏡検するとき，師部の外辺を囲む弧状の輪層は主として結晶細胞列をなす繊維束と石細胞群とからなり，皮部の放射組織は単晶を含む厚膜細胞からなる．形成層は明らかで，束外では著しく内方に湾入している．髄周辺の細胞は，はなはだ厚膜で，しばしば単晶を含んでいる．でんぷん粒の大きさは8μm以下である．

また，「モクツウ」の確認試験を準用する．

（5）　サイシン　根の外面は淡褐色で，径約1mm，切断面は黄白色である．根茎は不整に湾曲し外面は暗褐色を呈する．特異なにおいがあり，味は辛く舌をやや麻ひする．

（6）　カンゾウ　外面(周皮)は暗褐色～赤褐色で縦じわがあり，切断面は淡黄色で繊維質を呈する．横断面では，皮部と木部の境界はほぼ明らかで，放射状の構造を現わす．味は甘い．

横切片を鏡検するとき，皮付きカンゾウでは黄褐色の多層のコルク層とその内層に1～3細胞層のコルク皮層がある．皮部には放射組織が退廃師部と交互に放射状に配列し，師部には結晶細胞列で囲まれた厚膜で木化不十分な師部繊維群がある．木部には3～10細胞列の放射組織が黄色で巨大な道管と交互に放射状に配列し，道管は結晶細胞列で囲まれた木部繊維及び木部柔細胞を伴い，ストロンに基づくものでは柔細胞性の髄がある．柔細胞中にはでんぷん粒を含み，またしばしばシュウ酸カルシウムの単晶を含む．皮去りカンゾウでは周皮及び師部の一部を欠いている．

（7）　タイソウ　外面は赤褐色であらいしわがあるか，又は暗灰赤色で細かいしわがあり，いずれもつやがある．外果皮は薄く革質で，中果皮は暗灰褐色を呈し，海綿ようで柔らかく粘着性があり，内果皮は極めて堅く，種子は偏平である．わずかに特異なにおいがあり，味は甘い．

乾燥減量　15％以下．

灰　　分　6％以下．

【348】 K 147

成分及び分量又は本質	日本薬局方	トウキ	3.0 g
	〃	シャクヤク	6.0 g
	〃	ブクリョウ	4.0 g
	〃	タクシャ	4.0 g
	〃	センキュウ	3.0 g
	〃	ビャクジュツ	4.0 g
		全 量	24.0 g
製 造 方 法	以上の切断又は破砕した生薬をとり，1包として製する。		
用 法 及 び 用 量	本品1包に水約500 mL を加えて，半量ぐらいまで煎じつめ，煎じかすを除き，煎液を3回に分けて食間に服用する。上記は大人の1日量である。15才未満7才以上　大人の⅔，7才未満4才以上　大人の½，4才未満2才以上大人の⅓，2才未満　大人の¼以下を服用する。		
効 能 又 は 効 果	体力虚弱で，冷え症で貧血の傾向があり疲労しやすく，ときに下腹部痛，頭重，めまい，肩こり，耳鳴り，動悸などを訴えるものの次の諸症：月経不順，月経異常，月経痛，更年期障害，産前産後あるいは流産による障害（貧血，疲労倦怠，めまい，むくみ），めまい・立ちくらみ，頭重，肩こり，腰痛，足腰の冷え症，しもやけ，むくみ，しみ，耳鳴り		
貯蔵方法及び有 効 期 間	密閉容器		
規格及び試験方法	別記のとおり。		
備 考	当帰芍薬散料		

規 格 及 び 試 験 方 法

性　状　本品は特異なにおいがある。

確認試験（I）　本品1包を白紙上に広げ，各生薬を外観的に選別し，それぞれの生薬につき，次の試験を行う。

（1）トウキ　外面は暗褐色～赤褐色で，縦じわがあり，切断面は淡黄色～黄褐色を呈する。特異なにおいがあり，味はわずかに甘く，後にやや辛い。

　横切片を鏡検するとき，コルク層は4～10層からなり，その内側に数層の厚角組織が続いている。皮部には分泌細胞に囲まれた多数の樹脂道並びにしばしば大きなすき間がある。形成層は長方形に偏圧された数層の細胞からなり，明らかに皮部と木部とを区別する。木部では多数の道管と放射組織とが交互に放射状に配列し，その外方の道管は単独又は数個集まってやや密に配列してくさび状をなすが，中心部付近の道管は極めてまばらに存在する。でんぷん粒は径 19μm 以下，まれに2～5個の複粒があり，複粒の径は 25μm に達し，しばしばのり化している。

（2）シャクヤク　外面は褐色～淡灰褐色を呈し，横断面はち密で淡灰褐色を呈し，木部には淡褐色の放射状の線がある。わずかに特異なにおいがあり，味は初めわずかに甘く，後に渋くてわずかに苦い。

　また，「シャクヤク」の確認試験を準用する。

（3）ブクリョウ　白色又はわずかに淡赤色を帯びた白色で，質は堅いが砕きやすい。味はないがや

や粘液ようである。

また，「ブクリョウ」の確認試験を準用する。

（4）　**タクシャ**　淡黄褐色～淡褐色でコルク層をつける部位はやや暗色を呈する。ルーペ視するとき，褐色～淡褐色のはん点が散在する。切面は粒状で，繊維性ではない。わずかににおい及び味がある。

（5）　**センキュウ**　外面は灰褐色～暗褐色で，切断面は灰白色～灰褐色，半透明で，ときにはうつろがある。質は密で堅い。特異なにおいがあり，味はわずかに苦い。

横切片を鏡検するとき，皮部及び髄には油道が散在する。木部には厚膜で木化した木部繊維が大小不同の群をなして存在する。でんぷん粒は，通例，のり化していて，まれに径5～25 μmのでんぷん粒を認めることがある。シュウ酸カルシウム結晶は認めない。

（6）　**ビャクジュツ**　外面は淡灰黄色～淡黄白色で，ところどころ灰褐色を呈し，横切面には淡黄褐色～褐色の分泌物による細点がある。特異なにおいがあり，味はわずかに苦い。

横切片を鏡検するとき，皮部の柔組織中にはしばしば師部の外側に接して繊維束があり，放射組織の末端部には淡褐色～褐色の内容物を含む油室がある。木部には大きい髄を囲んで放射状に配列した短径の道管とそれを囲む著しい繊維束がある。髄及び放射組織中には皮部と同様な油室があり，柔組織中にはイヌリンの小球晶及びシュウ酸カルシウムの針晶を含む。

また，「ビャクジュツ」の確認試験を準用する。

確認試験　（Ⅱ）

（1）　**トウキ**　本品の粉末2 gにジエチルエーテル10 mLを加え，還流冷却器を付け，水浴上で10分間加熱し，冷後，ろ過し，ろ液を試料溶液とする。

別に「トウキ」の粉末1 gをとり，試料溶液と同様に操作して対照溶液とする。

これらの液につき，薄層クロマトグラフ法により試験を行う。試料溶液及び対照溶液10 mLずつを薄層クロマトグラフ用シリカゲル（螢光剤入り）を用いて調製した薄層板にスポットする。次にクロロホルム・アセトン混液（4：2）を展開溶媒として約10 cm展開した後，薄層板を風乾する。

これに紫外線（主波長365 nm）照射をするとき，Rf値約0.76付近に紫色螢光のスポットを認める。

（2）　**シャクヤク**　本品の粉末2 gにメタノール10 mLを加え，還流冷却器を付け，水浴上で10分間加熱し，冷後，ろ過し，ろ液を試料溶液とする。

別に「シャクヤク」の粉末1 gをとり，試料溶液と同様に操作して対照溶液とする。

これらの液につき，薄層クロマトグラフ法により試験を行う。試料溶液及び対照溶液10 μLずつを薄層クロマトグラフ用シリカゲルを用いて調製した薄層板にスポットする。次にトルエン・ギ酸・ギ酸エチル混液（3：1：6）を展開溶媒として約10 cm展開した後，薄層板を風乾する。

これに塩化鉄（Ⅲ）試液を均等に噴霧するとき，Rf値約0.59付近に暗紫色のスポットを認める。

（3）　**センキュウ**　本品の粉末2 gにジエチルエーテル10 mLを加え，還流冷却器を付け，水浴上で10分間加熱し，冷後，ろ過し，ろ液を試料溶液とする。

別に「センキュウ」の粉末1 gをとり，試料溶液と同様に操作して対照溶液とする。

これらの液につき，薄層クロマトグラフ法により試験を行う。試料溶液及び対照溶液10 μLずつを薄層クロマトグラフ用シリカゲル（螢光剤入り）を用いて調製した薄層板にスポットする。次にクロロホルム・アセトン・ギ酸混液（4：2：0.5）を展開溶媒として約10 cm展開した後，薄層板を風乾する。

これに紫外線（主波長365 nm）照射をするとき，Rf値約0.59付近に紫色のスポットを認める。

（4）　**ビャクジュツ**　本品の粉末2 gにヘキサン10 mLを加え，還流冷却器を付け，水浴上で10分間加熱し，冷後，ろ過し，ろ液を試料溶液とする。

別に「ビャクジュツ」の粉末1 gをとり，試料溶液と同様に操作して対照溶液とする。

634

これらの液につき，薄層クロマトグラフ法により試験を行う。試料溶液及び対照溶液 10 μL ずつを薄層クロマトグラフ用シリカゲルを用いて調製した薄層板にスポットする。次にヘキサン・ベンゼン・酢酸エチル混液（14：3：3）を展開溶媒として約 10 cm 展開した後，薄層板を風乾する。

これに p-ジメチルアミノベンズアルデヒド試液を均等に噴霧し，105 ℃で 5 分間加熱するとき，Rf 値約 0.66 付近に紅色のスポットを認める。

乾燥減量 15 %以下。

灰　　分 5 %以下。

【349】 K 147—①

成 分 及 び 分 量 又 は 本 質	日本薬局方	ト ウ キ 末	0.4 g
	〃	シャクヤク末	2.2 g
	〃	ブクリョウ末	0.6 g
	〃	タクシャ末	1.1 g
	〃	センキュウ末	1.1 g
	〃	ビャクジュツ末	0.6 g
		全　　量	6.0 g
製 造 方 法	以上をとり，散剤の製法により製し，3包とする。		
用 法 及 び 用 量	大人1日3回，1回1包，食前又は空腹時に服用する。上記は大人の1日量である。15才未満7才以上　大人の⅔，7才未満4才以上　大人の½，4才未満2才以上大人の⅓，2才未満　大人の¼以下を服用する。		
効 能 又 は 効 果	体力虚弱で，冷え症で貧血の傾向があり疲労しやすく，ときに下腹部痛，頭重，めまい，肩こり，耳鳴り，動悸などを訴えるものの次の諸症：月経不順，月経異常，月経痛，更年期障害，産前産後あるいは流産による障害(貧血，疲労倦怠，めまい，むくみ)，めまい・立ちくらみ，頭重，肩こり，腰痛，足腰の冷え症，しもやけ，むくみ，しみ，耳鳴り		
貯 蔵 方 法 及 び 有 効 期 間	密閉容器		
規格及び試験方法	別記のとおり。		
備　　　　　考	当帰芍薬散		

規 格 及 び 試 験 方 法

性　　状　本品は淡灰褐色～淡褐色の粉末で，特異なにおいがある。

確認試験　本品に薄めたグリセリン（1→2）又は抱水クロラール50gを水15mL及びグリセリン10mLの混液に溶かした液を滴加して鏡検するとき，表面粒状を呈する無色のでんぷん塊，階紋及び網紋導管，離生油室を認める（トウキ）；菌糸，顆粒体，粘液板又はそれらを含む偽組織の破片を認める（ブクリョウ）；でんぷん粒又はシュウ酸カルシウムの集晶を含む円形，鈍多角形又は長形の柔細胞を認め，この細胞膜には孔紋がある。重縁孔，孔紋，階紋導管の破片を認める（シャクヤク）；イヌリンの小球晶を含んだ柔細胞及び褐色の内容物を含む油室があり，少数の石細胞を認める（ビャクジュツ）；だ円形のでんぷん粒又はこれを含む柔組織の片を認める（タクシャ）；代用繊維，分泌道，退廃師管と特異の形をした厚膜の木部繊維を認める（センキュウ）。

乾燥減量　20％以下。

灰　　分　5％以下。

【350】 K 148

成分及び分量又は本質	日本薬局方	ト ウ キ	5.0 g
	〃	ハ ン ゲ	5.0 g
	〃	シャクヤク	3.0 g
	〃	コウボク	3.0 g
	〃	ケ イ ヒ	3.0 g
	〃	ニンジン	3.0 g
	〃	カンキョウ	1.5 g
	〃	オ ウ ギ	1.5 g
	〃	サンショウ	1.5 g
	〃	カンゾウ	1.0 g
		全　　量	27.5 g
製 造 方 法	以上の切断又は破砕した生薬をとり，1包として製する。		
用 法 及 び 用 量	本品1包に水約500 mLを加えて，半量ぐらいまで煎じつめ，煎じかすを除き，煎液を3回に分けて食間に服用する。上記は大人の1日量である。 15才未満7才以上　大人の⅔，7才未満4才以上　大人の½，4才未満2才以上大人の⅓，2才未満　大人の¼以下を服用する。		
効 能 又 は 効 果	体力中等度以下で，背中に冷感があり，腹部膨満感や腹痛・胸背部痛のあるものの次の諸症：胸痛，腹痛，胃炎		
貯 蔵 方 法 及 び 有 効 期 間	密閉容器		
規格及び試験方法	別記のとおり。		
備　　　　考	当帰湯		

規 格 及 び 試 験 方 法

性　　状　本品は特異なにおいがある。

確認試験　本品1包を白紙上に広げ，各生薬を外観的に選別し，それぞれの生薬につき，次の試験を行う。

（1）**トウキ**　外面は暗褐色～赤褐色で，縦じわがあり，切断面は淡黄色～黄褐色を呈する。特異なにおいがあり，味はわずかに甘く，後にやや辛い。

　横切片を鏡検するとき，コルク層は4～10層からなり，その内側に数層の厚角組織が続いている。皮部には分泌細胞に囲まれた多数の樹脂道並びにしばしば大きなすき間がある。形成層は長方形に偏圧された数層の細胞からなり，明らかに皮部と木部とを区別する。木部では多数の道管と放射組織とが交互に放射状に配列し，その外方の道管は単独又は数個集まってやや密に配列してくさび状をなすが，中心部付近の道管は極めてまばらに存在する。でんぷん粒は径19 μm以下，まれに2～5個の複粒があり，複粒の径は25 μmに達し，しばしばのり化している。

（2）**ハンゲ**　外面は白色～灰白黄色，上部には茎の跡がくぼみとなり，その周辺には根の跡がくぼんだ細点となっている。横断面は白色，粉性である。味は初めなく，やや粘液性で，後に強いえぐ味を残す。

　横切片を鏡検するとき，主としてでんぷん粒を充満した柔組織からなり，わずかにシュウ酸カルシウムの束晶を含んだ粘液細胞がその間に認められる。でんぷん粒は主として2～3個の複粒で，通例，

径 10～15 μm，単粒は通例径 3～7 μm である。束晶は長さ 25～150 μm である。

（3）　**シャクヤク**　外面は褐色～淡灰褐色を呈し，横断面はち密で淡灰褐色を呈し，木部には淡褐色の放射状の線がある。わずかに特異なにおいがあり，味は初めわずかに甘く，後に渋くてわずかに苦い。

　また，「シャクヤク」の確認試験を準用する。

（4）　**コウボク**　外面は灰白色～灰褐色を呈し，内面は淡褐色～褐色，切断面は淡赤褐色を呈し，繊維性である。わずかに芳香があり，味は苦い。

　横切片を鏡検するとき，コルク層は厚く，ほぼ等径性の石細胞が環状に内接する。一次皮部は狭く，内しょう部には繊維群が点在し，二次皮部の放射組織間には師部繊維群が階段状に並ぶ。油細胞の多数は一次皮部に，少数は二次皮部に散在し，狭い放射組織内にも認められることがある。

　また，「コウボク」の確認試験を準用する。

（5）　**ケイヒ**　外面は暗赤褐色を呈し，内面は赤褐色を呈し，平滑である。横断面は赤褐色を呈し淡褐色の薄層が見られる。特異なにおいがあり，味は甘く，辛く，後にやや粘液性で，わずかに収れん性である。

　横切片を鏡検するとき，一次皮部と二次皮部はほとんど連続した石細胞環で区分され，環の外辺にはほぼ円形に結集した繊維束を伴い，環の各石細胞の膜はしばしばU字形に肥厚する。二次皮部中には石細胞を認めず，まばらに少数の厚膜繊維を認める。柔組織中には油細胞，粘液細胞及び微細なシュウ酸カルシウムの針晶を含む細胞があり，柔細胞中にはでんぷん粒を含む。

（6）　**ニンジン**　外面は淡黄褐色～淡灰褐色を呈し，縦じわがあり，横断面は淡黄褐色を呈し，形成層の付近は褐色を呈する。特異なにおいがあり，味は初めわずかに甘く，後にやや苦い。

　また，「ニンジン」の確認試験を準用する。

（7）　**カンキョウ**　偏圧した不規則な塊状でしばしば分枝する。分枝した各部はやや湾曲した卵形又は長卵形を呈し，長さ 2～4 cm，径 1～2 cm である。外面は灰黄色～灰黄褐色で，しわ及び輪節がある。折面は褐色～暗褐色で透明感があり角質である。横切面をルーペ視するとき皮層と中心柱は区分され，全面に維管束が散在する。特異なにおいがあり，味は極めて辛い。

　横切片を鏡検するとき，外側よりコルク層，皮層，内皮，中心柱が認められる。皮層と中心柱は一層の内皮によって区分される。皮層及び中心柱は柔組織からなり，繊維束で囲まれた維管束が散在する。柔組織中には黄色の油様物質を含む油細胞が散在し，柔細胞中にはシュウ酸カルシウムの単晶が含まれ，でんぷんは糊化している。

　また，「カンキョウ」の確認試験を準用する。

（8）　**オウギ**　外面は淡灰黄色～淡褐黄色で，不規則なあらい縦じわがあり，折面は繊維性である。横断面をルーペ視するとき，最外層には周皮があり，皮部は淡黄白色，木部は淡黄色，形成層付近はやや褐色を帯びる。木部から皮部にわたって白色の放射組織が認められる。太いものではしばしば多数の放射状の裂け目となっている。わずかに特異なにおいがあり，味は甘い。

（9）　**サンショウ**　偏球形のさく果の果皮で，開裂した径約 5 mm の 2 心皮からなり，1 果柄に，通例，2～3 個合着するが，しばしば，そのうちの 1 個は，い縮退化していることがある。外面は暗黄赤色～暗赤褐色で，多数のくほんだ小点があり，内面は淡黄白色である。特異な芳香があり，味は辛く舌を麻ひする。

　横切片を鏡検するとき，外面表皮とこれに接する 1 細胞層中には赤褐色のタンニン質及びアントシアンを含み，果皮内部には径約 500 μm に達する大きな油室があり，ところどころにらせん紋道管を主とする維管束が点在し，内層は石細胞層からなり，内面表皮細胞は極めて小さい。

（10）　**カンゾウ**　外面（周皮）は暗褐色～赤褐色で縦じわがあり，切断面は淡黄色で繊維質を呈する。

横断面では，皮部と木部の境界はほぼ明らかで，放射状の構造を現わす．味は甘い．

横切片を鏡検するとき，皮付きカンゾウでは黄褐色の多層のコルク層とその内層に1～3細胞層のコルク皮層がある．皮部には放射組織が退廃師部と交互に放射状に配列し，師部には結晶細胞列で囲まれた厚膜で木化不十分な師部繊維群がある．木部には3～10細胞列の放射組織が黄色で巨大な道管と交互に放射状に配列し，道管は結晶細胞列で囲まれた木部繊維及び木部柔細胞を伴い，ストロンに基づくものでは柔細胞性の髄がある．柔細胞中にはでんぷん粒を含み，またしばしばシュウ酸カルシウムの単晶を含む．皮去りカンゾウでは周皮及び師部の一部を欠いている．

乾燥減量 15％以下．

灰 分 5％以下．

【351】 K 149

成分及び分量 又 は 本 質	日本薬局方　　トウキ	3.0 g
	〃　　　　クジン	3.0 g
	〃　　　　バイモ	3.0 g
	全　　　量	9.0 g
製 造 方 法	以上の切断又は破砕した生薬をとり，1包として製する。
用 法 及 び 用 量	本品1包に水約500 mLを加えて，半量ぐらいまで煎じつめ，煎じかすを除き，煎液を3回に分けて食間に服用する。上記は大人の1日量である。 15才未満7才以上　大人の⅔，7才未満4才以上　大人の½，4才未満2才以上大人の⅓，2才未満　大人の¼以下を服用する。
効 能 又 は 効 果	体力中等度以下のものの諸症：小便がしぶって出にくいもの 排尿困難
貯 蔵 方 法 及 び 有 効 期 間	密閉容器
規格及び試験方法	別記のとおり。
備　　　　　考	当帰貝母苦参丸料

規 格 及 び 試 験 方 法

性　　状　本品は特異なにおいがある。

確認試験　本品1包を白紙上に広げ，各生薬を外観的に選別し，それぞれの生薬につき，次の試験を行う。

（1）　**トウキ**　外面は暗褐色～赤褐色で，縦じわがあり，切断面は淡黄色～黄褐色を呈する。特異なにおいがあり，味はわずかに甘く，後にやや辛い。

　横切片を鏡検するとき，コルク層は4～10層からなり，その内側に数層の厚角組織が続いている。皮部には分泌細胞に囲まれた多数の樹脂道並びにしばしば大きなすき間がある。形成層は長方形に偏圧された数層の細胞からなり，明らかに皮部と木部とを区別する。木部では多数の道管と放射組織とが交互に放射状に配列し，その外方の道管は単独又は数個集まってやや密に配列してくさび状をなすが，中心部付近の道管は極めてまばらに存在する。でんぷん粒は径19 μm以下，まれに2～5個の複粒があり，複粒の径は25 μmに達し，しばしばのり化している。

（2）　**クジン**　外面は暗褐色～黄褐色で，切断面は黄白色～淡灰褐色を呈し，繊維性である。味は極めて苦く，残留性である。

　また，「クジン」の確認試験を準用する。

（3）　**バイモ**　偏球形を呈し，肥厚した2個のりん片葉からなり，径2～3 cm，高さ1～2 cm，しばしば分離したものがある。外面及び内面は白色～淡黄褐色，内面の基部はやや暗色を呈する。石灰を散布して乾燥したものは白粉を付けている。折面は白色を呈し，粉性である。特異な弱いにおいがあり，味は苦い。

　横切片を鏡検するとき，最外層は1層の表皮からなりその内側は柔組織で満たされ，多数の維管束が散在する。柔組織中にはでんぷん粒を含む。でんぷん粒は主に単粒で，径5～50 μm，層紋が明瞭で，長卵形～卵形又は三角状卵形，まれに2～3個からなる複粒もある。また，表皮細胞及び道管付近の柔細胞にはシュウ酸カルシウムの単晶を含む。

また，「バイモ」の確認試験を準用する。

乾燥減量 15 %以下。

灰　分 10 %以下。

【352】 K 150

成分及び分量 又は本質	日本薬局方	カッコン	5.0 g
	〃	ケイヒ	3.0 g
	〃	シャクヤク	3.0 g
	〃	マオウ	2.0 g
	〃	ショウキョウ	0.5 g
	〃	ジオウ	4.0 g
	〃	タイソウ	1.0 g
	〃	カンゾウ	1.0 g
	〃	ドクカツ	2.0 g
		全　　量	21.5 g
製 造 方 法	以上の切断又は破砕した生薬をとり，1包として製する。		
用 法 及 び 用 量	本品1包に水約500 mLを加えて，半量ぐらいまで煎じつめ，煎じかすを除き，煎液を3回に分けて食間に服用する。上記は大人の1日量である。 15才未満7才以上　大人の⅔，7才未満4才以上　大人の½，4才未満2才以上大人の⅓，2才未満　大人の¼以下を服用する。		
効 能 又 は 効 果	体力中等度又はやや虚弱なものの次の諸症：四十肩，五十肩，寝ちがえ，肩こり		
貯 蔵 方 法 及 び 有 効 期 間	密閉容器		
規格及び試験方法	別記のとおり。		
備　　　　考	独活葛根湯		

規 格 及 び 試 験 方 法

性　　状　本品は特異なにおいがある。

確認試験　本品1包を白紙上に広げ，各生薬を外観的に選別し，それぞれの生薬につき，次の試験を行う。

（1）　**カッコン**　淡灰黄色～灰白色を呈し，繊維性でやや粉性である。味はわずかに甘い。横切片を鏡検するとき，師部には結晶細胞列を伴った繊維束，木部には道管及び木部繊維が著しく，柔組織を満たすでんぷん粒は長径2～18 μm，多くは8～12 μmの数面からなる多面体の単粒，まれに2～3個からなる複粒で，中央にへそ又は欠裂を認め，層紋がある。

（2）　**ケイヒ**　外面は暗赤褐色を呈し，内面は赤褐色を呈し，平滑である。横断面は赤褐色を呈し淡褐色の薄層が見られる。特異なにおいがあり，味は甘く，辛く，後にやや粘液性で，わずかに収れん性である。

　横切片を鏡検するとき，一次皮部と二次皮部はほとんど連続した石細胞環で区分され，環の外辺にはほぼ円形に結集した繊維束を伴い，環の各石細胞の膜はしばしばU字形に肥厚する。二次皮部中には石細胞を認めず，まばらに少数の厚膜繊維を認める。柔組織中には油細胞，粘液細胞及び微細なシュウ酸カルシウムの針晶を含む細胞があり，柔細胞中にはでんぷん粒を含む。

（3）　**シャクヤク**　外面は褐色～淡灰褐色を呈し，横断面はち密で淡灰褐色を呈し，木部には淡褐色の放射状の線がある。わずかに特異なにおいがあり，味は初めわずかに甘く，後に渋くてわずかに苦い。

また，「シャクヤク」の確認試験を準用する。

（4） **マオウ**　細い円柱状又はだ円柱を呈し，長さ3〜10 mm，径1〜2 mm，淡緑色〜黄緑色である。表面に多数の平行する縦みぞがあり，節部には，長さ2〜4 mmの2枚のりん片状の葉が対生し，その基部は合着して筒状になっている。りん片状の葉の色は淡褐色〜褐色である。茎の横断面をルーペ視するとき，円形〜だ円形で，周囲部は灰緑色〜黄緑色を呈し，中心部には赤緑色の物質が充満しているか，又は中空のところがある。味は渋くてわずかに苦く，やや麻ひ性である。

また，「マオウ」の確認試験を準用する。

（5） **ショウキョウ**　淡灰黄色の周皮を付けたままか，又はその一部をはぎとってあり，表面は灰白色〜淡灰褐色で，しばしば白粉を付けている。横断面は繊維性，粉性で，淡帯黄褐色を呈し，皮層と中心柱とに分かれる。横断面をルーペ視するとき，その全面に維管束及び分泌物が褐色の細点として散在している。特異なにおいがあり，味は極めて辛い。

（6） **ジオウ**　外面は黄褐色〜黒褐色を呈し，深い縦みぞ及びくびれがある。質は柔らかく粘性である。横断面は黄褐色〜黒褐色で，皮部は木部より色が濃く，ほとんど髄を認めない。特異なにおいがあり，味は初めわずかに甘く，後にやや苦い。

横切片を鏡検するとき，コルク層は7〜15層で，皮部はすべて柔細胞からなり，外皮部に褐色の分泌物を含む細胞が散在する。木部はほとんど柔細胞で満たされ，放射状に並ぶ道管は側孔のある網紋があり，弱い木化反応を呈する。

（7） **タイソウ**　外面は赤褐色であらいしわがあるか，又は暗灰赤色で細かいしわがあり，いずれもつやがある。外果皮は薄く革質で，中果皮は暗灰褐色を呈し，海綿ようで柔らかく粘着性があり，内果皮は極めて堅く，種子は偏平である。わずかに特異なにおいがあり，味は甘い。

（8） **カンゾウ**　外面（周皮）は暗褐色〜赤褐色で縦じわがあり，切断面は淡黄色で繊維質を呈する。横断面では，皮部と木部の境界はほぼ明らかで，放射状の構造を現わす。味は甘い。

横切片を鏡検するとき，皮付きカンゾウでは黄褐色の多層のコルク層とその内層に1〜3細胞層のコルク皮層がある。皮部には放射組織が退廃師部と交互に放射状に配列し，師部には結晶細胞列で囲まれた厚膜で木化不十分な師部繊維群がある。木部には3〜10細胞列の放射組織が黄色で巨大な道管と交互に放射状に配列し，道管は結晶細胞列で囲まれた木部繊維及び木部柔細胞を伴い，ストロンに基づくものでは柔細胞性の髄がある。柔細胞中にはでんぷん粒を含み，またしばしばシュウ酸カルシウムの単晶を含む。皮去りカンゾウでは周皮及び師部の一部を欠いている。

（9） **ドクカツ**　湾曲した不整円柱状〜塊状を呈する根茎で，ときに短い根を付けることがある。長さ4〜12 cm，径2.5〜7 cm，しばしば縦割又は横切されている。上部には茎の跡による大きなくぼみが1〜数個あるか，又は径1.5〜2.5 cmの茎の短い残基を1個付けるものがある。外面は暗褐色〜黄褐色を呈し，縦じわがあり，根の基部又はその跡がある。横切面は灰黄褐色〜黄褐色を呈し，油道による褐色の細点が散在し，多くの裂け目がある。特異なにおいがあり，味はわずかに苦い。

横切片を鏡検するとき，最外層はコルク層で，コルク石細胞からなる層がある。これに続き数層の厚角組織が認められる。維管束と放射組織は明瞭で，髄は広い。師部の外側に師部繊維群が認められることがある。皮部及び髄に離生細胞間隙からなる油道が認められる。木部は道管，木部繊維及び厚壁化することがある木部柔組織からなる。髄中には維管束が散在する。また，柔細胞にはシュウ酸カルシウムの集晶が認められる。でんぷん粒は，単粒又は2〜6個の複粒である。

また，「ドクカツ」の確認試験を準用する。

乾燥減量　15％以下。
灰　分　5％以下。

【353】　K 151

成分及び分量 又は本質	日本薬局方	ド ク カ ツ	2.0 g
	〃	キョウカツ	2.0 g
	〃	ボウフウ	2.0 g
	〃	ケ イ ヒ	2.0 g
	〃	ダイオウ	2.0 g
	〃	タクシャ	2.0 g
	〃	ト ウ キ	3.0 g
	〃	トウニン	3.0 g
	〃	レンギョウ	3.0 g
	〃	ボ ウ イ	5.0 g
	〃	オウバク	5.0 g
	〃	カンゾウ	1.5 g
		全　　量	32.5 g

製造方法	以上の切断又は破砕した生薬をとり，1包として製する。
用法及び用量	本品1包に水約500 mLを加えて，半量ぐらいまで煎じつめ，煎じかすを除き，煎液を3回に分けて食間に服用する。上記は大人の1日量である。 15才未満7才以上　大人の⅔，7才未満4才以上　大人の½，4才未満2才以上　大人の⅓，2才未満　大人の¼以下を服用する。
効能又は効果	体力中等度なものの次の諸症：腰痛，手足の屈伸痛
貯蔵方法及び 有効期間	密閉容器
規格及び試験方法	別記のとおり。
備　　考	独活湯

規格及び試験方法

性　状　本品は特異なにおいがある。

確認試験　本品1包を白紙上に広げ，各生薬を外観的に選別し，それぞれの生薬につき，次の試験を行う。

（1）　**ドクカツ**　湾曲した不整円柱状～塊状を呈する根茎で，ときに短い根を付けることがある。長さ4～12 cm，径2.5～7 cm，しばしば縦割又は横切されている。上部には茎の跡による大きなくぼみが1～数個あるか，又は径1.5～2.5 cmの茎の短い残基を1個付けるものがある。外面は暗褐色～黄褐色を呈し，縦じわがあり，根の基部又はその跡がある。横切面は灰黄褐色～黄褐色を呈し，油道による褐色の細点が散在し，多くの裂け目がある。特異なにおいがあり，味はわずかに苦い。

　横切片を鏡検するとき，最外層はコルク層で，コルク石細胞からなる層がある。これに続き数層の厚角組織が認められる。維管束と放射組織は明瞭で，髄は広い。師部の外側に師部繊維群が認められることがある。皮部及び髄に離生細胞間隙からなる油道が認められる。木部は道管，木部繊維及び厚壁化することがある木部柔組織からなる。髄中には維管束が散在する。また，柔細胞にはシュウ酸カルシウムの集晶が認められる。でんぷん粒は，単粒又は2～6個の複粒である。

　また，「ドクカツ」の確認試験を準用する。

（2）　**キョウカツ**　やや湾曲した円柱形～円錐形を呈し，長さ3～10 cm，径5～20 mm，ときに根

茎は分枝する。外面は黄褐色～暗褐色である。根茎はその頂端にやや円形にくぼんだ茎の跡があり，ときには短い茎の残基を付け，外面には隆起した節があり，節間は，通例，短い。節にはいぼ状突起となった根の跡がある。根の外面には粗い縦じわ及びいぼ状突起となった側根の跡がある。質は軽くややもろくて折りやすい。横切面には多くの放射状の裂け目があり，皮部は黄褐色～褐色，木部は淡黄色～淡灰黄色，髄は灰白色～淡褐色を呈し，ルーペ視するとき，皮部及び髄には油道による褐色の細点を認める。特異なにおいがあり，味は初めわずかに酸味があり，後にやや辛く，わずかに麻痺性がある。

　横切片を鏡検するとき，最外層は数層～十数層のコルク層からなり，その内側に数層の厚角組織がある。皮層には多数の油道があり，大きいものでは径が 300 μm に達する。また皮層には放射状に大きなすき間がある。髄にも油道があり，大きいものでは径が 500 μm に達する。柔組織中には単粒及び 2 ～ 3 個の複粒のでんぷん粒を含む。

　また，「キョウカツ」の確認試験を準用する。

（3）　ボウフウ　外面は淡褐色で，多数の縦じわがある。横断面の周辺は灰褐色で，空げきが多く，中央は円形に黄色を呈する。味はわずかに甘い。

（4）　ケイヒ　外面は暗赤褐色を呈し，内面は赤褐色を呈し，平滑である。横断面は赤褐色を呈し淡褐色の薄層が見られる。特異なにおいがあり，味は甘く，辛く，後にやや粘液性で，わずかに収れん性である。

　横切片を鏡検するとき，一次皮部と二次皮部はほとんど連続した石細胞環で区分され，環の外辺にはほぼ円形に結集した繊維束を伴い，環の各石細胞の膜はしばしばU字形に肥厚する。二次皮部中には石細胞を認めず，まばらに少数の厚膜繊維を認める。柔組織中には油細胞，粘液細胞及び微細なシュウ酸カルシウムの針晶を含む細胞があり，柔細胞中にはでんぷん粒を含む。

（5）　ダイオウ　暗褐色～黄褐色～淡褐色を呈し，ルーペ視すると入り組んだ不規則な模様がある。質はおおむね粗で繊維性ではない。特異なにおいがあり，味はわずかに渋くて苦い。かめば細かい砂をかむような感じがあり，だ液を黄色に染める。

　また，「ダイオウ」の確認試験を準用する。

（6）　タクシャ　淡黄褐色～淡褐色でコルク層をつける部位はやや暗色を呈する。ルーペ視するとき，褐色～淡褐色のはん点が散在する。切面は粒状で，繊維性ではない。わずかににおい及び味がある。

（7）　トウキ　外面は暗褐色～赤褐色で，縦じわがあり，切断面は淡黄色～黄褐色を呈する。特異なにおいがあり，味はわずかに甘く，後にやや辛い。

　横切片を鏡検するとき，コルク層は 4 ～ 10 層からなり，その内側に数層の厚角組織が続いている。皮部には分泌細胞に囲まれた多数の樹脂道並びにしばしば大きなすき間がある。形成層は長方形に偏圧された数層の細胞からなり，明らかに皮部と木部とを区別する。木部では多数の道管と放射組織とが交互に放射状に配列し，その外方の道管は単独又は数個集まってやや密に配列してくさび状をなすが，中心部付近の道管は極めてまばらに存在する。でんぷん粒は径 19 μm 以下，まれに 2 ～ 5 個の複粒があり，複粒の径は 25 μm に達し，しばしばのり化している。

（8）　トウニン　種皮は薄く，外面は赤褐色を帯び，表面にはすれて落ちやすい石細胞となった表皮細胞があって，粉をふいたようである。切断面は類白色である。味はわずかに苦く，油ようである。

　表皮の表面を鏡検するとき，数個ずつ集合する石細胞はおおむね円形で，その細胞膜は均等に厚く，側面視では方形又は長方形を呈する。

　また，「トウニン」の確認試験を準用する。

（9）　レンギョウ　外面は淡褐色～暗褐色を呈し，淡灰色の小隆起点が散在し，内面は黄褐色である。特異な芳香があり，味はわずかに収れん性である。

また,「レンギョウ」の確認試験を準用する。

(10) **ボウイ** 外面は暗灰褐色を呈し,縦みぞがあり,横断面の外部は暗灰褐色のコルク層でおおわれ,内部には灰褐色の道管部と暗褐色の放射組織とが交互に放射状に配列する。味は苦い。

横切片を鏡検するとき,一次皮部にはシュウ酸カルシウムの針晶を含み,一次皮部及び内しょうには著しく膜の厚い石細胞が認められ,道管部では大小の道管がほぼ階段状に配列する。放射組織の細胞の大部分は木化せず,径 3〜10 μm のでんぷん粒及びシュウ酸カルシウムの小針晶を含み,ところどころに極めて厚膜の大きな石細胞が散在する。

また,「ボウイ」の確認試験を準用する。

(11) **オウバク** 外面は灰黄褐色〜灰褐色で,内面は黄色〜暗黄褐色で,細かい縦線がある。横断面は鮮黄色でやや繊維性である。横切面をルーペ視するとき,皮部外層は黄色で薄く,石細胞が黄褐色の点状に分布する。皮部内層は厚く,一次放射組織は外方に向かうにしたがい幅が広がり,それらの一次放射組織の間に,多くの二次放射組織が集まってほぼ三角形の師部を形成し,この組織に褐色を呈する師部繊維束が層積して接線方向に並び,放射組織と交錯して格子状を呈する。味は極めて苦く,粘液性で,だ液を黄色に染める。

また,「オウバク」の確認試験を準用する。

(12) **カンゾウ** 外面(周皮)は暗褐色〜赤褐色で縦じわがあり,切断面は淡黄色で繊維質を呈する。横断面では,皮部と木部の境界はほぼ明らかで,放射状の構造を現わす。味は甘い。

横切片を鏡検するとき,皮付きカンゾウでは黄褐色の多層のコルク層とその内層に 1〜3 細胞層のコルク皮層がある。皮部には放射組織が退廃師部と交互に放射状に配列し,師部には結晶細胞列で囲まれた厚膜で木化不十分な師部繊維群がある。木部には 3〜10 細胞列の放射組織が黄色で巨大な道管と交互に放射状に配列し,道管は結晶細胞列で囲まれた木部繊維及び木部柔細胞を伴い,ストロンに基づくものでは柔細胞性の髄がある。柔細胞中にはでんぷん粒を含み,またしばしばシュウ酸カルシウムの単晶を含む。皮去りカンゾウでは周皮及び師部の一部を欠いている。

乾燥減量 10 % 以下。

灰　　分　7 % 以下。

【354】 K 152

成分及び分量又は本質	日本薬局方	ビャクジュツ	1.5 g
	〃	ブクリョウ	1.5 g
	〃	チ ン ピ	1.5 g
	〃	コ ウ ブ シ	1.5 g
	〃	オ ウ ゴ ン	1.5 g
	〃	ソ ウ ジ ュ ツ	1.5 g
	局外生規	テンナンショウ	1.5 g
	日本薬局方	イ レ イ セ ン	1.5 g
	〃	キ ョ ウ カ ツ	1.5 g
	〃	ハ ン ゲ	2.0 g
	〃	カ ン ゾ ウ	1.5 g
	〃	ショウキョウ	0.6 g
		全　　量	17.6 g

製 造 方 法	以上の切断又は破砕した生薬をとり，1包として製する。
用 法 及 び 用 量	本品1包に水約500 mLを加えて，半量ぐらいまで煎じつめ，煎じかすを除き，煎液を3回に分けて食間に服用する。上記は大人の1日量である。 15才未満7才以上　大人の⅔，　7才未満4才以上　大人の½，　4才未満2才以上　大人の⅓，　2才未満　大人の¼以下を服用する。
効 能 又 は 効 果	体力中等度で，肩や上腕などに痛みがあるものの次の諸症：四十肩，五十肩
貯 蔵 方 法 及 び 有 効 期 間	密閉容器
規格及び試験方法	別記のとおり。
備　　　　考	二朮湯

規 格 及 び 試 験 方 法

性　　状　本品は特異なにおいがある。

確認試験　本品1包を白紙上に広げ，各生薬を外観的に選別し，それぞれの生薬につき，次の試験を行う。

（1）ビャクジュツ　外面は淡灰黄色〜淡黄白色で，ところどころ灰褐色を呈し，横切面には淡黄褐色〜褐色の分泌物による細点がある。特異なにおいがあり，味はわずかに苦い。

横切片を鏡検するとき，皮部の柔組織中にはしばしば師管の外側に接して繊維束があり，放射組織の末端部には淡褐色〜褐色の内容物を含む油室がある。木部には大きい髄を囲んで放射状に配列した短径の道管とそれを囲む著しい繊維束がある。髄及び放射組織中には皮部と同様な油室があり，柔組織中にはイヌリンの小球晶及びシュウ酸カルシウムの針晶を含む。

また，「ビャクジュツ」の確認試験を準用する。

（2）ブクリョウ　白色又はわずかに淡赤色を帯びた白色で，質は堅いが砕きやすい。味はないがやや粘液ようである。

また，「ブクリョウ」の確認試験を準用する。

（3）チンピ　外面は黄赤色〜暗黄褐色で，油室による多数の小さいくぼみがあり，内面は白色〜淡灰黄褐色である。厚さ約2 mmで，質は軽くてもろい，芳香があり，味は苦くて，わずかに刺激性で

ある。

　また，「チンピ」の確認試験を準用する。

（4）　コウブシ　外面は灰褐色～灰黒褐色を呈し，不整な輪節があり，その部分に一方に向かって多数の毛がある。質は堅く，横断面は赤褐色～淡黄色を呈し，ろうようのつやを帯び，皮層部の厚さは中心柱の径とほぼ等しいか又はわずかに薄い。横断面をルーペ視するとき，外面は繊維束が褐色のはん点として輪状に並び，皮層部にはところどころに維管束が赤褐色のはん点として，また分泌細胞が黄褐色の微小なはん点として多数存在する。中心柱には多数の維管束が点又は線として散在する。わずかに特異なにおい及び味がある。

（5）　オウゴン　外面は黄褐色～暗褐色を呈し，切断面は黄色～帯褐黄色を呈し，縦に繊維性のすじが見られる。味はわずかに苦い。

　また，「オウゴン」の確認試験を準用する。

（6）　ソウジュツ　外面は暗灰褐色～暗黄褐色である。横断面は淡褐色～赤褐色の分泌物による細点を認める。しばしば白色綿状の結晶を析出する。特異なにおいがあり，味はわずかに苦い。

　横切片を鏡検するとき，皮部の柔組織中には，通例，繊維束を欠き，放射組織の末端部には淡褐色～黄褐色の内容物を含む油室がある。木部は形成層に接して道管を囲んだ繊維束が放射状に配列し，髄及び放射組織中には皮部と同様な油室がある。柔細胞中にはイヌリンの球晶及びシュウ酸カルシウムの針晶を含む。

（7）　テンナンショウ　外面は類白色～淡灰褐色～淡褐色を呈し，切断面は類白色，粉性である。質は堅いがもろい。味は初め緩和で，後極めてえぐい。

　横切片を鏡検するとき，主としてでんぷん粒を充満した柔細胞からなり，粘液道及びシュウ酸カルシウムの束晶を含んだ粘液細胞を認める。

　また，局外生規「テンナンショウ」の確認試験を準用する。

（8）　イレイセン　短い根茎と多数の細長い根からなる。根は長さ $10～20\,cm$，径 $1～2\,mm$，外面は褐色～黒褐色を呈し，細かい縦じわがあり，折りやすく，皮層と中心柱は離れやすい。根の横断面は灰白色～淡黄褐色を呈し，中心柱は淡灰黄色～黄色，ルーペ視するとき，中心柱はほぼ円形で，木部の2～4箇所がわずかに湾入している。根茎は長さ $2～4\,cm$，径 $5～20\,mm$，表面は淡灰褐色～灰褐色で，皮部は脱落し繊維状を呈し，しばしば隆起した節があり，頂端に木質の茎の残基を付ける。弱いにおいがあり，味はほとんどない。

　根の横切片を鏡検するとき，最外層は一層の表皮からなり，表皮下に一層の外皮がある。内皮により皮層と中心柱に区分される。皮層は柔組織からなる。木部の2～4箇所がわずかに湾入し，その部分に師部があり，しばしば繊維を含む。柔組織中には単粒及び2～8個の複粒のでんぷん粒を含む。

　また，「イレイセン」の確認試験を準用する。

（9）　キョウカツ　やや湾曲した円柱形～円錐形を呈し，長さ $3～10\,cm$，径 $5～20\,mm$，ときに根茎は分枝する。外面は黄褐色～暗褐色である。根茎はその頂端にやや円形にくぼんだ茎の跡があり，ときには短い茎の残基を付け，外面には隆起した節があり，節間は，通例，短い。節にはいぼ状突起となった根の跡がある。根の外面には粗い縦じわ及びいぼ状突起となった側根の跡がある。質は軽くややもろくて折りやすい。横切面には多くの放射状の裂け目があり，皮部は黄褐色～褐色，木部は淡黄色～淡灰黄色，髄は灰白色～淡褐色呈をし，ルーペ視するとき，皮部及び髄には油道による褐色の細点を認める。特異なにおいがあり，味は初めわずかに酸味があり，後にやや辛く，わずかに麻痺性である。

　横切片を鏡検するとき，最外層は数層～十数層のコルク層からなり，その内側に数層の厚角組織がある。皮層には多数の油道があり，大きいものでは径が $300\,\mu m$ に達する。また皮層には放射状に大

きなすき間がある。髄にも油道があり，大きいものでは径が500μmに達する。柔組織中には単粒及び2～3個の複粒のでんぷん粒を含む。

また，「キョウカツ」の確認試験を準用する。

(10) **ハンゲ** 外面は白色～灰白黄色，上部には茎の跡がくぼみとなり，その周辺には根の跡がくぼんだ細点となっている。横断面は白色，粉性である。味は初めなく，やや粘液性で，後に強いえぐ味を残す。

横切片を鏡検するとき，主としてでんぷん粒を充満した柔組織からなり，わずかにシュウ酸カルシウムの束晶を含んだ粘液細胞がその間に認められる。でんぷん粒は主として2～3個の複粒で，通例，径10～15μm，単粒は通例径3～7μmである。束晶は長さ25～150μmである。

(11) **カンゾウ** 外面(周皮)は暗褐色～赤褐色で縦じわがあり，切断面は淡黄色で繊維質を呈する。横断面では，皮部と木部の境界はほぼ明らかで，放射状の構造を現わす。味は甘い。

横切片を鏡検するとき，皮付きカンゾウでは黄褐色の多層のコルク層とその内層に1～3細胞層のコルク皮層がある。皮部には放射組織が退廃師部と交互に放射状に配列し，師部には結晶細胞列で囲まれた厚膜で木化不十分な師部繊維群がある。木部には3～10細胞列の放射組織が黄色で巨大な道管と交互に放射状に配列し，道管は結晶細胞列で囲まれた木部繊維及び木部柔細胞を伴い，ストロンに基づくものでは柔細胞性の髄がある。柔細胞中にはでんぷん粒を含み，またしばしばシュウ酸カルシウムの単晶を含む。皮去りカンゾウでは周皮及び師部の一部を欠いている。

(12) **ショウキョウ** 淡灰黄色の周皮を付けたままか，又はその一部をはぎとってあり，表面は灰白色～淡灰褐色で，しばしば白粉を付けている。横断面は繊維性，粉性で，淡帯黄褐色を呈し，皮層と中心柱とに分かれる。横断面をルーペ視するとき，その全面に維管束及び分泌物が褐色の細点として散在している。特異なにおいがあり，味は極めて辛い。

乾燥減量 15％以下。

灰　分 5％以下。

【355】 K 153

成分及び分量 又は本質	日本薬局方	ハンゲ	5.0 g
	〃	ブクリョウ	5.0 g
	〃	チンピ	4.0 g
	〃	ショウキョウ	1.0 g
	〃	カンゾウ	1.0 g
		全　量	16.0 g
製 造 方 法	以上の切断又は破砕した生薬をとり，1包として製する。		
用 法 及 び 用 量	本品1包に水約500 mLを加えて，半量ぐらいまで煎じつめ，煎じかすを除き，煎液を3回に分けて食間に服用する。上記は大人の1日量である。 15才未満7才以上　大人の⅔，　7才未満4才以上　大人の½，　4才未満2才以上大人の⅓，　2才未満　大人の¼以下を服用する。		
効 能 又 は 効 果	体力中等度で，悪心，嘔吐があるものの次の諸症：悪心，嘔吐，胃部不快感，慢性胃炎，二日酔		
貯 蔵 方 法 及 び 有 効 期 間	密閉容器		
規格及び試験方法	別記のとおり。		
備 考	二陳湯		

規 格 及 び 試 験 方 法

性　　状　本品はわずかに芳香性のにおいがある。

確認試験　本品1包を白紙上に広げ，各生薬を外観的に選別し，それぞれの生薬につき，次の試験を行う。

（1）　**ハンゲ**　外面は白色～灰白黄色，上部には茎の跡がくぼみとなり，その周辺には根の跡がくぼんだ細点となっている。横断面は白色，粉性である。味は初めなく，やや粘液性で，後に強いえぐ味を残す。

　横切片を鏡検するとき，主としてでんぷん粒を充満した柔組織からなり，わずかにシュウ酸カルシウムの束晶を含んだ粘液細胞がその間に認められる。でんぷん粒は主として2～3個の複粒で，通例，径10～15 μm，単粒は通例径3～7 μmである。束晶は長さ25～150 μmである。

（2）　**ブクリョウ**　白色又はわずかに淡赤色を帯びた白色で，質は堅いが砕きやすい。味はないがやや粘液ようである。

　また，「ブクリョウ」の確認試験を準用する。

（3）　**チンピ**　外面は黄赤色～暗黄褐色で，油室による多数の小さいくぼみがあり，内面は白色～淡灰黄褐色である。厚さ約2 mmで，質は軽くてもろい，芳香があり，味は苦くて，わずかに刺激性である。

　また，「チンピ」の確認試験を準用する。

（4）　**ショウキョウ**　淡灰黄色の周皮を付けたままか，又はその一部をはぎとってあり，表面は灰白色～淡灰褐色で，しばしば白粉を付けている。横断面は繊維性，粉性で，淡帯黄褐色を呈し，皮層と中心柱とに分かれる。横断面をルーペ視するとき，その全面に維管束及び分泌物が褐色の細点として散在している。特異なにおいがあり，味は極めて辛い。

（5）　カンゾウ　外面（周皮）は暗褐色～赤褐色で縦じわがあり，切断面は淡黄色で繊維質を呈する。横断面では，皮部と木部の境界はほぼ明らかで，放射状の構造を現わす。味は甘い。

　　横切片を鏡検するとき，皮付きカンゾウでは黄褐色の多層のコルク層とその内層に1～3細胞層のコルク皮層がある。皮部には放射組織が退廃師部と交互に放射状に配列し，師部には結晶細胞列で囲まれた厚膜で木化不十分な師部繊維群がある。木部には3～10細胞列の放射組織が黄色で巨大な道管と交互に放射状に配列し，道管は結晶細胞列で囲まれた木部繊維及び木部柔細胞を伴い，ストロンに基づくものでは柔細胞性の髄がある。柔細胞中にはでんぷん粒を含み，またしばしばシュウ酸カルシウムの単晶を含む。皮去りカンゾウでは周皮及び師部の一部を欠いている。

乾燥減量　15％以下。

灰　　　分　10％以下。

【356】 K 154

成分及び分量又は本質	日本薬局方	トウキ	3.0 g
	〃	センキュウ	3.0 g
	〃	ビャクジュツ	3.0 g
	〃	コウブシ	3.0 g
	〃	ケイヒ	2.0 g
	〃	オウゴン	2.0 g
	〃	ニンジン	2.0 g
	〃	ビンロウジ	2.0 g
	〃	オウレン	1.5 g
	〃	モッコウ	1.5 g
	〃	チョウジ	0.5 g
	〃	カンゾウ	1.5 g
	〃	ダイオウ	0.5 g
		全 量	25.5 g
製 造 方 法	以上の切断又は破砕した生薬をとり，1包として製する。		
用 法 及 び 用 量	本品1包に水約500 mLを加えて，半量ぐらいまで煎じつめ，煎じかすを除き，煎液を3回に分けて食間に服用する。上記は大人の1日量である。 15才未満7才以上 大人の⅔，7才未満4才以上 大人の½，4才未満2才以上大人の⅓，2才未満 大人の¼以下を服用する。		
効 能 又 は 効 果	体力中等度以上で，のぼせとめまいのあるものの次の諸症：産前産後の神経症，月経不順，血の道症，更年期障害，神経症		
貯蔵方法及び有 効 期 間	密閉容器		
規格及び試験方法	別記のとおり。		
備 考	女神散料		

規 格 及 び 試 験 方 法

性　状　本品は特異なにおいがある。

確認試験　本品1包を白紙上に広げ，各生薬を外観的に選別し，それぞれの生薬につき，次の試験を行う。

（1）　トウキ　外面は暗褐色～赤褐色で，縦じわがあり，切断面は淡黄色～黄褐色を呈する。特異なにおいがあり，味はわずかに甘く，後にやや辛い。

　横切片を鏡検するとき，コルク層は4～10層からなり，その内側に数層の厚角組織が続いている。皮部には分泌細胞に囲まれた多数の樹脂道並びにしばしば大きなすき間がある。形成層は長方形に偏圧された数層の細胞からなり，明らかに皮部と木部とを区別する。木部では多数の道管と放射組織とが交互に放射状に配列し，その外方の道管は単独又は数個集まってやや密に配列してくさび状をなすが，中心部付近の道管は極めてまばらに存在する。でんぷん粒は径19 μm以下，まれに2～5個の複粒があり，複粒の径は25 μmに達し，しばしばのり化している。

（2）　センキュウ　外面は灰褐色～暗褐色で，切断面は灰白色～灰褐色，半透明で，ときにはうつろがある。質は密で堅い。特異なにおいがあり，味はわずかに苦い。

652

横切片を鏡検するとき，皮部及び髄には油道が散在する．木部には厚膜で木化した木部繊維が大小不同の群をなして存在する．でんぷん粒は，通例，のり化していて，まれに径5～25μmのでんぷん粒を認めることがある．シュウ酸カルシウム結晶は認めない．

（3）　ビャクジュツ　外面は淡灰黄色～淡黄白色で，ところどころ灰褐色を呈し，横切面には淡黄褐色～褐色の分泌物による細点がある．特異なにおいがあり，味はわずかに苦い．

　横切片を鏡検するとき，皮部の柔組織中にはしばしば師管の外側に接して繊維束があり，放射組織の末端部には淡褐色～褐色の内容物を含む油室がある．木部には大きい髄を囲んで放射状に配列した短径の道管とそれを囲む著しい繊維束がある．髄及び放射組織中には皮部と同様な油室があり，柔組織中にはイヌリンの小球晶及びシュウ酸カルシウムの針晶を含む．

　また，「ビャクジュツ」の確認試験を準用する．

（4）　コウブシ　外面は灰褐色～灰黒褐色を呈し，不整な輪節があり，その部分に一方に向かって多数の毛がある．質は堅く，横断面は赤褐色～淡黄色を呈し，ろうようのつやを帯び，皮層部の厚さは中心柱の径とほぼ等しいか又はわずかに薄い．横断面をルーペ視するとき，外面は繊維束が褐色のはん点として輪状に並び，皮層部にはところどころに維管束が赤褐色のはん点として，また分泌細胞が黄褐色の微小なはん点として多数存在する．中心柱には多数の維管束が点又は線として散在する．わずかに特異なにおい及び味がある．

（5）　ケイヒ　外面は暗赤褐色を呈し，内面は赤褐色を呈し，平滑である．横断面は赤褐色を呈し淡褐色の薄層が見られる．特異なにおいがあり，味は甘く，辛く，後にやや粘液性で，わずかに収れん性である．

　横切片を鏡検するとき，一次皮部と二次皮部はほとんど連続した石細胞環で区分され，環の外辺にはほぼ円形に結集した繊維束を伴い，環の各石細胞の膜はしばしばU字形に肥厚する．二次皮部中には石細胞を認めず，まばらに少数の厚膜繊維を認める．柔組織中には油細胞，粘液細胞及び微細なシュウ酸カルシウムの針晶を含む細胞があり，柔細胞中にはでんぷん粒を含む．

（6）　オウゴン　外面は黄褐色～暗褐色を呈し，切断面は黄色～帯褐黄色を呈し，縦に繊維性のすじが見られる．味はわずかに苦い．

　また，「オウゴン」の確認試験を準用する．

（7）　ニンジン　外面は淡黄褐色～淡灰褐色を呈し，縦じわがあり，横断面は淡黄褐色を呈し，形成層の付近は褐色を呈する．特異なにおいがあり，味は初めわずかに甘く，後にやや苦い．

　また，「ニンジン」の確認試験を準用する．

（8）　ビンロウジ　灰褐色の種皮が白色の胚乳中に入り込んで大理石ようの模様を呈する．味は渋くてわずかに苦い．

　また，「ビンロウジ」の確認試験を準用する．

（9）　オウレン　根茎の径は2～7mmで，外面は灰黄褐色～褐色を呈し，輪節及び多数の根の基部を認め，横断面はやや繊維性で，コルク層は淡灰褐色，皮部は黄褐色，木部は黄色，髄は黄褐色である．味は極めて苦く，残留性で，だ液を黄色に染める．

　横切片を鏡検するとき，コルク層は薄膜のコルク細胞からなり，皮部柔組織中にはコルク層に近い部位に石細胞群，形成層に近い部位に黄色の師部繊維の認められるものが多い．木部は主として道管，仮道管，木部繊維からなり，放射組織は明らかで，髄は大きく，髄中には石細胞あるいは厚膜木化した細胞を伴った石細胞を認めることがある．柔細胞には細かいでんぷん粒を含むが，結晶を含まない．

　また，「オウレン」の確認試験を準用する．

（10）　モッコウ　外面は黄褐色～灰褐色で，あらい縦じわがある．横断面は黄褐色～暗褐色で，ルーペ視するとき，環状暗色の形成層が認められ，木部組織と放射組織が放射状の模様を呈し，ところど

ころに大きな裂け目と褐色の油室が散在している。特異なにおいがあり，味は苦い。

（11）　**チョウジ**　暗褐色〜暗赤色のつぼみで，長さ1〜1.8 cm，やや偏平な四りょう柱状の花床と，その上端には厚いがく片4枚及び4枚の膜質花べんとがあり，花べんは重なり合いほぼ球形を呈する。花べんに包まれた内部には多数の雄しべと1本の花柱とがある。強い特異なにおいがあり，味はやくようで，後わずかに舌を麻ひする。

　　また，「チョウジ」の確認試験を準用する。

（12）　**カンゾウ**　外面（周皮）は暗褐色〜赤褐色で縦じわがあり，切断面は淡黄色で繊維質を呈する。横断面では，皮部と木部の境界はほぼ明らかで，放射状の構造を現わす。味は甘い。

　　横切片を鏡検するとき，皮付きカンゾウでは黄褐色の多層のコルク層とその内層に1〜3細胞層のコルク皮層がある。皮部には放射組織が退廃師部と交互に放射状に配列し，師部には結晶細胞列で囲まれた厚膜で木化不十分な師部繊維群がある。木部には3〜10細胞列の放射組織が黄色で巨大な道管と交互に放射状に配列し，道管は結晶細胞列で囲まれた木部繊維及び木部柔細胞を伴い，ストロンに基づくものでは柔細胞性の髄がある。柔細胞中にはでんぷん粒を含み，またしばしばシュウ酸カルシウムの単晶を含む。皮去りカンゾウでは周皮及び師部の一部を欠いている。

（13）　**ダイオウ**　暗褐色〜黄褐色〜淡褐色を呈し，ルーペ視すると入り組んだ不規則な模様がある。質はおおむね粗で繊維性ではない。特異なにおいがあり，味はわずかに渋くて苦い。かめば細かい砂をかむような感じがあり，だ液を黄色に染める。

　　また，「ダイオウ」の確認試験を準用する。

乾燥減量　15 %以下。

灰　　分　5 %以下。

【357】 K 155

成分及び分量又は本質	日本薬局方	ニンジン	3.0 g
	〃	カンゾウ	3.0 g
	〃	ビャクジュツ	3.0 g
	〃	カンキョウ	3.0 g
		全　量	12.0 g

製　造　方　法	以上の切断又は破砕した生薬をとり，1包として製する。
用　法　及　び　用　量	本品1包に水約500 mLを加えて，半量ぐらいまで煎じつめ，煎じかすを除き，煎液を3回に分けて食間に服用する。上記は大人の1日量である。 15才未満7才以上　大人の⅔，7才未満4才以上　大人の½，4才未満2才以上大人の⅓，2才未満　大人の¼以下を服用する。
効　能　又　は　効　果	体力虚弱で，疲れやすくて手足などが冷えやすいものの次の諸症：胃腸虚弱，下痢，嘔吐，胃痛，腹痛，急・慢性胃炎
貯蔵方法及び有効期間	密閉容器
規格及び試験方法	別記のとおり。
備　　　　　考	人参湯

規 格 及 び 試 験 方 法

性　　状　本品は特異なにおいがある。

確認試験　本品1包を白紙上に広げ，各生薬を外観的に選別し，それぞれの生薬につき，次の試験を行う。

（1）　**ニンジン**　外面は淡黄褐色～淡灰褐色を呈し，縦じわがあり，横断面は淡黄褐色を呈し，形成層の付近は褐色を呈する。特異なにおいがあり，味は初めわずかに甘く，後にやや苦い。

　　また，「ニンジン」の確認試験を準用する。

（2）　**カンゾウ**　外面（周皮）は暗褐色～赤褐色で縦じわがあり，切断面は淡黄色で繊維質を呈する。横断面では，皮部と木部の境界はほぼ明らかで，放射状の構造を現わす。味は甘い。

　　横切片を鏡検するとき，皮付きカンゾウでは黄褐色の多層のコルク層とその内層に1～3細胞層のコルク皮層がある。皮部には放射組織が退廃師部と交互に放射状に配列し，師部には結晶細胞列で囲まれた厚膜で木化不十分な師部繊維群がある。木部には3～10細胞列の放射組織が黄色で巨大な道管と交互に放射状に配列し，道管は結晶細胞列で囲まれた木部繊維及び木部柔細胞を伴い，ストロンに基づくものでは柔細胞性の髄がある。柔細胞中にはでんぷん粒を含み，またしばしばシュウ酸カルシウムの単晶を含む。皮去りカンゾウでは周皮及び師部の一部を欠いている。

（3）　**ビャクジュツ**　外面は淡灰黄色～淡黄白色で，ところどころ灰褐色を呈し，横切面には淡黄褐色～褐色の分泌物による細点がある。特異なにおいがあり，味はわずかに苦い。

　　横切片を鏡検するとき，皮部の柔組織中にはしばしば師管の外側に接して繊維束があり，放射組織の末端部には淡褐色～褐色の内容物を含む油室がある。木部には大きい髄を囲んで，放射状に配列した短径の道管とそれを囲む著しい繊維束がある。髄及び放射組織中には皮部と同様な油室があり，柔組織中にはイヌリンの小球晶及びシュウ酸カルシウムの針晶を含む。

　　また，「ビャクジュツ」の確認試験を準用する。

（4）　**カンキョウ**　偏圧した不規則な塊状でしばしば分枝する。分枝した各部はやや湾曲した卵形又は長卵形を呈し，長さ2〜4cm，径1〜2cmである。外面は灰黄色〜灰黄褐色で，しわ及び輪節がある。折面は褐色〜暗褐色で透明感があり角質である。横切面をルーペ視するとき皮層と中心柱は区分され，全面に維管束が散在する。特異なにおいがあり，味は極めて辛い。

　横切片を鏡検するとき，外側よりコルク層，皮層，内皮，中心柱が認められる。皮層と中心柱は一層の内皮によって区分される。皮層及び中心柱は柔組織からなり，繊維束で囲まれた維管束が散在する。柔組織中には黄色の油様物質を含む油細胞が散在し，柔細胞中にはシュウ酸カルシウムの単晶が含まれ，でんぷんは糊化している。

　また，「カンキョウ」の確認試験を準用する。

乾燥減量　15％以下。

灰　　分　8％以下。

【358】 K 155—①

成分及び分量 又は本質	日本薬局方	ニンジン	3.0 g
	〃	カンゾウ	3.0 g
	〃	ビャクジュツ	3.0 g
	〃	カンキョウ	3.0 g
		全　量	12.0 g
製　造　方　法	以上の生薬をそれぞれ末とし，「ハチミツ」を結合剤として丸剤の製法により丸剤120個とする。		
用法及び用量	大人1日3回，1回20個，食前又は空腹時に服用する。 15才未満7才以上　大人の⅔，7才未満5才以上　大人の½を服用する。		
効能又は効果	体力虚弱で，疲れやすくて手足などが冷えやすいものの次の諸症：胃腸虚弱，下痢，嘔吐，胃痛，腹痛，急，慢性胃炎		
貯蔵方法及び 有　効　期　間	密閉容器		
規格及び試験方法	別記のとおり。		
備　　　考	理中丸		

規 格 及 び 試 験 方 法

性　状　本品は淡黄白色～淡黄褐色で，ショウガのにおいがある。

確認試験

（1）　**ニンジン**　本品の粉末5gにメタノール20mLを加え，還流冷却器を付けて水浴上で15分間穏やかに煮沸し，冷後，ろ過し，ろ液を試料溶液とする。別に薄層クロマトグラフ用ジンセノサイドRg₁1mgをメタノール1mLに溶かし，標準溶液とする。これらの液につき，薄層クロマトグラフ法により試験を行う。試料溶液及び標準溶液10μLずつを薄層クロマトグラフ月シリカゲルを用いて調製した薄層板にスポットする。次にクロロホルム・メタノール・水混液（13：7：2）の下層を展開溶媒として約10cm展開した後，薄層板を風乾する。これに希硫酸を均等に噴霧し，110℃で5分間加熱するとき試料溶液から得た数個のスポットのうち1個のスポットは，標準溶液から得た赤紫色のスポットと色調及び*Rf*値が等しい。

（2）　**カンゾウ**　本品の粉末2gにエタノール（95）・水混液（7：3）10mLを加え，水浴上で5分間振り混ぜながら加熱し，冷後，ろ過し，ろ液を試料溶液とする。別に薄層クロマトグラフ用グリチルリチン酸5mgをエタノール（95）・水混液（7：3）1mLに溶かし，標準溶液とする。これらの液につき，薄層クロマトグラフ法により試験を行う。試料溶液10μL及び標準溶液4μLを薄層クロマトグラフ用シリカゲル（蛍光剤入り）を用いて調製した薄層板にスポットする。次に1-ブタノール・水・酢酸（100）混液（7：2：1）を展開溶媒として約10cm展開した後，薄層板を風乾する。これに紫外線（主波長254nm）を照射するとき，試料溶液から得た数個のスポットのうち1個のスポットは，標準溶液から得た暗紫色のスポットと色調及び*Rf*値が等しい。

（3）　**ビャクジュツ**　本品の粉末2gに石油エーテル30mLを加え，10分間振り混ぜた後，ろ過する。ろ液を減圧留去し，残留物を石油エーテル1mLに溶かし，試料溶液とする。別にビャクジュツの粉末0.2gをとり，試料溶液と同様に操作して標準溶液とする。これらの液につき，薄層クロマトグラフ法により試験を行う。試料溶液10μL及び標準溶液4μLを薄層クロマトグラフ用シリカゲル

を用いて調製した薄層板にスポットする。次にヘキサン・ベンゼン・酢酸エチル混液（14：3：3）を展開溶媒として約10 cm展開した後，薄層板を風乾する。これに*p*-ジメチルアミノベンズアルデヒド試液を均等に噴霧し，105℃で5分間加熱するとき，試料溶液から得たクロマトグラムの中で，数個のスポットは標準溶液から得たスポットと色調及び*Rf*値が等しい。

（4）　**カンキョウ**　本品の粉末に，薄めたグリセリン（1→2）又は抱水クロラール50 gを水15 mLとグリセリン10 mLの混液に溶かした液を滴加して鏡検するとき，径20〜30 μmの球形，卵円形又は袋状でへそが偏在するでんぷん粒を認める。

【359】 K 156

成分及び分量 又 は 本 質	日本薬局方	ニ ン ジ ン	3.0 g
	〃	ト ウ キ	4.0 g
	〃	シャクヤク	2.0 g
	〃	ジ オ ウ	4.0 g
	〃	ビャクジュツ	4.0 g
	〃	ブ ク リ ョ ウ	4.0 g
	〃	ケ イ ヒ	2.5 g
	〃	オ ウ ギ	1.5 g
	〃	チ ン ピ	2.0 g
	〃	オ ン ジ	2.0 g
	〃	ゴ ミ シ	1.0 g
	〃	カ ン ゾ ウ	1.0 g
		全　　量	31.0 g
製 造 方 法	以上の切断又は破砕した生薬をとり，1包として製する。		
用 法 及 び 用 量	本品1包に水約500 mL を加えて，半量ぐらいまで煎じつめ，煎じかすを除き，煎液を3回に分けて食間に服用する。上記は大人の1日量である。 15才未満7才以上　大人の⅔，7才未満4才以上　大人の½，4才未満2才以上大人の⅓，2才未満　大人の¼以下を服用する。		
効 能 又 は 効 果	体力虚弱なものの次の諸症：病後・術後などの体力低下，疲労倦怠，食欲不振，ねあせ，手足の冷え，貧血		
貯 蔵 方 法 及 び 有 効 期 間	密閉容器		
規格及び試験方法	別記のとおり。		
備 考	人参養栄湯		

規 格 及 び 試 験 方 法

性　状　本品は特異なにおいがある。

確認試験　本品1包を白紙上に広げ，各生薬を外観的に選別し，それぞれの生薬につき，次の試験を行う。

（1）　**ニンジン**　外面は淡黄褐色～淡灰褐色を呈し，縦じわがあり，横断面は淡黄褐色を呈し，形成層の付近は褐色を呈する。特異なにおいがあり，味は初めわずかに甘く，後にやや苦い。

　また，「ニンジン」の確認試験を準用する。

（2）　**トウキ**　外面は暗褐色～赤褐色で，縦じわがあり，切断面は淡黄色～黄褐色を呈する。特異なにおいがあり，味はわずかに甘く，後にやや辛い。

　横切片を鏡検するとき，コルク層は4～10層からなり，その内側に数層の厚角組織が続いている。皮部には分泌細胞に囲まれた多数の樹脂道並びにしばしば大きなすき間がある。形成層は長方形に偏圧された数層の細胞からなり，明らかに皮部と木部とを区別する。木部では多数の道管と放射組織とが交互に放射状に配列し，その外方の道管は単独又は数個集まってやや密に配列してくさび状をなすが，中心部付近の道管は極めてまばらに存在する。でんぷん粒は径 19 μm 以下，まれに2～5個の複粒があり，複粒の径は 25 μm に達し，しばしばのり化している。

（3）　シャクヤク　外面は褐色～淡灰褐色を呈し，横断面はち密で淡灰褐色を呈し，木部には淡褐色の放射状の線がある。わずかに特異なにおいがあり，味は初めわずかに甘く，後に渋くてわずかに苦い。

また，「シャクヤク」の確認試験を準用する。

（4）　ジオウ　外面は黄褐色～黒褐色を呈し，深い縦みぞ及びくびれがある。質は柔らかく粘性である。横断面は黄褐色～黒褐色で，皮部は木部より色が濃く，ほとんど髄を認めない。特異なにおいがあり，味は初めわずかに甘く，後にやや苦い。

横切片を鏡検するとき，コルク層は7～15層で，皮部はすべて柔細胞からなり，外皮部に褐色の分泌物を含む細胞が散在する。木部はほとんど柔細胞で満たされ，放射状に並ぶ道管は側孔のある網紋があり，弱い木化反応を呈する。

（5）　ビャクジュツ　外面は淡灰黄色～淡黄白色で，ところどころ灰褐色を呈し，横切面には淡黄褐色～褐色の分泌物による細点がある。特異なにおいがあり，味はわずかに苦い。

横切片を鏡検するとき，皮部の柔組織中にはしばしば師管の外側に接して繊維束があり，放射組織の末端部には淡褐色～褐色の内容物を含む油室がある。木部には大きい髄を囲んで放射状に配列した短径の道管とそれを囲む著しい繊維束がある。髄及び放射組織中には皮部と同様な油室があり，柔組織中にはイヌリンの小球晶及びシュウ酸カルシウムの針晶を含む。

また，「ビャクジュツ」の確認試験を準用する。

（6）　ブクリョウ　白色又はわずかに淡赤色を帯びた白色で，質は堅いが砕きやすい。味はないがやや粘液ようである。

また，「ブクリョウ」の確認試験を準用する。

（7）　ケイヒ　外面は暗赤褐色を呈し，内面は赤褐色を呈し，平滑である。横断面は赤褐色を呈し淡褐色の薄層が見られる。特異なにおいがあり，味は甘く，辛く，後にやや粘液性で，わずかに収れん性である。

横切片を鏡検するとき，一次皮部と二次皮部はほとんど連続した石細胞環で区分され，環の外辺にはほぼ円形に結集した繊維束を伴い，環の各石細胞の膜はしばしばU字形に肥厚する。二次皮部中には石細胞を認めず，まばらに少数の厚膜繊維を認める。柔組織中には油細胞，粘液細胞及び微細なシュウ酸カルシウムの針晶を含む細胞があり，柔細胞中にはでんぷん粒を含む。

（8）　オウギ　外面は淡灰黄色～淡褐黄色で，不規則なあらい縦じわがあり，折面は繊維性である。横断面をルーペ視するとき，最外層には周皮があり，皮部は淡黄白色，木部は淡黄色，形成層付近はやや褐色を帯びる。木部から皮部にわたって白色の放射組織が認められる。太いものではしばしば多数の放射状の裂け目となっている。わずかに特異なにおいがあり，味は甘い。

（9）　チンピ　外面は黄赤色～暗黄褐色で，油室による多数の小さいくぼみがあり，内面は白色～淡灰黄褐色である。厚さ約2mmで，質は軽くてもろい。芳香があり，味は苦くて，わずかに刺激性である。

また，「チンピ」の確認試験を準用する。

（10）　オンジ　外側面は淡灰褐色で横切されたものは径2～10mm。皮部の厚さは木部の径とほぼ等しいか又は木部の径の約½で淡灰褐色を呈し，ところどころに大きな裂け目がある。木部は円形～だ円形で淡褐色を呈する。味はわずかにえぐい。

また，「オンジ」の確認試験を準用する。

（11）　ゴミシ　暗赤色～黒褐色を呈し，表面にはしわがあり，またしばしば白い粉を付ける。果肉を除くとじん臓形の種子1～2個を認め，その外種皮は黄褐色～暗赤褐色を呈し，つやがあり，堅くてもろい。外種皮はたやすくはがれるが，内種皮は胚乳に密着し，背面に明らかな縫線を認める。酸味

があり，後に渋くて苦い。

(12) **カンゾウ** 外面(周皮)は暗褐色～赤褐色で縦じわがあり，切断面は淡黄色で繊維質を呈する。横断面では，皮部と木部の境界はほぼ明らかで，放射状の構造を現わす。味は甘い。

横切片を鏡検するとき，皮付きカンゾウでは黄褐色の多層のコルク層とその内層に1～3細胞層のコルク皮層がある。皮部には放射組織が退廃師部と交互に放射状に配列し，師部には結晶細胞列で囲まれた厚膜で木化不十分な師部繊維群がある。木部には3～10細胞列の放射組織が黄色で巨大な道管と交互に放射状に配列し，道管は結晶細胞列で囲まれた木部繊維及び木部柔細胞を伴い，ストロンに基づくものでは柔細胞性の髄がある。柔細胞中にはでんぷん粒を含み，またしばしばシュウ酸カルシウムの単晶を含む。皮去りカンゾウでは周皮及び師部の一部を欠いている。

乾燥減量 15％以下。

灰　　分 5％以下。

【360】 K 157

成分及び分量 又は本質	日本薬局方	キ ジ ツ	3.0 g
	〃	シャクヤク	3.0 g
	〃	キ キ ョ ウ	1.5 g
	全　　量		7.5 g
製 造 方 法	以上の切断又は破砕した生薬をとり，1包として製する。		
用 法 及 び 用 量	本品1包に水約500 mLを加えて，半量ぐらいまで煎じつめ，熱いうちに煎じかすを除き，煎液を3回に分けて食間に服用する。上記は大人の1日量である。 15才未満7才以上　大人の⅔，　7才未満4才以上　大人の½，　4才未満2才以上　大人の⅓，　2才未満　大人の¼以下を服用する。 本剤は必ず1日分ずつ煎じ，数日分をまとめて煎じないこと。		
効 能 又 は 効 果	体力中等度以上で，患部が化膿するものの次の諸症：化膿性皮膚疾患の初期又は軽いもの，歯肉炎，扁桃炎		
貯 蔵 方 法 及 び 有 効 期 間	密閉容器		
規格及び試験方法	別記のとおり。		
備　　　　考	排膿散料		

規 格 及 び 試 験 方 法

性　　状　本品は特異なにおいがある。

確認試験　本品1包を白紙上に広げ，各生薬を外観的に選別し，それぞれの生薬につき，次の試験を行う。

（1）　**キジツ**　外面は濃緑褐色～褐色で，つやがなく，油室による多数のくぼんだ小点がある。切断面は淡灰褐色を呈し，内果皮を付ける部分は褐色を呈する。特異なにおいがあり，味は苦い。

また，「キジツ」の確認試験を準用する。

（2）　**シャクヤク**　外面は褐色～淡灰褐色を呈し，横断面はち密で淡灰褐色を呈し，木部には淡褐色の放射状の線がある。わずかに特異なにおいがあり，味は初めわずかに甘く，後に渋くてわずかに苦い。

また，「シャクヤク」の確認試験を準用する。

（3）　**キキョウ**　外面は皮付きは灰褐色，皮去りは白色～淡褐色を呈し，繊維性でない。横切面をルーペ視するとき，皮部は木部よりやや薄く，ほとんど白色で，ところどころにすき間があり，形成層の付近はしばしば褐色を帯びる。皮部の厚さは木部の径よりやや薄く，ほとんど白色で，ところどころにすき間があり，木部は白色～淡褐色を呈し，その組織は皮部よりもやや密である。味は初めなく，後にえぐくて苦い。

また，「キキョウ」の確認試験を準用する。

乾燥減量　10 %以下。

灰　　分　5 %以下。

【361】 K 157—①

成分及び分量又は本質	日本薬局方	キ ジ ツ	3.0 g
	〃	シャクヤク	1.8 g
	〃	キ キ ョ ウ	0.6 g
	全　　量		5.4 g
製 造 方 法	以上の生薬をそれぞれ末とし，散剤の製法により製する。ただし，分包散剤とする。		
用 法 及 び 用 量	1回量を次のとおりとし，1日2回，食前又は空腹時に服用する。大人(15才以上) 1包2.7 g，15才未満7才以上　大人の⅔，7才未満4才以上　大人の½，4才未満2才以上　大人の⅓，2才未満　大人の¼を服用する。		
効 能 又 は 効 果	体力中等度以上で，患部が化膿するものの次の諸症：化膿性皮膚疾患の初期又は軽いもの，歯肉炎，扁桃炎		
貯 蔵 方 法 及 び 有 効 期 間	密閉容器		
規格及び試験方法	別記のとおり。		
備　　　考	排膿散		

規 格 及 び 試 験 方 法

性　　状　本品は淡褐色の粉末で，特異なにおいがある。

確認試験

（1）**キジツ**　本品の粉末2 gにメタノール10 mLを加え，還流冷却器を付け，水浴上で10分間加熱し，冷後，ろ過し，ろ液を試料溶液とする。

別に「キジツ」の粉末1 gをとり，試料溶液と同様に操作して対照溶液とする。

これらの液につき，薄層クロマトグラフ法により試験を行う。試料溶液及び対照溶液10 μLずつを薄層クロマトグラフ用シリカゲルを用いて調製した薄層板にスポットする。次にクロロホルム・アセトン混液（6：1）を展開溶媒として約10 cm展開した後，薄層板を風乾する。

これに硫酸試液を均等に噴霧し，105℃で30分間加熱するとき，Rf 値約0.55付近に黄色のスポットを認める。

（2）**シャクヤク**　本品の粉末2 gにメタノール10 mLを加え，還流冷却器を付け，水浴上で10分間加熱し，冷後，ろ過し，ろ液を試料溶液とする。

別に「シャクヤク」の粉末1 gをとり，試料溶液と同様に操作して対照溶液とする。

これらの液につき，薄層クロマトグラフ法により試験を行う。試料溶液及び対照溶液10 μLずつを薄層クロマトグラフ用シリカゲルを用いて調製した薄層板にスポットする。次にトルエン・ギ酸・ギ酸エチル混液（3：1：6）を展開溶媒として約10 cm展開した後，薄層板を風乾する。

これに塩化鉄（Ⅲ）試液を均等に噴霧するとき，Rf 値約0.48付近に暗紫色のスポットを認める。

（3）**キキョウ**　本品の粉末2 gにメタノール10 mLを加え，還流冷却器を付け，水浴上で10分間加熱し，冷後，ろ過し，ろ液を試料溶液とする。

別に「キキョウ」の粉末1 gをとり，試料溶液と同様に操作して対照溶液とする。

これらの液につき，薄層クロマトグラフ法により試験を行う。試料溶液及び対照溶液10 μLずつを薄層クロマトグラフ用シリカゲル（蛍光剤入り）を用いて調製した薄層板にスポットする。次に1-ブタノール・酢酸・水混液（4：1：5）を展開溶媒として約10 cm展開した後，薄層板を風乾する。

これに紫外線（主波長 365 nm）を照射するとき，*Rf* 値約 0.23 付近に青色の蛍光を発するスポットを認める。

乾燥減量 10 %以下。

灰　分 5 %以下。

【362】 K 158

成分及び分量又は本質	日本薬局方	カンゾウ	3.0 g
	〃	キキョウ	5.0 g
	〃	ショウキョウ	0.3 g
	〃	タイソウ	6.0 g
		全　量	14.3 g
製 造 方 法	以上の切断又は破砕した生薬をとり，1包として製する。		
用 法 及 び 用 量	本品1包に水約500 mLを加えて，半量ぐらいまで煎じつめ，煎じかすを除き，煎液を3回に分けて食間に服用する。上記は大人の1日量である。 15才未満7才以上　大人の⅔，7才未満4才以上　大人の½，4才未満2才以上　大人の⅓，2才未満　大人の¼以下を服用する。		
効 能 又 は 効 果	体力中等度以下で，患部が化膿するものの次の諸症：化膿性皮膚疾患・歯肉炎，扁桃炎の初期または軽いもの		
貯蔵方法及び有 効 期 間	密閉容器		
規格及び試験方法	別記のとおり。		
備　　　　考	排膿湯		

規 格 及 び 試 験 方 法

性　　状　本品は特異なにおいがある。

確認試験　本品1包を白紙上に広げ，各生薬を外観的に選別し，それぞれの生薬につき，次の試験を行う。

（1）　**カンゾウ**　外面（周皮）は暗褐色〜赤褐色で縦じわがあり，切断面は淡黄色で繊維質を呈する。横断面では，皮部と木部の境界はほぼ明らかで，放射状の構造を現わす。味は甘い。

　横切片を鏡検するとき，皮付きカンゾウでは黄褐色の多層のコルク層とその内層に1〜3細胞層のコルク皮層がある。皮部には放射組織が退廃師部と交互に放射状に配列し，師部には結晶細胞列で囲まれた厚膜で木化不十分な師部繊維群がある。木部には3〜10細胞列の放射組織が黄色で巨大な道管と交互に放射状に配列し，道管は結晶細胞列で囲まれた木部繊維及び木部柔細胞を伴い，ストロンに基づくものでは柔細胞性の髄がある。柔細胞中にはでんぷん粒を含み，またしばしばシュウ酸カルシウムの単晶を含む。皮去りカンゾウでは周皮及び師部の一部を欠いている。

（2）　**キキョウ**　外面は皮付きは灰褐色，皮去りは白色〜淡褐色を呈し，繊維性でない。横切面をルーペ視するとき，皮部は木部よりやや薄く，ほとんど白色で，ところどころにすき間があり，形成層の付近はしばしば褐色を帯びる。木部は白色〜淡褐色を呈し，その組織は皮部よりもやや密である。味は初めなく，後にえぐくて苦い。

　また，「キキョウ」の確認試験を準用する。

（3）　**ショウキョウ**　淡灰黄色の周皮を付けたままか，又はその一部をはぎとってあり，表面は灰白色〜淡灰褐色で，しばしば白粉を付けている。横断面は繊維性，粉性で，淡帯黄褐色を呈し，皮層と中心柱とに分かれる。横断面をルーペ視するとき，その全面に維管束及び分泌物が褐色の細点として散在している。特異なにおいがあり，味は極めて辛い。

（4）　**タイソウ**　外面は赤褐色であらいしわがあるか，又は暗灰赤色で細かいしわがあり，いずれも

つやがある。外果皮は薄く革質で，中果皮は暗灰褐色を呈し，海綿ようで柔らかく粘着性があり，内果皮は極めて堅く，種子は偏平である。わずかに特異なにおいがあり，味は甘い。

乾燥減量　15％以下。

灰　　分　5％以下。

【363】 K 159

成分及び分量 又は本質	日本薬局方	バクモンドウ	10.0 g
	〃	ハ ン ゲ	5.0 g
	〃	タ イ ソ ウ	3.0 g
	〃	ニ ン ジ ン	2.0 g
	〃	カ ン ゾ ウ	2.0 g
	〃	コ ウ ベ イ	5.0 g
	全　　量		27.0 g
製 造 方 法	以上の切断又は破砕した生薬をとり，1包として製する。		
用 法 及 び 用 量	本品1包に水約500 mLを加えて，半量ぐらいまで煎じつめ，煎じかすを除き，煎液を3回に分けて食間に服用する。上記は大人の1日量である。 15才未満7才以上　大人の⅔，7才未満4才以上　大人の½，4才未満2才以上　大人の⅓，2才未満　大人の¼以下を服用する。		
効 能 又 は 効 果	体力中等度以下で，たんが切れにくく，ときに強くせきこみ，又は咽頭の乾燥感があるものの次の諸症：からぜき，気管支炎，気管支ぜんそく，咽頭炎，しわがれ声		
貯 蔵 方 法 及 び 有 効 期 間	密閉容器		
規格及び試験方法	別記のとおり。		
備　　　　考	麦門冬湯		

規 格 及 び 試 験 方 法

性　　状　本品は特異なにおいがある。

確認試験　本品1包を白紙上に広げ，各生薬を外観的に選別し，それぞれの生薬につき，次の試験を行う。

（1）　**バクモンドウ**　紡錘形を呈し，長さ10〜25 mm，径3〜5 mm，一端はややとがり，他端はやや丸みをもち，外面は淡黄色〜淡黄褐色で，大小の縦じわがある。皮層は柔軟性でもろく，中心柱は強じんで折りにくい。皮層の折面は淡黄褐色を呈し，やや半透明で粘着性がある。味はわずかに甘く，粘着性である。

（2）　**ハンゲ**　外面は白色〜灰白黄色，上部には茎の跡がくぼみとなり，その周辺には根の跡がくぼんだ細点となっている。横断面は白色，粉性である。味は初めなく，やや粘液性で，後に強いえぐ味を残す。

　横切片を鏡検するとき，主としてでんぷん粒を充満した柔組織からなり，わずかにシュウ酸カルシウムの束晶を含んだ粘液細胞がその間に認められる。でんぷん粒は主として2〜3個の複粒で，通例，径10〜15 µm，単粒は通例径3〜7 µmである。束晶は長さ25〜150 µmである。

（3）　**タイソウ**　外面は赤褐色であらいしわがあるか，又は暗灰赤色で細かいしわがあり，いずれもつやがある。外果皮は薄く革質で，中果皮は暗灰褐色を呈し，海綿ようで柔らかく粘着性があり，内果皮は極めて堅く，種子は偏平である。わずかに特異なにおいがあり，味は甘い。

（4）　**ニンジン**　外面は淡黄褐色〜淡灰褐色を呈し，縦じわがあり，横断面は淡黄褐色を呈し，形成層の付近は褐色を呈する。特異なにおいがあり，味は初めわずかに甘く，後にやや苦い。

　また，「ニンジン」の確認試験を準用する。

（5）　カンゾウ　外面(周皮)は暗褐色～赤褐色で縦じわがあり，切断面は淡黄色で繊維質を呈する。横断面では，皮部と木部の境界はほぼ明らかで，放射状の構造を現わす。味は甘い。

　横切片を鏡検するとき，皮付きカンゾウでは黄褐色の多層のコルク層とその内層に1～3細胞層のコルク皮層がある。皮部には放射組織が退廃師部と交互に放射状に配列し，師部には結晶細胞列で囲まれた厚膜で木化不十分な師部繊維群がある。木部には3～10細胞列の放射組織が黄色で巨大な道管と交互に放射状に配列し，道管は結晶細胞列で囲まれた木部繊維及び木部柔細胞を伴い，ストロンに基づくものでは柔細胞性の髄がある。柔細胞中にはでんぷん粒を含み，またしばしばシュウ酸カルシウムの単晶を含む。皮去りカンゾウでは周皮及び師部の一部を欠いている。

（6）　コウベイ　楕円形を呈し，やや扁平で，長さ4～6mmである。外面は半透明で，淡黄白色～淡褐色を呈する。一端はわずかにくぼみ，白色の胚が認められる。他端には花柱の跡に由来する褐色の小点が認められる。表面には数本の長軸方向に走るみぞがある。弱いにおいがあり，味はわずかに甘い。

　横切片を鏡検するとき，最外層は果皮で，果皮中に維管束を認める。種皮は果皮と癒着し，その内側に1～2層のアリューロン層を認める。内胚乳の柔細胞中に単粒又は複粒のでんぷん粒を認める。

　また，「コウベイ」の確認試験を準用する。

乾燥減量　15％以下。

灰　　分　5％以下。

【364】 K 160

成分及び分量又は本質	日本薬局方	ジオウ	5.0 g
	〃	サンシュユ	3.0 g
	〃	サンヤク	3.0 g
	〃	タクシャ	3.0 g
	〃	ブクリョウ	3.0 g
	〃	ボタンピ	3.0 g
	〃	ケイヒ	1.0 g
	〃	ブシ	1.0 g
		全　量	22.0 g

製造方法	以上の切断又は破砕した生薬をとり，1包として製する。
用法及び用量	本品1包に水約500 mLを加えて，半量ぐらいまで煎じつめ，煎じかすを除き，煎液を3回に分けて食間に服用する。上記は大人の1日量である。 15才未満7才以上　大人の⅔，7才未満4才以上　大人の½，4才未満2才以上大人の⅓，2才未満　大人の¼以下を服用する。
効能又は効果	体力中等度以下で，疲れやすくて，四肢が冷えやすく，尿量減少又は多尿でときに口渇があるものの次の諸症：下肢痛，腰痛，しびれ，高齢者のかすみ目，かゆみ，排尿困難，残尿感，夜間尿，頻尿，むくみ，高血圧に伴う随伴症状の改善(肩こり，頭重，耳鳴り)，軽い尿漏れ
貯蔵方法及び有効期間	密閉容器
規格及び試験方法	別記のとおり。
備　考	八味地黄丸料

規格及び試験方法

性　状　本品は特異なにおいがある。

確認試験　本品1包を白紙上に広げ，各生薬を外観的に選別し，それぞれの生薬につき，次の試験を行う。

（1）ジオウ　外面は黄褐色～黒褐色を呈し，深い縦みぞ及びくびれがある。質は柔らかく粘性である。横断面は黄褐色～黒褐色で，皮部は木部より色が濃く，ほとんど髄を認めない。特異なにおいがあり，味は初めわずかに甘く，後にやや苦い。

横切片を鏡検するとき，コルク層は7～15層で，皮部はすべて柔細胞からなり，外皮部に褐色の分泌物を含む細胞が散在する。木部はほとんど柔細胞で満たされ，放射状に並ぶ道管は側孔のある網紋があり，弱い木化反応を呈する。

（2）サンシュユ　偏圧された長だ円形を呈し，長さ1.5～2 cm，幅約1 cmである。表面は暗赤紫色～暗紫色を呈し，つやがあり，あらいしわがある。表面には種子を抜きとった跡の裂け目があり，頂端にがくの跡があり，基部に果柄の跡がある。質は柔軟である。酸味があって，味はわずかに甘い。

（3）サンヤク　類白色～帯黄白色で，粉質である。味はない。

また，「サンヤク」の確認試験を準用する。

（4）タクシャ　淡黄褐色～淡褐色でコルク層をつける部位はやや暗色を呈する。ルーペ視するとき，褐色～淡褐色のはん点が散在する。切面は粒状で，繊維性ではない。わずかににおい及び味がある。

（5）　ブクリョウ　白色又はわずかに淡赤色を帯びた白色である。外層が残存するものは暗褐色～暗赤褐色で，きめがあらく，裂け目がある。質は堅いが砕きやすい。ほとんどにおいがなく，味はないがやや粘液ようである。

また，「ブクリョウ」の確認試験を準用する。

（6）　ボタンピ　外面は暗褐色～帯紫褐色，内面は淡灰褐色～暗紫色を呈する。内面及び切断面にはしばしば白色の結晶を付着する。特異なにおいがあり，味はわずかに辛くて苦い。

また，「ボタンピ」の確認試験を準用する。

（7）　ケイヒ　外面は暗赤褐色を呈し，内面は赤褐色を呈し，平滑である。横断面はやや繊維性で赤褐色を呈し淡褐色の薄層が見られる。特異な芳香があり，味は甘く，辛く，後にやや粘液性で，わずかに収れん性である。

横切片を鏡検するとき，一次皮部と二次皮部はほとんど連続した石細胞環で区分され，環の外辺にはほぼ円形に結集した繊維束を伴い，環の各石細胞の壁はしばしばU字形に肥厚する。二次皮部中には石細胞を認めず，まばらに少数の厚膜繊維を認める。柔組織中には油細胞，粘液細胞及びでんぷん粒を含む。放射組織中には微細なシュウ酸カルシウムの針晶を含む細胞がある。

（8）　ブシ　本品はほぼ倒円錐形で，長さ 15～30 mm，径 12～16 mm，又は縦ときに横に切断され，長さ 20～60 mm，幅 15～40 mm，厚さ 200～700 μm，又は径 12 mm 以下の不整な多角形に破砕されている。外面は淡褐色～暗褐色又は黄褐色を呈する。質は堅く，通例，しわはなく，切面は平らで，淡褐色～暗褐色又は黄白色～淡黄褐色を呈し，通常角質，半透明で光沢がある。弱い特異なにおいがある。

横切片及び縦切片を鏡検するとき，外側から擬上皮，一次皮層，内皮，二次皮層，形成層，木部が認められる。一次皮層には楕円形～楕円状四角形，短径 30～75 μm，長径 60～150 μm の厚壁細胞がある。内皮は接線方向に長い 1 層の細胞からなっている。形成層輪は星形又は不整の多角形～円形であり，木部の道管群は V 字形を呈する。二次皮層及び髄中に独立した形成層輪が認められるものもある。道管は孔紋，階紋，網紋又はらせん紋道管である。柔細胞中のでんぷん粒は糊化している。

また，「ブシ」の確認試験を準用する。

純度試験　本品 1 包中のアコニチン（$C_{34}H_{47}O_{11}N：645.75$）の残存量は 0.01 mg 以下である。

本品 1 包を粉末とし，その重量を精密に量り，これにメタノール 50 mL を加え一夜放置したのち，1 時間振とうし，ろ紙を用いてろ過する。残渣に再びメタノール 30 mL を加え 1 時間振とうした後，前記ろ紙を用いてろ過する。また，この残渣をメタノール 30 mL で 2 回洗い，全量を合わせ減圧下でメタノールをほとんど留去する。残留物に希塩酸 10 mL を加え水浴上で加温溶解する。冷後，分液漏斗に脱脂綿を用いてろ過し，水 10 mL で 2 回洗う。ろ液を合わせ，これにアンモニア水（28）を加えてアルカリ性とする。これにクロロホルム 50 mL を加えてよく振り混ぜた後に下層を分取する。この操作を 2 回繰り返した後，クロロホルムを合わせ，これに水 10 mL を加え洗った後，クロロホルム層を分取し，無水硫酸ナトリウムを加えて脱水する。これをろ過し，減圧下で蒸発乾固する。残留物をクロロホルム 1 mL に正確に溶かして試料溶液とする。

別にアコニチン 20 mg を精密に量り，クロロホルム 10 mL に溶かし正確にメスアップする。この溶液 1 mL を正確に量り，10 mL に正確に希釈し標準溶液とする。

試料溶液及び標準溶液につき，薄層クロマトグラフ法により試験を行う。あらかじめ薄層クロマトグラフ用シリカゲルを用いて 0.25 mm の厚さに調製し活性化した薄層板に試料溶液 0.3 mL，標準溶液 10 μL 及び 15 μL を正確に塗布する。次にブタノール・酢酸・水（4：1：5）の混合溶液の上層を展開溶媒として，約 10 cm 展開しこれを風乾した後，噴霧用ドラーゲンドルフ試液を均等に噴霧するとき，試料溶液から得られるアコニチンに対応するスポットの濃さは標準溶液の 10 μL を塗布し

670

た方から得られるスポットより濃いことはあっても，標準溶液の 15 μL を塗布した方から得られる
スポットより濃くない。

乾燥減量　15 %以下。

灰　　分　5 %以下。

【365】 K 160—①

成分及び分量又は本質	日本薬局方	ジオウ	2.97 g
	〃	サンシュユ	1.48 g
	〃	サンヤク	1.48 g
	〃	タクシャ	1.11 g
	〃	ブクリョウ	1.11 g
	〃	ボタンピ	1.11 g
	〃	ケイヒ	0.37 g
	〃	ブシ	0.37 g
		全　量	10.0 g
製 造 方 法	以上の生薬をそれぞれ末とし，「ハチミツ」を結合剤として丸剤の製法により丸剤100個とする。		
用 法 及 び 用 量	大人1日3回，1回20個，食前又は空腹時に服用する。15才未満7才以上　大人の⅔，7才未満5才以上　大人の½を服用する。		
効 能 又 は 効 果	体力中等度以下で，疲れやすくて，四肢が冷えやすく，尿量減少又は多尿でときに口渇があるものの次の諸症：下肢痛，腰痛，しびれ，高齢者のかすみ目，かゆみ，排尿困難，残尿感，夜間尿，頻尿，むくみ，高血圧に伴う随伴症状の改善(肩こり，頭重，耳鳴り) 軽い尿漏れ		
貯蔵方法及び有効期間	密閉容器		
規格及び試験方法	別記のとおり。		
備　　　考	八味地黄丸		

規 格 及 び 試 験 方 法

性　状　本品は褐色で，特異なにおいがある。

確認試験

（1） **ケイヒ**　本品50丸を粉末とし，アセトニトリル10 mLを加え，3分間振り混ぜた後，ろ過し，ろ液を試料溶液とする。別にケイヒ末0.2 gをとり試料溶液と同様に操作して標準溶液とする。これらの液につき，薄層クロマトグラフ法により試験を行う。試料溶液及び標準溶液30 μLずつを薄層クロマトグラフ用シリカゲル（蛍光剤入り）を用いて調製した薄層板にスポットする。次にトルエンを展開溶媒として約10 cm展開した後，薄層板を風乾する。これに紫外線（主波長254 nm）を照射するとき，試料溶液から得た数個のスポットのうち1個のスポットは，標準溶液から得た主スポットと色調及び Rf 値が等しい。また，このスポットは2,4-ジニトロフェニルヒドラジン試液を噴霧するとき，黄だいだい色を呈する。

（2） **ボタンピ**　本品50丸を粉末とし，アセトニトリル10 mLを加え，3分間振り混ぜた後，ろ過し，ろ液を試料溶液とする。別にボタンピ末0.6 gをとり試料溶液と同様に操作して標準溶液とする。これらの液につき，薄層クロマトグラフ法により試験を行う。試料溶液及び標準溶液30 μLずつを薄層クロマトグラフ用シリカゲル（蛍光剤入り）を用いて調製した薄層板にスポットする。次にトルエンを展開溶媒として約10 cm展開した後，薄層板を風乾する。これに紫外線（主波長254 nm）を照射するとき，試料溶液から得た数個のスポットのうち1個のスポットは，標準溶液から得た主スポットと色調

及び Rf 値が等しい。また，このスポットは塩化鉄（Ⅲ）試液を均等に噴霧するとき，紫褐色を呈する。

（3）　**サンシュユ**　本品50丸を粉末とし，メタノール10 mL を加え，3分間振り混ぜた後，ろ過し，ろ液を試料溶液とする。別にサンシュユ末0.8 g をとり試料溶液と同様に操作して標準溶液とする。これらの液につき，薄層クロマトグラフ法により試験を行う。試料溶液及び標準溶液10 μL ずつを薄層クロマトグラフ用シリカゲル（蛍光剤入り）を用いて調製した薄層板にスポットする。次にクロロホルム・メタノール・水混液（6：4：1）の下層を展開溶媒として約10 cm 展開した後，薄層板を風乾する。これに紫外線（主波長254 nm）を照射するとき，試料溶液から得たクロマトグラムの中に，標準溶液から得たスポットと同一の色調及び Rf 値を持つ数個のスポットを認める。また，このスポットは4-メトキシベンズアルデヒド・硫酸試液を均等に噴霧し，105℃にて25分間加熱するとき，同一の色調を呈する。

（4）　**ジオウ**　本品50丸を粉末とし，メタノール10 mL を加え，3分間振り混ぜた後，ろ過し，ろ液を試料溶液とする。別にジオウ末1.5 g をとり試料溶液と同様に操作して標準溶液とする。これらの液につき，薄層クロマトグラフ法により試験を行う。試料溶液及び標準溶液10 μL ずつを薄層クロマトグラフ用シリカゲル（蛍光剤入り）を用いて調製した薄層板にスポットする。次にクロロホルム・メタノール・水混液（6：4：1）の下層を展開溶媒として約10 cm 展開した後，薄層板を風乾する。これに紫外線（主波長254 nm）を照射するとき，試料溶液から得たクロマトグラムの中に，標準溶液から得たスポットと同一の色調及び Rf 値を持つ数個のスポットを認める。また，このスポットは4-メトキシベンズアルデヒド・硫酸試液を均等に噴霧し，105℃にて5分間加熱するとき，同一の色調を呈する。

（5）　**タクシャ**　本品100丸を粉末とし，アセトン50 mL を加え，3分間振り混ぜた後，ろ過し，ろ液を蒸発乾固する。残留物にメタノール5 mL を加えて溶かし，ろ過した後，水を加えて50 mL とし，オクタデシルシリル化シリカゲル約0.4 g を充塡したカートリッジカラム*に注入し，メタノール2 mL で溶出し，この溶出液を試料溶液とする。別にタクシャ末1.1 g をとり試料溶液と同様に操作して標準溶液とする。これらの液につき，薄層クロマトグラフ法により試験を行う。試料溶液及び標準溶液20 μL ずつを薄層クロマトグラフ用シリカゲル（蛍光剤入り）を用いて調製した薄層板にスポットする。次にベンゼン・アセトン混液（3：1）を展開溶媒として約10 cm 展開した後，薄層板を風乾する。これに紫外線（主波長254 nm）を照射するとき，試料溶液から得た数個のスポットのうち1個のスポットは，標準溶液から得た暗紫色のスポットと色調及び Rf 値が等しい。また，このスポットは4-メトキシベンズアルデヒド・硫酸試液を均等に噴霧し，105℃にて5分間加熱するとき，同一の色調を呈する。

（6）　**ブシ**　試料溶液は，純度試験の項で調製したものをそのまま用いる。別にブシ，細末2 g をとり試料溶液と同様に操作して，標準溶液とする。これらの液につき薄層クロマトグラフ法により試験を行う。試料溶液及び標準溶液20 μL ずつを薄層クロマトグラフ用シリカゲルを用いて調製した薄層板にスポットする。次に1-ブタノール・酢酸（100）・水混液（4：1：5）の上層を展開溶媒として約10 cm 展開した後，薄層板を風乾する。これに噴霧用ドラーゲンドルフ試液を均等に噴霧するとき，試料溶液から得たスポットのうち1個のスポットは，標準溶液から得られた主スポットと色調及び Rf 値が等しい。

（7）　**サンヤク**　本品10個をとり粉末とし，薄めたグリセリン（1→2）を滴加して鏡検するとき，だ円形のでんぷん粒を認める。

（8）　**ブクリョウ**　本品10個をとり粉末とし，薄めたグリセリン（1→2）を滴加して鏡検するとき，菌糸の破片を認める。

純度試験 本品20丸中のアコニチン（$C_{34}H_{47}O_{11}N：645.75$）の残存量は0.01 mg以下である。本品500丸を粉末とし，その重量を精密に量り，これにメタノール200 mLを加え，一夜放置した後，1時間振り混ぜ，ろ紙を用いてろ過する。残留物に再びメタノール50 mLを加え1時間振り混ぜた後，前記ろ紙を用いてろ過する。またこの残留物をメタノール30 mLで2回洗い全量を合わせて減圧下でメタノールをほとんど留去する。残留物に希塩酸30 mLを加え，水浴上で加温して溶かす。冷後，分液漏斗に脱脂綿を用いてろ過し，水10 mLで2回洗う。ろ液を合わせ，これにアンモニア水（28）を加えてアルカリ性とする。これにクロロホルム30 mLを加えてよく振り混ぜた後下層を分取する。この操作を3回繰り返した後クロロホルム層を合わせ，これに水10 mLを加えて洗った後，クロロホルム層を分取し，無水硫酸ナトリウムを加えて脱水する。これをろ過し，減圧下で蒸発乾固する。残留物をクロロホルム1 mLに正確に溶かして試料溶液とする。別にアコニチン10 mgを精密に量り，クロロホルム10 mLに溶かし正確にメスアップし標準溶液とする。試料溶液及び標準溶液につき，薄層クロマトグラフ法により試験を行う。薄層クロマトグラフ用シリカゲルを用いて調製した薄層板に試料溶液20 μL，標準溶液2 μL及び5 μLを正確にスポットする。次に1-ブタノール・酢酸（100）・水混液（4：1：5）の上層を展開溶媒として約10 cm展開した後，薄層板を風乾する。これに噴霧用ドラーゲンドルフ試液を均等に噴霧するとき，試料溶液から得られるアコニチンに対応するスポットの濃さは，標準溶液の2 μLから得られるスポットより濃いことはあっても，5 μLから得られるスポットより濃くない。

［注］＊ウォーターズ社製セップパックC18又はこれと同等の性能を有するもの。

【366】 K 161

成分及び分量 又は本質	日本薬局方 ハ　ン　ゲ	6.0 g
	〃　ブクリョウ	5.0 g
	〃　コウボク	3.0 g
	〃　ソ　ヨ　ウ	2.0 g
	〃　ショウキョウ	1.0 g
	全　　量	17.0 g
製　造　方　法	以上の切断又は破砕した生薬をとり，1包として製する。	
用法及び用量	本品1包に水約500 mLを加えて，半量ぐらいまで煎じつめ，煎じかすを除き，煎液を3回に分けて食間に服用する。上記は大人の1日量である。 15才未満7才以上　大人の⅔，7才未満4才以上　大人の½，4才未満2才以上大人の⅓，2才未満　大人の¼以下を服用する。	
効能又は効果	体力中等度をめやすとして，気分がふさいで，咽喉・食道部に異物感があり，ときに動悸，めまい，嘔気などを伴う次の諸症：不安神経症，神経性胃炎，つわり，せき，しわがれ声，のどのつかえ感	
貯蔵方法及び 有効期間	密閉容器	
規格及び試験方法	別記のとおり。	
備　　考	半夏厚朴湯	

規格及び試験方法

性　状　本品はソヨウのにおいがある。

確認試験　本品1包を白紙上に広げ，各生薬を外観的に選別し，それぞれの生薬につき，次の試験を行う。

（1）　**ハンゲ**　外面は白色～灰白黄色，上部には茎の跡がくぼみとなり，その周辺には根の跡がくぼんだ細点となっている。横断面は白色，粉性である。味は初めなく，やや粘液性で，後に強いえぐ味を残す。

　横切片を鏡検するとき，主としてでんぷん粒を充満した柔組織からなり，わずかにシュウ酸カルシウムの束晶を含んだ粘液細胞がその間に認められる。でんぷん粒は主として2～3個の複粒で，通例，径10～15 μm，単粒は通例径3～7 μmである。束晶は長さ25～150 μmである。

（2）　**ブクリョウ**　白色又はわずかに淡赤色を帯びた白色で，質は堅いが砕きやすい。味はないがやや粘液ようである。

　また，「ブクリョウ」の確認試験を準用する。

（3）　**コウボク**　外面は灰白色～灰褐色を呈し，内面は淡褐色～褐色，切断面は淡赤褐色を呈し，繊維性である。わずかに芳香があり，味は苦い。

　横切片を鏡検するとき，コルク層は厚く，ほぼ等径性の石細胞が環状に内接する。一次皮部は狭く，内しょう部には繊維群が点在し，二次皮部の放射組織間には師部繊維群が階段状に並ぶ。油細胞の多数は一次皮部に，少数は二次皮部に散在し，狭い放射組織内にも認められることがある。

　また，「コウボク」の確認試験を準用する。

（4）　**ソヨウ**　縮んだ葉の細片で，両面とも帯褐紫色，あるいは上面は灰緑色～帯褐緑色で下面は帯

褐紫色を呈する。茎を交えるものは，その横断面は方形である。葉をルーペ視するとき，両面にまばらに毛を認め，特に葉脈上に多く，裏面には細かい腺毛を認める。もみ砕くとき，特異なにおいがあり，味はわずかに苦い。

　また，「ソヨウ」の確認試験を準用する。

（5）　**ショウキョウ**　淡灰黄色の周皮を付けたままか，又はその一部をはぎとってあり，表面は灰白色～淡灰褐色で，しばしば白粉を付けている。横断面は繊維性，粉性で，淡帯黄褐色を呈し，皮層と中心柱とに分かれる。横断面をルーペ視するとき，その全面に維管束及び分泌物が褐色の細点として散在している。特異なにおいがあり，味は極めて辛い。

乾燥減量　15％以下。

灰　　分　5％以下。

【367】 K 162

成分及び分量 又 は 本 質	日本薬局方	ハ ン ゲ	5.0 g
	〃	オ ウ ゴ ン	2.5 g
	〃	カ ン キ ョ ウ	2.5 g
	〃	ニ ン ジ ン	2.5 g
	〃	カ ン ゾ ウ	2.5 g
	〃	タ イ ソ ウ	2.5 g
	〃	オ ウ レ ン	1.0 g
		全　　量	18.5 g
製 造 方 法	以上の切断又は破砕した生薬をとり，1包として製する。		
用 法 及 び 用 量	本品1包に水約500 mL を加えて，半量ぐらいまで煎じつめ，煎じかすを除き，煎液を3回に分けて食間に服用する。上記は大人の1日量である。 15才未満7才以上　大人の⅔，7才未満4才以上　大人の½，4才未満2才以上大人の⅓，2才未満　大人の¼以下を服用する。		
効 能 又 は 効 果	体力中等度で，みぞおちがつかえた感じがあり，ときに悪心，嘔吐があり食欲不振で腹が鳴って軟便又は下痢の傾向のあるものの次の諸症：急・慢性胃腸炎，下痢・軟便，消化不良，胃下垂，神経性胃炎，胃弱，二日酔，げっぷ，胸やけ，口内炎，神経症		
貯 蔵 方 法 及 び 有 効 期 間	密閉容器		
規格及び試験方法	別記のとおり。		
備 考	半夏瀉心湯		

規 格 及 び 試 験 方 法

性　状　本品は特異なにおいがある。

確認試験　本品1包を白紙上に広げ，各生薬を外観的に選別し，それぞれの生薬につき，次の試験を行う。

（1）　**ハンゲ**　外面は白色～灰白黄色，上部には茎の跡がくぼみとなり，その周辺には根の跡がくぼんだ細点となっている。横断面は白色，粉性である。味は初めなく，やや粘液性で，後に強いえぐ味を残す。

横切片を鏡検するとき，主としてでんぷん粒を充満した柔組織からなり，わずかにシュウ酸カルシウムの束晶を含んだ粘液細胞がその間に認められる。でんぷん粒は主として2～3個の複粒で，通例，径10～15 μm，単粒は通例径3～7 μm である。束晶は長さ25～150 μm である。

（2）　**オウゴン**　外面は黄褐色～暗褐色を呈し，切断面は黄色～帯褐黄色を呈し，縦に繊維性のすじが見られる。味はわずかに苦い。

また，「オウゴン」の確認試験を準用する。

（3）　**カンキョウ**　偏圧した不規則な塊状でしばしば分枝する。分枝した各部はやや湾曲した卵形又は長卵形を呈し，長さ2～4 cm，径1～2 cm である。外面は灰黄色～灰黄褐色で，しわ及び輪節がある。折面は褐色～暗褐色で透明感があり角質である。横切面をルーペ視するとき皮層と中心柱は区分され，全面に維管束が散在する。特異なにおいがあり，味は極めて辛い。

横切片を鏡検するとき，外側よりコルク層，皮層，内皮，中心柱が認められる。皮層と中心柱は一層の内皮によって区分される。皮層及び中心柱は柔組織からなり，繊維束で囲まれた維管束が散在する。柔組織中には黄色の油様物質を含む油細胞が散在し，柔細胞中にはシュウ酸カルシウムの単晶が含まれ，でんぷんは糊化している。

また，「カンキョウ」の確認試験を準用する。

（4）　ニンジン　外面は淡黄褐色～淡灰褐色を呈し，縦じわがあり，横断面は淡黄褐色を呈し，形成層の付近は褐色を呈する。特異なにおいがあり，味は初めわずかに甘く，後にやや苦い。

また，「ニンジン」の確認試験を準用する。

（5）　カンゾウ　外面（周皮）は暗褐色～赤褐色で縦じわがあり，切断面は淡黄色で繊維質を呈する。横断面では，皮部と木部の境界はほぼ明らかで，放射状の構造を現わす。味は甘い。

横切片を鏡検するとき，皮付きカンゾウでは黄褐色の多層のコルク層とその内層に1～3細胞層のコルク皮層がある。皮部には放射組織が退廃師部と交互に放射状に配列し，師部には結晶細胞列で囲まれた厚膜で木化不十分な師部繊維群がある。木部には3～10細胞列の放射組織が黄色で巨大な道管と交互に放射状に配列し，道管は結晶細胞列で囲まれた木部繊維及び木部柔細胞を伴い，ストロンに基づくものでは柔細胞性の髄がある。柔細胞中にはでんぷん粒を含み，またしばしばシュウ酸カルシウムの単晶を含む。皮去りカンゾウでは周皮及び師部の一部を欠いている。

（6）　タイソウ　外面は赤褐色であらいしわがあるか，又は暗灰赤色で細かいしわがあり，いずれもつやがある。外果皮は薄く革質で，中果皮は暗灰褐色を呈し，海綿ようで柔らかく粘着性があり，内果皮は極めて堅く，種子は偏平である。わずかに特異なにおいがあり，味は甘い。

（7）　オウレン　根茎の径は2～7mmで，外面は灰黄褐色～褐色を呈し，輪節及び多数の根の基部を認め，横断面はやや繊維性で，コルク層は淡灰褐色，皮部は黄褐色，木部は黄色，髄は黄褐色である。味は極めて苦く，残留性で，だ液を黄色に染める。

横切片を鏡検するとき，コルク層は薄膜のコルク細胞からなり，皮部柔組織中にはコルク層に近い部位に石細胞群，形成層に近い部位に黄色の師部繊維の認められるものが多い。木部は主として道管，仮道管，木部繊維からなり，放射組織は明らかで，髄は大きく，髄中には石細胞あるいは厚膜木化した細胞を伴った石細胞を認めることがある。柔細胞には細かいでんぷん粒を含むが，結晶を含まない。

また，「オウレン」の確認試験を準用する。

乾燥減量　15％以下。

灰　　分　5％以下。

【368】 K 163

成分及び分量 又 は 本 質	日本薬局方	ハ ン ゲ	3.0 g
	〃	ビャクジュツ	3.0 g
	〃	ソ ウ ジ ュ ツ	3.0 g
	〃	チ ン ピ	3.0 g
	〃	ブ ク リ ョ ウ	3.0 g
	〃	バ ク ガ	2.0 g
	〃	テ ン マ	2.0 g
	〃	ショウキョウ	0.5 g
	別紙規格	シ ン キ ク	2.0 g
	日本薬局方	オ ウ ギ	1.5 g
	〃	ニ ン ジ ン	1.5 g
	〃	タ ク シ ャ	1.5 g
	〃	オ ウ バ ク	1.0 g
	〃	カ ン キ ョ ウ	0.5 g
		全 量	27.5 g
製 造 方 法	以上の切断又は破砕した生薬をとり，1包として製する。		
用 法 及 び 用 量	本品1包に水約500 mLを加えて，半量ぐらいまで煎じつめ，熱いうちに煎じかすを除き，煎液を3回に分けて食間に服用する。上記は大人の1日量である。 15才未満7才以上　大人の2/3，7才未満4才以上　大人の1/2，4才未満2才以上　大人の1/3，2才未満　大人の1/4以下を服用する。 本剤は必ず1日分ずつ煎じ，数日分をまとめて煎じないこと。		
効 能 又 は 効 果	体力中等度以下で，胃腸が弱く下肢が冷えるものの次の諸症：頭痛，頭重，立ちくらみ，めまい，蓄膿症（副鼻腔炎）		
貯 蔵 方 法 及 び 有 効 期 間	密閉容器		
規格及び試験方法	別記のとおり。		
備 考	半夏白朮天麻湯		

規 格 及 び 試 験 方 法

性　状　本品は特異なにおいがある。

確認試験　本品1包を白紙上に広げ，各生薬を外観的に選別し，それぞれの生薬につき，次の試験を行う。

（1）**ハンゲ**　外面は白色～灰白黄色，上部には茎の跡がくぼみとなり，その周辺には根の跡がくぼんだ細点となっている。横断面は白色，粉性である。味は初めなく，やや粘液性で，後に強いえぐ味を残す。

　横切片を鏡検するとき，主としてでんぷん粒を充満した柔組織からなり，わずかにシュウ酸カルシウムの束晶を含んだ粘液細胞がその間に認められる。でんぷん粒は主として2～3個の複粒で，通例，径10～15μm，単粒は通例径3～7μmである。束晶は長さ25～150μmである。

（2）**ビャクジュツ**　外面は淡灰黄色～淡黄白色で，ところどころ灰褐色を呈し，横切面には淡黄褐色～褐色の分泌物による細点がある。特異なにおいがあり，味はわずかに苦い。

横切片を鏡検するとき，皮部の柔組織中にはしばしば師部の外側に接して繊維束があり，放射組織の末端部には淡褐色〜褐色の内容物を含む油室がある。木部には大きい髄を囲んで放射状に配列した短径の道管とそれを囲む著しい繊維束がある。髄及び放射組織中には皮部と同様な油室があり，柔組織中にはイヌリンの結晶及びシュウ酸カルシウムの小針晶を含む。

また，「ビャクジュツ」の確認試験を準用する。

（3）　ソウジュツ　外面は暗灰褐色〜暗黄褐色である。横切面はほぼ円形で淡褐色〜赤褐色の分泌物による細点を認める。しばしば白色綿状の結晶を析出する。特異なにおいがあり，味はわずかに苦い。

横切片を鏡検するとき，皮部の柔組織中には，通例，繊維束を欠き，放射組織の末端部には淡褐色〜黄褐色の内容物を含む油室がある。木部は形成層に接して道管を囲んだ繊維束が放射状に配列し，髄及び放射組織中には皮部と同様な油室がある。柔細胞中にはイヌリンの球晶及びシュウ酸カルシウムの針晶を含む。

（4）　チンピ　外面は黄赤色〜暗黄褐色で，油室による多数の小さいくぼみがあり，内面は白色〜淡灰黄褐色である。厚さ約2mmで，質は軽くてもろい。芳香があり，味は苦くて，わずかに刺激性である。

また，「チンピ」の確認試験を準用する。

（5）　ブクリョウ　白色又はわずかに淡赤色を帯びた白色である。外層が残存するものは暗褐色〜暗赤褐色で，きめがあらく，裂け目がある。質は堅いが砕きやすい。ほとんどにおいがなく，味はないがやや粘液ようである。

また，「ブクリョウ」の確認試験を準用する。

（6）　バクガ　卵形を呈し，長さ約10mm，径3〜4mmで，片面に縦に腹溝が認められる。外面は淡黄色を呈し，幼芽を伴うことがあり，他端には毛があり，根をつけることがある。えい果の横折面は白色，粉性であり，質はつぶれやすく，軽い。わずかににおいがあり，味はわずかに甘い。

えい果の横切片を鏡検するとき，外側からえい（穎），果皮，種皮，内乳が認められる。内乳の周辺部には2〜4層のアリューロン層を認め，内乳の内側にはでんぷん粒が充満している。でんぷん粒は，円形〜楕円形で，径約20μmと径約2μmの大小が混在している。

また，「バクガ」の確認試験を準用する。

（7）　テンマ　不整にやや湾曲した偏円柱形〜偏紡錘形を呈し，長さ5〜15cm，幅2〜5cm，厚さ1〜2cmである。外面は淡黄褐色〜淡黄白色を呈し，輪節及び不規則な縦じわがある。質は堅い。折面は暗褐色〜黄褐色でつやがあり，角質様で膠状を呈する。特異なにおいがあり，味はほとんどない。

横切片を鏡検するとき，柔細胞中にはシュウ酸カルシウムの束針晶を認め，でんぷん粒を認めない。

また，「テンマ」の確認試験を準用する。

（8）　ショウキョウ　淡灰黄色の周皮を付けたままか，又はその一部をはぎとってあり，表面は灰白色〜淡灰褐色で，しばしば白粉を付けている。横断面は繊維性，粉性で，淡黄褐色を呈し，皮層と中心柱とに分かれる。横断面をルーペ視するとき，その全面に維管束及び分泌物が暗褐色の細点として散在している。特異なにおいがあり，味は極めて辛い。

（9）　シンキク　灰黄色〜褐色の不整の塊片若しくはブロック状の塊状である。表面は粗く，平滑でなく，ところどころに暗赤色の粒が認められる。本品はわずかに発酵臭があり，味はわずかに甘い。

（10）　オウギ　外面は淡灰黄色〜淡褐黄色で，不規則なあらい縦じわがあり，折面は繊維性である。横断面をルーペ視するとき，最外層には周皮があり，皮部は淡黄白色，木部は淡黄色，形成層付近はやや褐色を帯びる。木部から皮部にわたって白色の放射組織が認められるが，太いものではしばしば放射状の裂け目となっている。わずかに弱いにおいがあり，味は甘い。

（11）　ニンジン　外面は淡黄褐色〜淡灰褐色を呈し，縦じわがあり，横断面は淡黄褐色を呈し，形成

層の付近は褐色を呈する。特異なにおいがあり，味は初めわずかに甘く，後にやや苦い。

また，「ニンジン」の確認試験を準用する。

(12) **タクシャ** 淡黄褐色～淡褐色でコルク層をつける部位はやや暗色を呈する。ルーペ視するとき，褐色～淡褐色のはん点が散在する。切面は粒状で，繊維性ではない。わずかににおい及び味がある。

(13) **オウバク** 外面は灰黄褐色～灰褐色で，内面は黄色～暗黄褐色で，細かい縦線を認める。横断面は繊維性で鮮黄色を呈する。横切面をルーペ視するとき，皮部外層は黄色で薄く，石細胞が黄褐色の点状に分布する。皮部内層は厚く，一次放射組織は外方に向かうに従い幅が広がるので二次皮部の一次放射組織間はほぼ三角形を呈し，その頂点に後生放射組織が集中する。師部繊維群は褐色で，階段状に並び，放射組織と交叉し，格子状を呈する。味は極めて苦く，粘液性で，だ液を黄色に染める。

また，「オウバク」の確認試験を準用する。

(14) **カンキョウ** 偏圧した不規則な塊状でしばしば分枝する。分枝した各部はやや湾曲した卵形又は長卵形を呈し，長さ 2～4 cm，径 1～2 cm である。外面は灰黄色～灰黄褐色で，しわ及び輪節がある。折面は褐色～暗褐色で透明感があり角質である。横切面をルーペ視するとき皮層と中心柱は区分され，全面に維管束が散在する。特異なにおいがあり，味は極めて辛い。

横切片を鏡検するとき，外側よりコルク層，皮層，内皮，中心柱が認められる。皮層と中心柱は一層の内皮によって区分される。皮層及び中心柱は柔組織からなり，繊維束で囲まれた維管束が散在する。柔組織中には黄色の油様物質を含む油細胞が散在し，柔細胞中にはシュウ酸カルシウムの単晶が含まれ，でんぷんは糊化している。

また，「カンキョウ」の確認試験を準用する。

乾燥減量 13 ％以下。

灰　分 5 ％以下。

別紙規格　　　　　　　**シ ン キ ク の 規 格 及 び 試 験 方 法**

本品は通例白麹（又は小麦粉），赤小豆，杏仁，青蒿汁，蒼茸汁，野蓼汁を混合したものを圧縮して成型し，数日間発酵させた後，乾燥したものである。

性　状　本品は灰黄色～褐色の不整の塊片もしくはブロック状の塊状である。表面は粗く，平滑でなく，ところどころに暗赤色の粒が認められる。本品はわずかに発酵臭があり，味はわずかに甘い。

確認試験

（1）本品の粉末 2.0 g に水 10 mL を加え，水浴上で 5 分間加温した後，ろ過する。ろ液にヨウ素試液 1 滴を加えるとき，液は赤紫色を呈する。

（2）本品の粉末 2.0 g に水 20 mL を加え，水浴中で 2～3 分加熱した後，ろ過する。ろ液 4 mL にフェーリング試液 2 mL を加え，水浴中で加熱するとき赤色の沈殿を生じる。

純度試験　（1）重金属　本品 1.0 g をとり，重金属試験法，第 3 法により操作し，試験を行う。比較液には鉛標準液 2.0 mL を加える（20 ppm 以下）。

（2）ヒ素　本品 1.0 g をとり，ヒ素試験法，第 3 法により検液を調製し，装置 B を用いる方法により操作し，試験を行う（2 ppm 以下）。

乾燥減量　15 ％以下（2 g，105℃，6 時間）。

灰　分　7 ％以下。

酸不溶性灰分　2 ％以下。

エキス含量　希エタノールエキス　8 ％以上。

【369】 K 164

成分及び分量 又は本質	日本薬局方　チ　　　モ	5.0 g
	〃　　　セッコウ	15.0 g
	〃　　　カンゾウ	2.0 g
	〃　　　ケ　イ　ヒ	3.0 g
	〃　　　コウベイ	8.0 g
	全　　　量	33.0 g
製　造　方　法	以上の切断又は破砕した生薬をとり，1包として製する。	
用法及び用量	本品1包に水約500 mLを加えて，半量ぐらいまで煎じつめ，煎じかすを除き，煎液を3回に分けて食間に服用する。上記は大人の1日量である。 15才未満7才以上　大人の⅔，　7才未満4才以上　大人の½，　4才未満2才以上大人の⅓，　2才未満　大人の¼以下を服用する。	
効能又は効果	体力中等度以上で，熱感，口渇，のぼせがあるものの次の諸症：のどの渇き，ほてり，湿疹・皮膚炎，皮膚のかゆみ	
貯蔵方法及び 有　効　期　間	密閉容器	
規格及び試験方法	別記のとおり。	
備　　　　　考	白虎加桂枝湯	

規格及び試験方法

性　　状　本品は特異なにおいがある。

確認試験　本品1包を白紙上に広げ，各生薬を外観的に選別し，それぞれの生薬につき，次の試験を行う。

（1）　**チモ**　外面は黄褐色～褐色を呈し，質は軽くて折りやすい。横断面は淡黄褐色を呈し，これをルーペ視するとき，皮層は極めて狭く，広い中心柱には多くの維管束が不規則に点在し，粘液細胞又はその集合による多孔性を示す。味はわずかに甘く，粘液性で，後に苦い。

　　また，「チモ」の確認試験を準用する。

（2）　**セッコウ**　光沢のある白色の重い繊維状結晶塊で，におい及び味はない。砕くとたやすく針状～微細結晶性の粉末となる。水に溶けにくい。

　　また，「セッコウ」の確認試験を準用する。

（3）　**カンゾウ**　外面（周皮）は暗褐色～赤褐色で縦じわがあり，切断面は淡黄色で繊維質を呈する。横断面では，皮部と木部の境界はほぼ明らかで，放射状の構造を現わす。味は甘い。

　　横切片を鏡検するとき，皮付きカンゾウでは黄褐色の多層のコルク層とその内層に1～3細胞層のコルク皮層がある。皮部には放射組織が退廃師部と交互に放射状に配列し，師部には結晶細胞列で囲まれた厚膜で木化不十分な師部繊維群がある。木部には3～10細胞列の放射組織が黄色で巨大な道管と交互に放射状に配列し，道管は結晶細胞列で囲まれた木部繊維及び木部柔細胞を伴い，ストロンに基づくものでは柔細胞性の髄がある。柔細胞中にはでんぷん粒を含み，またしばしばシュウ酸カルシウムの単晶を含む。皮去りカンゾウでは周皮及び師部の一部を欠いている。

（4）　**ケイヒ**　外面は暗赤褐色を呈し，内面は赤褐色を呈し，平滑である。横断面は赤褐色を呈し淡褐色の薄層が見られる。特異なにおいがあり，味は甘く，辛く，後にやや粘液性で，わずかに収れん

682

性である。

　横切片を鏡検するとき，一次皮部と二次皮部はほとんど連続した石細胞環で区分され，環の外辺にはほぼ円形に結集した繊維束を伴い，環の各石細胞の膜はしばしばU字形に肥厚する。二次皮部中には石細胞を認めず，まばらに少数の厚膜繊維を認める。柔組織中には油細胞，粘液細胞及び微細なシュウ酸カルシウムの針晶を含む細胞があり，柔細胞中にはでんぷん粒を含む。

（5）　**コウベイ**　楕円形を呈し，やや扁平で，長さ4～6 mm である。外面は半透明で，淡黄白色～淡褐色を呈する。一端はわずかにくぼみ，白色の胚が認められる。他端には花柱の跡に由来する褐色の小点が認められる。表面には数本の長軸方向に走るみぞがある。弱いにおいがあり，味はわずかに甘い。

　横切片を鏡検するとき，最外層は果皮で，果皮中に維管束を認める。種皮は果皮と癒着し，その内側に1～2層のアリューロン層を認める。内胚乳の柔細胞中に単粒又は複粒のでんぷん粒を認める。

　また，「コウベイ」の確認試験を準用する。

乾燥減量　15 % 以下。

灰　　分　44 % 以下。

【370】 K 165

成分及び分量又は本質	日本薬局方	チ　　　モ	5.0 g
	〃	セッコウ	15.0 g
	〃	カンゾウ	2.0 g
	〃	ニンジン	3.0 g
	〃	コウベイ	8.0 g
		全　　　量	33.0 g
製造方法	以上の切断又は破砕した生薬をとり，1包として製する。		
用法及び用量	本品1包に水約500 mLを加えて，半量ぐらいまで煎じつめ，煎じかすを除き，煎液を3回に分けて食間に服用する。上記は大人の1日量である。 15才未満7才以上　大人の⅔，7才未満4才以上　大人の½，4才未満2才以上大人の⅓，2才未満　大人の¼以下を服用する。		
効能又は効果	体力中等度以上で，熱感と口渇が強いものの次の諸症：のどの渇き，ほてり，湿疹・皮膚炎，皮膚のかゆみ		
貯蔵方法及び有効期間	密閉容器		
規格及び試験方法	別記のとおり。		
備考	白虎加人参湯		

規格及び試験方法

性　状　本品は特異なにおいがある。

確認試験　本品1包を白紙上に広げ，各生薬を外観的に選別し，それぞれの生薬につき，次の試験を行う。

（1）**チモ**　外面は黄褐色～褐色を呈し，質は軽くて折りやすい。横断面は淡黄褐色を呈し，これをルーペ視するとき，皮層は極めて狭く，広い中心柱には多くの維管束が不規則に点在し，粘液細胞又はその集合による多孔性を示す。味はわずかに甘く，粘液性で，後に苦い。

　また，「チモ」の確認試験を準用する。

（2）**セッコウ**　光沢のある白色の重い繊維状結晶塊で，におい及び味はない。砕くとたやすく針状～微細結晶性の粉末となる。水に溶けにくい。

　また，「セッコウ」の確認試験を準用する。

（3）**カンゾウ**　外面（周皮）は暗褐色～赤褐色で縦じわがあり，切断面は淡黄色で繊維質を呈する。横断面では，皮部と木部の境界はほぼ明らかで，放射状の構造を現わす。味は甘い。

　横切片を鏡検するとき，皮付きカンゾウでは黄褐色の多層のコルク層とその内層に1～3細胞層のコルク皮層がある。皮部には放射組織が退廃師部と交互に放射状に配列し，師部には結晶細胞列で囲まれた厚膜で木化不十分な師部繊維群がある。木部には3～10細胞列の放射組織が黄色で巨大な道管と交互に放射状に配列し，道管は結晶細胞列で囲まれた木部繊維及び木部柔細胞を伴い，ストロンに基づくものでは柔細胞性の髄がある。柔細胞中にはでんぷん粒を含み，またしばしばシュウ酸カルシウムの単晶を含む。皮去りカンゾウでは周皮及び師部の一部を欠いている。

（4）**ニンジン**　外面は淡黄褐色～淡灰褐色を呈し，縦じわがあり，横断面は淡黄褐色を呈し，形成層の付近は褐色を呈する。特異なにおいがあり，味は初めわずかに甘く，後にやや苦い。

また，「ニンジン」の確認試験を準用する。

（5）　**コウベイ**　楕円形を呈し，やや扁平で，長さ 4～6 mm である。外面は半透明で，淡黄白色～淡褐色を呈する。一端はわずかにくぼみ，白色の胚が認められる。他端には花柱の跡に由来する褐色の小点が認められる。表面には数本の長軸方向に走るみぞがある。弱いにおいがあり，味はわずかに甘い。

横切片を鏡検するとき，最外層は果皮で，果皮中に維管束を認める。種皮は果皮と癒着し，その内側に 1～2 層のアリューロン層を認める。内胚乳の柔細胞中に単粒又は複粒のでんぷん粒を認める。

また，「コウベイ」の確認試験を準用する。

乾燥減量　15 ％以下。

灰　　分　56 ％以下。

【371】 K 166

成分及び分量 又は本質	日本薬局方	チ モ	5.0 g
	〃	セッコウ	15.0 g
	〃	カンゾウ	2.0 g
	〃	コウベイ	8.0 g
		全　　量	30.0 g
製 造 方 法	以上の切断又は破砕した生薬をとり，1包として製する。		
用 法 及 び 用 量	本品1包に水約 500 mL を加えて，半量ぐらいまで煎じつめ，煎じかすを除き，煎液を3回に分けて食間に服用する。上記は大人の1日量である。 15才未満7才以上　大人の⅔，7才未満4才以上　大人の½，4才未満2才以上　大人の⅓，2才未満　大人の¼以下を服用する。		
効 能 又 は 効 果	体力中等度以上で，熱感と口渇があるものの次の諸症：のどの渇き，ほてり，湿疹・皮膚炎，皮膚のかゆみ		
貯 蔵 方 法 及 び 有 効 期 間	密閉容器		
規格及び試験方法	別記のとおり。		
備　　　　考	白虎湯		

規格及び試験方法

性　　状　　本品は特異なにおいがある。

確認試験　本品1包を白紙上に広げ，各生薬を外観的に選別し，それぞれの生薬につき，次の試験を行う。

（1）　チモ　外面は黄褐色～褐色を呈し，質は軽くて折りやすい。横断面は淡黄褐色を呈し，これをルーペ視するとき，皮層は極めて狭く，広い中心柱には多くの維管束が不規則に点在し，粘液細胞又はその集合による多孔性を示す。味はわずかに甘く，粘液性で，後に苦い。

また，「チモ」の確認試験を準用する。

（2）　セッコウ　光沢のある白色の重い繊維状結晶塊で，におい及び味はない。砕くとたやすく針状～微細結晶性の粉末となる。水に溶けにくい。

また，「セッコウ」の確認試験を準用する。

（3）　カンゾウ　外面（周皮）は暗褐色～赤褐色で縦じわがあり，切断面は淡黄色で繊維質を呈する。横断面では，皮部と木部の境界はほぼ明らかで，放射状の構造を現わす。味は甘い。

横切片を鏡検するとき，皮付きカンゾウでは黄褐色の多層のコルク層とその内層に1～3細胞層のコルク皮層がある。皮部には放射組織が退廃師部と交互に放射状に配列し，師部には結晶細胞列で囲まれた厚膜で木化不十分な師部繊維群がある。木部には3～10細胞列の放射組織が黄色で巨大な道管と交互に放射状に配列し，道管は結晶細胞列で囲まれた木部繊維及び木部柔細胞を伴い，ストロンに基づくものでは柔細胞性の髄がある。柔細胞中にはでんぷん粒を含み，またしばしばシュウ酸カルシウムの単晶を含む。皮去りカンゾウでは周皮及び師部の一部を欠いている。

（4）　コウベイ　楕円形を呈し，やや扁平で，長さ4～6 mm である。外面は半透明で，淡黄白色～淡褐色を呈する。一端はわずかにくぼみ，白色の胚が認められる。他端には花柱の跡に由来する褐色の小点が認められる。表面には数本の長軸方向に走るみぞがある。弱いにおいがあり，味はわずかに

甘い。

横切片を鏡検するとき，最外層は果皮で，果皮中に維管束を認める。種皮は果皮と癒着し，その内側に1〜2層のアリューロン層を認める。内胚乳の柔細胞中に単粒又は複粒のでんぷん粒を認める。

また，「コウベイ」の確認試験を準用する。

乾燥減量 15％以下。

灰　分 47％以下。

【372】 K 167

成分及び分量 又 は 本 質	日本薬局方	ビャクジュツ	4.0 g
	〃	コウボク	3.0 g
	〃	チ ン ピ	3.0 g
	〃	タ イ ソ ウ	3.0 g
	〃	ショウキョウ	1.0 g
	〃	ハ ン ゲ	6.0 g
	〃	カ ン ゾ ウ	1.5 g
	〃	カ ッ コ ウ	1.0 g
		全 量	22.5 g
製 造 方 法	以上の切断又は破砕した生薬をとり，1包として製する。		
用 法 及 び 用 量	本品1包に水約500 mLを加えて，半量ぐらいまで煎じつめ，煎じかすを除き，煎液を3回に分けて食間に服用する。上記は大人の1日量である。 15才未満7才以上　大人の⅔，　7才未満4才以上　大人の½，　4才未満2才以上　大人の⅓，　2才未満　大人の¼以下を服用する。		
効 能 又 は 効 果	体力中等度で，胃がもたれて，食欲がなく，ときにはきけがあるものの次の諸症： 急・慢性胃炎，胃腸虚弱，消化不良，食欲不振，消化器症状のある感冒		
貯 蔵 方 法 及 び 有 効 期 間	密閉容器		
規格及び試験方法	別記のとおり。		
備 考	不換金正気散料		

規 格 及 び 試 験 方 法

性　　状　本品は特異なにおいがある。

確認試験　本品1包を白紙上に広げ，各生薬を外観的に選別し，それぞれの生薬につき，次の試験を行う。

（1）　**ビャクジュツ**　外面は淡灰黄色～淡黄白色で，ところどころ灰褐色を呈し，横切面には淡黄褐色～褐色の分泌物による細点がある。特異なにおいがあり，味はわずかに苦い。

　横切片を鏡検するとき，皮部の柔組織中にはしばしば師管の外側に接して繊維束があり，放射組織の末端部には淡褐色～褐色の内容物を含む油室がある。木部には大きい髄を囲んで放射状に配列した短径の道管とそれを囲む著しい繊維束がある。髄及び放射組織中には皮部と同様な油室があり，柔組織中にはイヌリンの小球晶及びシュウ酸カルシウムの針晶を含む。

　また，「ビャクジュツ」の確認試験を準用する。

（2）　**コウボク**　外面は灰白色～灰褐色を呈し，内面は淡褐色～褐色，切断面は淡赤褐色を呈し，繊維性である。わずかに芳香があり，味は苦い。

　横切片を鏡検するとき，コルク層は厚く，ほぼ等径性の石細胞が環状に内接する。一次皮部は狭く，内しょう部には繊維群が点在し，二次皮部の放射組織間には師部繊維群が階段状に並ぶ。油細胞の多数は一次皮部に，少数は二次皮部に散在し，狭い放射組織内にも認められることがある。

　また，「コウボク」の確認試験を準用する。

（3）　**チンピ**　外面は黄赤色～暗黄褐色で，油室による多数の小さいくぼみがあり，内面は白色～淡

灰黄褐色である。厚さ約2mmで，質は軽くてもろい，芳香があり，味は苦くて，わずかに刺激性である。

また，「チンピ」の確認試験を準用する。

（4）　タイソウ　外面は赤褐色であらいしわがあるか，又は暗灰赤色で細かいしわがあり，いずれもつやがある。外果皮は薄く革質で，中果皮は暗灰褐色を呈し，海綿ようで柔らかく粘着性があり，内果皮は極めて堅く，種子は偏平である。わずかに特異なにおいがあり，味は甘い。

（5）　ショウキョウ　淡灰黄色の周皮を付けたままか，又はその一部をはぎとってあり，表面は灰白色〜淡灰褐色で，しばしば白粉を付けている。横断面は繊維性，粉性で，淡帯黄褐色を呈し，皮層と中心柱とに分かれる。横断面をルーペ視するとき，その全面に維管束及び分泌物が褐色の細点として散在している。特異なにおいがあり，味は極めて辛い。

（6）　ハンゲ　外面は白色〜灰白黄色，上部には茎の跡がくぼみとなり，その周辺には根の跡がくぼんだ細点となっている。横断面は白色，粉性である。味は初めなく，やや粘液性で，後に強いえぐ味を残す。

横切片を鏡検するとき，主としてでんぷん粒を充満した柔組織からなり，わずかにシュウ酸カルシウムの束晶を含んだ粘液細胞がその間に認められる。でんぷん粒は主として2〜3個の複粒で，通例，径10〜15μm，単粒は通例径3〜7μmである。束晶は長さ25〜150μmである。

（7）　カンゾウ　外面(周皮)は暗褐色〜赤褐色で縦じわがあり，切断面は淡黄色で繊維質を呈する。横断面では，皮部と木部の境界はほぼ明らかで，放射状の構造を現わす。味は甘い。

横切片を鏡検するとき，皮付きカンゾウでは黄褐色の多層のコルク層とその内層に1〜3細胞層のコルク皮層がある。皮部には放射組織が退廃師部と交互に放射状に配列し，師部には結晶細胞列で囲まれた厚膜で木化不十分な師部繊維群がある。木部には3〜10細胞列の放射組織が黄色で巨大な道管と交互に放射状に配列し，道管は結晶細胞列で囲まれた木部繊維及び木部柔細胞を伴い，ストロンに基づくものでは柔細胞性の髄がある。柔細胞中にはでんぷん粒を含み，またしばしばシュウ酸カルシウムの単晶を含む。皮去りカンゾウでは周皮及び師部の一部を欠いている。

（8）　カッコウ　茎及びこれに対生した葉からなる。葉はしわがよって縮み，水に浸してしわを伸ばすと，卵形〜卵状長楕円形を呈し，長さ2.5〜10cm，幅2.5〜7cm，辺縁に鈍きょ歯があり，基部は広いくさび形で葉柄を付ける。葉の上面は暗褐色，下面は灰褐色を呈し，両面に密に毛がある。茎は方柱形，中実で，表面は灰緑色を呈し，灰白色〜黄白色の毛があり，髄は大きく，類白色で海綿状を呈する。ルーペ視するとき，毛，腺毛及び腺りんを認める。特異なにおいがあり，味はわずかに苦い。

葉柄の横切片を鏡検するとき，向軸面中央は大きく突出し，その表皮の内側に厚角細胞が認められる。中央部の維管束は2群に分かれる。葉身主脈部の横切片を鏡検するとき，主脈の向軸面は大きく突出し，その表皮の内側に厚角細胞が認められる。中央部には扇状に配列した維管束がある。茎の横切片を鏡検するとき，表皮の内側に数細胞層の厚角組織が認められる。ときに表皮下にコルク層が発達することがある。皮層の内側には並立維管束が環状に配列し，師部の外側に師部繊維群が認められる。皮層の柔細胞中に油滴が，髄の柔細胞中にシュウ酸カルシウムの針晶，単晶又は柱状晶が認められる。

また，「カッコウ」の確認試験を準用する。

乾燥減量　15％以下。

灰　　分　5％以下。

【373】 K 168

成分及び分量 又 は 本 質	日本薬局方	ブクリョウ	5.0 g
	〃	ビャクジュツ	4.0 g
	〃	ニンジン	3.0 g
	〃	ショウキョウ	1.0 g
	〃	チンピ	3.0 g
	〃	キジツ	1.5 g
		全　　　量	17.5 g
製　造　方　法	以上の切断又は破砕した生薬をとり，1包として製する。		
用　法　及　び　用　量	本品1包に水約500 mLを加えて，半量ぐらいまで煎じつめ，煎じかすを除き，煎液を3回に分けて食間に服用する。上記は大人の1日量である。 15才未満7才以上　大人の⅔，　7才未満4才以上　大人の½，　4才未満2才以上大人の⅓，　2才未満　大人の¼以下を服用する。		
効　能　又　は　効　果	体力中等度以下で，はきけや胸やけ，上腹部膨満感があり尿量減少するものの次の諸症：胃炎，神経性胃炎，胃腸虚弱，胸やけ		
貯蔵方法及び 有　効　期　間	密閉容器		
規格及び試験方法	別記のとおり。		
備　　　　考	茯苓飲		

規 格 及 び 試 験 方 法

性　　状　本品は特異なにおいがある。

確認試験　本品1包を白紙上に広げ，各生薬を外観的に選別し，それぞれの生薬につき，次の試験を行う。

（1）　ブクリョウ　白色又はわずかに淡赤色を帯びた白色で，質は堅いが砕きやすい。味はないがやや粘液ようである。

　また，「ブクリョウ」の確認試験を準用する。

（2）　ビャクジュツ　外面は淡灰黄色～淡黄白色で，ところどころ灰褐色を呈し，横切面には淡黄褐色～褐色の分泌物による細点がある。特異なにおいがあり，味はわずかに苦い。

　横切片を鏡検するとき，皮部の柔組織中にはしばしば師管の外側に接して繊維束があり，放射組織の末端部には淡褐色～褐色の内容物を含む油室がある。木部には大きい髄を囲んで放射状に配列した短径の道管とそれを囲む著しい繊維束がある。髄及び放射組織中には皮部と同様な油室があり，柔組織中にはイヌリンの小球晶及びシュウ酸カルシウムの針晶を含む。

　また，「ビャクジュツ」の確認試験を準用する。

（3）　ニンジン　外面は淡黄褐色～淡灰褐色を呈し，縦じわがあり，横断面は淡黄褐色を呈し，形成層の付近は褐色を呈する。特異なにおいがあり，味は初めわずかに甘く，後にやや苦い。

　また，「ニンジン」の確認試験を準用する。

（4）　ショウキョウ　淡灰黄色の周皮を付けたままか，又はその一部をはぎとってあり，表面は灰白色～淡灰褐色で，しばしば白粉を付けている。横断面は繊維性，粉性で，淡帯黄褐色を呈し，皮層と中心柱とに分かれる。横断面をルーペ視するとき，その全面に維管束及分泌物が褐色の細点として

散在している。特異なにおいがあり，味は極めて辛い。

（5）　**チンピ**　外面は黄赤色〜暗黄褐色で，油室による多数の小さいくぼみがあり，内面は白色〜淡灰黄褐色である。厚さ約2mmで，質は軽くてもろい。芳香があり，味は苦くて，わずかに刺激性である。

　　また，「チンピ」の確認試験を準用する。

（6）　**キジツ**　外面は濃緑褐色〜褐色で，つやがなく，油室による多数のくぼんだ細点がある。切断面は淡灰褐色を呈し，内果皮を付ける部分は褐色を呈する。特異なにおいがあり，味は苦い。

　　また，「キジツ」の確認試験を準用する。

乾燥減量　15％以下。

灰　　分　5％以下。

【374】 K 169

成分及び分量又は本質	日本薬局方	ブクリョウ	5.0 g
	〃	ビャクジュツ	4.0 g
	〃	ニンジン	3.0 g
	〃	ショウキョウ	1.0 g
	〃	チンピ	3.0 g
	〃	キジツ	1.5 g
	〃	ハンゲ	4.0 g
		全量	21.5 g
製造方法	以上の切断又は破砕した生薬をとり，1包として製する。		
用法及び用量	本品1包に水約500 mL を加えて，半量ぐらいまで煎じつめ，煎じかすを除き，煎液を3回に分けて食間に服用する。上記は大人の1日量である。15才未満7才以上　大人の⅔，7才未満4才以上　大人の½，4才未満2才以上大人の⅓，2才未満　大人の¼以下を服用する。		
効能又は効果	体力中等度以下で，はきけや胸やけが強く，上腹部膨満感があり尿量減少するものの次の諸症：胃炎，神経性胃炎，胃腸虚弱，胸やけ		
貯蔵方法及び有効期間	密閉容器		
規格及び試験方法	別記のとおり。		
備考	茯苓飲加半夏		

規格及び試験方法

性状　本品は特異なにおいがある。

確認試験　本品1包を白紙上に広げ，各生薬を外観的に選別し，それぞれの生薬につき，次の試験を行う。

（1）　**ブクリョウ**　白色又はわずかに淡赤色を帯びた白色で，質は堅いが砕きやすい。味はないがやや粘液ようである。

　また，「ブクリョウ」の確認試験を準用する。

（2）　**ビャクジュツ**　外面は淡灰黄色～淡黄白色で，ところどころ灰褐色を呈し，横切面には淡黄褐色～褐色の分泌物による細点がある。特異なにおいがあり，味はわずかに苦い。

　横切片を鏡検するとき，皮部の柔組織中にはしばしば師管の外側に接して繊維束があり，放射組織の末端部には淡褐色～褐色の内容物を含む油室がある。木部には大きい髄を囲んで放射状に配列した短径の道管とそれを囲む著しい繊維束がある。髄及び放射組織中には皮部と同様な油室があり，柔組織中にはイヌリンの小球晶及びシュウ酸カルシウムの針晶を含む。

　また，「ビャクジュツ」の確認試験を準用する。

（3）　**ニンジン**　外面は淡黄褐色～淡灰褐色を呈し，縦じわがあり，横断面は淡黄褐色を呈し，形成層の付近は褐色を呈する。特異なにおいがあり，味は初めわずかに甘く，後にやや苦い。

　また，「ニンジン」の確認試験を準用する。

（4）　**ショウキョウ**　淡灰黄色の周皮を付けたままか，又はその一部をはぎとってあり，表面は灰白色～淡灰褐色で，しばしば白粉を付けている。横断面は繊維性，粉性で，淡帯黄褐色を呈し，皮層と

中心柱とに分かれる。横断面をルーペ視するとき，その全面に維管束及び分泌物が褐色の細点として散在している。特異なにおいがあり，味は極めて辛い。

（5）　**チンピ**　外面は黄赤色〜暗黄褐色で，油室による多数の小さいくぼみがあり，内面は白色〜淡灰黄褐色である。厚さ約2mmで，質は軽くてもろい。芳香があり，味は苦くて，わずかに刺激性である。

　また，「チンピ」の確認試験を準用する。

（6）　**キジツ**　外面は濃緑褐色〜褐色で，つやがなく，油室による多数のくぼんだ細点がある。切断面は淡灰褐色を呈し，内果皮を付ける部分は褐色を呈する。特異なにおいがあり，味は苦い。

　また，「キジツ」の確認試験を準用する。

（7）　**ハンゲ**　外面は白色〜灰白黄色，上部には茎の跡がくぼみとなり，その周辺には根の跡がくぼんだ細点となっている。横断面は白色，粉性である。味は初めなく，やや粘液性で，後に強いえぐ味を残す。

　横切片を鏡検するとき，主としてでんぷん粒を充満した柔組織からなり，わずかにシュウ酸カルシウムの束晶を含んだ粘液細胞がその間に認められる。でんぷん粒は主として2〜3個の複粒で，通例，径10〜15μm，単粒は通例径3〜7μmである。束晶は長さ25〜150μmである。

乾燥減量　15％以下。

灰　　分　5％以下。

【375】 K 170

成分及び分量又は本質	日本薬局方	ブクリョウ	5.0 g
	〃	ビャクジュツ	4.0 g
	〃	ニンジン	3.0 g
	〃	ショウキョウ	1.0 g
	〃	チンピ	3.0 g
	〃	キジツ	1.5 g
	〃	ハンゲ	6.0 g
	〃	コウボク	3.0 g
	〃	ソヨウ	2.0 g
		全　量	28.5 g
製造方法	以上の切断又は破砕した生薬をとり，1包として製する。		
用法及び用量	本品1包に水約 500 mL を加えて，半量ぐらいまで煎じつめ，煎じかすを除き，煎液を3回に分けて食間に服用する。上記は大人の1日量である。 15才未満7才以上　大人の⅔，7才未満4才以上　大人の½，4才未満2才以上大人の⅓，2才未満　大人の¼以下を服用する。		
効能又は効果	体力中等度以下で，気分がふさいで咽喉食道部に異物感があり，ときに動悸，めまい，嘔気，胸やけ，上腹部膨満感などがあり，尿量減少するものの次の諸症：不安神経症，神経性胃炎，つわり，胸やけ，胃炎，しわがれ声，のどのつかえ感		
貯蔵方法及び有効期間	密閉容器		
規格及び試験方法	別記のとおり。		
備考	茯苓飲合半夏厚朴湯		

規 格 及 び 試 験 方 法

性　状　本品は特異なにおいがある。

確認試験　本品1包を白紙上に広げ，各生薬を外観的に選別し，それぞれの生薬につき，次の試験を行う。

（1）　ブクリョウ　白色又はわずかに淡赤色を帯びた白色で，質は堅いが砕きやすい。味はないがやや粘液ようである。

　また，「ブクリョウ」の確認試験を準用する。

（2）　ビャクジュツ　外面は淡灰黄色〜淡黄白色で，ところどころ灰褐色を呈し，横切面には淡黄褐色〜褐色の分泌物による細点がある。特異なにおいがあり，味はわずかに苦い。

　横切片を鏡検するとき，皮部の柔組織中にはしばしば師管の外側に接して繊維束があり，放射組織の末端部には淡褐色〜褐色の内容物を含む油室がある。木部には大きい髄を囲んで放射状に配列した短径の道管とそれを囲む著しい繊維束がある。髄及び放射組織中には皮部と同様な油室があり，柔組織中にはイヌリンの小球晶及びシュウ酸カルシウムの針晶を含む。

　また，「ビャクジュツ」の確認試験を準用する。

（3）　ニンジン　外面は淡黄褐色〜淡灰褐色を呈し，縦じわがあり，横断面は淡黄褐色を呈し，形成層の付近は褐色を呈する。特異なにおいがあり，味は初めわずかに甘く，後にやや苦い。

　また，「ニンジン」の確認試験を準用する。

（4） ショウキョウ　淡灰黄色の周皮を付けたままか，又はその一部をはぎとってあり，表面は灰白色～淡灰褐色で，しばしば白粉を付けている。横断面は繊維性，粉性で，淡帯黄褐色を呈し，皮層と中心柱とに分かれる。横断面をルーペ視するとき，その全面に維管束及び分泌物が褐色の細点として散在している。特異なにおいがあり，味は極めて辛い。

（5） チンピ　外面は黄赤色～暗黄褐色で，油室による多数の小さいくぼみがあり，内面は白色～淡灰黄褐色である。厚さ約2mmで，質は軽くてもろい。芳香があり，味は苦くて，わずかに刺激性である。

また，「チンピ」の確認試験を準用する。

（6） キジツ　外面は濃緑褐色～褐色で，つやがなく，油室による多数のくぼんだ細点がある。切断面は淡灰褐色を呈し，内果皮を付ける部分は褐色を呈する。特異なにおいがあり，味は苦い。

また，「キジツ」の確認試験を準用する。

（7） ハンゲ　外面は白色～灰白黄色，上部には茎の跡がくぼみとなり，その周辺には根の跡がくぼんだ細点となっている。横断面は白色，粉性である。味は初めなく，やや粘液性で，後に強いえぐ味を残す。

横切片を鏡検するとき，主としてでんぷん粒を充満した柔組織からなり，わずかにシュウ酸カルシウムの束晶を含んだ粘液細胞がその間に認められる。でんぷん粒は主として2～3個の複粒で，通例，径10～15μm，単粒は通例径3～7μmである。束晶は長さ25～150μmである。

（8） コウボク　外面は灰白色～灰褐色を呈し，内面は淡褐色～褐色，切断面は淡赤褐色を呈し，繊維性である。わずかに芳香があり，味は苦い。

横切片を鏡検するとき，コルク層は厚く，ほぼ等径性の石細胞が環状に内接する。一次皮部は狭く，内しょう部には繊維群が点在し，二次皮部の放射組織間には師部繊維群が階段状に並ぶ。油細胞の多数は一次皮部に，少数は二次皮部に散在し，狭い放射組織内にも認められることがある。

また，「コウボク」の確認試験を準用する。

（9） ソヨウ　縮んだ葉の細片で，両面とも帯褐紫色，あるいは上面は灰緑色～帯褐緑色で下面は帯褐紫色を呈する。茎を交えるものは，その横断面は方形である。葉をルーペ視するとき，両面にまばらに毛を認め，特に葉脈上に多く，裏面には細かい腺毛を認める。もみ砕くとき，特異なにおいがあり，味はわずかに苦い。

また，「ソヨウ」の確認試験を準用する。

乾燥減量　15％以下。

灰　　分　5％以下。

【376】 K 171

成分及び分量又は本質	日本薬局方	ブクリョウ	4.0 g
	〃	タクシャ	4.0 g
	〃	ビャクジュツ	3.0 g
	〃	ケ イ ヒ	2.0 g
	〃	カ ン ゾ ウ	1.5 g
	〃	ショウキョウ	1.5 g
		全　　量	16.0 g
製 造 方 法	以上の切断又は破砕した生薬をとり，1包として製する。		
用 法 及 び 用 量	本品1包に水約 500 mL を加えて，半量ぐらいまで煎じつめ，煎じかすを除き，煎液を3回に分けて食間に服用する。上記は大人の1日量である。 15才未満7才以上　大人の⅔，　7才未満4才以上　大人の½，　4才未満2才以上大人の⅓，　2才未満　大人の¼以下を服用する。		
効 能 又 は 効 果	体力中等度以下で，胃のもたれ，悪心，嘔吐のいずれかがあり，渇きを覚えるものの次の諸症：胃炎，胃腸虚弱		
貯 蔵 方 法 及 び 有 効 期 間	密閉容器		
規格及び試験方法	別記のとおり。		
備 考	茯苓沢瀉湯		

規 格 及 び 試 験 方 法

性　状　本品は特異なにおいがある。

確認試験　本品1包を白紙上に広げ，各生薬を外観的に選別し，それぞれの生薬につき，次の試験を行う。

（1）　**ブクリョウ**　白色又はわずかに淡赤色を帯びた白色で，質は堅いが砕きやすい。味はないがやや粘液ようである。

　また，「ブクリョウ」の確認試験を準用する。

（2）　**タクシャ**　淡黄褐色〜淡褐色でコルク層をつける部位はやや暗色を呈する。ルーペ視するとき，褐色〜淡褐色のはん点が散在する。切面は粒状で，繊維性ではない。わずかににおい及び味がある。

（3）　**ビャクジュツ**　外面は淡灰黄色〜淡黄白色で，ところどころ灰褐色を呈し，横切面には淡黄褐色〜褐色の分泌物による細点がある。特異なにおいがあり，味はわずかに苦い。

　横切片を鏡検するとき，皮部の柔組織中にはしばしば師管の外側に接して繊維束があり，放射組織の末端部には淡褐色〜褐色の内容物を含む油室がある。木部には大きい髄を囲んで放射状に配列した短径の道管とそれを囲む著しい繊維束がある。髄及び放射組織中には皮部と同様な油室があり，柔組織中にはイヌリンの小球晶及びシュウ酸カルシウムの針晶を含む。

　また，「ビャクジュツ」の確認試験を準用する。

（4）　**ケイヒ**　外面は暗赤褐色を呈し，内面は赤褐色を呈し，平滑である。横断面は赤褐色を呈し淡褐色の薄層が見られる。特異なにおいがあり，味は甘く，辛く，後にやや粘液性で，わずかに収れん性である。

　横切片を鏡検するとき，一次皮部と二次皮部はほとんど連続した石細胞環で区分され，環の外辺に

はほぼ円形に結集した繊維束を伴い，環の各石細胞の膜はしばしばU字形に肥厚する。二次皮部中には石細胞を認めず，まばらに少数の厚膜繊維を認める。柔組織中には油細胞，粘液細胞及び微細なシュウ酸カルシウムの針晶を含む細胞があり，柔細胞中にはでんぷん粒を含む。

（5） カンゾウ　外面(周皮)は暗褐色～赤褐色で縦じわがあり，切断面は淡黄色で繊維質を呈する。横断面では，皮部と木部の境界はほぼ明らかで，放射状の構造を現わす。味は甘い。

　横切片を鏡検するとき，皮付きカンゾウでは黄褐色の多層のコルク層とその内層に1～3細胞層のコルク皮層がある。皮部には放射組織が退廃師部と交互に放射状に配列し，師部には結晶細胞列で囲まれた厚膜で木化不十分な師部繊維群がある。木部には3～10細胞列の放射組織が黄色で巨大な道管と交互に放射状に配列し，道管は結晶細胞列で囲まれた木部繊維及び木部柔細胞を伴い，ストロンに基づくものでは柔細胞性の髄がある。柔細胞中にはでんぷん粒を含み，またしばしばシュウ酸カルシウムの単晶を含む。皮去りカンゾウでは周皮及び師部の一部を欠いている。

（6） ショウキョウ　淡灰黄色の周皮を付けたままか，又はその一部をはぎとってあり，表面は灰白色～淡灰褐色で，しばしば白粉を付けている。横断面は繊維性，粉性で，淡帯黄褐色を呈し，皮層と中心柱とに分かれる。横断面をルーペ視するとき，その全面に維管束及び分泌物が褐色の細点として散在している。特異なにおいがあり，味は極めて辛い。

乾燥減量　15 ％以下。

灰　　分　5 ％以下。

【377】 K 172

成分及び分量又は本質	日本薬局方	ソウジュツ	2.5 g
	〃	ビャクジュツ	2.5 g
	〃	ブクリョウ	2.5 g
	〃	チンピ	2.0 g
	〃	コウボク	2.0 g
	〃	コウブシ	2.0 g
	〃	チョレイ	2.0 g
	〃	タクシャ	2.0 g
	〃	キジツ	1.0 g
	局外生規	ダイフクヒ	1.0 g
	日本薬局方	シュクシャ	1.0 g
	〃	モッコウ	1.0 g
	〃	ショウキョウ	1.0 g
	局外生規	トウシンソウ	1.0 g
		全　　量	23.5 g
製 造 方 法	以上の切断又は破砕した生薬をとり，1包として製する。		
用 法 及 び 用 量	本品1包に水約500 mLを加えて，半量ぐらいまで煎じつめ，熱いうちに煎じかすを除き，煎液を3回に分けて食間に服用する。上記は大人の1日量である。15才未満7才以上　大人の⅔，7才未満4才以上　大人の½，4才未満2才以上大人の⅓，2才未満　大人の¼以下を服用する。本剤は必ず1日分ずつ煎じ，数日分をまとめて煎じないこと。		
効 能 又 は 効 果	体力中等度以下で，尿量が少なくて，ときにみぞおちがつかえて便秘の傾向のあるものの次の諸症：むくみ，排尿困難，腹部膨満感		
貯 蔵 方 法 及 び有 効 期 間	密閉容器		
規格及び試験方法	別記のとおり。		
備　　　　考	分消湯		

規 格 及 び 試 験 方 法

性　状　本品は特異なにおいがある。

確認試験　本品1包を白紙上に広げ，各生薬を外観的に選別し，それぞれの生薬につき，次の試験を行う。

（1）　ソウジュツ　外面は暗灰褐色～暗黄褐色である。横切面はほぼ円形で，淡褐色～赤褐色の分泌物による細点を認める。しばしば白色綿状の結晶を析出する。特異なにおいがあり，味はわずかに苦い。

　横切片を鏡検するとき，周皮には石細胞を伴い，皮部の柔組織中には，通例，繊維束を欠き，放射組織の末端部には淡褐色～黄褐色の内容物を含む油室がある。木部は形成層に接して道管を囲んだ繊維束が放射状に配列し，髄及び放射組織中には皮部と同様な油室がある。柔細胞中にはイヌリンの球晶及びシュウ酸カルシウムの小針晶を含む。

（2）　ビャクジュツ　外面は淡灰黄色～淡黄白色で，ところどころ灰褐色を呈し，横切面には淡黄褐

色～褐色の分泌物による細点がある。特異なにおいがあり，味はわずかに苦い。

横切片を鏡検するとき，皮部の柔組織中にはしばしば師部の外側に接して繊維束があり，放射組織の末端部には淡褐色～褐色の内容物を含む油室がある。木部には大きい髄を囲んで放射状に配列した短径の道管とそれを囲む著しい繊維束がある。髄及び放射組織中には皮部と同様な油室があり，柔組織中にはイヌリンの結晶及びシュウ酸カルシウムの小針晶を含む。

また，「ビャクジュツ」の確認試験を準用する。

（3） ブクリョウ　白色又はわずかに淡赤色を帯びた白色である。外層が残存するものは暗褐色～暗赤褐色で，きめがあらく，裂け目がある。質は堅いが砕きやすい。味はないがやや粘液ようである。

また，「ブクリョウ」の確認試験を準用する。

（4） チンピ　外面は黄赤色～暗黄褐色で，油室による多数の小さいくぼみがあり，内面は白色～淡灰黄褐色である。質は軽くてもろい。特異な芳香があり，味は苦くて，わずかに刺激性である。

また，「チンピ」の確認試験を準用する。

（5） コウボク　外面は灰白色～灰褐色を呈し，しばしば地衣を付け，内面は淡褐色～暗紫褐色，折面は極めて繊維性で淡赤褐色～紫褐色を呈する。わずかににおいがあり，味は苦い。

横切片を鏡検するとき，コルク層は厚く，ほぼ等径性の石細胞が環状に内接する。一次皮部は狭く，内しょう部には繊維群が点在する。二次皮部の放射組織間には師部繊維群が階段状に並び，明瞭な格子状を呈する。油細胞が一次皮部及び二部皮部に散在し，狭い放射組織内にも認められることがある。

また，「コウボク」の確認試験を準用する。

（6） コウブシ　紡錘形を呈し，長さ 1.5～2.5 cm，径 0.5～1 cm である。外面は灰褐色～灰黒褐色で，5～8 個の不整な輪節があり，その部分に毛状となった繊維束がある。質は堅い。横切面は赤褐色～淡黄色を呈し，ろうようのつやを帯び，皮層部の厚さは中心柱の径とほぼ等しいか又はわずかに薄い。これをルーペ視するとき，周辺には繊維束が褐色のはん点として輪状に並び，皮層部にはところどころに維管束が赤褐色のはん点として，また分泌細胞が黄褐色の微小なはん点として多数存在する。中心柱には多数の維管束が点又は線として散在する。わずかに特異なにおい及び味がある。

（7） チョレイ　外面は黒褐色～灰褐色を呈し，切断面はやや柔らかくコルクようで，ほぼ白色～淡褐色を呈し，内部には白色のまだら模様がある。質は軽い。味がない。

また，「チョレイ」の確認試験を準用する。

（8） タクシャ　淡黄褐色～淡褐色でコルク層をつける部位はやや暗色を呈する。ルーペ視するとき，褐色～淡褐色のはん点が散在する。切面は粒状で，繊維性ではない。わずかににおい及び味がある。

（9） キジツ　外面は濃緑褐色～褐色で，つやがなく，油室による多数のくぼんだ小点がある。切断面は淡灰褐色を呈し，内果皮を付ける部分は褐色を呈する。特異なにおいがあり，味は苦い。

また，「キジツ」の確認試験を準用する。

（10） ダイフクヒ　淡灰褐色～暗褐色の繊維群を主とする。ルーペ視すると，繊維群が淡褐色～暗褐色の点として認められる。味はほとんどない。

また，局外生規「ダイフクヒ」の確認試験を準用する。

（11） シュクシャ　ほぼ球形又はだ円形を呈し，長さ 1～1.5 cm，径 0.8～1 cm，外面は灰褐色～暗褐色を呈し，石灰を散布して乾燥したものは白粉を付けている。種子塊は薄い膜で三部に分かれ，各部には仮種皮によって接合する 10～20 粒の種子がある。種子は多角形の粒状で，長さ 0.3～0.5 cm，径約 0.3 cm，外面には暗褐色で多数の細かい突起があり，質は堅い。種子を縫線に沿って縦断し，ルーペ視するとき，切面は細長く，へそは深くくぼみ，合点はややくぼんでいる。外乳は白色で，淡黄色の内乳及び胚を包み，胚は細長い。かめば特異な芳香があり，味は辛い。

（12） モッコウ　外側は黄褐色～灰褐色で，あらい縦じわがある。横断面は黄褐色～暗褐色で，ルー

ペ視するとき，環状暗色の形成層が認められ，木部組織と放射組織が放射状の模様を呈し，ところどころに大きな裂け目と褐色の油室が散在している。特異なにおいがあり，味は苦い。

また，「モッコウ」の確認試験を準用する。

(13) ショウキョウ　淡灰黄色の周皮を付けたままか，又はその一部をはぎとってあり，表面は灰白色〜淡灰褐色で，しばしば白粉を付けている。横断面は繊維性，粉性で，淡黄褐色を呈し，皮層と中心柱とに分かれる。横断面をルーペ視するとき，その全面に維管束及び分泌物が暗褐色の細点として散在している。特異なにおいがあり，味は極めて辛い。

(14) トウシンソウ　茎の髄　本品は細い円柱形を呈し，径1〜3 mm である。外面は白色〜黄白色で縦溝があり，柔らかく，引っ張ると容易に切れる。断面は白色〜黄白色で，海綿状を呈する。におい及び味はほとんどない。

横切片を鏡検するとき，4〜8方向に突出した星形状の柔細胞からなり，それらが連結して網状構造となる。細胞の接合部分では細胞壁が数珠状に肥厚する。

また，局外生規「トウシンソウ」の確認試験を準用する。

乾燥減量　14 %以下。

灰　　分　6 %以下。

【378】 K 173

成分及び分量 又 は 本 質	日本薬局方	ビャクジュツ	4.0 g
	〃	コウボク	3.0 g
	〃	チ ン ピ	3.0 g
	〃	タイソウ	2.0 g
	〃	カンゾウ	1.0 g
	〃	ショウキョウ	0.5 g
		全 量	13.5 g
製 造 方 法	以上の切断又は破砕した生薬をとり，1包として製する。		
用 法 及 び 用 量	本品1包に水約500 mLを加えて，半量ぐらいまで煎じつめ，煎じかすを除き，煎液を3回に分けて食間に服用する。上記は大人の1日量である。 15才未満7才以上　大人の⅔，7才未満4才以上　大人の½，4才未満2才以上 大人の⅓，2才未満　大人の¼以下を服用する。		
効 能 又 は 効 果	体力中等度以上で，胃がもたれて消化が悪く，ときにはきけ，食後に腹が鳴って下痢の傾向のあるものの次の諸症：食べ過ぎによる胃のもたれ，急・慢性胃炎，消化不良，食欲不振		
貯 蔵 方 法 及 び 有 効 期 間	密閉容器		
規格及び試験方法	別記のとおり。		
備 考	平胃散料		

規 格 及 び 試 験 方 法

性　状　本品は特異なにおいがある。

確認試験　本品1包を白紙上に広げ，各生薬を外観的に選別し，それぞれの生薬につき，次の試験を行う。

（1）　ビャクジュツ　外面は淡灰黄色～淡黄白色で，ところどころ灰褐色を呈し，横切面には淡黄褐色～褐色の分泌物による細点がある。特異なにおいがあり，味はわずかに苦い。

　横切片を鏡検するとき，皮部の柔組織中にはしばしば師管の外側に接して繊維束があり，放射組織の末端部には淡褐色～褐色の内容物を含む油室がある。木部には大きい髄を囲んで放射状に配列した短径の道管とそれを囲む著しい繊維束がある。髄及び放射組織中には皮部と同様な油室があり，柔組織中にはイヌリンの小球晶及びシュウ酸カルシウムの針晶を含む。

　また，「ビャクジュツ」の確認試験を準用する。

（2）　コウボク　外面は灰白色～灰褐色を呈し，内面は淡褐色～褐色，切断面は淡赤褐色を呈し，繊維性である。わずかに芳香があり，味は苦い。

　横切片を鏡検するとき，コルク層は厚く，ほぼ等径性の石細胞が環状に内接する。一次皮部は狭く，内しょう部には繊維群が点在し，二次皮部の放射組織間には師部繊維群が階段状に並ぶ。油細胞の多数は一次皮部に，少数は二次皮部に散在し，狭い放射組織内にも認められることがある。

　また，「コウボク」の確認試験を準用する。

（3）　チンピ　外面は黄赤色～暗黄褐色で，油室による多数の小さいくぼみがあり，内面は白色～淡灰黄褐色である。厚さ約2 mmで，質は軽くてもろい。芳香があり，味は苦くて，わずかに刺激性で

ある。

また，「チンピ」の確認試験を準用する。

（4）　**タイソウ**　外面は赤褐色であらいしわがあるか，又は暗灰赤色で細かいしわがあり，いずれも
つやがある。外果皮は薄く革質で，中果皮は暗灰褐色を呈し，海綿ようで柔らかく粘着性があり，内
果皮は極めて堅く，種子は偏平である。わずかに特異なにおいがあり，味は甘い。

（5）　**カンゾウ**　外面(周皮)は暗褐色〜赤褐色で縦じわがあり，切断面は淡黄色で繊維質を呈する。
横断面では，皮部と木部の境界はほぼ明らかで，放射状の構造を現わす。味は甘い。

　横切片を鏡検するとき，皮付きカンゾウでは黄褐色の多層のコルク層とその内層に1〜3細胞層の
コルク皮層がある。皮部には放射組織が退廃師部と交互に放射状に配列し，師部には結晶細胞列で囲
まれた厚膜で木化不十分な師部繊維群がある。木部には3〜10細胞列の放射組織が黄色で巨大な道
管と交互に放射状に配列し，道管は結晶細胞列で囲まれた木部繊維及び木部柔細胞を伴い，ストロン
に基づくものでは柔細胞性の髄がある。柔細胞中にはでんぷん粒を含み，またしばしばシュウ酸カル
シウムの単晶を含む。皮去りカンゾウでは周皮及び師部の一部を欠いている。

（6）　**ショウキョウ**　淡灰黄色の周皮を付けたままか，又はその一部をはぎとってあり，表面は灰白
色〜淡灰褐色で，しばしば白粉を付けている。横断面は繊維性，粉性で，淡帯黄褐色を呈し，皮層と
中心柱とに分かれる。横断面をルーペ視するとき，その全面に維管束及び分泌物が褐色の細点として
散在している。特異なにおいがあり，味は極めて辛い。

乾燥減量　10 ％以下。

灰　　分　5 ％以下。

【379】 K 174

成分及び分量又は本質	日本薬局方　ボ　ウ　イ　　　　4.0 g
	〃　　　　オ　ウ　ギ　　　　5.0 g
	〃　　　　ビャクジュツ　　　3.0 g
	〃　　　　ショウキョウ　　　1.0 g
	〃　　　　タ　イ　ソ　ウ　　4.0 g
	〃　　　　カ　ン　ゾ　ウ　　2.0 g
	全　　　量　　　　　　19.0 g
製　造　方　法	以上の切断又は破砕した生薬をとり，1包として製する。
用法及び用量	本品1包に水約 500 mL を加えて，半量ぐらいまで煎じつめ，煎じかすを除き，煎液を3回に分けて食間に服用する。上記は大人の1日量である。 15才未満7才以上　大人の⅔，　7才未満4才以上　大人の½，　4才未満2才以上大人の⅓，　2才未満　大人の¼以下を服用する。
効能又は効果	体力中等度以下で，疲れやすく，汗のかきやすい傾向があるものの次の諸症：肥満に伴う関節の腫れや痛み，むくみ，多汗症，肥満症（筋肉にしまりのない，いわゆる水ぶとり）
貯蔵方法及び有効期間	密閉容器
規格及び試験方法	別記のとおり。
備　　　　　考	防已黄耆湯

規格及び試験方法

性　　状　本品はわずかに特異なにおいがある。

確認試験　本品1包を白紙上に広げ，各生薬を外観的に選別し，それぞれの生薬につき，次の試験を行う。

（1）　**ボウイ**　外面は暗灰褐色を呈し，縦みぞがあり，横断面の外部は暗灰褐色のコルク層でおおわれ，内部には灰褐色の道管部と暗褐色の放射組織とが交互に放射状に配列する。味は苦い。

　横切片を鏡検するとき，一次皮部にはシュウ酸カルシウムの針晶を含み，一次皮部及び内しょうには著しく膜の厚い石細胞が認められ，道管部では大小の道管がほぼ階段状に配列する。放射組織の細胞の大部分は木化せず，径 3～10 μm のでんぷん粒及びシュウ酸カルシウムの小針晶を含み，ところどころに極めて厚膜の大きな石細胞が散在する。

　また，「ボウイ」の確認試験を準用する。

（2）　**オウギ**　外面は淡灰黄色～淡褐黄色で，不規則なあらい縦じわがあり，折面は繊維性である。横断面をルーペ視するとき，最外層には周皮があり，皮部は淡黄白色，木部は淡黄色，形成層付近はやや褐色を帯びる。木部から皮部にわたって白色の放射組織が認められる。太いものではしばしば多数の放射状の裂け目となっている。わずかに特異なにおいがあり，味は甘い。

（3）　**ビャクジュツ**　外面は淡灰黄色～淡黄白色で，ところどころ灰褐色を呈し，横切面には淡黄褐色～褐色の分泌物による細点がある。特異なにおいがあり，味はわずかに苦い。

　横切片を鏡検するとき，皮部の柔組織中にはしばしば師管の外側に接して繊維束があり，放射組織の末端部には淡褐色～褐色の内容物を含む油室がある。木部には大きい髄を囲んで放射状に配列した

短径の道管とそれを囲む著しい繊維束がある。髄及び放射組織中には皮部と同様な油室があり，柔組織中にはイヌリンの小球晶及びシュウ酸カルシウムの針晶を含む。

また，「ビャクジュツ」の確認試験を準用する。

（4） **ショウキョウ** 淡灰黄色の周皮を付けたままか，又はその一部をはぎとってあり，表面は灰白色〜淡灰褐色で，しばしば白粉を付けている。横断面は繊維性，粉性で，淡帯黄褐色を呈し，皮層と中心柱とに分かれる。横断面をルーペ視するとき，その全面に維管束及び分泌物が褐色の細点として散在している。特異なにおいがあり，味は極めて辛い。

（5） **タイソウ** 外面は赤褐色であらいしわがあるか，又は暗灰赤色で細かいしわがあり，いずれもつやがある。外果皮は薄く革質で，中果皮は暗灰褐色を呈し，海綿ようで柔らかく粘着性があり，内果皮は極めて堅く，種子は偏平である。わずかに特異なにおいがあり，味は甘い。

（6） **カンゾウ** 外面(周皮)は暗褐色〜赤褐色で縦じわがあり，切断面は淡黄色で繊維質を呈する。横断面では，皮部と木部の境界はほぼ明らかで，放射状の構造を現わす。味は甘い。

横切片を鏡検するとき，皮付きカンゾウでは黄褐色の多層のコルク層とその内層に1〜3細胞層のコルク皮層がある。皮部には放射組織が退廃師部と交互に放射状に配列し，師部には結晶細胞列で囲まれた厚膜で木化不十分な師部繊維群がある。木部には3〜10細胞列の放射組織が黄色で巨大な道管と交互に放射状に配列し，道管は結晶細胞列で囲まれた木部繊維及び木部柔細胞を伴い，ストロンに基づくものでは柔細胞性の髄がある。柔細胞中にはでんぷん粒を含み，またしばしばシュウ酸カルシウムの単晶を含む。皮去りカンゾウでは周皮及び師部の一部を欠いている。

乾燥減量 15％以下。

灰　　分 10％以下。

【380】 K 175

成分及び分量又は本質	日本薬局方	ボ ウ イ	3.0 g
	〃	オ ウ ギ	3.0 g
	〃	ケ イ ヒ	3.0 g
	〃	ブクリョウ	6.0 g
	〃	カ ン ゾ ウ	2.0 g
		全　　量	17.0 g
製 造 方 法	以上の切断又は破砕した生薬をとり，1包として製する。		
用 法 及 び 用 量	本品1包に水約500 mLを加えて，半量ぐらいまで煎じつめ，煎じかすを除き，煎液を3回に分けて食間に服用する。上記は大人の1日量である。 15才未満7才以上　大人の⅔，7才未満4才以上　大人の½，4才未満2才以上　大人の⅓，2才未満　大人の¼以下を服用する。		
効 能 又 は 効 果	体力中等度以下で，手足のむくみや冷えやすい傾向のあるものの次の諸症：手足の疼痛・しびれ感，むくみ，めまい，慢性下痢		
貯 蔵 方 法 及 び 有 効 期 間	密閉容器		
規格及び試験方法	別記のとおり。		
備 　 考	防已茯苓湯		

規 格 及 び 試 験 方 法

性　　状　本品は特異なにおいがある。

確認試験　本品1包を白紙上に広げ，各生薬を外観的に選別し，それぞれの生薬につき，次の試験を行う。

（1）　ボウイ　外面は暗灰褐色を呈し，縦みぞがあり，横断面の外部は暗灰褐色のコルク層でおおわれ，内部には灰褐色の道管部と暗褐色の放射組織とが交互に放射状に配列する。味は苦い。

　横切片を鏡検するとき，一次皮部にはシュウ酸カルシウムの針晶を含み，一次皮部及び内しょうには著しく膜の厚い石細胞が認められ，道管部では大小の道管がほぼ階段状に配列する。放射組織の細胞の大部分は木化せず，径3～10 μmのでんぷん粒及びシュウ酸カルシウムの小針晶を含み，ところどころに極めて厚膜の大きな石細胞が散在する。

　また，「ボウイ」の確認試験を準用する。

（2）　オウギ　外面は淡灰黄色～淡褐黄色で，不規則なあらい縦じわがあり，折面は繊維性である。横断面をルーペ視するとき，最外層には周皮があり，皮部は淡黄白色，木部は淡黄色，形成層付近はやや褐色を帯びる。木部から皮部にわたって白色の放射組織が認められる。太いものではしばしば多数の放射状の裂け目となっている。わずかに特異なにおいがあり，味は甘い。

（3）　ケイヒ　外面は暗赤褐色を呈し，内面は赤褐色を呈し，平滑である。横断面は赤褐色を呈し淡褐色の薄層が見られる。特異なにおいがあり，味は甘く，辛く，後にやや粘液性で，わずかに収れん性である。

　横切片を鏡検するとき，一次皮部と二次皮部はほとんど連続した石細胞環で区分され，環の外辺にはほぼ円形に結集した繊維束を伴い，環の各石細胞の膜はしばしばU字形に肥厚する。二次皮部中には石細胞を認めず，まばらに少数の厚膜繊維を認める。柔組織中には油細胞，粘液細胞及び微細なシュ

ウ酸カルシウムの針晶を含む細胞があり，柔細胞中にはでんぷん粒を含む。

（4） **ブクリョウ**　白色又はわずかに淡赤色を帯びた白色で，質は堅いが砕きやすい。味はないがやや粘液ようである。

　また，「ブクリョウ」の確認試験を準用する。

（5） **カンゾウ**　外面（周皮）は暗褐色〜赤褐色で縦じわがあり，切断面は淡黄色で繊維質を呈する。横断面では，皮部と木部の境界はほぼ明らかで，放射状の構造を現わす。味は甘い。

　横切片を鏡検するとき，皮付きカンゾウでは黄褐色の多層のコルク層とその内層に1〜3細胞層のコルク皮層がある。皮部には放射組織が退廃師部と交互に放射状に配列し，師部には結晶細胞列で囲まれた厚膜で木化不十分な師部繊維群がある。木部には3〜10細胞列の放射組織が黄色で巨大な道管と交互に放射状に配列し，道管は結晶細胞列で囲まれた木部繊維及び木部柔細胞を伴い，ストロンに基づくものでは柔細胞性の髄がある。柔細胞中にはでんぷん粒を含み，またしばしばシュウ酸カルシウムの単晶を含む。皮去りカンゾウでは周皮及び師部の一部を欠いている。

乾燥減量　15 ％以下。

灰　　分　5 ％以下。

【381】 K 176

成分及び分量 又 は 本 質	日本薬局方	ト ウ キ	1.2 g
	〃	シャクヤク	1.2 g
	〃	センキュウ	1.2 g
	〃	サ ン シ シ	1.2 g
	〃	レンギョウ	1.2 g
	〃	ハ ッ カ	1.2 g
	〃	ショウキョウ	0.4 g
	〃	ケ イ ガ イ	1.2 g
	〃	ボ ウ フ ウ	1.2 g
	〃	マ オ ウ	1.2 g
	〃	ダ イ オ ウ	1.5 g
	別 紙 規 格	乾燥硫酸ナトリウム	0.6 g
	日本薬局方	ビャクジュツ	2.0 g
	〃	キ キ ョ ウ	2.0 g
	〃	オ ウ ゴ ン	2.0 g
	〃	カ ン ゾ ウ	2.0 g
	〃	セ ッ コ ウ	2.0 g
	〃	カ ッ セ キ	3.0 g
		全 量	26.3 g
製 造 方 法	以上の切断又は破砕した生薬をとり，1包として製する。		
用 法 及 び 用 量	本品1包に水約500 mLを加えて，半量ぐらいまで煎じつめ，煎じかすを除き，煎液を3回に分けて食間に服用する。上記は大人の1日量である。 15才未満7才以上　大人の⅔，7才未満4才以上　大人の½，4才未満2才以上大人の⅓，2才未満　大人の¼以下を服用する。		
効 能 又 は 効 果	体力充実して，腹部に皮下脂肪が多く，便秘がちなものの次の諸症：高血圧や肥満に伴う動悸・肩こり・のぼせ・むくみ・便秘，蓄膿症(副鼻腔炎)，湿疹・皮膚炎，ふきでもの（にきび），肥満症		
貯 蔵 方 法 及 び 有 効 期 間	密閉容器		
規格及び試験方法	別記のとおり。		
備 考	防風通聖散料		

規 格 及 び 試 験 方 法

性　状　本品は特異なにおいがある。

確認試験　本品1包を白紙上に広げ，各生薬を外観的に選別し，それぞれの生薬につき，次の試験を行う。

（1）　**トウキ**　外面は暗褐色～赤褐色で，縦じわがあり，切断面は淡黄色～黄褐色を呈する。特異なにおいがあり，味はわずかに甘く，後にやや辛い。

　横切片を鏡検するとき，コルク層は4～10層からなり，その内側に数層の厚角組織が続いている。皮部には分泌細胞に囲まれた多数の樹脂道並びにしばしば大きなすき間がある。形成層は長方形に偏圧された数層の細胞からなり，明らかに皮部と木部とを区別する。木部では多数の道管と放射組織と

が交互に放射状に配列し，その外方の道管は単独又は数個集まってやや密に配列してくさび状をなすが，中心部付近の道管は極めてまばらに存在する。でんぷん粒は径 19 μm 以下，まれに 2〜5 個の複粒があり，複粒の径は 25 μm に達し，しばしばのり化している。

（2） シャクヤク　外面は褐色〜淡灰褐色を呈し，横断面はち密で淡灰褐色を呈し，木部には淡褐色の放射状の線がある。わずかに特異なにおいがあり，味は初めわずかに甘く，後に渋くてわずかに苦い。

また，「シャクヤク」の確認試験を準用する。

（3） センキュウ　外面は灰褐色〜暗褐色で，切断面は灰白色〜灰褐色，半透明で，ときにはうつろがある。質は密で堅い。特異なにおいがあり，味はわずかに苦い。

横切片を鏡検するとき，皮部及び髄には油道が散在する。木部には厚膜で木化した木部繊維が大小不同の群をなして存在する。でんぷん粒は，通例，のり化していて，まれに径 5〜25 μm のでんぷん粒を認めることがある。シュウ酸カルシウム結晶は認めない。

（4） サンシシ　果皮は薄く砕きやすく，その外面は赤褐色，黄褐色又は黒褐色を呈し，内面は黄褐色を呈し，平らでつやがある。果実の内部は 2 室に分かれ，黄赤色〜暗赤色の果肉中に黒褐色又は黄赤色で長径約 5 mm の偏平な種子の団塊を含む。質は軽い。弱いにおいがあり，味は苦い。

また，「サンシン」の確認試験を準用する。

（5） レンギョウ　外面は淡褐色〜暗褐色を呈し，淡灰色の小隆起点が散在し，内面は黄褐色である。特異な芳香があり，味はわずかに収れん性である。

また，「レンギョウ」の確認試験を準用する。

（6） ハッカ　上面は淡褐黄色〜淡緑黄色，下面は淡緑色〜淡緑黄色である。葉をルーペ視するとき，両面に毛，腺毛及び腺りんをまばらに認め，腺毛及び腺りんは下面に多い。特異な芳香があり，口に含むと清涼感がある。

また，「ハッカ」の確認試験を準用する。

（7） ショウキョウ　淡灰黄色の周皮を付けたままか，又はその一部をはぎとってあり，表面は灰白色〜淡灰褐色で，しばしば白粉を付けている。横断面は繊維性，粉性で，淡帯黄褐色を呈し，皮層と中心柱とに分かれる。横断面をルーペ視するとき，その全面に維管束及び分泌物が褐色の細点として散在している。特異なにおいがあり，味は極めて辛い。

（8） ケイガイ　茎，輪散花序に集合したがく筒，これら及びときには葉の砕片，種子ようの微粒の分果からなる。茎は方形で外面はおおむね紫褐色，径約 1 mm である。がく筒は淡褐色〜黄緑色で長さ 2〜3 mm，ルーペ視するとき，先端はきょ歯辺，筒部には数条の線があり，唇形花又は果実を含み，茎とともに類白色の短毛を認める。分果は黄褐色〜黒色，両端の細いだ円体で長さ 1〜1.5 mm，径は長さのほぼ½である。特異な芳香があり，口に含むとわずかに清涼感がある。

また，「ケイガイ」の確認試験を準用する。

（9） ボウフウ　外面は淡褐色で，多数の縦じわがある。横断面の周辺は灰褐色で，空げきが多く，中央は円形に黄色を呈する。味はわずかに甘い。

（10） マオウ　細い円柱状又はだ円柱を呈し，長さ 3〜10 mm，径 1〜2 mm，淡緑色〜黄緑色である。表面に多数の平行する縦みぞがあり，節部には，長さ 2〜4 mm の 2 枚のりん片状の葉が対生し，その基部は合着して筒状になっている。りん片状の葉の色は淡褐色〜褐色である。茎の横断面をルーペ視するとき，円形〜だ円形で，周囲部は灰緑色〜黄緑色を呈し，中心部には赤緑色の物質が充満しているか，又は中空のところがある。味は渋くてわずかに苦く，やや麻ひ性である。

また，「マオウ」の確認試験を準用する。

（11） ダイオウ　暗褐色〜黄褐色〜淡褐色を呈し，ルーペ視すると入り組んだ不規則な模様がある。

質はおおむね粗で繊維性ではない。特異なにおいがあり，味はわずかに渋くて苦い。かめば細かい砂をかむような感じがあり，だ液を黄色に染める。

また，「ダイオウ」の確認試験を準用する。

(12) 乾燥硫酸ナトリウム　白色の粉末で，味はやや苦く，塩辛い。

また，別紙規格「乾燥硫酸ナトリウム」の確認試験を準用する。

(13) ビャクジュツ　外面は淡灰黄色〜淡黄白色で，ところどころ灰褐色を呈し，横切面には淡黄褐色〜褐色の分泌物による細点がある。特異なにおいがあり，味はわずかに苦い。

横切片を鏡検するとき，皮部の柔組織中にはしばしば師管の外側に接して繊維束があり，放射組織の末端部には淡褐色〜褐色の内容物を含む油室がある。木部には大きい髄を囲んで放射状に配列した短径の道管とそれを囲む著しい繊維束がある。髄及び放射組織中には皮部と同様な油室があり，柔組織中にはイヌリンの小球晶及びシュウ酸カルシウムの針晶を含む。

また，「ビャクジュツ」の確認試験を準用する。

(14) キキョウ　外面は皮付きは灰褐色，皮去りは白色〜淡褐色を呈し，繊維性でない。横切面をルーペ視するとき，皮部は木部よりやや薄く，ほとんど白色で，ところどころにすき間があり，形成層の付近はしばしば褐色を帯びる。木部は白色〜淡褐色を呈し，その組織は皮部よりもやや密である。味は初めなく，後にえぐくて苦い。

また，「キキョウ」の確認試験を準用する。

(15) オウゴン　外面は黄褐色〜暗褐色を呈し，切断面は黄色〜帯褐黄色を呈し，縦に繊維性のすじが見られる。味はわずかに苦い。

また，「オウゴン」の確認試験を準用する。

(16) カンゾウ　外面（周皮）は暗褐色〜赤褐色で縦じわがあり，切断面は淡黄色で繊維質を呈する。横断面では，皮部と木部の境界はほぼ明らかで，放射状の構造を現わす。味は甘い。

横切片を鏡検するとき，皮付きカンゾウでは黄褐色の多層のコルク層とその内層に1〜3細胞層のコルク皮層がある。皮部には放射組織が退廃師部と交互に放射状に配列し，師部には結晶細胞列で囲まれた厚膜で木化不十分な師部繊維群がある。木部には3〜10細胞列の放射組織が黄色で巨大な道管と交互に放射状に配列し，道管は結晶細胞列で囲まれた木部繊維及び木部柔細胞を伴い，ストロンに基づくものでは柔細胞性の髄がある。柔細胞中にはでんぷん粒を含み，またしばしばシュウ酸カルシウムの単晶を含む。皮去りカンゾウでは周皮及び師部の一部を欠いている。

(17) セッコウ　光沢のある白色の重い繊維状結晶塊で，においおよび味はない。砕くとたやすく針状〜微細結晶性の粉末となる。水に溶けにくい。

また，「セッコウ」の確認試験を準用する。

(18) カッセキ　白色〜淡紅色の粉末性の結晶塊で，砕くと容易に微細な粉末となる。粉末はややざらつき，皮膚につきやすい。粉末を水で潤すとき，やや暗色を帯び，可塑性となる。特異なにおいがあり，味はほとんどない。かめば細かい砂をかむような感じがある。

粉末を封入剤と共にスライドガラスとカバーガラスの間で十分にすりつぶしたものを鏡検するとき，円形〜多角形を呈する径 $10\,\mu$m 以上の結晶を多く認める。

また，「カッセキ」の確認試験を準用する。

乾燥減量　15 % 以下。

灰　分　24 % 以下。

別紙規格　　　　　　　　乾燥硫酸ナトリウムの規格及び試験方法

本品を乾燥したものは定量するとき，硫酸ナトリウム（Na_2SO_4）99.0 % 以上を含む。

性　　状　本品は白色の粉末で，味はやや苦く，塩辛い。

　　本品は水に溶けやすく，エタノール（95）にほとんど溶けない。

確認試験　本品の水溶液（1→20）はナトリウム塩及び硫酸塩の定性反応を呈する。

純度試験　（1）　溶状及び液性　本品0.5 gに新たに煮沸し冷却した水5 mLを加えて溶かすとき，液は無色澄明で，中性である。

　（2）　塩化物　本品0.5 gをとり，試験を行う。比較液には0.01 mol/L塩酸0.50 mLを加える（0.036％以下）。

　（3）　重金属　本品2.0 gをとり，第1法により操作し，試験を行う。比較液には鉛標準液2.0 mLを加える（10 ppm以下）。

　（4）　ヒ素　本品1.0 gをとり，第1法により操作し，試験を行う（2 ppm以下）。

乾燥減量　11.4％以下（2 g，105℃，4時間）。

定 量 法　本品を乾燥し，その約0.4 gを精密に量り，水200 mLを加えて溶かし，塩酸1 mLを加えて煮沸し，熱時塩化バリウム試液8 mLを徐々に加える。この液を水浴上で1時間加熱したのち，冷後，沈殿をろ取し，洗液に硝酸銀試液を加えても混濁を生じなくなるまで水で洗い，乾燥し，恒量になるまで強熱し，重量を量り，硫酸バリウム（$BaSO_4$：233.40）の量とする。

　　　　　　硫酸ナトリウム（Na_2SO_4）の量（mg）

　　　　　　　=硫酸バリウム（$BaSO_4$）の量（mg）×0.6086

【382】 K 177

成分及び分量 又は本質	日本薬局方	ビャクジュツ	5.5 g
	〃	ブクリョウ	3.0 g
	〃	チンピ	2.5 g
	〃	ニンジン	3.0 g
	〃	オウゴン	2.0 g
	〃	コウボク	2.0 g
	〃	タクシャ	2.0 g
	〃	バクモンドウ	2.0 g
		全　　量	22.0 g
製 造 方 法	以上の切断又は破砕した生薬をとり，1包として製する。		
用 法 及 び 用 量	本品1包に水約500 mLを加えて，半量ぐらいまで煎じつめ，煎じかすを除き，煎液を3回に分けて食間に服用する。上記は大人の1日量である。 15才未満7才以上　大人の⅔，7才未満4才以上　大人の½，4才未満2才以上大人の⅓，2才未満　大人の¼以下を服用する。		
効 能 又 は 効 果	体力虚弱で，胃腸が弱いものの次の諸症：腹部膨満感，むくみ		
貯 蔵 方 法 及 び 有 効 期 間	密閉容器		
規格及び試験方法	別記のとおり。		
備　　　　考	補気建中湯		

規 格 及 び 試 験 方 法

性　状　本品は特異なにおいがある。

確認試験　本品1包を白紙上に広げ，各生薬を外観的に選別し，それぞれの生薬につき，次の試験を行う。

（1）　ビャクジュツ　外面は淡灰黄色～淡黄白色で，ところどころ灰褐色を呈し，横切面には淡黄褐色～褐色の分泌物による細点がある。特異なにおいがあり，味はわずかに苦い。

　横切片を鏡検するとき，皮部の柔組織中にはしばしば師管の外側に接して繊維束があり，放射組織の末端部には淡褐色～褐色の内容物を含む油室がある。木部には大きい髄を囲んで放射状に配列した短径の道管とそれを囲む著しい繊維束がある。髄及び放射組織中には皮部と同様な油室があり，柔組織中にはイヌリンの小球晶及びシュウ酸カルシウムの針晶を含む。

　また，「ビャクジュツ」の確認試験を準用する。

（2）　ブクリョウ　白色又はわずかに淡赤色を帯びた白色で，質は堅いが砕きやすい。味はないがやや粘液ようである。

　また，「ブクリョウ」の確認試験を準用する。

（3）　チンピ　外面は黄赤色～暗黄褐色で，油室による多数の小さいくぼみがあり，内面は白色～淡灰黄褐色である。厚さ約2 mmで，質は軽くてもろい。芳香があり，味は苦くて，わずかに刺激性である。

　また，「チンピ」の確認試験を準用する。

（4）　ニンジン　外面は淡黄褐色～淡灰褐色を呈し，縦じわがあり，横断面は淡黄褐色を呈し，形成

層の付近は褐色を呈する。特異なにおいがあり，味は初めわずかに甘く，後にやや苦い。

また，「ニンジン」の確認試験を準用する。

（5） **オウゴン**　外面は黄褐色〜暗褐色を呈し，切断面は黄色〜帯褐黄色を呈し，縦に繊維性のすじが見られる。味はわずかに苦い。

また，「オウゴン」の確認試験を準用する。

（6） **コウボク**　外面は灰白色〜灰褐色を呈し，内面は淡褐色〜褐色，切断面は淡赤褐色を呈し，繊維性である。わずかに芳香があり，味は苦い。

横切片を鏡検するとき，コルク層は厚く，ほぼ等径性の石細胞が環状に内接する。一次皮部は狭く，内しょう部には繊維群が点在し，二次皮部の放射組織間には師部繊維群が階段状に並ぶ。油細胞の多数は一次皮部に，少数は二次皮部に散在し，狭い放射組織内にも認められることがある。

また，「コウボク」の確認試験を準用する。

（7） **タクシャ**　淡黄褐色〜淡褐色でコルク層をつける部位はやや暗色を呈する。ルーペ視するとき，褐色〜淡褐色のはん点が散在する。切面は粒状で，繊維性ではない。わずかににおい及び味がある。

（8） **バクモンドウ**　紡錘形を呈し，長さ 10〜25 mm，径 3〜5 mm，一端はややとがり，他端はやや丸みをもち，外面は淡黄色〜淡黄褐色で，大小の縦じわがある。皮層は柔軟性でもろく，中心柱は強じんで折りにくい。皮層の折面は淡黄褐色を呈し，やや半透明で粘着性がある。味はわずかに甘く，粘着性である。

乾燥減量　15 %以下。

灰　　分　5 %以下。

712

【383】 K 178

成分及び分量又は本質	日本薬局方	ニンジン	4.0 g
	〃	ビャクジュツ	4.0 g
	〃	オウギ	4.0 g
	〃	トウキ	3.0 g
	〃	チンピ	2.0 g
	〃	タイソウ	2.0 g
	〃	サイコ	1.0 g
	〃	カンゾウ	1.5 g
	〃	ショウキョウ	0.5 g
	〃	ショウマ	0.5 g
		全　量	22.5 g
製造方法	以上の切断又は破砕した生薬をとり，1包として製する。		
用法及び用量	本品1包に水約500 mLを加えて，半量ぐらいまで煎じつめ，煎じかすを除き，煎液を3回に分けて食間に服用する。上記は大人の1日量である。 15才未満7才以上　大人の⅔，　7才未満4才以上　大人の½，　4才未満2才以上大人の⅓，　2才未満　大人の¼以下を服用する。		
効能又は効果	体力虚弱で，元気がなく，胃腸のはたらきが衰えて，疲れやすいものの次の諸症： 虚弱体質，疲労倦怠，病後・術後の衰弱，食欲不振，ねあせ，感冒		
貯蔵方法及び有効期間	密閉容器		
規格及び試験方法	別記のとおり。		
備考	補中益気湯		

規格及び試験方法

性　状　本品は芳香性のにおいがある。

確認試験　本品1包を白紙上に広げ，各生薬を外観的に選別し，それぞれの生薬につき，次の試験を行う。

（1）　**ニンジン**　外面は淡黄褐色～淡灰褐色を呈し，縦じわがあり，横断面は淡黄褐色を呈し，形成層の付近は褐色を呈する。特異なにおいがあり，味は初めわずかに甘く，後にやや苦い。

また，「ニンジン」の確認試験を準用する。

（2）　**ビャクジュツ**　外面は淡灰黄色～淡黄白色で，ところどころ灰褐色を呈し，横切面には淡黄褐色～褐色の分泌物による細点がある。特異なにおいがあり，味はわずかに苦い。

横切片を鏡検するとき，皮部の柔組織中にはしばしば師管の外側に接して繊維束があり，放射組織の末端部には淡褐色～褐色の内容物を含む油室がある。木部には大きい髄を囲んで放射状に配列した短径の道管とそれを囲む著しい繊維束がある。髄及び放射組織中には皮部と同様な油室があり，柔組織中にはイヌリンの小球晶及びシュウ酸カルシウムの針晶を含む。

また，「ビャクジュツ」の確認試験を準用する。

（3）　**オウギ**　外面は淡灰黄色～淡褐黄色で，不規則なあらい縦じわがあり，折面は繊維性である。横断面をルーペ視するとき，最外層には周皮があり，皮部は淡黄白色，木部は淡黄色，形成層付近はやや褐色を帯びる。木部から皮部にわたって白色の放射組織が認められる。太いものではしばしば多

数の放射状の裂け目となっている。わずかに特異なにおいがあり，味は甘い。

（4）　トウキ　外面は暗褐色～赤褐色で，縦じわがあり，切断面は淡黄色～黄褐色を呈する。特異なにおいがあり，味はわずかに甘く，後にやや辛い。

　横切片を鏡検するとき，コルク層は4～10層からなり，その内側に数層の厚角組織が続いている。皮部には分泌細胞に囲まれた多数の樹脂道並びにしばしば大きなすき間がある。形成層は長方形に偏圧された数層の細胞からなり，明らかに皮部と木部とを区別する。木部では多数の道管と放射組織とが交互に放射状に配列し，その外方の道管は単独又は数個集まってやや密に配列してくさび状をなすが，中心部付近の道管は極めてまばらに存在する。でんぷん粒は径19μm以下，まれに2～5個の複粒があり，複粒の径は25μmに達し，しばしばのり化している。

（5）　チンピ　外面は黄赤色～暗黄褐色で，油室による多数の小さいくぼみがあり，内面は白色～淡灰黄褐色である。厚さ約2mmで，質は軽くてもろい。芳香があり，味は苦くて，わずかに刺激性である。

　また，「チンピ」の確認試験を準用する。

（6）　タイソウ　外面は赤褐色であらいしわがあるか，又は暗灰赤色で細かいしわがあり，いずれもつやがある。外果皮は薄く革質で，中果皮は暗灰褐色を呈し，海綿ようで柔らかく粘着性があり，内果皮は極めて堅く，種子は偏平である。わずかに特異なにおいがあり，味は甘い。

（7）　サイコ　外面は灰褐色～褐色で，深いしわがあるものがあり，横断面では，皮部は褐色，木部は淡褐色を呈する。特異なにおいがあり，味はわずかに苦い。

　横切片を鏡検するとき，皮部にはしばしば接線方向に長い裂け目があり，皮部の厚さは半径の⅓～½で，径15～35μmの胞間性離生油道がやや多数散在し，木部には道管が放射状若しくはほぼ階段状に配列し，ところどころに繊維群があり，根頭部の髄には皮部と同様の油道がある。柔細胞中にはでんぷん粒を満たし，また油滴を認める。

　また，「サイコ」の確認試験を準用する。

（8）　カンゾウ　外面（周皮）は暗褐色～赤褐色で縦じわがあり，切断面は淡黄色で繊維質を呈する。横断面では，皮部と木部の境界はほぼ明らかで，放射状の構造を現わす。味は甘い。

　横切片を鏡検するとき，皮付きカンゾウでは黄褐色の多層のコルク層とその内層に1～3細胞層のコルク皮層がある。皮部には放射組織が退廃師部と交互に放射状に配列し，師部には結晶細胞列で囲まれた厚膜で木化不十分な師部繊維群がある。木部には3～10細胞列の放射組織が黄色で巨大な道管と交互に放射状に配列し，道管は結晶細胞列で囲まれた木部繊維及び木部柔細胞を伴い，ストロンに基づくものでは柔細胞性の髄がある。柔細胞中にはでんぷん粒を含み，またしばしばシュウ酸カルシウムの単晶を含む。皮去りカンゾウでは周皮及び師部の一部を欠いている。

（9）　ショウキョウ　淡灰黄色の周皮を付けたままか，又はその一部をはぎとってあり，表面は灰白色～淡灰褐色で，しばしば白粉を付けている。横断面は繊維性，粉性で，淡帯黄褐色を呈し，皮層と中心柱とに分かれる。横断面をルーペ視するとき，その全面に維管束及び分泌物が褐色の細点として散在している。特異なにおいがあり，味は極めて辛い。

（10）　ショウマ　外面は暗褐色を呈し，切断面では木部は淡褐色～灰褐色繊維性で，網目状を呈する。質は軽い。味は苦くてわずかに渋い。

乾燥減量　15％以下。

灰　　分　5％以下。

【384】 K 179

成分及び分量 又は本質	日本薬局方 マオウ 4.0 g 〃 キョウニン 4.0 g 〃 ケイヒ 3.0 g 〃 カンゾウ 1.5 g ――――――――――――――――― 全 量 12.5 g
製 造 方 法	以上の切断又は破砕した生薬をとり，1包として製する。
用 法 及 び 用 量	本品1包に水約500 mLを加えて，半量ぐらいまで煎じつめ，煎じかすを除き，煎液を3回に分けて食間に服用する。上記は大人の1日量である。 15才未満7才以上 大人の⅔，7才未満4才以上 大人の½，4才未満2才以上大人の⅓，2才未満 大人の¼以下を服用する。
効 能 又 は 効 果	体力充実して，かぜのひきはじめで，さむけがして発熱，頭痛があり，せきが出て身体のふしぶしが痛く汗が出ていないものの次の諸症：感冒，鼻かぜ，気管支炎，鼻づまり
貯 蔵 方 法 及 び 有 効 期 間	密閉容器
規格及び試験方法	別記のとおり。
備 考	麻黄湯

規 格 及 び 試 験 方 法

性　　状　本品は特異なにおいがある。

確認試験　本品1包を白紙上に広げ，各生薬を外観的に選別し，それぞれの生薬につき，次の試験を行う。

（1）**マオウ**　細い円柱状又はだ円柱を呈し，長さ3〜10 mm，径1〜2 mm，淡緑色〜黄緑色である。表面に多数の平行する縦みぞがあり，節部には，長さ2〜4 mmの2枚のりん片状の葉が対生し，その基部は合着して筒状になっている。りん片状の葉の色は淡褐色〜褐色である。茎の横断面をルーペ視するとき，円形〜だ円形で，周囲部は灰緑色〜黄緑色を呈し，中心部には赤緑色の物質が充満しているか，又は中空のところがある。味は渋くてわずかに苦く，やや麻ひ性である。

　また，「マオウ」の確認試験を準用する。

（2）**キョウニン**　種皮は褐色で，表面にはすれて落ちやすい石細胞となった表皮細胞があって，粉をふいたようである。切断面は類白色である。味は苦く，油ようである。

　表皮の表面を鏡検するとき，数個ずつ集合する石細胞はおおむね円形で，その細胞膜は均等に著しく厚くなり，径60〜90 μm，側面視では鈍三角形で，細胞膜は先端部で著しく厚い。

　また，「キョウニン」の確認試験を準用する。

（3）**ケイヒ**　外面は暗赤褐色を呈し，内面は赤褐色を呈し，平滑である。横断面は赤褐色を呈し淡褐色の薄層が見られる。特異なにおいがあり，味は甘く，辛く，後にやや粘液性で，わずかに収れん性である。

　横切片を鏡検するとき，一次皮部と二次皮部はほとんど連続した石細胞環で区分され，環の外辺にはほぼ円形に結集した繊維束を伴い，環の各石細胞の膜はしばしばU字形に肥厚する。二次皮部中には石細胞を認めず，まばらに少数の厚膜繊維を認める。柔細胞中には油細胞，粘液細胞及び微細なシュ

ウ酸カルシウムの針晶を含む細胞があり，柔細胞中にはでんぷん粒を含む。

（4） **カンゾウ**　外面(周皮)は暗褐色～赤褐色で縦じわがあり，切断面は淡黄色で繊維質を呈する。横断面では，皮部と木部の境界はほぼ明らかで，放射状の構造を現わす。味は甘い。

　横切片を鏡検するとき，皮付きカンゾウでは黄褐色の多層のコルク層とその内層に 1 ～ 3 細胞層のコルク皮層がある。皮部には放射組織が退廃師部と交互に放射状に配列し，師部には結晶細胞列で囲まれた厚膜で木化不十分な師部繊維群がある。木部には 3 ～ 10 細胞列の放射組織が黄色で巨大な道管と交互に放射状に配列し，道管は結晶細胞列で囲まれた木部繊維及び木部柔細胞を伴い，ストロンに基づくものでは柔細胞性の髄がある。柔細胞中にはでんぷん粒を含み，またしばしばシュウ酸カルシウムの単晶を含む。皮去りカンゾウでは周皮及び師部の一部を欠いている。

乾燥減量　10 ％以下。

灰　　分　10 ％以下。

【385】 K 180

成分及び分量 又は本質	日本薬局方　マ　オ　ウ	4.0 g
	〃　　　　キョウニン	3.5 g
	〃　　　　カンゾウ	2.0 g
	〃　　　　セッコウ	8.0 g
	全　　　量	17.5 g
製　造　方　法	以上の切断又は破砕した生薬をとり，1包として製する。	
用　法　及　び　用　量	本品1包に水約500 mLを加えて，半量ぐらいまで煎じつめ，煎じかすを除き，煎液を3回に分けて食間に服用する。上記は大人の1日量である。 15才未満7才以上　大人の⅔，　7才未満4才以上　大人の½，　4才未満2才以上大人の⅓，　2才未満　大人の¼以下を服用する。	
効　能　又　は　効　果	体力中等度以上で，せきが出て，ときにのどが渇くものの次の諸症：せき，小児ぜんそく，気管支ぜんそく，気管支炎，感冒，痔の痛み	
貯　蔵　方　法　及　び 有　効　期　間	密閉容器	
規格及び試験方法	別記のとおり。	
備　　　　考	麻杏甘石湯	

規格及び試験方法

性　状　本品はカンゾウのにおいがある。

確認試験　本品1包を白紙上に広げ，各生薬を外観的に選別し，それぞれの生薬及び白色粉末につき，次の試験を行う。

（1）**マオウ**　細い円柱状又はだ円柱を呈し，長さ3～10 mm，径1～2 mm，淡緑色～黄緑色である。表面に多数の平行する縦みぞがあり，節部には，長さ2～4 mmの2枚のりん片状の葉が対生し，その基部は合着して筒状になっている。りん片状の葉の色は淡褐色～褐色である。茎の横断面をルーペ視するとき，円形～だ円形で，周囲部は灰緑色～黄緑色を呈し，中心部には赤緑色の物質が充満しているか，又は中空のところがある。味は渋くてわずかに苦く，やや麻ひ性である。

また，「マオウ」の確認試験を準用する。

（2）**キョウニン**　種皮は褐色で，表面にはすれて落ちやすい石細胞となった表皮細胞があって，粉をふいたようである。切断面は類白色である。味は苦く，油ようである。

表皮の表面を鏡検するとき，数個ずつ集合する石細胞はおおむね円形で，その細胞膜は均等に著しく厚くなり，径60～90 μm，側面視では鈍三角形で，細胞膜は先端部で著しく厚い。

また，「キョウニン」の確認試験を準用する。

（3）**カンゾウ**　外面（周皮）は暗褐色～赤褐色で縦じわがあり，切断面は淡黄色で繊維質を呈する。横断面では，皮部と木部の境界はほぼ明らかで，放射状の構造を現わす。味は甘い。

横切片を鏡検するとき，皮付きカンゾウでは黄褐色の多層のコルク層とその内層に1～3細胞層のコルク皮層がある。皮部には放射組織が退廃師部と交互に放射状に配列し，師部には結晶細胞列で囲まれた厚膜で木化不十分な師部繊維群がある。木部には3～10細胞列の放射組織が黄色で巨大な道管と交互に放射状に配列し，道管は結晶細胞列で囲まれた木部繊維及び木部柔細胞を伴い，ストロンに基づくものでは柔細胞性の髄がある。柔細胞中にはでんぷん粒を含み，またしばしばシュウ酸カル

シウムの単晶を含む。皮去りカンゾウでは周皮及び師部の一部を欠いている。

（4） **セッコウ**　光沢のある白色の重い繊維状結晶塊で，におい及び味はない。砕くとたやすく針状～微細結晶性の粉末となる。水に溶けにくい。

また，「セッコウ」の確認試験を準用する。

乾燥減量　20％以下。

【386】 K 181

成分及び分量 又 は 本 質	日本薬局方	マ オ ウ	4.0 g
	〃	キョウニン	3.0 g
	〃	ヨクイニン	10.0 g
	〃	カンゾウ	2.0 g
	全　　　量		19.0 g
製 造 方 法	以上の切断又は破砕した生薬をとり，1包として製する。		
用 法 及 び 用 量	本品1包に水約500 mLを加えて，半量ぐらいまで煎じつめ，煎じかすを除き，煎液を3回に分けて食間に服用する。上記は大人の1日量である。 15才未満7才以上　大人の⅔，7才未満4才以上　大人の½，4才未満2才以上　大人の⅓，2才未満　大人の¼以下を服用する。		
効 能 又 は 効 果	体力中等度なものの次の諸症：関節痛，神経痛，筋肉痛，いぼ，手足のあれ（手足の湿疹・皮膚炎）		
貯 蔵 方 法 及 び 有 効 期 間	密閉容器		
規格及び試験方法	別記のとおり。		
備 考	麻杏薏甘湯		

規 格 及 び 試 験 方 法

性　状　本品は特異なにおいがある。

確認試験　本品1包を白紙上に広げ，各生薬を外観的に選別し，それぞれの生薬につき，次の試験を行う。

（1）　**マオウ**　細い円柱状又はだ円柱を呈し，長さ3～10 mm，径1～2 mm，淡緑色～黄緑色である。表面に多数の平行する縦みぞがあり，節部には，長さ2～4 mmの2枚のりん片状の葉が対生し，その基部は合着して筒状になっている。りん片状の葉の色は淡褐色～褐色である。茎の横断面をルーペ視するとき，円形～だ円形で，周囲部は灰緑色～黄緑色を呈し，中心部には赤緑色の物質が充満しているか，又は中空のところがある。味は渋くてわずかに苦く，やや麻ひ性である。

　また，「マオウ」の確認試験を準用する。

（2）　**キョウニン**　種皮は褐色で，表面にはすれて落ちやすい石細胞となった表皮細胞があって，粉をふいたようである。切断面は類白色である。味は苦く，油ようである。

　表皮の表面を鏡検するとき，数個ずつ集合する石細胞はおおむね円形で，その細胞膜は均等に著しく厚くなり，径60～90 μm，側面視では鈍三角形で，細胞膜は先端部で著しく厚い。

　また，「キョウニン」の確認試験を準用する。

（3）　**ヨクイニン**　卵形又は広卵形を呈し，頂端及び基部はややくぼみ，長さ約6 mm，幅約5 mm，背面は丸くふくれ，腹面の中央には縦に深いみぞがある。背面はほぼ白色，粉質で，腹面のみぞ及びその他の表面のところどころに褐色膜質の果皮及び種皮が付いている。横断面をルーペ視するとき，背面は白色の内乳からなり，腹面のくぼみには淡黄色の胚盤がある。質は堅い。味はわずかに甘く，歯間に粘着する。

　また，「ヨクイニン」の確認試験を準用する。

（4）　**カンゾウ**　外面（周皮)は暗褐色～赤褐色で縦じわがあり，切断面は淡黄色で繊維質を呈する。

横断面では，皮部と木部の境界はほぼ明らかで，放射状の構造を現わす。味は甘い。

　横切片を鏡検するとき，皮付きカンゾウでは黄褐色の多層のコルク層とその内層に１〜３細胞層のコルク皮層がある。皮部には放射組織が退廃師部と交互に放射状に配列し，師部には結晶細胞列で囲まれた厚膜で木化不十分な師部繊維群がある。木部には３〜10細胞列の放射組織が黄色で巨大な道管と交互に放射状に配列し，道管は結晶細胞列で囲まれた木部繊維及び木部柔細胞を伴い，ストロンに基づくものでは柔細胞性の髄がある。柔細胞中にはでんぷん粒を含み，またしばしばシュウ酸カルシウムの単晶を含む。皮去りカンゾウでは周皮及び師部の一部を欠いている。

乾燥減量　10％以下。

灰　　分　6％以下。

【387】 K 182

成分及び分量 又は本質	日本薬局方	マ シ ニ ン	5.0 g
	〃	シャクヤク	2.0 g
	〃	キ ジ ツ	2.0 g
	〃	コ ウ ボ ク	2.0 g
	〃	ダ イ オ ウ	4.0 g
	〃	キョウニン	2.0 g
		全 量	17.0 g

製 造 方 法	以上の切断又は破砕した生薬をとり，1包として製する。
用 法 及 び 用 量	本品1包に水約500 mLを加えて，半量ぐらいまで煎じつめ，煎じかすを除き，煎液を3回に分けて食間に服用する。上記は大人の1日量である。 15才未満7才以上　大人の⅔，7才未満4才以上　大人の½，4才未満2才以上　大人の⅓，2才未満　大人の¼を服用する。
効 能 又 は 効 果	体力中等度以下で，ときに便が硬く塊状なものの次の諸症：便秘,便秘に伴う頭重・のぼせ・湿疹・皮膚炎・ふきでもの（にきび）・食欲不振（食欲減退）・腹部膨満・腸内異常醗酵・痔などの症状の緩和
貯 蔵 方 法 及 び 有 効 期 間	密閉容器
規格及び試験方法	別記のとおり。
備 考	麻子仁丸料

規格及び試験方法

性　状　本品は特異なにおいがある。

確認試験　本品1包を白紙上に広げ，各生薬を外観的に選別し，それぞれの生薬につき，次の試験を行う。

（1）**マシニン**　わずかに偏平な卵球形を呈し，長さ4～5 mm，径3～4 mm，外面は灰緑色～灰褐色を呈する。一端はややとがり，他の一端には果柄の跡があり，両側には稜線がある。外面はつやがあり，白色の網脈模様がある。果皮はやや堅い。種子はやや緑色を帯び，内部には灰白色の胚乳がある。100粒の質量は1.6～2.7 gである。ほとんどにおいはないが，かめば香ばしく，味は緩和で油様である。

　横切片を鏡検するとき，外果皮は1層の表皮からなり，中果皮は柔組織，色素細胞層，及び短小細胞列からなり，内果皮は1層の放射方向に長い石細胞層からなる。種皮は管状細胞層と海綿状組織からなる。種子の内側には1層の柔細胞からなる周乳と1層～数層の柔細胞からなる内乳がある。胚の大部分は柔組織からなり胚軸の中央及び子葉の各部に維管束が認められる。胚の柔組織にはアリューロン粒及び油滴を含む。

　また，「マシニン」の確認試験を準用する。

（2）**シャクヤク**　外面は褐色～淡灰褐色を呈し，横断面はち密で淡灰褐色を呈し，木部には淡褐色の放射状の線がある。わずかに特異なにおいがあり，味は初めわずかに甘く，後に渋くてわずかに苦い。

　また，「シャクヤク」の確認試験を準用する。

（3）　**キジツ**　外面は濃緑褐色～褐色でつやがなく，油室による多数のくぼんだ小点がある。切断面は淡灰褐色を呈し，内果皮を付ける部分は褐色を呈する。特異なにおいがあり，味は苦い。

　　また，「キジツ」の確認試験を準用する。

（4）　**コウボク**　外面は灰白色～灰褐色を呈し，内面は淡褐色～褐色，切断面は淡赤褐色を呈し，繊維性である。わずかに芳香があり，味は苦い。

　　横切片を鏡検するとき，コルク層は厚く，ほぼ等径性の石細胞が環状に内接する。一次皮部は狭く，内しょう部には繊維群が点在し，二次皮部の放射組織間には師部繊維群が階段状に並ぶ。油細胞の多数は一次皮部に，少数は二次皮部に散在し，狭い放射組織内にも認められることがある。

　　また，「コウボク」の確認試験を準用する。

（5）　**ダイオウ**　暗褐色～黄褐色～淡褐色を呈し，ルーペ視すると入り組んだ不規則な模様がある。質はおおむね粗で繊維性ではない。特異なにおいがあり，味はわずかに渋くて苦い。かめば細かい砂をかむような感じがあり，だ液を黄色に染める。

（6）　**キョウニン**　種皮は褐色で，表面にはすれて落ちやすい石細胞となった表皮細胞があって，粉をふいたようである。切断面は類白色である。味は苦く，油ようである。

　　表皮の表面を鏡検するとき，数個ずつ集合する石細胞はおおむね円形で，その細胞膜は均等に著しく厚くなり，径 $60～90\,\mu$m，側面視では鈍三角形で，細胞膜は先端部で著しく厚い。

　　また，「キョウニン」の確認試験を準用する。

乾燥減量　10 %以下。

灰　　分　6 %以下。

【388】 K 182—①

成分及び分量又は本質	日本薬局方	マ シ ニ ン	5.0 g
	〃	シャクヤク	2.0 g
	〃	キ ジ ツ	2.0 g
	〃	コウボク	2.0 g
	〃	ダ イ オ ウ	4.0 g
	〃	キョウニン	2.0 g
		全　　量	17.0 g
製 造 方 法	以上の生薬をそれぞれ末とし,「ハチミツ」を結合剤として丸剤の製法により丸剤170個とする。		
用 法 及 び 用 量	大人1日3回, 1回20〜30個を頓服する。又は, 大人1回20〜30個を1日2〜3回食前又は空腹時に服用する。 15才未満7才以上　大人の⅔, 7才未満5才以上　大人の½を服用する。		
効 能 又 は 効 果	体力中等度以下で,ときに便が硬く塊状なものの次の諸症:便秘,便秘に伴う頭重・のぼせ・湿疹・皮膚炎・ふきでもの(にきび)・食欲不振(食欲減退)・腹部膨満・腸内異常醗酵・痔などの症状の緩和		
貯 蔵 方 法 及 び 有 効 期 間	密閉容器		
規格及び試験方法	別記のとおり。		
備　　　　　考	麻子仁丸		

規 格 及 び 試 験 方 法

性　　状　本品は褐色〜黄褐色で,特異なにおいがある。

確認試験

(1)　**マシニン**　(ⅰ)　本品の粉末2gに無水酢酸10mLを加えてよく振り混ぜ, 2分間放置した後, ろ過する。ろ液1mLに硫酸0.5mLを穏やかに加えるとき, 境界面は赤褐色〜赤色を呈する。

(ⅱ)　本品の粉末2gに水10mLを加え, 水浴上で2〜3分間加温した後, ろ過する。ろ液にニンヒドリン試液1mLを加え, 水浴中3分間加熱するとき, 液は紫〜青紫色を呈する。

(2)　**シャクヤク**　本品の粉末2gにメタノール10mLを加え, 水浴上で5分間加温し, 冷後, ろ過する。ろ液を蒸発乾固し, 残留物をメタノール1mLに溶かし試料溶液とする。別に薄層クロマトグラフ用ペオニフロリン1mgをメタノール1mLに溶かし, 標準溶液とする。これらの液につき, 薄層クロマトグラフ法により試験を行う。試料溶液及び標準溶液10μLずつを薄層クロマトグラフ用シリカゲルを用いて調製した薄層板にスポットする。次にクロロホルム・メタノール・水混液(26:14:5)の下層を展開溶媒として約10cm展開した後, 薄層板を風乾する。これに4-メトキシベンズアルデヒド・硫酸試液を均等に噴霧し, 105℃で5分間加熱するとき, 試料溶液から得たクロマトグラムの中に, 標準溶液から得たスポットと同一の色調及びRf値をもつスポットを認める。

(3)　**キジツ**　本品の粉末2gにメタノール10mLを加え, 2分間穏やかに煮沸した後, ろ過し, ろ液5mLにリボン状のマグネシウム0.1g及び塩酸1mLを加えて放置するとき, 液は赤紫色を呈する。

(4)　**コウボク**　本品の粉末2gにメタノール10mLを加え, 水浴上で5分間加温し, 冷後, ろ過

する。ろ液を蒸発乾固し，残留物をメタノール1mLに溶かし試料溶液とする。別にコウボクの粉末 0.5gをとり，試料溶液と同様に操作して標準溶液とする。これらの液につき，薄層クロマトグラフ 法により試験を行う。試料溶液及び標準溶液10μLずつを薄層クロマトグラフ用シリカゲルを用い て調製した薄層板にスポットする。次に3-メチル-1-ブタノール・水・酢酸（100）混液（3：3：2） の上層を展開溶媒として約10cm展開した後，薄層板を80℃で10分間乾燥する。これに噴霧用ド ラーゲンドルフ試液を均等に噴霧するとき，試料溶液から得たクロマトグラムの中に標準溶液から得 たスポットと同一の色調及びRf値をもつスポットを認める。

（5）　**ダイオウ**　本品の粉末4gにテトラヒドロフラン・水混液（7：3）40mLを加え，30分間振 り混ぜた後，遠心分離する。上澄液を分液漏斗に移し，塩化ナトリウム13gを加え，30分間振り混 ぜる。分離した水層を不溶の塩化ナトリウムと共に分取し，1mol/L塩酸試液を加えてpH1.5に調 整する。この液を別の分液漏斗に移し，テトラヒドロフラン30mLを加えて10分間振り混ぜた後， 分離したテトラヒドロフラン層を分取し，試料溶液とする。別に薄層クロマトグラフ用センノシドA 1mgをテトラヒドロフラン・水混液（7：3）4mLに溶かし，標準溶液とする。これらの液につき， 薄層クロマトグラフ法により試験を行う。試料溶液及び標準溶液40μLずつを薄層クロマトグラフ 用シリカゲルを用いて調製した薄層板に原線に沿って長さ10mmにスポットする。次に酢酸エチル・ n-プロパノール・水・酢酸（100）混液（40：40：30：1）を展開溶媒として約15cm展開した後， 薄層板を風乾する。これに紫外線（主波長365nm）を照射するとき，試料溶液から得た数個のスポッ トのうち1個のスポットは，標準溶液から得た赤色の蛍光を発するスポットと色調及びRf値が等し い。

（6）　**キョウニン**　本品の粉末10gをソックスレー抽出器に入れ，石油エーテル100mLを加え，50 ℃で5時間抽出する。次に残留物をソックスレー抽出器に入れ，エタノール（95）10mLを加え，95 ℃で5時間抽出する。エタノール（95）抽出液を蒸発乾固し，残留物を95％メタノール20mLに溶 かし，試料溶液とする。別にアミグダリン10mgをメタノール2mLに溶かし，標準溶液とする。こ れらの液につき，薄層クロマトグラフ法により試験を行う。試料溶液及び標準溶液10μLずつを薄 層クロマトグラフ用シリカゲルを用いて調製した薄層板にスポットする。次にクロロホルム・メタ ノール・水混液（4：4：1）を展開溶媒として約10cm展開した後，薄層板を風乾する。これに1％ α-ナフトールエタノール溶液・20％硫酸混液（1：1）を均等に噴霧し，105℃で5分間加熱するとき試料溶液から得たクロマトグラムの中に標準溶液から得たスポットと同一の色調及びRf値をもつスポットを認める。

【389】 K 183

成 分 及 び 分 量 又 は 本 質	日本薬局方	マ オ ウ	4.0 g
	〃	ト ウ キ	4.0 g
	〃	ビャクジュツ	4.0 g
	〃	ヨクイニン	8.0 g
	〃	ケ イ ヒ	3.0 g
	〃	シャクヤク	3.0 g
	〃	カ ン ゾ ウ	2.0 g
		全　　量	28.0 g
製 造 方 法	以上の切断又は破砕した生薬をとり，1包として製する。		
用 法 及 び 用 量	本品1包に水約500 mLを加えて，半量ぐらいまで煎じつめ，煎じかすを除き，煎液を3回に分けて食間に服用する。上記は大人の1日量である。 15才未満7才以上　大人の⅔，7才未満4才以上　大人の½，4才未満2才以上　大人の⅓，2才未満　大人の¼以下を服用する。		
効 能 又 は 効 果	体力中等度で，関節や筋肉のはれや痛みがあるものの次の諸症：関節痛，筋肉痛，神経痛		
貯 蔵 方 法 及 び 有 効 期 間	密閉容器		
規格及び試験方法	別記のとおり。		
備　　　考	薏苡仁湯		

規 格 及 び 試 験 方 法

性　状　本品は特異なにおいがある。

確認試験　本品1包を白紙上に広げ，各生薬を外観的に選別し，それぞれの生薬につき，次の試験を行う。

（1）　**マオウ**　細い円柱状又はだ円柱を呈し，長さ3〜10 mm，径1〜2 mm，淡緑色〜黄緑色である。表面に多数の平行する縦みぞがあり，節部には，長さ2〜4 mmの2枚のりん片状の葉が対生し，その基部は合着して筒状になっている。りん片状の葉の色は淡褐色〜褐色である。茎の横断面をルーペ視するとき，円形〜だ円形で，周囲部は灰緑色〜黄緑色を呈し，中心部には赤緑色の物質が充満しているか，又は中空のところがある。味は渋くてわずかに苦く，やや麻ひ性である。

また，「マオウ」の確認試験を準用する。

（2）　**トウキ**　外面は暗褐色〜赤褐色で，縦じわがあり，切断面は淡黄色〜黄褐色を呈する。特異なにおいがあり，味はわずかに甘く，後にやや辛い。

横切片を鏡検するとき，コルク層は4〜10層からなり，その内側に数層の厚角組織が続いている。皮部には分泌細胞に囲まれた多数の樹脂道並びにしばしば大きなすき間がある。形成層は長方形に偏圧された数層の細胞からなり，明らかに皮部と木部とを区別する。木部では多数の道管と放射組織とが交互に放射状に配列し，その外方の道管は単独又は数個集まってやや密に配列してくさび状をなすが，中心部付近の道管は極めてまばらに存在する。でんぷん粒は径19 μm以下，まれに2〜5個の複粒があり，複粒の径は25 μmに達し，しばしばのり化している。

（3）　**ビャクジュツ**　外面は淡灰黄色〜淡黄白色で，ところどころ灰褐色を呈し，横切面には淡黄褐

色～褐色の分泌物による細点がある．特異なにおいがあり，味はわずかに苦い．

　横切片を鏡検するとき，皮部の柔組織中にはしばしば師部の外側に接して繊維束があり，放射組織の末端部には淡褐色～褐色の内容物を含む油室がある．木部には大きい髄を囲んで放射状に配列した短径の道管とそれを囲む著しい繊維束がある．髄及び放射組織中には皮部と同様な油室があり，柔組織中にはイヌリンの結晶及びシュウ酸カルシウムの小針晶を含む．

　また，「ビャクジュツ」の確認試験を準用する．

（4）　**ヨクイニン**　卵形又は広卵形を呈し，頂端及び基部はややくぼみ，長さ約6mm，幅約5mm，背面は丸くふくれ，腹面の中央には縦に深いみぞがある．背面はほぼ白色，粉質で，腹面のみぞ及びその他の表面のところどころに褐色膜質の果皮及び種皮が付いている．横断面をルーペ視するとき，背面は白色の内乳からなり，腹面のくぼみには淡黄色の胚盤がある．質は堅い．味はわずかに甘く，歯間に粘着する．

　また，「ヨクイニン」の確認試験を準用する．

（5）　**ケイヒ**　外面は暗赤褐色を呈し，内面は赤褐色を呈し，平滑である．横断面は赤褐色を呈し淡褐色の薄層が見られる．特異なにおいがあり，味は甘く，辛く，後にやや粘液性で，わずかに収れん性である．

　横切片を鏡検するとき，一次皮部と二次皮部はほとんど連続した石細胞環で区分され，環の外辺にはほぼ円形に結集した繊維束を伴い，環の各石細胞の膜はしばしばU字形に肥厚する．二次皮部中には石細胞を認めず，まばらに少数の厚膜繊維を認める．柔組織中には油細胞，粘液細胞及び微細なシュウ酸カルシウムの針晶を含む細胞があり，柔細胞中にはでんぷん粒を含む．

（6）　**シャクヤク**　外面は褐色～淡灰褐色を呈し，横断面はち密で淡灰褐色を呈し，木部には淡褐色の放射状の線がある．わずかに特異なにおいがあり，味は初めわずかに甘く，後に渋くてわずかに苦い．

　また，「シャクヤク」の確認試験を準用する．

（7）　**カンゾウ**　外面(周皮)は暗褐色～赤褐色で縦じわがあり，切断面は淡黄色で繊維質を呈する．横断面では，皮部と木部の境界はほぼ明らかで，放射状の構造を現わす．味は甘い．

　横切片を鏡検するとき，皮付きカンゾウでは黄褐色の多層のコルク層とその内層に1～3細胞層のコルク皮層がある．皮部には放射組織が退廃師部と交互に放射状に配列し，師部には結晶細胞列で囲まれた厚膜で木化不十分な師部繊維群がある．木部には3～10細胞列の放射組織が黄色で巨大な道管と交互に放射状に配列し，道管は結晶細胞列で囲まれた木部繊維及び木部柔細胞を伴い，ストロンに基づくものでは柔細胞性の髄がある．柔細胞中にはでんぷん粒を含み，またしばしばシュウ酸カルシウムの単晶を含む．皮去りカンゾウでは周皮及び師部の一部を欠いている．

乾燥減量　15％以下．

灰　　分　5％以下．

【390】 K 184

成分及び分量 又 は 本 質	日本薬局方	ト ウ キ	3.0 g
	〃	センキュウ	3.0 g
	〃	ブクリョウ	4.0 g
	〃	ビャクジュツ	4.0 g
	〃	サ イ コ	2.0 g
	〃	カ ン ゾ ウ	1.5 g
	〃	チョウトウコウ	3.0 g
		全 量	20.5 g
製 造 方 法	以上の切断又は破砕した生薬をとり，1包として製する。		
用 法 及 び 用 量	本品1包に水約500 mLを加えて，半量ぐらいまで煎じつめ，煎じかすを除き，煎液を3回に分けて食間に服用する。上記は大人の1日量である。 15才未満7才以上　大人の⅔，　7才未満4才以上　大人の½，　4才未満2才以上　大人の⅓，　2才未満　大人の¼以下を服用する。		
効 能 又 は 効 果	体力中等度をめやすとして，神経がたかぶり，怒りやすい，イライラなどがあるものの次の諸症：神経症，不眠症，小児夜泣き，小児疳症（神経過敏），歯ぎしり，更年期障害，血の道症		
貯 蔵 方 法 及 び 有 効 期 間	密閉容器		
規格及び試験方法	別記のとおり。		
備　　　　考	抑肝散料		

規 格 及 び 試 験 方 法

性　　状　本品は特異なにおいがある。

確認試験　本品1包を白紙上に広げ，各生薬を外観的に選別し，それぞれの生薬につき，次の試験を行う。

（1）　**トウキ**　外面は暗褐色〜赤褐色で，縦じわがあり，切断面は淡黄色〜黄褐色を呈する。特異なにおいがあり，味はわずかに甘く，後にやや辛い。

　　横切片を鏡検するとき，コルク層は4〜10層からなり，その内側に数層の厚角組織が続いている。皮部には分泌細胞に囲まれた多数の樹脂道並びにしばしば大きなすき間がある。形成層は長方形に偏圧された数層の細胞からなり，明らかに皮部と木部とを区別する。木部では多数の道管と放射組織とが交互に放射状に配列し，その外方の道管は単独又は数個集まってやや密に配列してくさび状をなすが，中心部付近の道管は極めてまばらに存在する。でんぷん粒は径19 µm以下，まれに2〜5個の複粒があり，複粒の径は25 µmに達し，しばしばのり化している。

（2）　**センキュウ**　外面は灰褐色〜暗褐色で，切断面は灰白色〜灰褐色，半透明で，ときにはうつろがある。質は密で堅い。特異なにおいがあり，味はわずかに苦い。

　　横切片を鏡検するとき，皮部及び髄には油道が散在する。木部には厚膜で木化した木部繊維が大小不同の群をなして存在する。でんぷん粒は，通例，のり化していて，まれに径5〜25 µmのでんぷん粒を認めることがある。シュウ酸カルシウム結晶は認めない。

（3）　**ブクリョウ**　白色又はわずかに淡赤色を帯びた白色で，質は堅いが砕きやすい。味はないがや

や粘液ようである。

また，「ブクリョウ」の確認試験を準用する。

（4）　ビャクジュツ　外面は淡灰黄色～淡黄白色で，ところどころ灰褐色を呈し，横切面には淡黄褐色～褐色の分泌物による細点がある。特異なにおいがあり，味はわずかに苦い。

横切片を鏡検するとき，皮部の柔組織中にはしばしば師管の外側に接して繊維束があり，放射組織の末端部には淡褐色～褐色の内容物を含む油室がある。木部には大きい髄を囲んで放射状に配列した短径の道管とそれを囲む著しい繊維束がある。髄及び放射組織中には皮部と同様な油室があり，柔組織中にはイヌリンの小球晶及びシュウ酸カルシウムの針晶を含む。

また，「ビャクジュツ」の確認試験を準用する。

（5）　サイコ　外面は灰褐色～褐色で，深いしわがあるものがあり，横断面では，皮部は褐色，木部は淡褐色を呈する。特異なにおいがあり，味はわずかに苦い。

横切片を鏡検するとき，皮部にはしばしば接線方向に長い裂け目があり，皮部の厚さは半径の⅓～½で，径15～35μmの胞間性離生油道がやや多数散在し，木部には道管が放射状若しくはほぼ階段状に配列し，ところどころに繊維群があり，根頭部の髄には皮部と同様の油道がある。柔細胞中にはでんぷん粒を満たし，また油滴を認める。

また，「サイコ」の確認試験を準用する。

（6）　カンゾウ　外面（周皮）は暗褐色～赤褐色で縦じわがあり，切断面は淡黄色で繊維質を呈する。横断面では，皮部と木部の境界はほぼ明らかで，放射状の構造を現わす。味は甘い。

横切片を鏡検するとき，皮付きカンゾウでは黄褐色の多層のコルク層とその内層に1～3細胞層のコルク皮層がある。皮部には放射組織が退廃師部と交互に放射状に配列し，師部には結晶細胞列で囲まれた厚膜で木化不十分な師部繊維群がある。木部には3～10細胞列の放射組織が黄色で巨大な道管と交互に放射状に配列し，道管は結晶細胞列で囲まれた木部繊維及び木部柔細胞を伴い，ストロンに基づくものでは柔細胞性の髄がある。柔細胞中にはでんぷん粒を含み，またしばしばシュウ酸カルシウムの単晶を含む。皮去りカンゾウでは周皮及び師部の一部を欠いている。

（7）　チョウトウコウ　かぎ状のとげ又はとげが対生又は単生する短い茎からなる。とげは長さ1～4cmで，湾曲して先端はとがり，外面は赤褐色～暗褐色，又は黄褐色を呈し，毛を付けるものもある。横切面は長楕円形～楕円形で，淡褐色を呈する。茎は細長い方柱形～円柱形で，径2～5mm，外面は赤褐色～暗褐色，又は黄褐色を呈し，横切面は方形で，髄は淡褐色で方形～楕円形を呈するか又は空洞化している。質は堅い。ほとんどにおいがなく，味はほとんどない。

とげの横切面を鏡検するとき，表皮のクチクラは平滑又は歯牙上の細かい凹凸があり，師部に外接する繊維はほぼ環状に配列し，皮部の柔細胞中にはシュウ酸カルシウムの砂晶を認める。

また，「チョウトウコウ」の確認試験を準用する。

乾燥減量　15％以下。

灰　　分　5％以下。

【391】 K 185

成分及び分量又は本質	日本薬局方	ト ウ キ	3.0 g
	〃	セ ン キ ュ ウ	3.0 g
	〃	ブ ク リ ョ ウ	4.0 g
	〃	ビ ャ ク ジ ュ ツ	4.0 g
	〃	サ イ コ	2.0 g
	〃	ハ ン ゲ	5.0 g
	〃	カ ン ゾ ウ	1.5 g
	〃	チ ン ピ	3.0 g
	〃	チ ョ ウ ト ウ コ ウ	3.0 g
		全　　　量	28.5 g
製 造 方 法	以上の切断又は破砕した生薬をとり，1包として製する。		
用 法 及 び 用 量	本品1包に水約500 mLを加えて，半量ぐらいまで煎じつめ，煎じかすを除き，煎液を3回に分けて食間に服用する。上記は大人の1日量である。15才未満7才以上　大人の⅔，7才未満4才以上　大人の½，4才未満2才以上大人の⅓，2才未満　大人の¼以下を服用する。		
効 能 又 は 効 果	体力中等度をめやすとして，やや消化器が弱く，神経がたかぶり，怒りやすい，イライラなどがあるものの次の諸症：神経症，不眠症，小児夜泣き，小児疳症（神経過敏），更年期障害，血の道症，歯ぎしり		
貯 蔵 方 法 及 び有 効 期 間	密閉容器		
規格及び試験方法	別記のとおり。		
備　　　　考	抑肝散料加陳皮半夏		

規 格 及 び 試 験 方 法

性　　状　本品は特異なにおいがある。

確認試験　本品1包を白紙上に広げ，各生薬を外観的に選別し，それぞれの生薬につき，次の試験を行う。

（1）**トウキ**　外面は暗褐色〜赤褐色で，縦じわがあり，切断面は淡黄色〜黄褐色を呈する。特異なにおいがあり，味はわずかに甘く，後にやや辛い。

　横切片を鏡検するとき，コルク層は4〜10層からなり，その内側に数層の厚角組織が続いている。皮部には分泌細胞に囲まれた多数の樹脂道並びにしばしば大きなすき間がある。形成層は長方形に偏圧された数層の細胞からなり，明らかに皮部と木部とを区別する。木部では多数の道管と放射組織とが交互に放射状に配列し，その外方の道管は単独又は数個集まってやや密に配列してくさび状をなすが，中心部付近の道管は極めてまばらに存在する。でんぷん粒は径19 μm以下，まれに2〜5個の複粒があり，複粒の径は25 μmに達し，しばしばのり化している。

（2）**センキュウ**　外面は灰褐色〜暗褐色で，切断面は灰白色〜灰褐色，半透明で，ときにはうつろがある。質は密で堅い。特異なにおいがあり，味はわずかに苦い。

　横切片を鏡検するとき，皮部及び髄には油道が散在する。木部には厚膜で木化した木部繊維が大小不同の群をなして存在する。でんぷん粒は，通例，のり化していて，まれに径5〜25 μmのでんぷん粒を認めることがある。シュウ酸カルシウム結晶は認めない。

（3）　ブクリョウ　白色又はわずかに淡赤色を帯びた白色で，質は堅いが砕きやすい。味はないがやや粘液ようである。

また，「ブクリョウ」の確認試験を準用する。

（4）　ビャクジュツ　外面は淡灰黄色〜淡黄白色で，ところどころ灰褐色を呈し，横切面には淡黄褐色〜褐色の分泌物による細点がある。特異なにおいがあり，味はわずかに苦い。

横切片を鏡検するとき，皮部の柔組織中にはしばしば師管の外側に接して繊維束があり，放射組織の末端部には淡褐色〜褐色の内容物を含む油室がある。木部には大きい髄を囲んで放射状に配列した短径の道管とそれを囲む著しい繊維束がある。髄及び放射組織中には皮部と同様な油室があり，柔組織中にはイヌリンの小球晶及びシュウ酸カルシウムの針晶を含む。

また，「ビャクジュツ」の確認試験を準用する。

（5）　サイコ　外面は灰褐色〜褐色で，深いしわがあるものがあり，横断面では，皮部は褐色，木部は淡褐色を呈する。特異なにおいがあり，味はわずかに苦い。

横切片を鏡検するとき，皮部にはしばしば接線方向に長い裂け目があり，皮部の厚さは半径の$\frac{1}{3}$〜$\frac{1}{2}$で，径 15〜35 μm の胞間性離生油道がやや多数散在し，木部には道管が放射状若しくはほぼ階段状に配列し，ところどころに繊維群があり，根頭部の髄には皮部と同様の油道がある。柔細胞中にはでんぷん粒を満たし，また油滴を認める。

また，「サイコ」の確認試験を準用する。

（6）　ハンゲ　外面は白色〜灰白黄色，上部には茎の跡がくぼみとなり，その周辺には根の跡がくぼんだ細点となっている。横断面は白色，粉性である。味は初めなく，やや粘液性で，後に強いえぐ味を残す。

横切片を鏡検するとき，主としてでんぷん粒を充満した柔組織からなり，わずかにシュウ酸カルシウムの束晶を含んだ粘液細胞がその間に認められる。でんぷん粒は主として 2 〜 3 個の複粒で，通例，径 10〜15 μm，単粒は通例径 3〜7 μm である。束晶は長さ 25〜150 μm である。

（7）　カンゾウ　外面（周皮）は暗褐色〜赤褐色で縦じわがあり，切断面は淡黄色で繊維質を呈する。横断面では，皮部と木部の境界はほぼ明らかで，放射状の構造を現わす。味は甘い。

横切片を鏡検するとき，皮付きカンゾウでは黄褐色の多層のコルク層とその内層に 1 〜 3 細胞層のコルク皮層がある。皮部には放射組織が退廃師部と交互に放射状に配列し，師部には結晶細胞列で囲まれた厚膜で木化不十分な師部繊維群がある。木部には 3 〜10 細胞列の放射組織が黄色で巨大な道管と交互に放射状に配列し，道管は結晶細胞列で囲まれた木部繊維及び木部柔細胞を伴い，ストロンに基づくものでは柔細胞性の髄がある。柔細胞中にはでんぷん粒を含み，またしばしばシュウ酸カルシウムの単晶を含む。皮去りカンゾウでは周皮及び師部の一部を欠いている。

（8）　チンピ　外面は黄赤色〜暗黄褐色で，油室による多数の小さいくぼみがあり，内面は白色〜淡灰黄褐色である。厚さ約 2 mm で，質は軽くてもろい。芳香があり，味は苦くて，わずかに刺激性である。

また，「チンピ」の確認試験を準用する。

（9）　チョウトウコウ　かぎ状のとげ又はとげが対生又は単生する短い茎からなる。とげは長さ 1 〜 4 cm で，湾曲して先端はとがり，外面は赤褐色〜暗褐色，又は黄褐色を呈し，毛を付けるものもある。横切面は長楕円形〜楕円形で，淡褐色を呈する。茎は細長い方柱形〜円柱形で，径 2〜5 mm，外面は赤褐色〜暗褐色，又は黄褐色を呈し，横切面は方形で，髄は淡褐色で方形〜楕円形を呈するか又は空洞化している。質は堅い。ほとんどにおいがなく，味はほとんどない。

とげの横切面を鏡検するとき，表皮のクチクラは平滑又は歯牙上の細かい凹凸があり，師部に外接する繊維はほぼ環状に配列し，皮部の柔細胞中にはシュウ酸カルシウムの砂晶を認める。

また，「チョウトウコウ」の確認試験を準用する。

乾燥減量 15％以下。

灰　　分 5％以下。

【392】 K 186

成分及び分量 又 は 本 質	日本薬局方	ニ ン ジ ン	4.0 g
	〃	ビャクジュツ	4.0 g
	〃	ブ ク リ ョ ウ	4.0 g
	〃	ハ ン ゲ	4.0 g
	〃	チ ン ピ	2.0 g
	〃	タ イ ソ ウ	2.0 g
	〃	カ ン ゾ ウ	1.0 g
	〃	ショウキョウ	0.5 g
		全 量	21.5 g
製 造 方 法	以上の切断又は破砕した生薬をとり，1包として製する。		
用 法 及 び 用 量	本品1包に水約500 mLを加えて，半量ぐらいまで煎じつめ，煎じかすを除き，煎液を3回に分けて食間に服用する。上記は大人の1日量である。 15才未満7才以上　大人の⅔，7才未満4才以上　大人の½，4才未満2才以上大人の⅓，2才未満　大人の¼以下を服用する。		
効 能 又 は 効 果	体力が中等度以下で，胃腸が弱く，食欲がなく，みぞおちがつかえ，疲れやすく，貧血性で手足が冷えやすいものの次の諸症：胃炎，胃腸虚弱，胃下垂，消化不良，食欲不振，胃痛，嘔吐		
貯 蔵 方 法 及 び 有 効 期 間	密閉容器		
規格及び試験方法	別記のとおり。		
備 考	六君子湯		

規 格 及 び 試 験 方 法

性　　状　本品は特異なにおいがある。

確認試験　本品1包を白紙上に広げ，各生薬を外観的に選別し，それぞれの生薬につき，次の試験を行う。

（1）　**ニンジン**　外面は淡黄褐色～淡灰褐色を呈し，縦じわがあり，横断面は淡黄褐色を呈し，形成層の付近は褐色を呈する。特異なにおいがあり，味は初めわずかに甘く，後にやや苦い。

　　また，「ニンジン」の確認試験を準用する。

（2）　**ビャクジュツ**　外面は淡灰黄色～淡黄白色で，ところどころ灰褐色を呈し，横切面には淡黄褐色～褐色の分泌物による細点がある。特異なにおいがあり，味はわずかに苦い。

　　横切片を鏡検するとき，皮部の柔組織中にはしばしば師管の外側に接して繊維束があり，放射組織の末端部には淡褐色～褐色の内容物を含む油室がある。木部には大きい髄を囲んで放射状に配列した短径の道管とそれを囲む著しい繊維束がある。髄及び放射組織中には皮部と同様な油室があり，柔組織中にはイヌリンの小球晶及びシュウ酸カルシウムの針晶を含む。

　　また，「ビャクジュツ」の確認試験を準用する。

（3）　**ブクリョウ**　白色又はわずかに淡赤色を帯びた白色で，質は堅いが砕きやすい。味はないがやや粘液ようである。

　　また，「ブクリョウ」の確認試験を準用する。

（4）　ハンゲ　外面は白色～灰白黄色，上部には茎の跡がくぼみとなり，その周辺には根の跡がくぼんだ細点となっている。横断面は白色，粉性である。味は初めなく，やや粘液性で，後に強いえぐ味を残す。

　　横切片を鏡検するとき，主としてでんぷん粒を充満した柔組織からなり，わずかにシュウ酸カルシウムの束晶を含んだ粘液細胞がその間に認められる。でんぷん粒は主として2～3個の複粒で，通例，径10～15μm，単粒は通例径3～7μmである。束晶は長さ25～150μmである。

（5）　チンピ　外面は黄赤色～暗黄褐色で，油室による多数の小さいくぼみがあり，内面は白色～淡灰黄褐色である。厚さ約2mmで，質は軽くてもろい。芳香があり，味は苦くて，わずかに刺激性である。

　　また，「チンピ」の確認試験を準用する。

（6）　タイソウ　外面は赤褐色であらいしわがあるか，又は暗灰赤色で細かいしわがあり，いずれもつやがある。外果皮は薄く革質で，中果皮は暗灰褐色を呈し，海綿ようで柔らかく粘着性があり，内果皮は極めて堅く，種子は偏平である。わずかに特異なにおいがあり，味は甘い。

（7）　カンゾウ　外面（周皮）は暗褐色～赤褐色で縦じわがあり，切断面は淡黄色で繊維質を呈する。横断面では，皮部と木部の境界はほぼ明らかで，放射状の構造を現わす。味は甘い。

　　横切片を鏡検するとき，皮付きカンゾウでは黄褐色の多層のコルク層とその内層に1～3細胞層のコルク皮層がある。皮部には放射組織が退廃師部と交互に放射状に配列し，師部には結晶細胞列で囲まれた厚膜で木化不十分な師部繊維群がある。木部には3～10細胞列の放射組織が黄色で巨大な道管と交互に放射状に配列し，道管は結晶細胞列で囲まれた木部繊維及び木部柔細胞を伴い，ストロンに基づくものでは柔細胞性の髄がある。柔細胞中にはでんぷん粒を含み，またしばしばシュウ酸カルシウムの単晶を含む。皮去りカンゾウでは周皮及び師部の一部を欠いている。

（8）　ショウキョウ　淡灰黄色の周皮を付けたままか，又はその一部をはぎとってあり，表面は灰白色～淡灰褐色で，しばしば白粉を付けている。横断面は繊維性，粉性で，淡帯黄褐色を呈し，皮層と中心柱とに分かれる。横断面をルーペ視するとき，その全面に維管束及び分泌物が褐色の細点として散在している。特異なにおいがあり，味は極めて辛い。

乾燥減量　15％以下。
灰　　分　5％以下。

【393】　K 187

成 分 及 び 分 量 又 は 本 質	日本薬局方	サ イ シ ン	2.0 g
	〃	シ ョ ウ マ	2.0 g
	〃	カ ン ゾ ウ	1.5 g
	〃	ボ ウ フ ウ	2.0 g
	〃	リ ュ ウ タ ン	1.0 g
		全　　　量	8.5 g
製 造 方 法	以上の切断又は破砕した生薬をとり，1包として製する。		
用 法 及 び 用 量	本品1包に水約500 mL を加えて，半量ぐらいまで煎じつめ，煎じかすを除き，煎液を3回に分けて食間に服用する。上記は大人の1日量である。 15才未満7才以上　大人の⅔，7才未満4才以上　大人の½，4才未満2才以上大人の⅓，2才未満　大人の¼以下を服用する。		
効 能 又 は 効 果	歯痛，抜歯後の疼痛		
貯 蔵 方 法 及 び 有 効 期 間	密閉容器		
規格及び試験方法	別記のとおり。		
備 考	立効散料		

規 格 及 び 試 験 方 法

性　状　本品は特異なにおいがある。

確認試験　本品1包を白紙上に広げ，各生薬を外観的に選別し，それぞれの生薬につき，次の試験を行う。

（1）　**サイシン**　根の外面は淡褐色で，径約1 mm，切断面は黄白色である。根茎は不整に湾曲し外面は暗褐色を呈する。特異なにおいがあり，味は辛く舌をやや麻ひする。

（2）　**ショウマ**　外面は暗褐色を呈し，切断面では木部は淡褐色～灰褐色繊維性で，網目状を呈する。質は軽い。味は苦くてわずかに渋い。

（3）　**カンゾウ**　外面（周皮）は暗褐色～赤褐色で縦じわがあり，切断面は淡黄色で繊維質を呈する。横断面では，皮部と木部の境界はほぼ明らかで，放射状の構造を現わす。味は甘い。

　横切片を鏡検するとき，皮付きカンゾウでは黄褐色の多層のコルク層とその内層に1～3細胞層のコルク皮層がある。皮部には放射組織が退廃師部と交互に放射状に配列し，師部には結晶細胞列で囲まれた厚膜で木化不十分な師部繊維群がある。木部には3～10細胞列の放射組織が黄色で巨大な道管と交互に放射状に配列し，道管は結晶細胞列で囲まれた木部繊維及び木部柔細胞を伴い，ストロンに基づくものでは柔細胞性の髄がある。柔細胞中にはでんぷん粒を含み，またしばしばシュウ酸カルシウムの単晶を含む。皮去りカンゾウでは周皮及び師部の一部を欠いている。

（4）　**ボウフウ**　外面は淡褐色で，多数の縦じわがある。横断面の周辺は灰褐色で，空げきが多く，中央は円形に黄色を呈する。味はわずかに甘い。

（5）　**リュウタン**　根の径は約3 mm，外面は灰黄褐色で，あらい縦じわがあり，切断面は黄褐色を呈する。味は極めて苦く，残留性である。

　根の横切片を鏡検するとき，幼若な根では表皮，外皮及び数層の一次皮部を残すが，通例，その最外層は数個の娘細胞に分割した特異な細胞からなる内皮で，しばしばこれに内接して1～2層の厚角

組織がある。二次皮部はところどころに裂け目があり，不規則に師管を分布し，木部には道管がやや放射状に配列し，木部内師管があり，根茎部には大きい髄があり，髄には師管を認めることがある。柔細胞中にはシュウ酸カルシウムの針晶，板晶又は砂晶あるいは油滴を含み，でんぷん粒は，通例，認めない。

また，「リュウタン」の確認試験を準用する。

乾燥減量 10％以下。

灰　　分 6％以下。

【394】　K 188

成分及び分量又は本質	日本薬局方	ト ウ キ	5.0 g
	〃	ジ オ ウ	5.0 g
	〃	モ ク ツ ウ	5.0 g
	〃	オ ウ ゴ ン	3.0 g
	〃	タ ク シ ャ	3.0 g
	〃	シャゼンシ	3.0 g
	〃	リュウタン	1.0 g
	〃	サ ン シ シ	1.0 g
	〃	カ ン ゾ ウ	1.0 g
		全　　量	27.0 g
製造方法	以上の切断又は破砕した生薬をとり，1包として製する。		
用法及び用量	本品1包に水約500 mLを加えて，半量ぐらいまで煎じつめ，煎じかすを除き，煎液を3回に分けて食間に服用する。上記は大人の1日量である。 15才未満7才以上　大人の⅔，7才未満4才以上　大人の½，4才未満2才以上大人の⅓，2才未満　大人の¼以下を服用する。		
効能又は効果	体力中等度以上で，下腹部に熱感や痛みがあるものの次の諸症：排尿痛，残尿感，尿のにごり，こしけ（おりもの），頻尿		
貯蔵方法及び有効期間	密閉容器		
規格及び試験方法	別記のとおり。		
備　　考	竜胆瀉肝湯		

規格及び試験方法

性　状　本品は特異なにおいがある。

確認試験　本品1包を白紙上に広げ，各生薬を外観的に選別し，それぞれの生薬につき，次の試験を行う。

（1）トウキ　外面は暗褐色～赤褐色で，縦じわがあり，切断面は淡黄色～黄褐色を呈する。特異なにおいがあり，味はわずかに甘く，後にやや辛い。

　横切片を鏡検するとき，コルク層は4～10層からなり，その内側に数層の厚角組織が続いている。皮部には分泌細胞に囲まれた多数の樹脂道並びにしばしば大きなすき間がある。形成層は長方形に偏圧された数層の細胞からなり，明らかに皮部と木部とを区別する。木部では多数の道管と放射組織とが交互に放射状に配列し，その外方の道管は単独又は数個集まってやや密に配列してくさび状をなすが，中心部付近の道管は極めてまばらに存在する。でんぷん粒は径19 μm以下，まれに2～5個の複粒があり，複粒の径は25 μmに達し，しばしばのり化している。

（2）ジオウ　外面は黄褐色～黒褐色を呈し，深い縦みぞ及びくびれがある。質は柔らかく粘性である。横断面は黄褐色～黒褐色で，皮部は木部より色が濃く，ほとんど髄を認めない。特異なにおいがあり，味は初めわずかに甘く，後にやや苦い。

　横切片を鏡検するとき，コルク層は7～15層で，皮部はすべて柔細胞からなり，外皮部に褐色の分泌物を含む細胞が散在する。木部はほとんど柔細胞で満たされ，放射状に並ぶ道管は側孔のある網紋があり，弱い木化反応を呈する。

（3）　**モクツウ**　外側のコルク層は灰褐色で，円形又は横に長いだ円形の皮目がある。皮部は暗灰褐色を呈し，木部は淡褐色で，灰白色の放射組織と交互に配列する。髄は淡灰黄色で，明らかである。味はわずかにえぐい。

　横切片を鏡検するとき，師部の外辺を囲む弧状の輪層は主として結晶細胞列をなす繊維束と石細胞群とからなり，皮部の放射組織は単晶を含む厚膜細胞からなる。形成層は明らかで，束外では著しく内方に湾入している。髄周辺の細胞は，はなはだ厚膜で，しばしば単晶を含んでいる。でんぷん粒の大きさは 8 μm 以下である。

　また，「モクツウ」の確認試験を準用する。

（4）　**オウゴン**　外面は黄褐色〜暗褐色を呈し，切断面は黄色〜帯褐黄色を呈し，縦に繊維性のすじが見られる。味はわずかに苦い。

　また，「オウゴン」の確認試験を準用する。

（5）　**タクシャ**　淡黄褐色〜淡褐色でコルク層をつける部位はやや暗色を呈する。ルーペ視するとき，褐色〜淡褐色のはん点が散在する。切面は粒状で，繊維性ではない。わずかににおい及び味がある。

（6）　**シャゼンシ**　長さ 2〜2.5 mm，幅 0.7〜1 mm，厚さ 0.3〜0.5 mm の偏だ円体で，つやのある褐色〜黄褐色を呈する。ルーペ視するとき，ほぼ平滑で背面は弓状に隆起するが，腹面はややくぼんでいる。珠孔及び縫線は認められない。味はわずかに苦く，粘液性である。

　横切片を鏡検するとき，種皮は粘液を含む表皮，栄養層及びほぼ等径性の細胞からなる色素層の 3 層からなり，その内部には種皮より厚い内乳が 2 枚の子葉を包んでいる。

　また，「シャゼンシ」の確認試験を準用する。

（7）　**リュウタン**　根の径は約 3 mm，外面は灰黄褐色で，あらい縦じわがあり，切断面は黄褐色を呈する。味は極めて苦く，残留性である。

　根の横切片を鏡検するとき，幼若な根では表皮，外皮及び数層の一次皮部を残すが，通例，その最外層は数個の娘細胞に分割した特異な細胞からなる内皮で，しばしばこれに内接して 1〜2 層の厚角組織がある。二次皮部はところどころに裂け目があり，不規則に師管を分布し，木部には道管がやや放射状に配列し，木部内師管があり，根茎部には大きい髄があり，髄には師管を認めることがある。柔細胞中にはシュウ酸カルシウムの針晶，板晶又は砂晶あるいは油滴を含み，でんぷん粒は，通例，認めない。

　また，「リュウタン」の確認試験を準用する。

（8）　**サンシシ**　果皮は薄く砕きやすく，その外面は赤褐色，黄赤色又は黒褐色を呈し，内面は黄褐色を呈し，平らでつやがある。果実の内部は 2 室に分かれ，黄赤色〜暗赤色の果肉中に黒褐色又は黄赤色で長径約 5 mm の偏平な種子の団塊を含む。質は軽い。特異なにおいがあり，味は苦い。

　また，「サンシシ」の確認試験を準用する。

（9）　**カンゾウ**　外面（周皮）は暗褐色〜赤褐色で縦じわがあり，切断面は淡黄色で繊維質を呈する。横断面では，皮部と木部の境界はほぼ明らかで，放射状の構造を現わす。味は甘い。

　横切片を鏡検するとき，皮付きカンゾウでは黄褐色の多層のコルク層とその内層に 1〜3 細胞層のコルク皮層がある。皮部には放射組織が退廃師部と交互に放射状に配列し，師部には結晶細胞列で囲まれた厚膜で木化不十分な師部繊維群がある。木部には 3〜10 細胞列の放射組織が黄色で巨大な道管と交互に放射状に配列し，道管は結晶細胞列で囲まれた木部繊維及び木部柔細胞を伴い，ストロンに基づくものでは柔細胞性の髄がある。柔細胞中にはでんぷん粒を含み，またしばしばシュウ酸カルシウムの単晶を含む。皮去りカンゾウでは周皮及び師部の一部を欠いている。

乾燥減量　10 % 以下。

灰　　分　6 % 以下。

【395】 K 189

成分及び分量又は本質	日本薬局方	ブクリョウ	6.0 g
	〃	カンキョウ	3.0 g
	〃	ビャクジュツ	3.0 g
	〃	カンゾウ	2.0 g
		全　　量	14.0 g
製　造　方　法	以上の切断又は破砕した生薬をとり，1包として製する。		
用　法　及　び　用　量	本品1包に水約500 mLを加えて，半量ぐらいまで煎じつめ，煎じかすを除き，煎液を3回に分けて食間に服用する。上記は大人の1日量である。 15才未満7才以上　大人の⅔，7才未満4才以上　大人の½，4才未満2才以上大人の⅓，2才未満　大人の¼以下を服用する。		
効　能　又　は　効　果	体力中等度以下で，腰から下肢に冷えと痛みがあって，尿量が多いものの次の諸症： 腰痛，腰の冷え，夜尿症，神経痛		
貯蔵方法及び有効期間	密閉容器		
規格及び試験方法	別記のとおり。		
備　　　　考	苓姜朮甘湯		

規 格 及 び 試 験 方 法

性　状　本品は特異なにおいがある。

確認試験　本品1包を白紙上に広げ，各生薬を外観的に選別し，それぞれの生薬につき，次の試験を行う。

（1）　**ブクリョウ**　白色又はわずかに淡赤色を帯びた白色で，質は堅いが砕きやすい。味はないがやや粘液ようである。

　　また，「ブクリョウ」の確認試験を準用する。

（2）　**カンキョウ**　偏圧した不規則な塊状でしばしば分枝する。分枝した各部はやや湾曲した卵形又は長卵形を呈し，長さ2〜4 cm，径1〜2 cmである。外面は灰黄色〜灰黄褐色で，しわ及び輪節がある。折面は褐色〜暗褐色で透明感があり角質である。横切面をルーペ視するとき皮層と中心柱は区分され，全面に維管束が散在する。特異なにおいがあり，味は極めて辛い。

　　横切片を鏡検するとき，外側よりコルク層，皮層，内皮，中心柱が認められる。皮層と中心柱は一層の内皮によって区分される。皮層及び中心柱は柔組織からなり，繊維束で囲まれた維管束が散在する。柔組織中には黄色の油様物質を含む油細胞が散在し，柔細胞中にはシュウ酸カルシウムの単晶が含まれ，でんぷんは糊化している。

　　また，「カンキョウ」の確認試験を準用する。

（3）　**ビャクジュツ**　外面は淡灰黄色〜淡黄白色で，ところどころ灰褐色を呈し，横切面には淡黄褐色〜褐色の分泌物による細点がある。特異なにおいがあり，味はわずかに苦い。

　　横切片を鏡検するとき，皮部の柔組織中にはしばしば師管の外側に接して繊維束があり，放射組織の末端部には淡褐色〜褐色の内容物を含む油室がある。木部には大きい髄を囲んで放射状に配列した短径の道管とそれを囲む著しい繊維束がある。髄及び放射組織中には皮部と同様な油室があり，柔組織中にはイヌリンの小球晶及びシュウ酸カルシウムの針晶を含む。

また，「ビャクジュツ」の確認試験を準用する。

（４） **カンゾウ** 外面（周皮）は暗褐色～赤褐色で縦じわがあり，切断面は淡黄色で繊維質を呈する。横断面では，皮部と木部の境界はほぼ明らかで，放射状の構造を現わす。味は甘い。

横切片を鏡検するとき，皮付きカンゾウでは黄褐色の多層のコルク層とその内層に１～３細胞層のコルク皮層がある。皮部には放射組織が退廃師部と交互に放射状に配列し，師部には結晶細胞列で囲まれた厚膜で木化不十分な師部繊維群がある。木部には３～10細胞列の放射組織が黄色で巨大な道管と交互に放射状に配列し，道管は結晶細胞列で囲まれた木部繊維及び木部柔細胞を伴い，ストロンに基づくものでは柔細胞性の髄がある。柔細胞中にはでんぷん粒を含み，またしばしばシュウ酸カルシウムの単晶を含む。皮去りカンゾウでは周皮及び師部の一部を欠いている。

乾燥減量　15％以下。

灰　　分　5％以下。

【396】 K 190

成分及び分量又は本質	日本薬局方 ブクリョウ	6.0 g
	〃 ケ イ ヒ	4.0 g
	〃 タ イ ソ ウ	4.0 g
	〃 カ ン ゾ ウ	2.0 g
	全 量	16.0 g
製 造 方 法	以上の切断又は破砕した生薬をとり，1包として製する。	
用 法 及 び 用 量	本品1包に水約500 mL を加えて，半量ぐらいまで煎じつめ，煎じかすを除き，煎液を3回に分けて食間に服用する。上記は大人の1日量である。15才未満7才以上　大人の⅔，7才未満4才以上　大人の½，4才未満2才以上大人の⅓，2才未満　大人の¼以下を服用する。	
効 能 又 は 効 果	体力中等度以下で，のぼせや動悸があり神経がたかぶるものの次の諸症：動悸，精神不安	
貯 蔵 方 法 及 び有 効 期 間	密閉容器	
規格及び試験方法	別記のとおり。	
備　　　　　考	苓桂甘棗湯	

規格及び試験方法

性　状　本品は特異なにおいがある。

確認試験　本品1包を白紙上に広げ，各生薬を外観的に選別し，それぞれの生薬につき，次の試験を行う。

（1）　**ブクリョウ**　白色又はわずかに淡赤色を帯びた白色で，質は堅いが砕きやすい。味はないがやや粘液ようである。

　また，「ブクリョウ」の確認試験を準用する。

（2）　**ケイヒ**　外面は暗赤褐色を呈し，内面は赤褐色を呈し，平滑である。横断面は赤褐色を呈し淡褐色の薄層が見られる。特異なにおいがあり，味は甘く，辛く，後にやや粘液性で，わずかに収れん性である。

　横切片を鏡検するとき，一次皮部と二次皮部はほとんど連続した石細胞環で区分され，環の外辺にはほぼ円形に結集した繊維束を伴い，環の各石細胞の膜はしばしばU字形に肥厚する。二次皮部中には石細胞を認めず，まばらに少数の厚膜繊維を認める。柔組織中には油細胞，粘液細胞及び微細なシュウ酸カルシウムの針晶を含む細胞があり，柔細胞中にはでんぷん粒を含む。

（3）　**タイソウ**　外面は赤褐色であらいしわがあるか，又は暗灰赤色で細かいしわがあり，いずれもつやがある。外果皮は薄く革質で，中果皮は暗灰褐色を呈し，海綿ようで柔らかく粘着性があり，内果皮は極めて堅く，種子は偏平である。わずかに特異なにおいがあり，味は甘い。

（4）　**カンゾウ**　外面（周皮）は暗褐色～赤褐色で縦じわがあり，切断面は淡黄色で繊維質を呈する。横断面では，皮部と木部の境界はほぼ明らかで，放射状の構造を現わす。味は甘い。

　横切片を鏡検するとき，皮付きカンゾウでは黄褐色の多層のコルク層とその内層に1～3細胞層のコルク皮層がある。皮部には放射組織が退廃師部と交互に放射状に配列し，師部には結晶細胞列で囲まれた厚膜で木化不十分な師部繊維群がある。木部には3～10細胞列の放射組織が黄色で巨大な道

管と交互に放射状に配列し，道管は結晶細胞列で囲まれた木部繊維及び木部柔細胞を伴い，ストロン
に基づくものでは柔細胞性の髄がある。柔細胞中にはでんぷん粒を含み，またしばしばシュウ酸カル
シウムの単晶を含む。皮去りカンゾウでは周皮及び師部の一部を欠いている。

乾燥減量 15 ％以下。

灰　　分 5 ％以下。

【397】 K 191

成分及び分量 又は本質	日本薬局方 ブクリョウ	4.0 g
	〃 ケイヒ	3.0 g
	〃 カンゾウ	2.0 g
	〃 ビャクジュツ	2.0 g
	全　　量	11.0 g
製　造　方　法	以上の切断又は破砕した生薬をとり，1包として製する。	
用　法　及　び　用　量	本品1包に水約500 mLを加えて，半量ぐらいまで煎じつめ，煎じかすを除き，煎液を3回に分けて食間に服用する。上記は大人の1日量である。 15才未満7才以上　大人の⅔，7才未満4才以上　大人の½，4才未満2才以上　大人の⅓，2才未満　大人の¼以下を服用する。	
効　能　又　は　効　果	体力中等度以下で，めまい，ふらつきがあり，ときにのぼせや動悸があるものの次の諸症：立ちくらみ，めまい，頭痛，耳鳴り，動悸，息切れ，神経症，神経過敏	
貯蔵方法及び 有　効　期　間	密閉容器	
規格及び試験方法	別記のとおり。	
備　　　　　考	苓桂朮甘湯	

規 格 及 び 試 験 方 法

性　状 本品は特異なにおいがある。

確認試験 本品1包を白紙上に広げ，各生薬を外観的に選別し，それぞれの生薬につき，次の試験を行う。

（1）**ブクリョウ** 白色又はわずかに淡赤色を帯びた白色で，質は堅いが砕きやすい。味はないがやや粘液ようである。

　また，「ブクリョウ」の確認試験を準用する。

（2）**ケイヒ** 外面は暗赤褐色を呈し，内面は赤褐色を呈し，平滑である。横断面は赤褐色を呈し淡褐色の薄層が見られる。特異なにおいがあり，味は甘く，辛く，後にやや粘液性で，わずかに収れん性である。

　横切片を鏡検するとき，一次皮部と二次皮部はほとんど連続した石細胞環で区分され，環の外辺にはほぼ円形に結集した繊維束を伴い，環の各石細胞の膜はしばしばU字形に肥厚する。二次皮部中には石細胞を認めず，まばらに少数の厚膜繊維を認める。柔組織中には油細胞，粘液細胞及び微細なシュウ酸カルシウムの針晶を含む細胞があり，柔組織中にはでんぷん粒を含む。

（3）**カンゾウ** 外面（周皮）は暗褐色～赤褐色で縦じわがあり，切断面は淡黄色で繊維質を呈する。横断面では，皮部と木部の境界はほぼ明らかで，放射状の構造を現わす。味は甘い。

　横切片を鏡検するとき，皮付きカンゾウでは黄褐色の多層のコルク層とその内層に1～3細胞層のコルク皮層がある。皮部には放射組織が退廃師部と交互に放射状に配列し，師部には結晶細胞列で囲まれた厚膜で木化不十分な師部繊維群がある。木部には3～10細胞列の放射組織が黄色で巨大な道管と交互に放射状に配列し，道管は結晶細胞列で囲まれた木部繊維及び木部柔細胞を伴い，ストロンに基づくものでは柔細胞性の髄がある。柔細胞中にはでんぷん粒を含み，またしばしばシュウ酸カルシウムの単晶を含む。皮去りカンゾウでは周皮及び師部の一部を欠いている。

（4）　ビャクジュツ　外面は淡灰黄色～淡黄白色で，ところどころ灰褐色を呈し，横切面には淡黄褐色～褐色の分泌物による細点がある。特異なにおいがあり，味はわずかに苦い。

　横切片を鏡検するとき，皮部の柔組織中にはしばしば師管の外側に接して繊維束があり，放射組織の末端部には淡褐色～褐色の内容物を含む油室がある。木部には大きい髄を囲んで放射状に配列した短径の道管とそれを囲む著しい繊維束がある。髄及び放射組織中には皮部と同様な油室があり，柔組織中にはイヌリンの小球晶及びシュウ酸カルシウムの針晶を含む。

　また，「ビャクジュツ」の確認試験を準用する。

乾燥減量　20％以下。

灰　　分　5％以下。

【398】 K 192

成分及び分量又は本質	日本薬局方	ジオウ	5.0 g
	〃	サンシュユ	3.0 g
	〃	サンヤク	3.0 g
	〃	タクシャ	3.0 g
	〃	ブクリョウ	3.0 g
	〃	ボタンピ	3.0 g
		全　量	20.0 g
製 造 方 法	以上の切断又は破砕した生薬をとり，1包として製する。		
用 法 及 び 用 量	本品1包に水約500 mL を加えて，半量ぐらいまで煎じつめ，煎じかすを除き，煎液を3回に分けて食間に服用する。上記は大人の1日量である。 15才未満7才以上　大人の⅔，7才未満4才以上　大人の½，4才未満2才以上大人の⅓，2才未満　大人の¼以下を服用する。		
効 能 又 は 効 果	体力中等度以下で，疲れやすくて尿量減少又は多尿で，ときに手足のほてり，口渇があるものの次の諸症：排尿困難，残尿感，頻尿，むくみ，かゆみ，夜尿症，しびれ		
貯蔵方法及び有 効 期 間	密閉容器		
規格及び試験方法	別記のとおり。		
備　　　　考	六味地黄丸料		

規 格 及 び 試 験 方 法

性　　状　本品は特異なにおいがある。

確認試験　本品1包を白紙上に広げ，各生薬を外観的に選別し，それぞれの生薬につき，次の試験を行う。

（1）　**ジオウ**　外面は黄褐色～黒褐色を呈し，深い縦みぞ及びくびれがある。質は柔らかく粘性である。横断面は黄褐色～黒褐色で，皮部は木部より色が濃く，ほとんど髄を認めない。特異なにおいがあり，味は初めわずかに甘く，後にやや苦い。

　横切片を鏡検するとき，コルク層は7～15層で，皮部はすべて柔細胞からなり，外皮部に褐色の分泌物を含む細胞が散在する。木部はほとんど柔細胞で満たされ，放射状に並ぶ道管は側孔のある網紋があり，弱い木化反応を呈する。

（2）　**サンシュユ**　偏圧された長だ円形を呈し，長さ1.5～2 cm，幅約1 cm である。表面は暗赤紫色～暗紫色を呈し，つやがあり，あらいしわがある。表面には種子を抜きとった跡の裂け目があり，頂端にがくの跡があり，基部に果柄の跡がある。質は柔軟である。酸味があって，味はわずかに甘い。

（3）　**サンヤク**　類白色～帯黄白色で，粉質である。味はない。

　また，「サンヤク」の確認試験を準用する。

（4）　**タクシャ**　淡黄褐色～淡褐色でコルク層をつける部位はやや暗色を呈する。ルーペ視するとき，褐色～淡褐色のはん点が散在する。切面は粒状で，繊維性ではない。わずかににおい及び味がある。

（5）　**ブクリョウ**　白色又はわずかに淡赤色を帯びた白色である。外層が残存するものは暗褐色～暗赤褐色で，きめがあらく，裂け目がある。質は堅いが砕きやすい。ほとんどにおいがなく，味はない

がやや粘液ようである。

また，「ブクリョウ」の確認試験を準用する。

（6）　ボタンピ　外面は暗褐色〜帯紫褐色，内面は淡灰褐色〜暗紫色を呈する。内面及び切断面にはしばしば白色の結晶を付着する。特異なにおいがあり，味はわずかに辛くて苦い。

また，「ボタンピ」の確認試験を準用する。

乾燥減量　15％以下。

灰　　分　5％以下。

【399】 K 192—①

成分及び分量又は本質	日本薬局方	ジオウ	3.2 g
	〃	サンシュユ	1.6 g
	〃	サンヤク	1.6 g
	〃	タクシャ	1.2 g
	〃	ブクリョウ	1.2 g
	〃	ボタンピ	1.2 g
		全 量	10.0 g
製 造 方 法	以上の生薬をそれぞれ末とし，「ハチミツ」を結合剤として丸剤の製法により丸剤100個とする。		
用 法 及 び 用 量	大人1日3回，1回20個，食前又は空腹時に服用する。 15才未満7才以上　大人の⅔，7才未満5才以上　大人の½を服用する。		
効 能 又 は 効 果	体力中等度以下で，疲れやすくて尿量減少又は多尿で，ときに手足のほてり，口渇があるものの次の諸症：排尿困難，残尿感，頻尿，むくみ，かゆみ，夜尿症，しびれ		
貯 蔵 方 法 及 び有 効 期 間	密閉容器		
規格及び試験方法	別記のとおり。		
備 考	六味地黄丸		

規 格 及 び 試 験 方 法

性　状　本品は，褐色で，特異なにおいがある。

確認試験

（1）　**ボタンピ**　本品50丸を粉末とし，ヘキサン10 mLを加え，3分間振り混ぜた後，ろ過し，ろ液を試料溶液とする。別にボタンピ末0.6 gをとり試料溶液と同様に操作して標準溶液とする。これらの液につき，薄層クロマトグラフ法により試験を行う。試料溶液及び標準溶液30 μLずつを薄層クロマトグラフ用シリカゲル（蛍光剤入り）を用いて調製した薄層板にスポットする。次にクロロホルムを展開溶媒として約10 cm展開した後，薄層板を風乾する。これに紫外線（主波長254 nm）を照射するとき，試料溶液から得た数個のスポットのうち1個のスポットは，標準溶液から得た主スポットと色調及びRf値が等しい。また，このスポットは塩化鉄（Ⅲ）試液を均等に噴霧するとき，紫褐色を呈する。

（2）　**サンシュユ**　本品50丸を粉末とし，メタノール10 mLを加え，3分間振り混ぜた後，ろ過し，ろ液を試料溶液とする。別にサンシュユ末0.8 gをとり試料溶液と同様に操作して標準溶液とする。これらの液につき，薄層クロマトグラフ法により試験を行う。試料溶液及び標準溶液10 μLずつを薄層クロマトグラフ用シリカゲル（蛍光剤入り）を用いて調製した薄層板にスポットする。次にクロロホルム・メタノール・水混液（6：4：1）の下層を展開溶媒として約10 cm展開した後，薄層板を風乾する。これに紫外線（主波長254 nm）を照射するとき，試料溶液から得たクロマトグラムの中に，標準溶液から得たスポットと同一の色調及びRf値を持つ数個のスポットを認める。また，このスポットは4-メトキシベンズアルデヒド・硫酸試液を均等に噴霧し，105℃にて5分間加熱するとき，同一の色調を呈する。

（3）　**ジオウ**　本品50丸を粉末とし，メタノール10mLを加え，3分間振り混ぜた後，ろ過し，ろ液を試料溶液とする。別にジオウ末1.6gをとり試料溶液と同様に操作して標準溶液とする。これらの液につき，薄層クロマトグラフ法により試験を行う。試料溶液及び標準溶液10μLずつを薄層クロマトグラフ用シリカゲル（蛍光剤入り）を用いて調製した薄層板にスポットする。次にクロロホルム・メタノール・水混液（6：4：1）の下層を展開溶媒として約10cm展開した後，薄層板を風乾する。これに紫外線（主波長254nm）を照射するとき，試料溶液から得たクロマトグラムの中に，標準溶液から得たスポットと同一の色調及びRf値を持つ数個のスポットを認める。また，このスポットは4-メトキシベンズアルデヒド・硫酸試液を均等に噴霧し，105℃にて5分間加熱するとき，同一の色調を呈する。

（4）　**タクシャ**　本品100丸を粉末とし，アセトン50mLを加え，3分間振り混ぜた後，ろ過し，ろ液を蒸発乾固する。残留物にメタノール5mLを加えて溶かした後，ろ過し，ろ液に水を加えて50mLとし，オクタデシルシリル化シリカゲル約0.4gを充塡したカートリッジカラム*に注入し，メタノール2mLで溶出し，この溶出液を試料溶液とする。別にタクシャ末1.2gをとり試料溶液と同様に操作して標準溶液とする。これらの液につき，薄層クロマトグラフ法により試験を行う。試料溶液及び標準溶液20μLずつを薄層クロマトグラフ用シリカゲル（蛍光剤入り）を用いて調製した薄層板にスポットする。次にベンゼン・アセトン混液（3：1）を展開溶媒として約10cm展開した後，薄層板を風乾する。これに紫外線（主波長254nm）を照射するとき，試料溶液から得た数個のスポットのうち1個のスポットは，標準溶液から得た暗紫色のスポットと色調及びRf値が等しい。また，このスポットは4-メトキシベンズアルデヒド・硫酸試液を均等に噴霧し，105℃にて5分間加熱するとき，緑褐色を呈する。

（5）　**サンヤク**　本品10個をとり，粉末とし，薄めたグリセリン（1→2）を滴加して鏡検するとき，だ円形のでんぷん粒を認める。

（6）　**ブクリョウ**　本品10個をとり，粉末とし，薄めたグリセリン（1→2）を滴加して鏡検するとき，菌糸の破片を認める。

［注］*ウォーターズ社製セップパックC18又はこれと同等の性能を有するもの。

【400】 K 193

成分及び分量又は本質	日本薬局方	オ ウ ギ	3.0 g
	〃	シャクヤク	3.0 g
	〃	ケ イ ヒ	3.0 g
	〃	ショウキョウ	1.5 g
	〃	タ イ ソ ウ	4.0 g
		全　　量	14.5 g
製 造 方 法	以上の切断又は破砕した生薬をとり，1包として製する。		
用 法 及 び 用 量	本品1包に水約500 mLを加えて，半量ぐらいまで煎じつめ，煎じかすを除き，煎液を3回に分けて食間に服用する。上記は大人の1日量である。 15才未満7才以上　大人の⅔，7才未満4才以上　大人の½，4才未満2才以上大人の⅓，2才未満　大人の¼以下を服用する。		
効 能 又 は 効 果	体力中等度以下のものの次の諸症：身体や四肢のしびれ，顔面・口腔内のしびれ，湿疹・皮膚炎		
貯 蔵 方 法 及 び 有 効 期 間	密閉容器		
規格及び試験方法	別記のとおり。		
備　　　　考	黄耆桂枝五物湯		

規 格 及 び 試 験 方 法

性　　状　本品は特異なにおいがある。

確認試験　本品1包を白紙上に広げ，各生薬を外観的に選別し，それぞれの生薬につき，次の試験を行う。

（1）　**オウギ**　外面は淡灰黄色～淡褐黄色で，不規則なあらい縦じわがあり，折面は繊維性である。
　横断面をルーペ視するとき，最外層には周皮があり，皮部は淡黄白色，木部は淡黄色，形成層付近はやや褐色を帯びる。木部から皮部にわたって白色の放射組織が認められるが，太いものではしばしば放射状の裂け目となっている。わずかに弱いにおいがあり，味は甘い。

（2）　**シャクヤク**　外面は褐色～淡灰褐色を呈し，横断面はち密で淡灰褐色を呈し，木部には淡褐色の放射状の線がある。わずかに特異なにおいがあり，味は初めわずかに甘く，後に渋くてわずかに苦い。
　また，「シャクヤク」の確認試験を準用する。

（3）　**ケイヒ**　外面は暗赤褐色を呈し，内面は赤褐色を呈し，平滑である。横断面は赤褐色を呈し淡褐色の薄層が見られる。特異なにおいがあり，味は甘く，辛く，後にやや粘液性で，わずかに収れん性である。
　横切片を鏡検するとき，一次皮部と二次皮部はほとんど連続した石細胞環で区分され，環の外辺にはほぼ円形に結集した繊維束を伴い，環の各石細胞の膜はしばしばU字型に肥厚する。二次皮部中には石細胞を認めず，まばらに少数の厚膜繊維を認める。柔組織中には油細胞，粘液細胞及び微細なシュウ酸カルシウムの針晶を含む細胞があり，柔細胞中にはでんぷん粒を含む。

（4）　**ショウキョウ**　淡灰黄色の周皮をつけたままか，又はその一部をはぎとってあり，表面は灰白色～淡灰褐色で，しばしば白粉を付けている。横断面は繊維性，粉性で，淡帯黄褐色を呈し，皮層と

中心柱とに分かれる。横断面をルーペ視するとき，その全面に維管束及び分泌物が褐色の細点として散在している。特異なにおいがあり，味は極めて辛い。

（5） **タイソウ** 外面は赤褐色であらいしわがあるか，又は暗灰赤色で細かいしわがあり，いずれもつやがある。外果皮は薄く革質で，中果皮は暗灰褐色を呈し，海綿の様で柔らかく粘着性があり，内果皮は極めて堅く，種子は偏平である。わずかに特異なにおいがあり，味は甘い。

乾燥減量 14％以下。

灰　分 5％以下。

【401】 K 194

成分及び分量又は本質	日本薬局方	シャクヤク	4.0 g
	〃	サ イ コ	5.0 g
	局外生規	ドベッコウ	3.0 g
	日本薬局方	キ ジ ツ	2.0 g
	〃	カンゾウ	1.5 g
	〃	ブクリョウ	3.0 g
	〃	ショウキョウ	1.0 g
	〃	タ イ ソ ウ	2.0 g
		全　　　量	21.5 g

製 造 方 法	以上の切断又は破砕した生薬をとり，1包として製する。
用 法 及 び 用 量	本品1包に水約500 mLを加えて，半量ぐらいまで煎じつめ，煎じかすを除き，煎液を3回に分けて食間に服用する。上記は大人の1日量である。 15才未満7才以上　大人の⅔，7才未満4才以上　大人の½，4才未満2才以上大人の⅓，2才未満　大人の¼以下を服用する。
効 能 又 は 効 果	体力中等度又はやや虚弱で，胸腹部に重苦しさがあり，ときに背中に痛みがあるものの次の諸症：慢性の発熱，腹痛，胃痛
貯 蔵 方 法 及 び 有 効 期 間	密閉容器
規格及び試験方法	別記のとおり。
備　　　　　考	解労散料

規 格 及 び 試 験 方 法

性　　状　本品は特異なにおいがある。

確認試験　本品1包を白紙上に広げ，各生薬を外観的に選別し，それぞれの生薬につき，次の試験を行う。

（1）　**シャクヤク**　外面は褐色〜淡灰褐色を呈し，横断面はち密で淡灰褐色を呈し，木部には淡褐色の放射状の線がある。わずかに特異なにおいがあり，味は初めわずかに甘く，後に渋くてわずかに苦い。

　また，「シャクヤク」の確認試験を準用する。

（2）　**サイコ**　外面は灰褐色〜褐色で，深いしわがあるものがあり，横断面では，皮部は褐色，木部は淡褐色を呈する。特異なにおいがあり，味はわずかに苦い。

　横切片を鏡検するとき，皮部にはしばしば接線方向に長い裂け目があり，皮部の厚さは半径の⅓〜½で，径15〜35 μmの胞間性離生油道がやや多数散在し，木部には道管が放射状若しくはほぼ階段状に配列し，ところどころに繊維群があり，根頭部の髄には皮部と同様の油道がある。柔細胞中にはでんぷん粒を満たし，また油滴を認める。

　また，「サイコ」の確認試験を準用する。

（3）　**ドベッコウ**　不整皿状に湾曲した広だ円形〜卵円形で，長さ10〜20 cm，幅7〜15 cm，厚さ1.5〜3 mm，外面は黒褐色〜黒緑色で，中央部はわずかに骨節が隆起し，両側に肋骨ようの線紋と細かいしわがある。内面は類白色で中央に隆起した脊椎骨があり，肋骨は8対で，左右に突出する。角質

で堅く，折りやすい。特異なにおいがあり，味はほとんどない。

（4）　**キジツ**　外面は濃緑褐色〜褐色で，つやがなく，油室による多数のくぼんだ小点がある。切断面は淡灰褐色を呈し，内果皮を付ける部分は褐色を呈する。特異なにおいがあり，味は苦い。

　　また，「キジツ」の確認試験を準用する。

（5）　**カンゾウ**　外面(周皮)は暗褐色〜赤褐色で縦じわがあり，切断面は淡黄色で繊維質を呈する。横断面では，皮部と木部の境界はほぼ明らかで，放射状の構造を現す。味は甘い。

　　横切片を鏡検するとき，皮付きカンゾウでは黄褐色の多層のコルク層とその内層に1〜3細胞層のコルク皮層がある。皮部には放射組織が退廃師部と交互に放射状に配列し，師部には結晶細胞列で囲まれた厚膜で木化不十分な師部繊維群がある。木部には3〜10細胞列の放射組織が黄色で巨大な道管と交互に放射状に配列し，道管は結晶細胞列で囲まれた木部繊維及び木部柔細胞を伴い，ストロンに基づくものでは柔細胞性の髄がある。柔細胞内にはでんぷん粒を含み，またしばしばシュウ酸カルシウムの単晶を含む。皮去りカンゾウでは周皮及び師部の一部を欠いている。

（6）　**ブクリョウ**　白色又はわずかに淡赤色を帯びた白色で質は堅いが砕きやすい。味はないがやや粘液ようである。

　　また，「ブクリョウ」の確認試験を準用する。

（7）　**ショウキョウ**　淡灰黄色の周皮をつけたままか，又はその一部をはぎとってあり，表面は灰白色〜淡灰褐色で，しばしば白粉を付けている。横断面は繊維性，粉性で，淡帯黄褐色を呈し，皮層と中心柱とに分かれる。横断面をルーペ視するとき，その全面に維管束及び分泌物が褐色の細点として散在している。特異なにおいがあり，味は極めて辛い。

（8）　**タイソウ**　外面は赤褐色であらいしわがあるか，又は暗灰赤色で細かいしわがあり，いずれもつやがある。外果皮は薄く革質で，中果皮は暗灰褐色を呈し，海綿の様で柔らかく粘着性があり，内果皮は極めて堅く，種子は偏平である。わずかに特異なにおいがあり，味は甘い。

乾燥減量　13 %以下。

灰　　分　20 %以下。

【402】 K 195

成分及び分量 又 は 本 質	日本薬局方	ト ウ キ	3.0 g
	〃	セ ン キ ュ ウ	3.0 g
	〃	シ ャ ク ヤ ク	3.0 g
	〃	ジ オ ウ	3.0 g
	〃	ソ ウ ジ ュ ツ	3.0 g
	〃	バ ク モ ン ド ウ	5.0 g
	〃	ニ ン ジ ン	2.0 g
	〃	ゴ シ ツ	2.0 g
	〃	オ ウ バ ク	1.5 g
	〃	ゴ ミ シ	1.5 g
	〃	オ ウ レ ン	1.5 g
	〃	チ モ	1.5 g
	〃	ト チ ュ ウ	1.5 g
		全 量	31.5 g
製 造 方 法	以上の切断又は破砕した生薬をとり，1包として製する。		
用 法 及 び 用 量	本品1包に水約500 mLを加えて，半量ぐらいまで煎じつめ，煎じかすを除き，煎液を3回に分けて食間に服用する。上記は大人の1日量である。 15才未満7才以上　大人の⅔，7才未満4才以上　大人の½，4才未満2才以上大人の⅓，2才未満　大人の¼以下を服用する。		
効 能 又 は 効 果	体力虚弱で，血色がすぐれないものの次の諸症：下肢の筋力低下，神経痛，関節の腫れや痛み		
貯 蔵 方 法 及 び 有 効 期 間	密閉容器		
規格及び試験方法	別記のとおり。		
備 考	加味四物湯		

規 格 及 び 試 験 方 法

性　　状　本品は特異なにおいがある。

確認試験　本品1包を白紙上に広げ，各生薬を外観的に選別し，それぞれの生薬につき，次の試験を行う。

（1）　**トウキ**　外面は暗褐色～赤褐色で，縦じわがあり，切断面は淡黄色～黄褐色を呈する。特異なにおいがあり，味はわずかに甘く，後にやや辛い。

　横切片を鏡検するとき，コルク層は4～10層からなり，その内側に数層の厚角組織が続いている。皮部には分泌細胞に囲まれた多数の樹脂道並びにしばしば大きなすき間がある。形成層は長方形に偏圧された数層の細胞からなり，明らかに皮部と木部を区別する。木部では多数の道管と放射組織とが交互に放射状に配列し，その外方の道管は単独または数個集まってやや密に配列してくさび状をなすが，中心部付近の道管は極めてまばらに存在する。でんぷん粒は径 $19\,\mu$m 以下，まれに2～5個の複粒があり，複粒の径は $25\,\mu$m に達し，しばしばのり化している。

（2）　**センキュウ**　外面は灰褐色～暗褐色で，切断面は灰白色～灰褐色，半透明で，ときにはうつろがある。質は密で堅い。特異なにおいがあり，味はわずかに苦い。

横切片を鏡検するとき，皮部及び髄には油道が散在する。木部には厚膜で木化した木部繊維が大小不同の群をなして存在する。でんぷん粒は，通例，のり化していて，まれに径5～25μmのでんぷん粒を認めることがある。シュウ酸カルシウム結晶は認めない。

（3） **シャクヤク**　外面は褐色～淡灰褐色を呈し，横断面はち密で淡灰褐色を呈し，木部には淡褐色の放射状の線がある。わずかに特異なにおいがあり，味は初めわずかに甘く，後に渋くてわずかに苦い。

また，「シャクヤク」の確認試験を準用する。

（4） **ジオウ**　外面は黄褐色～黒褐色を呈し，深い縦みぞ及びくびれがある。質は柔らかく粘性である。横断面は黄褐色～黒褐色で，皮部は木部より色が濃く，ほとんど髄を認めない。特異なにおいがあり，味は初めわずかに甘く，後にやや苦い。

横切片を鏡検するとき，コルク層は7～15層で，皮部はすべて柔細胞からなり，外皮部に褐色の分泌物を含む細胞が散在する。木部はほとんど柔細胞で満たされ，放射状に並ぶ道管は側孔のある網紋があり，弱い木化反応を呈する。

（5） **ソウジュツ**　外面は暗灰褐色～暗黄褐色である。横断面は淡褐色～赤褐色の分泌物による細点を認める。しばしば白色綿状の結晶を析出する。特異なにおいがあり，味はわずかに苦い。

横切片を鏡検するとき，皮部の柔組織中には，通例，繊維束を欠き，放射組織の末端部には淡褐色～黄褐色の内容物を含む油室がある。木部は形成層に接して道管を囲んだ繊維束が放射状に配列し，髄及び放射組織中には皮部と同様な油室がある。柔細胞中にはイヌリンの球晶及びシュウ酸カルシウムの針晶を含む。

（6） **バクモンドウ**　紡錘形を呈し，長さ10～25mm，径3～5mm，一端はややとがり，他端はやや丸みをもち，外面は淡黄色～淡黄褐色で，大小の縦じわがある。皮層は柔軟性でもろく，中心柱は強じんで折りにくい。皮層の折面は淡黄褐色を呈し，やや半透明で粘着性がある。味はわずかに甘く，粘着性である。

（7） **ニンジン**　外面は淡黄褐色～淡灰褐色を呈し，縦じわがあり，横断面は淡黄褐色を呈し，形成層の付近は褐色を呈する。特異なにおいがあり，味は初めわずかに甘く，後にやや苦い。

また，「ニンジン」の確認試験を準用する。

（8） **ゴシツ**　表面は灰黄色～黄褐色で，多数の縦じわがある。切断面は灰白色～淡褐色を呈し，黄白色の木部を認める。味はわずかに甘く，粘液性である。

横切片を鏡検するとき，皮部はやや明らかな形成層によって木部と区別できる。木部の中心には小さい原生木部があり，これを囲んで同心円状の環状維管束が外方に配列し，柔細胞の中にはシュウ酸カルシウムの砂晶を含み，でんぷん粒は認めない。

また，「ゴシツ」の確認試験を準用する。

（9） **オウバク**　外面は灰黄褐色～灰褐色で，内面は黄色～暗黄褐色で，細かい縦線がある。横断面は鮮黄色でやや繊維性である。横切面をルーペ視するとき，皮部外層は黄色で薄く，石細胞が黄褐色の点状に分布する。皮部内層は厚く，一次放射組織は外方に向かうにしたがい幅が広がり，それらの一次放射組織の間に，多くの二次放射組織が集まってほぼ三角形の師部を形成し，この組織に褐色を呈する師部繊維束が層積して接線方向に並び，放射組織と交錯して格子状を呈する。味は極めて苦く，粘液性で，だ液を黄色に染める。

また，「オウバク」の確認試験を準用する。

（10） **ゴミシ**　暗赤色～黒褐色を呈し，表面にはしわがあり，またしばしば白い粉を付ける。果肉を除くとじん臓型の種子1～2個を認め，その外種皮は黄褐色～暗赤褐色を呈し，つやがあり，堅くてもろい。外種皮はたやすくはがれるが，内種皮は胚乳に密着し，背面に明らかな縫線を認める。酸味

があり，後に渋くて苦い。

（11）　**オウレン**　根茎の径は2～7mmで，外面は灰黄褐色～褐色を呈し，輪節及び多数の根の基部を認め，横断面はやや繊維性で，コルク層は淡灰褐色，皮部は黄褐色，木部は黄色，髄は黄褐色である。味は極めて苦く，残留性で，だ液を黄色に染める。

　　横切片を鏡検するとき，コルク層は薄膜のコルク細胞からなり，皮部柔組織中にはコルク層に近い部位に石細胞群，形成層に近い部位に黄色の師部繊維の認められるものが多い。木部は主として道管，仮道管，木部繊維からなり，放射組織は明らかで，髄は大きく，髄中には石細胞あるいは厚膜木化した細胞を伴った石細胞を認めることがある。柔細胞には細かいでんぷん粒を含むが，結晶を含まない。

　　また，「オウレン」の確認試験を準用する。

（12）　**チモ**　外面は黄褐色～褐色を呈し，質は軽くて折りやすい。横断面は淡黄褐色を呈し，これをルーペ視するとき，皮層は極めて狭く，広い中心柱には多くの維管束が不規則に点在し，粘液細胞又はその集合による多孔性を示す。味はわずかに甘く，粘液性で，後に苦い。

　　また，「チモ」の確認試験を準用する。

（13）　**トチュウ**　厚さ2～6mmの粗皮を除いた半管状又は板状の皮片である。外面は淡灰褐色～灰褐色で粗雑であるが，ときにコルク層が剥離され赤褐色を呈することもある。内面は暗褐色～褐色を呈し，平滑で細かい縦線があり，折ると白絹ようのグッタペルカ（熱可塑性のゴムよう物質）の糸が出る。わずかに特異なにおいがあり，味はわずかに甘い。

　　横切片を鏡検するとき，柔組織内にはグッタペルカを含む柔細胞があり，師部には石細胞層及び繊維層を認め，放射組織は2～3細胞列からなり，シュウ酸カルシウムの結晶を含まない。

　　また，「トチュウ」の確認試験を準用する。

乾燥減量　13％以下。

灰　　分　6％以下。

【403】 K 196

成分及び分量又は本質	日本薬局方	ジ オ ウ	5.0 g
	〃	サ ン シ ュ ユ	3.0 g
	〃	サ ン ヤ ク	3.0 g
	〃	タ ク シ ャ	3.0 g
	〃	ブ ク リ ョ ウ	3.0 g
	〃	ボ タ ン ピ	3.0 g
	〃	ク コ シ	5.0 g
	〃	キ ク カ	3.0 g
	全　　量		28.0 g
製 造 方 法	以上の切断又は破砕した生薬をとり，1包として製する。		
用 法 及 び 用 量	本品1包に水約500 mLを加えて，半量ぐらいまで煎じつめ，煎じかすを除き，煎液を3回に分けて食間に服用する。上記は大人の1日量である。 15才未満7才以上　大人の⅔，　7才未満4才以上　大人の½，　4才未満2才以上　大人の⅓，　2才未満　大人の¼以下を服用する。		
効 能 又 は 効 果	体力中等度以下で，疲れやすく胃腸障害がなく，尿量減少又は多尿で，ときに手足のほてりや口渇があるものの次の諸症：かすみ目，つかれ目，のぼせ，頭重，めまい，排尿困難，頻尿，むくみ，視力低下		
貯 蔵 方 法 及 び 有 効 期 間	密閉容器		
規格及び試験方法	別記のとおり。		
備　　　考	杞菊地黄丸料		

規 格 及 び 試 験 方 法

性　状　本品は特異なにおいがある。

確認試験　本品1包を白紙上に広げ，各生薬を外観的に選別し，それぞれの生薬につき，次の試験を行う。

（1）　**ジオウ**　外面は黄褐色～黒褐色を呈し，深い縦みぞ及びくびれがある。質は柔らかく粘性である。横断面は黄褐色～黒褐色で，皮部は木部より色が濃く，ほとんど髄を認めない。特異なにおいがあり，味は初めわずかに甘く，後にやや苦い。

横切片を鏡検するとき，コルク層は7～15層で，皮部はすべて柔細胞からなり，外皮部に褐色の分泌物を含む細胞が散在する。木部はほとんど柔細胞で満たされ，放射状に並ぶ道管は側孔のある網紋があり，弱い木化反応を呈する。

（2）　**サンシュユ**　偏圧された長だ円形を呈し，長さ1.5～2 cm，幅約1 cmである。表面は暗赤紫色～暗紫色を呈し，つやがあり，あらいしわがある。表面には種子を抜き取った跡の裂け目があり，頂端にがくの跡があり，基部に果柄の跡がある。質は柔軟である。酸味があって，味はわずかに甘い。

（3）　**サンヤク**　類白色～帯黄白色で，粉質である。味はない。

また，「サンヤク」の確認試験を準用する。

（4）　**タクシャ**　淡黄褐色～淡褐色でコルク層を付ける部位はやや暗色を呈する。ルーペ視するとき，褐色～淡褐色のはん点が散在する。切面は粒状で，繊維性ではない。わずかににおい及び味がある。

（5）　ブクリョウ　白色又はわずかに淡赤色を帯びた白色で質は堅いが砕きやすい。味はないがやや粘液ようである。

また，「ブクリョウ」の確認試験を準用する。

（6）　ボタンピ　外面は暗褐色〜帯紫褐色，内面は淡灰褐色〜暗紫色を呈する。内面及び切断面にはしばしば白色の結晶を付着する。特異なにおいがあり，味はわずかに辛くて苦い。

また，「ボタンピ」の確認試験を準用する。

（7）　クコシ　先のとがった紡錘形を呈し，長さ 6〜20 mm，径 3〜8 mm，果皮は赤色〜暗赤色を呈し，表面に粗いしわがある。横切面をルーペ視するとき果実は 2 室に分かれ，内部に淡褐色〜淡黄褐色で径約 2 mm の偏平な腎臓形の多数の種子がある。特異なにおいがあり，味は甘く，後わずかに苦い。

また，「クコシ」の確認試験を準用する。

（8）　キクカ　径約 15〜40 mm の頭花で，総ほうは 3 〜 4 列の総ほう片からなり，総ほう外片は線形〜ひ針形，内片は狭卵形〜卵形を呈する。舌状花は多数で，類白色〜黄色，管状花は少数で淡黄褐色を呈し，ときに退化して欠くことがある。総ほうの外面は緑褐色〜褐色を呈する。質は軽く，砕きやすい。特有のにおいがあり，味はわずかに苦い。

また，「キクカ」の確認試験を準用する。

乾燥減量　15 ％以下。

灰　　分　6 ％以下。

【404】 K 197

成分及び分量又は本質	日本薬局方 サ イ コ	5.0 g
	〃 ハ ン ゲ	5.0 g
	〃 オ ウ ゴ ン	3.0 g
	〃 ニ ン ジ ン	3.0 g
	〃 タ イ ソ ウ	3.0 g
	〃 コ ウ ブ シ	4.0 g
	〃 ソ ヨ ウ	1.5 g
	〃 カ ン ゾ ウ	1.5 g
	〃 チ ン ピ	2.0 g
	〃 ショウキョウ	1.0 g
	全 量	29.0 g
製 造 方 法	以上の切断又は破砕した生薬をとり，1包として製する。	
用 法 及 び 用 量	本品1包に水約500 mL を加えて，半量ぐらいまで煎じつめ，煎じかすを除き，煎液を3回に分けて食間に服用する。上記は大人の1日量である。 15才未満7才以上　大人の⅔，7才未満4才以上　大人の½，4才未満2才以上大人の⅓，2才未満　大人の¼以下を服用する。	
効 能 又 は 効 果	体力中等度で，ときに脇腹（腹）からみぞおちあたりにかけて苦しく，やや神経質で気鬱傾向を認めるものの次の諸症：耳鳴り，耳閉感	
貯 蔵 方 法 及 び 有 効 期 間	密閉容器	
規格及び試験方法	別記のとおり。	
備 考	柴蘇飲	

規 格 及 び 試 験 方 法

性　状　本品は特異なにおいがある。

確認試験　本品1包を白紙上に広げ，各生薬を外観的に選別し，それぞれの生薬につき，次の試験を行う。

（1）　**サイコ**　外面は灰褐色〜褐色で，深いしわがあるものがあり，横断面では，皮部は褐色，木部は淡褐色を呈する。特異なにおいがあり，味はわずかに苦い。

　横切片を鏡検するとき，皮部にはしばしば接線方向に長い裂け目があり，皮部の厚さは半径の⅓〜½で，径15〜35 μm の胞間性離生油道がやや多数散在し，木部には道管が放射状若しくはほぼ階段状に配列し，ところどころに繊維群があり，根頭部の髄には皮部と同様の油道がある。柔細胞中にはでんぷん粒を満たし，また油滴を認める。

　また，「サイコ」の確認試験を準用する。

（2）　**ハンゲ**　外面は白色〜灰白黄色，上部には茎の跡がくぼみとなり，その周辺には根の跡がくぼんだ細点となっている。横断面は白色，粉性である。味は初めなく，やや粘液性で，後に強いえぐ味を残す。

　横切片を鏡検するとき，主としてでんぷん粒を充満した柔組織からなり，わずかにシュウ酸カルシウムの束晶を含んだ粘液細胞がその間に認められる。でんぷん粒は主として2〜3個の複粒で，通例，径10〜15 μm，単粒は通例径3〜7 μm である。束晶は長さ25〜150 μm である。

（3）　オウゴン　外面は黄褐色～暗褐色を呈し，切断面は黄色～帯褐黄色を呈し，縦に繊維性のすじが見られる。味はわずかに苦い。

　　また，「オウゴン」の確認試験を準用する。

（4）　ニンジン　外面は淡黄褐色～淡灰褐色を呈し，縦じわがあり，横断面は淡黄褐色を呈し，形成層の付近は褐色を呈する。特異なにおいがあり，味は初めわずかに甘く，後にやや苦い。

　　また，「ニンジン」の確認試験を準用する。

（5）　タイソウ　外面は赤褐色であらいしわがあるか，又は暗灰赤色で細かいしわがあり，いずれもつやがある。外果皮は薄く革質で，中果皮は暗灰褐色を呈し，海綿の様で柔らかく粘着性があり，内果皮は極めて堅く，種子は偏平である。わずかに特異なにおいがあり，味は甘い。

（6）　コウブシ　外面は灰褐色～灰黒褐色を呈し，不整な輪節があり，その部分に一方に向かって多数の毛がある。質は堅く，横断面は赤褐色～淡黄色を呈し，ろうようのつやを帯び，皮層部の厚さは中心柱の径とほぼ等しいか又はわずかに薄い。横断面をルーペ視するとき，外面は繊維束が褐色のはん点として輪状に並び，皮層部にはところどころに維管束が赤褐色のはん点として，また分泌細胞が黄褐色の微小なはん点として多数存在する。中心柱には多数の維管束が点又は線として散在する。わずかに特異なにおい及び味がある。

（7）　ソヨウ　縮んだ葉の細片で，両面とも帯褐紫色，又は上面は灰緑色～帯褐緑色で下面は帯褐紫色を呈する。茎を交えるものは，その横断面は方形である。葉をルーペ視するとき，両面にまばらに毛を認め，特に葉脈上に多く，裏面には細かい腺毛を認める。もみ砕くとき，特異なにおいがあり，味はわずかに苦い。

（8）　カンゾウ　外面（周皮）は暗褐色～赤褐色で縦じわがあり，切断面は淡黄色で繊維質を呈する。横断面では，皮部と木部の境界はほぼ明らかで，放射状の構造を現す。味は甘い。

　　横切片を鏡検するとき，皮付きカンゾウでは黄褐色の多層のコルク層とその内層に1～3細胞層のコルク皮層がある。皮部には放射組織が退廃師部と交互に放射状に配列し，師部には結晶細胞列で囲まれた厚膜で木化不十分な師部繊維群がある。木部には3～10細胞列の放射組織が黄色で巨大な道管と交互に放射状に配列し，道管は結晶細胞列で囲まれた木部繊維及び木部柔細胞を伴い，ストロンに基づくものでは柔細胞性の髄がある。柔細胞内にはでんぷん粒を含み，またしばしばシュウ酸カルシウムの単晶を含む。皮去りカンゾウでは周皮及び師部の一部を欠いている。

（9）　チンピ　外面は黄赤色～暗黄褐色で，油室による多数の小さいくぼみがあり，内面は白色～淡灰黄褐色である。厚さ約2mmで，質は軽くてもろい。芳香があり，味は苦くて，わずかに刺激性である。

　　また，「チンピ」の確認試験を準用する。

（10）　ショウキョウ　淡灰黄色の周皮をつけたままか，又はその一部をはぎとってあり，表面は灰白色～淡灰褐色で，しばしば白粉を付けている。横断面は繊維性，粉性で，淡帯黄褐色を呈し，皮層と中心柱とに分かれる。横断面をルーペ視するとき，その全面に維管束及び分泌物が褐色の細点として散在している。特異なにおいがあり，味は極めて辛い。

乾燥減量　13％以下。

灰　　分　5％以下。

【405】 K 198

成分及び分量 又は本質	日本薬局方　タクシャ	5.0 g
	〃　　　　ビャクジュツ	2.0 g
	全　　量	7.0 g
製　造　方　法	以上の切断又は破砕した生薬をとり，1包として製する。	
用法及び用量	本品1包に水約500 mL を加えて，半量ぐらいまで煎じつめ，煎じかすを除き，煎液を3回に分けて食間に服用する。上記は大人の1日量である。 15才未満7才以上　大人の⅔，7才未満4才以上　大人の½，4才未満2才以上大人の⅓，2才未満　大人の¼以下を服用する。	
効能又は効果	めまい，頭重	
貯蔵方法及び 有　効　期　間	密閉容器	
規格及び試験方法	別記のとおり。	
備　　　　考	沢瀉湯	

規 格 及 び 試 験 方 法

性　状　本品は特異なにおいがある。

確認試験　本品1包を白紙上に広げ，各生薬を外観的に選別し，それぞれの生薬につき，次の試験を行う。

（1）**タクシャ**　淡黄褐色～淡褐色でコルク層を付ける部位はやや暗色を呈する。ルーペ視するとき，褐色～淡褐色のはん点が散在する。切面は粒状で，繊維性ではない。わずかににおい及び味がある。

（2）**ビャクジュツ**　外面は淡灰黄色～淡黄白色で，ところどころ灰褐色を呈し，横切面には淡黄褐色～褐色の分泌物による細点がある。特異なにおいがあり，味はわずかに苦い。

　横切片を鏡検するとき，皮部の柔組織中にはしばしば師管の外側に接して繊維束があり，放射組織の末端部には淡褐色～褐色の内容物を含む油室がある。木部には大きい髄を囲んで放射状に配列した短径の道管とそれを囲む著しい繊維束がある。髄及び放射組織中には皮部と同様な油室があり，柔組織中にはイヌリンの小球晶及びシュウ酸カルシウムの針晶を含む。

　また，「ビャクジュツ」の確認試験を準用する。

灰　分　6％以下。

【406】　K 199

成分及び分量又は本質	日本薬局方	ジ オ ウ	5.0 g
	〃	サ ン シ ュ ユ	3.0 g
	〃	サ ン ヤ ク	3.0 g
	〃	タ ク シ ャ	3.0 g
	〃	ブ ク リ ョ ウ	3.0 g
	〃	ボ タ ン ピ	3.0 g
	〃	チ モ	3.0 g
	〃	オ ウ バ ク	3.0 g
		全 量	26.0 g
製 造 方 法	以上の切断又は破砕した生薬をとり，1包として製する。		
用 法 及 び 用 量	本品1包に水約 500 mL を加えて，半量ぐらいまで煎じつめ，煎じかすを除き，煎液を3回に分けて食間に服用する。上記は大人の1日量である。15才未満7才以上　大人の⅔，7才未満4才以上　大人の½，4才未満2才以上大人の⅓，2才未満　大人の¼以下を服用する。		
効 能 又 は 効 果	体力中等度以下で，疲れやすく胃腸障害がなく，口渇があるものの次の諸症：顔や四肢のほてり，排尿困難，頻尿，むくみ		
貯蔵方法及び有 効 期 間	密閉容器		
規格及び試験方法	別記のとおり。		
備 考	知柏地黄丸料		

規 格 及 び 試 験 方 法

性　　状　本品は特異なにおいがある。

確認試験　本品1包を白紙上に広げ，各生薬を外観的に選別し，それぞれの生薬につき，次の試験を行う。

（1）　**ジオウ**　外面は黄褐色～黒褐色を呈し，深い縦みぞ及びくびれがある。質は柔らかく粘性である。横断面は黄褐色～黒褐色で，皮部は木部より色が濃く，ほとんど髄を認めない。特異なにおいがあり，味は初めわずかに甘く，後にやや苦い。

　横切片を鏡検するとき，コルク層は7～15層で，皮部はすべて柔細胞からなり，外皮部に褐色の分泌物を含む細胞が散在する。木部はほとんど柔細胞で満たされ，放射状に並ぶ道管は側孔のある網紋があり，弱い木化反応を呈する。

（2）　**サンシュユ**　偏圧された長だ円形を呈し，長さ 1.5～2 cm，幅約 1 cm である。表面は暗赤紫色～暗紫色を呈し，つやがあり，あらいしわがある。表面には種子を抜き取った跡の裂け目があり，頂端にがくの跡があり，基部に果柄の跡がある。質は柔軟である。酸味があって，味はわずかに甘い。

（3）　**サンヤク**　類白色～帯黄白色で，粉質である。味はない。

　また，「サンヤク」の確認試験を準用する。

（4）　**タクシャ**　淡黄褐色～淡褐色でコルク層を付ける部位はやや暗色を呈する。ルーペ視するとき，褐色～淡褐色のはん点が散在する。切面は粒状で，繊維性ではない。わずかににおい及び味がある。

（5）　**ブクリョウ**　白色又はわずかに淡赤色を帯びた白色で質は堅いが砕きやすい。味はないがやや

粘液ようである。

また，「ブクリョウ」の確認試験を準用する。

（6） **ボタンピ** 外面は暗褐色～帯紫褐色，内面は淡灰褐色～暗紫色を呈する。内面及び切断面にはしばしば白色の結晶を付着する。特異なにおいがあり，味はわずかに辛くて苦い。

また，「ボタンピ」の確認試験を準用する。

（7） **チモ** 外面は黄褐色～褐色を呈し，質は軽くて折りやすい。横断面は淡黄褐色を呈し，これをルーペ視するとき，皮層は極めて狭く，広い中心柱には多くの維管束が不規則に点在し，粘液細胞又はその集合による多孔性を示す。味はわずかに甘く，粘液性で，後に苦い。

また，「チモ」の確認試験を準用する。

（8） **オウバク** 外面は灰黄褐色～灰褐色で，内面は黄色～暗黄褐色で，細かい縦線がある。横断面は鮮黄色でやや繊維性である。横切面をルーペ視するとき，皮部外層は黄色で薄く，石細胞が黄褐色の点状に分布する。皮部内層は厚く，一次放射組織は外方に向かうにしたがい幅が広がり，それらの一次放射組織の間に，多くの二次放射組織が集まってほぼ三角形の師部を形成し，この組織に褐色を呈する師部繊維束が層積して接線方向に並び，放射組織と交錯して格子状を呈する。味は極めて苦く，粘液性で，だ液を黄色に染める。

また，「オウバク」の確認試験を準用する。

乾燥減量 13 ％以下。

灰　　分 5 ％以下。

【407】 K 200

成分及び分量又は本質	日本薬局方	ケ イ ヒ	4.0 g
	〃	シャクヤク	6.0 g
	〃	カンゾウ	2.0 g
	〃	タイソウ	4.0 g
	〃	サンショウ	2.0 g
	〃	カンキョウ	1.0 g
	〃	ニンジン	3.0 g
		全　　　量	22.0 g
	日本薬局方	コウイ	20.0 g
製 造 方 法	コウイを除く以上の切断又は破砕した生薬をとり，1包として製し，これにコウイ20 g を添付する。		
用 法 及 び 用 量	本品1包に水約500 mL を加えて，半量ぐらいまで煎じつめ，熱いうちに煎じかすを除き，添付のコウイを煎液に入れ，かきまぜながら5分ほど熱してコウイを溶かし，3回に分けて食間に服用する。上記は大人の1日量である。15才未満7才以上　大人の⅔，7才未満4才以上　大人の½，4才未満2才以上大人の⅓，2才未満　大人の¼以下を服用する。本剤は必ず1日分ずつ煎じ，数日分をまとめて煎じないこと。		
効 能 又 は 効 果	体力中等度以下で，腹痛を伴うものの次の諸症：慢性胃腸炎，下痢，便秘		
貯 蔵 方 法 及 び有 効 期 間	密閉容器		
規格及び試験方法	別記のとおり。		
備　　　　　考	中建中湯		

規 格 及 び 試 験 方 法

性　　状　本品は特異なにおいがある。

確認試験　本品1包を白紙上に広げ，各生薬を外観的に選別し，それぞれの生薬につき，次の試験を行う。

（1）　**ケイヒ**　外面は暗赤褐色を呈し，内面は赤褐色を呈し，平滑である。横断面は赤褐色を呈し淡褐色の薄層が見られる。特異なにおいがあり，味は甘く，辛く，後にやや粘液性で，わずかに収れん性である。

横切片を鏡検するとき，一次皮部と二次皮部はほとんど連続した石細胞環で区分され，環の外辺にはほぼ円形に結集した繊維束を伴い，環の各石細胞の膜はしばしばU字型に肥厚する。二次皮部中には石細胞を認めず，まばらに少数の厚膜繊維を認める。柔組織中には油細胞，粘液細胞及び微細なシュウ酸カルシウムの針晶を含む細胞があり，柔細胞中にはでんぷん粒を含む。

（2）　**シャクヤク**　外面は褐色～淡灰褐色を呈し，横断面はち密で淡灰褐色を呈し，木部には淡褐色の放射状の線がある。わずかに特異なにおいがあり，味は初めわずかに甘く，後に渋くてわずかに苦い。

また，「シャクヤク」の確認試験を準用する。

（3）　**カンゾウ**　外面(周皮)は暗褐色～赤褐色で縦じわがあり，切断面は淡黄色で繊維質を呈する。

横断面では，皮部と木部の境界はほぼ明らかで，放射状の構造を現す。味は甘い。

　横切片を鏡検するとき，皮付きカンゾウでは黄褐色の多層のコルク層とその内層に1〜3細胞層のコルク皮層がある。皮部には放射組織が退廃師部と交互に放射状に配列し，師部には結晶細胞列で囲まれた厚膜で木化不十分な師部繊維群がある。木部には3〜10細胞列の放射組織が黄色で巨大な道管と交互に放射状に配列し，道管は結晶細胞列で囲まれた木部繊維及び木部柔細胞を伴い，ストロンに基づくものでは柔細胞性の髄がある。柔細胞内にはでんぷん粒を含み，またしばしばシュウ酸カルシウムの単晶を含む。皮去りカンゾウでは周皮及び師部の一部を欠いている。

（4）　**タイソウ**　外面は赤褐色であらいしわがあるか，又は暗灰赤色で細かいしわがあり，いずれもつやがある。外果皮は薄く革質で，中果皮は暗灰褐色を呈し，海綿の様で柔らかく粘着性があり，内果皮は極めて堅く，種子は偏平である。わずかに特異なにおいがあり，味は甘い。

（5）　**サンショウ**　偏球形のかく果の果皮で，開裂した径約5mmの2心皮からなり，1果柄に，通例，2〜3個合着するが，しばしば，そのうちの1個は，い縮退化していることがある。外面は暗黄赤色〜暗赤褐色で，多数のくぼんだ小点があり，内面は淡黄白色である。特異な芳香があり，味は辛く舌を麻ひする。

　横切片を鏡検するとき，外面表皮とこれに接する1細胞層中には赤褐色のタンニン質を含み，果皮内部には径約500 μm に達する油室があり，ところどころにらせん紋道管を主とする維管束が点在し，ない層は石細胞層からなり，内面表皮細胞は極めて小さい。

（6）　**カンキョウ**　偏圧した不規則な塊状でしばしば分枝する。分枝した各部はやや湾曲した卵形又は長卵形を呈し，長さ2〜4cm，径1〜2cmである。外面は灰黄色〜灰黄褐色で，しわ及び輪節がある。折面は褐色〜暗褐色で透明感があり角質である。横切面をルーペ視するとき皮層と中心柱は区分され，全面に維管束が散在する。特異なにおいがあり，味は極めて辛い。

　横切片を鏡検するとき，外側よりコルク層，皮層，内皮，中心柱が認められる。皮層と中心柱は一層の内皮によって区分される。皮層及び中心柱は柔組織からなり，繊維束で囲まれた維管束が散在する。柔組織中には黄色の油よう物質を含む油細胞が散在し，柔細胞中にはシュウ酸カルシウムの単晶が含まれ，でんぷんはのり化している。

　また，「カンキョウ」の確認試験を準用する。

（7）　**ニンジン**　外面は淡黄褐色〜淡灰褐色を呈し，縦じわがあり，横断面は淡黄褐色を呈し，形成層の付近は褐色を呈する。特異なにおいがあり，味は初めわずかに甘く，後にやや苦い。

　また，「ニンジン」の確認試験を準用する。

乾燥減量　14％以下。

灰　　分　5％以下。

【408】 K 201

成 分 及 び 分 量 又 は 本 質	日本薬局方	ト ウ キ	3.0 g
	〃	タ ク シ ャ	4.0 g
	〃	セ ン キ ュ ウ	3.0 g
	〃	シ ャ ク ヤ ク	6.0 g
	〃	ブ ク リ ョ ウ	4.0 g
	〃	ビ ャ ク ジ ュ ツ	4.0 g
	〃	オ ウ ギ	3.0 g
	〃	チ ョ ウ ト ウ コ ウ	4.0 g
		全 量	31.0 g
製 造 方 法	以上の切断又は破砕した生薬をとり，1包として製する。		
用 法 及 び 用 量	本品1包に水約500 mL を加えて，半量ぐらいまで煎じつめ，煎じかすを除き，煎液を3回に分けて食間に服用する。上記は大人の1日量である。 15才未満7才以上　大人の⅔，7才未満4才以上　大人の½，4才未満2才以上　大人の⅓，2才未満　大人の¼以下を服用する。		
効 能 又 は 効 果	体力虚弱で血圧が高く，冷え症で貧血の傾向があり，疲労しやすく，ときに，下腹部痛，頭重，めまい，肩こり，耳鳴り，動悸などを訴えるものの次の諸症：高血圧の随伴症状（のぼせ，肩こり，耳鳴り，頭重）		
貯 蔵 方 法 及 び 有 効 期 間	密閉容器		
規 格 及 び 試 験 方 法	別記のとおり。		
備 考	当帰芍薬散料加黄耆釣藤		

規 格 及 び 試 験 方 法

性　　状　本品は特異なにおいがある。

確認試験　本品1包を白紙上に広げ，各生薬を外観的に選別し，それぞれの生薬につき，次の試験を行う。

（1）　**トウキ**　外面は暗褐色～赤褐色で，縦じわがあり，切断面は淡黄色～黄褐色を呈する。特異なにおいがあり，味はわずかに甘く，後にやや辛い。

　横切片を鏡検するとき，コルク層は4～10層からなり，その内側に数層の厚角組織が続いている。皮部には分泌細胞に囲まれた多数の樹脂道並びにしばしば大きなすき間がある。形成層は長方形に偏圧された数層の細胞からなり，明らかに皮部と木部を区別する。木部では多数の道管と放射組織とが交互に放射状に配列し，その外方の道管は単独または数個集まってやや密に配列してくさび状をなすが，中心部付近の道管は極めてまばらに存在する。でんぷん粒は径 19 μm 以下，まれに2～5個の複粒があり，複粒の径は 25 μm に達し，しばしばのり化している。

（2）　**タクシャ**　淡黄褐色～淡褐色でコルク層を付ける部位はやや暗色を呈する。ルーペ視するとき，褐色～淡褐色のはん点が散在する。切面は粒状で，繊維性ではない。わずかににおい及び味がある。

（3）　**センキュウ**　外面は灰褐色～暗褐色で，切断面は灰白色～灰褐色，半透明で，ときにはうつろがある。質は密で堅い。特異なにおいがあり，味はわずかに苦い。

　横切片を鏡検するとき，皮部及び髄には油道が散在する。木部には厚膜で木化した木部繊維が大小

不同の群をなして存在する。でんぷん粒は，通例，のり化していて，まれに径5～25μmのでんぷん粒を認めることがある。シュウ酸カルシウム結晶は認めない。

（4）　**シャクヤク**　外面は褐色～淡灰褐色を呈し，横断面はち密で淡灰褐色を呈し，木部には淡褐色の放射状の線がある。わずかに特異なにおいがあり，味は初めわずかに甘く，後に渋くてわずかに苦い。

　また，「シャクヤク」の確認試験を準用する。

（5）　**ブクリョウ**　白色又はわずかに淡赤色を帯びた白色で質は堅いが砕きやすい。味はないがやや粘液ようである。

　また，「ブクリョウ」の確認試験を準用する。

（6）　**ビャクジュツ**　外面は淡灰黄色～淡黄白色で，ところどころ灰褐色を呈し，横切面には淡黄褐色～褐色の分泌物による細点がある。特異なにおいがあり，味はわずかに苦い。

　横切片を鏡検するとき，皮部の柔組織中にはしばしば師管の外側に接して繊維束があり，放射組織の末端部には淡褐色～褐色の内容物を含む油室がある。木部には大きい髄を囲んで放射状に配列した短径の道管とそれを囲む著しい繊維束がある。髄及び放射組織中には皮部と同様な油室があり，柔組織中にはイヌリンの小球晶及びシュウ酸カルシウムの針晶を含む。

　また，「ビャクジュツ」の確認試験を準用する。

（7）　**オウギ**　外面は淡灰黄色～淡褐黄色で，不規則なあらい縦じわがあり，折面は繊維性である。

　横断面をルーペ視するとき，最外層には周皮があり，皮部は淡黄白色，木部は淡黄色，形成層付近はやや褐色を帯びる。木部から皮部にわたって白色の放射組織が認められるが，太いものではしばしば放射状の裂け目となっている。わずかに弱いにおいがあり，味は甘い。

（8）　**チョウトウコウ**　かぎ状のとげ又はとげが対生又は単生する短い茎からなる。とげは長さ1～4cmで，湾曲して先端はとがり，外面は赤褐色～暗褐色，又は黄褐色を呈し，毛を付けるものもある。横切面は長だ円形～だ円形で，淡褐色を呈する。茎は細長い方柱形～円柱形で，径2～5mm，外面は赤褐色～暗褐色，又は黄褐色を呈し，横切面は方形で，髄は淡褐色で方形～だ円形を呈するか又は空洞化している。質は堅い。ほとんどにおいがなく，味はほとんどない。

　とげの横切面を鏡検するとき，表皮のクチクラは平滑又は歯牙上の細かい凹凸があり，師部に外接する繊維はほぼ環状に配列し，皮部の柔細胞中にはシュウ酸カルシウムの砂晶を認める。

　また，「チョウトウコウ」の確認試験を準用する。

乾燥減量　13％以下。

灰　　分　5％以下。

【409】　K 202

成分及び分量又は本質	日本薬局方	ト ウ キ	3.0 g
	〃	タ ク シ ャ	4.0 g
	〃	セ ン キ ュ ウ	3.0 g
	〃	シ ャ ク ヤ ク	6.0 g
	〃	ブ ク リ ョ ウ	4.0 g
	〃	ビ ャ ク ジ ュ ツ	4.0 g
	〃	ニ ン ジ ン	2.0 g
		全　　　量	26.0 g
製 造 方 法	以上の切断又は破砕した生薬をとり，1包として製する。		
用 法 及 び 用 量	本品1包に水約500 mLを加えて，半量ぐらいまで煎じつめ，煎じかすを除き，煎液を3回に分けて食間に服用する。上記は大人の1日量である。 15才未満7才以上　大人の⅔，7才未満4才以上　大人の½，4才未満2才以上大人の⅓，2才未満　大人の¼以下を服用する。		
効 能 又 は 効 果	体力虚弱で胃腸が弱く，冷え症で貧血の傾向があり，疲労しやすく，ときに下腹部痛，頭重，めまい，肩こり，耳鳴り，動悸などを訴えるものの次の諸症：月経不順，月経異常，月経痛，更年期障害，産前産後あるいは流産による障害（貧血，疲労倦怠，めまい，むくみ），めまい・立ちくらみ，頭重，肩こり，腰痛，足腰の冷え症，しもやけ，むくみ，しみ，耳鳴り		
貯 蔵 方 法 及 び 有 効 期 間	密閉容器		
規格及び試験方法	別記のとおり。		
備 考	当帰芍薬散料加人参		

規 格 及 び 試 験 方 法

性　　状　本品は特異なにおいがある。

確認試験　本品1包を白紙上に広げ，各生薬を外観的に選別し，それぞれの生薬につき，次の試験を行う。

（1）　**トウキ**　外面は暗褐色～赤褐色で，縦じわがあり，切断面は淡黄色～黄褐色を呈する。特異なにおいがあり，味はわずかに甘く，後にやや辛い。

　横切片を鏡検するとき，コルク層は4～10層からなり，その内側に数層の厚角組織が続いている。皮部には分泌細胞に囲まれた多数の樹脂道並びにしばしば大きなすき間がある。形成層は長方形に偏圧された数層の細胞からなり，明らかに皮部と木部を区別する。木部では多数の道管と放射組織とが交互に放射状に配列し，その外方の道管は単独または数個集まってやや密に配列してくさび状をなすが，中心部付近の道管は極めてまばらに存在する。でんぷん粒は径19 μm以下，まれに2～5個の複粒があり，複粒の径は25 μmに達し，しばしばのり化している。

（2）　**タクシャ**　淡黄褐色～淡褐色でコルク層を付ける部位はやや暗色を呈する。ルーペ視するとき，褐色～淡褐色のはん点が散在する。切面は粒状で，繊維性ではない。わずかににおい及び味がある。

（3）　**センキュウ**　外面は灰褐色～暗褐色で，切断面は灰白色～灰褐色，半透明で，ときにはうつろがある。質は密で堅い。特異なにおいがあり，味はわずかに苦い。

　横切片を鏡検するとき，皮部及び髄には油道が散在する。木部には厚膜で木化した木部繊維が大小

不同の群をなして存在する。でんぷん粒は，通例，のり化していて，まれに径5～25μmのでんぷん粒を認めることがある。シュウ酸カルシウム結晶は認めない。

（4）　**シャクヤク**　外面は褐色～淡灰褐色を呈し，横断面はち密で淡灰褐色を呈し，木部には淡褐色の放射状の線がある。わずかに特異なにおいがあり，味は初めわずかに甘く，後に渋くてわずかに苦い。

　　また，「シャクヤク」の確認試験を準用する。

（5）　**ブクリョウ**　白色又はわずかに淡赤色を帯びた白色で質は堅いが砕きやすい。味はないがやや粘液ようである。

　　また，「ブクリョウ」の確認試験を準用する。

（6）　**ビャクジュツ**　外面は淡灰黄色～淡黄白色で，ところどころ灰褐色を呈し，横切面には淡黄褐色～褐色の分泌物による細点がある。特異なにおいがあり，味はわずかに苦い。

　　横切片を鏡検するとき，皮部の柔組織中にはしばしば師管の外側に接して繊維束があり，放射組織の末端部には淡褐色～褐色の内容物を含む油室がある。木部には大きい髄を囲んで放射状に配列した短径の道管とそれを囲む著しい繊維束がある。髄及び放射組織中には皮部と同様な油室があり，柔組織中にはイヌリンの小球晶及びシュウ酸カルシウムの針晶を含む。

　　また，「ビャクジュツ」の確認試験を準用する。

（7）　**ニンジン**　外面は淡黄褐色～淡灰褐色を呈し，縦じわがあり，横断面は淡黄褐色を呈し，形成層の付近は褐色を呈する。特異なにおいがあり，味は初めわずかに甘く，後にやや苦い。

　　また，「ニンジン」の確認試験を準用する。

乾燥減量　14％以下。

灰　　分　5％以下。

【410】 K 203

成分及び分量又は本質	日本薬局方	キ キ ョ ウ	4.0 g
	〃	カ ン ゾ ウ	3.0 g
	〃	タ イ ソ ウ	3.0 g
	〃	シ ャ ク ヤ ク	3.0 g
	〃	ショ ウ キ ョ ウ	1.0 g
	〃	キ ジ ツ	3.0 g
		全　　量	17.0 g
製 造 方 法	以上の切断又は破砕した生薬をとり，1包として製する。		
用 法 及 び 用 量	本品1包に水約500 mLを加えて，半量ぐらいまで煎じつめ，熱いうちに煎じかすを除き，煎液を3回に分けて食間に服用する。上記は大人の1日量である。15才未満7才以上　大人の⅔，7才未満4才以上　大人の½，4才未満2才以上大人の⅓，2才未満　大人の¼以下を服用する。本剤は必ず1日分ずつ煎じ，数日分をまとめて煎じないこと。		
効 能 又 は 効 果	化膿性皮膚疾患の初期又は軽いもの，歯肉炎，扁桃炎		
貯 蔵 方 法 及 び有 効 期 間	密閉容器		
規格及び試験方法	別記のとおり。		
備　　　考	排膿散及湯		

規 格 及 び 試 験 方 法

性　　状　本品は特異なにおいがある。

確認試験　本品1包を白紙上に広げ，各生薬を外観的に選別し，それぞれの生薬につき，次の試験を行う。

（1）　**キキョウ**　外面は皮付きは灰褐色，皮去りは白色～淡褐色を呈し，繊維性ではない。横切面をルーペ視するとき，皮部は木部よりやや薄く，ほとんど白色で，ところどころにすき間があり，形成層の付近はしばしば褐色を帯びる。皮部の厚さは木部の径よりやや薄く，ほとんど白色で，ところどころすき間があり，木部は白色～淡褐色を呈し，その組織は皮部よりもやや密である。味は初めなく，後にえぐくて苦い。

　また，「キキョウ」の確認試験を準用する。

（2）　**カンゾウ**　外面(周皮)は暗褐色～赤褐色で縦じわがあり，切断面は淡黄色で繊維質を呈する。横断面では，皮部と木部の境界はほぼ明らかで，放射状の構造を現す。味は甘い。

　横切片を鏡検するとき，皮付きカンゾウでは黄褐色の多層のコルク層とその内層に1～3細胞層のコルク皮層がある。皮部には放射組織が退廃師部と交互に放射状に配列し，師部には結晶細胞列で囲まれた厚膜で木化不十分な師部繊維群がある。木部には3～10細胞列の放射組織が黄色で巨大な道管と交互に放射状に配列し，道管は結晶細胞列で囲まれた木部繊維及び木部柔細胞を伴い，ストロンに基づくものでは柔細胞性の髄がある。柔細胞内にはでんぷん粒を含み，またしばしばシュウ酸カルシウムの単晶を含む。皮去りカンゾウでは周皮及び師部の一部を欠いている。

（3）　**タイソウ**　外面は赤褐色であらいしわがあるか，又は暗灰赤色で細かいしわがあり，いずれもつやがある。外果皮は薄く革質で，中果皮は暗灰褐色を呈し，海綿の様で柔らかく粘着性があり，内

果皮は極めて堅く，種子は偏平である。わずかに特異なにおいがあり，味は甘い。

（4）　**シャクヤク**　外面は褐色〜淡灰褐色を呈し，横断面はち密で淡灰褐色を呈し，木部には淡褐色の放射状の線がある。わずかに特異なにおいがあり，味は初めわずかに甘く，後に渋くてわずかに苦い。

　　また，「シャクヤク」の確認試験を準用する。

（5）　**ショウキョウ**　淡灰黄色の周皮をつけたままか，又はその一部をはぎとってあり，表面は灰白色〜淡灰褐色で，しばしば白粉を付けている。横断面は繊維性，粉性で，淡帯黄褐色を呈し，皮層と中心柱とに分かれる。横断面をルーペ視するとき，その全面に維管束及び分泌物が褐色の細点として散在している。特異なにおいがあり，味は極めて辛い。

（6）　**キジツ**　外面は濃緑褐色〜褐色で，つやがなく，油室による多数のくぼんだ小点がある。切断面は淡灰褐色を呈し，内果皮を付ける部分は褐色を呈する。特異なにおいがあり，味は苦い。

　　また，「キジツ」の確認試験を準用する。

乾燥減量　13％以下。

灰　　分　6％以下。

【411】 K204

成分及び分量 又 は 本 質	日本薬局方	ハ ン ゲ	3.0 g
	〃	ブ ク リョ ウ	3.0 g
	〃	チ ン ピ	3.0 g
	〃	タ イ ソ ウ	2.0 g
	〃	カ ン ゾ ウ	2.0 g
	〃	コ ウ ボ ク	6.0 g
	〃	ニ ン ジ ン	3.0 g
	〃	カ ッ コ ウ	3.0 g
	〃	ビャクジュツ	3.0 g
	〃	ショウキョウ	1.0 g
		全　量	29.0 g
製 造 方 法	以上の切断又は破砕した生薬をとり，1包として製する。		
用 法 及 び 用 量	本品1包に水約500 mLを加えて，半量ぐらいまで煎じつめ，煎じかすを除き，煎液を3回に分けて食間に服用する。上記は大人の1日量である。 15才未満7才以上　大人の⅔，7才未満4才以上　大人の½，4才未満2才以上大人の⅓，2才未満　大人の¼以下を服用する。		
効 能 又 は 効 果	体力虚弱で，胃腸が弱いものの次の諸症：発熱，下痢，嘔吐，食欲不振のいずれかを伴う感冒		
貯 蔵 方 法 及 び 有 効 期 間	密閉容器		
規格及び試験方法	別記のとおり。		
備　　　考	八解散料		

規 格 及 び 試 験 方 法

性　状　本品は特異なにおいがある。

確認試験　本品1包を白紙上に広げ，各生薬を外観的に選別し，それぞれの生薬につき，次の試験を行う。

（1）　**ハンゲ**　外面は白色～灰白黄色，上部には茎の跡がくぼみとなり，その周辺には根の跡がくぼんだ細点となっている。横断面は白色，粉性である。味は初めなく，やや粘液性で，後に強いえぐ味を残す。

　横切片を鏡検するとき，主としてでんぷん粒を充満した柔組織からなり，わずかにシュウ酸カルシウムの束晶を含んだ粘液細胞がその間に認められる。でんぷん粒は主として2～3個の複粒で，通例，径10～15 μm，単粒は通例径3～7 μmである。束晶は長さ25～150 μmである。

（2）　**ブクリョウ**　白色又はわずかに淡赤色を帯びた白色で質は堅いが砕きやすい。味はないがやや粘液ようである。

　また，「ブクリョウ」の確認試験を準用する。

（3）　**チンピ**　外面は黄赤色～暗黄褐色で，油室による多数の小さいくぼみがあり，内面は白色～淡灰黄褐色である。厚さ約2 mmで，質は軽くてもろい。芳香があり，味は苦くて，わずかに刺激性である。

　また，「チンピ」の確認試験を準用する。

（4）　タイソウ　外面は赤褐色であらいしわがあるか，又は暗灰赤色で細かいしわがあり，いずれも
つやがある。外果皮は薄く革質で，中果皮は暗灰褐色を呈し，海綿の様で柔らかく粘着性があり，内
果皮は極めて堅く，種子は偏平である。わずかに特異なにおいがあり，味は甘い。

（5）　カンゾウ　外面(周皮)は暗褐色～赤褐色で縦じわがあり，切断面は淡黄色で繊維質を呈する。
横断面では，皮部と木部の境界はほぼ明らかで，放射状の構造を現す。味は甘い。

　横切片を鏡検するとき，皮付きカンゾウでは黄褐色の多層のコルク層とその内層に1～3細胞層の
コルク皮層がある。皮部には放射組織が退廃師部と交互に放射状に配列し，師部には結晶細胞列で囲
まれた厚膜で木化不十分な師部繊維群がある。木部には3～10細胞列の放射組織が黄色で巨大な道
管と交互に放射状に配列し，道管は結晶細胞列で囲まれた木部繊維及び木部柔細胞を伴い，ストロン
に基づくものでは柔細胞性の髄がある。柔細胞内にはでんぷん粒を含み，またしばしばシュウ酸カル
シウムの単晶を含む。皮去りカンゾウでは周皮及び師部の一部を欠いている。

（6）　コウボク　外面は灰白色～灰褐色を呈し，内面は淡褐色～褐色，切断面は淡赤褐色を呈し，繊
維性である。わずかに芳香があり，味は苦い。

　横切片を鏡検するとき，コルク層は厚く，ほぼ等径性の石細胞が環状に内接する。一次皮部は狭く，
内しょう部には繊維群が点在し，二次皮部の放射組織間には師部繊維群が階段状に並ぶ。油細胞の多
数は一次皮部に，少数は二次皮部に散在し，狭い放射組織内にも認められることがある。

　また，「コウボク」の確認試験を準用する。

（7）　ニンジン　外面は淡黄褐色～淡灰褐色を呈し，縦じわがあり，横断面は淡黄褐色を呈し，形成
層の付近は褐色を呈する。特異なにおいがあり，味は初めわずかに甘く，後にやや苦い。

　また，「ニンジン」の確認試験を準用する。

（8）　カッコウ　茎及びこれに対生した葉からなる。葉はしわがよって縮み，水に浸してしわを伸ば
すと，卵形～卵状長だ円形を呈し，長さ2.5～10 cm，幅2.5～7 cm，辺縁に鈍きょ歯があり，基部
は広いくさび形で葉柄を付ける。葉の上面は暗褐色，下面は灰褐色を呈し，両面に密に毛がある。茎
は方柱形，中実で，表面は灰緑色を呈し，灰白色～黄白色の毛があり，髄は大きく，類白色で海綿状
を呈する。ルーペ視するとき，毛，腺毛及び腺りんを認める。特異なにおいがあり，味はわずかに苦
い。

　葉柄の横切片を鏡検するとき，向軸面中央は大きく突出し，その表皮の内側に厚角細胞が認められ
ている。中央部には扇状に配列した維管束がある。茎の横切片を鏡検するとき，表皮の内側に数細胞
層の厚角組織が見られる。ときに表皮下にコルク層が発達することがある。皮層の内側には並立維管
束が環状に配列し，師部の外側に師部繊維群が認められる。皮層の柔細胞中に油滴が，髄の柔細胞中
にシュウ酸カルシウムの針晶，単晶又は柱状晶が認められる。

　また，「カッコウ」の確認試験を準用する。

（9）　ビャクジュツ　外面は淡灰黄色～淡黄白色で，ところどころ灰褐色を呈し，横切面には淡黄褐
色～褐色の分泌物による細点がある。特異なにおいがあり，味はわずかに苦い。

　横切片を鏡検するとき，皮部の柔組織中にはしばしば師管の外側に接して繊維束があり，放射組織
の末端部には淡褐色～褐色の内容物を含む油室がある。木部には大きい髄を囲んで放射状に配列した
短径の道管とそれを囲む著しい繊維束がある。髄及び放射組織中には皮部と同様な油室があり，柔組
織中にはイヌリンの小球晶及びシュウ酸カルシウムの針晶を含む。

　また，「ビャクジュツ」の確認試験を準用する。

（10）　ショウキョウ　淡灰黄色の周皮をつけたままか，又はその一部をはぎとってあり，表面は灰白
色～淡灰褐色で，しばしば白粉を付けている。横断面は繊維性，粉性で，淡帯黄褐色を呈し，皮層と
中心柱とに分かれる。横断面をルーペ視するとき，その全面に維管束及び分泌物が褐色の細点として

散在している。特異なにおいがあり，味は極めて辛い。

乾燥減量　14％以下。

灰　　分　6％以下。

【412】 K 205

成分及び分量又は本質	日本薬局方 ジ オ ウ	5.0 g
	〃 サ ン シ ュ ユ	3.0 g
	〃 サ ン ヤ ク	3.0 g
	〃 タ ク シ ャ	3.0 g
	〃 ブ ク リ ョ ウ	3.0 g
	〃 ボ タ ン ピ	3.0 g
	〃 バ ク モ ン ド ウ	6.0 g
	〃 ゴ ミ シ	2.0 g
	全 量	28.0 g
製 造 方 法	以上の切断又は破砕した生薬をとり，1包として製する。	
用 法 及 び 用 量	本品1包に水約500 mLを加えて，半量ぐらいまで煎じつめ，煎じかすを除き，煎液を3回に分けて食間に服用する。上記は大人の1日量である。 15才未満7才以上　大人の⅔，7才未満4才以上　大人の½，4才未満2才以上大人の⅓，2才未満　大人の¼以下を服用する。	
効 能 又 は 効 果	体力中等度以下で，疲れやすく胃腸障害がなく，ときにせき，口渇があるものの次の諸症：下肢痛，腰痛，しびれ，高齢者のかすみ目，かゆみ，排尿困難，頻尿，むくみ，息切れ，からぜき	
貯蔵方法及び有効期間	密閉容器	
規格及び試験方法	別記のとおり。	
備 考	味麦地黄丸料	

規 格 及 び 試 験 方 法

性　状　本品は特異なにおいがある。

確認試験　本品1包を白紙上に広げ，各生薬を外観的に選別し，それぞれの生薬につき，次の試験を行う。

（1）　ジオウ　外面は黄褐色〜黒褐色を呈し，深い縦みぞ及びくびれがある。質は柔らかく粘性である。横断面は黄褐色〜黒褐色で，皮部は木部より色が濃く，ほとんど髄を認めない。特異なにおいがあり，味は初めわずかに甘く，後にやや苦い。

　横切片を鏡検するとき，コルク層は7〜15層で，皮部はすべて柔細胞からなり，外皮部に褐色の分泌物を含む細胞が散在する。木部はほとんど柔細胞で満たされ，放射状に並ぶ道管は側孔のある網紋があり，弱い木化反応を呈する。

（2）　サンシュユ　偏圧された長だ円形を呈し，，長さ1.5〜2 cm，幅約1 cmである。表面は暗赤紫色〜暗紫色を呈し，つやがあり，あらいしわがある。表面には種子を抜き取った跡の裂け目があり，頂端にがくの跡があり，基部に果柄の跡がある。質は柔軟である。酸味があって，味はわずかに甘い。

（3）　サンヤク　類白色〜帯黄白色で，粉質である。味はない。

　また，「サンヤク」の確認試験を準用する。

（4）　タクシャ　淡黄褐色〜淡褐色でコルク層を付ける部位はやや暗色を呈する。ルーペ視するとき，褐色〜淡褐色のはん点が散在する。切面は粒状で，繊維性ではない。わずかににおい及び味がある。

（5）　ブクリョウ　白色又はわずかに淡赤色を帯びた白色で質は堅いが砕きやすい。味はないがやや粘液ようである。

また，「ブクリョウ」の確認試験を準用する。

（6）　ボタンピ　外面は暗褐色〜帯紫褐色，内面は淡灰褐色〜暗紫色を呈する。内面及び切断面にはしばしば白色の結晶を付着する。特異なにおいがあり，味はわずかに辛くて苦い。

また，「ボタンピ」の確認試験を準用する。

（7）　バクモンドウ　紡錘形を呈し，長さ 10〜25 mm，径 3〜5 mm，一端はややとがり，他端はやや丸みをもち，外面は淡黄色〜淡黄褐色で，大小の縦じわがある。皮層は柔軟性でもろく，中心柱は強じんで折りにくい。皮層の折面は淡黄褐色を呈し，やや半透明で粘着性がある。味はわずかに甘く，粘着性である。

（8）　ゴミシ　暗赤色〜黒褐色を呈し，表面にはしわがあり，またしばしば白い粉を付ける。果肉を除くとじん臓型の種子 1〜2 個を認め，その外種皮は黄褐色〜暗赤褐色を呈し，つやがあり，堅くてもろい。外種皮はたやすくはがれるが，内種皮は胚乳に密着し，背面に明らかな縫線を認める。酸味があり，後に渋くて苦い。

乾燥減量　14 ％以下。

灰　　分　5 ％以下。

【413】 K 206

成分及び分量又は本質	日本薬局方　ブクリョウ	4.0 g
	〃　　　　サイシン	2.0 g
	〃　　　　ケイヒ	3.0 g
	〃　　　　オウレン	2.0 g
	〃　　　　ビャクジュツ	2.0 g
	〃　　　　カンゾウ	2.0 g
	〃　　　　シャゼンシ	2.0 g
	全　　　量	17.0 g
製 造 方 法	以上の切断又は破砕した生薬をとり，1包として製する。	
用 法 及 び 用 量	本品1包に水約500 mLを加えて，半量ぐらいまで煎じつめ，煎じかすを除き，煎液を3回に分けて食間に服用する。上記は大人の1日量である。15才未満7才以上　大人の⅔，7才未満4才以上　大人の½，4才未満2才以上　大人の⅓，2才未満　大人の¼以下を服用する。	
効 能 又 は 効 果	体力中等度で，ときにめまい，ふらつき，動悸があるものの次の諸症：急・慢性結膜炎，目の充血，流涙（なみだ目）	
貯 蔵 方 法 及 び 有 効 期 間	密閉容器	
規格及び試験方法	別記のとおり。	
備 考	明朗飲	

規 格 及 び 試 験 方 法

性　　状　本品は特異なにおいがある。

確認試験　本品1包を白紙上に広げ，各生薬を外観的に選別し，それぞれの生薬につき，次の試験を行う。

（1）　ブクリョウ　白色又はわずかに淡赤色を帯びた白色で質は堅いが砕きやすい。味はないがやや粘液ようである。

　また，「ブクリョウ」の確認試験を準用する。

（2）　サイシン　根の外面は淡褐色で，径約1 mm，切断面は黄白色である。根茎は不整に湾曲し外面は暗褐色を呈する。特異なにおいがあり，味は辛く舌をやや麻ひする。

（3）　ケイヒ　外面は暗赤褐色を呈し，内面は赤褐色を呈し，平滑である。横断面は赤褐色を呈し淡褐色の薄層が見られる。特異なにおいがあり，味は甘く，辛く，後にやや粘液性で，わずかに収れん性である。

　横切片を鏡検するとき，一次皮部と二次皮部はほとんど連続した石細胞環で区分され，環の外辺にはほぼ円形に結集した繊維束を伴い，環の各石細胞の膜はしばしばU字型に肥厚する。二次皮部中には石細胞を認めず，まばらに少数の厚膜繊維を認める。柔組織中には油細胞，粘液細胞及び微細なシュウ酸カルシウムの針晶を含む細胞があり，柔細胞中にはでんぷん粒を含む。

（4）　オウレン　根茎の径は2〜7 mmで，外面は灰黄褐色〜褐色を呈し，輪節及び多数の根の基部を認め，横断面はやや繊維性で，コルク層は淡灰褐色，皮部は黄褐色，木部は黄色，髄は黄褐色である。味は極めて苦く，残留性で，だ液を黄色に染める。

横切片を鏡検するとき，コルク層は薄膜のコルク細胞からなり，皮部柔組織中にはコルク層に近い部位に石細胞群，形成層に近い部位に黄色の師部繊維の認められるものが多い．木部は主として道管，仮道管，木部繊維からなり，放射組織は明らかで，髄は大きく，髄中には石細胞あるいは厚膜木化した細胞を伴った石細胞を認めることがある．柔細胞には細かいでんぷん粒を含むが，結晶を含まない．

また，「オウレン」の確認試験を準用する．

（5） ビャクジュツ　外面は淡灰黄色〜淡黄白色で，ところどころ灰褐色を呈し，横切面には淡黄褐色〜褐色の分泌物による細点がある．特異なにおいがあり，味はわずかに苦い．

横切片を鏡検するとき，皮部の柔組織中にはしばしば師管の外側に接して繊維束があり，放射組織の末端部には淡褐色〜褐色の内容物を含む油室がある．木部には大きい髄を囲んで放射状に配列した短径の道管とそれを囲む著しい繊維束がある．髄及び放射組織中には皮部と同様な油室があり，柔組織中にはイヌリンの小球晶及びシュウ酸カルシウムの針晶を含む．

また，「ビャクジュツ」の確認試験を準用する．

（6） カンゾウ　外面(周皮)は暗褐色〜赤褐色で縦じわがあり，切断面は淡黄色で繊維質を呈する．横断面では，皮部と木部の境界はほぼ明らかで，放射状の構造を現す．味は甘い．

横切片を鏡検するとき，皮付きカンゾウでは黄褐色の多層のコルク層とその内層に1〜3細胞層のコルク皮層がある．皮部には放射組織が退廃師部と交互に放射状に配列し，師部には結晶細胞列で囲まれた厚膜で木化不十分な師部繊維群がある．木部には3〜10細胞列の放射組織が黄色で巨大な道管と交互に放射状に配列し，道管は結晶細胞列で囲まれた木部繊維及び木部柔細胞を伴い，ストロンに基づくものでは柔細胞性の髄がある．柔細胞内にはでんぷん粒を含み，またしばしばシュウ酸カルシウムの単晶を含む．皮去りカンゾウでは周皮及び師部の一部を欠いている．

（7） シャゼンシ　長さ2〜2.5 mm，幅0.7〜1 mm，厚さ0.3〜0.5 mmの偏だ円体で，つやのある褐色〜黄褐色を呈する．ルーペ視するとき，ほぼ平滑で背面は球状に隆起するが，腹面はややくぼんでいる．珠孔及び縫線は認められない．味はわずかに苦く，粘液性である．

横切片を鏡検するとき，種皮は粘液を含む表皮，栄養層及びほぼ等径性の細胞からなる色素層の3層からなり，その内部には種皮より厚い内乳が2枚の子葉を包んでいる．

また，「シャゼンシ」の確認試験を準用する．

乾燥減量　13 %以下．

灰　　分　5 %以下．

【414】 K 207

成分及び分量 又 は 本 質	日本薬局方　ト ウ キ	3.0 g
	〃　　　チョウトウコウ	3.0 g
	〃　　　セ ン キ ュ ウ	3.0 g
	〃　　　ビャクジュツ	4.0 g
	〃　　　ブ ク リ ョ ウ	4.0 g
	〃　　　サ イ コ	2.0 g
	〃　　　カ ン ゾ ウ	1.5 g
	〃　　　シ ャ ク ヤ ク	4.0 g
	〃　　　オ ウ レ ン	0.3 g
	全　　　量	24.8 g
製 造 方 法	以上の切断又は破砕した生薬をとり，1包として製する。	
用 法 及 び 用 量	本品1包に水約500 mLを加えて，半量ぐらいまで煎じつめ，煎じかすを除き，煎液を3回に分けて食間に服用する。上記は大人の1日量である。 15才未満7才以上　大人の⅔，　7才未満4才以上　大人の½，　4才未満2才以上　大人の⅓，　2才未満　大人の¼以下を服用する。	
効 能 又 は 効 果	体力中等度以上をめやすとして，神経のたかぶりが強く，怒りやすい，イライラなどがあるものの次の諸症：神経症，不眠症，小児夜泣き，小児疳症（神経過敏），歯ぎしり，更年期障害，血の道症	
貯 蔵 方 法 及 び 有 効 期 間	密閉容器	
規格及び試験方法	別記のとおり。	
備　　　考	抑肝散料加芍薬黄連	

規 格 及 び 試 験 方 法

性　　状　本品は特異なにおいがある。

確認試験　本品1包を白紙上に広げ，各生薬を外観的に選別し，それぞれの生薬につき，次の試験を行う。

（1）　**トウキ**　外面は暗褐色〜赤褐色で，縦じわがあり，切断面は淡黄色〜黄褐色を呈する。特異なにおいがあり，味はわずかに甘く，後にやや辛い。

　横切片を鏡検するとき，コルク層は4〜10層からなり，その内側に数層の厚角組織が続いている。皮部には分泌細胞に囲まれた多数の樹脂道並びにしばしば大きなすき間がある。形成層は長方形に偏圧された数層の細胞からなり，明らかに皮部と木部を区別する。木部では多数の道管と放射組織とが交互に放射状に配列し，その外方の道管は単独または数個集まってやや密に配列してくさび状をなすが，中心部付近の道管は極めてまばらに存在する。でんぷん粒は径19 μm以下，まれに2〜5個の複粒があり，複粒の径は25 μmに達し，しばしばのり化している。

（2）　**チョウトウコウ**　かぎ状のとげ又はとげが対生又は単生する短い茎からなる。とげは長さ1〜4 cmで，湾曲して先端はとがり，外面は赤褐色〜暗褐色，又は黄褐色を呈し，毛を付けるものもある。横切面は長だ円形〜だ円形で，淡褐色を呈する。茎は細長い方柱形〜円柱形で，径2〜5 mm，外面は赤褐色〜暗褐色，又は黄褐色を呈し，横切面は方形で，髄は淡褐色で方形〜だ円形を呈するか又は空洞化している。質は堅い。ほとんどににおいがなく，味はほとんどない。

とげの横切面を鏡検するとき，表皮のクチクラは平滑又は歯牙上の細かい凹凸があり，師部に外接する繊維はほぼ環状に配列し，皮部の柔細胞中にはシュウ酸カルシウムの砂晶を認める。

また，「チョウトウコウ」の確認試験を準用する。

（3）　センキュウ　外面は灰褐色〜暗褐色で，切断面は灰白色〜灰褐色，半透明で，ときにはうつろがある。質は密で堅い。特異なにおいがあり，味はわずかに苦い。

横切片を鏡検するとき，皮部及び髄には油道が散在する。木部には厚膜で木化した木部繊維が大小不同の群をなして存在する。でんぷん粒は，通例，のり化していて，まれに径5〜25μmのでんぷん粒を認めることがある。シュウ酸カルシウム結晶は認めない。

（4）　ビャクジュツ　外面は淡灰黄色〜淡黄白色で，ところどころ灰褐色を呈し，横切面には淡黄褐色〜褐色の分泌物による細点がある。特異なにおいがあり，味はわずかに苦い。

横切片を鏡検するとき，皮部の柔組織中にはしばしば師管の外側に接して繊維束があり，放射組織の末端部には淡褐色〜褐色の内容物を含む油室がある。木部には大きい髄を囲んで放射状に配列した短径の道管とそれを囲む著しい繊維束がある。髄及び放射組織中には皮部と同様な油室があり，柔組織中にはイヌリンの小球晶及びシュウ酸カルシウムの針晶を含む。

また，「ビャクジュツ」の確認試験を準用する。

（5）　ブクリョウ　白色又はわずかに淡赤色を帯びた白色で質は堅いが砕きやすい。味はないがやや粘液ようである。

また，「ブクリョウ」の確認試験を準用する。

（6）　サイコ　外面は灰褐色〜褐色で，深いしわがあるものがあり，横断面では，皮部は褐色，木部は淡褐色を呈する。特異なにおいがあり，味はわずかに苦い。

横切片を鏡検するとき，皮部にはしばしば接線方向に長い裂け目があり，皮部の厚さは半径の1/3〜1/2で，径15〜35μmの胞間性離生油道がやや多数散在し，木部には道管が放射状若しくはほぼ階段状に配列し，ところどころに繊維群があり，根頭部の髄には皮部と同様の油道がある。柔細胞中にはでんぷん粒を満たし，また油滴を認める。

また，「サイコ」の確認試験を準用する。

（7）　カンゾウ　外面（周皮）は暗褐色〜赤褐色で縦じわがあり，切断面は淡黄色で繊維質を呈する。横断面では，皮部と木部の境界はほぼ明らかで，放射状の構造を現す。味は甘い。

横切片を鏡検するとき，皮付きカンゾウでは黄褐色の多層のコルク層とその内層に1〜3細胞層のコルク皮層がある。皮部には放射組織が退廃師部と交互に放射状に配列し，師部には結晶細胞列で囲まれた厚膜で木化不十分な師部繊維群がある。木部には3〜10細胞列の放射組織が黄色で巨大な道管と交互に放射状に配列し，道管は結晶細胞列で囲まれた木部繊維及び木部柔細胞を伴い，ストロンに基づくものでは柔細胞性の髄がある。柔細胞内にはでんぷん粒を含み，またしばしばシュウ酸カルシウムの単晶を含む。皮去りカンゾウでは周皮及び師部の一部を欠いている。

（8）　シャクヤク　外面は褐色〜淡灰褐色を呈し，横断面はち密で淡灰褐色を呈し，木部には淡褐色の放射状の線がある。わずかに特異なにおいがあり，味は初めわずかに甘く，後に渋くてわずかに苦い。

また，「シャクヤク」の確認試験を準用する。

（9）　オウレン　根茎の径は2〜7mmで，外面は灰黄褐色〜褐色を呈し，輪節及び多数の根の基部を認め，横断面はやや繊維性で，コルク層は淡灰褐色，皮部は黄褐色，木部は黄色，髄は黄褐色である。味は極めて苦く，残留性で，だ液を黄色に染める。

横切片を鏡検するとき，コルク層は薄膜のコルク細胞からなり，皮部柔組織中にはコルク層に近い部位に石細胞群，形成層に近い部位に黄色の師部繊維の認められるものが多い。木部は主として道管，

仮道管，木部繊維からなり，放射組織は明らかで，髄は大きく，髄中には石細胞あるいは厚膜木化した細胞を伴った石細胞を認めることがある。柔細胞には細かいでんぷん粒を含むが，結晶を含まない。

また，「オウレン」の確認試験を準用する。

乾燥減量 13％以下。

灰　分 5％以下。

【415】 K 208

成分及び分量又は本質	日本薬局方	ト　ウ　キ	4.0 g
	〃	ビャクジュツ	2.0 g
	〃	センキュウ	4.0 g
	〃	カンゾウ	2.0 g
	〃	シャクヤク	4.0 g
	〃	ジ　オ　ウ	4.0 g
	〃	ブクリョウ	4.0 g
	〃	ケ　イ　ヒ	3.0 g
		全　　量	27.0 g
製　造　方　法	以上の切断又は破砕した生薬をとり，1包として製する。		
用法及び用量	本品1包に水約500 mLを加えて，半量ぐらいまで煎じつめ，煎じかすを除き，煎液を3回に分けて食間に服用する。上記は大人の1日量である。 15才未満7才以上　大人の⅔，7才未満4才以上　大人の½，4才未満2才以上大人の⅓，2才未満　大人の¼以下を服用する。		
効　能　又　は　効　果	体力中等度又はやや虚弱で，ときにのぼせ，ふらつきがあるものの次の諸症：更年期障害，立ちくらみ，めまい，動悸，息切れ，貧血		
貯蔵方法及び有　効　期　間	密閉容器		
規格及び試験方法	別記のとおり。		
備　　　　　考	連珠飲		

規 格 及 び 試 験 方 法

性　　状　本品は特異なにおいがある。

確認試験　本品1包を白紙上に広げ，各生薬を外観的に選別し，それぞれの生薬につき，次の試験を行う。

（1）　**トウキ**　外面は暗褐色～赤褐色で，縦じわがあり，切断面は淡黄色～黄褐色を呈する。特異なにおいがあり，味はわずかに甘く，後にやや辛い。

　横切片を鏡検するとき，コルク層は4～10層からなり，その内側に数層の厚角組織が続いている。皮部には分泌細胞に囲まれた多数の樹脂道並びにしばしば大きなすき間がある。形成層は長方形に偏圧された数層の細胞からなり，明らかに皮部と木部を区別する。木部では多数の道管と放射組織とが交互に放射状に配列し，その外方の道管は単独または数個集まってやや密に配列してくさび状をなすが，中心部付近の道管は極めてまばらに存在する。でんぷん粒は径19 μm以下，まれに2～5個の複粒があり，複粒の径は25 μmに達し，しばしばのり化している。

（2）　**ビャクジュツ**　外面は淡灰黄色～淡黄白色で，ところどころ灰褐色を呈し，横切面には淡黄褐色～褐色の分泌物による細点がある。特異なにおいがあり，味はわずかに苦い。

　横切片を鏡検するとき，皮部の柔組織中にはしばしば師管の外側に接して繊維束があり，放射組織の末端部には淡褐色～褐色の内容物を含む油室がある。木部には大きい髄を囲んで放射状に配列した短径の道管とそれを囲む著しい繊維束がある。髄及び放射組織中には皮部と同様な油室があり，柔組織中にはイヌリンの小球晶及びシュウ酸カルシウムの針晶を含む。

また，「ビャクジュツ」の確認試験を準用する。

（3）　センキュウ　外面は灰褐色～暗褐色で，切断面は灰白色～灰褐色，半透明で，ときにはうつろがある。質は密で堅い。特異なにおいがあり，味はわずかに苦い。

横切片を鏡検するとき，皮部及び髄には油道が散在する。木部には厚膜で木化した木部繊維が大小不同の群をなして存在する。でんぷん粒は，通例，のり化していて，まれに径5～25μmのでんぷん粒を認めることがある。シュウ酸カルシウム結晶は認めない。

（4）　カンゾウ　外面（周皮）は暗褐色～赤褐色で縦じわがあり，切断面は淡黄色で繊維質を呈する。横断面では，皮部と木部の境界はほぼ明らかで，放射状の構造を現す。味は甘い。

横切片を鏡検するとき，皮付きカンゾウでは黄褐色の多層のコルク層とその内層に1～3細胞層のコルク皮層がある。皮部には放射組織が退廃師部と交互に放射状に配列し，師部には結晶細胞列で囲まれた厚膜で木化不十分な師部繊維群がある。木部には3～10細胞列の放射組織が黄色で巨大な道管と交互に放射状に配列し，道管は結晶細胞列で囲まれた木部繊維及び木部柔細胞を伴い，ストロンに基づくものでは柔細胞性の髄がある。柔細胞内にはでんぷん粒を含み，またしばしばシュウ酸カルシウムの単晶を含む。皮去りカンゾウでは周皮及び師部の一部を欠いている。

（5）　シャクヤク　外面は褐色～淡灰褐色を呈し，横断面はち密で淡灰褐色を呈し，木部には淡褐色の放射状の線がある。わずかに特異なにおいがあり，味は初めわずかに甘く，後に渋くてわずかに苦い。

また，「シャクヤク」の確認試験を準用する。

（6）　ジオウ　外面は黄褐色～黒褐色を呈し，深い縦みぞ及びくびれがある。質は柔らかく粘性である。横断面は黄褐色～黒褐色で，皮部は木部より色が濃く，ほとんど髄を認めない。特異なにおいがあり，味は初めわずかに甘く，後にやや苦い。

横切片を鏡検するとき，コルク層は7～15層で，皮部はすべて柔細胞からなり，外皮部に褐色の分泌物を含む細胞が散在する。木部はほとんど柔細胞で満たされ，放射状に並ぶ道管は側孔のある網紋があり，弱い木化反応を呈する。

（7）　ブクリョウ　白色又はわずかに淡赤色を帯びた白色で質は堅いが砕きやすい。味はないがやや粘液ようである。

また，「ブクリョウ」の確認試験を準用する。

（8）　ケイヒ　外面は暗赤褐色を呈し，内面は赤褐色を呈し，平滑である。横断面は赤褐色を呈し淡褐色の薄層が見られる。特異なにおいがあり，味は甘く，辛く，後にやや粘液性で，わずかに収れん性である。

横切片を鏡検するとき，一次皮部と二次皮部はほとんど連続した石細胞環で区分され，環の外辺にはほぼ円形に結集した繊維束を伴い，環の各石細胞の膜はしばしばU字型に肥厚する。二次皮部中には石細胞を認めず，まばらに少数の厚膜繊維を認める。柔組織中には油細胞，粘液細胞及び微細なシュウ酸カルシウムの針晶を含む細胞があり，柔細胞中にはでんぷん粒を含む。

乾燥減量　14％以下。

灰　　分　6％以下。

【416】 K 209

成分及び分量 又 は 本 質	日本薬局方	ハ ン ゲ	5.0 g
	〃	サ イ コ	3.0 g
	局外生規	ド ベ ッ コ ウ	3.0 g
	日本薬局方	キ キ ョ ウ	3.0 g
	〃	ビ ン ロ ウ ジ	3.0 g
	〃	ニ ン ジ ン	2.0 g
	〃	シ ョ ウ キ ョ ウ	1.0 g
	〃	キ ジ ツ	1.0 g
	〃	ゴ シ ュ ユ	1.0 g
		全 量	22.0 g
製 造 方 法	以上の切断又は破砕した生薬をとり，1包として製する。		
用 法 及 び 用 量	本品1包に水約500 mLを加えて，半量ぐらいまで煎じつめ，煎じかすを除き，煎液を3回に分けて食間に服用する。上記は大人の1日量である。 15才未満7才以上　大人の⅔，7才未満4才以上　大人の½，4才未満2才以上　大人の⅓，2才未満　大人の¼以下を服用する。		
効 能 又 は 効 果	体力中等度で，みぞおちに抵抗感があって，肩がこり，足が冷えるものの次の諸症：慢性胃炎，胃痛，食欲不振		
貯 蔵 方 法 及 び 有 効 期 間	密閉容器		
規格及び試験方法	別記のとおり。		
備 考	延年半夏湯		

規 格 及 び 試 験 方 法

性　　状　本品は特異なにおいがある。

確認試験　本品1包を白紙上に広げ，各生薬を外観的に選別し，それぞれの生薬につき，次の試験を行う。

（1）　**ハンゲ**　外面は白色～灰白黄色，上部には茎の跡がくぼみとなり，その周辺には根の跡がくぼんだ細点となっている。横断面は白色，粉性である。味は初めなく，やや粘液性で，後に強いえぐ味を残す。

　横切片を鏡検するとき，主としてでんぷん粒を充満した柔組織からなり，わずかにシュウ酸カルシウムの束晶を含んだ粘液細胞がその間に認められる。でんぷん粒は主として2～3個の複粒で，通例，径10～15 µm，単粒は通例径3～7 µmである。束晶は長さ25～150 µmである。

（2）　**サイコ**　外面は灰褐色～褐色で，深いしわがあるものがあり，横断面では，皮部は褐色，木部は淡褐色を呈する。特異なにおいがあり，味はわずかに苦い。

　横切片を鏡検するとき，皮部にはしばしば接線方向に長い裂け目があり，皮部の厚さは半径の⅓～½で，径15～35 µmの胞間性離生油道がやや多数散在し，木部には道管が放射状若しくはほぼ階段状に配列し，ところどころに繊維群があり，根頭部の髄には皮部と同様の油道がある。柔細胞中にはでんぷん粒を満たし，また油滴を認める。

　また，「サイコ」の確認試験を準用する。

（3）　**ドベッコウ**　不整皿状に湾曲した広だ円形～卵円形で，長さ10～20 cm，幅7～15 cm，厚さ1.5～3 mm，外面は黒褐色～黒緑色で，中央部はわずかに骨節が隆起し，両側に肋骨ようの線紋と細かいしわがある。内面は類白色で中央に隆起した脊椎骨があり，肋骨は8対で，左右に突出する。角質で堅く，折りやすい。特異なにおいがあり，味はほとんどない。

（4）　**キキョウ**　外面は皮付きは灰褐色，皮去りは白色～淡褐色を呈し，繊維性ではない。横切面をルーペ視するとき，皮部は木部よりやや薄く，ほとんど白色で，ところどころにすき間があり，形成層の付近はしばしば褐色を帯びる。皮部の厚さは木部の径よりやや薄く，ほとんど白色で，ところどころすき間があり，木部は白色～淡褐色を呈し，その組織は皮部よりもやや密である。味は初めなく，後にえぐくて苦い。

　　また，「キキョウ」の確認試験を準用する。

（5）　**ビンロウジ**　灰褐色の種皮が白色の胚乳中に入り込んで大理石ようの模様を呈する。味は渋くてわずかに苦い。

　　また，「ビンロウジ」の確認試験を準用する。

（6）　**ニンジン**　外面は淡黄褐色～淡灰褐色を呈し，縦じわがあり，横断面は淡黄褐色を呈し，形成層の付近は褐色を呈する。特異なにおいがあり，味は初めわずかに甘く，後にやや苦い。

　　また，「ニンジン」の確認試験を準用する。

（7）　**ショウキョウ**　淡灰黄色の周皮をつけたままか，又はその一部をはぎとってあり，表面は灰白色～淡灰褐色で，しばしば白粉を付けている。横断面は線維性，粉性で，淡帯黄褐色を呈し，皮層と中心柱とに分かれる。横断面をルーペ視するとき，その全面に維管束及び分泌物が褐色の細点として散在している。特異なにおいがあり，味は極めて辛い。

（8）　**キジツ**　外面は濃緑褐色～褐色で，つやがなく，油室による多数のくぼんだ小点がある。切断面は淡灰褐色を呈し，内果皮を付ける部分は褐色を呈する。特異なにおいがあり，味は苦い。

　　また，「キジツ」の確認試験を準用する。

（9）　**ゴシュユ**　偏球形又は球形を呈し，外面は暗褐色～灰褐色，多くの油室がくぼんだ小点として認められ，その中心には花柱の残基があるが，しばしばこれは脱落している。花柄は長さ2～5 mmで，灰緑色の毛を密生している。果皮は，通例，開裂し，子房は5室に分かれ，各室中には倒卵球形又は球形の褐色～黒褐色又は帯青黒色のつやのある種子が存在する。特異なにおいがあり，味は辛く，後に残留性の苦味がある。

　　また，「ゴシュユ」の確認試験を準用する。

乾燥減量　14 %以下。

灰　　分　20 %以下。

【417】 K 210

成分及び分量又は本質	日本薬局方	オウレン	2.0 g
	〃	オウゴン	2.0 g
	〃	オウバク	2.0 g
	〃	サンシシ	2.0 g
	〃	サイコ	2.0 g
	〃	インチンコウ	2.0 g
	〃	リュウタン	2.0 g
	〃	モクツウ	2.0 g
	〃	カッセキ	3.0 g
	〃	ショウマ	1.5 g
	〃	カンゾウ	1.5 g
	局外生規	トウシンソウ	1.5 g
	日本薬局方	ダイオウ	1.5 g
		全　量	25.0 g
製造方法	以上の切断又は破砕した生薬をとり，1包として製する。		
用法及び用量	本品1包に水約500 mLを加えて，半量ぐらいまで煎じつめ，煎じかすを除き，煎液を3回に分けて食間に服用する。上記は大人の1日量である。15才未満7才以上　大人の⅔，7才未満4才以上　大人の½，4才未満2才以上大人の⅓，2才未満　大人の¼以下を服用する。		
効能又は効果	比較的体力があり，血色がよいものの次の諸症：小便がしぶって出にくいもの，痔疾（いぼ痔，痔痛，痔出血）		
貯蔵方法及び有効期間	密閉容器		
規格及び試験方法	別記のとおり。		
備考	加味解毒湯		

規格及び試験方法

性　状　本品は特異なにおいがある。

確認試験　本品1包を白紙上に広げ，各生薬を外観的に選別し，それぞれの生薬につき，次の試験を行う。

（1）**オウレン**　根茎の径は2〜7 mmで，外面は灰黄褐色〜褐色を呈し，輪節及び多数の根の基部を認め，横断面はやや繊維性で，コルク層は淡灰褐色，皮部は黄褐色，木部は黄色，髄は黄褐色である。味は極めて苦く，残留性で，だ液を黄色に染める。

横切片を鏡検するとき，コルク層は薄膜のコルク細胞からなり，皮部柔組織中にはコルク層に近い部位に石細胞群，形成層に近い部位に黄色の師部繊維の認められるものが多い。木部は主として道管，仮道管，木部繊維からなり，放射組織は明らかで，髄は大きく，髄中には石細胞あるいは厚膜木化した細胞を伴った石細胞を認めることがある。柔細胞には細かいでんぷん粒を含むが，結晶を含まない。

また，「オウレン」の確認試験を準用する。

（2）**オウゴン**　外面は黄褐色〜暗褐色を呈し，切断面は黄色〜帯褐黄色を呈し，縦に繊維性のすじが見られる。味はわずかに苦い。

また，「オウゴン」の確認試験を準用する。

（3）　**オウバク**　外面は灰黄褐色～灰褐色で，内面は黄色～暗黄褐色で，細かい縦線がある。横断面は鮮黄色でやや繊維性である。横切面をルーペ視するとき，皮部外層は黄色で薄く，石細胞が黄褐色の点状に分布する。皮部内層は厚く，一次放射組織は外方に向かうにしたがい幅が広がり，それらの一次放射組織の間に，多くの二次放射組織が集まってほぼ三角形の師部を形成し，この組織に褐色を呈する師部繊維束が層積して接線方向に並び，放射組織と交錯して格子状を呈する。味は極めて苦く，粘液性で，だ液を黄色に染める。

また，「オウバク」の確認試験を準用する。

（4）　**サンシシ**　果皮は薄く砕きやすく，その外面は赤褐色，黄褐色を呈し，内面は黄褐色を呈し，平らでつやがある。果実の内部は2室に分かれ，黄赤色～暗赤色の果肉中に黒褐色又は黄赤色で長径約5mmの偏平な種子の団塊を含む。質は軽い。特異なにおいがあり，味は苦い。

また，「サンシシ」の確認試験を準用する。

（5）　**サイコ**　外面は灰褐色～褐色で，深いしわがあるものがあり，横断面では，皮部は褐色，木部は淡褐色を呈する。特異なにおいがあり，味はわずかに苦い。

横切片を鏡検するとき，皮部にはしばしば接線方向に長い裂け目があり，皮部の厚さは半径の1/3～1/2で，径15～35μmの胞間性離生油道がやや多数散在し，木部には道管が放射状若しくはほぼ階段状に配列し，ところどころに繊維群があり，根頭部の髄には皮部と同様の油道がある。柔細胞中にはでんぷん粒を満たし，また油滴を認める。

また，「サイコ」の確認試験を準用する。

（6）　**インチンコウ**　卵形～球形の長さ1.5～2mm，径約2mmの頭花を主とし，糸状の葉と花序軸からなる。頭花の外面は淡緑色～淡黄褐色，葉の外面は緑色～緑褐色，花序軸の外面は緑褐色～暗褐色を呈する。頭花をルーペ視するとき，膜質の総ほう片及び筒花又はそう果が見られる。特異な弱いにおいがあり，味はやや辛く，わずかに麻ひ性である。

また，「インチンコウ」の確認試験を準用する。

（7）　**リュウタン**　根の径は約3mm，外面は灰黄褐色で，あらい縦じわあり，切断面は黄褐色を呈する。味は極めて苦く，残留性である。

根の横切片を鏡検するとき，幼弱な根では表皮，外皮及び数層の一次皮部を残すが，通例，その最外層は数個の娘細胞に分割した特異な細胞からなる内皮で，しばしばこれに内接して1～2層の厚角組織がある。二次皮部はところどころに裂け目があり，不規則に師管を分布し，木部には道管がやや放射状に配列し，木部内師管があり，根茎部には大きい髄があり，髄には師管を認めることがる。柔細胞内にはシュウ酸カルシウムの針晶，板晶又は砂晶あるいは油滴を含み，でんぷん粒は，通例，認めない。

また，「リュウタン」の確認試験を準用する。

（8）　**モクツウ**　外側のコルク層は灰褐色で，円形または横に長いだ円形の皮目がある。皮部は暗灰褐色を呈し，木部は淡褐色で，灰白色の放射組織と交互に配列する。髄は淡灰黄色で，明らかである。味はわずかにえぐい。

横切片を鏡検するとき，師部の外辺を囲む弧状の輪層は主として結晶細胞列をなす繊維束と石細胞群とからなり，皮部の放射組織は単晶を含む厚膜細胞からなる。形成層は明らかで，束外では著しく内方に湾入している。髄周辺の細胞は，はなはだ厚膜で，しばしば単晶を含んでいる。でんぷん粒の大きさは8μm以下である。

また，「モクツウ」の確認試験を準用する。

（9）　**カッセキ**　白色～淡紅色の粉末性の結晶塊で，砕くと容易に微細な粉末となる。なめらかな感

触があり，皮膚につきやすい．におい及び味がほとんどなく，かめば細かい砂をかむような感じがある．

また，「カッセキ」の確認試験を準用する．

(10)　ショウマ　外面は暗褐色を呈し，切断面では木部は淡褐色～灰褐色繊維性で，網目状を呈する．質は軽い．味は苦くてわずかに渋い．

(11)　カンゾウ　外面(周皮)は暗褐色～赤褐色で縦じわがあり，切断面は淡黄色で繊維質を呈する．横断面では，皮部と木部の境界はほぼ明らかで，放射状の構造を現す．味は甘い．

横切片を鏡検するとき，皮付きカンゾウでは黄褐色の多層のコルク層とその内層に1～3細胞層のコルク皮層がある．皮部には放射組織が退廃師部と交互に放射状に配列し，師部には結晶細胞列で囲まれた厚膜で木化不十分な師部繊維群がある．木部には3～10細胞列の放射組織が黄色で巨大な道管と交互に放射状に配列し，道管は結晶細胞列で囲まれた木部繊維及び木部柔細胞を伴い，ストロンに基づくものでは柔細胞性の髄がある．柔細胞内にはでんぷん粒を含み，またしばしばシュウ酸カルシウムの単晶を含む．皮去りカンゾウでは周皮及び師部の一部を欠いている．

(12)　トウシンソウ　細い円柱形を呈し，径1～3 mmである．外面は白色～黄白色で縦溝があり，柔らかく，引っ張ると容易に切れる．断面は白色～黄白色で，海綿状を呈する．におい及び味はほとんどない．横切片を検鏡するとき，4～8方向に突出した星形状の柔細胞からなり，それらが連結して網状構造となる．細胞の接合部分では細胞壁が数珠状に肥厚する．

また，局外生規「トウシンソウ」の確認試験を準用する．

(13)　ダイオウ　暗褐色～黄褐色～淡褐色を呈し，ルーペ視すると入り組んだ不規則な模様がある．質はおおむね粗で繊維性ではない．特異なにおいがあり，味はわずかに渋くて苦い．かめば細かい砂をかむような感じがあり，だ液を黄色に染める．

また，「ダイオウ」の確認試験を準用する．

乾燥減量　12 %以下．

灰　　分　20 %以下．

【418】 K 211

成分及び分量又は本質	日本薬局方	ビャクジュツ	4.0 g
	〃	チ ン ピ	3.0 g
	〃	ショウキョウ	0.5 g
	別 紙 規 格	シ ン キ ク	2.0 g
	日本薬局方	サ ン ザ シ	2.0 g
	〃	コ ウ ボ ク	3.0 g
	〃	カ ン ゾ ウ	1.0 g
	〃	タ イ ソ ウ	2.0 g
	別 紙 規 格	麦 芽	2.0 g
		全 量	19.5 g
製 造 方 法	以上の切断又は破砕した生薬をとり,1包として製する。		
用 法 及 び 用 量	本品1包に水約500 mLを加えて,半量ぐらいまで煎じつめ,煎じかすを除き,煎液を3回に分けて食間に服用する。上記は大人の1日量である。15才未満7才以上 大人の2/3,7才未満4才以上 大人の1/2,4才未満2才以上 大人の1/3,2才未満 大人の1/4以下を服用する。		
効 能 又 は 効 果	体力中等度で,胃がもたれて食欲がなく,ときに胸やけがあるものの次の諸症:急・慢性胃炎,食欲不振,消化不良,胃腸虚弱,腹部膨満感		
貯 蔵 方 法 及 び有 効 期 間	密閉容器		
規格及び試験方法	別記のとおり。		
備 考	加味平胃散料		

規 格 及 び 試 験 方 法

性　状　本品は特異なにおいがある。

確認試験　本品1包を白紙上に広げ,各生薬を外観的に選別し,それぞれの生薬につき,次の試験を行う。

（1）　ビャクジュツ　外面は淡灰黄色～淡黄白色で,ところどころ灰褐色を呈し,横切面には淡黄褐色～褐色の分泌物による細点がある。特異なにおいがあり,味はわずかに苦い。

　横切片を鏡検するとき,皮部の柔組織中にはしばしば師管の外側に接して繊維束があり,放射組織の末端部には淡褐色～褐色の内容物を含む油室がある。木部には大きい髄を囲んで放射状に配列した短径の道管とそれを囲む著しい繊維束がある。髄及び放射組織中には皮部と同様な油室があり,柔組織中にはイヌリンの小球晶及びシュウ酸カルシウムの針晶を含む。

　また,「ビャクジュツ」の確認試験を準用する。

（2）　チンピ　外面は黄赤色～暗黄褐色で,油室による多数の小さいくぼみがあり,内面は白色～淡灰黄褐色である。厚さ約2 mmで,質は軽くてもろい。芳香があり,味は苦くて,わずかに刺激性である。

　また,「チンピ」の確認試験を準用する。

（3）　ショウキョウ　淡灰黄色の周皮をつけたままか,又はその一部をはぎとってあり,表面は灰白色～淡灰褐色で,しばしば白粉を付けている。横断面は繊維性,粉性で,淡帯黄褐色を呈し,皮層と

中心柱とに分かれる。横断面をルーペ視するとき，その全面に維管束及び分泌物が褐色の細点として散在している。特異なにおいがあり，味は極めて辛い。

（4）　**シンキク**　灰黄色～褐色の不整の塊片もしくはブロック状の塊状である。表面は粗く，平滑でなく，ところどころに暗赤色の粒が認められる。わずかに発酵臭があり，味はわずかに甘い。

（5）　**サンザシ**　ほぼ球形で，径8～14 mmである。外面は黄褐色～灰褐色を呈し，細かい網目状のしわがあり，一端には径4～6 mmのくぼみがあって，その周辺にはしばしばがくの基部が残存し，他端には短い果柄又はその残基がある。真果は通例5室でしばしば5個に分裂する。この分果の長さは5～8 mm，淡褐色を呈し，通例，各々1個の種子を含む。ほとんどにおいがなく，わずかに酸味がある。

　中央部の横切片を鏡検するとき，最外層は比較的厚いクチクラ層で被われた表皮からなる。クチクラは表皮細胞の側壁まで入り込み楔状を呈する。表皮細胞及びその直下の2～3層の柔細胞中には黄褐色～赤褐色の内容物が認められる。その内側は柔組織からなり，維管束が散在し，単独又は2～数個集まった石細胞が多数出現する。シュウ酸カルシウムの集晶及び単晶が認められる。真果の果皮は主として厚壁細胞よりなる。種子は種皮で被われ，その内側に外胚乳，内胚乳，子葉を認める。真果の果皮の厚壁細胞中及び種皮の細胞中にシュウ酸カルシウム単晶が認められる。

　また，「サンザシ」の確認試験を準用する。

（6）　**コウボク**　外面は灰白色～灰褐色を呈し，内面は淡褐色～褐色，切断面は淡赤褐色を呈し，繊維性である。わずかに芳香があり，味は苦い。

　横切片を鏡検するとき，コルク層は厚く，ほぼ等径性の石細胞が環状に内接する。一次皮部は狭く，内しょう部には繊維群が点在し，二次皮部の放射組織間には師部繊維群が階段状に並ぶ。油細胞の多数は一次皮部に，少数は二次皮部に散在し，狭い放射組織内にも認められることがある。

　また，「コウボク」の確認試験を準用する。

（7）　**カンゾウ**　外面（周皮）は暗褐色～赤褐色で縦じわがあり，切断面は淡黄色で繊維質を呈する。横断面では，皮部と木部の境界はほぼ明らかで，放射状の構造を現す。味は甘い。

　横切片を鏡検するとき，皮付きカンゾウでは黄褐色の多層のコルク層とその内層に1～3細胞層のコルク皮層がある。皮部には放射組織が退廃師部と交互に放射状に配列し，師部には結晶細胞列で囲まれた厚膜で木化不十分な師部繊維群がある。木部には3～10細胞列の放射組織が黄色で巨大な道管と交互に放射状に配列し，道管は結晶細胞列で囲まれた木部繊維及び木部柔細胞を伴い，ストロンに基づくものでは柔細胞性の髄がある。柔細胞内にはでんぷん粒を含み，またしばしばシュウ酸カルシウムの単晶を含む。皮去りカンゾウでは周皮及び師部の一部を欠いている。

（8）　**タイソウ**　外面は赤褐色であらいしわがあるか，又は暗灰赤色で細かいしわがあり，いずれもつやがある。外果皮は薄く革質で，中果皮は暗灰褐色を呈し，海綿の様で柔らかく粘着性があり，内果皮は極めて堅く，種子は偏平である。わずかに特異なにおいがあり，味は甘い。

（9）　**麦芽**　紡錘形で，長さ5～10 mm，直径2～4 mmで，一端には芽があり，通例他の一端には根がある。外面は黄褐色～褐色を呈し，5本の隆起線がある。質は堅くもろい。折面は白色で粉質である。味はわずかに甘い。

乾燥減量　15 %以下。

灰　　分　5 %以下。

別紙規格　　　　　　　　　　**シンキクの規格及び試験方法**

　本品は通例白麹（又は小麦粉），赤小豆，杏仁，青蒿汁，蒼耳汁，野蓼汁を混合したものを圧縮して成型し，数日間発酵させた後，乾燥したものである。

性　　状　本品は灰黄色～褐色の不整の塊片もしくはブロック状の塊状である。表面は粗く，平滑でなく，ところどころに暗赤色の粒が認められる。本品はわずかに発酵臭があり，味はわずかに甘い。

確認試験　（1）　本品の粉末2.0gに水10mLを加え，水浴上で5分間加熱した後，ろ過する。ろ液にヨウ素試液1滴を加えるとき，液は赤紫色を呈する。

（2）　本品の粉末2.0gに水20mLを加え，水浴上で5分間加熱した後，ろ過する。ろ液4mLにフェーリング試液2mLを加え，水浴中で加熱するとき赤色の沈殿を生じる。

純度試験　（1）　重金属　本品1.0gをとり，重金属試験法，第3法により操作し，試験を行う。比較液には鉛標準液2.0mLを加える（20ppm）。

（2）　ヒ素　本品1.0gをとり，ヒ素試験法，第3法により検液を調製し，装置Bを用いる方法により操作し，試験を行う（2ppm以下）。

乾燥減量　15％以下（2g，105℃，6時間）。

灰　　分　7％以下。

酸不溶性灰分　2％以下。

エキス含量　希エタノールエキス　8％以上。

別紙規格　　　　　　　　　麦 芽 の 規 格 及 び 試 験 方 法

　　本品はオオムギ Hordeum vulgare Linne var.hexastichon Aschers（Gramineae）の発芽した頴果である。

性　　状　本品は紡錘形で，長さ5～10mm，直径2～4mmで，一端には芽があり，通例，他の一端には根がある。外面は黄褐色～褐色を呈し，5本の隆起線がある。質は堅くもろい。折面は白色で粉質である。本品は弱いにおいがあり，味はわずかに甘い。

確認試験　本品の粉末1.0gに水10mLを加え，5分間振り混ぜた後，ろ過し，ろ液2～3滴にフェーリング試液5mLを加え穏やかに3分間煮沸した後に静置するとき，赤色の沈殿を生じる。

乾燥減量　12％以下（2g，105℃，6時間）。

灰　　分　5％以下。

酸不溶性灰分　2％以下。

エキス含量　希エタノールエキス　13％以上。

【419】 K 212

成分及び分量 又 は 本 質	日本薬局方	ジャショウシ	10 g
	〃	ト ウ キ	10 g
	〃	イレイセン	10 g
	〃	ク ジ ン	10 g
		全 量	40 g
製 造 方 法	以上の切断又は破砕した生薬をとり，1包として製する。		
用 法 及 び 用 量	本品1包に水約1000 mLを加えて，700 mLぐらいまで煎じつめ，煎じかすを除き，煎液で患部を洗浄又は患部に温湿布する。		
効 能 又 は 効 果	ただれ，かゆみ，たむし		
貯蔵方法及び 有 効 期 間	密閉容器		
規格及び試験方法	別記のとおり。		
備 考	蛇床子湯		

規格及び試験方法

性　　状　本品は特異なにおいがある。

確認試験　本品1包を白紙上に広げ，各生薬を外観的に選別し，それぞれの生薬につき，次の試験を行う。

（1）**ジャショウシ**　だ円体の双懸果で，しばしば分離している。長さ2～3 mm，幅1～2 mm，外面は淡褐色～褐色を呈し，各分果には通例5本の翼状を呈する隆起線がある。分果の接合面はほぼ平らである。特異なにおいがあり，かめば特異な香気があり，後やや麻ひ性である。

　横切片を鏡検するとき，各隆起線間に1個の油道があり，分果が果柄に合着する面には通例2個の油道がある。隆起線はやや木化した柔細胞からなり，基部には維管束がある。隆起線の表皮細胞及び柔細胞にはシュウ酸カルシウムの単晶を含み，胚乳の柔細胞中には油滴及びアリューロン粒を含み，でんぷん粒が認められることがある。

　また，「ジャショウシ」の確認試験を準用する。

（2）**トウキ**　外面は暗褐色～赤褐色で，縦じわがあり，切断面は淡黄色～黄褐色を呈する。特異なにおいがあり，味はわずかに甘く，後にやや辛い。

　横切片を鏡検するとき，コルク層は4～10層からなり，その内側に数層の厚角組織が続いている。皮部には分泌細胞に囲まれた多数の樹脂道並びにしばしば大きなすき間がある。形成層は長方形に偏圧された数層の細胞からなり，明らかに皮部と木部を区別する。木部では多数の道管と放射組織とが交互に放射状に配列し，その外方の道管は単独または数個集まってやや密に配列してくさび状をなすが，中心部付近の道管は極めてまばらに存在する。でんぷん粒は径19 μm以下，まれに2～5個の複粒があり，複粒の径は25 μmに達し，しばしばのり化している。

（3）**イレイセン**　短い根茎と多数の細長い根からなる。根は長さ10～20 cm，径1～2 mm，外面は褐色～黒褐色を呈し，細かい縦じわがあり，折りやすく，皮層と中心柱は離れやすい。根の横断面は灰白色～淡黄褐色を呈し，中心柱は淡灰黄色～黄色，ルーペ視するとき，中心柱はほぼ円形で，木部の2～4箇所がわずかに湾入している。根茎は長さ2～4 cm，径5～20 mm，表面は淡灰褐色～灰

褐色で，皮部は脱落し繊維状を呈し，しばしば隆起した節があり，頂端に木質の茎の残基を付ける。弱いにおいがあり，味はほとんどない。

根の横切片を鏡検するとき，最外層は一層の表皮からなり，表皮下に一層の外皮がある。内皮により皮層と中心柱に区分される。皮層は柔組織からなる。木部の2〜4箇所がわずかに湾入し，その部分に支部があり，しばしば繊維を含む。柔組織中には単粒及び2〜8個の複粒のでんぷん粒を含む。

また，「イレイセン」の確認試験を準用する。

（4）　**クジン**　外面は暗褐色〜黄褐色で，切断面は黄白色〜淡灰褐色を呈し，繊維性である。味は極めて苦く，残留性である。

また，「クジン」の確認試験を準用する。

乾燥減量　13％以下。

灰　　分　10％以下。

【420】 K 213

成分及び分量 又は本質	日本薬局方	硫酸アルミニウムカリウム水和物	2.0 g
	〃	カ ン ゾ ウ	2.0 g
	〃	オ ウ レ ン	2.0 g
	〃	オ ウ バ ク	2.0 g
	〃	コ ウ カ	2.0 g
		全　　量	10.0 g
製 造 方 法	以上の切断又は破砕した生薬をとり，1包として製する。		
用 法 及 び 用 量	本品1包に水約300 mLを加えて，200 mLぐらいまで煎じつめ，煎じかすを除き，煎液で洗眼又は温湿布する。		
効 能 又 は 効 果	ものもらい，ただれ目，はやり目		
貯 蔵 方 法 及 び 有 効 期 間	密閉容器		
規格及び試験方法	別記のとおり。		
備　　　　考	蒸眼一方		

規 格 及 び 試 験 方 法

性　　状　本品は特異なにおいがある。

確認試験　本品1包を白紙上に広げ，各生薬を外観的に選別し，それぞれの生薬につき，次の試験を行う。

（1）　**硫酸アルミニウムカリウム水和物**　無色～白色の結晶又は粉末で，においはなく，味はやや甘く，強い収れん性がある。

　また，「硫酸アルミニウムカリウム水和物」の確認試験を準用する。

（2）　**カンゾウ**　外面(周皮)は暗褐色～赤褐色で縦じわがあり，切断面は淡黄色で繊維質を呈する。横断面では，皮部と木部の境界はほぼ明らかで，放射状の構造を現す。味は甘い。

　横切片を鏡検するとき，皮付きカンゾウでは黄褐色の多層のコルク層とその内層に1～3細胞層のコルク皮層がある。皮部には放射組織が退廃師部と交互に放射状に配列し，師部には結晶細胞列で囲まれた厚膜で木化不十分な師部繊維群がある。木部には3～10細胞列の放射組織が黄色で巨大な道管と交互に放射状に配列し，道管は結晶細胞列で囲まれた木部繊維及び木部柔細胞を伴い，ストロンに基づくものでは柔細胞性の髄がある。柔細胞内にはでんぷん粒を含み，またしばしばシュウ酸カルシウムの単晶を含む。皮去りカンゾウでは周皮及び師部の一部を欠いている。

（3）　**オウレン**　根茎の径は2～7 mmで，外面は灰黄褐色～褐色を呈し，輪節及び多数の根の基部を認め，横断面はやや繊維性で，コルク層は淡灰褐色，皮部は黄褐色，木部は黄色，髄は黄褐色である。味は極めて苦く，残留性で，だ液を黄色に染める。

　横切片を鏡検するとき，コルク層は薄膜のコルク細胞からなり，皮部柔組織中にはコルク層に近い部位に石細胞群，形成層に近い部位に黄色の師部繊維の認められるものが多い。木部は主として道管，仮道管，木部繊維からなり，放射組織は明らかで，髄は大きく，髄中には石細胞あるいは厚膜木化した細胞を伴った石細胞を認めることがある。柔細胞には細かいでんぷん粒を含むが，結晶を含まない。

　また，「オウレン」の確認試験を準用する。

（4）　**オウバク**　外面は灰黄褐色～灰褐色で，内面は黄色～暗黄褐色で，細かい縦線がある。横断面

は鮮黄色でやや繊維性である。横切面をルーペ視するとき，皮部外層は黄色で薄く，石細胞が黄褐色の点状に分布する。皮部内層は厚く，一次放射組織は外方に向かうにしたがい幅が広がり，それらの一次放射組織の間に，多くの二次放射組織が集まってほぼ三角形の師部を形成し，この組織に褐色を呈する師部繊維束が層積して接線方向に並び，放射組織と交錯して格子状を呈する。味は極めて苦く，粘液性で，だ液を黄色に染める。

また，「オウバク」の確認試験を準用する。

（5）　コウカ　赤色〜赤褐色の花冠，花柄，黄色の花柱及び雄しべからなり，全長は約1 cm，花冠は筒状で5裂し，雄しべは5本で，長い柱頭をもつ雌しべを囲んでいる。花粉はほぼ球形で，径約50 μm，黄色で表面に細かい突起がある。特異なにおいがあり，味はわずかに苦い。

また，「コウカ」の確認試験を準用する。

乾燥減量　20 ％以下。

灰　　分　13 ％以下

【421】 K 214

成分及び分量 又 は 本 質	局 外 生 規	ウ バ イ	2.0 g
	日本薬局方	サ ン シ ョ ウ	2.0 g
	〃	ビ ン ロ ウ ジ	2.0 g
	〃	キ ジ ツ	2.0 g
	〃	モ ッ コ ウ	2.0 g
	〃	シ ュ ク シ ャ	2.0 g
	〃	コ ウ ブ シ	2.0 g
	〃	ケ イ ヒ	2.0 g
	局 外 生 規	セ ン レ ン シ	2.0 g
	日本薬局方	コ ウ ボ ク	2.0 g
	〃	カ ン ゾ ウ	2.0 g
	〃	カ ン キ ョ ウ	2.0 g
		全　　量	24.0 g
製 造 方 法	以上の切断又は破砕した生薬をとり，1包として製する。		
用 法 及 び 用 量	本品1包に水約500 mL を加えて，半量ぐらいまで煎じつめ，煎じかすを除き，煎液を3回に分けて食間に服用する。上記は大人の1日量である。 15才未満7才以上　大人の⅔，　7才未満4才以上　大人の½，　4才未満2才以上　大人の⅓，　2才未満　大人の¼以下を服用する。		
効 能 又 は 効 果	回虫の駆除		
貯 蔵 方 法 及 び 有 効 期 間	密閉容器		
規 格 及 び 試 験 方 法	別記のとおり。		
備　　　　考	椒梅湯		

規 格 及 び 試 験 方 法

性　　状　本品は特異なにおいがある。

確認試験　本品1包を白紙上に広げ，各生薬を外観的に選別し，それぞれの生薬につき，次の試験を行う。

（1）**ウバイ**　果肉とこれに密着した内果皮，及び種子から成り果肉は黒色，外表面をつける部分はときに白色を帯びる。質は柔らかく粘性である。内果皮は淡褐色〜帯赤褐色でややつやがあり堅い。厚さは約2 mm である。種子は偏圧した左右不均等な卵形を呈し，一端は鋭くとがり，他の一端は丸みを帯びてここに合点がある。長さ約1 cm，幅約0.8 cm，厚さ約0.5 cm，種皮は暗赤褐色で，合点から先端部に向かう維管束の走行による浅い縦じわがある。胚乳は褐色を呈する。わずかに特異なにおいがあり，果肉部には強い酸味がある。

　　また，局外生規「ウバイ」の確認試験を準用する。

（2）**サンショウ**　偏球形のかく果の果皮で，開裂した径約5 mm の2心皮からなり，1果柄に，通例，2〜3個合着するが，しばしば，そのうちの1個は，い縮退化していることがある。外面は暗黄赤色〜暗赤褐色で，多数のくぼんだ小点があり，内面は淡黄白色である。特異な芳香があり，味は辛く舌を麻ひする。

　　横切片を鏡検するとき，外面表皮とこれに接する1細胞層中には赤褐色のタンニン質を含み，果皮

内部には径約500μmに達する油室があり，ところどころにらせん紋道管を主とする維管束が点在し，ない層は石細胞層からなり，内面表皮細胞は極めて小さい。

（3） ビンロウジ 灰褐色の種皮が白色の胚乳中に入り込んで大理石ようの模様を呈する。味は渋くてわずかに苦い。

また，「ビンロウジ」の確認試験を準用する。

（4） キジツ 外面は濃緑褐色～褐色で，つやがなく，油室による多数のくぼんだ小点がある。切断面は淡灰褐色を呈し，内果皮を付ける部分は褐色を呈する。特異なにおいがあり，味は苦い。

また，「キジツ」の確認試験を準用する。

（5） モッコウ 外面は黄褐色～灰褐色で，あらい縦じわがある。横断面は黄褐色～暗褐色で，ルーペ視するとき，環状暗色の形成層が認められ，木部組織と放射組織が放射状の模様を呈し，ところどころに大きな裂け目と褐色の油室が散在している。特異なにおいがあり，味は苦い。

（6） シュクシャ ほぼ球形またはだ円形を呈し，長さ1～1.5cm，径0.8～1cm，外面は灰褐色～暗褐色を呈し，石灰を散布して乾燥したものは白粉を付けている。種子塊は薄い膜で3室に分かれ，各室に10～20個の種子を含む。種子は多角形の粒状で，長さ3～5mm，径約3mm，表面には多数の細かい突起があり，質は堅い。種子を縫線に沿って縦断すると，断面は細長く，へそは深くくぼみ，合点はややくぼんでいる。種皮は暗褐色，外乳は白色で，淡黄色の内乳及び胚を包み，胚は細長い。かめば特異なにおいがあり，味は辛い。

（7） コウブシ 外面は灰褐色～灰黒褐色を呈し，不整な輪節があり，その部分に一方に向かって多数の毛がある。質は堅く，横断面は赤褐色～淡黄色を呈し，ろうようのつやを帯び，皮層部の厚さは中心柱の径とほぼ等しいか又はわずかに薄い。横断面をルーペ視するとき，外面は繊維束が褐色のはん点として輪状に並び，皮層部にはところどころに維管束が赤褐色のはん点として，また分泌細胞が黄褐色の微小なはん点として多数存在する。中心柱には多数の維管束が点又は線として散在する。わずかに特異なにおい及び味がある。

（8） ケイヒ 外面は暗赤褐色を呈し，内面は赤褐色を呈し，平滑である。横断面は赤褐色を呈し淡褐色の薄層が見られる。特異なにおいがあり，味は甘く，辛く，後にやや粘液性で，わずかに収れん性である。

横切片を鏡検するとき，一次皮部と二次皮部はほとんど連続した石細胞環で区分され，環の外辺にはほぼ円形に結集した繊維束を伴い，環の各石細胞の膜はしばしばU字型に肥厚する。二次皮部中には石細胞を認めず，まばらに少数の厚膜繊維を認める。柔組織中には油細胞，粘液細胞及び微細なシュウ酸カルシウムの針晶を含む細胞があり，柔細胞中にはでんぷん粒を含む。

（9） センレンシ ほぼ球形を呈し，径1～3cmである。一端は少しくぼみ，他端に雌しべの花柱の跡が小さな点として認められる。外面は淡黄緑色～褐色，又は淡黄色～赤褐色で光沢があり，少しくぼんでいるか，又はしわがある。濃褐色，黄褐色又は褐色の斑点がある。特異なにおいがあり，味は初め酸味があり，後に苦い。

また，局外生規「センレンシ」の確認試験を準用する。

（10） コウボク 外面は灰白色～灰褐色を呈し，内面は淡褐色～褐色，切断面は淡赤褐色を呈し，繊維性である。わずかに芳香があり，味は苦い。

横切片を鏡検するとき，コルク層は厚く，ほぼ等径性の石細胞が環状に内接する。一次皮部は狭く，内しょう部には繊維群が点在し，二次皮部の放射組織間には師部繊維群が階段状に並ぶ。油細胞の多数は一次皮部に，少数は二次皮部に散在し，狭い放射組織内にも認められることがある。

また，「コウボク」の確認試験を準用する。

（11） カンゾウ 外面（周皮）は暗褐色～赤褐色で縦じわがあり，切断面は淡黄色で繊維質を呈する。

横断面では，皮部と木部の境界はほぼ明らかで，放射状の構造を現す。味は甘い。

　横切片を鏡検するとき，皮付きカンゾウでは黄褐色の多層のコルク層とその内層に1～3細胞層のコルク皮層がある。皮部には放射組織が退廃師部と交互に放射状に配列し，師部には結晶細胞列で囲まれた厚膜で木化不十分な師部繊維群がある。木部には3～10細胞列の放射組織が黄色で巨大な道管と交互に放射状に配列し，道管は結晶細胞列で囲まれた木部繊維及び木部柔細胞を伴い，ストロンに基づくものでは柔細胞性の髄がある。柔細胞内にはでんぷん粒を含み，またしばしばシュウ酸カルシウムの単晶を含む。皮去りカンゾウでは周皮及び師部の一部を欠いている。

（12）　**カンキョウ**　偏圧した不規則な塊状でしばしば分枝する。分枝した各部はやや湾曲した卵形又は長卵形を呈し，長さ2～4 cm，径1～2 cmである。外面は灰黄色～灰黄褐色で，しわ及び輪節がある。折面は褐色～暗褐色で透明感があり角質である。横切面をルーペ視するとき皮層と中心柱は区分され，全面に維管束が散在する。特異なにおいがあり，味は極めて辛い。

　横切片を鏡検するとき，外側よりコルク層，皮層，内皮，中心柱が認められる。皮層と中心柱は一層の内皮によって区分される。皮層及び中心柱は柔組織からなり，繊維束で囲まれた維管束が散在する。柔組織中には黄色の油よう物質を含む油細胞が散在し，柔細胞中にはシュウ酸カルシウムの単晶が含まれ，でんぷんはのり化している。

　また，「カンキョウ」の確認試験を準用する。

乾燥減量　15 %以下。

灰　　分　6 %以下。

【422】 K 215

成分及び分量 又 は 本 質	局 外 生 規	ジンギョウ	3.0 g
	日本薬局方	キョウカツ	5.0 g
	〃	オ ウ ギ	3.0 g
	〃	ボ ウ フ ウ	2.0 g
	〃	ショウマ	1.5 g
	〃	カ ン ゾ ウ	1.5 g
	〃	マ オ ウ	1.5 g
	〃	サ イ コ	1.5 g
	局 外 生 規	コ ウ ホ ン	0.5 g
	日本薬局方	サ イ シ ン	0.5 g
	〃	コ ウ カ	0.5 g
		全　　　量	20.5 g

製 造 方 法	以上の切断又は破砕した生薬をとり，1包として製する。
用 法 及 び 用 量	本品1包に水約500 mLを加えて，半量ぐらいまで煎じつめ，煎じかすを除き，煎液を3回に分けて食間に服用する。上記は大人の1日量である。 15才未満7才以上　大人の⅔，　7才未満4才以上　大人の½，　4才未満2才以上大人の⅓，　2才未満　大人の¼以下を服用する。
効 能 又 は 効 果	体力中等度なものの次の症状：かゆみのある痔疾
貯 蔵 方 法 及 び 有 効 期 間	密閉容器
規格及び試験方法	別記のとおり。
備　　　　　考	秦艽羌活湯

規 格 及 び 試 験 方 法

性　状　本品は特異なにおいがある。

確認試験　本品1包を白紙上に広げ，各生薬を外観的に選別し，それぞれの生薬につき，次の試験を行う。

（1）　**ジンギョウ**　類円錐形を呈し，上部が太く，下部が細く，長さ6〜30 cm，径0.5〜4 cmである。根には縦じわがあり，多くはらせん状にねじれる。また，しばしば分枝することもあり，ときに内部が腐朽するものもある。外面は灰黄色〜暗褐色を呈し，根頭部にわずかに葉しょうが残るものもある。根の中央部から先端部に細根の跡がある。横切面において木部は円形を呈するか，又は周皮が発達するものでは分断されて幾つかの部分に分かれる。皮部は黄白色〜暗褐色，木部は黄白色〜黄褐色を呈する。特異なにおいがあり，味は苦く，残留性である。

　また，局外生規「ジンギョウ」の確認試験を準用する。

（2）　**キョウカツ**　やや湾曲した円柱形〜円錐形を呈し，長さ3〜10 cm，径5〜20 mm，ときに根茎は分枝する。外面は黄褐色〜暗褐色である。根茎はその頂端にやや円形にくぼんだ茎の跡があり，ときには短い茎の残基を付け，外面には隆起した節があり，節間は，通例，短い。節にはいぼ状突起となった側根の跡がある。質はやや軽くもろくて折りやすい。横切面には多くの放射状の裂け目があり，皮部は黄褐色〜褐色，木部は淡黄色〜淡灰黄色，髄は灰白色〜淡褐色を呈し，ルーペ視するとき，皮部及び髄には油道による褐色の細点を認める。特異なにおいがあり，味は始めわずかに酸味があり，

後にやや辛く，わずかに麻ひ性である。

　横切片を鏡検するとき，最外層は数層〜十数層のコルク層からなり，その内側に数層の厚角組織がある。皮層には多数の油道があり，大きいものでは径が300μmに達する。また皮層には放射状に大きなすき間がある。髄にも油道があり，大きいものでは径が500μmに達する。柔組織中には単粒及び2〜3個の複粒のでんぷん粒を含む。

　また，「キョウカツ」の確認試験を準用する。

（3）　**オウギ**　外面は淡灰黄色〜淡褐黄色で，不規則なあらい縦じわがあり，折面は繊維性である。

　横断面をルーペ視するとき，最外層には周皮があり，皮部は淡黄白色，木部は淡黄色，形成層付近はやや褐色を帯びる。木部から皮部にわたって白色の放射組織が認められるが，太いものではしばしば放射状の裂け目となっている。わずかに弱いにおいがあり，味は甘い。

（4）　**ボウフウ**　外面は淡褐色で，多数の縦じわがある。横断面の周辺は灰褐色で，間げきが多く，中央は円形に黄色を呈する。味はわずかに甘い。

（5）　**ショウマ**　外面は暗褐色を呈し，切断面では木部は淡褐色〜灰褐色繊維性で，網目状を呈する。質は軽い。味は苦くてわずかに渋い。

（6）　**カンゾウ**　外面（周皮）は暗褐色〜赤褐色で縦じわがあり，切断面は淡黄色で繊維質を呈する。横断面では，皮部と木部の境界はほぼ明らかで，放射状の構造を現す。味は甘い。

　横切片を鏡検するとき，皮付きカンゾウでは黄褐色の多層のコルク層とその内層に1〜3細胞層のコルク皮層がある。皮部には放射組織が退廃師部と交互に放射状に配列し，師部には結晶細胞列で囲まれた厚膜で木化不十分な師部繊維群がある。木部には3〜10細胞列の放射組織が黄色で巨大な道管と交互に放射状に配列し，道管は結晶細胞列で囲まれた木部繊維及び木部柔細胞を伴い，ストロンに基づくものでは柔細胞性の髄がある。柔細胞内にはでんぷん粒を含み，またしばしばシュウ酸カルシウムの単晶を含む。皮去りカンゾウでは周皮及び師部の一部を欠いている。

（7）　**マオウ**　細い円柱状又はだ円柱を呈し，長さ3〜10 mm，径1〜2 mm，淡緑色〜黄緑色である。表面に多数の平行する縦みぞがあり，節部には，長さ2〜4 mmの2枚のりん片状の葉が対生し，その基部は合着して筒状になっている。りん片状の葉の色は淡褐色〜褐色である。茎の横断面をルーペ視するとき，円形〜だ円形で，周囲部は灰緑色〜黄緑色を呈し，中心部には赤緑色の物質が充満しているか，又は中空のところがある。味は渋くてわずかに苦く，やや麻ひ性である。

　また，「マオウ」の確認試験を準用する。

（8）　**サイコ**　外面は灰褐色〜褐色で，深いしわがあるものがあり，横断面では，皮部は褐色，木部は淡褐色を呈する。特異なにおいがあり，味はわずかに苦い。

　横切片を鏡検するとき，皮部にはしばしば接線方向に長い裂け目があり，皮部の厚さは半径の⅓〜½で，径15〜35μmの胞間性離生油道がやや多数散在し，木部には道管が放射状若しくはほぼ階段状に配列し，ところどころに繊維群があり，根頭部の髄には皮部と同様の油道がある。柔細胞中にはでんぷん粒を満たし，また油滴を認める。

　また，「サイコ」の確認試験を準用する。

（9）　**コウホン**　根茎は不規則な結節状〜円柱状を呈し，長さ1.5〜9 cm，径0.5〜2 cm，頂端には円形にくぼんだ茎の跡があるか，又は短い茎の残基を付け，外面は灰褐色〜黒褐色を呈し，突出した結節及び根の跡がある。質は軽く折りやすいが，切面は，通例，やや繊維性である。本品の根は長さ1〜10 cm，径2〜5 mm，外面は灰黄褐色〜暗黄褐色を呈し，縦じわ及び点状突起となった細根の跡があり，質はやや繊維性で，折りにくい。特異なにおいがあり，味は初めわずかに苦く，後やや麻ひ性である。

　また，局外生規「コウホン」の確認試験を準用する。

（10）　**サイシン**　根の外面は淡褐色で，径約1mm，切断面は黄白色である。根茎は不整に湾曲し外面は暗褐色を呈する。特異なにおいがあり，味は辛く舌をやや麻ひする。

（11）　**コウカ**　赤色〜赤褐色の花冠，花柄，黄色の花柱及び雄しべからなり，全長は約1cm，花冠は筒状で5裂し，雄しべは5本で，長い柱頭をもつ雌しべを囲んでいる。花粉はほぼ球形で，径約50 μm，黄色で表面に細かい突起がある。特異なにおいがあり，味はわずかに苦い。

　　また，「コウカ」の確認試験を準用する。

乾燥減量　13％以下。

灰　　分　7％以下。

【423】 K 216

成 分 及 び 分 量 又 は 本 質	局 外 生 規	ジ ン ギ ョ ウ	2.0 g
	日本薬局方	タ ク シ ャ	2.0 g
	〃	チ ン ピ	2.0 g
	〃	サ イ コ	2.0 g
	〃	ボ ウ フ ウ	2.0 g
	〃	ト ウ キ	3.0 g
	〃	ソ ウ ジ ュ ツ	3.0 g
	〃	カ ン ゾ ウ	1.0 g
	〃	オ ウ バ ク	1.0 g
	〃	シ ョ ウ マ	1.0 g
	〃	ダ イ オ ウ	1.0 g
	〃	ト ウ ニ ン	3.0 g
	〃	コ ウ カ	1.0 g
		全　　　　量	24.0 g
製 造 方 法	以上の切断又は破砕した生薬をとり，1包として製する。		
用 法 及 び 用 量	本品1包に水約 500 mL を加えて，半量ぐらいまで煎じつめ，煎じかすを除き，煎液を3回に分けて食間に服用する。上記は大人の1日量である。15才未満7才以上　大人の⅔，7才未満4才以上　大人の½，4才未満2才以上大人の⅓，2才未満　大人の¼以下を服用する。		
効 能 又 は 効 果	体力中等度で，便秘傾向があるものの次の症状：痔核で排便痛のあるもの		
貯 蔵 方 法 及 び 有 効 期 間	密閉容器		
規格及び試験方法	別記のとおり。		
備 考	秦艽防風湯		

規 格 及 び 試 験 方 法

性　状　本品は特異なにおいがある。

確認試験　本品1包を白紙上に広げ，各生薬を外観的に選別し，それぞれの生薬につき，次の試験を行う。

（1）ジンギョウ　類円錐形を呈し，上部が太く，下部が細く，長さ 6～30 cm，径 0.5～4 cm である。根には縦じわがあり，多くはらせん状にねじれる。また，しばしば分枝することもあり，ときに内部が腐朽するものもある。外面は灰黄色～暗褐色を呈し，根頭部にわずかに葉しょうが残るものもある。根の中央部から先端部に細根の跡がある。横切面において木部は円形を呈するか，又は周皮が発達するものでは分断されて幾つかの部分に分かれる。皮部は黄白色～暗褐色，木部は黄白色～黄褐色を呈する。特異なにおいがあり，味は苦く，残留性である。

　また，局外生規「ジンギョウ」の確認試験を準用する。

（2）タクシャ　淡黄褐色～淡褐色でコルク層を付ける部位はやや暗色を呈する。ルーペ視するとき，褐色～淡褐色のはん点が散在する。切面は粒状で，繊維性ではない。わずかににおい及び味がある。

（3）チンピ　外面は黄赤色～暗黄褐色で，油室による多数の小さいくぼみがあり，内面は白色～淡灰黄褐色である。厚さ約2mmで，質は軽くてもろい。芳香があり，味は苦くて，わずかに刺激性で

ある。

また，「チンピ」の確認試験を準用する。

（4）　**サイコ**　外面は灰褐色〜褐色で，深いしわがあるものがあり，横断面では，皮部は褐色，木部は淡褐色を呈する。特異なにおいがあり，味はわずかに苦い。

横切片を鏡検するとき，皮部にはしばしば接線方向に長い裂け目があり，皮部の厚さは半径の1/3〜1/2で，径15〜35μmの胞間性離生油道がやや多数散在し，木部には道管が放射状若しくはほぼ階段状に配列し，ところどころに繊維群があり，根頭部の髄には皮部と同様の油道がある。柔細胞中にはでんぷん粒を満たし，また油滴を認める。

また，「サイコ」の確認試験を準用する。

（5）　**ボウフウ**　外面は淡褐色で，多数の縦じわがある。横断面の周辺は灰褐色で，間げきが多く，中央は円形に黄色を呈する。味はわずかに甘い。

（6）　**トウキ**　外面は暗褐色〜赤褐色で，縦じわがあり，切断面は淡黄色〜黄褐色を呈する。特異なにおいがあり，味はわずかに甘く，後にやや辛い。

横切片を鏡検するとき，コルク層は4〜10層からなり，その内側に数層の厚角組織が続いている。皮部には分泌細胞に囲まれた多数の樹脂道並びにしばしば大きなすき間がある。形成層は長方形に偏圧された数層の細胞からなり，明らかに皮部と木部を区別する。木部では多数の道管と放射組織とが交互に放射状に配列し，その外方の道管は単独または数個集まってやや密に配列してくさび状をなすが，中心部付近の道管は極めてまばらに存在する。でんぷん粒は径19μm以下，まれに2〜5個の複粒があり，複粒の径は25μmに達し，しばしばのり化している。

（7）　**ソウジュツ**　外面は暗灰褐色〜暗黄褐色である。横断面は淡褐色〜赤褐色の分泌物による細点を認める。しばしば白色綿状の結晶を析出する。特異なにおいがあり，味はわずかに苦い。

横切片を鏡検するとき，皮部の柔組織中には，通例，繊維束を欠き，放射組織の末端部には淡褐色〜黄褐色の内容物を含む油室がある。木部は形成層に接して道管を囲んだ繊維束が放射状に配列し，髄及び放射組織中には皮部と同様な油室がある。柔細胞中にはイヌリンの球晶及びシュウ酸カルシウムの針晶を含む。

（8）　**カンゾウ**　外面(周皮)は暗褐色〜赤褐色で縦じわがあり，切断面は淡黄色で繊維質を呈する。横断面では，皮部と木部の境界はほぼ明らかで，放射状の構造を現す。味は甘い。

横切片を鏡検するとき，皮付きカンゾウでは黄褐色の多層のコルク層とその内層に1〜3細胞層のコルク皮層がある。皮部には放射組織が退廃師部と交互に放射状に配列し，師部には結晶細胞列で囲まれた厚膜で木化不十分な師部繊維群がある。木部には3〜10細胞列の放射組織が黄色で巨大な道管と交互に放射状に配列し，道管は結晶細胞列で囲まれた木部繊維及び木部柔細胞を伴い，ストロンに基づくものでは柔細胞性の髄がある。柔細胞内にはでんぷん粒を含み，またしばしばシュウ酸カルシウムの単晶を含む。皮去りカンゾウでは周皮及び師部の一部を欠いている。

（9）　**オウバク**　外面は灰黄褐色〜灰褐色で，内面は黄色〜暗黄褐色で，細かい縦線がある。横断面は鮮黄色でやや繊維性である。横切面をルーペ視するとき，皮部外層は黄色で薄く，石細胞が黄褐色の点状に分布する。皮部内層は厚く，一次放射組織は外方に向かうにしたがい幅が広がり，それらの一次放射組織の間に，多くの二次放射組織が集まってほぼ三角形の師部を形成し，この組織に褐色を呈する師部繊維束が層積して接線方向に並び，放射組織と交錯して格子状を呈する。味は極めて苦く，粘液性で，だ液を黄色に染める。

また，「オウバク」の確認試験を準用する。

（10）　**ショウマ**　外面は暗褐色を呈し，切断面では木部は淡褐色〜灰褐色繊維性で，網目状を呈する。質は軽い。味は苦くてわずかに渋い。

（11）　**ダイオウ**　暗褐色～黄褐色～淡褐色を呈し，ルーペ視すると入り組んだ不規則な模様がある。質はおおむね粗で繊維性ではない。特異なにおいがあり，味はわずかに渋くて苦い。かめば細かい砂をかむような感じがあり，だ液を黄色に染める。

　　また，「ダイオウ」の確認試験を準用する。

（12）　**トウニン**　種皮は薄く，外面は赤褐色を帯び，表面にはすれて落ちやすい石細胞となった表皮細胞があって，粉をふいたようである。切断面は類白色である。味はわずかに苦く，油ようである。

　　表皮の表面を鏡検するとき，数個ずつ集合する石細胞はおおむね円形で，その細胞膜は均等に厚く，側面視では方形又は長方形を呈する。

　　また，「トウニン」の確認試験を準用する。

（13）　**コウカ**　赤色～赤褐色の花冠，花柄，黄色の花柱及び雄しべからなり，全長は約1cm，花冠は筒状で5裂し，雄しべは5本で，長い柱頭をもつ雌しべを囲んでいる。花粉はほぼ球形で，径約50μm，黄色で表面に細かい突起がある。特異なにおいがあり，味はわずかに苦い。

　　また，「コウカ」の確認試験を準用する。

乾燥減量　12％以下。

灰　　分　7％以下。